Ludewig · Regenthal
Akute Vergiftungen und Arzneimittelüberdosierungen

Akute Vergiftungen

und Arzneimittel- überdosierungen

**Schnell- und Hintergrundinformationen
zu Erkennung, Verlauf, Behandlung und Verhütung**

Bearbeitet und herausgegeben von
Reinhard Ludewig und Ralf Regenthal, Leipzig

unter Mitwirkung von
Claus Köppel, Berlin, Wolfgang Poelchen, Erfurt und
Hans H. Wellhöner, Hannover, sowie von 18 Fachberatern

10., überarbeitete und ergänzte Auflage

Mit 73 vierfarbigen Abbildungen

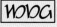 Wissenschaftliche Verlagsgesellschaft mbH Stuttgart

1. bis 8. Auflage erschienen 1966 bis 1991 im Gustav Fischer Verlag, Jena.
Ab der 9. Auflage 1999 in der Wissenschaftlichen Verlagsgesellschaft, Stuttgart.

Bibliografische Information der Deutschen Nationalbibliothek
Die Deutsche Nationalbibliothek verzeichnet diese Publikation in der
Deutschen Nationalbibliografie; detaillierte bibliografische Daten sind im
Internet über http://dnb.d-nb.de abrufbar.

ISBN 10: 3-8047-2280-6
ISBN 13: 978-3-8047-2280-4

© 2007 Wissenschaftliche Verlagsgesellschaft Stuttgart
Birkenwaldstr. 44, 70191 Stuttgart
Printed in Germany
Satz: Dörr + Schiller GmbH, Stuttgart
Druck: Mediendruck Erich Zeller, Heidelberg
Umschlaggestaltung: Atelier Schäfer, Esslingen

Anschrift der Herausgeber

Prof. em. Dr. med. Reinhard Ludewig
Dr. med. Ralf Regenthal
Medizinische Fakultät der Universität Leipzig
AG Drug Monitoring/Klinische Toxikologie
Institut für Klinische Pharmakologie
Härtelstraße 16–18
D-04107 Leipzig

Anschriften der Mitarbeiter

Priv. Doz. Dr. Dr. med. Claus Köppel
Vivantes Wenckebach-Klinikum
Klinik für Innere Medizin
Wenckebachstr. 234
D-12099 Berlin

Dr. med. Wolfgang Poelchen
Thüringer Landesamt für Lebensmittelsicherheit
und Verbraucherschutz
Juri-Gagarin-Ring 124
D-99084 Erfurt

Prof. em. Dr. med. Dipl. Phys. Hans H. Wellhöner
Medizinische Hochschule Hannover
Institut für Toxikologie
Im Zentrum Pharmakologie und Toxikologie
Carl-Neuberg-Str. 1
D-30625 Hannover

Fachberater (9. und 10. Auflage)

Prof. Dr. med. Lothar Engelmann; Leipzig
Prof. Dr. Dr. med. Marika Geldmacher-v. Mallinckrodt; Erlangen
Prof. Dr. med. Peter Georgi; Walldorf
Prof. Dr. med. Knut-Olaf Haustein (†); Erfurt
Dr. med. Helmut Hentschel; Erfurt
Prof. Dr. med. Olf Herbarth; Leipzig
Priv. Doz. Dr. Gerhard Hübner; Leipzig, Radeberg
Prof. Dr. Klaus Konschak; Radeberg
Prof. Dr. med. Eberhard Keller; Leipzig
Dr. Horst (†) und Karin Liebenow; Berlin
Prof. Dr. Ernst Lindner; Frankfurt
Porf. Dr. med. Gert Mähr; Feldkirch (Österreich)
Prof. Dr. med. Gerhard Metzner; Leipzig
Prof. Dr. R. Klaus Müller; Leipzig, Kreischa
Prof. Dr. med. Rainer Preiß; Leipzig
Prof. Dr. Ursula Stephan; Halle, Bitterfeld-Wolfen
Dr. Ute Strobel; Leipzig, Bitterfeld-Wolfen
Prof. Dr. med. Ernst Wenzel (†); Wien, Homburg

Geleitwort

Auf Anregung des Verlages sowie von getreuen Nutzern des beliebten Ratgebers wurde die 9. Auflage unter Beibehaltung des bewährten Aufbaus aktualisiert und in neuem Outfit herausgegeben. Dem Inhalt entsprechend wird neuerdings schon im Buchtitel darauf hingewiesen, dass auch Arzneimittelüberdosierungen sowie ihre Erkennung, Behandlung und Verhütung berücksichtigt werden und dass das Buch Schnellorientierungen ebenso ermöglicht wie Hintergrundinformationen, die übrigens in einer besonders praxisnahen Form angeboten werden. Dafür wurde auf den bisher verwendeten Untertitel „Ratgeber" verzichtet, weil dieser Begriff in letzter Zeit allzu oft für populäre Broschüren verwendet und demzufolge kaum in fachspezifische Empfehlungen aufgenommen wird.

Gründlich überarbeitet wurde zunächst der Allgemeine Teil unter besonderer Berücksichtigung rechtlicher Aspekte und der international genutzten Standards zu den Detoxikationsmethoden. Unter den wichtigsten Leitsymptomen, die bei der Ersteinschätzung von Vergiftungen unbekannter Provenienz hilfreich sein können, wurde der gestörten Feinmotorik noch etwas mehr Raum zugestanden. Auch hier konnten die von Prof. Ludewig im Rahmen eines langjährigen Lehrauftrages gesammelten Erfahrungen mit intraindividuellen Vergleichen von Handschriftproben zur Verlaufsdiagnostik und Dokumentation akuter und chronischer Vergiftungen eingebracht werden.

Im aktualisierten Speziellen Teil wurden neueren Erkenntnissen und den Anforderungen der Praxis entsprechend einige Substanzen aus dem bisherigen Verband herausgelöst und in eigenen Kapiteln aufgeführt (z. B. Selektive Serotonin-Wiederaufnahmehemmer, Paracetamol, Kampfstoffe).

Auch bei dieser Auflage haben mehrere Experten dem federführenden Autor geholfen. Unter ihnen hat sich Herr Dr. med. Regenthal aufgrund seiner Mitarbeit an der 9. Auflage und seiner umfangreichen Erfahrungen in Theorie, Forschung und Praxis der Klinischen Pharmakologie und Toxikologie so verdient gemacht, dass er seinen ehemaligen Chef auch als Mitherausgeber und Koautor unterstützen konnte.

Für die noch immer anhaltende Beliebtheit dieses praxisorientierten Toxikologiebuches, das im internationalen Vergleich eine Spitzenstellung einnimmt, gibt es viele Gründe, auf die bereits mehrfach hingewiesen wurde. So ist zu hoffen und zu wünschen, dass auch die Neuauflage von vielen Interessenten zumindest bis zur nächsten Aktualisierung genutzt wird.

Erlangen im Juli 2006

Prof. Dr. med. Dr. phil. nat. Marika Geldmacher-von Mallinckrodt

Vorwort zur 10. Auflage

Da auf die Informationen über die Entstehung und das Anliegen des Buches, die im Vorwort zur 9. Auflage enthalten sind, noch nicht ganz zu verzichten ist, werden sie hier nochmals übernommen und nachfolgend aktualisiert.

Der Bedeutung akuter Vergiftungen, einer treuen Leserschaft und dem Verlag ist es zu verdanken, dass sich dieses praxisorientierte Nachschlagwerk nunmehr über vier Jahrzehnte im geteilten und im wieder vereinigten Deutschland sowie im Ausland behaupten konnte. Beim Rückblick auf vorangehende Auflagen wird deutlich, wie sehr sich der Informationsbedarf im Laufe dieser Zeit verändert und gesteigert hat: Das Sortiment unserer Arzneimittel und die Bedrohung durch Gifte haben in qualitativer und quantitativer Hinsicht laufend zugenommen, herkömmliche Angaben zur klinischen Pharmakologie und Toxikologie sowie zur Diagnostik und Behandlung toxikologischer Notfälle werden heute international in wissenschaftlichen Diskussionen zunehmend kritisch hinterfragt. So erscheint mitunter das gesicherte Wissen von heute schon bald als der Irrtum von morgen.

Die Autoren haben zwar versucht, dem derzeitigen Wissensstand gerecht zu werden, sie müssen aber einräumen, dass die Auswahl und Interpretation der benutzten Quellen(-Beispiele) sowie eigener Erfahrungswerte nicht rechtsverbindlich sein können und dass dem Nutzer zumindest im problematischen Bedarfsfall auch die Berücksichtigung jeweils aktueller Publikationen oder die Inanspruchnahme eines der toxikologischen Auskunftsdienste (Giftinformationszentren) zu empfehlen ist.

In Ergänzung der voranstehenden Vorworte danken die Herausgeber diesmal besonders den eingangs aufgeführten Fachexperten für die sachkundige Hilfe sowie dem Verlag – insbesondere den Lektorinnen, Frau Antje Piening und Frau Dr. Christa Reiber – für technische Unterstützung und die verständnisvolle Berücksichtigung unserer Anliegen.

Leipzig im Juli 2006

Die Herausgeber
und ihre Koautoren

Vorwort zur 9. Auflage

Vorworte sind zumeist Nachworte, die gewöhnlich nach Abschluß der Manuskriptarbeit geschrieben werden. Denn dann erst sieht der Verfasser, was ihm gelungen erscheint, was er dem Leser leider schuldig bleiben oder zumuten und besonders erläutern muß. Da Vorworte aber nur relativ selten gelesen werden und eine Wiederholung entsprechender Inhalte aus vorangehenden Auflagen kaum zweckdienlich ist, wurden einige Prinzipien sowie Probleme der Klinischen Toxikologie im Allgemeinen Teil und Hinweise zur optimalen Handhabung des Ratgebers im Vorspann zum Speziellen Teil aufgeführt. Die nachfolgenden Zeilen können sich daher auf Eigenheiten der vorliegenden Neubearbeitung beschränken.

Erst die innerdeutsche Entwicklung der letzten zehn Jahre erlaubt dem Herausgeber bei dieser Gelegenheit auch einen kurzen Rückblick auf die toxikologische Konsultationstätigkeit und Manuskriptgestaltung. Das Buch verdankt seine Entstehung einem Informationsbedürfnis der fünfziger Jahre: An die wissenschaftlich und praktisch tätigen Erstautoren (Ludewig/Lohs) wurden immer wieder toxikologische Fragen gerichtet, die mit den damals verfügbaren Erkenntnissen und Publikationen nicht oder nur sehr schwer zu beantworten waren. Das betraf insbesondere zahlreiche Chemikalien, die im Haushalt, in der Landwirtschaft und der Industrie zwar vielfach eingesetzt wurden, deren akute Toxizität aber unzureichend untersucht und/oder bis dahin in keinem Ratgeber systematisch erfaßt wurde. Für die Ärzte Ostdeutschlands waren zudem nicht einmal einschlägige Standardwerke allgemein zugänglich. So wurden hilfreiche Bücher, wie „der Moeschlin", die dort nur gegen „harte Währung" zu haben waren, meist vom Chef sorgsam unter Verschluß gehalten. Ein überall verfügbarer Ratgeber mußte von Anfang an also Chemikalien und (Import-)Arzneimittel unterschiedlicher Wirtschaftsgebiete (EG und RGW) gleichermaßen berücksichtigen. Das konnte nur mit Unterstützung von Fachkollegen und des Fischer-Verlages (Jena, Stuttgart, New York) gelingen, die allesamt unseres Dankes für diese Brückenfunktion in schwerer Zeit stets gewiß sein können.

Da der Ratgeber nicht ausschließlich im deutschsprachigen Raum zunehmend Anklang fand, sondern ungezählte Lizenzexemplare als Übersetzungen auch in Osteuropa und Asien verbreitet wurden, haben die Autoren laufend Anregungen erhalten, die in der Neuauflage weitgehend berücksichtigt sind. Leider konnte Herr Prof. Dr. Dr. Lohs wegen einer schweren Krankheit, an der er 1996 verstorben ist, nach der 7. Auflage seine reichen Erfahrungen als Chemiker nicht mehr einbringen. Seine Verdienste bleiben jedoch unvergessen.

Obwohl das bisher bewährte Prinzip der Gliederung und praxisnaher Schnellinformationen – dem Wunsche zahlreicher und langjähriger Nutzer unseres Ratgebers folgend – beibehalten werden konnte, mußte versucht werden, auf begrenztem Raum ohne Verlust der Übersichtlichkeit dem stark angewachsenen Informationsbedürfnis in qualitativer und quantitativer Hinsicht möglichst weitgehend zu entsprechen; deshalb:

– Toxikologisch versierte Kliniker, Pharmakologen, Chemiker und Biologen haben sich in dankenswerter Weise an der Aktualisierung und Erweiterung der vorangehenden Auflage beteiligt.

– In dem neu aufgenommenen Allgemeinen Teil wurde übersichtlich zusammengestellt, was toxikologisch nach eigenen Erfahrungen sowie dem derzeitigen Erkenntnisstand von grundsätzlicher Bedeutung ist und im Speziellen Teil nicht laufend detailliert wiederholt werden kann. Die hierfür notwendigen Seitenhinweise werden den Geübten kaum stören, dem toxikologisch weniger Erfahrenen im Bedarfsfalle jedoch willkommen sein.

– Die Kapitel des Speziellen Teils sind gründlich überarbeitet und durch Substanzklassen erweitert worden, die zunehmend angewendet oder mißbraucht werden, über deren akute Toxizität bisher aber nur relativ wenig bekannt wurde (z. B. Glutamat-Antagonisten, Haemostaseologika, Immunologika, Lipidsenker, MRT-Kontrastmittel, Protonenpumpenhemmer, Radionuklide). Dabei waren praktisch alle eingetragenen (INN-)Arzneimittel mit ihren pharmakokinetischen Daten ebenso zu berücksichtigen wie zweifelhafte Importe (z. B. bestimmte Phytopharmaka aus China), besonders gebräuchliche Dopingmittel, Drogen und die wichtigsten der häufig gefragten Trivial- oder Spitznamen, die über das Sachregister an entsprechender Stelle rasch zu demaskieren sind. Zudem mußten Angaben zu den häufig vorkommenden Mischintoxikationen und den (leit-) symptomorientierten Maßnahmen aktualisiert werden.

– Neuerdings wurden in diesen Ratgeber auch medizinische und juristische Schnellorientierungen zur Verhütung von akuten Vergiftungen sowie allgemeine und spezielle Hinweise auf die klinisch-chemische Analytik aufgenommen.

– Die Beantwortung vieler Fragen, die der Nutzer erfahrungsgemäß im Notfall nicht sofort, wohl aber später mitunter stellt, wird in jedem Kapitel durch gezielte Hinweise auf ausgewählte Quellen ermöglicht. Hierbei wurden praxisbezogene Standardwerke der Klinischen Toxikologie und Pharmakotherapie bevorzugt und in einem Verzeichnis zusammengestellt, das dazu beitragen soll, die jeweils zweckorientierte Auswahl und die Transparenz der nur noch schwer übersehbaren Literatur zu erleichtern.

– Der Anhang wurde durch Graphiken, Tabellen, Muster, Abbildungen und Anschriften, die in praxi hilfreich sein können und nach denen häufig gefragt wird, ergänzt.

Wenn es gelungen sein sollte, die Erwartungen der Nutzer und der Autoren dieses Ratgebers zu erfüllen, so muß an dieser Stelle herzlicher Dank all denen ausgesprochen werden, die verständnisvoll und sachkundig zum Gelingen beigetragen haben. Dieser richtet sich neben den in vorangehenden Auflagen schon genannten Personen insbesondere an Frau Prof. Dr. Dr. Geldmacher-von Mallinckrodt (Erlangen), an die Herren Dr. Dahlenburg (Wiesbaden), Prof. Dr. Georgi (Heidelberg/Leipzig), Prof. Dr. Illes, Prof. Dr. Kamprad, Dr. Krüger, Prof. Dr. Preiß und Prof. Dr. Schulz (Leipzig), Dipl.-Med. Kluge (Erfurt) für fachliche Beratung und Kooperationshilfen, an die Herren Dr. Hopfe (München), Dr. Dr. Itterheim und Dipl.-Biol. Rolle (Jena), Dr. Rotta, Dr. Scholz und Frau Piening (Stuttgart) für die redaktionelle Beratung und Gestaltung sowie an Frau Krause, Frau Ludewig, Frau

Rabe und Frau Winkler für technische Hilfen in der Literatur- und Manuskriptarbeit.

Schließlich danken wir unseren Lesern für das entgegengebrachte Vertrauen in die Nützlichkeit und Zuverlässigkeit unseres Ratgebers sowie für früher schon übermittelte und hoffentlich noch zu erwartende Anregungen, die möglicherweise in einer nachfolgenden Auflage berücksichtigt werden können.

Leipzig im Januar 1999   Der Herausgeber und die Koautoren

Abkürzungen

ACTH	adrenocorticotropes Hormon	med.	medizinal, medizinisch
ADH	antidiuretisches Hormon	MEGX	Methylethylglycinxylidid
ARDS	adult respiratory distress syndrome	Met.	Metabolit(en)
		µg	Mikrogramm (= 10^{-6} g)
BG	Blutgerinnung	NNR	Nebennierenrinde
Carboxy-Hb	CO-Hämoglobin	NSAR	Nichtsteroidale Antirheumatika/Analgetika
ChemVerbotsV	Chemikalienverbots-Verordnung	NYHA	New York Heart Association
CMV	Cytomegalie-Virus		
CPK	Kreatininphosphokinase	PB	Proteinbindung
CYP	Cytochrom P	PEEP	positive endexpiratory pressure
DA	Dosieraerosol	p. o.	peroral
DD	Differentialdiagnose	PQ-Zeit	Beginn Vorhof- bis Kammererregung (EKG)
DMPS	Dimercaptopropansulfonsäure	ppm	parts per million (Teile pro Million) = cm^3/m^3 (1 ppm = 0,0001 Vol.-%)
d. N.	des Normalwerts		
EBV	Epstein-Barr-Virus	PPSB	Prothrombinkomplex
ED	Einzeldosis	PTT	partial thromboplastin time, Thromboplastinzeit
EDTA	Ethylendiamintetraessigsäure		
		QRS	Kammererregung (EKG)
GABA	Gammaaminobuttersäure	QT-Zeit	gesamte Erregungsdauer der Herzkammern (EKG)
GefStoffV	Gefahrstoff-Verordnung	QTc-Zeit	frequenzkorrigierte QT-Zeit
Hb	Hämoglobin		
HHL	Hypophysenhinterlappen	RES	reticuloendotheliales System
HKW	Halogenkohlenwasserstoff		
HSV	Herpes-simplex-Virus	SA	sinuatrial, Vorhoferregung (EKG)
HVL	Hypophysenvorderlappen		
HWZ	Halbwertszeit	SDZ	Produktcode Fa. Sandoz
IABP	intraaortale Ballongegenpulsation	STH	somatotropes Hormon
i. m.	intramuskulär	TCA	trizyklische Antidepressiva
INH	Isonicotinsäurehydrazid	TDM	Therapeutisches Drug Monitoring
ISA	Intrinsische sympathomimetische Aktivität	TD	toxische Dosis
i. v.	intravenös	TRGS	Technische Regeln für Gefahrstoffe
KG	Körpergewicht, -masse		
KD	kritische Dosis	VbF	Verordnung über brennbare Flüssigkeiten
LD	letale Dosis		
MAO	Monoaminooxidase		

VZV	Varizella-Zoster-Virus	→	verwendet im Sinne von: entsteht…, führt zu…, geht über in…, folglich…
XAD 4	Polymer-Absorberharz Amberlit XAD 4 (Poly-styroldivinylbenzol-Harz)	®	(registered) Warenschutz-zeichen
ZNS	Zentralnervensystem		

Trivialmaße

20 Tropfen einer wässrigen Flüssigkeit	= ca. 1 g
40–65 Tropfen einer alkoholischen Flüssigkeit	= ca. 1 g
1 Teelöffel	= ca. 5 ml Flüssigkeit
1 Esslöffel	= ca. 15 ml Flüssigkeit
1 Tasse	= ca. 100–150 ml Flüssigkeit
1 Schluck bei Kindern < 5 Jahre	= ca. (3)–5–(15) ml
bei Erwachsenen	= ca. 15–(45)–(80) ml

Inhaltsverzeichnis

▨ Allgemeiner Teil

▨ Spezieller Teil

▪ Anhang

Allgemeiner Teil

Dieser knapp gefasste **Ratgeber** ist eine Hilfe zur **Schnellorientierung** über die **Erkennung, Behandlung und Verhütung akuter Vergiftungen** und Arzneimittelüberdosierungen sowie ein Wegweiser durch die Standardliteratur der Klinischen Pharmakologie und Toxikologie.

1 Möglichkeiten und Grenzen des Erkenntnisgewinns in der Klinischen Toxikologie

1.1 Unterschiede zwischen Klinischer Pharmakologie und Klinischer Toxikologie

Im Unterschied zur klinisch-pharmakologischen Forschung verbietet sich in der Klinischen Toxikologie die Durchführung von kontrollierten, randomisierten und doppelblind geführten klinischen Studien mit Überdosen aus ethischen Gründen. Dies bedeutet, dass der **Erkenntnisgewinn** über Wirkungen toxischer Dosen in der Klinischen Toxikologie nahezu ausschließlich auf **tierexperimentellen Untersuchungen**, **Humankasuistiken** und **retrospektiven Auswertungen** von größeren Vergiftungsserien aus Intensivstationen oder Giftinformationszentren beruht. Die Güte der Daten aus Humankasuistiken steigt, wenn chemisch-toxikologische Untersuchungen den klinischen Vergiftungsverlauf dokumentieren. Lediglich eine begrenzte Zahl von klinischen Studien mit bestimmten Fragestellungen, wie z. B. therapeutische Interventionsstudien bei Vergiftungen, können prospektiv, ggf. kontrolliert, und evtl. randomisiert geführt werden.

Pharmakokinetische Kenndaten über ein Arzneimittel, die bei **therapeutischer Dosierung** ermittelt wurden, können **nicht ohne kritische Betrachtung** auf eine **Überdosierung** übertragen werden. Bei schweren Vergiftungen kann z. B. das Verteilungsvolumen bis um den Faktor 5 vermindert sein; Resorption, Verteilung und Elimination sind meist deutlich verändert. Der Resorptionsprozess kann bei einer Überdosis z. B. durch Aggregatbildung, Beeinflussung der intestinalen Peristaltik, Sättigung von Transportprozessen oder Veränderung des gastralen pH-Wertes beeinflusst werden. Auf den Verteilungsprozess können z. B. eine Veränderung in der Plasmaeiweißbindung, eine Kreislaufdepression oder Veränderungen des pH im Gewebe Einfluss nehmen. Der Eliminationsprozess kann durch eine Kreislaufdepression, eine toxisch beeinträchtigte Leber- und Nierenfunktion, durch Veränderungen im enterohepatischen Kreislauf oder durch Sättigung von Eliminationsprozessen verändert werden.

Auch die **Pharmakodynamik** bzw. die **Toxikodynamik** einer Substanz kann sich, ähnlich wie die Pharmakokinetik bzw. Toxikokinetik, erheblich mit der Dosis ändern. Es kann zu Verschiebungen und anderen Gewichtungen in **einzelnen Wirkqualitäten** bei einer **Überdosis** im Vergleich zur **therapeutischen Dosis** kommen.

1.2 Probleme und Grenzen des Erkenntnisgewinns aus Humankasuistiken

Bei der Bewertung der Schlussfolgerungen aus retrospektiven Untersuchungen und Humankasuistiken muss immer berücksichtigt werden, dass die **Angaben** über die **eingenommene Dosis**, über andere gleichzeitig (aber nicht erwähnte) eingenommene Noxen, die **verstrichene Zeit** bis zum Beginn einer Entgiftungstherapie oder die Frage des frühzeitigen Erbrechens nach Einnahme einer Medikamentenüberdosis mit erheblichen **Unsicherheiten** belastet sind. Dies ist leider ein generelles Problem der Klinischen Toxikologie. Ursache der Unsicherheit sind meist ein sehr aufgeregter Patient oder seine sehr aufgeregten Angehörigen neben dem Herunterspielen einer Vergiftung. Eine weitere Schwierigkeit besteht in dem erschwerten Erkenntnisgewinn über seltene Vergiftungen, da größere Fallzahlen nur über multizentrische Erfassungen möglich sind. Nationale Ansätze hierzu existieren bereits durch die Auswertung der Meldungen im Rahmen des Chemikaliengesetzes (s. Kap. 1.4 und 3.5).

1.3 Prinzipien von Evidence Based Medicine (EbM) in der Klinischen Toxikologie

Für eine Reihe von Detoxikationsverfahren liegen Position Statements bzw. Position Papers der American Academy of Clinical Toxicology (AACT) und der European Association of Poison Centres and Clinical Toxicologists (EAPCCT) vor. Dies gilt für die Anwendung von Sirupus Ipecacuanhae, die Magenspülung, die Aktivkohlegabe (Einzeldosis und Mehrfachdosis), die Darmdekontamination, die Anwendung von Laxanzien, die Darmspülung und die Urinalkalisierung.

Für die Entwicklung dieser Evidence-based-Medicine-basierten Leitlinien wurde die Literatur im Fachgebiet Klinische Toxikologie kritisch und mit überwiegend ernüchterndem Ergebnis gesichtet. Hierbei wurde die für die Diagnose und Therapieempfehlungen relevante Erkenntnislage nach Qualität und Aussagekraft gewichtet und bewertet. Der Erkenntnislevel C nach EbM-Kriterien wird nur selten überschritten. Wegen der unter Kapitel 1.1 und 1.2 aufgeführten Probleme ist der Erkenntnisgewinn in der Klinischen Toxikologie durch prospektive und ggf. kontrollierte, evtl. randomisierte Studien mit aussagefähigen Patientenzahlen erheblich erschwert. Aufgrund der unzulänglichen Erkenntnislage geht die Entwicklung eher zu einer Zurückhaltung bei allen invasiven und risikobehafteten Verfahren und zu der Empfehlung von symptomatischer Therapie.

Im Fachgebiet der Klinischen Toxikologie zeigt sich zugleich auch, wie wichtig es ist, im Einzelfall die Anwendbarkeit von EbM-basierten Leitlinien kritisch zu prüfen. Leitlinien gelten für bestimmte, genau definierte Rahmenbedingungen, die im Einzelfall nicht immer gegeben sein können. Dieser Problematik muss man sich bewusst sein. Gleichwohl schärft die Forderung nach der Entwicklung EbM-basierter Leitlinien in jedem Fachgebiet sehr wohl die Bewusstseinsbildung für die Güte der Erkenntnislage, künftigen Forschungsbedarf und hilft damit im jeweils individuell zu findenden Entscheidungsprozess und in der Entscheidungsbegründung. So wird man sich sehr der Unzulänglichkeit der Erkenntnislage bewusst, auf die man sich bei Einzelfallentscheidungen stützt. Positiv ist sicher ein verändertes Nutzen-(engl. Benefit-)Risiko-Bewusstsein, insbesondere für invasive Maßnahmen, die nicht ausreichend in ihrem Nutzen belegt sind.

Tendenziell wurde in der Vergangenheit bei vielen Vergiftungen therapeutisch eher überreagiert. Aus einem kritisch zu hinterfragenden Absicherungsbedürfnis („lieber einmal zu viel entgiften als einmal zu wenig") wurden Patienten unnötig oft durch invasive Detoxikationsverfahren belastet. Auch der Nutzen insbesondere sekundärer Entgiftungsverfahren wurde in der Vergangenheit nicht selten überschätzt (s. Kap. 7.3). Zu häufig erfolgten unnötige Einweisungen in Krankenhäuser.

Es ist auf der anderen Seite sicherlich problematisch, wenn Therapieempfehlungen bei akuten Vergiftungen ausschließlich auf symptomatische Maßnahmen abzielen. Hier gilt es, im Einzelfall in Würdigung der vorhandenen Erkenntnislage nach der Literatur, eine fachlich und auch ethisch vertretbare Einzelfallentscheidung zu begründen.

1.4 Wege aus dem Dilemma der Klinischen Toxikologie

Primär haben sich Entscheidungen, wann immer möglich, an den Leitlinien (Position Statements) zu orientieren. Es ist allerdings auch zu prüfen, inwieweit die in einer Leitlinie getroffene Aussage im konkreten Fall tatsächlich anwendbar ist. Weicht man von den Empfehlungen in einem Position Statement ab, so sollte dies im Einzelfall gut begründbar sein. Jede Entscheidung bei der Behandlung akuter Vergiftungen sollte in nachvollziehbarer Weise dem Umstand Rechnung tragen, wie sicher die Erkenntnislage ist. Im Einzelfall hat der Arzt nach bestem Wissen und Gewissen zum Nutzen des Patienten zu entscheiden. Dies darf aber nicht von einer kritischen Bestandsaufnahme der bisherigen Erkenntnislage abhalten.

Sicherlich gibt es gerade unter dem Aspekt der unbefriedigenden Erkenntnislage erheblichen Forschungsbedarf für das Fachgebiet der Klinischen Toxikologie. Dies gilt u. a. für die multizentrische, systematisierte und standardisierte Erfassung von Vergiftungsunfällen bei der Beratungstätigkeit von Giftinformationszentren. Erste Erfolg versprechende Schritte auf diesem Weg sind die systematischen Auswertungen „Ärztliche Mitteilungen bei Vergiftungen nach § 16e Chemikaliengesetz 1996", die in Form laufender Berichte von der Dokumentations- und Bewertungsstelle für Vergiftungen im früheren Bundesinstitut für gesundheitlichen Verbraucherschutz und Veterinärmedizin (BgVV), jetzt Bundesinstitut für Risikobewertung (BfR), erarbeitet und publiziert werden.

Für die Zukunft bleibt es eine wichtige Aufgabe, anhand vorliegender Daten über Vergiftungen (vorzugsweise aus Giftinformationszentren) eine „**Risikostratifizierung**" für die Behandlung von *spezifischen* Vergiftungen zu entwickeln.

2 Epidemiologie

2.1 Stand der epidemiologischen Erkenntnisse bei akuten Vergiftungen

Mit der Einführung des DRG-Abrechnungssystems und der Veröffentlichung der Daten durch das Institut für das Entgeltsystem im Krankenhaus (InEK) besteht erstmals die Möglichkeit, Aussagen über die Häufigkeit einer Vergiftung als Hauptdiagnose zu treffen. Der ICD-10 erlaubt eine begrenzte Differenzierung der eingenommenen Substanzen bzw. Substanzklassen. Problematisch ist, dass Arzneimittelnebenwirkungen und Vergiftungen nicht immer klar unterschieden werden und die Zahlen naturgemäß nur stationär behandelte Fälle widerspiegeln.

Bislang sind auf der Homepage des InEK nur die Daten für das Jahr 2002 bei 11 750 Patienten unter 60 Jahren und 16 511 Patienten über 59 Jahren verschlüsselt. 64,4 % der Patienten waren weiblich, 35,35 % männlich.

Die Alkoholintoxikation wurde daneben bei 41 395 Patienten als Hauptdiagnose verschlüsselt. Kritisch anzumerken ist, dass dies Daten aus der Einführungsphase des DRG-Systems mit allen Unzulänglichkeiten sind. Es ist mit hoher Wahrscheinlichkeit davon auszugehen, dass die Zahl der im Krankenhaus behandelten Vergiftungen in Wirklichkeit sehr viel höher lag. Die Datenerhebungen für die folgenden Jahre dürften hier eine höhere Validität in der Aussagekraft erwarten lassen.

Wichtig für **Risikobewertungen** und **präventivmedizinische Maßnahmen** sind Erkenntnisse über die Häufigkeit von Vergiftungen. Da es **keine generelle Meldepflicht** für Vergiftungen gibt (Ausnahmen s. Kap. 4.1), existieren bislang lediglich Schätzungen über die Häufigkeit von Vergiftungen in der Bundesrepublik, die sich zudem nur auf die alten Bundesländer beziehen. 1988 wurde geschätzt, dass jährlich ca. 200 000 akute Vergiftungen in den alten Bundesländern zur klinischen Aufnahme gelangen. In den alten Bundesländern kommt es in ca. 80 000 Fällen pro Jahr zu akzidentellen kindlichen Ingestionen mit Vorstellung bei Kinderärzten oder in pädiatrischen Kliniken.

Bei etwa ⅔ aller Vergiftungen von Erwachsenen handelt es sich um **suizidale** oder parasuizidale **Intoxikationen** (s. Kap. 8.1). Bei diesen ist in etwa 1/3 aller Fälle auch eine **Alkohol-Ingestion** beteiligt. Zugrunde liegende Motive bei Suizidversuchen sind überwiegend Partnerkonflikte, Auseinandersetzungen am Ausbildungs- oder Arbeitsplatz und „Abnabelung" vom Elternhaus. Der Altersgipfel für Intoxikationen liegt zwischen dem 2. und 3. Lebensjahrzehnt. Über die Häufigkeit von akuten Intoxikationen bei Alkohol-, Medikamenten- und Drogenabhängigkeit gibt es keine verlässlichen Zahlen.

2.2 Letalität bei Vergiftungen

Die globale Letalität von Vergiftungen liegt bei stationär aufgenommenen Patienten zwischen 0,6 und 0,8%. Die Letalität einzelner Substanzgruppen ist z.T. deutlich höher (z.B. Klasse-IC-Antiarrhythmika 10–25%, Betablocker ca. 8%). Etwa knapp die Hälfte der Zahl der Verkehrsunfallopfer macht die Anzahl der an Vergiftungen Verstorbenen aus. Beim alten Menschen (> 80 Jahre) besteht eine ausgeprägte Abhängigkeit der Letalität vom Alter. Es gibt Hinweise, dass insbesondere beim **alten Menschen** die **Häufigkeit** der Vergiftung als Todesursache **unterschätzt** wird. Hier besteht allerdings eine nicht unerhebliche Dunkelziffer. Systematische Obduktionen und toxikologische Untersuchungen bei älteren Verstorbenen durch Gerichtsmediziner zeigten eine Vergiftungshäufigkeit von bis zu 15%. Aus der Suizidforschung ist bekannt, dass ältere allein lebende Männer eine gewisse Risikogruppe für Suizide darstellen, allerdings mit „harten" Selbsttötungsverfahren und weniger durch Vergiftungen (siehe auch Hinweise in Kap. 3.3)

3 Besonderheiten bei Vergiftungen

3.1 Besondere Gefährdung von Schwangeren bei Vergiftungen

Bei Vergiftungen von Schwangeren besteht neben dem **Risiko** eines **Abortes** prinzipiell auch ein **feto-/embryotoxisches** bzw. **teratogenes Risiko**. Allerdings sind nur relativ wenig Fremdstoffe (z.B. Alkohol, Vitamin-A-Säure-Derivate, Thalidomid, Carbamazepin, Cumarin-Derivate, Diethylstilbestrol, Folsäure-Antagonisten, Cocain, Lithium, Penicillamin, Phenytoin, Valproinsäure, Vitamin A > 25 000 I. E./d) in einem bestimmten Abschnitt der Schwangerschaft mit dem Risiko einer Schädigung belastet. Im Einzelfall sollte eine Beratung der Schwangeren durch spezielle Zentren erfolgen (s. Anhang S. 823–824).

3.2 Besondere Gefährdung von Kleinkindern durch Vergiftungen

Bei manchen Substanzen bestehen **erhebliche Unterschiede** in der **Toxizität** für **Kinder** und **Erwachsene**. In einem bestimmten Lebensalter gehört das Erkunden der Umwelt durch **In-den-Mund-Stecken** zur physiologischen Entwicklung des Kindes. **Haushaltschemikalien**, **Medikamente** und **Giftpflanzen** sollten in

7

Haushalten mit Kleinkindern **außerhalb von deren Reichweite** aufbewahrt werden. Auch wenn die meisten kindlichen Ingestionen harmlos sind, sollte der Sicherung des häuslichen Umfeldes besondere Aufmerksamkeit geschenkt werden. Eine der wichtigsten Aufgaben von Giftinformationszentren ist es, Bagatellfälle von ernst zu nehmenden Vergiftungen zu unterscheiden bzw. Anrufern Unterscheidungskriterien anhand klinischer Verlaufsbeobachtung zu geben. Besonders gefürchtet ist bei Kleinkindern z. B. die Ingestion niedrig siedender, aliphatischer Kohlenwasserstoffe (z. B. in früher als Lampenöl vermarkteten Produkten), die bei (Mikro-)Aspiration zu einem akuten Lungenversagen mit hoher Letalität führen kann (vgl. auch Vorspann zum Speziellen Buchteil, Abs. II/III, S. 78–80).

3.3 Besondere Gefährdung des alten Menschen bei Vergiftungen

Die **Letalität** von Vergiftungen ist beim älteren Menschen deutlich **höher** als beim jüngeren (bis zu 30 % bei > 85-Jährigen). Hierfür spielen die geringeren Kompensationsmöglichkeiten für toxische Wirkungen und die meist bestehende Multimorbidität mit medikamentöser Polypragmasie eine wesentliche Rolle, aber auch ein vergleichsweise später Auffindungszeitpunkt bedingt durch soziale Isolation.

Beim älteren Menschen (> 65 Jahre) zeigt sich eine jahreszeitliche Häufung von Vergiftungen in den Monaten April und September, die mit der Häufung von depressiven Erkrankungen in diesen Monaten korreliert. Vergleicht man die Aufnahmehäufigkeit von Patienten an verschiedenen Wochentagen, so ist festzustellen, dass signifikant häufigere Aufnahmen bei jüngeren Menschen (< 65 Jahre) am Wochenende und beim älteren Menschen (> 65 Jahre) nach dem Wochenende zu verzeichnen sind.

3.4 Besondere Risiken bei Intoxikationen mit Retardpräparaten

Die Einnahme einer Überdosis von Pharmaka mit einer verzögerten Wirkstofffreisetzung kann zu einer **Fehleinschätzung** im klinischen Verlauf dieses Vergiftungstypus führen. Da der Resorptionsprozess erheblich verlängert ist, muss mit einer stetigen, unter Umständen über Tage anhaltenden Zunahme der Vergiftungsschwere gerechnet werden.. Bei Vergiftung mit Retardpräparaten kann es entgegen den allgemein gefassten Leitlinien zur primären Detoxikation durchaus sinnvoll sein, Entgiftungsmaßnahmen auch weit länger als 1 Stunde nach Ingestion noch vorzunehmen. Weiterhin bedürfen Patienten nach Einnahme von Überdosen von Retardpräparaten einer sehr sorgfältigen **Nachbeobachtung**, um die schleichende Zunahme von Vergiftungssymptomen rechtzeitig zu erkennen (vgl. hierzu auch Kap. 6.2.14 und 7.1.2).

3.5 Häufigkeit von Vergiftungen mit einzelnen Substanzen

Wie ein Vergleich zahlreicher Statistiken in Fachzeitschriften, Lehr- und Handbüchern erkennen lässt, sind Häufigkeiten von Noxen bei Vergiftungen regional sehr unterschiedlich und einem raschen Wandel der Zeit unterworfen. Ein Beispiel hierfür sind die „Ärztlichen Mitteilungen" des ehemaligen Bundesinstituts für gesundheitlichen Verbraucherschutz und Veterinärmedizin (BgVV, vgl. auch Kap. 1.4) und die Jahresberichte des Schweizerischen Toxikologischen Informationszentrums (STIZ). Unter den Arzneimitteln, die den Großteil aller Intoxikationen ausmachen, führen derzeit weithin Benzodiazepine, H_1-Antihistaminika, Analgetika. Weitere Hinweise siehe auch Kap. 8.

Einen Überblick über die stationär behandelten Vergiftungen mit einzelnen Stoffen erlaubt annäherungsweise die Kodierung nach ICD-10 im Rahmen des DRG-Abrechnungssystems. Die folgende Tabelle gibt die Vergiftungshäufigkeiten für das Jahr 2002 wieder. Hierbei zeigt sich, dass bei der Vergiftung mit Herzglykosiden und Arzneimitteln mit ähnlicher Wirkung mit hoher Wahrscheinlichkeit von iatrogener Überdosierung auszugehen ist. Statistische Daten aus dieser Quelle sind jedoch mit entsprechendem Vorbehalt zu interpretieren.

Tab. 1: Kodierung von Vergiftungen und ähnlichen Tatbeständen in der Datenbasis des InEK für 2002

Code	Hauptdiagnose	Fälle	Prozent
T88.7	Nicht näher bezeichnete unerwünschte Nebenwirkung eines Arzneimittels oder einer …	3.132	18,97 %
T50.9	Vergiftung: Sonst. und nicht näher bezeichnete Arzneimittel, Drogen und biologisch …	2.676	16,21 %
T46.0	Vergiftung: Herzglykoside und Arzneimittel mit ähnlicher Wirkung	2.634	15,95 %
T42.4	Vergiftung: Benzodiazepine	849	5,14 %
T63.4	Toxische Wirkung: Gift sonst. Arthropoden	585	3,54 %
T42.7	Vergiftung: Antiepileptika, Sedativa und Hypnotika, nicht näher bezeichnet	549	3,33 %
T51.9	Toxische Wirkung: Alkohol, nicht näher bezeichnet	402	2,43 %
T78.1	Sonst. Nahrungsmittelunverträglichkeit, anderenorts nicht klassifiziert	400	2,42 %
T59.9	Toxische Wirkung: Gase, Dämpfe oder Rauch, nicht näher bezeichnet	383	2,32 %
T45.5	Vergiftung: Antikoagulanzien	372	2,25 %
T58	Toxische Wirkung von Kohlenmonoxid	338	2,05 %

Code	Hauptdiagnose	Fälle	Prozent
T42.1	Vergiftung: Iminostilbene	290	1,76%
T43.0	Vergiftung: Tri- und tetrazyklische Antidepressiva	280	1,70%
T65.9	Toxische Wirkung einer nicht näher bezeichneten Substanz	237	1,44%
T40.2	Vergiftung: Sonst. Opioide	190	1,15%
T39.1	Vergiftung: 4-Aminophenol-Derivate	166	1,01%

4 Rechtliche Aspekte bei Vergiftungen

4.1 Meldepflicht bei Vergiftungen nach dem Chemikaliengesetz

Nach § 16e des **Chemikaliengesetzes** besteht eine **Meldepflicht** bei Vergiftungen (auch bei Verdachtsfällen) für behandelnde Ärzte, soweit diese chemische Stoffe und Produkte, die im Haushalt verwendet werden (z. B. Wasch- und Putzmittel, Hobby- und Heimwerkerartikel), Pflanzenschutzmittel, Holzschutzmittel, beruflich verwendete Chemikalien und gesundheitsschädigende chemische Stoffe in der Umwelt betreffen. **Nicht** unter diese Meldepflicht fallen Tabakerzeugnisse, kosmetische Artikel, Arzneimittel sowie Zubereitungen im Rahmen des Arzneimittelgesetzes (z. B. Zahnamalgame), Abfälle und Altöle, radioaktive Abfälle und Abwässer.

Sinn dieser Meldepflicht ist es, im Rahmen der Toxikovigilanz rechtzeitig auf Gesundheitsrisiken für die Bevölkerung aufmerksam zu werden und entsprechende Präventivmaßnahmen (z. B. Kennzeichnung, Warnhinweise, Rezeptpflicht, kindergesicherte Verschlüsse) seitens der verantwortlichen Behörden zu ergreifen. Die Meldungen werden vom Bundesinstitut für Risikobewertung (BfR) in Berlin zusammengefasst und aufgearbeitet. Im Anhang ist ein entsprechender Meldebogen abgebildet.

4.2 Probleme der Diagnosestellung und -sicherung bei Vergiftungen

Für die Anamneseerhebung in Vergiftungssituationen ist zu berücksichtigen, dass aufgrund von systematischem Abgleich von Anamnese und Ergebnissen der toxikologischen Untersuchung die **Angaben** des **Patienten** oder seiner **Angehörigen** in etwa **40 % aller Fälle** in qualitativer und/oder quantitativer Hinsicht **nicht zutreffen**. Ursache hierfür ist oft die Aufgeregtheit des Patienten oder seiner Angehörigen und weniger ein mangelnder Kooperationswille oder gar eine vorsätzliche Irreführung des Arztes. Dies gilt auch für kindliche Intoxikationen.

Dafür gibt es mehrere Gründe:
- Zeitangaben sind vielfach unpräzise.
- Die Angaben können unvollständig sein, da die Eltern mitunter die Situation beschreiben, in der das Kind aufgefunden wurde. („Es hatte das Tablettenröhrchen in der Hand und zwei Tabletten im Mund.")
- Die Ingestion kann bagatellisiert aber auch dramatisiert werden, weil die Eltern sich mit Selbstvorwürfen und Schuldbewusstsein plagen.
- Es kann nicht mit Sicherheit angegeben werden, ob nach Ingestion einer Noxe bereits spontan erbrochen wurde.

Man tut gut daran, die anamnestischen Angaben **kritisch** zu würdigen, insbesondere dann, wenn Vorgeschichte und Symptomatik nicht zusammenpassen. Auch die Möglichkeit einer Kindesmisshandlung oder eines „Münchhausen-Syndroms" darf nicht außer Acht gelassen werden.
In vielen Fällen wird sich die Entscheidung für eine bestimmte Therapie mehr an den **toxikologischen Untersuchungsbefunden** und der aufmerksamen **klinischen Verlaufsbeobachtung** zu orientieren haben als an den vielleicht unzutreffenden anamnestischen Angaben des Patienten oder seiner Angehörigen.

Zusammenfassend ist festzuhalten, dass bei Vergiftungen prinzipiell den Patienten bzw. Eltern Vertrauen entgegengebracht werden soll. Mehr als in vielen anderen Situationen sind aber ein **waches Ohr** und ein **kritisches Urteil** gefragt, das sich an **klinischen Beobachtungen** orientiert und sich nicht zu schnell mit **Diskrepanzen** zwischen **Anamnese** und **Untersuchungsbefund** zufrieden gibt. Besondere Bedeutung kommt der Diagnosesicherung zu.

4.3 Stellenwert der toxikologischen Untersuchung

Zur ärztlichen Sorgfalt gehört die Sicherung der Diagnose bei akuten Vergiftungen oder beim Verdacht auf eine Vergiftung. **Goldstandard** der Diagnostik ist die **toxikologische Untersuchung**. Bisweilen gilt es auch, eine **Vergiftung** sicher **auszuschließen**. Dies ist eine Fragestellung, mit der sich der Arzt regelhaft, z.B. bei der Hirntoderklärung von potenziellen Organspendern auseinander zu setzen hat. Selbstverständlich sind toxikologische Untersuchungen auch bei jedem Verdacht auf eine exogene Giftbeibringung geboten.
Toxikologische Untersuchungen werden in spezialisierten klinisch-toxikologischen Laboratorien, in Zentrallaboratorien größerer Krankenhäuser, in rechtsmedizinischen Instituten, von größeren Laborarztpraxen, staatlichen Lebensmittelüberwachungsämtern und Instituten für klinische und experimentelle Pharmakologie und Toxikologie durchgeführt. **Auskunft** über die **nächstgelegene Untersuchungsstelle** können die **Giftinformationszentren** erteilen (s. Anhang, S. 821 ff.).

Generell sinnvoll ist es, bei akut aufgenommenen Patienten mit der Möglichkeit einer Intoxikation **Blut** (10 ml) und **Urin** (50–100 ml) bei der **Aufnahme** zu **asservieren**, auch wenn andere Diagnosen im Vordergrund stehen. Lässt sich die zunächst gefasste Verdachtsdiagnose nicht bestätigen, kann dann auch später noch auf das asservierte Untersuchungsmaterial für eine toxikologische Untersuchung zurückgegriffen werden.

Toxikologische Untersuchungen sollten bei allen mutmaßlichen Vergiftungen oder bei allen Erkrankungen durchgeführt werden, bei denen als Ursache eine Intoxikation nicht sicher auszuschließen ist. Dies gilt insbesondere bei Erkrankungen mit einer Vigilanzminderung, die nicht durch eine neurologische Erkrankung, metabolische oder endokrine Störung erklärt werden können. Ganz besonders wichtig sind **toxikologische Untersuchungen** bei Vergiftungen mit Substanzen, bei denen ein **symptomfreies Intervall** der Manifestation von **irreversiblen Schäden** vorangeht (z. B. Paracetamol, Knollenblätterpilze) oder ein **prolongierter Vergiftungsverlauf** zu erwarten ist (**Überdosen von Retardpräparaten**).

Toxikologische Untersuchungen sollten auch in allen Fällen vorgenommen werden, in denen die Indikation zu **invasiven Entgiftungsmaßnahmen** gestellt wird.

Für die **Verlaufsbeurteilung einer Intoxikation** kommt **wiederholten toxikologischen Untersuchungen** mit Quantifizierung eine wichtige Bedeutung zu. Damit lassen sich die Spontankinetik einer Noxe oder auch der Effekt einer Entgiftungsmaßnahme beurteilen.

Ergänzt werden die toxikologischen Untersuchungen durch übliche klinisch-chemische Untersuchungen. Bisweilen sind bildgebende Verfahren (z. B. Abdomen-Übersicht bei Body-packer-Syndrom) sehr hilfreich für die Diagnostik.

4.4 Behandlung von Patienten gegen ihren Willen

Unsicherheit herrscht häufig bezüglich einer **Behandlungspflicht** nach suizidalen Vergiftungen. Die **Behandlung** eines wachen, seinen eigenen Willen äußernden Patienten **entgegen** seinem **erklärten Willen** ist rechtlich eine **Körperverletzung** (s. auch Kap. 7.2.1, Magenspülung). Erst wenn der Patient die Herrschaft über das Geschehen verliert, z. B. eintrübt oder bewusstlos wird, besteht die **Pflicht zur Behandlung** des Patienten nach der Rechtsprechung des Bundesgerichtshofs. Hiervon sind **Ausnahmen** denkbar, wenn eine „Unzumutbarkeit der Rettungspflicht" (BGH-Rechtsprechung) vorliegt. Vorstellbar und ärztlich ethisch vertretbar wäre die Unterlassung einer Behandlung bei einem Patienten, der sich bei einem mit Leiden verbundenen metastasierenden Malignom durch eine Arzneimittelüberdosis zu suizidieren versucht. Wichtig ist es, dass sich der Arzt absolut sicher ist, dass in der Tat ein Malignom vorliegt. Ein Abschiedsbrief, der möglicherweise gar nicht vom Patienten selbst verfasst wurde, reicht nicht aus. In der Regel wird lediglich ein behandelnder Arzt, der den Patienten gut kennt, eine derartige Entscheidung verantwortlich treffen können.

Im Zweifelsfall trägt einzig und allein der **Arzt** das **Strafverfolgungsrisiko**, z. B. wegen unterlassener Hilfeleistung. Dies ist eine unbefriedigende Situation. Im

Regelfall wird der Notarzt einen bewusstlosen Patienten bei einem Suizidversuch zu behandeln haben, obwohl dies aus ärztlich-ethischer Sicht im Einzelfall mit genauer Kenntnis aller Begleitumstände im Nachhinein sehr unbefriedigend und problematisch sein kann.

Auch **Patiententestamente** können in der Praxis die Entscheidungsfindung nur in seltenen Fällen erleichtern. In vielen Patiententestamenten wird formuliert, dass eine Behandlung dann nicht mehr stattfinden soll, wenn eine irreversible Schädigung des Gehirns eingetreten ist, die ein Weiterleben in Würde und Selbstbestimmung in Frage stellt. Diese häufig zu findende Formulierung schafft in der Praxis wenig Klarheit, da insbesondere zu Beginn einer Erkrankung, z. B. Auffinden eines Patienten mit Kreislaufstillstand aufgrund einer Medikamentenüberdosis in keiner Weise eine auch nur annäherungsweise sichere Aussage über die mögliche Reversibilität einer zerebralen Schädigung getroffen werden kann. Da es bei dieser schnell zu treffenden Entscheidung immerhin um das Rechtsgut des Lebens geht, wird man in jedem Zweifelsfall sich eher für die Behandlung des Patienten zu entscheiden haben.

4.5 Entlassung gegen ärztlichen Rat nach Suizidversuch

Eine weitere Besonderheit gilt es bei der Behandlung von Patienten nach Suizidversuchen im Krankenhaus zu beachten. Vielfach fordern die Patienten ihre sofortige **Entlassung gegen ärztlichen Rat**. Dies ist ein Wunsch, dem beim stattgehabten Suizidversuch nur dann entsprochen werden darf, wenn ein Facharzt für Psychiatrie eine fortbestehende Selbstgefährdung des Patienten verneint hat. Verlässt der Patient gegen ärztlichen Rat das Krankenhaus, muss unter Umständen bei zu befürchtender, fortbestehender Selbstgefährdung die Polizei eingeschaltet und eine Vorstellung in der nächsten zuständigen Psychiatrischen Klinik oder beim zuständigen Sozialpsychiatrischen Dienst veranlasst werden. Bestreitet der Patient in diesem Zusammenhang einen stattgehabten Suizidversuch, kommt der toxikologischen Untersuchung mit Sicherung der Diagnose einer exogenen Intoxikation eine besonders wichtige Bedeutung zu.

4.6 Leichenschauschein

Der Tod durch eine Vergiftung ist ein „nicht natürlicher Tod" und als solcher entsprechend auf dem Leichenschauschein zu vermerken. In diesen Fällen ist die Polizei zu benachrichtigen.

4.7 Dokumentation bei Vergiftungen

Es empfiehlt sich, Telefonate und Gespräche über Vergiftungsfragen immer zu dokumentieren. In den Giftinformationszentren geschieht dies routinemäßig, aber auch alle anderen konsultierten Ärzte sollten hierüber Aufzeichnungen in der

Krankenakte machen, um bei eventuellen späteren Vorwürfen das ärztliche Vorgehen bei Diagnostik und Therapie nachvollziehbar zu gestalten.

Hiermit soll nicht einer „defensiven Absicherungsmedizin" das Wort geredet werden. Gleichwohl werden Mängel in der **ärztlichen** wie auch **pflegerischen (!)** Dokumentation (z. B. regelmäßige Kontrolle der Vitalzeichen) besonders häufig bei gerichtlichen Verfahren gerügt. Im Einzelfall können auch Schriftproben hilfreich sein (s. Kap. 6.2.14).

4.8 Beratung durch Giftinformationszentren

Die ärztliche Sorgfaltspflicht beinhaltet, dass man bei allen Vergiftungen, die man nicht selbst sicher einschätzen kann, kompetenten Rat bei Giftinformationszentren einholen muss, den Patienten persönlich untersucht, an die nächste (Kinder-)Klinik verweist oder primär Anrufende an eine andere sachkundigere Stelle weiterleitet. Eine der Hauptaufgaben von Giftinformationszentren ist es, Patienten **unnötige Arztvorstellungen**, **Klinikeinweisungen** und/oder **invasive Therapien** zu ersparen. Zugleich gilt es, die vergleichsweise wenigen **kritischen Fälle rechtzeitig zu identifizieren**, in denen nur bei zeitgerechter suffizienter Diagnostik und Therapie Komplikationen oder ein letaler Ausgang abgewendet werden können.

Anhand vorliegender Daten über Vergiftungen, vorzugsweise denen aus Giftinformationszentren, ist es eine wichtige Aufgabe für die **Zukunft**, eine **„Risikostratifizierung"** für die Behandlung von Vergiftungen zu entwickeln: Diese muss sowohl die Unsicherheit anamnestischer Angaben über eingenommene Gifte und deren Dosis berücksichtigen als auch die anhand entsprechend großer Fallserien abgeschätzten potenziellen Risiken und die Nebenwirkungen von besonders invasiven Therapien einbeziehen.

5 Allgemeine Maßnahmen bei Vergiftungen

5.1 Anamnese

Um in Telefongesprächen mit Laien als Arzt eine erste Weichenstellung vornehmen zu können (harmlos – wahrscheinlich nicht bedrohlich – bedrohlich), braucht man die Antworten auf folgende Fragen:
Wer (Alter) hat **was** aufgenommen; **wie viel, wann, wie, warum**?

Folgende Angaben interessieren also:
- **Alter** und **Gewicht (des Kindes):** (Beachte hierzu auch Kap. 3.2 und 3.3.)
- **Noxe(n), vermutete Menge**
- **Zeitpunkt**
- **Zufuhrweg**

- **akzidentelle Ingestion oder Suizidversuch**
- **beobachtete Symptome**
- **eingeleitete Maßnahmen**
- **Begleiterkrankungen**

Dann notiert man Namen und Wohnort sowie Telefonnummer und veranlasst, dass ggf. Asservate wie Originalpackungen, Pflanzen usw. mitgebracht werden.

5.2 Erste Entscheidungen

Nun muss ein **Ratschlag** gegeben und eine **erste Entscheidung** gefällt werden. Hierbei ist zunächst kritisch zu würdigen, wie sicher die bis hierhin gegebenen Informationen sind.

Der Ratschlag kann lauten:
- „Die Ingestion ist harmlos, weitere Maßnahmen sind nicht erforderlich", oder
- „Es ist wahrscheinlich unbedenklich. Der Kinderarzt/der Hausarzt soll aufgesucht werden", oder
- „Die nächste Kinderklinik/Klinik (nach Entfernungen fragen) soll aufgesucht werden"; oder
- „Ein dringlicher Transport mit Rettungs- und Notarztwagen zur nächsten Klinik/Kinderklinik (nach Entfernungen fragen) ist zu veranlassen", oder
- es muss nachgelesen bzw. telefonisch nachgefragt werden, um Informationen zu sammeln, die eine adäquate Einschätzung der Situation erlauben. Man ruft gleich zurück oder lässt sich nach 5 oder 10 Minuten erneut anrufen.

Manchmal sind sofort **therapeutische Ratschläge** zu geben, z. B. Trinken lassen bei bestimmten ätzenden Substanzen, Dimeticon (Präparate s. Kap. Silicium) oder Aktivkohle geben (beides rezeptfrei in Apotheken erhältlich), in stabile Seitenlage bringen (beachte jedoch Kap. 7.2.2 und 7.2.3).

5.3 Toxikologische Untersuchungen

5.3.1 Untersuchungsmaterialien bei toxikologischen Untersuchungen

Als Untersuchungsmaterialien kommen **Urin, Blut (Serum/Plasma)** und ggf. **Magenspülflüssigkeit** oder **Asservate** in Frage. Im **Urin** liegen Substanzen in der Regel in vergleichsweise höherer Konzentration als im Blut vor. Diese haben bereits eine Körperpassage und z. T. auch eine Metabolisierung erfahren. Im Urin können manche Muttersubstanzen aufgrund vollständiger Metabolisierung (ausgeprägter First-Pass-Metabolismus) nicht mehr nachweisbar sein. Dies ist bei der Interpretation der Befunde zu berücksichtigen. In der **Magenspülflüssigkeit** können Substanzen nachgewiesen werden, die noch nicht resorbiert wurden.

Folgende Volumina der Untersuchungsmaterialien kommen in Frage:

- **Blut**, 10 ml (**Plasma**- oder **Serum**röhrchen; für **Schwermetallbestimmung** im Vollblut Blutbildröhrchen verwenden)
- **Urin**, 50–100 ml (stabiles Schraubdeckelgefäß)
- **Magenspülflüssigkeit, Erbrochenes**, 50 ml (stabiles Schraubdeckelgefäß)
- **Asservate** (z. B. Trinkglas mit Anhaftungen)

Bei **speziellen Untersuchungen** können **besondere Probengefäße** erforderlich sein, dies gilt z. B. für die Bestimmung von niedrig siedenden, chlorierten Kohlenwasserstoffen (Glasgefäße) oder auch für Schwermetalle oder Spurenstoffe. Lösungsmittel in biologischen Proben werden z. B. durch Kunststoffoberflächen von Probengefäßen absorbiert. Hier sollte vor der Probennahme lieber einmal zu viel als zu wenig im Labor nachgefragt werden.
Bei speziellen Fragestellungen kann die Untersuchung von **Liquor** sinnvoll sein. Hinweise auf chronische Vergiftung/Schadstoffexposition oder auch Medikamenten- oder Drogenabusus kann die **Untersuchung von Haaren** liefern (z. B. Methylquecksilberbelastung, Cocain- und Heroinabusus, Cannabiskonsum, Thallium). **Nägel** werden z. B. bei der Vergiftung mit Arsen und Thallium untersucht.

Begleitschein und Probenversand

Wichtig ist, dass die **Proben** eindeutig **beschriftet** und mit Namen (und Geburtsdatum) des **Patienten, Krankenhaus, Station** und **Entnahmezeitpunkt** versehen werden. Im **Probenbegleitschein** (Beispiel siehe Anhang) ist in Stichworten dem Labor der **klinische Sachverhalt** mitzuteilen. Eine therapeutisch verabfolgte Medikation ist unbedingt anzugeben!
Für den Nachweis einiger Substanzen sind spezielle Probengefäße (z. B. Schwermetalle, Lösungsmittel) oder die Einhaltung bestimmter Probenahmebedingungen notwendig. Es ist ratsam, in jedem Zweifelsfall zuvor mit dem **Labor** die **Untersuchungsstrategie abzusprechen**.
Die Proben sollten in dicht zu verschließenden Behältnissen aufbewahrt werden. Eine eindeutige Beschriftung ist für die Probenzuordnung unerlässlich. In dringenden Fällen wird der Probentransport durch einen Kurierdienst oder Taxi vorgenommen. Kann zunächst auf eine Untersuchung verzichtet werden, da andere Arbeitsdiagnosen als eine Vergiftung im Vordergrund stehen, sollten die bei Aufnahme des Patienten asservierten Proben in einem geeigneten Kühlschrank (der behandelnden Station) sicher gelagert werden.

5.3.2 Methoden bei toxikologischen Untersuchungen

Einfache Vorproben oder -untersuchungen können je nach Ausstattung bereits vom behandelnden Arzt selbst vorgenommen werden. Hierzu gehört die Bestimmung des pH-Wertes bei Ätzstoffen. Da sich die Versorgung mit klinisch-chemischen Laboratorien weiter verbessert hat und die Transportwege vergleichsweise kurz sind, haben „klassische" chemische Untersuchungsverfahren (Arsenprobe nach Marsh, Beilstein-Probe, Tüpfelreaktionen) weitgehend an Bedeutung verloren. Zu einfach durchzuführenden Vorproben (z. B. für chlorierte aliphatische Kohlenwasserstoffe, Cyanid, Paraquat, Phenothiazine, Salicylate vgl. Literatur S. 73).

Für Vergiftungen im Bereich der **Drogenszene** kann auf sehr einfach zu handhabende, auf immunologischen Verfahren basierende, trägergebundene Tests (Teststreifen) zurückgegriffen werden (z. B. Frontline®, Boehringer-Mannheim; Triage® und Triage® 7, Merck u. a.).

Für chemisch-toxikologische Untersuchungen steht ein umfangreiches Methodenrepertoire zur Verfügung. Einfache **Farbreaktionen** erlauben eine qualitative und quantitative Aussage über die Anwesenheit bestimmter Substanzen oder Substanzklassen (z. B. Salicylate, Phenothiazine). Weiterhin können mittels **immuno-logischer Verfahren** (z. B. Enzymimmunoassay [EIA]; Fluoreszenzpolarisations-immunoassay [FPIA]) bestimmte Substanzklassen oder Substanzen z. B. Opiate, Benzodiazepine, Barbiturate, trizyklische Antidepressiva, Cocain, Paracetamol, Amphetamine, Cannabinoide nachgewiesen werden. Bei Einsatz immunologischer Verfahren ist die unterschiedliche Kreuzreaktivität der Antikörper gegenüber einzelnen Vertretern einer Substanzklasse zu berücksichtigen und im Regelfall eine Bestätigungsanalytik mit einer unabhängigen Methode durchzuführen. In speziellen toxikologischen Laboratorien (s. Kap. 4.3) werden zusätzlich andere Verfahren eingesetzt. Apparativ aufwendiger, aber relativ universeller im erfassten Substanzspektrum, ist die Durchführung eines **Screenings** nach Probenextraktion des Serums mittels **Hochleistungsflüssigchromatographie** (HPLC) unter Verwendung eines Dioden-Array-Detektors, der die Aufnahme von UV-Spektren der einzelnen detektierten Substanzen erlaubt. Anhand der Retentionszeiten und der UV-Spektren kann eine Substanzidentifizierung vorgenommen werden. Hierbei wird eine sehr große Zahl an Substanzen erfasst. Das sicherlich universellste und leistungsfähigste Verfahren ist die Durchführung von chemisch-toxikologischen Screenings nach Probenextraktion (Urin oder Serum) mittels der Kombination von **Gaschromatographie und Massenspektrometrie**. Hier liegen umfangreiche Datenbanken vor, die eine schnelle und vor allem sehr zuverlässige Identifizierung einer sehr großen Zahl eingenommener Noxen erlauben.

Bei manchen Vergiftungen spielen auch klinisch-chemische Untersuchungen eine wichtige Rolle (z. B. bei Intoxikationen mit MetHb-Bildnern oder Hämolysegiften).

5.3.3 Bedeutung des Screenings

Generell sollte bei Intoxikationen ein **Screening**, das möglichst **viele Substanzen** erfasst, durchgeführt werden. Angesichts der Unsicherheit von anamnestischen Angaben bei Vergiftungen sollte die toxikologische Untersuchung im Regelfall nicht nur auf die vom Patienten oder seinen Angehörigen angegebene Substanz beschränkt werden. Dies gilt insbesondere für schwere Vergiftungen. In jedem Fall ist bei Erwachsenen auch die **Blutalkoholkonzentration** (BAK) zu bestimmen. Nicht enthalten in üblichen Screening-Prozeduren sind Schwermetalle, leichtflüchtige Lösungsmittel und gut wasserlösliche Substanzen (z. B. hochmolekulare Eiweiße, Glykole).

Führt das Labor ein Screening durch und wird hierbei nicht fündig, so schließt dies nur die Anwesenheit der Substanzen, auf die die Proben untersucht wurden, nicht aber generell eine Intoxikation aus. Es kann auch sein, dass eine Substanz, die nicht im Screening erfasst wird, für die Symptome des Patienten verantwortlich ist (vgl. Kap. 6)! Dies gilt es bei der Interpretation der Befunde des Labors zu berücksichtigen.

Umgebungsuntersuchung

Die Möglichkeit von Gasanalytik und Luftuntersuchung spielt im klinischen Bereich eine eher untergeordnete Rolle. Für arbeits- oder umweltmedizinische Fragestellungen stehen **Röhrchen** (z. B. **Gasspürsystem** der Firma Dräger) für folgende Substanzen zur Verfügung: Acetaldehyd, Aceton, Acrylnitril, Alkohol, Ameisensäure, flüchtige Amine, Ammoniak, Anilin, Arsentrioxid, organische Arsenverbindungen und Arsin, Benzinkohlenwasserstoffe, Benzol, Blausäure, Chlor, Chlorameisensäureester, Chlorbenzol, Chlorcyan, Chloroform, Chloropren, Chromsäure, Cyanid, Cyclohexan, Cyclohexylamin, Diethylether, Dimethylformamid, Dimethylsulfat, Dimethylsulfid, Epichlorhydrin, Erdgas, Essigsäure, Ethylacetat, Ethylbenzol, Ethylen, Ethylenglykol, Ethylenoxid, Ethylglykolacetat, Fluor, Fluorwasserstoff, Formaldehyd, halogenierte Kohlenwasserstoffe, Hexan, Hydrazin, Kohlenstoffdioxid, Kohlenstoffmonoxid, Kohlenwasserstoffe, Mercaptane, Methanol, Methylacrylat, Methylbromid, Methylenchlorid, Nickel, Nickeltetracarbonyl, organische basische Stickstoffverbindungen, Nitroglykol, nitrose Gase, Öl, Ölnebel, Olefine, Ozon, Pentan, Perchlorethylen, Phenol, Phosgen, Phosphorsäureester, Phosphorwasserstoff, Pyridin, Quecksilberdampf, Salicylacetat, Salpetersäure, Salzsäure, Schwefeldioxid, Schwefelkohlenstoff, Schwefelsäure, Schwefelwasserstoff, Stickstoffdioxid, Styrol, Tetrachlorkohlenstoff, Tetrahydrothiophen, Thioether, o-Toluidin, Toluol, Toluylendiisocyanat, 1,1,1-Trichlorethan, Trichlorethylen, Triethylamin, Vinylchlorid, Wasserstoffperoxid und Xylol.

Mit dem Gasspürsystem ist es auch möglich, bei Verdacht auf Ingestion **organischer Lösungsmittel** aus dem Asservat oder aus der Atemluft diese Substanzen nachzuweisen. Auch bei Unfällen mit **Reinigungsmitteln** ist die Bestimmung von Trichlorethylen oder Tetrachlorethylen möglich. Eine gewisse Relevanz kommt den Dräger-Gasspürgeräten auch bei Vergiftungen im Rahmen von **Bränden** zu, da mit entsprechenden Röhrchen **Kohlenmonoxid** in der Ausatemluft nachgewiesen werden kann und auch der Nachweis von **Cyanid** möglich ist. Hierzu werden 1 ml Blut mit ca. 1 ml 10 %iger Schwefelsäure vermischt. Das bei dieser Mischung entstehende Gas kann mit einem Cyanid-Gasspürröhrchen erfasst werden.

Für die Untersuchung von Asservaten insbesondere im Kontext von forensischen oder kriminalistischen Fragestellungen gibt es einen Drogen-Notkoffer (Merck, Darmstadt).

5.4 Präklinische Maßnahmen bei Vergiftungen

5.4.1 Selbstschutz

Beim **Bergen** und **Retten** von vergifteten Personen aus kontaminierter Umgebung muss unbedingt der **Selbstschutz** beachtet werden. Falls erforderlich, muss zuvor eine **Gasmaske** oder ein schwerer **Atemschutz** angelegt werden. Bei kutan resorbierbaren Giften müssen geeignete **Handschuhe** und **Schutzkleidung** getragen werden, die u. U. als Sondermüll zu entsorgen sind.

5.4.2 Dekontamination

Die **Haut** wird durch Waschen mit fließendem Wasser und Seife nach Entfernung benetzter Kleidungsstücke dekontaminiert. Für das Abwaschen von sehr lipophilen Substanzen auf der Haut wird eine Polyethylenglykol-Lösung (z. B. Glutrol®) empfohlen. Steht ein derart spezielles Präparat zum Spülen nicht zur Verfügung, sollte man im Zweifelsfall immer auf das nahezu überall und sofort verfügbare Leitungswasser zurückgreifen und nicht etwa die Zeit darauf verschwenden, derartige Produkte herbeizuschaffen. Noxen im **Auge** werden durch Spülen des Auges mit fließendem Wasser, ggf. unter Verwendung eines Anästhetikums, entfernt. Der Patient muss schnellstmöglich einem Augenarzt vorgestellt werden. Beim Einwirken **inhalativer Noxen** ist der Patient aus der kontaminierten Umgebung schnellstmöglich zu entfernen. **Selbstschutz beachten!**

5.4.3 Transport des Vergifteten in die Klinik

Je nach Schweregrad der Vergiftung (vorherige **Rücksprache mit Giftinformationszentrum**) kann der Transport mit einem Privatfahrzeug, Rettungstransportwagen, oder bei schweren Vergiftungen mit Bedrohung der Vitalfunktion oder bei Vergiftungen mit Noxen, die erst nach einer Latenzzeit zu Symptomen führen, durch den Notarztwagen erfolgen. Während des **Transportes** muss der Patient **immer überwacht** werden, da nicht selten eine zunächst blande anmutende Intoxikation vital bedrohlich werden kann (z. B. Phosgen, nitrose Gase); ggf. großzügige Indikation zur Intubation und Beatmung.

6 Differentialdiagnose und Leitsymptome bei Vergiftungen

Wenn Angaben über das aufgenommene Gift zunächst nicht vorliegen oder das mitgebrachte Gift nicht sofort zu identifizieren ist, andere (z. B. neurologische, psychiatrische) Erkrankungen nicht auszuschließen sind, erfolgt die Therapie nach den Regeln der **allgemeinen Notfallmedizin**. Im Vordergrund steht die **Sicherung** der **Vitalfunktionen**.

Allgemeiner Teil

Bewertung und Einordnung von Leitsymptomen

Beachte:

Leitsymptome haben weder einen positiven noch einen negativen Beweiswert! Die lehrbuchmäßig beschriebenen Symptome einer bestimmten Vergiftung treten selten vollzählig und niemals gleichzeitig auf (daher Vorsicht mit Schemata zur Erkennung einer Noxe!). Bei Kindern, teilweise auch bei alten Menschen, ist der Verlauf oft uncharakteristisch. Die nachfolgende Übersicht beschränkt sich daher auf relativ sichere, frühzeitig auftretende, teilweise (lebens)bedrohliche „Leitsymptome", die in Zweifelsfällen zur weiteren Identifikation der Giftgruppe (zunächst ausreichend) und zur zweckmäßigen Einleitung einer sinnvollen Behandlung beitragen können, sowie auf Gifte, die jeweils am häufigsten (z. B. auch in Abhängigkeit vom Tätigkeitsfeld des Patienten) zu erwarten sind.

Die diagnostische und therapeutische Nutzung von Leitsymptomen setzt voraus, dass die Sicherung der Vitalfunktionen ohne Unterbrechung garantiert ist und dass alle Möglichkeiten zur näheren Identifikation des Giftes (s. u.) ausgeschöpft werden.

6.1 Lebensbedrohliche Leitsymptome,
die noch vor der Giftelimination Sofortmaßnahmen erforderlich machen

6.1.1 Akuter Herz-Kreislauf-Stillstand

Am ehesten unter allen negativ inotrop wirkenden Substanzen wie z. B. Betablockern (s. S. 191), Calcium-Antagonisten (s. S. 217), Antiarrhythmika (s. S. 138) sowie nach Phosphorsäureestern (s. S. 552), Halogenkohlenwasserstoffen (s. S. 348), Nikotin (s. S. 494), Barium (s. S. 187), Herzglykosiden (s. S. 361), Neuroleptika und Verwandten (s. S. 489.), nach Blausäure-Derivaten (s. u.), im Prinzip bei jeder sehr schweren Vergiftung möglich.

6.1.2 Bewusstlosigkeit

Wenn ein Schädel-Hirn-Trauma oder neurologische Erkrankungen, metabolische (bei jeder Vigilanzminderung immer Blutglukose-Stix zum **Ausschluss** einer **Hypoglykämie**) und endokrinologische Entgleisungen als alleinige Ursachen unwahrscheinlich sind, können am ehesten angenommen werden

■ **Alkohole** (am wahrscheinlichsten Ethanol → Blutspiegelbestimmung); Schnellnachweis von Methanol (hierbei meist sofortbehandlungsbedürftige Azidose); typisch für Ethanol ist eine Fluktuation der Vigilanz.

■ **Sedativa, Hypnotika,** ähnlich auch Antikonvulsiva.

■ **Lösungsmittel, Schnüffelstoffe** (evtl. typischer Geruch! Siehe entsprechende Kapitel S. 441; 617); cave: Aspiration, Herzrhythmusstörungen, MetHb-Folgen.

■ **Psychopharmaka** (Neuroleptika, Antidepressiva, bestimmte Antihistaminika bzw. Phenothiazine, siehe entsprechende Kapitel); kardiale Mitbeteiligung wahrscheinlich: bes. negative Inotropie und Herzrhythmusstörungen → EKG! Evtl. parkinsonähnliche Symptome oder anticholinerges Syndrom (s. S. 24).

■ **Tranquillizer** (nur bei hohen Dosen; Patient jedoch fast immer erweckbar, siehe ab S. 681).

■ **Opium-Alkaloide** (häufig Miosis, Bradykardie; evtl. Einstichstellen s. S. 509).

Bei vielen anderen Giften (z. B. Alkylphosphaten, Solanaceen) sind andere Leitsymptome typischer und/oder anamnestische Angaben im Allgemeinen vorhanden (z. B. Kohlenmonoxid).

Erstbehandlung: Wenn noch keine Differenzierung möglich, zunächst wie unter Schlafmittelvergiftung angegeben und symptomatisch. Spezifische Weiterbehandlung nach Identifikation. EEG kann u. U. wichtige Hinweise geben (z. B. „burst suppression").

Beachte: Möglichkeiten von **zwei Ursachen** (z. B. Schlafmittel und CO oder Schädel-Hirn-Trauma). Beim Auftreten weiterer „Leitsymptome" siehe unten.

6.1.3 Krämpfe (tonisch und/oder klonisch):

Wenn Krampfleiden (Epilepsie, Eklampsie, Urämie, Tetanie) sowie Entzugskrämpfe (z. B. bei Alkoholismus oder nach längerer Einnahme und Absetzen von Benzodiazepinen oder Barbituraten) als alleinige Ursache ausgeschlossen werden können, sind am ehesten anzunehmen

■ **Phosphorsäureester** (stets begleitet von vegetativen Symptomen, im Allgemeinen parasympathischer Prävalenz, wie Miosis, vermehrte Drüsensekretion, Bradykardie usw.; Cholinesteraseaktivität vermindert, s. S. 552).

■ **Anticholinergika** (zu Symptomatik und Behandlung s. unter „Anticholinergem Syndrom" bzw. „Physostigmin"), hierzu gehören auch die als rezeptfreie Hypnotika vermarkteten Antihistaminika Doxylamin und Diphenhydramin (s. S. 626).

■ **Halogen-, insbesondere Chlorkohlenwasserstoffe,** z. B. in Pflanzenschutz- und Schädlingsbekämpfungsmitteln wie DDT, HCH usw. – Krämpfe vielgestaltig, meist Mitbeteiligung des peripheren und vegetativen Nervensystems, auch Hypo- oder Hyperglykämie.

■ **Analeptika** im weitesten Sinn (Differenzierung s. Kap. S. 126) einschl. **Dopingmittel** (s. S. 271) **Appetitzügler** sowie **Psychostimulanzien;** ähnlich auch **Analgetika** aus der Pyrazolon-Reihe (s. S. 128).

■ **Nikotin**, **Goldregen**, **Ginster**, z. B. Samen, von Kindern oft aufgenommen. Im Allgemeinen starke und vielgestaltige Mitbeteiligung des vegetativen Nervensystems – intensive Reaktionen, bes. von Pupille, Herz-Kreislauf-System und Gastrointestinaltrakt.

■ **Kalziprive Gifte** wie z. B. Fluoride, Citrate, Oxalate (tetaniforme „Krämpfe", Myoklonien; Mitbeteiligung von Herz-Kreislauf- und Nierenfunktion. Rasches Ansprechen auf intravenöse Calcium-Gaben).

Erstbehandlung: Zunächst Schutz vor Verletzungen, dann ein kurz wirksames Benzodiazepin (vgl. S. 681 ff.), z.B. Midazolam (Dormicum®) oder Diazepam (Faustan®, Valium®) langsam i.v. bis zum Sistieren der Krämpfe bzw. bei tetaniformen „Krämpfen" Calciumglukonat (cave: digitalisierte Patienten!) langsam unter Kreislaufkontrolle i.v. In schwer beherrschbaren Fällen Muskelrelaxanzien (s. S. 470) unter Beatmung. Dann Maßnahmen wie in Kap. 7.2 (Magenspülung hier jedoch nur nach Intubation und Beatmung). Bis zur Identifikation des Giftes weiter symptomatisch (bes. Atmung und Herz-Kreislauf-Funktionen beachten), jedoch zunächst keine Katecholamine anwenden. Nach Möglichkeit EKG- und EEG-Kontrolle. (Sauerstoff-)Beatmung bereithalten. Beim Auftreten weiterer Leitsymptome siehe oben und unten.

6.1.4 Zyanose und/oder Atemdepression

Wenn Herz-Kreislauf- und Lungenkrankheiten als alleinige Ursache ausgeschlossen werden können, sind als Auslöser am ehesten **Opiate oder Methämoglobinbildner** anzunehmen.

Opiate

Heroin, Morphin, Codein (Atemstillstand, Koma, Miosis, Sistieren der intestinalen Peristaltik).

Erstbehandlung: Sicherung der Vitalfunktionen, ggf. Intubation und Beatmung. Antidot ist Naloxon („titrieren!"); Einzelheiten im entsprechenden Kapitel des Speziellen Teils.

Methämoglobin- (Hämiglobin-, MetHb-) Bildner

Sie verändern das Hautkolorit (graubraun), vor allem:
- Nitrobenzol (Bittermandelgeruch auch in Expirationsluft; Dyspnoe im Allgemeinen geringer als nach dem Grad der blaugrauen Zyanose zu erwarten);
- Anilin und andere aromatische Amine (trotz Zyanose mitunter auffallendes Wohlbefinden bis zur Euphorie);
- Nitrite, organische Nitrate (nahezu immer verbunden mit ausgeprägter Blutdrucksenkung!);
- Chlorate (im Allgemeinen verbunden mit Hämolysefolgen; ggf. Kaliumwirkung bei Kaliumchlorat mit entscheidend).

Erstbehandlung: Sicherung der Vitalfunktionen. Bis zur näheren Identifizierung Sauerstoff(be)atmung; Flüssigkeitszufuhr unter Kontrolle des Elektrolyt- und Säuren-Basen-Gleichgewichtes. Je nach MetHb-Anteil (s. Angaben im Kap. Nitroverbindungen, Abschnitte II und IV): (Thionin-), Methylenblau- oder Toluidinblau-Gaben und/oder als Ultima Ratio Blutaustauschtransfusion; ggf. symptomatische Maßnahmen. Beim Auftreten weiterer Leitsymptome siehe oben und unten. Einzelheiten siehe im entsprechenden Kapitel des speziellen Buchteils.

6.1.5 Lungenschädigung

Als lungenschädigende Gifte sind nahe liegend z. B.:

- Chlor, Schwefeldioxid bzw. Säuredämpfe, Ammoniak. Im allgemeinen schon während oder sofort nach Inhalation einsetzende Reizwirkung auf Schleimhäute des Auges und Respirationstraktes. Bei nitrosen Gasen auch MetHb-Bildung, sehr typisch beschwerdefreies Intervall bis zum Auftreten eines toxischen Lungenödems.
- Phosgen und nitrose Gase (Anamnese!) Typisch ist zunächst ein beschwerdefreies Intervall, das in schweren Fällen allerdings fehlen kann.
- Bispyridinium-Verbindungen wie Paraquat – unbeeinflussbare progrediente Lungenfibrose (mit u. U. hepatorenalem Syndrom verbunden; im Allgemeinen in dieser Phase bereits infauste Prognose; vgl. S. 198!).

Erstbehandlung: Bis zur Identifikation des Giftes zunächst absolute Ruhigstellung des Patienten (cave: Unterschätzung eines symptomlosen Intervalls bzw. Dissimulation); nach Giftidentifikation weiter wie im entsprechenden Kapitel des speziellen Buchteils und Kapitel 7.1.16.

6.1.6 Bronchospasmus

Bronchospastische Gifte wie z. B. phosphororganische Ester: Dyspnoe in Verbindung mit parasympatischer Prävalenz, z. B. Miosis; vermehrte bronchiale Drüsensekretion, die Lungenödem vortäuschen kann; Bradykardie; meist verminderte Cholinesteraseaktivität – bei Krämpfen, s. auch Kap. 6.1.3.

Erstbehandlung: Bis zur gesicherten Diagnose: Ruhigstellung, Sicherung der Vitalfunktionen, Atropin (wiederholt bis eben noch Peristaltik auszukultieren ist, Sauerstoffatmung; dann ggf. symptomatisch, vgl. auch Obidoxim, S. 62).

6.1.7 Anaphylaktischer Schock

Histamin und andere biogene Amine freisetzende Substanzen oder Stoffe mit cyclooxigenasehemmender (Neben-)Wirkung (s. S. 367 und S. 128ff.).

Erstbehandlung: Glukokortikoide per inhalationem oder in hoher Dosierung i. v., Sauerstoffatmung, Adrenalin, Betamimetika; ggf. wie S. 358.

6.1.8 Hyperthermie

Wenn schwere neurologische Krankheiten, Infektionen und Solanaceen-Vergiftung (s. unter Mydriasis, Kap. 6.2.3), bei denen derartige Temperaturen (40–43 °C) kaum erreicht werden, ausgeschlossen sind, kommen **am ehesten** in Betracht:

- **Dinitrophenole und -kresole,** z. B. in Insektiziden und Herbiziden, auch als Rückstände (z. B. auf Beeren!). Im Allgemeinen verbunden mit zentralnervösen und kardiovaskulären Symptomen sowie Hyperglykämie.
- **Analeptika**, **Hypnotika und CO** (nur in Extremfällen, dann zumeist auch

starke Erregungszustände, evtl. Krämpfe oder Bewusstlosigkeit; s. Kap. 6.1.2 und 6.1.3).

Erstbehandlung: Symptomatische Intensivtherapie, Kühlung, Volumengabe, Kreislauf stabilisieren.

6.1.9 Maligne Hyperthermie

Halogenierte Kohlenwasserstoffe, Inhalationsnarkotika, depolarisierende **Muskelrelaxanzien** (Suxamethonium) und andere, z. B. Salicylate.
Eine maligne Hyperthermie ist eine **absolut lebensbedrohliche Komplikation,** die mit massiver Erhöhung des Grundumsatzes und Erhöhung der Körpertemperatur einhergeht und der **sofortigen** Behandlung mit Dantrolen auf einer Intensivstation bedarf. Davon differentialdiagnostisch abzugrenzen ist das maligne Neuroleptsyndrom (s. Kap. 6.1.12) und die Hyperthermie/Hyperpyrexie durch toxische Substanzen (s. o.).

Erstbehandlung: Symptomatische Intensivtherapie, Kühlung, Volumengabe, Kreislauf stabilisieren (vgl. S. 474); sofort!!! Dantrolen (initial 2,5 mg/kg streng i. v.).

6.1.10 Anticholinerges Syndrom

Mehr oder weniger vollständiges Bild einer akuten Atropin-Vergiftung (vgl.. S. 523) mit sympathischer Prävalenz (z. B. Mydriasis, Tachykardie, trockene Schleimhäute; Atonien im Harn- und Darmtrakt) und zentralnervöser Symptomatik (Somnolenz, Sopor, Stupor – Koma oder Agitiertheit, Desorientierung, Ataxie, Aggressivität, Halluzinationen – Krämpfe), Lähmung des Atem- und/oder Vasomotorenzentrums sowie Herzstillstand. Möglicherweise auch Beziehungen zum malignen neuroleptischen Syndrom (s. Kap. 6.1.12).

Auslösend wirken *lipophile* Pharmaka wie:
- **Atropin und andere Solanaceen**-Alkaloide (vgl. S. 520.) sowie alle Pharmaka und Gifte mit parasympatholytischer Haupt- oder Nebenwirkung, insbesondere in Kombination (siehe auch unten). Beachte zunächst DD Botulismus (vgl. S. 481 ff.);
- **Phenothiazine** und verwandte Verbindungen (vgl. S. 543);
- **Antihistaminika vom H_1- oder H_2-Typ,** barbituratfreie Hypnotika wie Glutethimid und Methaqualon (vgl. S. 626) sowie verschiedene Antikonvulsiva, Antiparkinsonmittel, Tranquillizer, Chinidin(artige Antiarrhythmika) – am ehesten in Kombination mit parasympatholytisch wirksamen Pharmaka (s. o.), allenfalls auch mit Morphin(oiden), Inhalationsnarkotika, Lokalanästhetika und Alkohol.
- Bisweilen nach **Alkoholexzessen** von Jugendlichen.

Erstbehandlung: Physostigmin (Anticholium®) 2 mg titrierend i. v. unter Kreislaufmonitoring. Zur Dosierung s. S. 63. Wirksamkeit gilt als Bestätigung der Diagnose. Kontraindikation: AV-Block, obstruktive Lungenerkrankung; zu Überdosierungsfolgen s. S. 526.

6.1.11 Extrapyramidales Syndrom

Bizarres neurologisches, hyperkinetisches, dyskinetisches oder pseudotetanisches Syndrom: parkinsonartige Dyskinesien im Bereich der Willkürmuskulatur, vorwiegend im Kopf-Hals-Bereich (Opisthotonus, Tortikollis, Trismus, Sprachstörungen, Zungen-Schlund-Krämpfe), Verkrampfung der Finger, athetoide Bewegungen, Streckkrämpfe der Extremitäten; Erregung, Speichelfluss, Hyperthermie. Am häufigsten bei Kindern, aber bisweilen auch bei jungen Erwachsenen bis in das dritte Lebensjahrzehnt. In Betracht kommen vor allem:

- **Phenothiazine** und Verwandte (vgl. S. 543),
- **Dopamin-(D-Rezeptoren-)Antagonisten** (vgl. S. 270).

Erstbehandlung: Biperiden (Akineton®) 2,5–5 mg i.m. oder langsam i.v., bei Kindern altersgerechte Dosierung; ggf. nach ca. 30 min wiederholen (jeweils mögliche Neben- und Wechselwirkungen bzw. Überdosierungserscheinungen beachten, vgl. auch S. 545).

6.1.12 Malignes Neurolept(isches) Syndrom

Eintrübung, Hyperthermie, Rigor, Rhabdomyolyse; bei exsikkierten Patienten mit Neuroleptika-Medikation, häufig bei chronischen psychischen Erkrankungen (bipolare Psychose, Schizophrenie) oder organischen ZNS-Affektionen (z.B. Blutung, Enzephalitis, Toxoplasmose).

Erstbehandlung: Volumengabe, Kühlen des Patienten, Bromocriptin (vgl. auch S. 491). In schweren Fällen mit ausgeprägter Rhabdomyolyse kann Dantrolen versucht werden.

6.1.13 Epidermiolysis bullosa

Lyell-Syndrom oder Steven-Johnson-Syndrom; innerhalb weniger Stunden Entwicklung eines disseminierten makulösen Exanthems mit subepidermaler Blasenbildung (Nikolski-Phänomen positiv) sowie flächenhafter Ablösung großer Epidermis- und Schleimhautbereiche (→ enormer Flüssigkeitsverlust); u.U. Symblepharon, Lungenbeteiligung.

Auslösung durch zahlreiche Arzneimittel möglich, insbesondere durch Antiepileptika, Analgetika, Antirheumatika, Lokalanästhetika, Antibiotika, Sulfonamide, orale Antidiabetika und Antikoagulanzien, Barbiturate, Phenothiazine (siehe jeweils entsprechendes Kapitel).

Erstbehandlung: Wegen Vitalgefährdung Intensivtherapie in spezialisierten Zentren im Spezialbett (z.B. Glaskugel, Luftkissen), dermatologische Fachbehandlung (Lagerungstherapie, Flüssigkeitsersatz, Plasmapherese, Lokalbehandlung ähnlich wie bei Verbrennung).

6.1.14 Pseudoallergische Reaktion

Nicht immunbedingte Haut- und Schleimhautreaktion, in praxi von der allergischen Symptomatik (siehe. Kapitel Histamin) zunächst kaum zu unterscheiden. Auslösung infolge Intoleranz, z. B. gegenüber zahlreichen Analgetika (Salicylate), Systempharmaka, Narkotika, Muskelrelaxanzien, Volumenersatzmitteln, Farbstoffen und Konservierungsmitteln (s. ggf. jeweils dort).

Erstbehandlung: Zunächst wie im Kapitel Histamin, weiter symptomatisch.

6.1.15 Großflächige Verätzungen an Haut und Schleimhäuten

In Betracht kommen vor allem Flüssigkeiten, die auch in (nicht eindeutig deklarierten) Industrie- und Haushaltschemikalien enthalten und toxikologisch ausschlaggebend sein können:

- **Säuren** (pH feststellen, evtl. charakteristische Verfärbung, vgl. S. 605) und **Halogene** (Geruch);
- **Laugen** (pH feststellen; mitunter Kolliquationsnekrose schon erkennbar; s. S. 426);
- **Phenol** (Geruch s. S. 541);
- **Hautgifte** von militärtoxikologischer Bedeutung (z. B. Ypirite; Chloracetophenon u. Ä.; im Allgemeinen anamnestische Anhaltspunkte);
- **Salze** bzw. deren konzentrierte Lösungen (siehe z. B. unter Quecksilber, Antimon, Aluminium, Bipyridinium-Verbindungen);
- **Flusssäure**-Verätzungen werden oft wegen der Latenz der Beschwerden unterschätzt (siehe Kapitel Fluor).

Erstbehandlung: In schweren Fällen kann Schockbehandlung, nach Resorption auch systemische Therapie (z. B. Korrektur des Säuren-Basen-Haushaltes) nötig werden.

Wenn aufgrund des Ergebnisses der pH- und/oder Geruchsprüfung, ggf. der Verfärbung, die Gruppenzugehörigkeit (zunächst für Behandlung ausreichend) festgelegt werden konnte, spezielle Maßnahmen wie im entsprechenden Kapitel beschrieben. Sonst bzw. in Zweifelsfällen zunächst nur gründliche Spülung von Haut (mit viel Wasser) oder Schleimhaut (möglichst mit physiologischer Kochsalz-Lösung). Die Behandlung großflächiger Verätzungen ist in spezialisierten Verbrennungszentren angezeigt.

6.1.16 Rhabdomyolyse

Gefahr des akuten Nierenversagens durch das freigesetzte Myoglobin, z. B. nach Doxylamin, Diphenhydramin, Theophyllin, Heroin, Amphetaminen, Lipidsenkern (Fibrate) und auch bedingt durch ein Compartment-Syndrom bei tief bewusstlosen Patienten mit vergiftungsbedingter Kreislaufdepression und Ischämie der aufliegenden Muskulatur (z. B. Barbiturat-Vergiftung mit längerer Liegezeit). Bisweilen treten kaum muskelbezogene Symptome auf. Kontrolle der Creatinkinase (CK) und des Myoglobins im Serum/Plasma (Myoglobin $> 2\,000\,\mu g/l \rightarrow$ Gefahr des Nierenversagens); eventuellen Volumenmangel ausgleichen, strikte Ein- und Ausfuhrkontrolle; bei akutem Nierenversagen Hämodialyse oder kontinuierliche Hämofiltration.

6.2 Beispiele für weitere Leitsymptome

6.2.1 Foetor ex ore

Ausatemluft kann auf Vergiftung mit leichtflüchtigen Substanzen hinweisen, z.B. „Alkoholfahne" (korreliert nicht mit Blutalkoholkonzentration!), Geruch nach Aceton (außer bei Aceton evtl. auch bei Isopropanol, Methanol, Salicylaten; DD: ketoazidotisches Koma bei Hyperglykämie), Bittermandeln (Nitrobenzol, Cyanwasserstoff), Lösungsmitteln (auch bei Schnüfflern), Knoblauch (Phosphor, Selen, Tellur), Stickstoffwasserstoffsäure, Samenöl des Niem-Baumes.

6.2.2 Miosis (weitgehend lichtstarr, doppelseitig)

Am ehesten in Verbindung mit anderen Symptomen einer parasympathischen Wirkung (starker Speichelfluss, Bradykardie) Verdacht auf Intoxikation mit cholinergen Arzneimitteln und Giften (z.B. Organophosphate), mit Opiaten, Pilzen (siehe jeweils dort). Bis zur Giftidentifikation im Notfall evtl. schon Atropin-Gabe (erfolgsorientierte Dosierung) hilfreich. DD: Hirn- und Rückenmarkserkrankungen.

6.2.3 Mydriasis (doppelseitig mit Photophobie und besonders träger oder fehlender Lichtreaktion)

In Verbindung mit anderen Symptomen sympathischer Wirkung (z.B. Tachykardie) Verdacht auf Intoxikation mit adrenergen oder atropinähnlichen Substanzen (vgl. S. 520) sowie im Rahmen des „anticholinergen Syndroms" (s. Kap. 6.1.10).

6.2.4 Tachykarde Herzrhythmusstörungen

Verursacht am ehesten durch Arzneimittel mit sympathomimetischen oder parasympatholytischen Haupt- oder Nebenwirkungen (vgl. auch S. 287 bei Ethanolentzug). Bis zur Giftidentifikation ggf. symptomatische Behandlung unter EKG-Monitor-Kontrolle. Siehe auch oben unter Mydriasis und Kapitel 7.1.12.

6.2.5 Bradykarde Herzrhythmusstörungen

Verursacht am ehesten durch cholinerge Arzneimittel (s. S. 524) und Gifte (s. S. 552), durch Herzglykoside, Calcium-Antagonisten, Betablocker, Antiarrhythmika der Klassen IA, IB und IC, Clonidin. Bis zur Giftidentifikation ggf. symptomatische Behandlung (z.B. transvenöser Schrittmacher) unter EKG-Monitorkontrolle, s. auch Kapitel 7.1.12.

6.2.6 Hypertension

Vorübergehende akute Blutdrucksteigerung ausgelöst z.B. durch Krampfgifte bzw. Analeptika (s. S. 126), Sympathomimetika, Cocain, Scopolamin, Naloxon, MAO-Hemmer (→ „Käse-Hypertonie"), Gluko- und Mineralkortikoide, ACTH, Östrogene, Progesteron, CO, Thallium, Ergot-Alkaloide. Zur Erstbehandlung s. Kapitel 7.1.6.

6.2.7 Hypotension, Kollaps

In akut toxischer Dosis und/oder bei Intoleranz – s. unter (pseudo-) allergischer Reaktion (Kap. 6.1.14) – nahezu durch alle Arzneimittel und Gifte auslösbar. Zur Erstbehandlung (Volumengabe, ggf. Katecholamine) siehe sinngemäß wie Kap. Histamin, S. 367.

6.2.8 Sehstörungen

(→ Amaurose möglich): Relativ schnell und häufig nach Aufnahme von Methanol oder methanlolhaltigen Spirituosen und Lösemitteln, mitunter z.B. auch von Chinin und verwandten Pharmaka, Santonin, Thallium, Ergot-Alkaloiden, Salicylsäure-Derivaten (siehe jeweils dort).

6.2.9 Schwerhörigkeit und Tinnitus

Vorwiegend bei Intoxikationen mit Chinin und verwandten Pharmaka, Salicylaten und Aminoglykosid-Antibiotika (siehe jeweils dort).

6.2.10 Haut- und Organeinblutungen

Besonders bei Arzneimittelüberdosierungen (evtl. auch Überempfindlichkeit oder Wechselwirkungen, vgl. z.B. S. 164), suizidal oder kriminell; am ehesten verursacht durch Antikoagulanzien (Plättchenfunktionshemmer, Vitamin-K-Antagonisten), Fibrinolytika, Thrombolytika sowie einige andere Arzneimitteln (z.B. Antibiotika, Analgetika, Antirheumatika, Zytostatika). Bei arzneimittelbedingten Intoxikationen sind Blutungen zunächst nur von sekundärer Bedeutung.

Erstbehandlung aufgrund von Kontrollen der Blutungszeit (am Finger, nicht am Ohrläppchen!), der Vollblutgerinnungszeit und weiterer Labordiagnostik. Beachte jeweils Abs. IV in den Kapiteln des speziellen Buchteils.

6.2.11 Thromboembolische Komplikationen und Mikrozirkulationsstörungen

Diese leiten häufig besonders progredient verlaufende „Verbrauchskoagulopathien ein, bevor der „Verbrauch" von Hämostasefaktoren zu erhöhter Blutungsneigung führt. Toxische Ursachen: Lebergifte (z.B. Knollenblätterpilze, aliphatische Halogenkohlenwasserstoffe), Schlangen- und Spinnenbisse, bakterielle Endotoxine (Nahrungsmittel), Mutterkorn-Alkaloide (→ vasospastisch bedingte Durchblutungsstörungen und Mikrothrombosen in kleinsten arteriellen Gefäßen,

z. B. in der Netzhaut oder auch an den Akren), Einzelheiten siehe in den genannten Kapiteln.

6.2.12 Hyper- und Hypokaliämie

Siehe z. B. unter Kalium, Herzglykosiden, Betamimetika, Methylxanthinen (Theophyllin), Alkylphosphaten, Halogenkohlenwasserstoffen und Pilzen, weiter s. auch Kapitel 7.1.18!

6.2.13 Störung der Geruchswahrnehmung

Möglicherweise erstes Anzeichen für ein „chemisches Initialtrauma" (unfallartige Exposition) durch Simultaneinwirkung mehrerer Umweltchemikalien in Verbindung mit psychologischen Störfaktoren, bekannt als MCS (Multiple Chemical Sensitivity)-Syndrom: Noch unzureichend definierter Symptomenkomplex (am ehesten Müdigkeit, Konzentrations- und Leistungsschwäche, Gedächtnisstörungen, Polyneuropathie und/oder noxenspezifische Symptome). Zunächst nur symptomatische Behandlung unter Vermeidung einer Polypragmasie.

6.2.14 Störungen der Feinmotorik

Besonders früh und leicht zu erkennen an auffälligen Veränderungen der Handschrift (besonders im Vergleich zur prämorbiden Schrift). Je nach Stoff und Stadium sind typisch: Tremor bzw. Zitterschrift, Ataxie, auffällige Veränderungen von Schriftgröße und -weite, Zeilenführung, Druckstärke; Wiederholungen, Schreibfehler u. a. bis zur Unleserlichkeit. Hinweis auf Resorption toxischer Dosen von Alkoholen sowie von Arzneimitteln, Giften und Drogen, die das zentrale und/oder vegetative Nervensystem direkt oder indirekt bedrohen (z. B. Encephalopathia saturnia, E. hepatica). Wiederholte Vergleiche von Handschriftproben können hier beitragen zur Früherkennung, Beurteilung von Verlauf, Effekt der Behandlung, Spätschäden, Kausalzusammenhängen (u. U. auch retrograd) und zur Dokumentation akuter Vergiftungen (Literatur s. S. 73).

Hinweis: Symptomfreies Intervall, leicht zu unterschätzen bei Inhalationsvergiftungen (z. B. mit Phosgen → cave: → Lungenödem) oder nach peroraler Aufnahme von Halogenkohlenwasserstoffen (Lösungsmittel, Fleckenwasser usw.) und Knollenblätterpilzen (cave → hepatorenales Syndrom). Paraklinische Kontrollen lassen frühzeitig die Gefahr erkennen (s. unter den genannten Beispielen).

7 Therapie akuter Vergiftungen

7.1 Supportive und symptomatische Maßnahmen

7.1.1 Prinzipien der Notfalltherapie bei Vergiftungen

Es gelten die gleichen Regeln wie in der Notfalltherapie generell (Notfall-ABC): **A**temwege freimachen, Atmung (**B**eatmung) und Kreislauf (**C**irculation) sicherstellen und ggf. medikamentös (**D**rugs) stabilisieren.

7.1.2 Überwachung/Monitoring

Patienten mit **schweren Intoxikationen** müssen auf einer Intensivstation oder geeigneten **Überwachungseinheit** aufgenommen werden. Dies gilt insbesondere für Vergiftungen im Rahmen von Suizidversuchen.

Bei fortbestehender Suizidalität keine Medikamente oder Notfallwagen in Reichweite des Patienten stehen lassen; freundliche Hinwendung zum Patienten durch das Pflegepersonal, keine abschätzigen Äußerungen bei Suizidanten im Sinne von „selbstverschuldeter" Erkrankung und Krankenhausaufnahme. In der Akutphase der Vergiftung ist es nicht sinnvoll, die Lebenskonflikte des Patienten nach Suizidversuch besprechen oder aufarbeiten zu wollen.

- **EKG-Monitoring** und **RR-Monitoring** sollte Standard sein.
- **Pulsoximetrie** bei Patienten mit möglicher Störung des Gasaustausches aufgrund der Vergiftung, ggf. Sauerstoff-Gabe über Nasensonde; Bronchialtoilette; wenn notwendig Intubation und Beatmung.
- **Flüssigkeitsbilanz** (Ein- und Ausfuhrkontrolle).

7.1.3 Volumentherapie

Bei vergifteten Patienten mit längerer Liegezeit besteht oft ein **Volumenmangel** (mit Hypotonie und Tachykardie), der auszugleichen ist. Die meisten Patienten mit akuten Vergiftungen sind hypoton oder niedrig normotensiv. Bei schweren Vergiftungen, insbesondere mit kardiodepressiven Substanzen, kann die Anlage eines **Pulmonalarterienkatheters** (Swan-Ganz-Katheter) zur **Steuerung** der **Volumen-** und **Katecholamin-Therapie** indiziert sein.

7.1.4 Schock und Hypotension

Im Rahmen einer schweren Vergiftung kann es zu einem **Kreislaufschock** mit **Hypotension** und **Tachykardie** kommen. Erstmaßnahme ist die Gabe von Volumen und Verfolgung der Herzfrequenz bzw. der klinischen Zeichen der Hypovolämie. Ist ein Volumenmangel durch einen Volumenversuch (z. B. Plasmaexpander) ausgeglichen, so können Vasokonstriktiva wie Noradrenalin oder Dopamin versucht werden.

7.1.5 Anaphylaktischer Schock

Beim lebensbedrohlichen anaphylaktischen Schock erfolgt eine Schocklagerung (Beine hochlegen, Kopftieflage), und es wird Adrenalin (1 mg, 1:10 000 verdünnt) „titrierend" verabfolgt. Danach Gabe von Volumen durch dicklumigen Gefäßzugang; Gabe von 250–1000 mg Prednisolon i. v. oder wirkäquivalentem Steroid; Gabe von H_1- und H_2-Antihistaminika (Fertigarzneimittel s. S. 155, 686).

7.1.6 Hypertension

Gabe von Nifedipin (z. B. Adalat®), evtl. Clonidin (Catapresan®), Nitraten, Urapidil (Ebrantil®).

7.1.7 Unruhezustände: Agitiertheit, Verwirrtheit

Gabe von Midazolam (Dormicum®; Vorteil: kurze Wirkzeit), Flunitrazepam (Rohypnol®) oder Diazepam (Faustan®, Valium®); bei **agitiert-deliranten Zuständen** 25 mg Levomepromazin (Neurocil®, Tisercin®) i. m., im Notfall auch i. v. (cave → Blutdruckabfall durch Lösungsmittel); bei **psychotischen Zuständen** mit Halluzinationen evtl. Haloperidol (Haldol®) 1–5 mg i. v. oder Risperidon (Risperdal®) 2–4 mg i. v.; bei Verwirrtheit im Rahmen eines **zentralen anticholinergen Syndroms** sind Sedativa wirkungslos (!), Mittel der Wahl ist Physostigmin (Anticholium®, s. Kap. 6.1.10).

7.1.8 Reanimation bei Vergiftungen

Reanimation basierend auf den Richtlinien **Advanced Cardiac Life Support** (nach der American Heart Association bzw. dem European Resusciation Council).

Anmerkung: Kreislaufstillstände aufgrund von Vergiftungen mit Betablockern oder Calcium-Antagonisten haben bei herzgesunden, jungen Patienten eine hervorragende Prognose. Der Reanimationsversuch sollte länger als dies sonst im Notarztwagendienst üblich ist (30–60 Minuten), durchgeführt werden. Bei herzgesunden, jungen Patienten wurden erfolgreiche Reanimationen auch noch nach mehrstündigen Reanimationsmaßnahmen beschrieben. Höhere Dosen von positiv inotropen Substanzen als sonst bei Reanimation üblich: **Adrenalin** (wiederholt 1–10 mg). Falls vorhanden, können in derartigen Fällen auch maschinelle Unterstützungsverfahren (IABP – intraaortale Ballongegenpulsation, Herz-Lungen-Maschine) sehr hilfreich sein.

7.1.9 Generalisierte Krampfanfälle

Gabe von 10 mg **Diazepam** (Faustan®, Valium®) i. v., ggf. wiederholen; bei Persistenz der Krampfanfälle **Phenytoin** (Epanutin®, Phenhydan®, Zentropil®) 1–2 × 250 mg i. v. (EKG-Monitor-Kontrolle), danach 750 mg Phenytoin in 500 ml 0,9 % Kochsalz-Lösung als Dauerinfusion (separater i. v.-Zugang) über die nächsten 24 Stunden; bei anhaltendem Status epilepticus trotz vorstehend beschriebener Maßnahmen (Intensivüberwachung) ggf. **Phenobarbital**-Gabe (Luminal®) und

Blutspiegelkontrollen. Durch wiederholte Phenobarbital-Gabe lässt sich auch ein therapierefraktärer Status epilepticus in aller Regel durchbrechen. Die Gabe von Muskelrelaxanzien greift nicht am Fokus im ZNS, sondern nur an der muskulären Endstrecke bei Krampfanfall an; bei behandlungsbedingter **Atemdepression** rechtzeitige **Intubation** und **Beatmung**.

7.1.10 Intubation und Beatmung

Eine der meistgefürchteten Komplikationen bei Vergiftungen ist die **Aspiration** mit konsekutiver **Aspirationspneumonie** und dem Risiko eines **Adult Respiratory Distress Syndrome** (ARDS, Letalität von 25–80 %). Die Indikation zur Intubation und Beatmung sollte bei Vergiftungen im Zweifelsfall eher großzügig gestellt werden. Der intubierte Patient muss immer auch beatmet werden (erhöhte Atemarbeit durch Tubus).

7.1.11 Aspiration

Bronchoskopische Absaugung des Aspirierten und vorsichtige **bronchoalveoläre Lavage** mit möglichst wenig physiologischer Kochsalzlösung; keine Antibiotika-Prophylaxe, keine Gabe von Kortikoiden, da beide Maßnahmen ohne Effekt; antibiotische Therapie nur bei klinisch und radiologisch nachgewiesener Pneumonie zunächst breit, danach gezielt nach mikrobiologischem Befund.

7.1.12 Antiarrhythmische Therapie

Herzrhythmusstörungen im Zusammenhang mit Vergiftungen bedürfen nur dann einer Behandlung, wenn sie die Hämodynamik des Patienten klinisch relevant beeinträchtigen. Dies gilt insbesondere für solche Vergiftungen, bei denen Herzrhythmusstörungen nicht zu den spezifisch toxischen Wirkungen der eingenommenen Noxe gehören. Es ist zunächst zu klären, inwieweit Elektrolytverschiebungen für Herzrhythmusstörungen ursächlich sind, und es sind ggf. entsprechende Korrekturen vorzunehmen. Generell ist bei der Behandlung von Herzrhythmusstörungen in der Folge von Vergiftungen mit antiarrhythmischer Therapie größte Zurückhaltung angesichts der Eigentoxizität dieser Substanzen anzuraten. Nichtpharmakologischen Therapieansätzen bzw. -optionen (z. B. Overdrive Pacing) ist der Vorzug zu geben.

Tachykarde Herzrhythmusstörungen

Supraventrikuläre und ventrikuläre Tachykardien, die als mehr oder minder unspezifische Folge einer Vergiftung auftreten, können durch eine symptomatische Therapie behandelt werden (z. B. elektrische **Kardioversion** bei absoluter Arrhythmie oder ventrikulärer Tachykardie). Tachykarde ventrikuläre Herzrhythmusstörungen bei Antiarrhythmika-Vergiftungen lassen sich kaum effizient mit Antiarrhythmika anderer Klassen behandeln; u. U. Versuch mit Amiodaron oder Magnesium i. v. (cave: Hypotension); Versuch mit **Natriumhydrogencarbonat** bei TCA(trizyklische Antidepressiva)-induzierten ventrikulären Arrhythmien unter Berücksichtigung der Serumnatriumkonzentration; alternativ **Overdrive Pacing** (Überstimulation).

Bradykarde Herzrhythmusstörungen

Als symptomatische Maßnahme zur Anhebung der Herzfrequenz Gabe von Atropin, ggf. Ipatropiumbromid. Die Gabe von Isoprenalin ist mit dem Risiko von tachykarden Herzrhythmusstörungen behaftet. Bei hämodynamisch relevanter Bradykardie ist die Methode der Wahl die Anlage eines passageren transvenösen Schrittmachers. Bei Digitalis-Vergiftung sollte die Indikation zur Anlage eines transvenösen Schrittmachers eher großzügig gestellt werden, da sich letzterer bei instabilen Kreislaufverhältnissen nur unter schwierigeren Bedingungen legen lässt (s. Kap. 6.2.4 und 6.2.5).

7.1.13 Hypothermie

Langsames Aufwärmen des Patienten durch beheizbares Luftkissenbett, warme Einläufe, extrakorporalen Kreislauf mit Erwärmung des Blutes (z. B. mittels Hämodialyse-Apparatur).

7.1.14 „Magenschutz" bei Vergiftungen

Einige Substanzen können zu erosiver Gastritis (z. B. nichtsteroidale Antiphlogistika), lokalen Verätzungen oder Irritationen der Magenschleimhaut führen; in diesen Fällen Protonenpumpeninhibitoren wie z. B. **Omeprazol** (Antra®, Gastroloc®), evtl. auch **Sucralfat** (Sucrabest®; Ulcogant®). Nach lokal wirksamen Antazida ist wegen der ausgeprägten Schleimhauthaftung in der Regel eine Gastroskopie nur noch sehr erschwert möglich; keine Gabe von Aktivkohle, wenn zuvor Gastroskopie indiziert.

7.1.15 Verätzungen des Gastrointestinaltrakts

Hauptgefahr ist die tiefe Schleimhautnekrose mit **Perforation** von Ösophagus (Mediastinitis mit konsekutivem Multiorganversagen, sehr hohe Letalität) und Magen (Peritonitis). Weitere mögliche Komplikation ist ein **Glottisödem** mit Verlegung der Atemwege (Intubation oder Tracheotomie). Bei wenig korrodierenden Substanzen oder kleinen Mengen stark ätzender Substanzen: Nachtrinken von **nicht zuviel** Flüssigkeit (z. B. Wasser). Auf keinen Fall durch zu große Trinkmenge Erbrechen provozieren (Gefahr einer **Aspiration** mit konsekutiver Aspirationspneumonie). Säuren führen zu **Koagulationsnekrosen**, Laugen zu den sehr gefürchteten **Kolliquationsnekrosen**. Kein kohlensäurehaltiges Getränk! **Symptomatische Schockbehandlung** (s. Kap. 7.1.4) nicht vernachlässigen; Schmerztherapie, Protonenpumpenblocker (s. Kapitel Ulkusmittel, S. 686).

Bei schweren Verätzungen möglichst **Gastroskopie** durch die Hand eines Erfahrenen. Hierbei erfolgt eine Bestandsaufnahme des Ausmaßes der Verätzungen (Perforation?), zugleich kann **unter Sicht** gespült werden; **keine blinde (!) Magenspülung**. Gastroskopie zwingend bei Perforationsverdacht und bei Laugenverätzungen (Kontrollgastroskopie nach Bedarf, besonders wichtig nach 7–10 Tagen). Bei Perforation erfolgt **chirurgische Therapie** durch Übernähen. Steroide sind zur Verhinderung von Ösophagusstrikturen in ihrer Wirksamkeit nicht belegt; bei Strikturen später Bougierungsbehandlung.

7.1.16 Prävention des toxischen Lungenödems

Nach Inhalation von z. B. nitrosen Gasen, Phosgen, Dimethylsulfat, irritierenden Dämpfen/Gasen oder Stäuben wiederholte Inhalation eines Glukokortikoid-Dosieraerosols wie Budenosid (z. B. Bronchocux®, Budefat®, Pulmicort®) oder Dexamethasonisonikotinat (Auxiloson®); z. B. 2 Hübe alle 5 Minuten. Der meist sehr aufgeregte Patient muss unbedingt zum **korrekten Inhalieren (Sprühstoß nur bei Einatmung)** angeleitet werden, sonst völlig sinnlos. Wenn Dosieraerosol nicht applizierbar (z. B. Hustenattacke bei Inspiration oder Bewusstlosigkeit), hochdosiert Methylprednisolon (Medrate®, Urbason®) i. v. (250 mg), obwohl dessen Nutzen fraglich ist.. Die **inhalative Gabe** ist der allenfalls als Ultima Ratio anzusehenden **i. v.-Applikation vorzuziehen**. Bei beginnender Atemstörung mit obstruktiver Note Therapie zusätzlich zu inhalativem Steroid, Versuch mit Betamimetika (vgl. Beta-Sympathomimetika, S. 194) und ggf. erneut inhalatives Steroid.

7.1.17 Azidose

Zu einer Azidose kann es im Rahmen einer Hypoxie, bei einem zirkulatorischen Schock, einer Lipolyse (Ketosäuren bei ketoazidotischem Coma diabeticum), bei einem Überwiegen der anaeroben Glykolyse im Stoffwechsel (Laktatazidose) oder exogener Zufuhr (Salicylate) oder endogener Bildung von Säuren (Methanol, Ethylenglykol) kommen. Eine engmaschige **Kontrolle** der **Blutgasanalyse** ist angezeigt, da eine metabolische Azidose eine gravierende Stoffwechselentgleisung bedeutet. Differentialdiagnostisch muss die Art und Ursache der Azidose abgeklärt werden (Anion-Gap berechnen, Laktat im Serum, Ketonkörper im Urin, toxikologische Untersuchung). Therapeutisch wird unter Berücksichtigung der Serum-Natriumkonzentration Natriumhydrogencarbonat (Größenordnung 50–100 mmol, ggf. wiederholt) verabfolgt. Wichtig ist die Beseitigung der Ursache einer Azidose; bei Hypoxie Oxygenierung verbessern, bei anaerober Glykolyse Cardiac Output und Mikrozirkulation stabilisieren; bei endogen metabolisch entstandener Säureüberladung Entgiftungsverfahren (z. B. Hämodialyse bei Methanol- oder Ethylenglykol-Vergiftung).

Laktatazidose

Eine Laktatazidose aufgrund eines kardiogenen Low-Output-Syndroms hat eine ungünstige Prognose. Es kann eine Glukose/Insulin-Therapie (die sich in der Kardiochirurgie bewährt hat) versucht werden:
Gabe von 40 %iger Glukose (zentraler Venenkatheter) mit 10 g Glukose/h und Infusion von 100 I. E. Insulin/h mit Kalium-Substitution nach Bedarf. Ist die Therapie erfolgreich, kommt es nach ca. ein bis sechs Stunden zu einer Abnahme des

Serumlaktats und der Blutglukose (!!!). Aus diesem Grund ist die **halbstündige Blutglukosebestimmung** und die Kaliumbestimmung während der Therapie mit intensivtherapeutischer Überwachung **obligat!**

7.1.18 Hyperkaliämie/Hypokaliämie

Hyperkaliämie

Bei Vergiftungen mit Kaliumsalzen, oder auch bei toxisch induziertem Gewebsuntergang (z. B. toxisch induzierte Rhabdomyolyse) kann es zu einer Hyperkaliämie kommen. Therapeutisch kann die renale Kaliumausscheidung durch Gabe von kaliumfreien oder -armen Lösungen und Diuretika erhöht werden; weiterhin Verabfolgung von Ionenaustauschharz (Resonium®) oral oder als Einlauf. Bei extremer Hyperkaliämie (> 8 mmol/l) Hämodialyse erwägen wegen der Gefahr des Herzstillstandes (vgl. Kap. 7.3.2).

Hypokaliämie

Durch kaliumhaltige Infusionen ist für einen Ausgleich zu sorgen.

7.2 Primäre Giftentfernung

Beachte: Einsatz und Wirksamkeit von Magenspülung, provoziertem Erbrechen, orthograder Darmspülung und Gabe von Laxanzien werden aufgrund neuer Erkenntnisse zunehmend kritisch beurteilt (Hintergrundinformationen hierzu siehe unter Literaturhinweisen auf S. 73). Derartige Maßnahmen dürfen vom Patienten nicht als Abschreckung vor weiteren Suizidversuchen aufgefasst werden!

7.2.1 Magenspülung

Grundsätze

- **Nicht routinemäßig** und **nicht gegen den Willen** des Patienten anwenden (juristisch: Körperverletzung; Ösophagusperforationsgefahr).
- Im Einzelfall **sinnvoll** und **vertretbar**, wenn eine potenziell lebensbedrohliche Giftdosis aufgenommen wurde und die Maßnahme innerhalb der ersten Stunde erfolgt, je früher umso besser (selbst in derartigen Fällen ist eine Verbesserung des klinischen Ergebnisses nicht stets zu garantieren).
- **Kontraindikationen:** Fehlen von Schutzreflexen ohne Intubation und Beatmung (Aspirationsgefahr), Krampfbereitschaft, Blutungsgefahr; Ingestion ätzender Substanzen, Kohlenwasserstoffe mit hohem Aspirationspotential (siehe z. B. S. 410).
- **Risiken, Nebenwirkungen, Komplikationen:** Aspiration, Hypoxie, Herzrhythmusstörungen, Laryngospasmus, Perforation im Gastrointestinaltrakt oder Pharynx, Mallory-Weiss-, Boerhave-Syndrom, Störungen des Flüssigkeits- und Elektrolythaushalts, Aspirationspneumonie.

Durchführung

Dicklumiger weicher Magenschlauch (beim Erwachsenen ⌀ 15 mm, bei Kindern am Durchmesser des kleinen Fingers orientieren); Bestreichen der Schlauchspitze mit Lidocain-Gel und vorsichtiges Einführen ohne jede Gewaltanwendung (Linksseitenlage); Verifikation der korrekten Lage des Magenschlauches durch Insufflation von Luft mit der Magenspritze und Auskultation in Magenhöhe. Aspiration des Mageninhalts soweit möglich – vor eigentlichem Beginn der Spülung; Asservieren des Mageninhalts für toxikologische Untersuchung; Spülung mit körperwarmer physiologischer Kochsalzlösung, 200–500 ml je Portion; Flüssigkeitsbilanzierung unerlässlich, gerade bei **älteren herzinsuffizienzgefährdeten** Patienten; Spülen bis die Spüllösung klar ist. Danach Instillation von 50–100 g Aktivkohle in möglichst wenig Kochsalzlösung und Entfernen des Magenschlauches, ohne dass der Patient zum Erbrechen provoziert wird. Gastroenterologen pflegen vorzugsweise unter Sicht mit dem Gastroskop zu spülen. Bei **unsicheren Schutzreflexen** vorherige **Intubation** und Beatmung vor der Magenspülung.

7.2.2 Provoziertes Erbrechen

Grundsätze

Sinngemäß wie oben unter Magenspülung beachten!

Routinemäßige Anwendung (z. B. in der Notaufnahme) wird abgelehnt, Wirksamkeit überwiegend bezweifelt; Ipecac kann die Verabfolgung von Aktivkohle, oralen Antidoten und Darmspülung beeinträchtigen bzw. verzögern.

Bei ätzenden oder Schaum bildenden Giften und organischen Lösungsmitteln ist provoziertes Erbrechen kontraindiziert.

Durchführung

■ **Nicht-medikamentös:** Schnellstmöglich reichlich kalte Flüssigkeit (Wasser, bei Kindern auch Sirup; → reflektorischer Pylorusverschluss) trinken und sofort wieder erbrechen lassen; bei ausbleibendem Effekt ist Absaugen mit dem Magenschlauch erforderlich. Rachenreizung mit dem Finger (insbesondere bei Kindern nicht mit Löffelstiel) funktioniert bei sehr aufgeregten Patienten (z. B. nach Suizidversuch) erfahrungsgemäß nur in den seltensten Fällen.

■ **Glaubersalz-** (Natriumsulfat-)Lösung (1 Essl. auf 1 Glas Wasser) wird nicht resorbiert, wirkt als Emetikum und Laxans.

Cave: Das früher oft empfohlene, **resorbierbare Kochsalz** (NaCl) ist bei Ausbleiben von Erbrechen wegen der Möglichkeit einer **tödlichen Hypernatriämie** (Serumnatrium ca. 200 mmol/l; tragische Todesfälle) als **Emetikum obsolet**.

■ **Sirupus Ipecacuanhae,** Ipecac (Brechenerregender Sirup NRF, Orpec®; 30 ml für Erwachsene) wirkt in der Regel erst nach 5–30 Minuten und auch nicht immer verlässlich (Kontraindikation: unsichere Schutzreflexe).

Dosierung von Orpec® bei Kindern (keine Anwendung vor dem 9. Lebensmonat): < 1½ Jahre → 10 ml, 1½–5 Jahre → 15 ml, > 6 Jahre → 30 ml; bei ausbleibendem Erbrechen kann Kindern > 1 Jahr die halbe Dosis noch einmal verabreicht werden, wenn weiter frustran → Magenspülung. Siehe auch Angaben im Antidotarium S. 56.

■ **Apomorphin** (auch zusammen mit kreislaufstabilisierendem Zusatz von Etilefrin) entfaltet eine **intrinsische Opiat-Aktivität** mit Zunahme einer eventuell bevorstehenden Eintrübung und Kreislaufkollaps sowie Aspirationsgefahr; cave: → langanhaltendes Erbrechen mit Kardiaspasmus möglich. Weitgehend verlassen. Zu toxischen Nebenwirkungen dieses Dopamin-Agonisten s. S. 269.

7.2.3 Gabe von Aktivkohle

Einmalgabe ist eine anerkannte, jedoch keine Routinemethode und am ehesten sinnvoll innerhalb der ersten Stunde nach Aufnahme einer potenziell toxischen Dosis eines Giftstoffes, der sich bekanntermaßen an Aktivkohle bindet; kontraindiziert, wenn die Schutzreflexe beeinträchtigt sind und der Patient nicht intubiert und beatmet ist.

Aufschlämmung von 50–100 g Aktivkohle beim Erwachsenen (bei Kindern ca. 1 g/kg) in Wasser. Wegen der erstaunlich hohen psychologischen Barriere, etwas nach nichts Schmeckendes und Riechendes unendlich Schwarzes zu trinken, mit dem Patienten vorher eingehend besprechen; Aktivkohle nicht wirksam bei Alkoholen (s. S. 101 ff.), Ethylenglykol, den meisten Metallen und Schwermetallen; Lithium; keine Gabe von Aktivkohle nach Einnahme von Ätzstoffen, da Gastroskopie nachhaltig behindert wird. Aktivkohleaufschlämmung kann auch über eine nasogastrale Sonde gegeben werden.

Wiederholte Gaben werden aufgrund von experimentellen und klinischen Studien hinsichtlich ihres klinischen Ergebnisses noch immer sehr unterschiedlich beurteilt. Eliminationsförderung nur in Freiwilligenstudien und fehlende klinische Evidenz bei Amitriptylin, Dextropropoxyphen, Digitoxin, Digoxin, Disopyramid, Nadolol, Phenylbutazon, Phenytoin, Piroxicam, Sotalol.

Wegen ausreichend belegter Eliminationsförderung (noch Unsicherheiten bezüglich klinischen Ergebnisses) **nur in Betracht zu ziehen** bei Vergiftungen mit lebensbedrohlicher Dosis von **Carbamazepin, Dapson, Phenobarbital, Chinin** oder **Theophyllin**; auch zur Unterbrechung des enterohepatischen Kreislaufs. Dosierung nach Bolus von 50–100 g Aktivkohle nicht weniger als 12,5 g/h.

Für viele **lipophile Noxen/Pharmaka** ist Aktivkohle ein sehr elegantes wirkungsvolles Entgiftungsverfahren, das in der Praxis eher zu selten angewandt wird.

Beachte: Kontraindikationen (intestinale Obstruktion und sinngemäß wie oben) sowie Interaktion mit schwarzem oder grünem Tee (gegenseitige Inaktivierung); Hinweise zur Dosierung und Kombination mit Natriumsulfat siehe im Antidotarium S. 61.

7.2.4 Laxanzien

Die alleinige isolierte Gabe eines Laxans nach peroraler Aufnahme eines Fremdstoffes hat keine Bedeutung zur Behandlung vergifteter Patienten. Im Einzelfall kann die einmalige Verabreichung von Glaubersalz (15 g), auch nach Einmalgabe von Aktivkohle sinnvoll sein; vgl. Antidotarium (S. 57).

Ricinus und andere Laxanzien (vgl. S. 428) sowie Paraffinum subliquidum (zur Verminderung der Resorption fettlöslicher Gifte) gelten wegen ihrer Risiken und fragwürdigen Effizienz als **obsolet**.

7.2.5 Orthograde Darmspülung

Diese Therapie ist als Routinemaßnahme bei vergifteten Patienten ungeeignet. In speziellen Fällen kann zwar eine erhebliche Abnahme der Bioverfügbarkeit eingenommener Fremdstoffe (z. B. Drogen) nachgewiesen werden, jedoch derzeit keine ausreichende Evidenz hinsichtlich Verbesserung des klinischen Nutzens für den Patienten.

Relative Indikationen: Nach peroraler Aufnahme von Retardpräparaten und als therapeutische Option bei Überdosen mit Blei, Eisen, Thallium, Paraquat, Zink oder beim Bodypacker-Syndrom.

Kontraindikationen: Hämodynamische Instabilität, beeinträchtigte Schutzreflexe; stenosierende Abszesse oder Perforation(sgefahr) im Gastrointestinaltrakt, Ileus. Besondere Vorsicht bei (geistig) behinderten Patienten.

Durchführung

Erfolgt z. B. mit Polyethylenglykol-Elektrolytlösung (z. B. Golytely) bis zur wasserklaren Darmentleerung. Eine Einmaldosis Aktivkohle *vor* der orthograden Darmspülung scheint die Bindungskapazität der Kohle und die osmotischen Eigenschaften der Spüllösung nicht zu beeinträchtigen; ungünstiger ist die Kombination offenbar bei Verabfolgung von Aktivkohle *während* der Spülung. Beispiele für Hintergrundinformation s. S. 73.

7.3 Sekundäre Detoxikationsmaßnahmen

In leichten Fällen von Überdosierungen oder Vergiftungen mit renal ausscheidbaren Fremdstoffen (siehe Abschnitte II und IV des betreffenden Kapitels im speziellen Buchteil) reichlich Flüssigkeit (z. B. Mineralwasser oder echten Tee, der diurese- und kreislauffördernd, zugleich teilweise resorptionshemmend (Trizyklika) und leicht analeptisch wirkt. Vorsicht bei Nierenfunktionsstörung und Herzinsuffizienz!

In schweren Fällen: Die nachfolgenden Maßnahmen sind in schweren Fällen grundsätzlich nur dann sinnvoll, wenn sie klinisch relevant zur endogenen Clearance beitragen oder wenn die endogene Clearance toxisch bedingt zum Erliegen gekommen ist.

7.3.1 Förderung der renalen Elimination durch Urinalkalisierung

Dieses Verfahren wird nicht mehr als „forcierte alkalische Diurese" bezeichnet, da nicht die Anregung oder Förderung der Diurese, sondern die Urinalkalisierung als wesentliches Therapieprinzip gilt.

Indikationen: Mäßig schwere Salicylat-Vergiftung (Therapie erster Wahl, wenn nicht eine Hämodialyse angezeigt ist), diskutabel z.B. auch bei Intoxikationen mit Chlorpropamid, 2,4-Dichlorphenoxyessigsäure, Disalunil, Fluoriden, Mecoprop, Methotrexat, Phenobarbital.

Komplikationen: Hypokaliämie (rel. häufig, aber leicht korrigierbar, vgl. auch S. 29), alkalosebedingte Tetanie, Hypokalziämie (selten).

Kontraindikationen: manifeste Herz- oder Niereninsuffizienz.

Durchführung

Urinalkalisierung und Flüssigkeitsdurchsatz von 4 l/24 h mit nachfolgendem **Schema**, bei dessen Anwendung es erfahrungsgemäss weder zu Elektrolytverschiebungen noch zur Flüssigkeitsretention kommt (ein noch höherer Flüssigkeitsdurchsatz steigert die Elimination renal eliminierbarer Substanzen nur noch marginal) **Beachte:** Stündliche Urin-pH- und engmaschige Serum-Natrium- und Kalium-Kontrollen, Flüssigkeitsbilanzierung! Beispiele für Hintergrundinformationen s. S. 73.

1. Halbelektrolytlösung (1000 ml)   +80 mmol Natriumhydrogencarbonat / +30 mmol Kaliumchlorid
2. Halbelektrolytlösung 1000 ml)   +60 mmol Natriumhydrogencarbonat / +30 mmol Kaliumchlorid
3. Halbelektrolytlösung (1000 ml)   +40 mmol Natriumhydrogencarbonat / +40 mmol Kaliumchlorid
4. Halbelektrolytlösung (1000 ml)   +40 mmol Natriumhydrogencarbonat / +30 mmol Kaliumchlorid

(Fortsetzung durch Wechsel von 3. und 4. Halbelektrolytlösung)

7.3.2 Hämodialyse

Nur indiziert, wenn keine ausreichende renale Clearence bei vital bedrohlicher Vergiftung besteht; nur bei wenigen hydrophilen Substanzen sinnvoll wie z.B. ein- und mehrwertigen Alkoholen (vgl. S. 101 ff.), Salicylat, Lithium, Chlorphenoxyessigsäuren, Thallium; Nierenersatztherapie bei akutem Nierenversagen bei schweren Intoxikationen; Hämodialyse gleicht auch Störungen im Säuren-Basen-Haushalt aus. Eine Hämodialyse vermag toxische Substanzen schneller als eine kontinuierliche *Hämofiltration* zu eliminieren. Letzteres Verfahren wird allerdings von kreislaufinstabilen Patienten oft besser vertragen.

7.3.3 Hämoperfusion

Früher ohne Konzept exzessiv zur Entgiftung eingesetzt, auch bei Substanzen mit großem Verteilungsvolumen; **nur gerechtfertigt** bei schwersten Vergiftungen mit Substanzen, bei denen keine ausreichende spontane endogene Clearance besteht, eine wiederholte Gabe von Aktivkohle kontraindiziert ist (z. B. bei gleichzeitig bestehendem paralytischen Ileus) oder der Patient sich trotz suffizienter symptomatischer Intensivtherapie kontinuierlich verschlechtert (z. B. initialer Kreislaufstillstand nach Amitriptylin-Ingestion; nach erfolgreicher Reanimation weiterhin instabiler Kreislauf, der sich nicht stabilisieren lässt); Nebenwirkung: Thrombopenie.

7.3.4 Plasmapherese

Zur Entfernung von Antigen-Antikörper-Komplexen, allgemein für hochmolekulare Toxine bei vital bedrohlicher Vergiftung; nur für solche Substanzen sinnvoll, die wenigstens klinisch nennenswert im Blut- oder Plasmakompartiment vorliegen bzw. sich schnell aus Gewebekompartimenten umverteilen (z. B. Einsatz bei der Thyreotoxikose).

7.3.5 Hyperventilation

Einige Lösungsmittel mit niedrigem Siedepunkt und hohem Dampfdruck können durch Hyperventilation forciert abgeatmet werden (z. B. Methylenchlorid, Chloroform, Trichlorethylen, Tetrachlorethylen, 1,1,1-Trichlorethan u. a. halogenierte Kohlenwasserstoffe (s. S. 348).

Indikation: Vital bedrohliche Vergiftung mit Risiko des Leberausfallkomas durch chlorierte Lösungsmittel (s. S. 441 ff.); eine spontane Hyperventilation mit Verdoppelung des Atemminutenvolumens wird beim Erwachsenen durch nasale Insufflation von 1 l Kohlendioxid pro Minute erreicht (Intensivüberwachung mit Pulsoximetrie obligat!); alternativ hierzu kontrollierte Hyperventilation durch maschinelle Beatmung; in jedem Fall ist die **Kontrolle** und **Überwachung** des **Säuren-Basen-Haushalts** durch engmaschige **Blutgasanalysen** zwingend notwendig.

Kontraindikationen für Hyperventilation: Obstruktive oder restriktive Ventilationsstörung, Schwäche der Atemhilfsmuskulatur, Alter unter 6 Jahren.

7.3.6 Blutaustauschtransfusion

Nur als Ultima-Ratio-Option zu erwägen. Indiziert bei der schweren Chlorat-Vergiftung (andere Behandlungsverfahren zur Methämoglobin-Reduktion hier wenig wirksam).

Anmerkungen

Gefäßzugang für extrakorporale Entgiftungsverfahren: Am einfachsten wird ein Doppellumenkatheter in einer zentralen Vene (V. femoralis, V. jugularis, V. subclavia) platziert.

Dokumentation des Therapieerfolgs von extrakorporalen Maßnahmen: Bei allen invasiven extrakorporalen Detoxifikationsmaßnahmen sollten Blut-, Serumkonzentrationen o. ä. zur Kontrolle des Therapieerfolgs bestimmt und dokumentiert werden, desgleichen auch die klinischen Veränderungen während der extrakorporalen Entgiftungsmaßnahme.

7.4 Antidot-Therapie

Unter Marketing-Gesichtspunkten ist die Entwicklung von neuen Antidoten angesichts vergleichsweise kleiner Fallzahlen von Vergiftungen für die forschende Pharmaindustrie wenig attraktiv. Dies gilt umso mehr, als über die letzten Jahre die Anforderungen der Arzneimittelzulassungsbehörden immer aufwändigere Studien notwendig machen. Die Studienlage für die bislang zugelassenen Antidote ist z. T. sehr unbefriedigend und würde nach heute gebräuchlichen Kriterien teilweise keine Zulassung mehr erlauben.

Nicht selten wird von den wenigen Antidoten, die einer Unzahl von Giften gegenüberstehen, **zu viel erwartet**. Nur tierexperimentell, theoretisch oder durch wenig brauchbare Kasuistiken begründete Empfehlungen können im Einzelfall enttäuschen und zur Unterlassung lebensrettender Maßnahmen verleiten. Hierzu gehören insbesondere die Sicherung der Vitalfunktionen (s. Kap. 7.1), die Hemmung der Resorption und die Förderung der Elimination (s. Kap. 7.2 und 7.3) sowie die klinisch und paraklinisch kontrollierte Behandlung akut bedrohlicher Symptome (s. Kap. 6.1; beachte zudem Störungen im Wasser-, Elektrolyt- und Stoffwechselgleichgewicht und/oder in der Blutgerinnung). Auch Antidote sind durch ihre Neben- und Wechselwirkungen mit einem Risiko belastet.

Die nachfolgende Auflistung enthält in alphabetischer Folge die wichtigsten Antidote, die großenteils spezifisch in den Wirkungsmechanismus von Giften eingreifen und auf diese Weise mehr oder weniger zum Behandlungserfolg beitragen können. Diese Arzneimittel, deren sachgerechter Einsatz jeweils an geeigneter Stelle des speziellen Buchteils kurz erläutert wird und deren Eigenrisiken in den entsprechenden Kapiteln (z. B. Chelatbildner) aufgeführt sind, sollten je nach Zielgruppe und Bedarf stets verfügbar sein.

Antidotarium nach Zilker und ROTE LISTE®

Abkürzungen:

NAW = Notarztwagen (Tox-Box), sofortige Verfügbarkeit
KGV = Verfügbar in allen Krankenhäusern ab Grundversorgung aufwärts
TOX = Verfügbar in toxikologischen Spezialabteilungen, angegliedert an Giftinformationszentralen und dort abrufbar
GH = Großhandel, innerhalb von 24 h verfügbar
ADM = Antidot-Depot für Massenvergiftungen

Einzelheiten zum Wirkmechanismus der Antidote siehe z. B. bei Dirks, Henschler, Marquardt/Schäfer, Weilemann/Reinicke; zum Sortiment der Antidote, einschließlich toxikologischer Notfallausrüstung siehe bei Zilker.

Tab. 2: Antidote zur spezifischen und symptomatischen Behandlung akuter Vergiftungen

Antidot Fertigarzneimittel: ®	Verfügbarkeit/ Bevorratung	Indikation
Acetylcystein Fluimucil Antidot 20% Injektionslösung		
Wirkmechanismus: Lebergängige Vorstufe des Glutathion. Sichert ausreichende Glutathionsynthese, fördert die Glutathionentgiftung toxischer Metaboliten. **Zus.:** 1 Inj.-Fl. (25 ml) enth.: Acetylcystein 5 g. **Dosierung:** Erwachsene und Kinder gleichermaßen (Flüssigkeitszufuhr bei Kindern geringer halten). **Initialdosis:** 150 mg/kg i. v. in 200 ml 5%iger Glucose mit Elektrolytzusatz innerhalb von 15 min infundieren. **1. Erhaltungsdosis:** 50 mg/kg i. v. in 500 ml 5%iger Glukose-Lösung mit Elektrolytzusatz über 4 Std. infundieren. **2. Erhaltungsdosis:** 100 mg/kg i. v. in 1000 ml 5%iger Glukose-Lösung mit Elektrolytzusatz über 16 Std. infundieren. **Besonderheiten:** Wenn Fluimucil Antidot nicht zur Verfügung, kann auch Fluimucil (3 ml) à 300 mg verwendet werden. Acetylcystein sollte auch noch spät bei schon bestehendem Leberschaden Anwendung finden.	KGV: 5 Inj.-Fl. GH: 50 Inj.-Fl.	Vergiftung durch Paracetamol (durch Giftnachweis gesichert). Auch einsetzbar, aber in seiner Effektivität nicht gesichert bei: Acrylnitril, Methacrylnitril, Methylbromid, Tetrachlorkohlenstoff.
Adrenalin Adrenalin 1:1000 JENAPHARM, Suprarenin Injektionslösung		
Wirkmechanismus: Vasokonstriktion, Erhöhung des diastolischen Blutdrucks, Erhöhung der Herzfrequenz, Bronchodilatation, Steigerung der Kontraktilität des Herzens. **Zus.:** 1 Amp. (1 ml = 1 mg Adrenalin). **Dosierung:** Adrenalin 1:1000 JENAPHARM, Suprarenin: Aus Stammlösung zunächst mit isoton. NaCl-Lösung. Gebrauchslösung herstellen (1:10).	NAW: 5 Amp. KGV: 20 Amp. nicht in Tox-Box, da Bestand der üblichen NAW-Medikamente. ADM: 200 Stück	Reanimation, schwere anaphylaktische Reaktion, schwere Betarezeptorenblocker-Intoxikation, wenn kein spezifischer Betarezeptoragonist vorhanden.

Antidot Fertigarzneimittel: ®	Verfügbarkeit/ Bevorratung	Indikation
Anaphylaxie: 0,5–1 ml der Gebrauchs- lösung. Wiederholung je nach Wirkung. Reanimation: Erwachsene: 10 ml der Gebrauchslösung, Kinder 0,1 ml/kg KG der Gebrauchslösung.		

Adrenalin (Inhalations-Aerosol)
Primatene Mist (Importarzneimittel [USA], über Apotheken erhältlich).

Wirkmechanismus: Bronchodilatati- on durch Stimulation der β-adrenergen Rezeptoren im Bronchialsystem. **Zus.:** Inhalations-Aerosol 15 ml. Ein Sprühstoß enth.: 0,22 mg Adrenalin. **Dosierung:** 1 Sprühstoß, Wieder- holung nach 1 Minute möglich, wenn keine Erholung eintritt. Erneute Wiederholung frühestens nach 3 Std. möglich.	ADM: 200 Stück	Schwerer Broncho- spasmus, ausgelöst durch Reizgase.

Ascorbinsäure
Ascorell, Cebion 500 mg N forte, SYNUM C p.i., Vitamin C 500, vitamin C-loges 5 ml
Injektionslösung, Vitamin C-Rotexmedica

Wirkmechanismen: a) Reduktion von 6-wertigen Chrom- verbindungen zu den weniger toxischen 3-wertigen Chromver- bindungen. b) Reduktion von Methämoglobin zu Hämoglobin. c) Reduktion von Acetaldehyd. **Zus.:** 1 Amp. (5 ml) enth.: 500 mg Ascorbinsäure. **Dosierung:** a) 125 mg/kg nur in der ersten Std. i. v.; (keine ausreichende klinische Erfah- rung) b) 2–4 Amp. i. v.; c) 2–4 Amp. i. v. **Besonderheiten:** Chromdermatitis ist mit 10 % Ascorbinsäure topisch be- handelbar.	KGV: 20 Amp. Fl.	a) Vergiftung mit 6werti- gen Chromverbindun- gen. b) Vergiftungen, die zu Methämoglobinämie führen, z. B. Anilin, Nitrobenzol u. a. c) Acetaldehyd-Syn- drom nach Alkohol bei Aversionstherapie mit Disulfiram.

Antidot Fertigarzneimittel: ®	Verfügbarkeit/ Bevorratung	Indikation
Atropinsulfat 0,25/0,5/1/2 mg Atropinsulfat B. Braun 0,5 mg, Atropinum sulfuricum 0,25 mg/-0,5 mg/-1 mg/-2 mg „Eifelfango"		
Wirkmechanismus: Verdrängung von Acetylcholin aus seiner muscarinischen Rezeptorbindung. **Zus.:** 1 Amp. (1 ml) enth.: 0,25/0,5/1/2 mg Atropinsulfat. **Dosierung:** a) Erwachsene initial 2 mg i. v. oder i. m. b) 2–5 mg i. v. als Initialdosis, dann 0,5–1 mg/h bis zu 24 Std. c) Erwachsene: Nach anfänglich höherer Dosierung mit 1%igem Atropinsulfat (s. u.) i. v. 1–2 mg/Std. über mehrere Tage, bis Anstieg der Plasma-ChE vorhanden. Kinder: 0,1 mg/kg KG i. v. d) 0,5–1,5 mg i. v. oder i. m. Kinder: 0,01 mg/kg KG (Mindestdosis 0,1 mg; Höchstdosis 0,5 mg) e) Nach Intubation 1–2 mg i. v. **Kinder bei Indikation a, b:** 0,02 mg/ kg KG i. v. **Besonderheiten:** Für Organophosphat-Vergiftungen besser 1%ige Lösung verwenden.	NAW: 5 Amp. a 1ml KGV: 20 Amp. a 1ml	a) Vergiftungen durch muscarinhaltige Pilze, z. B. Risspilze. b) Vergiftungen durch Carbamat-Insektizide. c) Vergiftungen durch Organophosphat-Insektizide (Erhaltungsdosis) d) Bradykardie bei Beta-rezeptorenblocker-Vergiftung. e) Überdosierung durch Parasympathikomimetika Physostigmin, Neostigmin, Carbachol und Pyridostigmin.
Atropinsulfat 100 mg Atropinsulfat-100 mg		
Wirkmechanismus: Verdrängung von Acetylcholin aus seiner muscarinischen Rezeptorbindung. Aufhebung der muscarinischen, aber nicht der nikotinischen und ZNS-Wirkung bei der Organophosphatinsektizid-Vergiftung. **Zus.:** 1 Amp. (10 ml) enth.: 100 mg Atropinsulfat (1 ml = 10 mg Atropinsulfat). **Dosierung:** Biologische Titration: 2–5–10–100 mg i. v. Therapieerfolgskriterien: Nachlassen der Bronchialsekretion, Steigerung der Herzfrequenz, Erweiterung der Pupillen, Nachlassen der Schweißsekretion.	NAW: 10 Amp. KGV: 20 Amp. ADM: 200 Amp. à 10 ml	Vergiftungen durch Organophosphat- (Alkylphosphat-)Insektizide wie E 605, Metasystox Roxion und Nervenkampfstoffe wie Sarin, Soman, Tabun, VX.

Antidot Fertigarzneimittel: ®	Verfügbarkeit/ Bevorratung	Indikation
Initialdosis: 2–5 mg, wenn kein Erfolg 10 mg alle 5 min bis max. 100 mg. Kinder nur mit niedrig dosiertem Atropinsulfat (0,1 mg/kg KG i. v.) behandeln. Evtl. Wiederholung als Bolus bis zu 5 mg oder Gabe im Dauertropf bis zu 2 mg/Std. **Besonderheiten:** Verwechslungsmöglichkeit mit niedrig konzentriertem Atropinsulfat!		

Beclometason-17,21-dipropionat
AeroBec N 100 µg Autohaler, AeroBec N 100 µg Dosieraerosol, Bronchocort novo 100, Junik, Junik Autohaler, Ventolair 100 µg Autohaler, Ventolair 100 µg Dosieraerosol

Wirkmechanismus: Wirkung zur Prophylaxe des toxischen Lungenödems und als antientzündliche Therapie nach Rauchgas- und Reizgasinhalation. **Zus.:** Autohaler/Dosieraerosol mit 5 ml bzw. 10 ml. 1 Sprühstoß zu 50 µl enth.: 100 µg Beclometason-17,21-dipropionat. **Dosierung:** Unmittelbar nach Rauchgas-/Reizgasexposition 4 Sprühstöße. Wiederholung von weiteren 4 Sprühstößen innerhalb der ersten Std. nach Exposition. Danach 4 Sprühstöße alle 2 Std. bis Symptome sistieren oder für 24 Std. bei Reizgasen vom Latenztyp.	**NAW:** 5 Pck. (Autohaler oder Dosieraerosol) **TOX:** 200 Pck. (Autohaler oder Dosieraerosol) **ADM:** 200 Pck. (Autohaler oder Dosieraerosol)	Bei Inhalation von toxischen Rauch-/Reizgasen vom Sofort- und Latenztyp.

Biperiden
Akineton Ampullen, Biperiden-neuraxpharm

Wirkmechanismus: Zentral wirkendes Anticholinergikum, bindet sich kompetitiv an den M_1-Rezeptor im ZNS. **Zus.:** 1 Amp. (1 ml) enth.: 5 mg Biperidenlactat. **Dosierung:** 2,5–5 mg langsam i. v., bei Bedarf gleiche Dosis nach 30 min wiederholen. Bei allen Indikationen dieselbe Dosierung. Kinder: 0,04 mg/kg.	**NAW:** 2 Amp. **KGV:** 10 Amp.	a) Medikamentös ausgelöstes extrapyramidales motorisches Syndrom, Frühdyskinesie, Akathisie, Parkinsonoid nach Anwendung von Neuroleptika (Phenothiazin-Derivate, Butyrophenone und Metoclopramid). b) Adjuvantes Antidot bei Nikotin-Vergiftung.

Antidot Fertigarzneimittel: ®	Verfügbarkeit/ Bevorratung	Indikation
Besonderheiten: Nur zur Behandlung der Nebenwirkungen der Neuroleptika-Therapie, unwirksam bei schweren Neuroleptika-Intoxikationen mit Koma (verstärkt Koma).		

Botulismus-Antitoxin
Botulismus-Antitoxin Behring

Wirkmechanismus: Immunserum mit Immunglobulinen gegen das Toxin des Clostridium botulinum Typ A, B, E. **Zus.:** 1 Inf.-Fl. (250 ml) enth.: je ml 750 I. E. Antitoxin gegen Cl. botulinum Typ A, 500 I. E. Antitoxin gegen Cl. botulinum Typ B, 50 I. E. Antitoxin gegen Cl. botulinum Typ E. **Dosierung:** Infusion von 500 ml mit Wiederholung von 250 ml am ersten Tag. Erwachsene und Kinder gleiche Dosierung. **Besonderheiten:** Vor Anwendung Intrakutantest durchführen. Vor Anwendung Blutentnahme für Test auf Botulismus (Mäusetest). Häufige Nebenwirkung: allergische Reaktionen. Wirkung wegen bereits an Nerven fixiertem Toxin häufig unzureichend.	GH: 10 Inf.-Fl. Kühl lagern.	Lebensmittelvergiftung vom Typ Botulismus.

Calciumfolinat (Folinsäure)
Calciumfolinat 30 Hexal, Calciumfolinat – GRY 50, Leucovorin 10 mg/ml Lösung zur Injektion/Infusion, Neofolin 30 mg, O-folin, Oncofolic Injektionslösung, Rescuvolin, Ribofolin, Vorina

Wirkmechanismus: Vermindert Toxizität von Folsäure-Antagonisten. **Zus.:** 1 ml enth.: 5, 10, 25 mg/ 50 mg Folinsäure. **Dosierung:** Bis zu 12 mg i. v., anschließend mehrfach die gleiche Dosis in 3–6-stündigen Abständen. **Besonderheiten:** Zentralnervöse, gastrointestinale und allergische Nebenwirkungen möglich.	TOX: 3 Amp. GH: 5 Amp.	Beim kritischen Abfall der Leukozyten unter Methotrexat-Therapie, bei Methotrexat-Vergiftungen.

Antidot Fertigarzneimittel: ®	Verfügbarkeit/ Bevorratung	Indikation
Calciumgluconat Calcium Braun 10 %, Calcium-Sandoz 10 %		
Wirkmechanismus: a) Neutralisation von Fluorid-Ionen im Gewebe durch Überführung in Calciumfluorid. b) Calcium-Substitution bei Abfall des extrazellulären Calciumspiegels durch Flusssäure, Fluor, Fluorsalze und Oxalsäure. **Zus.:** 1 Amp. (10 ml) enth.: 90 mg Calcium = 2,25 mmol Ca^{++}. **Dosierung:** Bei Flusssäure-Verätzungen der peripheren Extremitäten 10–20 ml intraarteriell bis Schmerz nachlässt. An anderen Stellen Unterspritzung mit 10 ml oder mehr bei großen Flächen. **Besonderheiten:** Schmerzen unter den Fingernägeln lassen häufig nicht nach – Nagelentfernung?	TOX: 20 Amp. GH: 100 Amp.	a) Zur lokalen bzw. intraarteriellen Anwendung bei Flusssäureverätzungen der Haut. b) Zur i. v. Anwendung bei der Therapie der Hypokalziämie infolge von Flusssäure bzw. Oxalsäurevergiftungen.
Chloramin T Chloramin T-Lysoform, Clorina		
Wirkmechnismus: Alkalische Hydrolyse von S-Lost durch Hypochlorit-Bildung. **Zus.:** Dose mit 300 g Pulver Chloramin T. **Dosierung:** 10 %ige Lösung mittels Pinzette und getränktem Tupfer auf betroffene Hautstellen aufbringen. **Besonderheiten:** Wirkt nur bei früher Anwendung.	TOX: 300 g GH: 5 kg Bundeswehr	Zur Dekontamination von Senfgas (S-Lost).
Colestyramin ColestHEXAL, Colestyramin-ratiopharm, Colestyramin STADA, colestyr von ct, Quantalan zuckerfrei, Vasosan P/-S		
Wirkmechanismus: Anionenaustauscherharz zur Resorptionsverhinderung bzw. Unterbrechung des enterohepatischen Kreislaufes bei gallengängigen Giften. **Zus.:** Pulverbeutel à 4 g Colestyramin.		Digitalis- und Cumarin-Vergiftungen.

Antidot Fertigarzneimittel: ®	Verfügbarkeit/ Bevorratung	Indikation
Dosierung: Initial 8 g, dann alle 6 Std. 4 g über Magensonde oder oral. Kinder gleiche Dosis. **Besonderheiten:** Nur adjuvantes Antidot, da wirksamere Antidote zur Verfügung.		
Dantrolen Dantrolen i. v.		
Wirkmechanismus: Verhindert Calcium-Einstrom ins Myoplasma; unterbricht übermäßige Wärmeproduktion der Muskulatur. **Zus.:** 1 Inj.-Fl. mit Trockensubstanz 20 mg Dantrolen + Inj.-Fl. mit 60 ml Lösungsmittel. **Dosierung:** I.v. Infusion von 2,5 mg/kg möglichst rasch, bei Bedarf mehrmalige Gabe bis Symptome verschwinden. **Besonderheiten:** Wirkt selbst muskelrelaxierend, erfolgreiche Therapie erkennt man außer an der Senkung der Temperatur an der Verbesserung von Herz- und Atemfrequenz, dem Muskeltonus, der CO_2- Produktion, der Hyperkaliämie, der metabolischen Azidose.	Durch den Anästhesisten neben Operationssaal. TOX: 10 Inj.-Fl. GH: 20 Inj.-Fl.	Alle Vergiftungen, die mit maligner Hyperthermie einhergehen können: MAO-Hemmer, Neuroleptika und Designerdrogen. Maligne Hyperthermie bei Narkoseeinleitung mit Succinylcholin. Temperaturen > 41 °C.
Deferoxamin Desferal 0,5 g/2,0 g		
Wirkmechanismus: Bindet freies Eisen in der Zirkulation und im Gewebe und führt zur beschleunigten Ausscheidung von Eisen. **Zus.:** Trockensubstanz 500 mg/2 g zu lösen in 5 ml/20 ml = 10 %ige Lösung. **Dosierung:** Für Kinder und Erwachsene gilt das gleiche Behandlungsschema und die gleiche Dosierung. Die Flüssigkeitsmenge ist bei Kindern entspr. dem Körpergewicht zu reduzieren. Infusion in 5 %iger Glukose-Lösung mit einer Geschwindigkeit von 15 mg/kg/Std.	TOX: 10 Inj.-Fl. KGV: 10 Inj.-Fl. GH: 20 Inj.-Fl.	Bei akuter Eisenüberladung, bei Aufnahme von mehr als 100 mg/kg oder wenn Eisenspiegel > 500 µg/dl. Wenn keine Eisenmessung vorhanden, immer einsetzen, wenn Standardbicarbonat < 15 mmol/l, Hypotension, schwere Gastroskopie-Enteritis, Blutung, erniedrigter Quickwert.

Antidot Fertigarzneimittel: ®	Verfügbarkeit/ Bevorratung	Indikation
über 4–6 Std. Nach klinischer Besserung Reduktion der Infusionsgeschwindigkeit auf 5 mg/kg/Std. Maximaldosis 80 mg/kg/24 Std. **Besonderheiten:** Kühl lagern, bei Überdosierung kann Lungenversagen auftreten. Auch bei Aluminium-Vergiftungen einzusetzen.		

Diazepam
Diazep 10 mg AbZ Ampullen, Diazepam-Lipuro, Diazepam-ratiopharm 10 Injektionslösung, Diazepam 10 mg Rotexmedica, Diazep – CT 10 mg/2 ml Ampullen, Faustan, Stesolid Emulsion zur Injektion, Valium 10 Roche Injektionslösung

Wirkmechanismus: Unspezifische Verdrängung des Chloroquins aus seiner Bindung an Myocardgewebe. **Zus.:** 1 Amp. (2 ml) enth.: 10 mg Diazepam. **Dosierung:** Erwachsene: Initialdosis 1–2 mg/kg KG i. v. Erhaltungsdosis 0,25 mg/kg/Std. Kinder: Dosierung wie bei Erwachsenen. **Besonderheiten:** Durch die Anwendung von Diazepam werden neben den schweren Rhythmusstörungen bei der Chloroquin-Vergiftung auch die gleichzeitig auftretenden Krämpfe behandelt.	NAW: 10 Amp.	Schwere akute Vergiftung mit Chloroquin und versuchsweise auch bei anderen Antiarrhythmika der Klasse I.

Digitalis-Antitoxin
Digitalis-Antidot

Wirkmechanismus: Beim Digitalis-Antitoxin handelt es sich um Immunglobulinfragmente (Fab) von Schafen, die gegen Digoxin immunisiert wurden. Digitalis-Antikörper binden freies und zellmembrangebundenes Glykosid. Die Bindung erfolgt am Cardenolid-Gerüst, dem gemeinsamen Strukturmerkmal von Digoxin und Digitoxin. Die Bindung des Digitoxins ist schwächer. **Zus.:** 1 Inj.-Fl. enth.: 80 mg Fab-Antikörperfragmente.	TOX: 6 Amp. GH: 6 Amp. Kardiologische Intensivstationen: 6 Amp.	Akute Vergiftungen mit Glykosiden aus Digitalis purpurea und Digitalis lanata, nicht gesichert ist die Wirksamkeit des Digitalis-Antidotes bei Vergiftungen mit Taxus baccata (Eibe), Nerium oleander (Oleander), Convallaria majalis (Maiglöckchen) und Scilla maritima (Meerzwiebel). Bei schweren Vergiftungen mit diesen

Antidot Fertigarzneimittel: ®	Verfügbarkeit/ Bevorratung	Indikation
Dosierung: Allergietestung durch Intrakutan- bzw. Konjunktivaltest. Wenn die Serumkonzentration an Digoxin bzw. Digitoxin bekannt ist, so kann der Körperbestand berechnet werden, danach kann die Antikörperdosis ermittelt werden. Folgende Formeln gelten: Körperbestand von **Digoxin** = Serumkonzentration in [ng/ml] × 5,6 × Körpergewicht [kg] : 1000, Körperbestand von **Digitoxin** = Serumkonzentration in [ng/ml] × 0,56 × KG [kg] : 1000. **Antikörperdosis** [mg] = Körperbestand [mg] × 70. Nach der Asservierung von Blut werden 160 mg Digitalis-Antidot als intravenöse Infusion innerhalb von 20 min verabreicht. Nachfolgende Dauerinfusion mit 30 mg Digitalis-Antidot/Std. über einen Zeitraum von 7–8 Std. Nach Applikation der Bolusgabe kann auf die Digitalis-Bestimmung gewartet werden, um danach die notwendige Menge für die kontinuierliche Infusion zu errechnen. **Besonderheiten:** Nach der Verwendung der Fab-Fragmente sind kaum Allergien bekannt. Bei schweren Rhythmusstörungen deshalb nicht auf Allergietestung warten.		Pflanzen sollte jedoch Digitalis-Antidot probatorisch eingesetzt werden. Die Indikation ist streng zu stellen. Einsatz sollte erfolgen bei Hyperkaliämie und bei digitalisbedingten Rhythmusstörungen. Bei Suizidversuchen mit einer Digoxin-Einnahme über 5 mg bzw. Digitoxin-Einnahme über 3 mg kann das Digitalis-Antitoxin aus Sicherheitsgründen bereits in der Resorptionsphase eingesetzt werden.

Dimethylaminophenol
4-DMAP

Wirkmechanismus: Schneller Methämoglobin-(Ferrihämoglobin-, Hämiglobin-)Bildner als Cyanid-Antidot. Durch die Methämoglobin-CN-Komplexbildung kommt es zu einer Entblockung der Cytochromoxidase, die durch das Cyanid-Ion in ihrer Aktivität blockiert war und zu einem Stop der biologischen (inneren) Atmung geführt hat. **Zus.:** 1 Amp. (5 ml) enth.: 250 mg DMAP.	NAW: 5 Amp. KGV: 5 Amp. ADM: 200 Amp.	Mittel der Wahl bei akuten schweren Vergiftungen mit Blausäure und Blausäuresalzen sowie Nitrilen. Versuchsweise auch in der Frühphase der Schwefelwasserstoff-Vergiftung oder bei Azid-Vergiftung.

Antidot Fertigarzneimittel: ®	Verfügbarkeit/ Bevorratung	Indikation
Dosierung: Erwachsene: 250 mg (entspr. 3–4 mg/kg) langsam i. v., Kinder: 3 mg/kg langsam i. v. **Besonderheiten:** Im Anschluss an die Gabe von 4-DMAP ist zur Förderung der Cyanid-Elimination Natrium-thiosulfat einzusetzen. Nicht geben bei Glucose-6-phosphat-Dehydrogenase-mangel, bei Überdosierung kommt es zu Hämolyse, bei falscher Indikations-stellung kann Toluidinblau bzw. Methylenblau zur Reduktionstherapie der Methämoglobinämie eingesetzt werden.		
Dimeticon – Siliciumdioxid (Simeticon) Espumisan Emulsion, sab simplex		
Wirkmechanismus: Wirkt per os als nicht resorbierbarer wohlschmeckender Entschäumer. **Zus.:** Espumisan Emulsion: 1 ml enth.: 40 mg Simeticon sab simplex: 1 ml (entspr. 25 Tropfen) enth.: 69,19 mg Dimeticon 350-Siliciumdioxid (Simeticon) 92,5:7,5. **Dosierung:** Kinder: 5 ml, Erwachsene: 10 ml. **Bemerkungen:** Geeignet auch zur Anwendung von Laien im Haushalt; vor allem wirksam bei Aufnahme großer Tensidmengen.	NAW: 1 Fl. mit 30 ml KGV: 1 Fl. mit 30 ml	Nach oraler Ingestion von tensidhaltigen Spül- und Waschmitteln zum Entschäumen.
DMPS (Dimercaptopropansulfonat) DMPS-Heyl, Dimaval (DMPS) 100 mg Hartkapseln, MERCUVAL		
Wirkmechanismus: Chelatbildner: bindet verschiedene Schwermetalle an Sulfhydrilgruppe, wodurch renale Ausscheidung möglich wird. **Zus.:** 1 Amp. (5 ml) enth.: 250 mg DMPS. **Dosierung:** Bei akuten Vergiftungen am 1. Tag 250 mg i. v. alle 3–4 Std., am 2. Tag 250 mg i. v. alle 4–6 Std., am 3. Tag 250 mg i. v. alle 6–8 Std., am	TOX: 20 Amp. GH: 20 Amp.	Akute und chronische Vergiftungen mit Queck-silber-, Arsenverbindun-gen; chronische Vergif-tungen mit Blei und akute Vergiftungen mit Anti-mon und Chrom. In Ein-zelfällen wurde DMPS bei Vergiftungen mit Kobalt, Nickel, Silber

Antidot Fertigarzneimittel: ®	Verfügbarkeit/ Bevorratung	Indikation
4. Tag 250 mg i. v. alle 8–12 Std., an allen weiteren Tagen 250 mg i. v. ein- bis dreimal täglich. **Besonderheiten:** DMPS steht auch in oraler Form als Dimaval (DMPS) oder Mercuval Kapseln zur Verfügung. Es kann bei chronischen Vergiftungen mit Quecksilber- und Bleiverbindungen und bei der chronischen Kupfer-Vergiftung angewandt werden. Bei langfristiger Gabe kann es zu einer Verarmung an Spurenelementen kommen.		und Kupfer eingesetzt. Eine erhöhte Quecksilberbelastung des Körpers durch Amalgamfüllungen ist keine Indikation für eine DMPS-Therapie.

DTPA
Ditripentat-Heyl (DTPA)

Wirkmechanismus: Chelatbildendes Antidot bei akuten Vergiftungen, bindet vor allem Radionukleide. **Zus.:** 1 Amp. (5 ml) enth.: 1 g Calciumtrinatriumpentetat. **Dosierung:** 15 mg/kg KG verdünnt i. v., in 250 ml isotoner Kochsalzlösung in ½–2 Std. langsam infundieren. Erwachsene: 1. Woche: je 1 g an 5 Tagen. Folgende 6 Wochen: 1 g 2–3-mal pro Woche. Anschließend 6 Wochen Therapiepause. Weiter alternierend 3 Wochen Therapie (1 g 2–3-mal wöchentlich) und 3 Wochen Therapiepause oder 1 g i. v. alle 2 Wochen. Abhängig vom Einzelfall kann die Therapiepause auch 4–6 Monate betragen. **Besonderheiten:** DTPA ist nephrotoxisch und kann zum nephrotischen Syndrom und Niereninsuffizienz führen, ferner sind Knochenmarksdepressionen beschrieben.	TOX: 10 Amp. GH: 100 Amp.	Zur Dekorporierung von Radionukleiden einschließlich der Transurane. Wichtigste Indikation: Dekorporierung von Plutonium.

Eisen(III)-hexacyanoferrat(II)
Antidotum Thallii-Heyl, Radiogardase-Cs

Wirkmechanismus: Eisen(III)-hexacyanoferrat(II) kann die Metalle Thallium und Caesium durch Einlagerung in sein Kristallgitter komplexieren. Es ist nur oral einsetzbar zur Unterbrechung	TOX: 50 Kps. GH: 500.	Vergiftung mit Thallium, Dekorporierung von radioaktivem Caesium.

Allgemeiner Teil

Antidot Fertigarzneimittel: ®	Verfügbarkeit/ Bevorratung	Indikation
des enterohepatischen Kreislaufes von Thallium und Caesium, die es unresorbierbar macht. **Zus.:** 1 Kps. enth.: 500 mg Eisen(III)-hexacyanoferrat(II). **Dosierung:** Bei Thallium-Vergiftung: Erwachsene und Kinder: bei schon eingetretener Resorption und bei chronischer Vergiftung 3–20 g oral täglich gleichmäßig über den Tag verteilt, bei akuter Vergiftung initial mind. 3 g. **Besonderheiten:** Thallium-Vergiftungen sind sehr selten geworden. Bevorratung noch wegen möglicher Reaktorunfälle sinnvoll.		
Ethanol Alkohol-Konzentrat 95 % Braun		
Wirkmechanismus: Durch die höhere Bindungskonstante von Ethanol an die Alkoholdehydrogenase kommt es zur Blockierung der Oxidation von Methanol oder anderen Alkoholen wie Glykolen. **Zus.:** 20 ml eines 95 %igen Ethanolkonzentrates steril. **Dosierung:** Erwachsene: Initialdosis 0,6 g Ethanol/kg KG i. v. als 5–10 %ige Infusionslösung. Erhaltungsdosis 0,1 g/kg/Std. i. v. als 5–10 %ige Infusionslösung unmittelbar nach der Initialdosis geben. 10 %ige Lösung wird dadurch hergestellt, dass 50 ml in 500 ml 5 %ige Glukose-Lösung gegeben werden. Davon werden initial 7,5 ml/kg infundiert (innerhalb 1 Std.) und anschließend die Erhaltungsdosis mit 1,5 ml/kg fortgesetzt. Kinder: Dosierung wie bei Erwachsenen entsprechend dem Körpergewicht. 4-Methylpyrazol kann alternativ Verwendung finden.	NAW: 10 Amp. à 20 ml KGV: 250 ml	Akute Vergiftung mit Methanol, Ethylenglykol und anderen niedermolekularen Glykolen.

Antidot Fertigarzneimittel: ®	Verfügbarkeit/ Bevorratung	Indikation
Besonderheiten: Potenzierung der Wirkung von Sedativa oder Psychopharmaka. Wenn kein Ethanol zur Infusion vorhanden, kann auf alkoholische Getränke oral ausgewichen werden.		

Flumazenil
Anexate 0,5/-1,0, Flumazenil HEXAL 0,1 mg/ml Injektionslösung

Wirkmechanismus: Kompetitiver Antagonist am Benzodiazepin-Rezeptor. Antagonisiert alle Benzodiazepin-Wirkungen auch evtl. paradoxe Wirkungen. **Zus.:** 1 Amp. (5 ml/10 ml) enth.: Flumazenil 0,5 mg/1 mg. **Dosierung:** Dosistitration! Initial 0,2 mg in 15 sec i. v., dann jeweils 1 min beobachten und bis zur Wirkung jeweils 0,1 mg nachinjizieren. Meist werden 0,2–1 mg benötigt. **Besonderheiten:** Wegen der kurzen Halbwertszeit des Flumazenils (ca. 50 min) kann bei schweren Benzodiazepin-Vergiftungen das Koma nur kurzfristig reversibel gemacht werden. Probatorische Anwendung zur Diagnosestellung möglich. Bei Benzodiazepinabhängigen kann durch die Gabe von Flumazenil ein epileptischer Krampf ausgelöst werden.	NAW: 2 Amp. KGV: 10 Amp.	Akute Vergiftung mit Benzodiazepinen, paradoxe Reaktion auf therapeutische Gabe von Benzodiazepinen.

Folsäure
Folarell, Folsäure Hevert mite, Folsäure-Injektopas 5 mg

Wirkmechanismus: Vorläufer der Tetrahydrofolsäure; notwendig für die Nukleoproteinbiosynthese und Erythropoese. Stimulierung des folsäureabhängigen Methanol-Ameisensäure-Metabolismus. **Zus.:** 1 Amp. (1 ml/2 ml) enth.: 5 mg Folsäure. **Dosierung:** Erwachsene 2,5 mg/kg bis max. 10 mg/kg i. v.; Kinder: wie Erwachsene, aufgeteilt in 4–6 Einzeldosen.	TOX: 50 Amp. GH: 100 Amp.	Als adjuvantes Antidot bei akuten Vergiftungen mit Methanol und Ameisensäure.

Antidot Fertigarzneimittel: ®	Verfügbarkeit/ Bevorratung	Indikation
Besonderheiten: Wirksamkeit nicht gesichert, nur nach Ethanol-Therapie oder bei der Methanol-Vergiftung einsetzen.		

Glucagon
GlucaGen; – HypoKit

Wirkmechanismus: Umgeht durch Stimulation der Adenylcyclase im Myokard den betaadrenergen Rezeptor und führt so zur Verbesserung der Kontraktilität. **Zus.:** 1 Durchstechfl. mit Trockensubstanz und Lösungsmittel enth.: 1 mg Glucagon-HCl. **Dosierung:** 3–10 mg als Kurzinfusion intravenös, dann 5 mg/Std. bis zur Besserung. **Besonderheiten:** Führt zu Blutzuckererhöhung, soll erst eingesetzt werden, wenn Katecholamine, z. B. Adrenalin, nicht ausreichend wirksam sind.	TOX: 10 Amp. KGH: 20 Amp.	Vergiftungen durch Betarezeptorenblocker.

Hydroxocobalamin
Cyanokit 2,5 g (Importarzneimittel, erhältlich über Fa. ORPHAN Europe, Tel.: 06074/812160).

Wirkmechanismus: Hydroxocobalamin wirkt als Cyanid-Fänger. Es bindet Cyanid im Plasma, indem der Hydroxo-Ligand durch einen Cyano-Liganden ersetzt wird. Das dabei entstandene Cyanocobalamin wird rasch im Urin ausgeschieden. **Zus.:** 1 Inj.-Fl. enth.: 2,5 g Hydroxocobalamin als Pulver. **Dosierung:** Erw: Initial 5 g Hydroxocobalamin in 200 ml 0,9 %iger NaCl-Lösung über 30 min i. v. infundieren. Kinder erhalten dieselbe Dosis. Vom klinischen Bild abhängig weitere 5 g Hydroxocobalamin zwischen 30 min und 2 Std. lang infundieren.	NAW: 2×1 Inj.-Fl. + 200 ml 0,9 % NaCl-Lsg. TOX: 2×1 Inj.-Fl. + 200 ml 0,9 % NaCl-Lsg. ADM: 10×1 Inj.-Fl. + 10×100 ml 0,9 % NaCl-Lsg.	Nach Vergiftungen mit Blausäuregas und Cyaniden, beim Einatmen von blausäurehaltigen Rauchgasen, die noch weitere asphyktische Gase enthalten, wodurch die Anwendung von 4-DMAP eingeschränkt ist.

Allgemeiner Teil

Antidot Fertigarzneimittel: ®	Verfügbarkeit/ Bevorratung	Indikation
Ipecacuanha (Brecherregender Sirup NRF, Sirupus Ipecacuanhae SR 30 ml)		
Wirkmechanismus: Hauptbestandteil von Sirupus Ipecacuanhae ist das Alkaloid Emetin. Seine Wirkung beruht auf einem lokal irritativen Effekt im Magen-Darm-Trakt bei gleichzeitiger Erregung des Brechzentrums. **Zus.:** In Deutschland nur in Apothekenherstellung zu erhalten. **Dosierung:** Erwachsene 30 ml, Kinder vor dem 9. Lebensmonat 5 ml, 1–½ Jahre 10 ml, 1½–2 Jahre 15 ml, 2–3 Jahre 20 ml, über 3 Jahre 30 ml. Im Anschluss an die Gabe 10 ml/kg Flüssigkeit trinken lassen. **Besonderheiten:** Der in der Apotheke hergestellte Sirupus Ipecacuanhae ist nur von kurzer Haltbarkeit (1 Jahr). Um bei Kindern Erbrechen auszulösen, bedarf es einer ruhigen Umgebung, sodass die Kinder nicht abgelenkt sind.	NAW: 2 Fl. à 30 ml KGV: 2 Fl. à 30 ml	Einzige Art Erbrechen auszulösen, die als sicher gelten kann.
Kaliumiodid Kalium jodatum 0,1 g, Thyprotect Henning		
Wirkmechanismus: Blockiert die Iodisotopen-Aufnahme in die Schilddrüse. **Zus.:** 1 Tbl. enth.: 0,1 g bzw. 0,13 g Kaliumiodid. **Dosierung:** Kalium jodatum 0,1 g: Erwachsene, auch Schwangere, 2 Tbl., anschließend 1 Tbl. alle 8 Std. bis zu einer Gesamtzahl von 10 Tbl. innerhalb von 3–4 Tagen. Kinder (bis zu 40 kg KG): 1 Tbl., anschließend ½ Tbl. alle 8 Std. bis zu einer Gesamtzahl von 5 Tbl. innerhalb von 3–4 Tagen. Kleinkinder und Säuglinge (bis 20 kg KG): ½ Tbl. täglich für 4 Tage. Thyprotect Henning: Dos. s. Präparateeintrag ROTE LISTE®. **Besonderheiten:** Kann thyreotoxische Krise bei Vorerkrankten auslösen.	TOX: 5 × 10 Tbl. Dezentral in Gemeinden in 10 km Umkreis von Atomkraftwerken	Reaktorstörfall mit Austritt von Iod-Isotopen, z. B. Iod-131.

Antidot Fertigarzneimittel: ®	Verfügbarkeit/ Bevorratung	Indikation
Kohle Kohle-Compretten, Kohle-Hevert, Kohle-Pulvis, Kohle-Tabletten Boxo-Pharm, Ultracarbon		
Wirkmechanismus: Medizinalkohle absorbiert in Flüssigkeit und Gasen gelöste Teilchen. Sie besitzt ein hochaktives Kohlenstoffgerüst mit großer Oberfläche und entsprechender Bindungskapazität. **Zus.:** Kohle-Pulvis: 1 Schraubdose enth.: 10 g Medizinische Kohle; Ultracarbon: 1 Fl. (61,5 g) enth.: 50 g Medizinische Kohle (vor Gebrauch in Flüssigkeit zerfallen lassen). **Dosierung:** Erwachsene 25–100 g Pulver aufgeschlämmt, Kinder 1 g/kg KG, maximal 50 g. **Besonderheiten:** Die Gabe kann in Abständen von 2–4 Std. wiederholt werden. Obwohl in ihrer Wirkung nicht gesichert, werden im Anschluss an die Kohlegabe Abführmaßnahmen mit Natriumsulfat durchgeführt. Bei oraler Aufnahme des Herbizids Paraquat ist die möglichst rasche Verabfolgung von Kohle (50 g) die einzige Möglichkeit, die Giftresorption zu verhindern. Die Maßnahme kann lebensrettend sein, da die Resorption von wenigen Gramm Paraquat bereits zum Tode führen kann.	NAW: 10 Schraubdosen à 10 g (Kohle-Pulvis) oder 2 Fl. à 61,5 g (Ultracarbon) KGV: 10 Schraubdosen à 10 g (Kohle-Pulvis) oder 2 Fl. à 61,5 g (Ultracarbon)	Als Adsorbens zur Bindung von Giften zur Verhinderung der Resorption bei akuten oralen Vergiftungen. Zur Unterbrechung des enterohepatischen Kreislaufes, zur Elimination von Giften, die enteral rückdiffundieren.
Lidocain Lidocard B. Braun 2%, Xylocain 2% f. d. Kardiologie, Xylocitin-cor 2% 5 ml		
Wirkmechanismus: Membranstabilisierendes Lokalanästhetikum, das an den erregenden Strukturen des Myokards die Depolarisationsgeschwindigkeit verlangsamt. **Zus.:** 1 Amp. (5 ml) enth.: 100 mg Lidocain-HCl. **Dosierung:** Bei Arrhythmie i. v. Bolusinjektion von ½–1 Amp., dann als i. v.-Inf. fortführen, 2–4 mg/min.	NAW: Bei der normalen Medikamentenbestückung enthalten KGV: 10 Amp. GH: 100 Amp	Schwerwiegende symptomatische ventrikuläre tachykarde Herzrhythmusstörungen, wenn diese lebensbedrohend sind.

Antidot Fertigarzneimittel: ®	Verfügbarkeit/ Bevorratung	Indikation
Besonderheiten: Bei Überdosierung irreversibler Herzstillstand.		

Macrogol 400

Wirkmechanismus: Dekontaminationsmittel zum Entfernen vieler fettlöslicher Gifte von der Haut. **Zus.:** Macrogol mit dem MG 400, 100 ml. **Besonderheiten:** Versuchsweise auch innerlich bei Tablettenbolusbildung im Magen zur Auflösung des Bezoars. Als Macrogol 4000 auch anwendbar zur Magen-Darm-Lavage („whole bowel irrigation").	NAW: 100 ml GH: 5 l.	Kontamination der Haut mit fettlöslichen Giften, versuchsweise auch bei Flusssäure-Verätzung.

Methylenblau
Methylenblau Vitis i. v. 1 %

Wirkmechanismus: Kationischer Phenothiazin-Farbstoff, der Methämoglobin NADPH-abhängig zu Oxyhämoglobin reduziert. **Zus.:** 1 Amp. (5 ml) enth.: 50 mg. **Dosierung:** Erwachsene 1–2 mg/kg KG i. v. (entspr. 0,1–0,2 ml der Lösung/kg KG) injizieren. **Besonderheiten:** Bei nicht ausreichendem Effekt Dosis 1 × wiederholen, Hämolyse möglich, der Patient verfärbt sich unter der Injektion blau. Nicht wirksam bei Vergiftungen mit Chloraten. Langsamerer Wirkungseintritt als bei Toluidinblau.	Nur wenn Toluidinblau nicht vorhanden KGV: 2 Amp. GH: 50 Amp.	Akute Vergiftungen mit Met-Hb-Bildnern, z. B. Anilin, und andere aromatische Amine, Nitrit, Nitrobenzol und Überdosierung von 4-DMAP oder Nitroglycerin. Einzusetzen bei einem Met-Hb-Gehalt über 40 %.

4-Methylpyrazol
Fomepizol OPI (Fa. Orphan Pharma International. Als Importarzneimittel über Apotheken zu beziehen).

Wirkmechanismus: Verhindert als kompetitiver Inhibitor der Alkoholdehydrogenase die Oxidation von Ethylenglykol oder Methanol zu ihren toxischen Metaboliten (Säuren). **Zus.:** 1 Amp. (20 ml) enth.: 100 mg (5 mg/ml).	NAW: 5 Amp. à 20 ml TOX: 10 × 5 Amp. à 20 ml	Akute Vergiftung mit Methanol, Ethylenglykol oder anderen niedermolekularen Glykolen.

Antidot Fertigarzneimittel: ®	Verfügbarkeit/ Bevorratung	Indikation
Dosierung: Initial 15 mg/kg KG in 250 ml 0,9 %iger NaCl-Lsg. innerhalb von 45 min infundieren. Erhaltungsdosis 10 mg/kg KG alle 12 Std. bis Ethylenglykol < 20 mg/dl im Serum. Wenn Fomepizol länger als 48 Std. benötigt wird, müssen 15 mg/kg KG alle weiteren 12 Std. verabreicht werden.		

Std.	Initial (Start)	12	24	36	48	60 usw.
Dosis (mg/kg KG)	15	10	10	10	10	10

Besonderheit: Ethanol ist ein wesentlich billigeres, überall verfügbares alternatives Antidot.

Naloxon
Naloselect 0,4 mg, Naloxon, DeltaSelect 0,4 mg, Naloxon-ratiopharm 0,4 Injektionslösung, Narcanti

Wirkmechanismus: Kompetitiver Antagonist am Opiatrezeptor. Aufhebung der zentral dämpfenden und peripheren Wirkung von Opiaten und Opioiden. **Zus.:** 1 Amp. (1 ml/2 ml) enth.: 0,4 mg Naloxon-HCl. **Dosierung:** Biologische Titration! Erwachsene 5–10 µg/kg i. v. (½–1–2 Amp.) Kinder: initial 10 µg/kg i. v. Fraktioniert alle 2–5 min, bis der gewünschte Effekt eintritt. Die Opioid-Wirkung überdauert oftmals die Naloxon-Wirkung, Rückfall in eine Ateminsuffizienz mit Koma möglich. Bei Überdosierung werden akute Entzugssymptome bei abhängigen Patienten ausgelöst. **Besonderheiten:** Gegen Atemdepression bei Neugeborenen – wenn die Mutter unter der Geburt Opioide erhalten hat – gibt es als Antidot Narcanti Neonatal. Genaue Dosierungsvorschrift beachten.	NAW: 2 × 3 Amp. (0,4 mg/ml), 1 × 10 Amp. (0,04 mg/2 ml) KGV: 10 Amp. GH: 50 Amp.	Akute Vergiftungen mit Opiaten (z. B. Heroin, Morphin, Methadon, Dextropropoxyphen, Pentazocin, Pethidin, Codein, Tilidin, Dihydrocodein, Tramadol).

Antidot Fertigarzneimittel: ®	Verfügbarkeit/ Bevorratung	Indikation
Natriumcalciumedetat i. v. 20 % Ledclair		
Wirkmechanismus: Bi- und trivalente Schwermetallionen verdrängen Calcium aus seiner Bindung und formen einen stabilen, wasserlöslichen Komplex, der renal ausgeschieden wird. **Dosierung:** Erwachsene: Initialdosis 15–20 mg/kg in 2 Std. in 0,9 %iger Kochsalz- oder 5 %iger Glukose-Lösung infundieren. Erhaltungsdosis: bis 50 mg/kg/Tag, aufgeteilt in 3 Dosen. Kinder: Initial und Erhaltungsdosis 150 mg/m^2 Körperoberfläche/Tag. Bei Langzeitbehandlung nach max. 5 Tagen Behandlungspause von 2–7 Tagen. **Besonderheiten:** Auch Biometalle werden vermehrt ausgeschieden, bei höherer Dosierung u. U. Nierenschädigung möglich.	TOX: 10 Amp. GH: 50 Amp.	Zur Chelatbildung bei Vergiftungen mit Blei; mögliche Anwendung auch bei Kobalt, Kupfer, Mangan, Cadmium und Transuranen, z. B. Plutonium-Vergiftungen.
Natriumhydrogencarbonat Natriumhydrogencarbonat 4,2 %, 8,4 % Infusionslösung B. Braun, Natriumhydrogencarbonat 8,4 % pfrimmer, Natriumhydrogencarbonat einmolar Fresenius 8,4 % Lösung, Natriumhydrogencarbonat-Lösung 8,4 % DeltaSelect u. a.		
Wirkmechanismus: a) Dient zum Azidoseausgleich. b) Antagonisiert die hemmende Wirkung der trizyklischen Antidepressiva auf den schnellen Natrium-Einstrom und wirkt dadurch antiarrhythmisch bei dieser Vergiftung. c) Alkalisierung bei Barbiturat- und Salicylat-Vergiftungen. **Zus.:** 1 Inf.-Fl. (100 ml/250 ml) enth.: in 100 ml 8,4 g NaHCO$_3$. **Dosierung:** a) Nach Blutgasanalyse (Basendefizit × 0,3 × kg = mmol = ml der Infusionslösung). b) 1–2 mmol/kg. c) Dosierung nach Korrekturbedarf und unter Beachtung des Ionogrammes und Säuren-Basen-Status, und zwar	NAW: 2 Fl. in der normalen Medikamentenbestückung enthalten KGV: 10 Fl. GH: 100 Fl.	Zum Azidoseausgleich bei Vergiftungen z. B. durch Methanol oder Ethylenglykol oder zum Azidoseausgleich nach Herzstillstand. Bei der Vergiftung durch trizyklische Antidepressiva: wenn QRS-Komplex > 0,11 sec oder AV-Block > Grad I.

Antidot Fertigarzneimittel: ®	Verfügbarkeit/ Bevorratung	Indikation
i. v.-Inf. Dauertropf mit max. 25 Tr./min und 100 ml/Tag. **Besonderheiten:** U. U. auch wirksam als Antidot bei der Organophosphat-Vergiftung, auch äußerlich anwendbar bei der Entgiftung von Organophosphaten.		
Natriumsulfat-10-hydrat krist.		
Wirkmechanismus: Natriumsulfat ist als schwer resorbierbares Salz ein salinisches Abführmittel aus der Gruppe der osmotisch wirksamen Laxanzien. **Zus.:** Kein Fertigarzneimittel, Bezug über die Apotheke. **Dosierung:** Erwachsene: 20–30 g (2 Essl.), in Wasser hyperton gelöst per os oder über Magensonde applizieren. Kinder: 0,5–1,0 g/kg. **Besonderheiten:** Kontraindikation bei mechanischem Ileus, nicht verwechseln mit dem pulverförmigen, kristallwasserfreien Natriumsulfat, wie es als Laborreagenz verwendet wird.	NAW: 50 g KGV: 500 g GH: 1000 g	Zur Beschleunigung der Darmpassage, Ingestion von Bariumchlorid und anderen löslichen Bariumsalzen, Ingestion von löslichen Bleisalzen.
Natriumthiosulfat Natriumthiosulfat 10 %		
Wirkmechanismus: Schwefeldonator zur Sulfatierung der Cyanide (CN^-). Dadurch schnellere Bildung des deutlich weniger giftigen Rhodanids (SCN^-). Bei der Magenspülung: Reduktionsmittel für Bromat und Iod. **Zus.:** 1 Amp. (10 ml) enth.: 1 g Natriumthiosulfat, 1 Fl. (100 ml) enth.: 10 g Natriumthiosulfat, 1 Inf.-Fl. (500 ml) enth.: 50 g Natriumthiosulfat. **Dosierung:** Bei Cyanid-Vergiftung 50–100 mg/kg, Säuglinge bis zu 1 g, Kleinkinder bis zu 2 g, Schulkinder bis zu 5 g. Vergiftungen mit Alkylanzien: bis zu 500 mg/kg i. v., bei Bromat- und Iod-Vergiftung: 100 mg/kg KG i. v.	NAW: 3 × 100 ml Inf.-Fl. TOX: 1 × 500 ml Inf.-Fl. ADM: 30 × 100 ml Inf.-Fl.	I.v.-Anwendung bei Vergiftungen mit Blausäure und Blausäuresalzen, im Anschluss an DMAP bzw. Hydroxocobalamin. Vergiftungen mit Stoffen, die Blausäure freisetzen wie z. B. bittere Mandeln, Pfirsichkerne, Acetonitril, Nitroprussid-Natrium. Vergiftungen mit Alkylanzien z. B. Lost, Zytostatika, Mustagen, Alkeran, Cyclophosphamid und Vergiftung durch Bromat und Iod. Zur Magenspülung 1 %ig bei

Antidot Fertigarzneimittel: ®	Verfügbarkeit/ Bevorratung	Indikation
Besonderheiten: Sulfit-Überempfind- lichkeit beachten.		Vergiftungen mit Bromat und Iod.

Neostigmin
NEOSTIG 0,5 mg Carino, Neostigmin DeltaSelect 0,5 mg, Neostigmin, Rotexmedica 0,5 mg

Wirkmechanismus: Reversibler peripher wirkender Acetylcholin- esterasehemmer. **Zus.:** 1 Amp. (1 ml) enth.: 0,5 mg Neo- stigminmetilsulfat. **Dosierung:** Erwachsene: 0,5–2 mg langsam i. v., ggf. höhere Dosis; Höchstdosis: 5 mg. Kinder: 50 µg/kg KG langsam i. v. **Besonderheiten:** Kontraindikationen: Ulcus ventriculi, Hyperthyreose, Herz- insuffizienz, Asthma bronchiale.	KGV: 10 Amp. GH: 50 Amp.	Bei Vergiftungen, die zu neuromuskulärem Block führen wie etwa durch Curare. Verbessert die Symptomatik bei Botu- lismus.

Obidoximchlorid
Toxogonin

Wirkmechanismus: Reaktivator der Acetylcholinesterase, Verhinderung der Phosphorylierung und Inaktivie- rung des Enzyms, sofern noch keine Alterung durch Dealkylierung des phosphorylierten Enzyms stattgefun- den hat. **Zus.:** 1 Amp. (1 ml) enth.: 250 mg Obi- doximchlorid. **Dosierung:** Erwachsene: Bolus 4 mg/ kg (250 mg). Anschließend Erhaltungs- dosis als Dauerinfusion: 1.–3. Tag 750 mg/die. **Besonderheiten:** Klinischer Effekt oft unzureichend, da Organophosphat-Do- sis zu hoch, bei Überdosierung Hepato- toxizität, nie ohne gleichzeitige Gabe von Atropin verwenden.	NAW: 5 Amp. (250 mg/ml) TOX: 200 Amp. (250 mg/ml) ADM: 200 Amp. (250 mg/ml)	Akute Vergiftung mit Or- ganophosphat-Insektizi- den (nicht bei allen gleich wirksam, z. B. wirksam bei Parathion, nur bei frühem Einsatz wirksam bei Dimethoat, Oxydemetonmethyl, En- dothion, Fenthion, For- mothion, Mevinphos und Trichlofon). Wirkt bei den Nervenkampfstoffen Sarin, Tabun, VX, nicht bei Soman.

Penicillamin
Metalcaptase 150/-300

Wirkmechanismus: Bildung eines wasserlöslichen Chelat-Metall-Kom- plexes.	TOX: 100 Tbl.	Akute und chron. Ver- giftung mit Kupfer (Me- dikament der 1. Wahl).

Antidot Fertigarzneimittel: ®	Verfügbarkeit/ Bevorratung	Indikation
Zus.: 1 Filmtbl. enth.: 150 mg/300 mg Penicillamin. **Dosierung:** Erwachsene: akut 1 g/Tag per os (2 × 500 mg oder 4 × 250 mg/Tag) nüchtern bis 1 Std. vor den Mahlzeiten einzunehmen. Kinder: akut 25–40 mg/kg per os in 4 Dosierungen nüchtern bis 1 Std. vor den Mahlzeiten einzunehmen. **Besonderheiten:** Außer beim Morbus Wilson keine Dauertherapie, Gefahr der Agranulozytose und des nephrotischen Syndroms.	GH: 300 Tbl.	Mittel der 2. Wahl (falls kein anderer Chelatbildner verfügbar ist) bei Intoxikationen mit Blei, Zink, Gold, Quecksilber und Arsen. Morbus Wilson.
Physostigminsalicylat Anticholium		
Wirkmechanismus: Physostigmin führt über eine Hemmung der Cholinesterase zu einer Anhäufung von Acetylcholin im synaptischen Spalt von sympathischen und parasympathischen Ganglien sowie an der Muskel-Endplatte. Es passiert die Blut-Hirn-Schranke und ist deshalb auch ZNS-wirksam. **Zus.:** 1 Amp. (5 ml) enth.: 2 mg Physostigminsalicylat. **Dosierung:** Erwachsene: Initialdosis: 2 mg, Wirkungsoptimum nach 20 min. Eine Nachinjektion von 2 mg i. v. sollte frühestens nach 20 min erfolgen. Dauerinfusion: 1–4 mg/Std. (biologische Titration!). Kinder: 0,02–0,06 mg/kg KG. **Besonderheiten:** Nicht immer wirksam, nicht anwenden bei bradykarden Rhythmusstörungen z. B. im Gefolge einer Vergiftung durch trizyklische Antidepressiva. Bei Überdosierung ist Atropin ein Antidot.	NAW: 2 Amp. KGV: 5 Amp. GH: 20 Amp.	Antagonisierung der anticholinergen Wirkung (Hyperpyrexie, Krämpfe, Koma, tachykarde Rhythmusstörungen) bei Vergiftungen mit Spasmolytika, Alkaloiden (z. B. enthalten in Tollkirsche, Stechapfel, schwarzem Bilsenkraut und Engelstrompete), Antiparkinsonmitteln, trizyklischen Antidepressiva, Phenothiazinen und Antihistaminika/Antiallergika.
Phytomenadion Kanavit-Tropfen, Konakion MM 10 mg		
Wirkmechanismus: Kompetitiver Antagonist der Cumarin-Derivate.	KGV: 10 Amp.	Gerinnungsstörungen bei Vergiftungen bzw.

Antidot Fertigarzneimittel: ®	Verfügbarkeit/ Bevorratung	Indikation
Promotion der Bildung von Faktor II, VII, IX, X (so genannter Prothrombin-Komplex). **Zus.:** 1 Amp. (1 ml) enth.: 10 mg Phytomenadion. **Dosierung:** Erwachsene: je nach Ausgangslage (Quick-, INR-Wert) 1–10 mg als langsame intravenöse Injektion; u. U. Wiederholung der Dosierung notwendig. **Besonderheiten:** Häufig i. v.-Gabe nicht notwendig, stattdessen 25 mg in Tropfenform. Bei bereits durch Antikoagulanzien induzierter Blutung zusätzlich Gerinnungsfaktoren und Bluttransfusionen geben.	GH: 50 Amp.	Überdosierungen mit Vitamin-K-Antagonisten z. B. Cumarin-Derivaten und Rodentiziden.

Prednisolon
Prednisolut 250 mg, Solu-Decortin H 250 mg

Wirkmechanismus: Antiödematöse und antiinflammatorische Wirkung. **Zus.:** 1 Inj.-Fl. enth.: 250 mg Prednisolon-21-hydrogensuccinat (entspr. 195,6 mg Prednisolon) bzw. 250 mg Prednisolon-21-hydrogensuccinat, Natriumsalz (entspr. 186,7 mg Prednisolon). **Dosierung:** Erwachsene: 1–2 g/die i. v., Kinder: 0,25–0,5 g/die i. v. **Besonderheiten:** Übliche Nebenwirkungen der Kortison-Therapie beachten, andere Steroide sind im gleichen Maße wirksam.	NAW: 3 Inj.-Fl. KGV: 50 Inj.-Fl. GH: 200 Inj.-Fl.	Kortison-Therapie bei schwerer allergischer Reaktion und bei toxischem Lungenödem durch Reizstoffvergiftungen.

Protamin
Protamin Valeant 1000 I. E./ml/–5000 I. E./ml

Wirkmechanismus: Führt das Polyanion Heparin durch kationische Bindung in einen stabilen, salzartigen Komplex über. **Zus.:** 1 Amp. (5 ml) enth.: Protamin-HCl. 1 ml inaktiviert 1000 I. E./5000 I. E. Heparin.	KGV: 5 Amp. GH: 20 Amp.	Blutungen durch Heparin-Überdosierung.

Antidot Fertigarzneimittel: ®	Verfügbarkeit/ Bevorratung	Indikation
Dosierung: Protamin ICN 1000 I.E./ ml zur i.v.- und Protamin ICN 5000 I.E./ml zur i.m.-Anw. genau nach Vorschrift. **Besonderheiten:** Protamin kann ohne die Anwesenheit von Heparin selbst gerinnungshemmend wirken und zu Blutungen führen.		

Pyridoxinhydrochlorid
Vitamin B_6-ratiopharm Injektionslösung

Wirkmechanismus: Antagonist von Isonicotinsäurehydrazid. Die Aldehyd-gruppe des Pyridoxins reagiert mit NH_2 bzw. Hydrazingruppen. **Zus.:** 1 Amp. (2 ml) enth.: 100 mg Pyridoxin. **Dosierung:** Bei INH-Vergiftung: Erwachsene und Kinder: 1 g Pyridoxin-HCl i.v. als Bolus/1 g Isozianid. Bei unbekannter INH-Dosis 5 g initial. Hydrazin- und Lorchel-Vergiftung: Dosierung einmalig 25 mg/kg KG. Tagesmaximaldosis: 300 mg/kg KG.	TOX: 50 Amp. GH: 100 Amp.	Überdosierung mit Iso-nicotinsäurehydrazid (INH, Tuberkulostati-kum), Vergiftungen mit Hydrazin, Vergiftungen mit der Frühjahrslorchel, die Gyromitrin enthält.

Salbutamol
Apsomol N, Bronchospray Autohaler, Bronchospray novo, Epaq Dosieraerosol, Salbubreath Sandoz 100 Mikrogramm Dosieraerosol, SalbuHEXAL N Dosieraerosol, Salbulair N Autohaler, Salbulair N Dosieraerosol, Salbutamol-ratiopharm N Dosier-aerosol, Salbutamol Sandoz 100 Mikrogramm Dosieraerosol, Salbutamol STADA N Dosieraerosol, Sultanol Dosier-Aerosol FCKW-frei

Wirkmechanismus: Bronchodilata-tion. **Zus.:** Autohaler/Dosieraerosol mit 200 Einzeldosen. 1 Sprühstoß enth.: 0,1 mg Salbutamol. **Dosierung:** Erwachsene: 1–2 Sprühstöße, Wiederholung bei nicht ausreichender Wirkung, max. bis 4 × pro Tag. **Besonderheiten:** Geeignet für den Massenanfall, zur Patientenselbsthilfe.	ADM: 200 Pck. (Autohaler oder Dosieraerosol)	Bronchospasmus durch Reizgase.

Antidot Fertigarzneimittel: ®	Verfügbarkeit/ Bevorratung	Indikation
Schlangengift-Antisera		
	Auskünfte über Vorratshaltung in Mitteleuropa erteilt der Giftnotruf München, Tel.: 089/19240.	

Schlangengift-Immunsera (Europa)
Vipera Tab vom Schaf (Fa. Protherus UK Limited, Großbritannien – Tel.: ++44/1239851122. Als Importarzneimittel über Apotheken zu beziehen).

Wirkmechanismus: Immunglobulinfragmente (Fab) vom Schaf gegen Gifte der in Europa heimischen Giftschlangen. **Zus.:** 1 Amp. (5 ml) enth.: 100 mg Immunglobulin. **Dosierung:** 2 Amp. à 5 ml (200 mg) in 100 ml 0,9 %iger NaCl-Lösung über 30 min infundieren. Bei anhaltenden Symptomen dieselbe Dosis wiederholen. Kinder erhalten die gleiche Dosis wie Erwachsene.		Schlangenbisse durch die in Europa heimischen Vipern einschließlich der in Deutschland vorkommenden Vipera berus (Kreuzotter). Nur anwenden bei Allgemeinsymptomen oder rasch zunehmender Schwellung.

European viper venom antiserum (Institute of Immunology, Zagreb, Croatia – Tel.: ++385/4143033. Als Importarzneimittel über Apotheken zu beziehen).

Wirkmechanismus: Immunglobulin vom Pferd gegen das Gift der in Europa heimischen Giftschlangen. **Zus.:** 1 Amp. (10 ml) enth.: Immunglobulin. **Dosierung:** 10–20 ml verdünnt als Infusion i. v. verabreichen. Bei anhaltenden Vergiftungssymptomen 40–60 ml. Kinder erhalten dieselbe Dosis wie Erwachsene. Vorherige Testung auf allergische Reaktionen durch konjunktivale bzw. intrakutane Applikation des 1:10 verdünnten Serums.		Siehe Vipera Tab vom Schaf.

Siero Antiofidico Tetravalente Purificato „Sclavo" (Fa. Sclavo, Italien – Tel.: ++39/0577293111. Als Importarzneimittel über Apotheken zu beziehen).

Wirkmechanismus: Immunglobulin vom Pferd gegen das Gift der		Siehe Vipera Tab vom Schaf.

Allgemeiner Teil

Antidot Fertigarzneimittel: ®	Verfügbarkeit/ Bevorratung	Indikation
V. ammodytes, V. aspis, V. berus und V. ursinii. **Zus.:** 1 Amp. (10 ml) enth.: Immunglobulin. **Dosierung:** Siehe European viper venom antiserum.		
Skorpiongift-Immunsera		
	Auskünfte über Vorratshaltung in Mitteleuropa erteilt der Giftnotruf München, Tel.: 089/19240.	
Silibinin Legalon SIL		
Wirkmechanismus: Hemmt die Aufnahme des Amatoxins in die Leberzelle durch eine Blockade des Transportsystems für die Wiederaufnahme der Gallensäuren. **Zus.:** Durchstechfl. mit Trockensubstanz enth.: 350 mg Silibinin. **Dosierung:** Bolus: 5 mg/kg KG innerhalb von 1 Std. i. v., anschließend 20 mg/kg KG über 24 Std., Behandlungsdauer: 3 Tage oder bis Leberenzyme normalisiert. Oder: 20 mg/kg KG in 24 Std., verteilt auf 4 zweistündige Infusionen mit anschließendem vierstündigem infusionsfreiem Intervall. **Besonderheiten:** Wenn Silibinin nicht zur Verfügung steht, bis zur Beschaffung auf Penicillin G ausweichen. 1. Tag 1 Mio. E/kg.	TOX: 20 Fl. KGV: 20 Fl. im Sommer GH: 200 Fl.	Vergiftungen durch Knollenblätterpilze und sonstige amatoxinhaltige Pilze wie z. B. Galerina marginata, Helveola-Arten.
Spinnengift-Immunsera		
	Auskünfte über Vorratshaltung in Mitteleuropa erteilt der Giftnotruf München, Tel.: 089/19240.	

Antidot Fertigarzneimittel: ®	Verfügbarkeit/ Bevorratung	Indikation
Stärkemehl Mondamin		
Wirkmechanismus: Bindet elementares Iod in seine tertiäre Molekularstruktur. **Dosierung:** 1 %ige Lösung trinken lassen, Zusatz zur Magenspülung bis beim Rücklauf Blauverfärbung verschwindet.	TOX: 500 g	Bei oraler Ingestion von Iod.
Succimer (DMSA; 2,3-Dimercaptobernsteinsäure) Chemet (Fa. Ovation Pharmaceuticals Inc. Als Importarzneimittel über Apotheken zu beziehen).		
Wirkmechanismus: Chelatbildner: bindet über 2 SH-Gruppen verschiedene Schwermetalle unter Bildung eines stabilen, renal eliminierbaren Chelatkomplexes. Zus.: 1 Kps. enth.: 100 mg Succimer **Dosierung:** Ein Behandlungszyklus dauert insgesamt 19 Tage. Die Einzeldosis von 10 mg/kg KG wird in den ersten 5 Tagen alle 8 Std. und in den darauf folgenden 14 Tagen alle 12 Std. verabreicht. Zwischen 2 Behandlungszyklen sollte mindestens ein Intervall von 2 Wochen liegen. **Besonderheiten:** Unter der Therapie mit Succimer werden eine leicht erhöhte Zinkelimination und eine gesteigerte gastrointestinale Bleiabsortion beobachet. Wegen der gesteigerten Bleiabsorption ist darauf zu achten, dass während der Behandlung mit Succimer jede weitere Bleiaufnahme vermieden wird.	TOX: 200 Kps.	Vergiftungen mit Blei, Quecksilber und Arsen
Theophyllin Aerobin, Afonilum novo, afpred forte-THEO, Bronchoparat, Euphylong i. v. 200, theo 200 von ct-Amp.		
Wirkmechanismus: Bronchodilatation über Hemmung der Phosphodiesterase und Hemmung des Adenosinrezeptors (nicht ganz gesichert).	NAW: 2 Inf.-Fl.	Bronchospasmus nach Reizgasinhalation.

Antidot Fertigarzneimittel: ®	Verfügbarkeit/ Bevorratung	Indikation
Zus.: 1 Inf.-Fl. (60 ml) enth.: 420 mg Theophyllin. **Dosierung:** 1 Inf.-Fl. über 30 min infundieren: Kinder: 8 mg/kg. **Besonderheiten:** Vorsicht bei vorbehandelten Patienten und Patienten mit Herzerkrankungen.	KGV: 10 Inf.-Fl.	

Tiopronin (a-Mercaptopropionylglycin)
Captimer 100 mg, Captimer 250 mg

Wirkmechanismus: Chelatbildner: Bindet verschiedene Schwermetalle an die Sulfhydrilgruppe, wodurch eine renale Ausscheidung möglich wird. **Zus.:** 1 Drg. enth.: 100 mg/250 mg Tiopronin (a-Mercaptopropionylglycin). **Dosierung:** Akute Vergiftungen mit oben erwähnten Schwermetallen: 5–10-mal 100 mg/Tag oder 2–6-mal 250 mg/Tag je nach Schwere. Bei chronischer Schwermetall-Vergiftung sollte einschleichend dosiert werden. **Besonderheiten:** Es gibt wenig klinische Erfahrung mit Tiopronin bei akuten Schwermetall-Vergiftungen.	GH: 10 Pck. empfohlen	Akute und chronische Schwermetall-Vergiftungen, insbesondere Quecksilber, Kupfer, Eisen, Zink, ^{210}Polonium, Cadmium.

Toloniumchlorid
Toluidinblau

Wirkmechanismus: Reduziert NADPH-abhängig Methämoglobin (Fe-III-Hämoglobin) zu Hämoglobin (Fe-II-Hämoglobin). **Zus.:** 1 Amp. (10 ml) enth.: 300 mg Toloniumchlorid. **Dosierung:** Erwachsene: 2–4 mg/kg langsam i. v.; Kinder: wie Erwachsene. 1-malige Wiederholung möglich. **Besonderheiten:** Blauverfärbung des Patienten, bei zu rascher Injektion Blutdruckabfall. Bei Überdosierung Hämolyse!	NAW: 2 Amp. TOX: 20 Amp. KGV: 20 Amp. GH: 50 Amp. ADM: 100 Amp.	Antidot zur Behandlung der Methämoglobinämie bei Intoxikationen mit Methämoglobinbildnern (z. B. Anilin, Nitrobenzol, Nitrit, aromatische Amine, oxidierende organische Lösungsmittel, Dapsone, manche Lokalanästhetika). DMAP-Überdosierung. Anwenden bei Met-Hb > 40%.

8 Ursachen und Verhütung akuter Vergiftungen

8.1 Vorkommen

Im Handel befindliche Arzneimittel sowie Verbraucherprodukte ("Publikumsprodukte"), die in Haushalt, Garten, Industrie und Landwirtschaft vielfach angewendet werden, sind bei bestimmungsgemäßem Gebrauch im Allgemeinen nicht akut toxisch, zumal sie nach gesetzlichen Bestimmungen in der Regel einer strengen Prüfung unterzogen werden, bevor sie in den Verkehr gebracht werden (z. B. Lebensmittel- und Bedarfsgegenständegesetz [LMBG] oder Kosmetika-Verordnung).

Anlässe für gesundheits- oder lebensbedrohliche Zwischenfälle sind vor allem
- ernsthaft intendierter oder nur ostentativer oder appellativer **Suizid** bzw. **Giftmord** (-Versuche);
- **Unfälle**, z. B. beim Umfüllen oder beim Transport ätzender oder brennbarer Flüssigkeiten, bei Inhalation von Gasen aus undichten Leitungen oder in Jauche, oder Klärgruben; Tierbisse;
- **akute Massenvergiftungen** am ehesten durch Brände, Unfälle beim Transport toxischer Produkte oder in Anlagen der chemischen Industrie, durch bakterielle Kontaminationen von Nahrungsmitteln und kriminelle oder terroristische Handlungen;
- **Verwechslung** des gewohnten Aufbewahrungsortes, infolge ähnlicher Verpackungen oder unzureichend etikettierter (Haushalts-)Flaschen, die anstelle eines Getränkes giftige Flüssigkeit enthalten;
- **Unkenntnis** (z. B. fehlende Sachkenntnis von Pilzen) bzw. **Nichtbeachtung** von Anwendungsvorschriften sowie von sachgerechter Aufbewahrung, Verwendung oder Zubereitung von Lebensmitteln;
- **Missbrauch** bzw. Überdosierung von Arzneimitteln, Alkohol, Tabakwaren, Drogen;
- **allergische,** pseudoallergische oder suchtbedingte Reaktionen;
- **bei (Klein-)Kindern** je nach Alter und Aufbewahrungsort infolge von Entdeckungsdrang, Neugier, Nachahmung, Verlockung durch Geruch oder Farbe (trotz schlechten Geschmacks, z. B. giftige Beeren oder gefärbtes Lampenöl), Verwechslung usw.; vorwiegend in Küche (Entkalker, Reinigungs-, Putz- und Verdünnungsmittel, Essig, Gewürze), Bade- und Schlafzimmer (Kosmetika, Medikamente), Wohnzimmer (Alkoholika, Tabakwaren), Garage (Autopflege- und Frostschutzmittel, Benzin, Gartenchemikalien), Hobbyraum (Bastel- und Fotochemikalien, Lötwasser, Abbeiz- und Verdünnungsmittel), WC (Desinfektions- und Waschmittel).

Wirksame Maßnahmen zur **Verhütung** akuter Vergiftungen sind
- überzeugende (teilweise auch übertriebene) **Warnungen** in Fernsehsendungen

und einschlägigen Zeitschriften. Allerdings wurden auch gegenteilige Effekte bekannt (z. B. Imitationssuizide).

■ Ein Teil der (mitunter tragischen) Vergiftungen von (Klein-)Kindern ist vermeidbar, wenn **Aufklärung** und/oder Aufsicht sowie altersentsprechende Aufbewahrungsorte gewährleistet sind. Kindersichere Verpackungen sind wirkungslos, wenn sie von Erwachsenen wegen unbequemer Technik nicht wieder verschlossen werden.

■ **Risiken** und **Belastungen** (z. B. Magenspülung, Emetika, „Antidote") sollten besonders Kindern **erspart** bleiben, wenn nur harmlose Fremdstoffe verschluckt wurden (z. B. hormonales Kontrazeptivum, Quecksilber eines Fieberthermometers, Wasserfarbe, 1–2 Beeren).

■ **Suizid-Gefährdete** bedürfen einer besonderen Zuwendung und psychologischen oder psychiatrischen Behandlungsstrategie (z. B. Vermeidung oder besonders sorgfältige Wahl von Antidepressiva; Nachbetreuung).

Hinweise zur Verhütung von Vergiftungen durch Arzneimittel oder Chemikalien finden sich in den nachfolgenden Absätzen sowie in den entsprechenden Kapiteln des Speziellen Teils.

8.2 Arzneimittel

Mögliche **Anlässe** für akute Vergiftungen mit Arzneimitteln sind

■ **Suizid**(-Versuch); am häufigsten mit Schlafmitteln, Psychopharmaka (z. B. Tranquillizer, Antidepressiva, Neuroleptika), Systempharmaka (z. B. Betablocker), Analgetika und Opioide (evtl. in Kombination, auch mit Alkohol);

■ **akzidentelle Intoxikationen** im Kindesalter infolge leichter Zugänglichkeit von Arzneimitteln (im Haushalt) oder fehlerhafter Verabreichung durch Erwachsene;

■ **Arzneimittel-Überdosierungen,** die teilweise nicht (rechtzeitig) als solche erkannt werden. Hierfür gibt es mehrere Gründe:

– erhebliche Überschreitung der therapeutischen bzw. der **Maximaldosis,**

– individuelle **Überempfindlichkeit** (z. B. aus genetischen oder krankheitsbedingten Gründen) sowie allergische Reaktionen,

– **Störungen der Elimination** (z. B. der metabolischen Entgiftung oder der renalen Ausscheidung),

– **Zweit- oder Mehrfachmedikation** (bis zur unqualifizierten Polypragmasie, z. B. im höheren Lebensalter), die leicht zu pharmakokinetischen oder -dynamischen Interaktionen führen kann,

– **Nichtbeachtung** von Kontraindikationen oder von Besonderheiten im Kindesalter, im höheren Lebensalter oder in der Schwangerschaft,

– **fehlerhafte Applikationsart** (z. B. intravenöse statt intramuskuläre Injektion),

– **Verwechslung** z. B. eines Arzneimittel(namen)s oder einer gebrauchsfertigen Infusionslösung mit dem Elektrolytkonzentrat oder nahezu identisch aussehender Infusions- bzw. Spüllösungen.

Zur **Verhütung** akuter Vergiftungen durch Arzneimittel tragen Maßnahmen insbesondere von Giftinformationszentren, Klinischen Pharmakologen und Toxikologen, von Pharmazeuten, Juristen und durch den Gesetzgeber bei. Neben dem unter Kap. 8.1 aufgeführten Vorsichtsmaßnahmen und den strengen Prüfbestimmungen sind für den Umgang mit Arzneimitteln **besonders wichtig** Rezeptpflicht, Betäubungsmittel-Verschreibungsverordnung, Einfuhrbeschränkungen, Patienteninstruktionen über Anwendung und Risiken (z. B. Packungsbeilage, Aufklärung der Öffentlichkeit).

Häufig wird die relativ risikoarme **Phytotherapie** unterschätzt, die in den letzten Jahren zunehmend wissenschaftlich fundiert worden ist und die in geeigneten Fällen den Einsatz hochaktiver Pharmaka (z. B. Antidepressiva) entbehrlich machen kann.

Zur **Senkung des Arzneimittelrisikos** tragen bei
- **Beschränkung** auf ein überschaubares Sortiment, mit dem der Therapeut genügend eigene Erfahrungen sammeln kann,
- **Vermeidung** von Polypragmasie, bei der alle Wechselwirkungen im Individualfall weder theoretisch noch praktisch vorauszusehen sind,
- ausreichende **Orientierung** über die Grundlagen der Pharmakotherapie (s. hierzu Literatur-Vorschläge ab S. 73) sowie über die einzelnen Pharmaka (s. in den entsprechenden Kapiteln des Speziellen Teils).
- Beim **Umgang mit Arzneimitteln in der Apotheke** sind zur Vermeidung von Unfällen insbesondere die am Ende des Kapitels aufgelisteten apothekenrelevanten gefahrstoffrechtlichen Vorschriften (z. B. das Gefahrstoffrecht bzw. die GefStoffV, ChemVerbotsV, VbF, EG-Stoffliste) zu beachten.

8.3 Chemische Produkte

Die nachfolgenden Kapitel des Speziellen Teils sollen dem Nutzer des vorliegenden Ratgebers im Bedarfsfall eine Schnellorientierung und die wichtigsten Hintergrundinformationen zum Vorkommen sowie zur Verhütung akuter und subakuter Intoxikationen mit Chemikalien vermitteln.

Neben den unterschiedlichsten Gasen und Pyrolyseprodukten verursachen besonders häufig solche Chemikalien akute Vergiftungen, die nicht nur isoliert angewandt werden, sondern die als zweckorientierte und zugleich toxikologisch ausschlaggebende Bestandteile in zahllosen **Kombinationspräparaten** für die unterschiedlichsten Verwendungszwecke enthalten sind. Nach Auflistungen von Giftinformationszentren und eigenen Erfahrungen gehören dazu vor allem

- Säuren und Laugen
- Lösungsmittel
- Pestizide
- Tenside

Siehe entsprechende Kapitel im Speziellen Teil

Als Ergebnis kontinuierlicher Forschung, Gesetzgebung und von Bemühungen der Hersteller, Berufsgenossenschaften und Gewebeaufsicht werden Ärzten, Apothekern, Chemikern und den Verbrauchern umfangreiche Orientierungsmöglichkeiten zur **Gefahrenbegrenzung** angeboten. Diese sind jedoch teilweise zu wenig oder nicht bekannt oder werden nicht ausreichend berücksichtigt.

Eine Auswahl der hierfür besonders wichtigen Drucksachen und Daten, die zwangsläufig auch Randgebiete der Arbeitsmedizin berühren, sowie Standardwerke, die toxikologische Grundlagen und damit das notwendige Verständnis im weiteren Sinne vermitteln, soll den Überblick und im Bedarfsfall die Beschaffung der notwendigen Details erleichtern.

Hinweise zum Inhalt von Literaturbeispielen

Theoretische und praktische **Grundlagen**, Erkennung, Verlauf und Behandlung von **Vergiftungen** (mit Nachweis von Originalliteratur): Aktories/Förstermann/Hofmann et al.; Dekant; Ellenhorn, Estler; Marquardt/Schäfer; Moeschlin; Oehlmann/Markert; Olson; Schäfer/Maurer; Seeger/Neumann; Weilemann; Wirth/Gloxhuber

Trends in Epidemiologie, Diagnostik und Therapie akuter Vergiftungen: Fahron/Köppel; Staikowsky/Theil/ Mercadier et al.

Toxikologie von **Arzneimitteln**: Hess; Mutschler; Stötzer/Stötzer; Teschke; Arzneimittelallergie: Kaever/ Resch

Toxikologie von **Haushaltsprodukten**: Braun/Dönhardt; Gosselin et al.; Velvart

Toxizität von **Spurenelementen**: Dörner; Raichlmayr-Lais/Windisch; Wolffram; von **Schwermetallen**: Fridberg et al.

Forensische Toxikologie: Maes; R. K. Müller; Haaranalytik: Madea/Mußhoff

Toxikologie in der **Veterinärmedizin**: Frey/Löscher; Kühnert; Kupper/Waidyasekera/Schoenenberger; Plumlee

Vergiftungen im **Kindesalter**: Gossweiler-Brunner; Hermanns-Clausen; Hentschel; v. Mühlendahl/Oberdisse et al.; Stopfkuchen; speziell Pflanzen: Bunjes; speziell Bedeutung von Anamnese und Klink: Hwang/ Foot/Grant et al.

Notfälle in der **Zahnarztpraxis**: Fischer-Brandies; Grubwieser/Baubin/Strobl

Prinzipien von Evidence Based Medicine (EbM), auch in der Toxikologie: Berger et al.; R. K. Müller et al.; Sackett/Straus/Richardson; speziell Therapeutisches Drug Monitoring: Dawson/Whyte; Diskussion zu EbM: Jachertz; Kienle/Karutz/Matthes et al.

Leitsymptome in der Toxikologie: Kupferschmidt; R. K. Müller et al.; Martens; Moeschlin

Reaktionen der **Fein- bzw. Graphomotorik** auf Arzneimittel (-Überdosierungen), Gifte, Drogen und Alkohol: Ludewig (1999); Ludewig; Wildt

Hämostaseologische Syndrome und Diagnostik: Wenzel/Hellstern

Klinisch-toxikologische **Analytik**: Brandenberger/Maes; Geldmacher-v.Mallinckrodt; Gibitz/Schütz; Külpmann, R. K. Müller; flüssig- und gaschromatographische Verfahren: R. K. Müller et al.; Moffat/Osselton/ Widdop; Pfleger/Maurer; toxikologische Screenings: Fabbri/Marchesini/Morselli-Labate et al.; Köppel et al.; Pasquale/Randelli; Therapeutisches Drug Monitoring bei Intoxikationen: Dawson/White (2001); Einsatz von Prüfröhrchen: Fa. Dräger Sicherheitstechnik AG, Lübeck; **Beeinflussung der Labordiagnostik** durch Fremdstoffe: Böhme/Hagenah; Hagemann/Reimann; Thomas; **Klinisch-chemische Laboratoriumsuntersuchungen** bei vergifteten Patienten: Wu/McKay/Broussard et al.; Dresel/Neurath/Behrens

Arzneimittel und **Antidote** in der Toxikologie: Daunderer; Dirks; Flanagan/Jones; Heinemeyer/Fabian; Kretschmer; Pronczuk de Gabino et al.; Woodcock et al.; Zilker sowie ROTE LISTE® und Standardwerke (s. o.)

Primäre Giftentfernung und sekundäre Detoxikation: **Magenspülung**: American Academy of Clinical Toxicology; European Association of Poison Centres and Clinical Toxicologists (1997a, 2004 a); **Laxanzien**: American Academy of Clinical Toxicology; European Association of Poison Centres and Clinical Toxicologists (1997b, 2004b); Barceloux/McGuigan/Hartigan-Go; Gabe von **Aktivkohle**: American Academy of Clinical Toxicology, European Association of Poison Centres and Clinical Toxicologists (1999); Chyka,/Seeger; Eckert/Exer/Zilker; **Sirupus Ipecacuanhae**: American Academy of Clinical Toxicology; European Association of Poison Centres and Clinical Toxicologists (2004d); Krenzelok/McGuigan/Lheur;

Urinalkalisierung: Proudfoot/Krenzelok/Vale; Poudfoot/Krenzelok/Brent/Vale; **Orthograde Darmspülung**: American Academy of Clinical Toxicology; European Association of Poison Centres and Clinical Toxicologists (2004c); Tenenbein

Eliminiationsbeschleunigung, Dialysen, Blutreinigungsverfahren: Seyffart; Hörl/Wanner und Standardwerke (s.o.)

Management **minimal toxischer Exposition**: McGuigan et al.

Umwelt-Syndrome: Nasterlack ; Nasterlack/Steffens

Verzögerte Toxidrome: Bosse/Mayunas

Anwendung von **echtem Tee** (Camellia sinensis) in der Behandlung akuter Vergiftungen: Ludewig (1995)

Pharmakologische Grundlagen, Pharmako- und Toxikokinetik, Indikationen, Kontraindikationen, Haupt-, Neben- und Wechselwirkungen von Arzneimitteln: Aktories/Förstermann/Hofmann et al.; Ammon; Berthold; Blaschek/Ebel/Hackenthal et al.; Hellwig/Otto; Klinger; Lemmer/Brune; Lüllmann/Mohr/Wehling; Müller-Oerlinghausen/Lasek/Düppenbecker et al.; Mutschler; Oberdisse et al.; Rietbrock/Staib et al.; Scholz/Schwabe; Stockley; Walther; Wehling; Wellhöner

Pharmakotherapie in der **Schwangerschaft**: Grospietsch; Kleinebrecht/Fränz et al.; Paulus/Lauritzen; Spielmann/Steinhoff et al.; Walther; im **Kindesalter**: Dittmer/Schulte-Wissermann; Harnack/Janssen; Nicolai; im **höheren Lebensalter**: Estler; Platt/Mutschler; Walther; im **Straßenverkehr**: Windorfer/Jurkat

Normdosen gebräuchlicher Arzneimittel und Drogen: Haffner/Schulz et al.; spezieller Arzneimittel und ihrer Handelspräparate: Helwig/Otto; in ROTE LISTE®, Gelbe Liste Pharmindex® und veröffentlichte Aufbereitungs-Monographien (Bundesanzeiger)

Arzneiverordnungen: Arzneimittelkommission der deutschen Ärzteschaft; A.V.I. Arzneimittel-Verlags GmbH; Berthold; Grandt/Friebel/Müller-Oerlinghausen; Scholz/Schwabe; Kirch; **Medikamente in der Notfallmedizin**: Bastigkeit; Flake/Lutomsky; Madler/Jauch/Werdan; Kretschmer; Sefrin/Schua et al.; Schneider/Wolcke/Böhmer; speziell in der Kindermedizin: Nicolai; speziell in Anästhesie und Intensivmedizin: Olthoff; Thiel/Roewer; speziell Infusionstherapie: Hartig; v. Hintzenstern

Phytotherapie als risikoarme Alternative zu ausgewählten Fällen der Pharmakotherapie und Risiken der Phytotherapie: Ernst; Jänicke/Grünwald/Brendler; Hänsel/Sticher; Schulz/Hänsel; Wagner/Wiesenauer

Verhütung von Vergiftungen durch Chemikalien (MAK-, MIK-, TRK, BAT-Werte usw.): Coenen; Griefahn; Ollroge; Szadowski; Wiezoreck; s. auch Quellenverzeichnis unter Nachträge (N. 15)

Prophylaxe und Perspektiven in der Rauschgiftpolitik: s. Quellenverzeichnis unter Nachträge (N. 14)

Ökotoxikologie: Fent

Lebensmitteltoxikologie: Lindner; Nau/Steinberg/Kietzmann

Gefährliche Stoffe und Zubereitungen (Zulassungen, Gesetzesgrundlagen, Grenzwerte, Transport, Schadstoffe, Umweltschutz; Entsorgung, EU-Richtlinien, Berufsgenossenschaftliche Regelungen, TRGS usw.): Böse-O'Reilly et al.; Daunderer; Hommel; Hörath; Lohs/Martinez; Reichl/Schwenk; Roth/Daunderer; Schüttmann; Welbacher; Wurm; **Risikoabschätzung**: Neubert; Landau/Pressel et al.

Transport gefährlicher Güter: Hommel

Ansprechpartner für die **Entsorgung** gefährlicher Stoffe (s. Anhang)

Management von Gefahrgutunfällen und Massenvergiftungen: Rump; Zilker/Felgenhauer/Spörri

Versorgung nach Einsatz von **ABC-Kampfmitteln**: Adams/Vogt/Dresel et al.

Ärztliche Maßnahmen **bei Strahlenunfällen und Strahlenkatastrophen**: Kirchinger

Großschadenslagen durch biologische Agenzien: Fock

Gefahrstoffrecht, Arbeitssicherheit und Gesundheitsschutz in der Apotheke und Arztpraxis: Kaufmann; Gleiche; Halsen; Cyran/Rotta; Reichl/Schwenk

Geschichte der Toxikologie: Amberger-Lahrmann/Schmähl; Lewin

Entwicklung und Tätigkeit **Toxikologischer Auskunftsdienste** (Giftinformationszentren): STIZ (Schweizerisches Toxikologisches Informationszentrum – Jahresberichte); GGIZ (Gemeinsames Giftinformationszentrum der Länder Mecklenburg/Vorpommern, Sachsen-Anhalt, Sachsen und Thüringen -Jahresberichte); Ludewig et al. (2002)

Spezieller Teil

Inhalt, Gliederung und Handhabung des Speziellen Teils

Dieser Ratgeber ist kein Lehrbuch, sondern eine Hilfe zur **Schnellorientierung** über die **Erkennung, Behandlung** und **Verhütung von akuten Vergiftungen** und Arzneimittelüberdosierungen sowie ein Wegweiser durch die Standardliteratur der Klinischen Pharmakologie und Toxikologie.

Nahezu alle **praxisorientierten Fragen**, die erfahrungsgemäß zur Einschätzung und Behandlung akuter Vergiftungen gestellt werden, sind bei richtiger Nutzung des Buches relativ schnell und kurz oder über gezielte Quellenhinweise ausführlicher zu beantworten.

Die **Gliederung** und die von der Dezimalklassifikation des Allgemeinen Teils abweichende Kennzeichnung der einzelnen Abschnitte (I–IV, A … D) wurde auf Wunsch von Lesern vorangehender Auflagen beibehalten. Die **Kapitelüberschriften** sind alphabetisch geordnet. Jedes Kapitel ist gegliedert **in Substanzen, Toxikokinetik und -dynamik, Symptomatik, Therapie.**

I. Substanzen

Im Interesse eines schnellen Auffindens werden toxikologisch (!), teilweise auch klinisch **zusammengehörige** Fremdstoffe in **alphabetischer** Folge aufgelistet. Das hat folgende **Vorteile:**

■ Selbst solche Stoffe, mit denen bisher noch keine humantoxikologischen Erfahrungen gesammelt werden konnten, sind im Notfall zunächst wenigstens näherungsweise einzuschätzen. Auf stoffspezifische Details, die von der Allgemeineinschätzung in den Abschnitten II/III abweichen, wird hier nur knapp oder durch eine Seitenangabe verwiesen.

■ Die Übersicht von Arzneimitteln ähnlicher Indikation kann den Pharmako-therapeuten mit einem Blick großenteils darüber informieren, welche (Fertig-) Arzneimittel (Originalpräparate) bzw. welche Generika für seinen Behandlungsplan zur Verfügung stehen (dabei waren jeweils nur beliebige Präparatebeispiele und kaum Kombinationspräparate zu berücksichtigen).

■ Alle Substanzen, deren toxikologische Gruppenzugehörigkeit im Bedarfsfall oft nicht rasch genug auszumachen ist, sind mithilfe des alphabetischen Sachregisters über diese Zusammenstellung zuverlässig zu finden.

Patentrechtlich geschützte **Gebrauchs-, Handels- oder Warennamen** (Warenzeichen) sind nach bestem Wissen als solche in üblicher Weise gekennzeichnet (®). Ein Fehlen dieser Markierung oder der dem Präparatenamen (aus Platzgründen nicht durchweg) zugesetzten Angabe des Herstellers darf nicht zu Schlussfolgerungen verleiten, die Firmeninteressen oder die Warenzeichengesetzgebung zu verletzen.

Die Nomenklatur und die Schreibweise der **Arzneimittel** (INN und entsprechende Fertigarzneimittel, meist nur Monopräparate) entsprechen der ROTEN LISTE®, der auch die nur ausnahmsweise benötigte chemische bzw. wissenschaftliche Bezeichnung sowie präparatespezifische Einzelheiten zu entnehmen sind. Veterinärmedizinische Präparate und volkstümliche Namen, die in diesem Zusammenhang mitunter von Interesse sind, konnten nur teilweise berücksichtigt werden (s. aber nachfolgende Quellenhinweise). Zur Schnellidentifikation relativ häufig gefragter (Bestandteile von) **Giftpflanzen** sollen die im Anhang aufgeführten Tabellen und Abbildungen beitragen.

Hinweise zum Inhalt von Literatur-Beispielen

Arzneimittel der Humanmedizin: ROTE LISTE®; Gelbe Liste®; INDEX NOMINUM – International Drug Directory; Fachinformationen oder Packungsbeilagen der Hersteller; zudem Monographien und Standardwerke, die am Ende des Allgemeinen Teils aufgelistet sind

Zulassung bzw. In-Verkehr-Bringen von Arzneimitteln, Tierarzneimitteln, Sera und Impfstoffen sowie von Pflanzenschutzmitteln: s. Deutsche Apothekerzeitung bzw. im dort jeweils zitierten Bundesanzeiger

Volkstümliche Namen von Arzneimitteln, Drogen und Heilkräutern: Arends; Zander

Veterinärmedizinische Arzneimittel: Lila-Liste; zu deren Toxikologie: Frey/Löscher; Kühnert

Begriffsbestimmungen und Gebrauch von Chemikalien: Römpp

Inhaltsstoffe kosmetischer Mittel: „Blaue Liste"

Pflanzenschutzmittel, deren Inhaltsstoffe, Präparatenamen, Gruppenzugehörigkeit und Toxizität: IVA-Publikation (s. Quellenverzeichnis, N 16)

Chemische Kampfstoffe: Szinicz; Stephan; Schäfer

Toxikologische Analytik: Brandenberger/Maes; Gibitz/Schütz; Müller, R. K.; Külpmann

II. Toxikokinetik und -dynamik

Auf die Problematik humantoxikologischen Erkenntnisgewinns wird im Allgemeinen Teil (Kapitel 1) und teilweise in den unten zitierten Standardwerken eingegangen, in denen auch über die umfangreichen Details sowie über die Grundlagen nachgelesen werden kann. In den speziellen Kapiteln werden nur praxisrelevante Informationen vermittelt. Die Angaben beschränken sich daher auf:

■ **Resorption**: Am häufigsten gefragt wird nach Ausmaß und zeitlichem Maximum der Resorption über den Magen-Darm-Trakt, seltener über die Lunge und die großflächig kontaminierte Haut, ausnahmsweise aus dem Gewebe (z. B. nach Traumen oder paravasaler Injektion).

■ **Proteinbindung** (vorwiegend an die Plasmaproteine): Soweit vorhanden und vertretbar werden Angaben hierzu an dieser Stelle nur ausgeführt, wenn zwischen den Fremdstoffen (meist Arzneimitteln) des Abschnitts I keine praxisrelevanten Unterschiede bestehen; andernfalls sind sie in Klammern (PB) hinter den einzelnen Stoffen vermerkt. Für die Praxis wichtig: Der gebundene Anteil kann biologische Membranen nicht passieren, d. h. er ist nicht akut (evtl. jedoch protrahiert) wirksam, kann nicht metabolisiert und nicht ausgeschieden, wohl aber durch gleichzeitig aufgenommene bzw. zur Behandlung eingesetzte Arzneimittel mit hoher PB verdrängt und damit u. U. aktiv werden. Einige **Interaktionen**, deren toxikologisch wichtigste in den einzelnen Kapiteln aufgeführt sind, können damit begründet werden.

■ **Halbwertszeiten** (HWZ beim Menschen in Stunden): Hier werden vorwiegend mittlere (teilweise auch terminale Plasma-Eliminations-)Halbwertszeiten angegeben; substanzspezifische Abweichungen s. jeweils im Abschnitt I. Sie gelten jedoch praktisch nur für die therapeutische Anwendung von Arzneimitteln am (leber- und nieren-) gesunden Erwachsenen; sie können bei Überdosierung und Vergiftung deutlich verlängert sein.

Die Angaben von HWZ und PB sollen neben wichtigen pharmako- und toxikokinetischen Größen (Verteilungsvolumen usw.) eine Grobeinschätzung der Verweil- und Wirkungsdauer im Organismus, teilweise auch der Zweckmäßigkeit sekundärer Eliminationsverfahren erleichtern.

■ **Letale Dosis (LD)**: Für Kinder und Erwachsene existieren verständlicherweise nur mehr oder weniger gesicherte Erfahrungs- bzw. Schätzwerte. Leider noch immer überbewertete Angaben wie die LD_{50}, die lediglich aus wissenschaftlichen (Vergleichs-)Untersuchungen an bestimmten Tierspezies abgeleitet wurden, können mitunter zu gefährlichen Schlussfolgerungen (z. B. bei HKW) führen. Auch deshalb werden in den einzelnen Kapiteln nur vertretbare Größenordnungen angegeben. Selbst toxische oder letale **Blutspiegel** (s. Auflistung im Anhang, S. 731ff) sind wegen ihrer Provenienz, oft unzureichender Korrelationen und der besonders häufigen Simultanwirkung mehrerer Noxen kritisch zu bewerten und am ehesten zur Grobeinschätzung von Risiko und Behandlungserfolg brauchbar.

■ **Kritische Dosis (KD)**: Vorwiegend retrospektiv gewonnene Daten aus Vergiftungsserien und Fallkontrollstudien über akut oral aufgenommene Dosen, welche mit dem Risiko eines schweren klinischen Verlaufs („major toxicity"), z. B. Koma, Krämpfe, kardiale Toxizität, assoziiert sind.

■ **Elimination**: Die humantoxikologisch vertretbaren Angaben zur **Biotransformation**, zur Entstehung von (toxischen) **Metaboliten**, zur renalen **Ausscheidung** und zur Bedrohung der Eliminationsorgane sollen die Einschätzung des Verlaufs sowie die Entscheidung über Sofortmaßnahmen und Nachbehandlung der akuten Vergiftung erleichtern.

■ **Wirkung**: Im therapeutischen Bereich wesentliche Wirkunterschiede zwischen den im Abschnitt I zusammengefassten Arzneimitteln verwischen sich bei akuten Überdosierungen und Vergiftungen weitgehend. Mitunter können kurze Angaben zur Toxikodynamik zum Verständnis der Symptomatik und therapeutischer Empfehlungen beitragen.

Hinweise zum Inhalt von Literatur-Beispielen

Phasen der Pharmako- und Toxikokinetik: Aktories/Förstermann/Hofman et al.; Ellenhorn/Barceloux; et al.; Lüllmann/Mohr/Wehling; Marquardt/Schäfer; Mutschler; Niemer/Nemes et al.; Oehlmann/Markert; Schäfer/Maurer; Walther; Aufbereitungsmonographien (im Bundesanzeiger veröffentlicht; Bezugsmöglichkeit s. Anhang)
Unzulässige Übertragung tierexperimentell ermittelter Angaben zur letalen Dosis auf den Menschen: Ludewig (1984); R. Müller, Neubert
Clearance von Arzneimitteln bei Niereninsuffizienz: Dettli

Beeinträchtigung der Interpretation klinisch-chemischer Untersuchungsergebnisse durch Fremdstoffe: Hagemann/Reimann; Böhme/Ludewig

Arzneimittel-Interaktionen: Ammon; Gysling/Lasek et al.; Stockley

Besonderheiten im Kindesalter, höheren Lebensalter und in Schwangerschaft s. unter Abschnitt III

III. Symptomatik

Erfasst sind die jeweils **typischsten Symptome**, die bei akuten Vergiftungen mit den im Abschnitt I zusammengefassten Fremdstoffen in der Original- und Sekundärliteratur beschrieben sowie im eigenen Tätigkeitsbereich beobachtet oder berichtet wurden. **Nicht jeder** Patient zeigt jedoch (primär oder in der chronologischen Abfolge) **alle** Symptome, sodass der beschriebenen Symptomatik (in Zweifelsfällen) weder ein positiver noch ein negativer Beweiswert zukommt und mitunter empfohlene Übersichtstabellen zu toxikologischen Syndromen (syn. **Toxidromen**) zu falschen Schlussfolgerungen verleiten können. Durch vorbestehende Erkrankungen (evtl. mit entsprechender Medikation) oder durch zusätzliche Einwirkung anderer Fremdstoffe (Mischintoxikation) sind erhebliche Abweichungen vom üblichen Erscheinungsbild möglich.

Auf **alters- oder situationsbedingte Besonderheiten** kann in diesem Rahmen nur teilweise hingewiesen werden. Jedoch sind im Bedarfsfall nahezu alle Details akuter Vergiftungen und ihrer Risikobegrenzung den einschlägigen Fachbüchern zu entnehmen (s. u.).

Symptome infolge akuter **Intoxikationen** zunächst **unklarer Provenienz** können zur Schnellidentifikation des Giftes und zur Strategie der Erstbehandlung beitragen. Insbesondere typische „Leitsymptome", die im Kapitel 6 des Allgemeinen Teils aufgeführt sind, sowie die Pflanzen(teile)-Tabellen und die Abbildungen des Anhangs haben sich bewährt.

Repräsentative **Kasuistiken**, die im konkreten Fall mitunter zu Vergleichszwecken gesucht werden, sind vorwiegend in Fachzeitschriften und Standardwerken zu finden und werden ausnahmsweise in den Literatur-Beispielen zitiert.

Hinweise zum Inhalt von Literatur-Beispielen

Vergiftungen im Kindesalter: v. Mühlendahl/Oberdisse et al.; Gossweiler-Brunner; Stopfkuchen

Risiken der Arzneimittelbehandlung in der Schwangerschaft: Spielmann/Steinhoff et al.; Walther

Besonderheiten im höheren Lebensalter: Estler (2005); Platt/Mutschler; Walther

Kasuistiken beispielsweise in:

Fühner-Wielands Sammlung von Vergiftungsfällen (→ Archives of Toxicology) – Berlin; Der Anästhesist – Berlin; Anästhesie, Notfallmedizin, Intensivbehandlung, Schmerzbehandlung – Oberursel; Anästhesiologie und Intensivmedizin – Erlangen; Anaesthesiologie, Intensivmedizin, Notfallmedizin – Stuttgart; Anaesthesiologie und Reanimation – Wiesbaden; Der Internist – Berlin; Deutsche Medizinische Wochenschrift – Stuttgart; Klinische Wochenschrift – Berlin; Human & Experimental Toxicology – London; Clinical Toxicology (Journal of Toxicology/Clinical Toxicology) – New York

„Ärztliche Mitteilungen bei Vergiftungen" (ab 1996): Berichte der Dokumentations- und Bewertungsstelle für Vergiftungen im Bundesinstitut für Risikobewertung (ehemals BgVV) (Thielallee 88–92, 14195 Berlin)

Jahresberichte des Schweizerischen Toxikologischen Informationszentrums (Freiestrasse 16, CH–8028 Zürich); dort auch Dissertationen und andere Hintergrundinformationen

Falldemonstrationen (farbige Abbildungen von klinischen Beispielen akuter Vergiftungen): Daunderer

IV. Therapie

Dieser Absatz empfiehlt Maßnahmen der Akut- und Weiterbehandlung und weist auf obsolete und/oder überflüssige Maßnahmen hin, welche dem Patienten erspart bleiben können. Die häufig beigefügten Seitenhinweise sollen dem toxikologisch weniger versierten Arzt bei Bedarf zudem Informationen vermitteln, die weniger spezifisch sind und deshalb im Buch auch für andere Fälle wiederholt werden müssen. Zu beachten ist:

■ Die Empfehlungen gelten prinzipiell für alle Fremdstoffe des betreffenden Kapitels, soweit hier oder in den jeweils vorangehenden Absätzen nicht auf stoffspezifische **Ausnahmen** verwiesen wird.

■ Die Zweckmäßigkeit von Maßnahmen zur **primären Giftentfernung** und zur **sekundären Detoxikation** der im Abschnitt I aufgeführten Fremdstoffe wird jeweils hier angegeben. Sie ergibt sich größtenteils aus der Toxikokinetik (vgl. jeweils Abschnitt II). Die Methoden und ihre zunehmend beachteten Grenzen sind in den Kapiteln 7.2 und 7.3 des Allgemeinen Teils im Einzelnen aufgeführt.

■ Anzahl und Wirksamkeit spezifischer **Antidote** werden weithin überschätzt. Soweit noch vertretbar, ist ihr Einsatz in den betreffenden Kapiteln kurz beschrieben. Zusätzliche Informationen finden sich im Kapitel 7.4 des Allgemeinen Teils.

■ Eine Konkretisierung der häufig empfohlenen **symptomatischen Maßnahmen** wird ermöglicht durch die sorgfältige klinische Verlaufsbeobachtung, die jeweils zutreffenden Angaben im Abschnitt III sowie durch Informationen im Allgemeinen Teil (Abschnitte 6.1, 6.2 und 7.1).

■ Auf die Darstellung aktueller **Streitfragen** musste in diesem Rahmen verzichtet werden. In Zweifelsfällen wurde aufgrund eigener Erfahrungen und einschlägiger Quellen entschieden.

■ Der Nutzer des Ratgebers sollte die jeweils angegebenen Daten und Empfehlungen im konkreten Fall **nicht unkritisch** übernehmen, zumal sie nicht durchweg zu verallgemeinern und auch nicht rechtsverbindlich sind.

Weiterführende Einzelheiten zu den Möglichkeiten, Risiken und Grenzen der in diesem Abschnitt jeweils empfohlenen Maßnahmen vermitteln die Kapitel 4 bis 7 des Allgemeinen Teils sowie die spezifischen Literatur-Beispiele.

Abbeizmittel

I. Substanzen

(Prinzipielle Zusammensetzung)

Ätzende A. (z. B. zur Entfernung von Ölfarben und Lackanstrichen auf Holz und wenig alkaliempfindlichen Metallen; Clear-up®, Hedrafix®, Radikalabbeizer®, Tempo-Abbeizer® etc.): Hochprozentige Laugen (siehe dort) oder (teils im Gemisch mit) Soda (siehe dort) oder Wasserglas (siehe dort) oder Trinatriumphosphat, in einigen Fällen Phosphorsäure oder Ameisensäure (siehe dort) sowie indifferente Binde- oder Scheuermittel.

Lösende A. (z. B. zur Entfernung von Zelluloselacken usw.; Decol-Abbeizpaste®, Purgofix® u. a.): Gemische verschiedenster Lösungsmittel (Aceton, Methanol, Dichlormethan, Tetralin, Toluol, Trichlorethylen, Trichlorethan, Spiritus, verschiedene Ester usw.; s. „Lösungsmittel") mit indifferenten Zusätzen an Wachsen, Paraffin usw.

Kombinierte A. (z. B. für alte Öl- und Lackanstriche): Bis zu 60 % konzentrierte Ammoniaklösung und 30 % Terpentinöl (siehe dort), oder auch bis zu 92 % Dichlormethan in Kombination mit Ameisensäure, indifferenten Bindemitteln und geringen toxikologisch unbedeutenden Emulgatorzusätzen.

II. Toxikokinetik und -dynamik

Resorption nur in Extremfällen von toxikologischer Bedeutung. Im Vordergrund stehen zunächst nur die lokalen Wirkungen. Sofortiger Wirkungseintritt unabhängig vom Aufnahmeweg (s. auch unter „Säuren", „Laugen" und „Lösungsmittel").

III. Symptomatik

Bei Vergiftung durch **Inhalation** steht die Wirkung der Lösungsmittelkomponente im Vordergrund (vgl. Abschnitt I und Kapitel Lösungsmittel). Husten, Übelkeit, Brechreiz, Erbrechen; zusätzlich zentralnervöse Symptomatik wie Müdigkeit, Desorientiertheit, Kopfschmerzen, Schwindel, Schwäche, psychische Verlangsamung. In schweren Fällen (metabolische) Azidose, verwaschene Sprache, Lethargie, ZNS-Depression bis Koma, CO-Hb-Bildung (z. B. Dichlormethan), Gefahr von Kammerflimmern; Leber- und Nierenschäden, Hämolyse, Gerinnungsstörungen möglich. In narkotischen Konzentrationen auch Reizung der Augen. Bei längerer Exposition auch Entwicklung eines toxischen Lungenödems bzw. ARDS (Adult Respiratory Distress Syndrom) möglich.

Nach **peroraler Aufnahme** → Rötung und Schwellung der Mundschleimhaut, Brennen auf der Zunge, Husten, Erbrechen, Schwindel und rascher Übergang zum Koma möglich. Bei **Hautkontakt** → Brennen der kontaminierten Areale, Rötung, Ödem, Blasenbildung. Am **Auge** → Brennen, Konjunktivitis.

IV. Therapie

Bei Inhalation nach Herausbringen aus gashaltiger Atmosphäre ggf. Entfernen kontaminierter Kleidung, körperliche Ruhe, Frischluftzufuhr. Nach **peroraler** Aufnahme, **Haut-** und **Augenkontakt** sofort Flüssigkeitszufuhr bzw. Spülen der betroffenen Hautregionen oder des Auges.

Bei **saurer** oder **alkalischer** Reaktion des Abbeizmittels (Schleimhaut-Inspektion und rasch grobe Information mit Indikatorpapier) Verlauf und Behandlung zunächst wie bei Säuren- oder Laugenvergiftung (siehe auch Hinweise in Abschnitt I).

Bei lösenden Abbeizmitteln unbekannter Zusammensetzung (erste grobe Hinweise zunächst durch Geruch) Verlauf und Behandlung wie im Kapitel **Lösungsmittel** bzw. Methanol.

In bedrohlichen Fällen nach Sicherstellung der Vitalfunktionen und primärer Giftentfernung (beachte Hinweise in den Kapiteln Lösungsmittel und Laugen bzw. entsprechend Abschnitt I) Ermittlung der Zusammensetzung und entsprechende spezifische Weiter- und Nachbehandlung.

Hinweise zum Inhalt von Literaturbeispielen

Zusammensetzung, Toxizität und Therapie: Velvart; v. Mühlendahl et al.
Begriffsbestimmung und Inhaltstoffe: Römpp
Entsorgung s. Kapitel 8.3 und Anhang

ACE-Hemmstoffe

(Angiotensin-Converting-Enzyme-Hemmer; Angiotensin-Rezeptoren-blocker, (AT$_1$-Rezeptorenblocker)

I. Substanzen

■ Medikamentengruppen der Wahl zur Behandlung von Hypertonie und Herzinsuffizienz. Die Substanzen selbst (Captopril, Lisinopril) bzw. ihre aktiven Metabolite hemmen kompetitiv die durch Angiotensin Converting Enzyme (ACE; Metalloprotease) katalysierte Konversion von Angiotensin I in die vasopressive, aktive Form Angiotensin II.

Verwendet werden die
■ **ACE-Hemmer**
Benazepril, Cibacen®, Cibadrex®

Captopril, Lopirin®,Tensobon®, Tensiomin®, Acenorm®, Captobeta®, Capto-merck®, Captopress®, Capozide, Coronorm®, Mundil®, Adocor u. a.
Cilazapril, Dynorm®
Enalapril, Pres®, Xanef®, Benalapril, Corvo, ENEAS u. a.
Fosinopril, Dynacil®, Fosinorm®
Imidapril, Tanatril®
Lisinopril, Acerbon®, Coric®, Lisi, Lisidoc u. a.; Lysin-Derivat von Enalaprilat (aktiver Metabolit von Enalapril, s. o.)
Moexipril, Fempress®
Perindopril, Coversum®, Preterax®
Quinapril, Accupro®
Ramipril, Delix®, Vesdil®, Ramicard®
Spirapril, Quadropil®
Trandolapril, Gopten®, Udrik®

Kombinationspräparate: z. B. Trandolapril + Verapamil (Udramil®, Tarka®)

Toxikologisch ähnlich zu bewerten sind
■ Angiotensin-II-(Typ-1)-Rezeptorenblocker **(AT₁-Antagonisten)**
Candesartan (HWZ ca. 9 h, PB > 99 %), Atacand®, Blopress®
Eprosartan (HWZ ca. 5–7 h, PB ca. 98 %),Teveten®
Irbesartan (HWZ ca. 11–16 h), Aprovel®, Avapro®, Karvea®
Losartan (HWZ ca. 2 h, Metabolit 6–9 h), Lorzaar®
Telmisartan (HWZ ca. 24 h), Micardis®, Kinzalmono®
Olmesartan (HWZ ca. 10–15 h), Olmetec®, Votum®
Valsartan (HWZ ca. 9 h), Diovan®, Provas®

In klinischer Entwicklung auch **Tasosartan**, Verdia®.

II. Toxikokinetik und -dynamik

Resorption aus dem Gastrointestinaltrakt unterschiedlich und abhängig vom Füllungszustand, zwischen 30 % und 70 %. Verteilungsvolumen für die meisten Substanzen des Abschnitts I mit 0,2–0,7 l/kg (Ausnahme Ramipril 90 l/kg) eher klein; Plasmaproteinbindung zwischen 25 und 100 %, jedoch ohne wesentliche Relevanz, da meist aktive Metabolite wirksam.
Elimination: Biotransformation in die aktiven Metabolite mit Halbwertszeiten von ca. 1–2 h.
Eliminationshalbwertszeiten der aktiven Metabolite von 6–40 h. Ausscheidung vorwiegend renal (Ausnahmen Fosinopril < 20 %, Spirapril 40 %); bei *AT₁-Antagonisten* auch unverändert mit Fäzes (z. B. Eprosartan bis 90 %).
Wirkung: Relativ geringe Toxizität bei einmaliger Aufnahme, jedoch prinzipiell auch fatale Verläufe möglich (z. B. nach 11 g Captopril).
Die Substanzen selbst (Captopril, Lisinopril) bzw. ihre aktiven Metabolite hemmen kompetitiv die Konversion von Angiotensin I in die aktive, vasopressive Form. Periphere Vasodilatation ohne wesentliche Änderung des kardialen Aus-

wurfvolumens als Folge der ACE-Hemmung; zugleich Abnahme der Aldosteronsynthese und Anreicherung vasodilatatorischer Kinine. Antihypertensive Wirkung oft wesentlich länger als Plasma-Eliminationshalbwertszeiten.

III. Symptomatik

Nach einmaliger Überdosierung und akzidentieller Aufnahme von bis zu 5 g nur relativ **milde Toxizität** (eher Wirkungsverlängerung als Wirkungsverstärkung). Am ehesten **Blutdrucksenkung** (besonders bei Vorbehandlung mit Schleifendiuretika, Patienten mit Herzinsuffizienz oder schwerer Hypertonie), jedoch auf Volumensubstitution ansprechend. **Muskuläre Hypotonie, Bradykardie** (Enalapril), ventrikuläre **Rhythmusstörungen** möglich, jedoch selten. Passagere Störungen der Leber- und Nierenfunktion (insbesondere bei gleichzeitiger Einwirkung nephrotoxischer Arzneimittel und Gifte, besonders bei Patienten mit renaler Insuffizienz und gleichzeitiger Einnahme von nichtsteroidalen Analgetika/ Antirheumatika oder Spironolacton. Hyperkaliämie möglich (cave: Kombinationspräparate mit Saluretika – hier Wasser- und Elektrolytverluste, z. B. auch Hypokaliämie). **Gastrointestinale** und **zentralnervöse** Symptome wie Schwindel, Müdigkeit, Schläfrigkeit bis Somnolenz. Während Nachbeobachtungszeit ausnahmsweise (im Rahmen einer Langzeittherapie) auch Hautveränderungen (z. B. Exantheme), trockener Husten, Störungen der Geschmacksempfindungen und Neutropenie (bei Patienten mit Nierenfunktionsstörungen und kollagen-vaskulären Erkrankungen).

IV. Therapie

Im Vordergrund steht die **symptomatische Therapie**. Orale Flüssigkeitszufuhr, gegebenenfalls Volumensubstitution und Kreislaufmonitoring mindestens bis Erreichen des Wirkmaximums (ca. 2–6 h), besser 12 h. Gabe von Aktivkohle nur innerhalb von 0,5–1 h nach Ingestion sinnvoll, vor allem bei Dosen im Grammbereich, anschließend Glaubersalzgabe. Keine sichere Indikation für weitere Verfahren der primären und sekundären Eliminationsförderung (Emesis, Magenspülung, forcierte Diurese, Hämodialyse etc.).
Kontrolle des Wasser- und Elektrolythaushaltes (Na^+, K^+), Glukose, Kreatinin und Harnstoff-Stickstoff, in schweren Fällen später auch des Blutbildes.

Hinweise zum Inhalt von Literaturbeispielen

Sachgerechte Anwendung, Wirkungen und Nebenwirkungen von ACE-Hemmern: Dominiak/Bönner; Bönner/Rahn; speziell zu Captopril, Enalapril, Lisinopril bei Lüss
Angiotensin-Rezeptor-Antagonisten: Mann
Vergiftungen mit ACE-Hemmern: Stein et. al., Valentini et al.; Lip et al.
Vermeidung oder Unterstützung der Medikation durch körperliche Aktivität: Ketelhut (2004)
Dosierung, relative und absolute Kontraindikationen, Interaktionen: ROTE LISTE, Alphabetisches Verzeichnis der Fertigarzneimittel, Signaturverzeichnis A 95

Aconitin/Veratrum-Alkaloide

A

I. Substanzen

A.

Aconitin, zählt zu den wirksamsten Pflanzengiften. Neben anderen Alkaloiden (gesamt bis zu 3 %) besonders in *Aconitum napellus*, **Echter Sturmhut**, **Blauer** oder **Echter Eisenhut** (s. Abb. 63); Vergiftung durch alle Pflanzenteile (auch trockene) möglich, besonders durch Blüten (Juli – September), Samen und Wurzelknollen (Tubera Aconiti, evtl. verwechselt mit Meerrettich und Sellerie); medizinisch z. B. in Tinctura Aconiti und toxikologisch harmlosen Homöopathika. **LD** der Droge (!) für Erwachsene evtl. schon ab 1–2 g. Aconitin äußerlich (ca. zu 3 % in Salben) oder peroral (als Nitrat) vorwiegend als Antineuralgikum (Trigeminusneuralgie, Arthritis); evtl. auch Bestandteil von Kräutermischungen der traditionellen chinesischen bzw. ayurvedischen Medizin, sofern sie nicht europäischen Standards genügen. **LD** p. o. für Erwachsene etwa zwischen 1,5 und 6 mg. Der Eisenhut gilt als die **giftigste** heimische Pflanze in Europa.

Toxikologisch **gleichwertig** sind: **Wolfseisenhut**, **Gelber Eisenhut** (*A. vulparia*) und **Bunter Sturmhut** (*A. variegatum*).

Toxikologisch **ähnlich**, aber **weniger gefährlich**, sind Wirkstoffe in anderen Aconitum- bzw. Ritterspornarten (z. B. Delphinin, Delcosin, Delsonin in *Delphinum consolida*, *D. ajacis*, *D. elatum*), in Torf- und Polei-Gränke, Heidekrautgewächsen (Acetylandromedol, Andromedotoxin) sowie in allen Teilen der Tulpe (Tuliposide A und B in Tulipa-Arten).

Aconitsäure hat nichts mit Aconitin zu tun, ggf. s. unter „Organische Säuren".

B.

Veratrum-Alkaloide wie
Veratrin (Alkaloidgemisch aus Cevadin und Veratridin), **LD** ca. 10–20 mg;
Protoveratrin (A und B): Als Antihypertonikum nicht mehr gebräuchlich. Neben Germerin, Germidin u. a. giftigen Alkaloiden vorwiegend bedeutsam in:
Veratrum album, **Weißer Nießwurz** oder **Germer** (nicht zu verwechseln mit Schwarzer Nieswurz, Christrose oder *Helleborus niger*, vgl. Kapitel Herzglykoside); Steroid- oder steroidähnliche Alkaloide wie Protoveratrin A und B sowie Jervin; besonders gefährlich (Verwechslungen mit Enzian!) sind die Wurzel (Rhizoma Veratri, **LD** 1–2 g) und die Samen; ähnlich wie Sabadillsamen, Semen Sabadillae (**LD** ca. 10 g) aus *Schoenocaulon officinale* → „Läuseessig", Sabadillessig, Acetum Sabadillae; mitunter noch äußerlich zur Läusebekämpfung (cave: besonders unsachgemäße Anwendung bei Kindern und verletzter Haut!).
Tinctura Veratri in der Veterinärmedizin.
In Niespulvern ist der Zusatz von Veratrum unzulässig.
Veratrum nigrum, **Schwarzer Germer**, *V. album* ähnlich wirksam (s. o.).

C.

Mistel, „Hexenkraut", *Viscum album* (weiße, perlenartige Früchte, am ehesten für Kinder und Kleinkinder gefährlich, siehe Abb. 38); in Form von Tees oder als Extrakt (z. B. in Viscophyll®) gegen Hypertonie. Wirkstoff (Gemisch von Viscotoxinen, Alkaloiden wie Viscumin, Lektinen) toxikologisch ähnlich dem Veratrin (vgl. Abschnitt B).
Toxikologisch ähnlich auch die Früchte von *Loranthus europaeus* (Eichenmistel, Riemenblume).

II. Toxikokinetik und -dynamik

Resorption über Schleimhäute bzw. Magen-Darm-Trakt prompt, aber auch über intakte Haut möglich (Gefahr für Kinder bei längerem Kontakt mit Pflanzenteilen oder ihren Zubereitungen).
Elimination vorwiegend durch Ausscheidung über Darm und Nieren, teilweise in metabolisierter Form.

A.

Wirkung von **Aconitin** vorwiegend neurotoxisch und kardiotoxisch (arrhythmogen) und charakterisiert durch Erregung → Lähmung sensibler Nervenendigungen („Anaesthesia dolorosa" und zunächst reflektorische Beeinflussung von Herz- und Atemfunktion), später auch motorischer Nervenendigungen (curareähnlich) und motorischer Zentren in Gehirn, Rückenmark sowie von Atem-, Brech- und Temperaturzentren.

B. und C.

Wirkung der **Veratrum-Alkaloide** (und Mistelwirkstoffe) im toxischen Bereich ähnlich A.; schon infolge lokaler Reizwirkung meist Niesen, Erbrechen usw.; nach Resorption Reizung von Chemorezeptoren in Karotissinus und Herzinnenwand → über Bezold-Jarisch-Reflex und Vasomotorenzentrum bedrohliche Blutdrucksenkung im Vordergrund.

III. Symptomatik

Schon einige Minuten nach peroraler Aufnahme bzw. **Resorption** toxischer Mengen → **Parästhesien** wie „Kribbeln" oder „Brennen" (→ Anästhesie) im Bereich von Mundschleimhaut und Extremitäten (Frühsymptome! und von peripher nach zentral über ganze Körperhaut fortschreitend), Gelb-Grün-Sehen, Diplopie, Ohrensausen, Druckgefühl im Kopf, Schwindelgefühl, Übelkeit. Bei schweren Vergiftungen lebhaftes Erbrechen, herabgesetztes Denkvermögen, Kopfschmerzen, Miosis → Mydriasis; kolikartige Durchfälle, Spontanmiktion; unter Schweißausbruch und Kältegefühl („Eiswasser in den Adern") zunehmende Senkung der

Körpertemperatur; Atmung beschleunigt → verlangsamt → Stillstand möglich. **Bradykardie und AV-Block-Bilder**, Bigeminus, Knotenrhythmus, supraventrikuläre und ventrikuläre (Tachy-)**Arrhythmien**, Torsade de Pointes, Kammerflimmern. **Blutdrucksenkung** (Kollaps, besonders nach i.v. Injektion). Möglicherweise starke Schmerzen, Tremor, Muskelzuckungen, generalisierte Krämpfe, Myalgien, **Lähmungen** der Muskulatur von Zunge, Gesicht → Extremitäten (erhaltenes Bewusstsein, Schmerzäußerungen). Exitus möglich innerhalb von 1–6 h, in Einzelfällen auch erst nach 4 Tagen infolge Herz-Kreislauf-Insuffizienz und Atemlähmung.

Bei **Aconitin-Vergiftung** neurotoxische, bei **Veratrin-Vergiftung** kardiovaskuläre Symptome im Vordergrund.

Nach Überstehen des akuten Stadiums (gewöhnlich im Laufe des ersten Tages) bei Kindern allenfalls noch Nierenfunktionsstörungen, aber kaum Dauerschäden, jedoch wochenlange Rekonvaleszenz möglich.

IV. **Therapie**

A.

Sofort, schon bei Ingestionsverdacht Gabe von reichlich Aktivkohle. Keine Emetika. (s. Kapitel 6.2).

Weiter **symptomatisch**: Bei drohender *Atemlähmung* rechtzeitig Intubation und Beatmung. Bei bedrohlicher *Blutdrucksenkung* Flüssigkeitssubstitution, ggf. Zusatz von Vasokonstriktiva; Zurückhaltung mit Herzglykosiden. Bei schwersten Arrhythmien (Torsade de Pointes) hochdosierte Magnesiumgabe (Bolus Magnesiumsulfat Erwachsene 1–2 g = 4–8 mmol = 8–16 mval, dann Dauerinfusion). Bei *Bradykardie* Atropin, Isoprenalin oder Overdrive-Stimulation. Unterdrückung der *Arrhythmien* mit Klasse-I-Antiarrhythmika, z.B. Lidocain, u.U. auch gutes Ansprechen auf Ajmalin-Präparate (vgl. auch Kapitel 7.1.12) oder Phenytoin. (Nur tierexperimentell waren auch Flecainid, Tambocor®, bzw. Propafenon, Rhythmonorm®, diversen anderen Antiarrhythmika überlegen). Kardioversion bei *Vorhofflimmern, Vorhofflattern, Kammerflattern*. Bei massiven Bradyarrhythmien passagerer Schrittmacher. Gegen Krämpfe Diazepam, vgl. Kapitel 6.1.3. und 7.2. Gegen Schmerzen z.B. Pethidin, Dolcontral®, aber kein Morphin. Wärme und Ruhe.

B. und C.

Symptomatische Therapie.

Hinweise zum Inhalt von Literaturbeispielen

Toxikologie der aufgeführten Alkaloide und entsprechender Pflanzen: Frohne/Pfänder; Wirth/Gloxhuber; Roth/Daunderer; Liebenow/Liebenow; Hiller; Seeger/Neumann

Zu Vorkommen, Kinetik, Vergiftungserscheinungen (auch Tiervergiftungen), einschließlich umfangreich zitierter Originalliteratur: Seeger

Ätherische Öle und entsprechend wirksame Pflanzen

I. Substanzen

Flüssige und kristalline, sehr flüchtige Verbindungen pflanzlichen und synthetischen Ursprungs, meist Gemische (Terpene u.a. Kohlenwasserstoffe, Alkohole, Aldehyde, Ketone, Ester, Ether, Heterozyklen usw.); vielseitige Verwendung als Pharmaka (wie Luftdesinfizienzien, Karminativa, Geruchs- und Geschmackskorrigenzien, als Hyperämika in zahlreichen „Einreibungen" auch als „Volksheilmittel", als Insektenlock- oder -vertreibungsmittel, als Kosmetika, Lösungsmittel, „Schnüffelstoffe" etc. [siehe jeweils dort]).

A.

Medizinisch bedeutsam sind vorwiegend:
Campher (toxikologisch ein „Krampfgift" siehe Kapitel Analeptika; **LD** für Kleinkinder etwa 1 g; schwere Vergiftungen beim Erwachsenen nach 10–20 g p.o., aber auch **LD** mit 50–500 mg/kg angegeben); z.B. Mulmicor®; zusammen mit anderen ätherischen Ölen und/oder Vasodilatanzien in lokal hyperämisierenden Rheuma-Linimenten und Balneotherapeutika (z.B. Kneipp® Erkältungsbad).
Cineol, Eucalyptol, Hauptbestandteil und wertbestimmender Bestandteil verschiedener ätherischer Öle z.B. in Beifuß, Eukalyptus, in Niauliöl (aus *Melaleuca virdiflora* bis 35–60 %) und bis zu 15 % in Teebaumöl (vorwiegend aus *Melaleuca alternifolia*) Australien; verwendet z.B. als Kosmetikum und Antiseptikum, z.B. in Soledum®, auch in Gelomyrtol®. Gesättigtes, sauerstoffreiches Monoterpen, nicht frisch destilliertes Öl stark sensibilisierend. Teebaumöl bei äußerlicher Anwendung allergisierend (Kontaktdermatitis, auch allergische Sofortreaktion), bei Resorption nach 2–8 h neurologisch-psychiatrische und somatische Symptome möglich (z.B. Ataxie, Inkoordination, Schwäche, Tremor, Verhaltensstörung, Depression).
Menthol, Pfefferminzcampher (Met-Hb-Bildner; 5–6 g toxisch), neben Cineol u.a. im
Pfefferminzöl, Oleum Menthae piperitae, vorwiegend aus Blättern der einheimischen *Mentha piperita*; z.B. in Juckreiz stillenden, kühlenden, erfrischenden, geschmackskorrigierenden Zubereitungen wie Pfefferminzölsirup, -spiritus, -wasser; Säuglinge und Kleinkinder besonders empfindlich (→ Laryngospasmus).
Thymol neben Carvacrol u.a. im **Thymianöl,** weniger toxisch als Phenol, siehe dort.
Terpentinöl, Oleum Terebinthinae, aus Harz verschiedener Pinus-Arten; vorwiegend aus Pinen-Derivaten bestehend (L-*a*-Pinen vorwiegend Ekzem erregend, D-*a*-Pinen dagegen eher nephrotoxisch); breite technische Verwendung bei Herstellung von Lacken, Farben, Bohnermassen, Schuhpflege- sowie Schädlingsbe-

kämpfungsmitteln, als Lösungsmittel etc. (s. jeweils auch Register). Terpene, insbesondere Limonen, Pinen und Caren, allergisierende Wirkung, Einsatz in Kosmetika und Holzpflegemitteln.; Oleum Terebinthinae rectificatum (medizinisch gereinigte Form) mitunter noch als Expektorans (per os sive inhalationem) oder auch äußerlich zu hyperämisierenden Einreibungen (meist in Kombination mit anderen „Rheumamitteln" wie Methylsalicylat, auch in Haarlemer-Öl); in der Veterinärmedizin evtl. noch als Wurmmittel. **LD** p. o. etwa ab 60 ml, für Kinder schon bei 1 Tee- bis 1 Esslöffel (hyperämisierend, gewebsreizend, kontraktionssteigernd, durch Zersetzungsprodukte wohl noch wesentlich toxischer, evtl. Methämoglobinbildung).

Koniferen-Öle neben anderen ätherischen Ölen auch in Kombinationspräparaten wie Kytta-Rheumabad®, Melrosum Medizinalbad®, Rheubalmin Kräuteröl Bad®, Rosathron®.

Terpentinölersatz: Hochsiedende Benzinsorten, Tetralin und Decalin, toxikologisch ganz anders zu bewerten (vgl. Kapitel Kohlenwasserstoffe, aliphatische).
Aus den namentlich entsprechenden Pflanzen stammen:

Anisöl, Oleum Anisi (Anethol), enthalten in Früchten von Anis, *Pimpinella anisum*.

Eukalyptusöl, Oleum Eucalypti (Eucalyptol bzw. Cineol), **LD** ca. (4–5–)20 ml; z. B. in Eucotol®, Eucafluid®.

Fenchelöl, Oleum Foeniculi (Anethol, Fenchon).

Ingweröl, aus frisch gemahlenem Ingwer, *Zingiber officinale*, der in unterschiedlichen Zubereitungen vorwiegend als Gewürz und Antiemetikum (z. B. in Zintona®) verwendet wird; enthält ätherische Öle, Scharf- und zahlreiche Wirkstoffe, die in vorliegender Konzentration akut toxikologisch unerheblich sind.

Latschenkieferöl, Oleum Pini pumilionis (Pinen, s. bei „Terpentinöl").

Lavendelöl, Oleum Lavandulae (Linalylacetat, Linalool).

Nelkenöl, Oleum Caryophylli (enthält Eugenol); bereits 5–8 ml beim Kleinkind können zu ZNS-Depression, Azidose und fulminantem Leberversagen (auf N-Acetylcystein-Therapie ansprechend, vgl. Dosierung bei Paracetamol) führen.

Wacholder(beer)öl, Oleum Juniperi (Junen), aus *Juniperus communis*; steigert Alkoholtoxizität in Genever, Gin, Steinhäger usw.

Zedernholzöl (aus *Juniperus virginiana*), vorwiegend als Immersionsöl in der Mikroskopie.

B.

Pflanzen, die aufgrund ihres Gehaltes an ätherischen Ölen, Saponinen (Glykoside, vgl. auch unter „Expektoranzien"), Gerbstoffen, Harzen (vgl. „Laxanzien"), Terpenen usw. erfahrungsgemäß zu Vergiftungen führen können (vorwiegend durch Aufnahme der Früchte, Samen, Blüten und Wurzeln durch Kinder, durch Verwechslung oder Anwendung von Aufgüssen als „Volksheilmittel"); z. B.:

Alpenveilchen, *Cyclamen europaeum* (Cyclamen-Knollen enthalten resorbierbare Saponine, z. B. Triterpensaponine, Cyclamin).

Anemonen, siehe unter „Hahnenfußgewächse".

Arnika, Bergwohlverleih, *Arnica montana*; terpenoidhaltig (Blüten evtl. auch von giftiger Larve des Arnikakäfers befallen); ethanolischer Auszug als Arnika-Tinktur.

Aronstab, gefleckter Aron, *Arum maculatum* enthält u. a. Calciumoxalat-Nadeln (= Raphiden) in explosiven „Schießzellen" sowie Oxalsäure und deren lösliche Salze (siehe auch „Dieffenbachia"), wenig Nicotin und primäre Amine, kein Coniin-ähnliches Aroin(!), s. Abb. 35; für Kinder schon einige der süß schmeckenden Beeren gefährlich. Toxikologisch ähnlich auch Schlangenwurz, *Calla palustris*; vgl. Tabelle im Anhang, Nr. 33, 34.

Braune Haselwurz, *Asarum europaeum* (enthält ätherisches Öl mit Asaron).

Bucheckern, Bucheln, Buchnüsse; Früchte der Gemeinen oder Rotbuche (*Fagus sylvatica*); Saponine; freie und gebundene Oxalsäure. Evtl. für die Toxizität mitverantwortlich L-Villardiin (Uracil-Derivat); Bucheckern(öl) aber harmlos, allenfalls Antigenwirkung; vgl. Tabelle im Anhang, Nr. 85.

Caladium-Arten wie unter „Dieffenbachia".

Dieffenbachia, Schweigrohr, Stummpflanze (*Dieffenbachia spec.* Schott). Teile unterschiedlich toxisch (Blatt < Blattstiel < Sprossachse). Kombination von mechanischer Verletzung durch „Schießzellen", aus denen in kontaminiertes Gewebe Giftgemisch eingebracht wird, sowie durch rinnenförmige Calciumoxalat-Nadelenden (Lösung durch EDTA!) mit komplexer chemischer Wirkung von Oxalsäure, Ca-Oxalat, Histaminliberatoren, proteolytischen Enzymen, Saponinen und Glykosiden.

Eibe, Taxus, *Taxus baccata* enthält u. a. auch kardiotoxisches Taxin B; gefährlich besonders Zweigspitzen und Samenkerne, dagegen Fruchtfleisch harmlos. Abkochung von 50–100 Eibennadeln für Erwachsenen letal. Störungen des Leberstoffwechsels möglich; vgl. Tabelle im Anhang, Nr. 25und Abb. 29.

Einbeere, Vierblättrige Wolfsbeere, *Paris quadrifolia* (relativ harmlos; vgl. Abb. 42).

Gift-Efeu, Gift-Sumach, *Rhus toxicodendron* und verwandte Arten (Urushiole als Hapten-Allergen bei Disponierten gefährlich); schwere Dermatitis und neurologische Komplikationen möglich; vgl. Tabelle im Anhang, Nr. 47.

Hahnenfußgewächse, Ranunculaceae, wie **Anemonen** (z. B. Buschwindröschen, Küchen- oder Kuhschellen) enthalten besonders in oberirdischen Pflanzenteilen stark lokal reizendes Anemonol (Ranunculol, Protoanemonin). Etwa 30 Pflanzen (z. B. in Salat) für Erwachsene letal.

Heckenkirsche, Schwarze und Gemeine (auch Hundskirsche), *Lonicera nigra, L. xylosteum* u. a.; vgl. Tabelle im Anhang, Nr. 15 und Abb. 22.

Kaiserkrone, *Fritillaria imperialis* L. (Liliengewächs); Steroid-Alkaloide, vorwiegend in den Zwiebeln (für Kinder evtl. attraktiv), sind offenbar kardio- und neurotoxisch.

Kamille, z. B. *Matricaria chamomilla*, toxikologisch praktisch nur bedeutsam wegen der mitunter auftretenden Allergie gegen die Pflanze und die aus ihr gewonnenen Heilmittel und Kosmetika.

A

Klivie, Riemenblatt, *Clivia miniata*: Rote Beeren und der von dicken Blattscheiden umgebene Zwiebelstamm enthalten Alkaloide, die lokal reizend, im Extremfall auch ZNS- und kreislaufwirksam sind.

Knoblauch, *Allium sativum* (enthält Alliin → Allicin), allergische Kontaktdermatitis möglich.

Kreuzdorn, *Rhamnus cathartica* (vgl. auch „Faulbaumrinde", Kapitel Laxanzien; Tabelle im Anhang, Nr. 59 und Abb. 44).

Lebensbaum, z. B. *Thuja occidentalis*, enthält u. a. **Thujon**, akut toxisch ähnlich Campher (siehe oben), neurotoxisch, vgl. auch „Wermut" (s. u.) und Kapitel Anthelminthika.

Liebstöckel, *Levisticum officinale*, auch enthalten in Species diureticae u. a. harntreibenden Teemischungen.

Liguster, Rainweide, *Ligustrum vulgare*; siehe Tabelle im Anhang, Nr. 65 und Abb. 48.

Löwenzahn, *Taraxacum officinale* (beeinflusst evtl. auch Herzrhythmik); allergische Kontaktdermatitis möglich.

Lorbeeröl (Oleum Lauri expressum) enthält Gemische von Sesquiterpenlactonen, die (z. B. bei epikutaner Anwendung) stark sensibilisieren, sodass schwere allergische Reaktionen ausgelöst werden können (vgl. auch Fotosensibilisatoren im Kapitel Furocumarine!).

Meerrettich, *Cochlearia armoracia* (am ehesten bei Kindern evtl. das Sinigrin bedeutsam).

Muskatnuss, geschälte Samen (Semen Myristicae) des Muskatnussbaumes, *Myristica fragrans*; besonders in zerkleinerter Form gefährlich; 2 Stück für Kind evtl. letal. Wirkstoffe: Myristicin (zu ca. 4 % in Muskatnussöl, Oleum Nucistae sive Myristicae), narkotisch wirksames Marindinin und andere Inhaltsstoffe mit psychotropen Eigenschaften.

Narzissen, Weiße bzw. Gelbe (= Osterglocken), *Narcissus pseudonarcissus, N. poeticus* (enthalten neben Galanthamin auch Alkaloide wie Lycorin bzw. Narcissin); mit (Speise-)Zwiebel verwechselbar (> 1 Zwiebel toxisch); auch Wasser, in dem die Blumen eingestellt waren, ist toxisch.

Petersilie, *Petroselinum sativum, P. crispum* bzw. *Apium petroselinum* (enthält nur in Früchten toxikologisch bedeutsame Mengen von Apiol = Petersiliencampher und Myristicin; auch Gefahr der Verwechslung mit Hundspetersilie, Petersilienschierling (s. unter *Cicuta virosa*, Kapitel Picrotoxin). Zur Verwendung als Abortivum (historisch) und Verunreinigung mit o-Tricresylphosphat, s. dort.

Pfingstrose, echte *Paeonia officinalis*, enthält vorwiegend in Blüten und Samen stark reizendes Paeonin bzw. Peregrinin.

Rainfarn, *Tanacetum vulgare*, enthält **Thujon**, akut toxisch etwa wie Campher (s. oben), allergisierende Wirkung.

Rosskastanie, *Aesculus hippocastanum* (Aescin, Aesculin und Aesculetin etwa zu 4 % auch in zahlreichen Lichtschutzmitteln); saponin- und flavonhaltige Extrakte als Venentonikum, Antithrombotikum (z. B. Aescusan®, Essaven®, Reparil®, Venostasin®). Siehe auch Tabelle im Anhang, Nr. 83.

Sadebaum, *Juniperus sabina*, neben den Terpen-Derivaten Sapinol, Sabinen und Sabinylacetat evtl. auch Podophyllotoxine an Giftwirkung beteiligt (**LD** der Droge ca. 20 g, **LD** des Wirkstoffes Sabinol ca. 0,1–0,2 g) vgl. Tabelle im Anhang, Nr. 70 und Abb. 52.

Safran, Crocus, *Crocus sativus* (wie Myristicin, s. unter „Muskatnuss"; u.a. als Kuchengewürz und -färbemittel verwendet; Tinctura Opii crocata s. dort), **LD** ca. 5–10 g.

Safranrebendolde, *Oenanthe crocata*, enthält Oenanthotoxin, ähnlich dem Cicutoxin.

Salbei, *Salvia officinalis*; engl. Sage; wertvolle Droge z.B. in Salvysat®; toxikologisch evtl. in Extremfällen Campher- und Thujongehalt bedeutsam (s. dann bei Campher). Zunehmend missbräuchlich gekaut, geraucht oder in verdampfter Form inhaliert: **Salvia divinorum** („Wahrheitssalbei, Wundersalbei, Aztekensalbei") enthält toxikologisch relevantes psychotropes Salvinorin A (syn. Divinorin A, Nichtalkaloid-Halluzinogen, Agonist am Kappa-Opioid-Rezeptor, KOR), kann zu berauschender, kurz anhaltender halluzinatorischer Depersonalisationssymptomatik führen; toxisch schon ab 0,1–0,5 g Blätter.

Sauerampfer, *Rumex acetosa* (s. auch „Oxalsäure").

Seidelbast, *Daphne mezereum*, „Bergpfeffer" „Pfefferstrauch". Schon wenige Beeren giftig! (Starke lokale und auch resorptive Wirkung.) Ähnlich auch andere Daphne-Arten. Vgl. Tabelle im Anhang, Nr. 19 und Abb. 23.

Sumpfporst, Mottenkraut, wilder Rosmarin, *Ledum palustre* (enthält im Porstöl Ledol und Palustrol).

Vogelbeerbaum, **Eberesche**, *Sorbus aucuparia* (vgl. Abb. 18), besonders in Früchten, den Ebereschen-, Quietsch- oder Vogelbeeren, Parasorbinsäure (= Lakton der 5-Hydroxy-2-hexensäure, aus dem durch hydrolytische bzw. enzymatische Spaltung die harmlose, zur Lebensmittelstabilisierung verwendete Sorbinsäure entsteht). Siehe Tabelle im Anhang, Nr. 10.

Wacholder, *Juniperus communis*, terpenreiches ätherisches Öl mit Pinen, Terpinol, Sabinen u.a. (Junen; s. auch unter „Diuretika"). Siehe Tabelle im Anhang, Nr. 69.

Wasserschwertlilie, *Iris pseudacorus*, *I. lutea*, auch scharfstoffhaltig → starke Reizwirkung.

Weinraute, Gartenraute, *Ruta graveolens*; in Blättern und Kapselfrucht stark haut- und schleimhautreizende, auch fotosensibilisierende Inhaltstoffe (Methylketone, Bergapten u.a.); in Extremfällen hepato- und nephrotoxisch.

Weißer Diptam, *Dictamnus albus*, wahrscheinlich ähnlich wie Weinraute (s.o.).

Wermut, Bitterer Beifuß, Absinth, *Artemisia absinthium*, enthält neben Bitterstoffen (die für den thujonfreien Wermutwein und -likör typisch sind, z.B. Absinthin) vor allem **Thujon**, bizyklisches Monoterpen (akut toxisch ähnlich Campher, siehe dort). „Absinthe" enthalten gegenwärtig wieder Thujon (gesetzliche Grenze bis 35 mg/l); Absinth als smaragdgrünes, alkoholisches „Mode-, Szenegetränk", „Grüne Fee", mit alkoholischen Auszügen aus Wermut, Anis, Fenchel, Zitronenmelisse, spezifisch neurotoxisch (Auslösung tonisch, später klonischer Krämpfe und Psychosen), nephrotoxisch (erhöhtes Risiko bei fehlerhafter

A

Hämsynthese, Anstieg der hepatischen Porphyrin-Produktion → cave: akute intermittierende Porphyrie); wasserunlöslich, Ausfällung ätherischer Öle im Absinth mit kaltem Wasser → milchig-weiße kolloidale Lösung. Etwa 10 ml Wermutöl können zu Rhabdomyolyse und Nierenversagen führen. Syndrom des chronischen Absinth-Missbrauchs, „Absinthismus".

Wiesen-Bocksbart, *Tragopogon pratensis*, enthält auch unbekannte neurotoxische Wirkstoffe (z. B. reversible Sehstörungen auslösend).

Wolfsmilchgewächse, Euphorbiaceen wie z. B. Weihnachtsstern (*Euphorbia pulcherrima* Willd., Poinsettia) und Christusdorn (*E. splendens*) enthalten im Milchsaft lokale Reizgifte (Euphorbon und Resiniferatoxin).

Zaunrübe, schwarz- bzw. rotbeerige, *Bryonia alba*, *B. dioica*. Für Kinder ca. 15, für Erwachsene ca. 40 Beeren letal; siehe Tabelle im Anhang, Nr. 29 und Abb. 32.

Zierkürbisse, selten auch kultivierte Kürbisse, Cucurbitaceen, enthalten als tetrazyklische Terpene Schleimhaut reizende Cucurbitacine, die zu gastrointestinaler Symptomatik, Speichelfluss, Erbrechen, Diarrhöe, ggf. Kreislaufversagen führen.

Pflanzen(inhaltsstoffe) mit spezifischer Wirkung: s. Register. Zur Erkennung sowie zur Toxikologie von Früchten und Samen: s. auch Tabellen und Abbildungen im Anhang.

II. Toxikokinetik und -dynamik

Resorption von Terpentinöl und anderen ätherischen Ölen über Schleimhäute des Digestions- und Respirationstraktes rasch, aber auch über intakte Haut möglich (durch lokal irritierende Wirkung gefördert). Saponine werden (bis auf Ausnahmen wie unter „Alpenveilchen", Abschnitt I B) praktisch nicht enteral resorbiert (parenteral → Hämolyse).

Elimination von Terpentinöl ähnlich wie bei anderen ätherischen Ölen vorwiegend (teilweise in gepaarter Form) über Nieren und Lunge (ggf. typischer Geruch von Harn und Exspirationsluft oft lang anhaltend).

Wirkung (insbesondere der Terpene): Mehr oder weniger stark lokal (Haut und) Schleimhaut reizend; nach Resorption toxischer Mengen → zentralnervöse Erscheinungen (Erregung, Lähmung) und/oder Nierenfunktionsstörungen im Vordergrund. (Auch Kochen hebt die Giftwirkung der Pflanzen nicht immer auf. Die Harmlosigkeit für Tiere trifft nicht in allen Fällen auf Menschen zu.) Prinzipiell ist auch mit allergischen Manifestationen (Haut, Schleimhaut, Niere, Blut), in Extremfällen mit hämatotoxischen Reaktionen (z. B. nach s. c. Injektion von Terpentinöl) oder Fotodermatosen (s. Kapitel Furocumarine) zu rechnen.

Beachte auch spezielle Hinweise in Abschnitt I.

III. Symptomatik

Fehlender Foetor ex ore spricht gewöhnlich gegen die Aufnahme wesentlicher Mengen.

Nach **peroraler Aufnahme** → Übelkeit, evtl. Leibschmerzen, Erbrechen (Aspirationsgefahr bei Ölen, verminderte Resorptionsgefahr bei Pflanzen); Tenesmen, Diarrhöe (evtl. blutig); nach Aufnahme sehr gerbstoffhaltiger Pflanzenteile eher Obstipation.

Bei **Inhalation** hoher Konzentrationen ätherischer Öle zunächst Rhinitis, Bronchitis usw., bei Kleinkindern auch Laryngospasmus möglich.

Bei Spritzern von ätherischen Ölen ins **Auge** oder bei intensivem **Hautkontakt** besonders mit Terpentinöl, Anemonen, Giftefeu, Seidelbast, Wolfsmilchgewächsen oder Dieffenbachia (vgl. Abschnitt I!) mitunter sehr schmerzhafte Entzündung (→ evtl. Anaesthesia dolorosa).

Nach **Resorption toxischer Mengen** können in bedenklichen Fällen (z. T. auch durch starken Wasser- und Elektrolytverlust) früher oder später (u. U. nach Tagen) auftreten: vorwiegend zentralnervöse Symptome wie Schwindelgefühl, Ohrensausen, Kopfschmerzen, Müdigkeit, Ängstlichkeit, Tachykardie (besonders nach Taxin, Muskatnuss), Bradykardie, Dyspnoe, Mydriasis oder Miosis, Nystagmus, Augenmuskellähmung; Tremor, Muskelzuckungen, Ataxie, Muskelschwäche; Erregung (bis zu deliranten Zuständen mit Halluzinationen), tonisch-klonische Krämpfe und/oder Lähmungen → Koma (evtl. lang anhaltend; Gefahr von Lungenkomplikationen); Exitus durch Atemlähmung möglich.

Weitere oder stattdessen unterschiedlich ausgeprägte Symptome vonseiten des Urogenitaltraktes wie Polyurie, Hämaturie, Albuminurie, Dysurie, Oligurie, Anurie (→ Urämie möglich), evtl. Uteruskontraktionen. Nach massiver Intoxikation allenfalls auch Lungenkomplikationen, Leberfunktionsstörungen (besonders nach Myristicin, Safran und Apiol) sowie Anämie möglich. Bei Disposition evtl. auch allergische, fototoxische und hämatotoxische Manifestationen (vgl. Hinweise Abschnitt II).

IV. Therapie

A.

Reine ätherische Öle enthalten ca. 1000 mg Öl pro ml. Bei **peroraler** Aufnahme geringerer Mengen von ätherischen Ölen (< 20 mg/kg) reichliche Flüssigkeitszufuhr und Beobachtung. Primäre Giftentfernung (Adsorption an medizinische Kohle) erwägen bei größeren Mengen, insbesondere hochtoxischer Öle (Campher-, Eucalyptus-, Pfefferminz-, Teebaumöl) Aspiration ausschließen. Keine Fette und Öle (cave: Resorptionsförderung). Symptomatische Therapie. Bei schwerster klinischer Symptomatik, nach Einnahme sehr großer Mengen (z. B. Suizidversuch) ist mittels Hämoperfusion u. U. eine fast vollständige Giftelimination möglich.

B.

Nach **peroraler** Aufnahme von 1–2 Früchten im Allgemeinen keine Behandlung erforderlich, evtl. kurzfristige Nachbeobachtung (bei Kindern) ratsam. Nach Aufnahme von Pflanzenteilen in größerer Menge Gabe von Aktivkohle, evtl. auch nach Magenspülung (extreme Fälle), Gastroenteritis-Diät. Wird mit stärkerer Resorptivwirkung gerechnet: Reichlich Flüssigkeit p. o., ggf. als Infusion (physiologische Elektrolytlösung mit Glukose oder Mannitol. Vorsicht bei Lungenödem oder Nierenfunktionsstörungen. Keine unkontrollierte Zufuhr kaliumhaltiger Lösungen. Weiter symptomatisch; siehe unten.

Bei Einwirkung auf das **Auge**: sofort gründlich unter fließendem Wasser bei gut geöffnetem Lidspalt spülen, dann antiphlogistische Maßnahmen, z. B. Prednisolon-Augensalbe; Infektionsschutz; fachärztliche Nachbehandlung.

Bei Einwirkung auf die **Haut**: Gründliche Waschung mit Wasser und Seife. Bei Kontakt mit Dieffenbachia auch Hinweise in Abschnitt I beachten!

Symptomatisch: In bedrohlichen Fällen Sauerstoff(be)atmung! Gegen Krämpfe erforderlichenfalls Diazepam, Faustan®, Valium® i. v. (falls nicht Korrektur des Wasser-Elektrolyt-Haushaltes bereits ausreichend). Symptomatische Behandlung gastrointestinaler Beschwerden (z. B. Butylscopolamin bzw. Atropinum sulfuricum oder muskulotrope Spasmolytika, Omeprazol. Bei Schmerzen Analgetika, jedoch möglichst nicht Pethidin (z. B. Dolantin®). Mucilaginosa (Reis- oder Haferschleim u. Ä.). Regelmäßige Kontrolle und Korrektur von Kreislauffunktion (ggf. Katecholamine), Wasser- und Elektrolythaushalt (Kalium, Natrium, Chlorid).

Bei Anurie(gefahr) Hämodialyse erforderlich (vgl. Kapitel 7.3.2).

Hinweise zum Inhalt von Literaturbeispielen

Pharmakologie und Toxikologie der ätherischen Öle sowie zugehöriger Heil- und Giftpflanzen: Carle; Gessner et al.; Frohne/Pfänder; Habermehl/Ziemer; Hegnauer; Liebenow/Liebenow; Nowack; Roth et al. (1994); Seeger; Teuscher et al.

Therapeutischer Einsatz und Risiken ätherischer Öle und entsprechender Drogen: Schulz et al.

Pharmazeutische/pharmakognostische Inhalte der ätherischen Öle in den entsprechenden Pflanzen: Czygan; Hänsel/Sticher; Reinhard et al.; Rimpler et al.; Wagner; vielfach mit umfassenden Hinweisen zur Phytotherapie (besonders aber bei Wichtl mit einem umfassenden Indikationsverzeichnis)

Spezielle Anwendung der Phytotherapie in der Urologie und Kinderheilkunde: Schilcher (1992 a, b)

Ausführliche Angaben zu Saponinen: Hostettmann et al.; zu Terpenen: Seaman et al.

Spezielle Probleme durch Thujon und Absinth: Hein/Lobbedey/Neumärker (2001); Myristicin: Stein/Greyer/Hentschel (2001)

Probleme des Konsums von Salvia divinorum: Bücheler et al.

Wirkmechanismus und Metabolismus von Thujon: Hold et al.

Einsatz von N-Acetylcystein bei Nelkenöl-Vergiftung: Eisen et al.

Ätherische Öle von Gewürzdrogen: Teuscher (2003)

Toxizität von Pflanzenölen: Roth/Kormann (2000)

Identifizierung, Hinweise zu Toxizität und Therapie von Giftpflanzen: Dauncey et al.

Tiervergiftungen durch Giftpflanzen: Hockamp; Keeler et al.; Kühnert

Symptomatik und Therapie: Seeger; Moeschlin; v. Mühlendahl et al.; Albrecht

Allergiepflanzen und Pflanzenallergenen: Hausen/Vieluf

Aldehyde

I. Substanzen

Aliphatische Aldehyde
Formaldehyd (Methanal), stechend riechendes Gas (Warnwirkung), 35%ige wässrige Lösung = **Formalin,** Formaldehyd solutus (**LD** p. o. ca. ab 10–50 ml); wichtiges Desinfektions- und Konservierungsmittel (Lysoform®) in Reinigungs- und Spülmitteln, industrielles Zwischenprodukt (wegen potenzieller Kanzerogenität Einsatz in der Chemikalienverbots-Verordnung geregelt).

Formaldehyd abspaltende Polymerisationsprodukte wie
Paraformaldehyd, Paraform (Tabletten), Ausgangsprodukt für Kunstharze, Aminoplaste, medizinisch z. B. als Schleimhautdesinfiziens und Pulpa-Devitalisationsmittel obsolet, und
Hexamethylentetramin (Methenamin, z. B. Antihydral®, Urotractan®), vorwiegend als obsoletes Harndesinfiziens, relativ harmlos; zur Herstellung von Trockenbrennstoff s. auch unter „Metaldehyd".
Acetaldehyd (Ethanal, Ethylaldehyd), wichtiges Zwischenprodukt z. B. für Essigsäure- und Alkoholherstellung, Kunstharze, Lacke, Kautschuke usw. wie auch andere Aldehyde als Insektenlockmittel (Attractants); weniger toxisch als Formaldehyd (s. o.; jedoch in schweren Fällen ähnlich wirksam wie Alkohol nach Disulfiram; s. Kapitel Thiurame). Verwendung auch als Polymerisat, z. B.:
Paraldehyd (Paraacetaldehyd, **LD** ca. 20–30 g), Schleimhaut reizendes Hypnotikum (s. Kapitel Sedativa/Hypnotika), Ersatztreibstoff.
Metaldehyd („Meta"), Schneckengift (als Schneckenkorn, Schneckentod), Trockenbrennstoff, „Hartspiritus". (**LD** für Erwachsene etwa ab 1 Tablette = 4 g; für Kinder etwa 2 g); in handelsüblichen Präparaten (z. B. Esbit®) evtl. auch Hexamethylentetramin, das unter starker Hitzeeinwirkung Blausäure entwickeln kann, die im Extremfall (z. B. Verschwelen in geschlossenen Räumen ohne Luftzutritt) toxikologisch relevant werden könnte (s. dann „Blausäure").
Trichloracetaldehyd, Chloral(hydrat), als Hypnotikum (s. dort).
Chloracetaldehyd (evtl. Metabolit des toxikologisch ähnlichen Ethylenchlorhydrins, s. dort).
Butyraldehyd, Acrolein, Acrylaldehyd, Allylaldehyd, Propenal, extreme Reizwirkung, leicht entflammbar (Explosionsneigung!), 0,1 ppm bereits geruchlich wahrnehmbar (MAK-Wert), giftiger als Phosgen! (**LD** s. Abschnitt III)!
Furfurol, Fural, Furanaldehyd, Furfural, stechend, riechende, farblose Flüssigkeit, aggressive, Haut- und Atemwege reizende Wirkung, explosiv; technisch bedeutsam in Kunststoff- und Holzindustrie, Zwischenprodukt.
Glutar(di)aldehyd, Pentandial, Glutaral, Desinfiziens, Antihidrotikum; in Cidex®, Korsolex®.

A

Crotonaldehyd, Glyoxal (z. B. auch in Incidin® perfect), vorwiegend industriell bedeutsam.

Aromatische Aldehyde

Benzaldehyd, Formylbenzen, Benzoylwasserstoff; bis zu 90 % im so genannten Bittermandelöl (Benzaldehydcyanhydrin = Mandelsäurenitril, s. Kapitel Blausäure), nach bitteren Mandeln riechende Flüssigkeit, Komponente für Geruchs- und Geschmacksstoffe, Ausgangsprodukt für Synthese pharmazeutischer Präparate und Farbstoffe (**LD** p. o. für Erwachsene ca. 50–60 g). Technisch bedeutsame Derivate des Benzaldehyds:
o-, m- und p-**Chlorbenzaldehyd**, o-, m-, p-**Nitrobenzaldehyd** (Zwischenprodukte toxikologisch wie Nitrobenzol, siehe dort); o-, m- und p-**Hydroxybenzaldehyd** (Derivate dieser Hydroxyaldehyde sind wichtige Riechstoffkomponenten, z. B. Anisaldehyd, Piperonal, Vanillin); Amino- und **Dimethylaminobenzaldehyde** (Farbstoffprodukte) toxikologisch wie Anilin bzw. Anilin-Derivate (siehe dort), aber weniger giftig!

II. Toxikokinetik und -dynamik

Aliphatische Aldehyde wirken **lokal** mehr oder weniger stark (Haut und) Schleimhaut reizend bis ätzend (Eiweiß fällend; örtliche Wirkung nimmt mit steigendem Molekulargewicht ab, am stärksten bei ungesättigten und halogenierten Aldehyden, z. B. Acrolein, Crotonaldehyd, Chloracetaldehyd). Nach enteraler oder parenteraler (auch inhalativer) **Resorption** ausreichender Mengen evtl. → zentralnervöse Symptome (hypnotische Wirkung und Toxizität nehmen mit steigender Kettenlänge zu), später u. U. Nierenschäden, nach Glyoxal allenfalls auch noch Pankreasschäden, nach Furfural u. U. auch Leberschäden und Störung der Blutgerinnung möglich. **Elimination** aliphatischer und aromatischer Aldehyde vorwiegend durch Oxidation (in Blut, Geweben und Leber) sowie Ausscheidung über Nieren (und Lunge).

III. Symptomatik

Inhalation von Formaldehyd-, Acrolein- u. a. Aldehyd-Dämpfen (vgl. Hinweise Abschnitt II) → Reizerscheinungen an Konjunktiven sowie Schleimhäuten des (oberen) Respirationstraktes; in schwersten Fällen Glottisödem, evtl. auch Lungenödem; Pneumonie, Zyanose. (Für Acrolein gilt etwa: 1 ppm sofort wahrnehmbar, ab 6 ppm Reizerscheinungen, ab 10 ppm schon nach kurzer Zeit Bewusstlosigkeit und Exitus möglich.)
Bei Inhalation von Metaldehyd-Dämpfen Somnolenz, Koordinationsstörungen, Schwindelgefühl, Nausea, evtl. Koma und Krämpfe im Vordergrund.
Nach **peroraler** Aufnahme von **Formalin** u. a. lokal reizenden Aldehyden (vgl. Abschnitt II) → Verätzungen in Mund, Ösophagus und oberem Magen-Darm-

Trakt (bzw. des Kolons bei Einläufen mit Formaldehyd-Lösungen) → heftige Schmerzen im Bereich der betroffenen Schleimhäute, Dysphagie, Erbrechen (evtl. blutig), Diarrhöe und Tenesmen; in schweren Fällen Rausch, Benommenheit → (lang anhaltende) Bewusstlosigkeit. Beteiligung des Respirationstraktes (bis zum Lungenödem). Exitus infolge Kreislaufkollaps oder Atemlähmung binnen ¼–24 h möglich, später evtl. (auch nach vorübergehender „Besserung") infolge Magenperforation oder Nierenversagen.

Bei peroraler Aufnahme von **Metaldehyd** sind lokale Reizerscheinungen im Wesentlichen auf den Magen beschränkt (meist hämorrhagische Gastritis → Nausea, Erbrechen, Magenschmerzen), dafür aber nach etwa 1 h (oder später) Resorptiverscheinungen: Muskelrigidität (Trismus, Zungenbiss usw.), Hyperreflexie, positive Chvostek- und Trousseau-Zeichen; anfangs evtl. choreatische Zuckungen, dann (klonisch-)tonische Krämpfe mit Opisthotonus und Hyperthermie (wiederholtes Auftreten während mehrerer Tage möglich); Sensorium anfangs klar, dann Verwirrtheit, Somnolenz → evtl. Bewusstlosigkeit. Falls nicht frühzeitig Exitus (Atemstillstand innerhalb 5–24 h), protrahierter Verlauf mit Nierenschäden (zunächst Leukozyten, Aceton, Albumin und reichlich Zylinder im Urin) sowie Leberschäden (mit Ikterus), metabolische Azidose, Verbrauchskoagulopathie und postenzephalitischen Erscheinungen möglich.

Nach **Glyoxal** oder **Hexamethylentetramin** (in großen Dosen) → Albuminurie, Hämaturie, evtl. Zystitis mit schmerzhafter Miktion, Oligurie, Anurie (am ehesten bei gleichzeitiger Einwirkung extremer Mengen von Sulfonamiden, die renal rasch ausgeschieden werden, und Hexamethylentetramin); siehe auch Hinweise in Abschnitt I und II.

IV. Therapie

Bei **Inhalation**: Frischluft; im Übrigen sinngemäß wie bei Chlor (s. dort), ggf. Lungenödembehandlung (Sauerstoff, injizierbare und inhalierbare Glukokortikoide; s. Kapitel Nitrose Gase).

Bei **Haut-** und **Augenkontakt**: Ggf. sofortiges reichliches Spülen mit Wasser (vgl. auch „Säuren").

Nach **peroraler** Aufnahme je nach Substanz: Sofortige Verdünnung mit Wasser, wenn möglich mit 1–2%iger Lösung Ammoniumcarbonat, Ammoniumchlorid oder 20%iger Harnstoff-Lösung (Apotheke), (besonders bei Formaldehyd, das durch Zusätze von Ammoniumsalzen in Hexamethylentetramin überführt werden soll). Anschließend Versuch der schnellen Giftentfernung (cave: Verätzungen): Abziehen über Magensonde bzw. besser endoskopische Magenspülung durch Gastroenterologen nur innerhalb 30 min bis 1 h sinnvoll. Bei Metaldehyd-Vergiftung Behandlung sinngemäß auch wie bei Methanol. In schweren Fällen Hämodialyse zu erwägen.

Symptomatisch: Ggf. rechtzeitig Alkalitherapie unter Kontrolle des Säuren-Basen-Haushaltes (s. bei „Methanol") und hämostaseologische Behandlung. Schon bei (ausreichend gesichertem) Verdacht auf Entwicklung eines Lungenödems

Einsatz injizierbarer oder inhalierbarer Glukokortikoide (s. Abschnitte III und IV des Kapitels Nitrose Gase)! Sauerstoffatmung, bei Meta-Vergiftung evtl. Intubation und Beatmung nötig. Bei Verätzungen siehe Kapitel Säuren.

Bei starken *Schmerzen* 20–30 ml 0,5–1,0 %ige Procain- (Novocain®-)Lösung trinken lassen, später erforderlichenfalls kleinere Portionen nachgeben, evtl. Analgetika (wegen antidiuretischer Nebenwirkung kein Pethidin, Dolantin®).

Schock- und Kreislaufbehandlung; kontrollierte Diureseförderung (reichlich Flüssigkeit).

Bei *Krämpfen* (nach Meta; 48 h nachbeobachten) vorsichtig Diazepam (Faustan®, Valium®) vgl. auch Kapitel 6.1.3 und 7.1.9.

Im Anschluss an Behandlung massiver Intoxikation mit sichtbarer und/oder schmerzhafter Schleimhautbeteiligung besonders sorgfältige gastroenterologische bzw. pulmologische Nachbeobachtung bzw. -behandlung (vgl. Abschnitt II und III!).

Hinweise zum Inhalt von Literaturbeispielen

Substanzen, Symptomatik und Therapie: Wirth/Gloxhuber; Moeschlin; v. Mühlendahl; Oberdisse et al. Ellenhorn/Barceloux
Toxikologie von Formaldehyd: Koss
Einsatz von Metaldehyd als Molluskizid: iva (s. N 16)
Chemie einzelner Aldehyde: Römpp

Alkohole aliphatische, einwertige

I. Substanzen

Ethanol, Ethylalkohol, Weingeist, Spiritus, Branntwein, Brandy, s. Kapitel Ethanol.
Methanol, Methylalkohol, Holzgeist, Carbinol s. Kapitel Methanol.

Propanole

■ Normaler (n-)**Propylalkohol**, Propan-1-ol (früher auch Ethylcarbinol, *a*-Oxypropan, Alcohol propylicus, normal) medizinisch als (Haut-)Desinfektionsmittel (25–50 %), z. B. in Sterillium®, als Lösungsmittel für Pharmaka (äußerlich), Kosmetika (Haar-, Gesichts-, Rasierwässer u. a., s. dort), Zellulose, Lacke, Öle, Kunststoffe usw.; in Haushaltsartikeln (z. B. Rostschutzmittel, Schuhpflegemittel, s. dort).

■ **Isopropylalkohol**, Propan-2-ol (früher auch Dimethylcarbinol, *b*-Oxypropan), „Petrohol", „Persprit" „Propol" „Hartosol" „Avatine", auch als Ethanol-Ersatz verwendet, nicht für pharmazeutische, wohl aber für kosmetische Zwecke (wie Propan-1-ol), technisch wichtig als Lösungsmittel für ätherische Öle, Wachse, Ester; zur Herstellung von Seifen, Polituren, Frostschutz-, Entwässerungs-, Konservierungs-, Extraktionsmitteln, als Fotoentwickler-Zusatz, Desinfektionsmittel,

Antiseptikum; in Haushaltsartikeln (z. B. Luftverbesserer, Glasscheibenreiniger, Schuhpflegemittel, Insektenrepellenzien), in Haarfestigern und Haarlacken (s. entsprechende Kapitel oder Register). Zentralnervöse Toxizität ca. 1½–2fach stärker als bei Ethanol; **LD** ca. 0,5–5 g/kg bzw. 150–240 ml.

Butanole

Butanole, Butylalkohol (Alcohol butylicus), wichtig vor allem das primäre normale **Butanol** (n-Butylalkohol) als Lösungsmittel für Öle, Fette, Wachse, Harze; zur Darstellung von Weichmachern, Flotationsmitteln und für spezielle organische Präparationszwecke, in Mikroskopie. *Chlorobutanol*, Anästhetikum, Antiseptikum, neben 45 Vol% Ethanol u. a. früher in Givalex® (im Extremfall wie aliphatische (Halogen-)Kohlenwasserstoffe, s. dort).

Amylalkohole

Amylalkohole, Pentanole, bedeutsam sind:
- „Optisch inaktiver Gärungsalkohol", 3-Methyl-butan-1-ol (früher Isobutylcarbinol), einer der Hauptbestandteile der „Fuselöle" der alkoholischen Gärung.
- Roher Gärungsamylalkohol (Gemisch aus 3-Methyl-butan-1-ol und 2-Methyl-butan-1-ol) als wichtiges Lösungsmittel für Fette und Harze u. Ä.
- Tertiärer Amylalkohol, 2-Methyl-butan-2-ol (früher Dimethylethylcarbinol), Amylenhydrat; Lösungsmittel; s. auch unter „Schlafmittel".

Octylalkohole (Caprylalkohol):
- n-Octylalkohol, Octan-1-ol; Lösungsmittel für Öle, (Kunst-)Harze; Wachse; verwendet in Lackindustrie, in Parfümerie als Weichmacher.
- Sekundärer n-Octylalkohol (2-Ethyl-hexan-1-ol, 2-Ethyl-hexylalkohol); Lösungsmittel für Nitrozellulose, Alkylharnstoffharze, Gummi, Wachse, Öle, Fette und Lacke sowie als Antischaummittel.

Allylalkohol

Allylalkohol, Prop-2-en-1-ol; unter den **ungesättigten aliphatischen Alkoholen** das einzig bedeutsame Lösungsmittel; verwendet auch als Schädlingsbekämpfungsmittel, Antiseptikum, Unkrautvernichtungsmittel; organisches Zwischenprodukt.

Emulgierende Alkohole

Sog. Emulgierende Alkohole, Alcoholes emulsificantes, Mischung aus gesättigten höheren aliphatischen Alkoholen, vorwiegend Stearylalkohol und Natriumalkylsulfate, pharmazeutisch verwendet als Emulsions- und Salbengrundlage; harmlos.

II. Toxikokinetik und -dynamik

A

Praktisch bedeutsam ist **Resorption** über Magen-Darm-Kanal, allenfalls auch über Respirationstrakt und in Extremfällen über Haut.
Elimination unterschiedlich rasch, vorwiegend durch oxidativen Abbau.
Wirkung zunächst ähnlich wie bei Ethanol (s. dort); bei Butanol und den folgenden Alkoholen des Abschnitts I wesentlich stärker, am intensivsten bei Allylalkohol. Nach Resorption vorwiegend zentralnervöse Wirkung (vgl. Kapitel Ethanol! Narkotische Wirkung aliphatischer Alkohole nimmt mit der Kohlenstoffzahl und der damit verbundenen Lipidlöslichkeit zu.). Relative Toxizität etwa
Ethyl- < Isopropyl- < Butyl- < Amyl- < Allylalkohol.
Teilweise ist Toxizität der Metaboliten ausschlaggebend.
Gefahr der Spätschäden (z.B. Eliminationsorgane).

III. Symptomatik

Nach **peroraler** Aufnahme oder **Inhalation Reizerscheinungen** an betroffenen Schleimhäuten (insbesondere nach Allylalkohol-Dämpfen auch Lungenödem möglich). Nach **Resorption** toxischer Mengen Verlauf ähnlich wie bei Ethanol (vgl. eigenes Kapitel), prä- und postnarkotische Beschwerden teilweise größer; evtl. Hämolyse, Leber- und Nierenfunktionsstörungen (z.B. nach Amylalkoholen, auch nach Isopropyl- oder Allylalkohol).

IV. Therapie

Nach **peroraler** Aufnahme nur sehr frühzeitig (< 30 min) primäre Giftentfernung, aber Vorsicht bei Erbrechen und Magenspülung (Aspirationsgefahr!), Kohle- und Glaubersalz-Gabe ohne Nutzen und nur bei Mischintoxikationen sinnvoll; vgl. Kapitel 7.2!
Nach massiver **Inhalation** von Alkoholdämpfen Frischluft, Sauerstoff(be)atmung, Hinweise in Kapitel 7.3.5 beachten. Bei **Haut-** oder **Augenkontakt** etwa 15 min unter fließendem Wasser abwaschen bzw. spülen; augenärztliche Nachbehandlung (Korneaschäden möglich).
Forcierte Diurese ist ineffektiv; in schweren Fällen Dialyse-Indikation prüfen (sinngemäß wie unter „Ethanol" und Kapitel 7.3.2). Hämodialyse bei Isopropylalkohol (Serumspiegel über 4 g/l) 50fach effektiver als renale Clearance.

Hinweise zum Inhalt von Literaturbeispielen

Toxikologie der Alkohole: Koss
Symptomatik und Therapie: Löser; Winchester; Albrecht
Restmengen an Lösungsmitteln in pflanzlichen Arzneimitteln: Stumpf et al.
Isopropylalkohol-Intoxikation: Ellenhorn/Barceloux; Zaman et al.
Chemie und Verwendung: Römpp

Alpha-Rezeptorenblocker

α-Rezeptorenblocker, α-Adrenolytika, α-Adrenorezeptorenblocker, Antisympathotonika, α-Sympatholytika

I. Substanzen

Vorwiegend als Vasodilatanzien bzw. Antihypertensiva werden verwendet:

■ α-Rezeptorenblocker, **direkte** (Nor-)Adrenolytika oder α-Sympath(ik)olytika
Alfuzosin (HWZ 4–6 h, PB 90 %), Urion®, UroXatral®.
Bunazosin (HWZ 5–18 h), Andante®.
Doxazosin (HWZ 10–22 h), Alfamedin®, Cardular®, Diblocin®, Doxamax, Uriduct® u. a.
Phenoxybenzamin (HWZ 3–4 h), Dibenzyran®; irreversibler langsam wirkender, auch direkt muskulotroper α_1/α_2-Blocker (cave: Kumulation und Gewebeschäden).
Prazosin (HWZ von 2–4 h), Adversuten®, Duramipress®, Eurex®, Minipress®; trotz kurzer HWZ länger anhaltende Wirkung (bis > 10 h), **TD** ab (50)–150–500 mg.
Tamsulosin (HWZ 13 h), Alna®, Omnic®, TADIN®; in tox. Dosis Hypotonie, Bradykardie.
Terazosin (HWZ 11 h), Flotrin®, Heitrin®, TeranarInit, Terazid u. a.
Urapidil, Alpha-Depressan®, Ebrantil®, mit zusätzlicher zentral serotoninantagonistischer Wirkung.

Weitgehend verlassen und kaum mehr verfügbar: **Dapiprazol,** Remydrial®; **Indoramin,** Wydora®; **Phentolamin,** Regitin®, zur oralen Anwendung (erektile Dysfunktion) auch als Vasomax®, in Kombination mit Papaverin als Androskat®; relativ kurz, teilweise histamin- und chinidinartig wirksam. **Tolazolin,** Priscol®, auch ähnlich wirksam wie andere Imidazoline (s. bei „Phentolamin").

Alpha-adrenolytisch wirken auch Indolalkaloide wie das Aphrodisiakum **Yohimbin** (Yocon®) und Nicergolin s. Kapitel Mutterkornalkaloide.

■ Antisympathotonika, **indirekte**, zentral wirksame Sympatholytika
Apraclonidin, Para-amino-clonidin, Iopidine®
Brimonidin (HWZ ca. 2,5 h), Alphagan®; relativ selektiver α_2-Agonist, Antiglaukomatosum bei Offenwinkelglaukom.
Clonidin (HWZ 10–20 h), Catapresan®, Clonistada®, Mirfat®, Paracefan®, zur lokalen Anwendung auch in Clonid-Ophthal®, Dispaclonidin®, Isoglaucon®; (auch gegen Alkohol-, Heroin-, Opiat- und Nicotin-Entzugserscheinungen verwendet); zentral depressiv (α_2-sympathomimetisch), initial evtl. vasopressorisch.
TD Erw. ab 200–300 μg, bei Kleinkindern bereits ab 100 μg.
Guanethidin, wesentlicher Bestandteil in Thilodigon®; langsamer Wirkungsbeginn, Kumulationsgefahr; Beeinflussung des Elektrolythaushalts und des Magen-Darm-Trakts, nicht des ZNS.
Methyldopa, Dopegyt®, Presinol®; zusätzlich zentralnervöse Wirkungen (am ehesten parkinsonartig, depressiv) möglich.

A

Moxonidin (HWZ 2–3 h), Imidazolin-1-Rezeptorantagonist; Cynt®, Moxocard®, Physiotens® u.a.; offenbar geringer toxisch als Clonidin.
Reserpin (HWZ bis 270 h), fast ausschließlich nur noch als Bestandteil antihypertensiver Kombinationspräparate, z.B. Briserin®, homöopathisch in dysto-loges®, Triniton®; Tri.-Thiazid Reserpin STADA®; Hauptalkaloid aus *Rauwolfia serpentina* (vgl. Kapitel Rauwolfia-Alkaloide), komplexe Wirkung setzt erst nach Latenz ein und hält besonders lang an (Plasmaspiegel korreliert mit Wirkung). Im akuten Fall neurologische Wirkung (vgl. Abschnitt III) weniger bedeutsam als hypotensiver Effekt (cave: Interaktionen, vgl. Abschnitt II).

II. Toxikokinetik und -dynamik

Resorption aus dem Gastrointestinaltrakt schnell und vollständig bei Prazosin und verwandten Substanzen (Maximum bei 1–3 h), sonst unterschiedlich: Bei Phenoxybenzamin und Guanethidin etwa zwischen 20 und 30%, sonst meist zwischen 50 und 70%. Plasmaproteinbindung meist zwischen 90–98%.
Elimination bei Prazosin und verwandten Substanzen durch weitgehende Metabolisierung in der Leber (ausgeprägter First-Pass-Metabolismus). Weitere unter Abschnitt I aufgeführte Substanzen teils verhältnismäßig rasch und weitgehend unverändert, vorwiegend über Nieren (z.B. α-Methyldopa sowie Clonidin, das zum erheblichen Teil auch über den Darm ausgeschieden wird), mitunter erst nach Metabolisierung in Leber (z.B. Guanethidin); langsamste Biotransformation beim Reserpin (Kumulationsneigung!). Bei Erkrankung der Eliminationsorgane erhöhte Toxizität.
Wirkung (teilweise erst nach „Giftung"): Insbesondere im toxischen Bereich ist allen Pharmaka des Abschnitt I gemeinsam die Verminderung der Wirkung körpereigener Katecholamine und exogen zugeführter Sympathomimetika (α-Blocker) bzw. eine peripher und/oder zentral vermittelte Reduktion des Sympathotonus (Antisympathotonika). Daneben spielen unmittelbare Einflüsse (z.B. auf Gefäß- oder Herzmuskulatur), Gegenregulationsmechanismen und sehr spezifische Effekte (siehe jeweils auch Hinweise in Abschnitt I) eine Rolle; daher bei akuter Vergiftung mit *direkten* Sympatholytika am ehesten Herz-Kreislauf-Reaktionen (insbesondere intensive Vasodilatation und ihre Folgen, vgl. Abschnitt III) zu erwarten.
Bei den *indirekt wirksamen* Sympatholytika zusätzlich stark ausgeprägte ZNS-Wirkungen bedeutsam.
Die im therapeutischen Bereich bekannten Wirkungsunterschiede zwischen den angeführten Pharmaka(gruppen) verwischen sich bei akuten Vergiftungen weitgehend (Ausnahmen siehe Abschnitt I); bestimmend sind vielmehr Dosis, Applikationsart, individuelle Toxikokinetik, vorbestehende Erkrankungen (z.B. von Herz-Kreislauf, Leber, Nieren, ZNS) sowie mögliche **Interaktionen** (cave: z.B. mit Alkohol, zentralwirksamen Pharmaka oder Vasodilatanzien; bei Reserpin besonders Kombination mit MAO-Hemmstoffen, Phenothiazinen und negativ chronotropen Antiarrhythmika gefährlich).

Toxische Plasmaspiegel siehe Anhang.

III. Symptomatik

Nach Injektion bzw. Resorption toxischer Mengen sind – evtl. neben lokalen Reizerscheinungen auf Schleimhaut oder Gefäße – je nach Situation (vgl. Abschnitt II) vor allem Herz-Kreislauf-Reaktionen zu erwarten: **Blutdrucksenkung** (initial, auch -steigerung) bis Schock, **Herzrhythmusstörungen** (Reflex**tachykardie,** auch Sinusbradykardie und AV-Block bei Clonidin!), Angina pectoris. Teilweise daneben Mundtrockenheit, Schwitzen, Kopfschmerzen, Sehstörungen (z. B. Miosis bei Clonidin); Müdigkeit, Somnolenz bis komatöse Zustände (Clonidin im Kleinkindalter!) oder Unruhe, Depressionen, Hypothermie, Dyspnoe, Polyurie, Adynamie, Ataxie; Miktionsstörungen, Priapismus, Magen-Darm-Störungen (Nausea, Erbrechen, Spasmen, bei Clonidin auch Darmatonie, Durchfälle usw.); Störungen im Wasser- und Elektrolythaushalt (besonders Wasser- und Na-Retention) möglich (siehe jeweils Hinweis in Abschnitt I).

IV. Therapie

Gabe von Aktivkohle, vgl. Kapitel 7.2.
Symptomatisch: Bei Blutdruckabfall Schocklagerung, ggf. Volumensubstitution, Dopamin/Dobutamin, bzw. Noradrenalin, Arterenol® (bei α-Blockern, kein Adrenalin oder Sympathomimetika mit α- und β_2-Wirkung). In leichteren Fällen Sympathomimetika wie Norfenefrin oder Pholedrin. Bei behandlungsbedürftiger Bradykardie Atropin (vgl. Kapitel 7.1.12) unter EKG-Kontrolle.
In extremen Fällen Beatmung notwendig. Kontrolle des Wasser- und Elektrolythaushaltes bzw. der Diurese, forcierte Diurese kontraindiziert. Infolge hoher Plasmaproteinbindung (vgl. Abschnitt II) erscheint die Hämodialyse bei α-Blockern kaum effektiv, die wiederholte Kohleapplikation kann bei Blockern mit langer HWZ sinnvoll sein, vgl. auch Abschnitt I. Rücksprache mit Giftinformationszentrum. Zum Nutzen wiederholter Vergleiche von Handschriftproben siehe Allgemeiner Teil, Kapitel 6.2.14.

Hinweise zum Inhalt von Literaturbeispielen

Wirkung, Toxikologie und Behandlung von Intoxikationen: Albrecht
Pharmakokinetik, Haupt-, Neben- und Wechselwirkungen von Sympatholytika: Haen/Kurz; Kirch
Pharmakotherapie mit α-Blockern: Kirch
Dosierung, relative und absolute Kontraindikationen, Interaktionen: ROTE LISTE, Alphabetisches Verzeichnis der Fertigarzneimittel, Signaturverzeichnis A 42

(Alpha)-Sympathomimetika

A

I. Substanzen

Adrenalin, **Epinephrin** (HWZ 1–3 min), Fastjekt®, Suprarenin®; körpereigenes bzw. synthetisches Sympathomimetikum, vorwiegend verwendet als Vasokonstriktor in Lokalanästhetika, Hämostyptika und zur Schleimhautabschwellung (z. B. Nasentropfen); wegen im therapeutischen Bereich überwiegender β_1-mimetischer Wirkung, vorrangig verwendet als Standardpräparat zur kardiopulmonalen Reanimation. **LD** für Erwachsene (Herzkranke und Überempfindliche) und Kinder: rasch i. v. evtl. schon ab 0,5–1 mg, s. c. ca. 5–10 mg, p. o. harmlos.

Dopamin (HWZ 5–10 min), Dopamin Fresenius u. a.; neben dopaminerger und betamimetischer Wirkung mit steigender Dosierung im toxischen Bereich vorwiegend noradrenalinähnliche Wirkung.

Ephedrin (HWZ 3–6 h), aus *Ephedra vulgaris* und synthetisch (meist als Ephedrinum hydrochloricum), in zahlreichen Kombinationspräparaten (Antiföhnon®, Asthma-6®, Ephepect®, Fomagrippin®, Hevertopect®, Perdiphen®, Vencipon®); indirekt wirkendes Sympathomimetikum mit zentralerregender Komponente; therapeutisch verwendet als Antihypotonikum, Antiallergikum, Broncholytikum. **LD** p. o.: für Erwachsene ca. 1–2 g, für Kinder < 2 Jahren ca. 200 mg; parenteral toxischer. Zur missbräuchlichen Anwendung vgl. Kapitel Amphetamine und Derivate.

Noradrenalin, **Norepinephrin**, Levarterenol (HWZ 1–3 min), Arterenol®; Vorkommen und Verwendung ähnlich Adrenalin (s. o.), etwas weniger toxisch als dieses.

Qualitativ hinsichtlich akuter Toxizität und Indikationen (systemische und/oder lokale Anwendung – besonders im Bereich von Kreislauf, Nase, Bronchien und Augen) sind mit Adrenalin, Noradrenalin und Ephedrin **vergleichbar**:

Cafedrin (neben Theoadrenalin) in Akrinor®.

Dipivefrin, d-Epifrin®, Glaucothil®; Esterform von Epinephrin.

Etilefrin (HWZ 2,5 h; wegen starker β-Wirkung s. auch Kapitel Beta-Sympathomimetika), Adrenam®, Cardanat®, Effortil®, Thomasin®, Pholdyston, Biofentin.

Indanazolin, (Naphthylimidazolin-Derivat), Farial®.

Midodrin, Gutron®.

Naphazolin, (Naphthylimidazolin-Derivat), Idril N, Privin®, Proculin®, Konjunktival Thilo.

Norephedrin, Phenylpropanolamin (HWZ 3 min), auch als Appetitzügler (vgl. daher auch Kapitel Analeptika), z. B. Antiadipositum RIEMSER, Basoplex® Erkältungskapseln, Boxogetten S-vencipon, Contac Erkältungstrunk forte, Recatol mono, Wick DayMed Erkältungskapseln für den Tag.

Norfenefrin (HWZ 4 h), m-Norsynephrin, Norfenefrin „Ziethen".

Oxilofrin (HWZ 2–4 h), Carnigen®.

Oxymetazolin, Nasivin®, Wick sinex.

Phenylephrin, Neo-Mydrial®, Neosynephrin®, Visadron®, und Kombinations-präparaten von Augentropfen.
Pholedrin(um), Pholedrin liquidum, Phloledrin longo ISIS®, Rhinopront Kombi.
Pseudoephedrin, neben Triprolidin in Reactine duo, Aspirin Complex, Zyrtec Duo.
Tetryzolin, (Naphthylimidazolin-Derivat), Berberil®, Ophtalmin Calthenon, Tetrilin, Yxin®.
Tramazolin, Biciron®, Ellatun®.
Xylometazolin, Balkis®, Gelonasal®, Imidin®, Mentopin®, Nasan®, Olynth®, Otriven®, Snup akut®, Xylo COMOD® u. a.

Weitere (vorwiegend analeptische) Sympathomimetika s. Kapitel Analeptika; zu Substanzen mit überwiegender β-mimetischer Wirkung s. Kapitel Beta-Sympathomimetika.

II. Toxikokinetik und -dynamik

Resorption aus Gewebe nach Injektion und über Schleimhäute des Respirations-traktes (z. B. Adrenalin im Rahmen der Reanimation endobronchial im Vergleich zur i. v. Gabe in dreifach höherer Dosierung) bei allen Mitteln rasch, über Digestionstrakt jedoch sehr unterschiedlich: unbedeutend bei den angeführten Katecholaminen (Adrenalin, Noradrenalin und Dopamin), stärker bei adrenalinähnlichen, monophenolischen und 3,5-dihydoxylierten Präparaten, am stärksten bei Ephedrin und Verwandten (vgl. Abschnitt I).
Elimination bei Adrenalin, Noradrenalin und Dopamin vorwiegend durch enzymatischen Abbau (nur wenig unverändert über Nieren ausgeschieden) sehr rasch (→ kurze, brüske Wirkung), langsamer bei adrenalinähnlichen Mitteln, am langsamsten bei Ephedrin und entsprechenden Präparaten (vgl. Abschnitt I), die renal (abhängig vom Urin-pH) ausgeschieden werden. Zu den unterschiedlichen Halbwertszeiten siehe jeweils Abschnitt I.
Toxische **Wirkung** (direkt als oder wie Transmitter und/oder indirekt durch Freisetzung und Hemmung der Rückresorption adrenerger Überträgerstoffe; α-sympathomimetische Wirkung bei den hier genannten Substanzen in unterschiedlichem Maße toxikologisch wichtiger als β-sympathomimetische Komponente) entspricht starker Sympathikusstimulation mit vorwiegend kardiovaskulären Effekten (gesteigerte Erregungsbildung und -leitung, Vasokonstriktion → Blutdrucksteigerung → Blutüberfüllung der inneren Organe mit Gefahr von Blutungen in Parenchyme und seröse Häute; Endothel- und Myokardschäden sowie überschießende Gegenregulationen möglich); zusätzlich zentrale Erregung (evtl. Reduktion des Atemvolumens!) besonders durch Ephedrin und Verwandte (die keine phenolischen Hydroxylgruppen tragen; vergleiche auch mit Weckaminen, s. Kapitel Amphetamine). Kinder besonders empfindlich. Im therapeutischen Bereich wesentliche Wirkungsunterschiede auf β_1- und β_2- oder Dopaminrezeptoren verlieren bei akuten Vergiftungen an praktischer Bedeutung.
Lebensbedrohliche Gefahren auch schon durch therapeutische Dosen, besonders für Kranke (Hyperthyreose, Diabetes, Hypertonie, Herz-Gefäß-Erkrankun-

gen, Hypoxie), durch **Interaktionen** z.B. mit halogenhaltigen Kohlenwasserstoffen (z.B. Insektizide, Inhalationsnarkotika), Alkohol, Chloralhydrat, Cyclopropan, (trizyklische) Antidepressiva, MAO-Hemmer, Theophyllin, Calcium, Guanethidin oder Thyroxin und durch paradoxe Blutdruckreaktionen, besonders bei kreislaufinstabilen oder dystrophischen Patienten sowie durch gleichzeitige Einwirkung bestimmter Sympatholytika (siehe z.B. Kapitel Mutterkorn-Alkaloide). Besondere Empfindlichkeit von Säuglingen und Kleinkindern für Naphthylimidazolin-haltige Nasentropfen!

III. Symptomatik

Nach Resorption toxischer Mengen → Nausea, Erbrechen, Unruhe, Hyperaktivität, Hyperreflexie, Muskeltremor (besonders an Händen → Zitterschrift); **Tachykardie** (evtl. auch Bradykardie), Palpitationen, pektanginöse Beschwerden, Dyspnoe, Zyanose, Oppressions- und Angstgefühl, Hyperhidrosis, Hyperthermie (am ehesten bei Kindern lang anhaltend) oder Blässe (besonders Haut der Akren und Extremitäten), **Blutdrucksteigerung**, Mydriasis, Sehstörungen, evtl. Protrusio bulbi; zerebrale Blutung; vorübergehende Hyperglykämie, Glukosurie; Oligurie, Anurie möglich. In **schweren Fällen** *Blutdruckabfall, Kammerflimmern* (→ Kreislaufkollaps), Herzversagen, *Lungenödem*; Erregungszustände, mitunter Krämpfe und Bewusstlosigkeit (vgl. Abschnitt II); evtl. rasch tödlicher Verlauf, besonders bei i.v. Injektion; sonst kritische Phase im Allgemeinen spätestens nach 6 h überstanden. Mitunter Störungen im Säuren-Basen- und Elektrolytgleichgewicht.

Nach *Injektion* ischämiebedingte Gewebsschäden, bes. im Bereich von Endarterien (z.B. Fingern) möglich (s. auch Hinweise Abschnitt II). Spezielle Hinweise in Abschnitt I beachten.

IV. Therapie

Nach sicherer Ingestion Kohlegabe bis 1 h nach Aufnahme sinnvoll. Weiter **symptomatisch**. Bei kardiovaskulärer oder ZNS-Symptomatik stationäre Überwachung, ggf. Monitorüberwachung bis Abklingen der Symptome.

In *leichteren* Fällen zur antihypertensiven und antianginösen Behandlung Glyceroltrinitrat (Präparate s. Kapitel Nitrate).

Bei *Muskeltremor* (→ Zitterschrift u.U. als Frühsymptom und zur Verlaufskontrolle), Erregungszuständen oder *Krämpfen* Diazepam (ggf. wie in Kapitel 7.1.9).

Nach paravasaler Fehlapplikation: Infusion unterbrechen bzw. durch zentralvenösen Katheter weiterführen; Infiltration mit Vasodilatator, u.U. in Hyaluronidase.

Hinweise zum Inhalt von Literaturbeispielen

Anwendung, Pharmakokinetik, Haupt-, Neben- und Wechselwirkungen: Haen/Kurz
Fein- bzw. graphomotorischen Reaktionen (z. B. Zitterschrift): Ludewig et al.; Ludwig (1999); Wildt
Dosierung, relative und absolute Kontraindikationen, Interaktionen: ROTE LISTE, Alphabetisches Verzeichnis der Fertigarzneimittel, Signaturverzeichnis S 70–80

Aluminium

I. Substanzen

Metallisches Aluminium, technisch wichtiges Gebrauchsmetall und Legierungsbestandteil (z. B. Duraluminium) als Aluminiumbronze, Silberbronze – mit Kupfer – z. B. als „Ofenglanz". Staub von Al, seinen Legierungen oder Oxiden kann z. B. bei Aluminothermie inhaliert werden. Bei Verbrennungen mit Aluminiumschmelzen s. auch unter „Fluoride".

Aluminiumoxid und **-hydroxid,** „Tonerde" (z. B. in Aludrox®, Maaloxan®, Maalox®), in Verbindung mit Saccharosesulfat in Sucralfat (z. B. Sucrabest®, Sucraphil®) ebenso wie **Aluminiumphosphat** (z. B. Phosphalugel®) und **-silikat** (s. unten) als Adsorbenzien bzw. Antazida (Intoxikationsgefahr am ehesten bei chronischer Überdosierung), ähnlich auch Aldioxa, Dihydroxyaluminium-Verbindung, Adstringens, z. B. in Zeasorb®.

Aluminiumchlorid, wasserfrei als Katalysator für organische Synthesen; in Lösung (bis zu 15 %) als lokales Adstringens, Antiseptikum (z. B. Mallebrin® Konzentrat, Gargarisma®), Antihidrotikum bzw. Desodorans; früher in Sepso-Tinktur® (neben Campher u. a. in alkoholischer Lösung), ähnlich evtl. auch Ansudor®, das zusätzlich Triclocarban und einen Stabilisator der p-Gruppe (cave: Allergie) enthält.

Aluminiumfluorid (s. auch Kapitel Fluor), Verwendung als Flussmittel.

Aluminiumsulfat, als Beizmittel in Färberei und Weißgerberei; zur Herstellung von Satinweiß und Farblacken, zum Desodorieren von Mineralölen, für Wasserreinigungszwecke, zur Papierleimung; Saatgutbeize. Medizinisch und kosmetisch selten als Adstringens (1–2 %ig).

Aluminiumnitrat, als Beize im Zeugdruck (s. auch Kapitel Nitrate).

Alaune, insbesondere **Kaliumaluminiumsulfat,** Alumen, als Beizmittel in Färbereien, in Backpulvern; medizinisch als Adstringens in Gurgelwässern, Streupudern; höherprozentige Zubereitung als Hämostyptikum bzw. als Ätzmittel („Alaunstift", „Rasierstift").

Aluminiumchlorat, als Adstringens für Wunden und Schleimhäute; technisch in Textilfärbereien (s. auch Kapitel Chlorate).

Aluminiumphosphid, sehr gefährliches Nagetierbekämpfungsmittel, entwickelt bereits mit Spuren von Feuchtigkeit Phosphorwasserstoff (s. im Kapitel Phosphor).

A

Basisches Aluminiumacetat, Essigsaure Tonerde (als 8%ige Lösung; Liquor Aluminii [sub]acetici, Liquor Burrowii) und „polymerisiertes" Aluminiumacetat sowie essigweinsaure Tonerde(lösung) = Aluminiumacetat-tartrat Lösung DAB (Liquor Aluminii acetico-tartarici), auch in Alsol® (45- bzw. 50%ig) als Adstringenzien und Antiphlogistika viel verwendet; ähnlich auch Sucralfat, als Ulkusmittel in Sucrabest®, Ulcogant®.

Aluminiumborwasserstoffe, z. B. als Raketentreibstoffzusatz, entwickelt hochtoxische Borwasserstoffe (s. Borane im Kapitel Bor).

Aluminiumhuminate und **-fulvate** (hochmolekulare Komplexe des Aluminiums mit Humin- bzw. Fulvinsäuren, teils wasserlöslich, teils kolloidaldispers), toxikologisch nur bedeutsam, wenn langfristig parenteral verabfolgt (z. B. als Verunreinigung der Spülflüssigkeit bei Dialyse, Hämoperfusion), dann bereits im Mikrogrammbereich neurotoxisch.

Aluminiumsilicate, Ton (Bolus alba, als Adsorbens in Pudern und Salben, auch bezeichnet als Bleicherde, Walkerde, Fullers Erde, Bentonit, enthaltend das Tonmineral Montmorillonit) sowie Kaolin, besonders in keramischer Industrie, Ausgangsprodukt für Ultramarin, das zum Bläuen der Wäsche, des Zuckers, zu Tätowierungen, in Farben, Lacken, zum Färben von Kunststoffen u. a. verwandt wird; Permutite/Zeolithe (zum Enthärten des Wassers).

Aluminiumacetobenzoat, Aluminium aceticum benzoicum als obsoletes Oxyurenmittel.

Aluminiumstearat, in Pudern, Gleitmitteln, Salben, Cremes.

Die technisch und toxikologisch bedeutsamsten organischen Aluminium-Verbindungen sind die **Aluminiumtrialkyle** („Ziegler-Katalysatoren" für technisch wichtige Polymerisationen).

Aluminiumalkoholate, für Laborzwecke und zu 0,5–2% in Lackbindemitteln.

Aluminium-Magnesium enthaltende Präparate als Ulkusmittel (s. dort).

II. und III. Toxikokinetik, -dynamik und Symptomatik

Nach massiver **Inhalation** von Aluminiumstaub bzw. -oxiden mitunter Husten, Kurzatmigkeit und Pneumonien bis hin zu Fibrosen; besonders nach Aluminiumalkylen auch Schleimhautschäden und Metalldampffieber (vgl. Kapitel Beryllium und Zink).

Bei **peroraler** Aufnahme von **Aluminiumsalzen** können trotz geringgradiger enteraler **Resorption** besonders bei chronischer Aufnahme (z. B. auch Antazida) nicht zu vernachlässigende Mengen in den Organismus gelangen. Dann **Verteilung** besonders in Hirn, Leber, Niere, Knochen, Muskel, Lunge und Bindung an Plasmaproteine. **Elimination** über Darm, Nieren (Galle). Die löslichen Verbindungen – in praxi vor allem Essig(wein)saure Tonerde und Salze starker Säuren wie Alaun (etwa 2 g toxisch) – wirken durch Eiweißfällung auf die (Haut und) Schleimhaut je nach Konzentration adstringierend bis ätzend → Übelkeit, Magenschmerzen, Erbrechen. Mit Aluminium- bzw. Al-haltigen Legierungen, Splittern oder Staub verunreinigte *Wunden* zeigen schlechte Heilungstendenz.

Aluminiumorganische Verbindungen erzeugen auf der **Haut** sehr schmerzhafte, schwer heilende Verbrennungen und Verätzungen (auch wenn keine Selbstentzündung unter Flammenerscheinung eintritt); siehe auch Hinweise Abschnitt I! Wasserlösliche Aluminiumsalze bzw. Aluminiumkomplex-Verbindungen (z. B. Fulvinsäure- und Huminsäurekomplexe des Aluminiums) sind **parenteral** sehr toxisch, sodass akute Gefahren für Dialysepatienten entstehen können, wenn länger verwendetes Brauchwasser nicht optimal gereinigt wurde (besondere Gefahr bei Heimdialysegeräten sowie bei Niereninsuffizienz) → Enzephalopathie mit Demenz usw.; Osteopathie.

IV. Therapie

Nach **Inhalation:** Beendigung der Exposition durch Herausholen aus kontaminierter Atmosphäre; Frischluftzufuhr; körperliche Ruhe; ggf. Glukokortikoid-Dosieraerosol zur Lungenödemprophylaxe bzw. -therapie (z. B. Aerobec N®).

Bei **Ingestion** ätzender Aluminium-Verbindungen sofort Flüssigkeit trinken lassen, ansonsten bei hohen Konzentrationen von löslichen Salzen auch wie Säurevergiftung (s. dort) und symptomatisch behandeln. Spätfolgen beachten (Strikturen möglich). Wundbehandlung mit Lösung von Ethacridinlactat (Rivanol®; 0,1%) und/oder Wasserstoffperoxid (3%), 4 : 1.

Verbrennungen mit flüssigem Aluminium behandeln wie Flusssäure-Verätzung, s. Kapitel Fluor.

Versuche mit Hämodialyse, Hämofiltration oder Plasmapherese wenig Erfolg versprechend, höchstens in Extremfällen sinnvoll. Einsatz von Deferoxamin, Desferal®, (vgl. „Antidote", Allgemeiner Teil) zur Diagnostik und Eliminationsförderung in Kombination z. B. mit Hämodialyse nach chronischer Aluminium-Belastung (z. B. Osteomalazie, Enzephalopathie) kann Erfolg versprechend sein.

Nach **Haut-** oder **Augenkontakt** reichliches Spülen mit Wasser (vgl. auch Kapitel Säuren).

Hinweise zum Inhalt von Literaturbeispielen

Substanzen, Symptomatik und Therapie: Daunderer; Gloxhuber
Toxikologie des Aluminiums: Schäfer et al.
Aluminium-Intoxikation: Seyffart
Chemie und Verwendung einzelner Aluminium-Verbindungen: Römpp

Amine, aliphatische

I. Substanzen

Alkylamine (z. B. Methyl-, Ethyl-, Propyl-, Butyl- und Amylamin, Dimethyl-, Diethyl-, Diisopropyl-, Diamyl-, Trimethyl-, Triethylamin, Benzylamin, N,N-Dimethylbenzylamin, N-Methyl-cyclohexylamin, N,N-Dimethyl-cyclohexylamin), industrielle Vor- und Zwischenprodukte, teils auch als Verunreinigungen in Abgasen und bei (thermischen) Zersetzungen, Cyclohexylamin und Dicyclohexylamin u. a. als Korrosionsinhibitoren (in Metallanstrichen); Basizität der niederen Alkylamine ähnlich Ammoniak.

Alkyldiamine, z. B. Triethylendiamin, besonders bedeutsam (ebenso wie einige Alkylamine) als sog. **biogene Amine,** z. B. „Leichengifte" (Ptomaine) wie Pentamethylendiamin (Cadaverin) und Tetramethylendiamin (Putrescin), siehe auch Kapitel Gifttiere, Adrenalin, Nahrungsmittel.

Alkanolamine (Hydroxyalkylamine, Alkylolamine, Monoalkanolamine auch als Aminoalkohole bez.), Mono-, Di- und Triethanolamin; wichtige Zwischenprodukte der chemischen Industrie, zur Gasreinigung, als Emulgatoren und Lösungsvermittler; außer mäßiger Laugenwirkung (bei konz. Alkanolaminen) kaum akut toxisch. Di- und Trimethylaminoethanol (s. unter „Cholin"), Diethylaminoethanol (Spaltprodukt von Procain).

Andere Alkylaminoethanole haben technische Bedeutung als Zwischenprodukte (z. B. Kampfstoffherstellung, V- bzw. VX-Stoffe!), ferner als Flotationsmittel, Emulgatoren usw.

Halogenalkylamine, z. B. N-Lost und andere Kampfstoffe sowie Zytostatika (s. dort und Kapitel Loste).

Aminoxide und **Halogenalkylaminoxide,** stabile Oxidationsprodukte der Alkylamine und Halogenalkylamine, annähernd gleiche Toxizität wie Ausgangsverbindungen (N-Lost usw., s. dort).

Ethylenimin, siehe Kapitel Ethylenoxid.

Ethylendiamin (1,2-Diamino-ethan; Dimethylendiamin), Ausgangsstoff für verschiedene technische Produkte und Arzneimittel, als (häufig allergisierender) Stabilisator in verschiedenen Externa sowie in technischen Produkten enthalten; stark basisch.

Morpholin, Tetrahydro-1,4-oxazin, stark basisches Zwischenprodukt.

II. und III. Toxikokinetik, -dynamik und Symptomatik

Vorwiegend **Lokalwirkung:** Symptome wie bei Laugeneinwirkung (einfache Amine sind Alkylderivate des Ammoniaks, die mehr oder weniger stark basisch reagieren, vgl. Abschnitt I und Kapitel Laugen) oder (bei entsprechender Konzentration sekundärer und tertiärer Amine) schwere Haut-, Augen- und Schleimhautschäden (Entzündung, Nekrose), ähnlich wie durch N-Lost (s. dort). Daneben u. U. **Resorptivwirkung:** Dimethyl- und Trimethylamin parenteral (Inhalation) muscarin- und nicotinartig (vgl. Kapitel Parasympathomimetika), einfache Homologe von Propylamin an aufwärts immer stärker wirksam (Blutdruckanstieg, Erregung glatter Muskulatur), mit zunehmender Kohlenstoffzahl schließlich sympathomimetisch bzw. adrenalinähnlich (vgl. Kapitel α-Sympathomimetika). Neben den in Abschnitt I unter Alkyl(mono- und di-)aminen angeführten „biogenen Aminen" sind toxikologisch vor allem Histamin und Serotonin wichtig. Bei entsprechender Symptomatik (z. B. pulmonal, kardiovaskulär) siehe Abschnitt III und IV des Kapitel Histamin.

Alle aliphatischen Amine neigen in Gegenwart von nitrosen Gasen (s. dort) zur Bildung der extrem giftigen Nitrosamine (z. B. Diethylnitrosamin), die als potenzielle Umweltgifte wegen ihrer teilweise (!) ausgeprägten karzinogenen Wirkung gefürchtet sind. Als Chemikalien Herstellung nur für Forschungszwecke in Speziallaboratorien unter extremen Sicherheitsvorkehrungen. Unerwünschte Bildung in Nebenreaktionen jedoch auch in anderen Labors (z. B. Chemiestudenten!) bei zahlreichen Nitrosierungsreaktionen nicht auszuschließen! Daher größte Vorsicht!

IV. Therapie

Giftentfernung und symptomatische Maßnahmen ggf. sinngemäß wie bei Laugen (s. dort); in schweren Fällen wie Loste (s. eigenes Kapitel); vgl. ggf. Hinweise in Abschnitt II/III sowie Kapitel Histamin.

Hinweise zum Inhalt von Literaturbeispielen

Substanzen, Toxikokinetik, -dynamik, Symptomatik und Therapie: Daunderer
Toxikologie chemischer Kampfstoffe: Szinicz
Chemie aliphatischer Amine: Römpp

Amine, aromatische

I. Substanzen

Anilin, Aminobenzol**,** Phenylamin; ölige Flüssigkeit; wichtiges industrielles Ausgangsprodukt für viele Farben, Arzneimittel und Kunststoffe, Vulkanisierbeschleuniger, Fotografika u. a. (**LD** zwischen 4–25 ml).
Anilinöl, technisches Anilin (Blauöl, Rotanilin, Rotöl, je nach Qualität).

Anilinfarben, wie Anilinschwarz (vgl. Kapitel Farbstoffe), Anilinpurpur, Anilingelb (p-Aminoazobenzol s. unten), Anilinblau (Spritblau, Gentianablau, ein Triphenylmethan-Farbstoff), Methylviolett (verwendet z. B. in Textil- und Lederindustrie, in Histologie); s. Kapitel Farbstoffe und Tinten.

Anilide, acetylierte Aniline (z. B. Acetanilid, Lidocain, s. Kapitel Lokalanästhetika) toxikologisch in hohen Dosen wie Anilin.

Anilite, Explosivstoff aus 60% Stickstoffdioxid (s. Kapitel Nitrose Gase) und 40% Anilin.

Ähnliche technische und toxikologische Bedeutung wie Anilin haben ferner z. B.: Dimethylanilin (**Xylidin**), Aminodimethylbenzen, Azofarbstoff-Vorprodukt, (Flug-)Benzinzusatz. (Nicht zu verwechseln mit N-alkylierten Anilin-Derivaten, z. B. N-Diethylanilin usw.!)

Ethyl-, Diethyl-, Dibutylanilin (N-alkylierte Derivate); starke Blutgifte; Nieren-, Leberschäden.

Nitrierte Aniline = Nitraniline.

Chloraniline, p. o. wenig giftiger als Anilin.

Anisidine (Methoxyaniline), weniger toxisch als Anilin.

Tetranitromethylanilin („Tetryl"), Sprengstoff, Indikator; toxikologisch ähnlich wie Trinitrotoluol („Trotyl" s. Kapitel Nitroverbindungen) und Anilin (s. auch Abschnitt III).

p-Nitrosodimethylanilin, Farbstoffzwischenprodukt.

Aminoanthrachinone, Grundstoffe für zahlreiche Farbstoffe wie Alizarinreinblau B, Alizarincyaningrün G, Anthrachinonviolett, Cibanon-Farbstoffe, Indanthrenblau, Celliton-Farbstoffe; harmloser als Anilin.

Aminoazobenzol, Ausgangsprodukt für Azofarbstoffe und Induline.

Aminoazotoluol, Bestandteil des Scharlachrot, ebenso wie Diacetylaminoazotoluol (Pellidol); medizinisch zur Anregung der Epithelisation (z. B. in Salben); wegen Gefahr der Sensibilisierung und der (ko-)karzinogenen Wirkung weitgehend verlassen.

Aminobenzoesäuren: o-AB., (Anthranilsäure), Ausgangsprodukt für Farbstoffe, (Labor-)Reagenz, als Methylester in Parfümerie (z. B. künstliches Nerolinöl); m-AB, Ausgangsprodukt für Azofarbstoffe; p-AB (PABA), biochemisch und pharmakologisch interessante Substanz, pharmakodynamisch relativ harmlos, als Metabolit bzw. Allergen aber bedeutsam (s. z. B. Kapitel Sulfonamide), Derivate als Dermatika verwendet (Potaba®); Ester der p-Aminobenzoesäure siehe Kapitel Lokalanästhetika.

Aminophenole (Hydroxyaniline): o-A., Fotoentwickler, Ausgangsstoff für Azo- und Schwefel-Oxidationsfarbstoffe, Polymerisationsinhibitor u. a.; m-A., Ausgangsstoff für Rhodamin- und Rosamin-Farbstoffe (harmlosestes Isomer); p-A., in Fotoentwicklern wie Rodinal-Agfa®, Azol®, auch zum Färben von Haaren und Pelzen, Ausgangsprodukt für Farbstoffe, Antioxidanzien, Arzneimittel; interessant auch als intermediäres Abbauprodukt des Anilins (weniger toxisch als dieses).

Diaminobenzol, besonders p- und m-**Phenylendiamin** (auch als Vulkanisationsbeschleuniger, fotografische Entwickler und als Ursole in Pelzfärberei), ebenso wie Diaminodiphenyl (**Benzidin,** auch als klinisches Blutreagens) und

Dimethylbenzidin (Tolidin), Vorprodukte für Azo- und Naphthol-As-Farbstoffe, in Verbindung mit Oxidationsmitteln als „Oxidationsfarben" (in Pelzindustrie, in Kosmetik, zur Feinkornentwicklung), Reagenz; siehe auch Hinweis „Aminoazotoluol".

4,4′-Diaminodiphenylmethan, **Methylendianilin,** Härter für Epoxidharze, Zwischenprodukt (hepato- und nephrotoxisch). s. auch ChemVerbotsV.

Toluidine, o-, m-, p-Aminotoluole, Aminomethylbenzole, Ausgangsprodukte für Triphenylmethan-Farbstoffe und Safranine, Vulkanisationsbeschleuniger, Textilhilfsmittel, Reagenzien usw.

Toluylendiamin (in Farbenindustrie, zur Pelzfärbung und Produktion von Schaumstoffen), Aminonaphthaline, **Naphthylamine** (akut wenig toxisch) ebenso wie **Aminonaphthole,** Farbstoffvorprodukte; auch bekannt als Kanzerogene. **o-Sulfamoylbenzoesäure,** Ausgangsprodukt für o-Sulfobenzoesäureimid.

Saccharin, synthetischer Süßstoff; relativ harmlos; am ehesten bei Disponierten Reaktionen im Magen-Darm-Trakt und auf Haut; nur in Extremfällen neurotoxisch. Weitere Anilin-Derivate s. unter Verwendungszweck!

II. Toxikokinetik und -dynamik

Resorption von Anilin und den meisten Abkömmlingen erfolgt über Respirations- und Digestionstrakt sowie über die Haut (Gefahr vorwiegend früher für Säuglinge und Kleinkinder, z. B. durch frische Wäschetinte oder Stempelfarben sowie Salben, die früher durch Anilin verunreinigt waren; Anilinfarben dagegen sind kaum toxisch, vgl. Kapitel Farbstoffe!).

Elimination (Biotransformation bzw. „Giftung") sinngemäß wie bei Nitrobenzol (vgl. Kapitel Nitroverbindungen; etwa nach 2 Tagen ebenfalls Nachweisbarkeit von p-Aminophenol im Harn usw.).

Hinsichtlich der **Wirkung** bestehen im Wesentlichen nur quantitative Unterschiede zwischen den aromatischen Aminen (s. jeweils auch Hinweis in Abschnitt I). Nach Resorption toxischer Mengen: Über Metaboliten Bildung von **Methämoglobin** (1 Mol Anilin wandelt mehr als 1 Mol Hb in Met-Hb um; vgl. Kapitel Nitroverbindungen), daneben auch Hämolyse und in schweren Fällen neurotoxische bzw. asphyktische Erscheinungen.

Met-Hb-Konzentrationen ab (30–)40 % sind therapiebedürftig, ab 60 % vital bedrohlich.

III. Symptomatik

Nach **Resorption** toxischer Mengen trotz Zyanose (Blaufärbung von Lippen, Nase, Ohren, Nägeln) möglicherweise auffallendes Wohlbefinden (bis zu Euphorie, „Anilinpips"); in schweren Fällen Symptome und Verlauf (evtl. auch apoplektiform) wie bei Nitrobenzol-Vergiftung (vgl. Kapitel Nitroverbindungen). Mitunter Reizerscheinungen im Bereich der ableitenden Harnwege (z. B. Strangurie,

Hämaturie), allergische Reaktionen (besonders bei wiederholtem Kontakt mit Ursolen, p-Aminophenol, p-Aminobenzoesäure → Ödeme, Asthma usw.) und allenfalls auch Störungen der Leberfunktion (am ehesten nach Xylidin und aromatischen Diaminen).

A

IV. Therapie

Besonders in Katastrophensituationen auch an Selbstschutz denken!

Nach **Ingestion** → Magenspülung und/oder wiederholte Gabe von Kohle und Glaubersalz (s. Kapitel 7.2.1 und 3), Intensivüberwachung. Bei Methämoglobinämie (> 40 %) Maßnahmen sinngemäß wie bei Nitrobenzol (vgl. Kapitel Nitroverbindungen), sonst symptomatische Therapie.

Betroffene **Haut** gründlich mit Wasser und Seife abwaschen; **cave**: epikutane oder perorale Applikation von Alkohol oder Milch.

Nach **Inhalation**: Sofort Frischluft, Sauerstoff(be)atmung, Vergiftungssymptome beachten.

Bei ausgeprägter Hämolyse kontrollierte Diurese. Hämodialyse und Hämoperfusion infolge hohen Verteilungsvolumens sinnlos. Hämodialyse bei akutem Nierenversagen. Blut(teil-)austauschtransfusion (besonders bei Kindern) oder Erythrozytentransfusion bei schwersten Intoxikationen zu erwägen (vgl. Kapitel 7.3.6).

Hinweise zum Inhalt von Literaturbeispielen

Substanzen, Toxikokinetik, -dynamik, Symptomatik und Therapie: Moeschlin; Wirth/Gloxhuber; Seyffart
Toxikologie aromatischer Amine: Richter
Anilin-Intoxikation: Seeger/Neumann; v. Mühlendahl; Oberdisse et al.
Chemie einzelner aromatischer Amine: Römpp
Grundlagen und Folgen der Met-Hb-Bildung: Henschler

Aminoglykosid-Antibiotika

I. Substanzen

Amikacin (toxikologisch dem Kanamycin nahestehend, jedoch verträglicher), Biklin®.

Framycetin, Leukase®.

Capreomycin (als Reserve-Tuberkulostatikum verwendetes Antibiotikum), Capstat®.

Gentamicin, Gencin®, Refobacin®, Dispagent®, Gentamicin-POS®, Gentamytrex®, Gent-Ophthal®, Sulmycin, Septopal, in Cibaflam.

Kanamycin, nur noch als Ophthalmikum u.a. in Kanamycin-POS®, Kanamytrex®, Kan-Ophtal®, Kana-Stulln.

Neomycin, Bykomycin®, Mycecyne®, Uro-Nebacetin®, Vagicillin®.

Netilmicin (N-ethyl-Derivat des Sisomycins, dem Gentamicin nahestehend, jedoch verträglicher), Certomycin®.

Paromomycin, Humatin®.

Spectinomycin, Stanilo®.

Streptomycin (noch immer als Tuberkulosemittel gebräuchlich), Streptomycin®, Strepto-Fatol, Strepto-Hefa.

Tobramycin (dem Kanamycin nahestehend, jedoch verträglicher), Brulamycin®, Gernebcin®, zur lokalen Anwendung auch in Tobra-cell®, Tobramaxin.®.

II. Toxikokinetik und -dynamik

Im Wesentlichen bestehen zwischen den im Abschnitt I angeführten Aminoglykosiden nur quantitative Unterschiede: Enterale **Resorption** aufgrund stark polaren Charakters praktisch bedeutungslos (ca. 1 %), nach i.m. Applikation dagegen vollständige Resorption (Blutspiegelmaxima durchschnittlich nach 1 h, Plasma-HWZ bei ca. 2 h). Plasmaproteinbindung unbedeutend; Verteilungsvolumen entspricht Größe des Extrazellularraumes. Übertritt in Gewebe und Liquor (mit Ausnahme des Neugeborenen) relativ gering. Langsamer Übertritt in Innenohrflüssigkeit und schleppende Rückdiffusion sowie besondere Affinität zu Haarzellen und zum Nieren(rinden)gewebe (mit Kumulationsgefahr) ausschlaggebend für oto- und nephrotoxische Wirkung.

Elimination nahezu nur durch glomeruläre Filtration (teilweise Rückresorption in proximalen Tubuli).

Wirkung akuter Überdosierung geringer als bei chronischer Fehldosierung (Kumulation), bei neueren Aminoglykosiden geringer als bei „klassischen", am ehesten relevant bei vorgeschädigter Niere oder als Interaktion mit anderen Pharmaka (z.B. Cephalosporine, Methoxyfluran → Verstärkung der Nephrotoxizität; Amphotericin B, Colistin, Ciclosporin A, Cisplatin, Schleifendiuretika → Verstärkung von Oto- und/oder Nephrotoxizität; Halothan und curareartige Muskelrelaxanzien → neuromuskuläre Blockade). In Abhängigkeit von Präparat, Nierenfunktion, Höhe und Dauer der Aminoglykosid-Konzentration (TDM erforderlich!) Schädigung des N. statoacusticus mit **Ausfall der vestibulären** bzw. **cochleären Funktion** (überwiegt bei Amikacin) und reversible Schädigung der Nierentubuli. Neuromuskuläre Blockade durch Hemmung der präsynaptischen Freisetzung von Acetylcholin an motorischer Endplatte sowie der Empfindlichkeit des postsynaptischen Rezeptors (am ehesten bei Streptomycin und/oder Interaktionen, s.o.); z.T. Hemmung des Calciumtransports durch Membranen.

A

III. Symptomatik

Nach massiven akuten **Überdosierungen** im Rahmen einer Therapie sind in Abhängigkeit von verschiedenen Umständen (vgl. Abschnitt II) am ehesten zu erwarten: Schwindel, Übelkeit, Nystagmus, Gleichgewichtsstörungen, Ohrensausen, Druckgefühl in den Ohren; (zunächst nur audiometrisch fassbare) Einschränkung der Hörfähigkeit (beginnend bei hohen Tonfrequenzen), die im Allgemeinen zunächst reversibel ist → zunehmende Schwerhörigkeit (irreparabel, evtl. auch nach Absetzen der Aminoglykoside noch fortschreitend) u. U. bis zur völligen Ertaubung.

Klinische und paraklinische Symptome **renaler Funktionseinschränkung**, im Extremfall bis zur Anurie und ihren Folgen.

Insbesondere nach zu schneller i. v. Injektion, intrapleuraler oder intraperitonealer Applikation und/oder bei Kombinationen mit Arzneimitteln, die muskelrelaxierende (Neben-)Wirkungen besitzen, allenfalls auch curariforme Symptomatik (vgl. Kapitel Muskelrelaxanzien) mit Hypotension, Atemdepression; im Extremfall bis Atemstillstand.

Möglicherweise auch **allergische** Reaktionen (am häufigsten nach Streptomycin) wie Übelkeit, evtl. Erbrechen, Palpitationen, Fieber, Schüttelfrost, Dyspnoe, asthmatische Anfälle (Bronchospasmen), Schwellung der Schleimhäute, (meist urtikarielle) Hautexantheme, Eosinophilie, Bewusstlosigkeit bzw. vital bedrohlicher anaphylaktischer Schock mit Kreislaufversagen (vgl. auch Kapitel 7.1.4/5), in sehr schweren, seltenen Fällen Blut-, Leber- und Nierenschäden möglich.

Lokale Reizerscheinungen bei schlecht verträglichen bzw. unsachgemäß gelagerten Injektionspräparaten (am ehesten Streptomycin).

IV. Therapie

In **leichteren** Fällen Spontanrückgang unter Funktionskontrolle bedrohter Organsysteme abwarten (vgl. Abschnitt II und III). Korrektur des Therapieplanes (siehe auch Interaktionen im Abschnitt II). Sicherung einer adäquaten Diurese, evtl. Natriumhydrogencarbonat. In **schweren** Fällen, bei gleichzeitiger exkretorischer Niereninsuffizienz u. U. Hämodialyse.

Curariforme Symptomatik spricht auf i. v. Injektion löslicher Calciumsalze, ggf. Neostigmin an; evtl. künstliche Beatmung erforderlich. Allergische Reaktionen mit injizierbaren und/oder inhalierbaren Glukokortikoiden behandeln (etwa wie in Kapitel Histamin und Kapitel 7.1.5).

Hinweise zum Inhalt von Literaturbeispielen

Therapeutischer Einsatz, Nebenwirkungen, Toxizität und Interaktionen: Stille et al
Therapeutisches Drug Monitoring: Schumacher

Ammonium-Verbindungen

I. Substanzen

Ammoniumhydroxid bzw. **Ammoniak** siehe Kapitel Laugen.

Ammoniumcarbonat, Ammonium carbonicum (zusammen mit carbaminsaurem Ammonium) im Hirschhornsalz, Sal volatile, englisches Salz, in Form von Backpulver oder lose im Haushalt zum (Pfefferkuchen-)Backen (Schnellsalz); in analytischer Chemie; medizinisch z. B. als „Riechsalz"; s. auch unter „Laugen".

Ammoniumchlorid, Chlorammonium, Salmiak(salz), Ammonium chloratum, medizinisch mitunter noch verwendet zum Ansäuern des Harns (10 g/d nicht akut toxisch), als Expektorans, z. B. neben Süßholzextrakt zu 2,5 % in Mixtura solvens oder 1 % in „Salmiaktabletten" = Pastilli Ammonii chlorati. Technisch verwendet als „Lötstein", in der Galvanoplastik, Gerbereien, Keramikindustrie, Fotografie.

Ammoniumbromid, Ammonium bromatum, medizinische Verwendung obsolet, s. a. Kapitel Brom.

Ammoniumsulfat, wichtiger künstlicher Stickstoffdünger; in Biochemie und Biotechnik zum Aussalzen von Eiweiß.

Ammoniumsulfid und Ammoniumpolysulfid, z. B. in fotografischen Betrieben und gelegentlich als Zusatz für Kaltwellenmittel, wichtiges Reagenz in der analytischen Chemie. Infolge H_2S-Abspaltung Vergiftung s. Kapitel Schwefel/Schwefelwasserstoff.

Ammoniumnitrat, Ammonsalpeter, verwendet in Sicherheitssprengstoffen (Ammonite), s. Kapitel Nitrite/Nitrate.

Ammoniumnitrit, s. Kapitel Nitrite.

Ammoniummolybdat (s. auch Kapitel Molybdän), Reagenz, Ausgangsprodukt der Katalysatorherstellung, in der Landwirtschaft gegen Mangelkrankheiten.

Ammoniummandelat, mandelsaures Ammonium, medizinisch in handelsüblicher 40%iger Lösung zum Ansäuern des Harns (wie Ammoniumchlorid).

Ammoniumphosphat, monobasisch, in Pulver-Feuerlöschern, auch Flammschutzmittel in Textilien, Düngemittel; bei inhalativer Aufnahme Hyperphosphatämie, Hypokalziämie und Kammerflimmern möglich.

Ammoniumchloroplatinat, „Platinsalmiak", zur Herstellung von Platinschwamm, in fotografischen Betrieben, Reagenz.

Ammoniumbituminosulfonat, **Ammoniumsulfobituminat**, Ammonium sulfobitominosum, Ichtho-Bad®, Ichtholan®, Ichthyol®, Thiobitum®; im Extremfall auch phenolähnliche Wirkung (s. dort).

Diammoniumsalz der Adipinsäure, zusammen mit anderen Ammoniumsalzen in Kochsalz-Ersatzpräparaten.

Quartäre Ammonium-Verbindungen

■ *Invertseifen* wie Benzalkoniumchlorid (**LD** etwa bei 0,1–0,4 g/kg KG), Baktonium®, Laudamonium®, Lysoform®, Rewoquat® (davon etwa 10–20 ml p. o. für Kinder letal);

▪ Methalkoniumchlorid ähnlich *Ampholytseifen* wie Tego 103®, als Desinfektions- und Waschmittel (s. Kapitel Seifen); oberflächenaktive Zell- und Fermentgifte (Chloride mit Alkylthiomethylrest weniger akut toxisch als Alkylpyridinium-Verbindungen);

▪ *Kationtenside* wie Benzoxonium, Cetrimoniumbromid oder -chlorid, Mecetronium in Kosmetika, Haarreinigern und Desinfektionsmitteln; s. auch Kapitel Seifen und Waschmittel.

Tetraethyl- bzw. -methylammonium s. unter Ganglienblocker und Muskelrelaxanzien; siehe auch unter Kapitel Bi-Pyridiniumsalze (chemische und toxikologische Analogien).

II. und III. Toxikokinetik, -dynamik und Symptomatik

Enterale **Resorption** bei den meisten Ammoniumsalzen rasch, bei Invert- und Ampholytseifen höchstens nach Aufnahme unverdünnter (teilweise gewebsschädlicher) Präparate bedeutsam, gefährlich aber parenterale Applikation (s. u.).
Elimination durch Leber und Nieren im Allgemeinen so schnell (allerdings gefährlich verzögert bei vorbestehendem Organschaden), dass **Systemwirkungen** des Ammoniums nur nach peroraler Aufnahme sehr hoher Dosen oder Konzentrationen (evtl. Verätzungen), unter außergewöhnlichen Umständen oder nach parenteraler Anwendung (z. B. Spülung von serösen Höhlen, Blase oder Uterus) zu erwarten → Hämolyse, evtl. auch Met-Hb(folgen), Blutdrucksenkung bis Kollaps, curareartige Wirkungen (vgl. Kapitel Muskelrelaxanzien), zentralnervöse Erscheinungen (z. B. Krämpfe, narkotische Zustände, Atemlähmung); daneben oder ausschließlich **lokale** Reizerscheinungen möglich (nach peroraler Aufnahme Übelkeit, Erbrechen, Diarrhöe; nach Injektion von *Invert-* oder *Ampholytseifen* örtliche Thrombosen und Nekrosen).
Ammoniumchlorid wird in der Leber abgebaut → Bildung von Harnstoff und Salzsäure (nach Aufnahme größerer Dosen, vgl. Abschnitt I) → Abnahme der Alkalireserve → Azidose mit Nausea, Erbrechen, Unruhe, Hyperreflexie → Areflexie, Zyanose, Tachypnoe → Kussmaul-Atmung; Koma; nach i. v. Injektion auch Systemwirkungen (s. o.) und Lungenödem möglich. Ammoniumsalze, deren organischer Säurerest abgebaut wird (z. B. Ammoniumacetat), erzeugen keine Azidose.

IV. Therapie

Nach **Ingestion**, wenn keine Laugenverätzung vorliegt, innerhalb der ersten Stunde Magenspülung (cave Aspiration) und/oder (Nach)gabe von reichlich Aktivkohle und isotoner Natriumsulfat-Lösung; sonst sofort trinken lassen, dann ggf. Weiterbehandlung wie unter Kapitel Laugen. Bei quartären Ammonium-Verbindungen gegen Schaumbildung (auch vor der primären Giftelimination; cave: Aspiration) ggf. Polysiloxane (z. B. Espumisan®, sab simplex®) bzw. reichlich Aktivkohle (vgl. Kapitel 7.2.3).

Bei **Haut-** und **Augenkontakt** ausgiebiges Spülen der betroffenen Region (s. auch Kapitel Laugen).

Symptomatisch (vgl. dazu Abschnitt II/III): Bei Lähmungserscheinungen, Bewusstlosigkeit oder Zyanose rechtzeitig Sauerstoff(be)atmung; bei ausgeprägter „Schlaffheit des Körpers" vorsichtiger Versuch mit Neostigmin (vgl. auch Kapitel Muskelrelaxanzien) unter Herz-Kreislauf-Kontrolle; bei Krämpfen Diazepam (Faustan®, Valium®); Kontrolle bzw. Korrektur von Elektrolyt- und Wasserhaushalt, Säuren-Basen-Gleichgewicht (vgl. Kapitel 7.1.17) und Kreislauffunktion. In schweren Fällen u. U. Hämodialyse aussichtsreich (vgl. Kapitel 7.3.2). In Extremfällen bzw. bei ausgeprägter Hyperammoniämie kontrollierter Einsatz von Leberschutztherapeutika (z. B. Glutarsin®).

Hinweise zum Inhalt von Literaturbeispielen

Symptomatik und Therapie von Vergiftungen mit Ammoniak und Ammoniumsalzen: Daunderer; Löser; Moeschlin

Besonderheiten im Kindesalter: v. Mühlendahl et al.

Chemie und Verwendung einzelner Ammonium-Verbindungen: Römpp

Korrektur des Wasser-, Elektrolyt- und Säuren-Basen-Gleichgewichts: Hartig

Amphetamine und Derivate

I. Substanzen

Während lange Zeit nur noch von pharmakologischem und historischem Interesse erleben nach Erweiterung der Europäischen Union die zum Teil von hohem Reinheitsgrad gekennzeichneten, illegalen „Speeds" („Street"- und Partydrogen – Oberbegriff für alle Amphetamine und Metamphetamine) in der Drogenszene eine Renaissance:

Amphetamin, Benzedrin® (**LD** evtl. schon ab 120–200 mg).

Methamphetamin, Pervitin® (**LD** ca. 350–1400 mg); in missbräuchlicher Anwendung oft als „Ice", „Crystal" gehandelt.

Von Amphetaminen abgeleitete, therapeutisch als Appetitzügler, Psychoanaleptika verwendete Substanzen siehe auch Kapitel Analeptika.

Als **Partydrogen** (z. T. auch als Dance Drugs auf Raving Parties, Mayday-, Love-Parade-Veranstaltungen; v. a. in der Techno-Disko-Szene), Diskodrogen, **Designerdrogen**, Modedrogen (s. u.), verbotene Wahrheitsdrogen oder Dopingmittel werden zudem weitere harte Drogen, die zu den Psychedelika oder Entaktogenen gezählt werden könnten, zunehmend missbraucht, insbesondere

Ecstasy, **MDMA** = **M**ethylen-**D**ioxy-N-**M**ethyl-**A**mphetamin, XTC, „Adam", „E", „Cadillac"; weitere Spitznamen u. Abbildungen von Ecstasy-Tabletten s. Anhang! Nicht zu verwechseln mit „Liquid Ecstasy" (s. Kapitel Sedativa).

MDA = **M**ethylen-**D**ioxy-**A**mphetamin
MDE, MDEA = **M**ethylen-**D**ioxy-N-**E**thylamphetamin, „Eve" (aber Eve® siehe S. 646)
MBDB = N-**M**ethyl-1-(1.3-**B**enzo-**D**iox-5-yl)-2-**B**utanamin
DOB = 2.5-**D**imeth**o**xy-4-**B**romamphetamin
TMA = **T**ri-**M**eth**o**xy-**A**mphetamin
DOM = **D**i-Meth**o**xy-**M**ethamphetamin
PMA = **P**ara-**M**eth**o**xy-**A**mphetamin
DOET = **D**i-Meth**o**xy-**Et**hyl-**A**mphetamin
MMDA = **M**ethoxy-**M**ethylen-**D**ioxy-**A**mphetamin

Die Begriffe „Ecstasy", „XTC", „Eve" entsprechen nicht zwangsläufig bestimmten dieser Wirkstoffe, sondern sind Oberbegriffe für diese Szenedrogen in Tablettenform.

Herbal Ecstasy bezeichnet das im Ephedrakraut (Ephedrae herba, Meerträubel, Meerträubchen) missbräuchlich verwendete Ephedrin, akut toxikologisch vergleichbar den Amphetaminen, jedoch auch Auslösung persistierender Psychosen möglich. Als Tee, Extrakt, Tablette werden unter diesem Begriff auch gehandelt: Guarana, Ginseng, Ginkgo, Colanuss, Yohimbara, Kalamus oder Kava-kava.

Notabene: „**Liquid Ecstasy**", enthaltend GBA, GBL, als hypnotisch-narkotisch wirksame GABA-Derivate, vgl. Kapitel Sedativa, Hypnotika, Narkotika.

Der Missbrauch von MDMA wird häufiger **kombiniert** mit legalen Stoffen wie Alkohol, Coffein, (bes. in sog. „Energy-Drinks" wie z. B. „Red Bull", „Flying Horse") und illegalen Drogen wie Heroin (vgl. Kapitel Opioide) oder Benzylpiperazin („**A2**"), einer Substanz mit amphetaminähnlicher Wirkung ohne klare toxikologische Bewertung.

Szenenamen (ohne sicheren Bezug zur chemischen Identität) für Designerdrogen der Amphetaminreihe sind z. B. auch: 2C–T–7 („Blue Mystic"; MDMA-ähnlich), **Ecsta, love pill, love drug, speed, speed for lovers, STP, Serenity, Tranquility, 100X, Golden Eagle, Crank, Meth, Ups, Uppers, co-pilots, dexies, LA-turncrounds, pep pills, bennies, oranges, black beauties, mollis splash, Liebesdrogen.**
Der Begriff „**Designerdrogen**" steht allgemein für psychotrope synthetische Drogen der zweiten Generation, welche illegal von Untergrundchemikern von Leit-, Modellsubstanzen (auch Arzneimittel wie z. B. Fentanyl, s. Kapitel Opioide) in immer neueren, unbekannten Varianten entworfen werden, um das Wirkungsspektrum zu variieren, v. a. aber um die Betäubungsmittelgesetzgebung zu unterwandern.
D. sind gesetzlich nicht verkehrsfähige Betäubungsmittel, die praktisch ausschließlich illegal hergestellt und vertrieben werden.

Cave: Als „**Modedrogen**" werden auch akut weitgehend harmlose Phytotherapeutika wie Knoblauch (z. B. in Kwai®, Sapec®), Ginkgo (z. B. in Kaveri®), Johanniskraut (z. B. in Psychotonin®, Kira®) und andere bezeichnet.
„**Cat**", (Methcathinon), auch „**Jeff**", „**Mulka**", in niedrigsten (peroralen, intravenösen und geschnupften) Dosen stark psychostimulierende, euphorisierende Droge aus freiverkäuflichem Ephedrin synthetisiert, toxikologisch ähnlich Amphetamin.
Beachte: Beim illegalen Erwerb „deklarierte" Identität möglicherweise irreführend. Identische Tablettenformen und -farben keine Garantie für Wirkstoffgehalt (andere Wirkstoffe oder Dosen wie auch wirkungsschwache oder -lose Schwindelpräparate); s. Anhang.

II. Toxikokinetik und -dynamik

Resorption aus dem Gastrointestinaltrakt rasch und umfangreich mit maximalen Blutspiegeln nach 1–2 h. **Elimination** (Art und Geschwindigkeit unterschiedlich) überwiegend durch Metabolisierung in der Leber, z. T. auch unverändert über die Nieren (beschleunigt bei saurem Urin-pH); dort nachweisbar bis zu 2–4 Tagen nach Aufnahme.

Toxische **Wirkung** zentral und peripher durch dopaminerge, potente adrenerge Eigenschaften, bei höherer Dosierung zusätzliche Hemmung der Serotonin-Freisetzung und Hemmung der Wiederaufnahme biogener Amine in synaptischen Spalt („Serotonin-Syndrom", „Speed-Syndrom") mit Erschöpfung der Aminspeicher und Wirkungsrückgang. Bei Designerdrogen (vgl. Abschnitt I) auch zusätzlich Hemmung der Serotoninsynthese (Tryptophanhydroxylase).

Toxische Plasmaspiegel siehe Anhang.

III. Symptomatik

Charakteristisch: Euphorie, „high", auch dysphorische Angstzustände, motorische Unruhe, gesteigerte Erregbarkeit, bis zu Aggressivität sowie Stereotypien. Halluzinationen können (zusammen mit Störungen von Urteilsvermögen, Orientierung, Gedächtnis und Bewusstsein) Teil eines Amphetamin-Delirs sein. Häufig psychotische Reaktionen, Mydriasis, Tremor, Schwitzen, Tachykardie, Blutdruckanstieg; bei hohen Dosen epileptische Krämpfe und ventrikuläre Arrhythmien (bis Kammerflimmern, Herzstillstand). Methamphetamin-assoziierte Kardiomyopathie nach längerem Missbrauch möglich.

Zum Teil lebensbedrohliche **Komplikationen** durch Unterdrücken physiologischer Schutzmechanismen (z. B. Ruhe nach starker muskulärer Beanspruchung, kompensatorische Flüssigkeitsaufnahme nach starker Perspiratio ($\rightarrow$ Hyperhidrosis, Exsikkose, Dehydratation) auch bei völlig gesunden, sportlich trainierten Personen **Hyperthermie** (bis 40–42 °C, prognostisch ungünstig), **Laktatazidose**, **Rhabdomyolyse**, akutes Nierenversagen, disseminierte intravasale Gerinnung, Status epilepticus, zerebrale **Blutungen**, fulminantes **Leberversagen** und vielgestaltige Psychosen möglich. Exzessive Blutdruckanstiege $\rightarrow$ Aortendissektion und Koronarspasmen und Infarkt möglich.

IV. Therapie

Zur primären Giftelimination innerhalb von 1–2 h siehe Kapitel 7.2.

Basistherapie: Freihalten der Atemwege, Sauerstoffgabe, Schaffung venösen Zugangs, Infusion von Vollelektrolytlösung. Monitoring von Herz-Kreislauf (Blutdruck, EKG), Bewusstseinslage, Krampfbereitschaft, Körpertemperatur, Serumelektrolyten, Blutzucker, Blutgasen, Gerinnungsfaktoren, Urinbefund.

A

Beschleunigung der Ausscheidung durch Ansäuern des Urins mit Ammoniumchlorid (s. auch Kapitel 7.3.1).

Symptomatische Maßnahmen bei:

▣ Hyperthermie – physikalische Kühlung, in schweren Fällen zusätzlich kühlende Einläufe, Magnesiumsulfat und evtl. Dantrolen® i. v., vgl. Kapitel Muskelrelaxanzien.

▣ Agitation und erhöhter Körpertemperatur, epileptischen Krämpfen sowie Delir mit Agitation und Angst ohne gestörte Vitalfunktionen – Gabe von Benzodiazepinen, z. B. Diazepam, Faustan®, Valium® 10–20 (– 40) mg fraktioniert i. v.; bei Benzodiazepin-resistenten Krämpfen (s. Kapitel 7.1.9). Ggf. Einsatz von Thiopental 250–500 mg i. v.;

▣ Ateminsuffizienz – assistierte, kontrollierte Beatmung nach endotrachealer Intubation (s. Kapitel 7.1.10);

▣ Tachykardie, supraventrikulären Extrasystolen – sofern hämodynamisch bedeutsam, Gabe von z. B. Propranolol 1–8 mg, langsam i. v. oder auch Metoprolol oder Esmolol oder Verapamil; bei ventrikulären Extrasystolen z. B. Lidocain 50–100 mg i. v. (s. Kapitel 7.1.12);

▣ Delir, Halluzinationen und normalen Vitalfunktionen – Gabe von Haloperidol.

▣ exzessiver arterieller Hypertonie – Gabe von Glyceroltrinitrat, evtl. falls erforderlich auch Nitroprussid-Natrium möglich;

▣ Laktatazidose vgl. Kapitel 7.1.17;

▣ Abhängigen: Nachbeobachtung (Gefahr von Langzeitschäden an Gehirn, Leber, Gefäßsystem).

▣ Zum Nutzen wiederholter Vergleiche von Handschriftproben siehe „Allgemeiner Teil", Kapitel 6.2.14.

Hinweise zum Inhalt von Literaturbeispielen

Pharmakologie und Toxikologie von Amphetaminen und Designerdrogen: Bastigkeit; Ellenhorn; Goldfrank/
    Kirstein; Regenthal; speziell zu Ephedra: Walton/Manos
Abbildungen von Tablettenmotiven und Szenenamen harter Drogen: Freye; s. auch Anhang
Anschriften von Suchtberatungsstellen: Freye
Nachweismethoden: Käferstein; Maurer; Müller R.K (2003); Pfleger et al.
Prophylaxe und Perspektiven in der Rauschgiftpolitik: Quellenverzeichnis, N14
Wiederholte Kontrollen der Handschrift zur Früherkennung und Verlaufsbeobachtung: Ludewig (1999); Lu
    dewig et al.; Wildt

Analeptika, Anorexika und Psychostimulanzien

I. Substanzen

Therapeutisch als Appetitzügler, Abmagerungsmittel, Psychoanaleptika verwendet, von Amphetaminen teilweise abgeleitet jedoch toxikologisch weniger gefährlich.

Amfepramon, Diethylpropion (HWZ 1,5–2,5 h), Regenon® ret., Tenuate® ret.
Amfetaminil, AN 1®; Psychostimulans, in Deutschland gegenwärtig keine Marktpräsenz, evtl. noch Restbestände.
Doxapram (HWZ 2–3 h), Dopram®, unspezifisches Atemanaleptikum.

Therapeutisch nicht mehr verfügbar (Verdacht auf Herzklappen-Anomalien nach längerer Einnahme), teilweise illegal gehandelt **Fenfluramin**, Ponderax® (HWZ ca. 20 h, PB 40 %), toxisch ab ca. 3 mg/kg KG, konvulsiv ca. ab 5 mg/kg KG, letal ca. ab 30 mg/kg KG; **Dexfenfluramin**, Isomeride®; in Kombination mit Phentermin als „Fenphen".

„Fenphen"-Ersatzprodukte auf „pflanzlicher" oder „natürlicher" Basis über Internet oder spezielle „Abnehmkliniken" angeboten, enthalten teilweise Ephedrin, Johanniskraut, („herbal prozac"), 5-Hydroxytryptophan; siehe ggf. jeweils Sachregister.

Methylphenidat (HWZ 1–3 h, Metabolit 7 h; PB ca. 10–35 %), Ritalin®, Concerta®, Equasym®, Medikinet®; Psychoanaleptikum.
Modafinil (HWZ ca. 9–14 h, PB 60 %), Provigil®, Vigil®; Psychostimulans, Psychoanaleptikum, therapeutisch bei Narkolepsie. Illegal zunehmend missbräuchlich verwendet als Lifestyle-Droge, „Somnolytikum" gegen Ermüdung und Schläfrigkeit.
Norpseudoephedrin (HWZ ca. 3 h), Antiadipositum X-112 T®, Fasupond®, Mirapront®, Vita-Schlanktropfen; Amphetamin-Derivat. Neben zahlreichen Alkaloiden D-Norspeudoephedrin (Cathin), verantwortlich für die analoge Wirkung von **Kath** (Blätter und Zweige von *Catha edulis* als Rauschgift).
Phenylpropanolamin, Norephedrin (HWZ 3 min) Boxogetten®S Dragees, in Antiadipositum RIEMSER; Bestandteil von Kombinationspräparaten wie Basoplex® Erkältungs-Kapseln, -Sirup; Contac®, Recatol®, Rhinopront®, Rhinotussal®, Wick® DayMed Erkältungskapseln für den Tag, vgl. S. 107.
Pemolin (HWZ 10–12 h, PB ca. 50 %) Cylert®, Hyperilex®, Tradon®, Psychoanaleptikum, nur Reservetherapeutikum wegen möglichen fulminanten Leberversagens. **Sibutramin**, Reductil®, Meridia®; Appetithemmer, Serotonin-, Noradrenalin-Wiederaufnahmehemmer mit Verdacht auf potenzielle Kardiotoxizität und Fetotoxizität (Schwangerschaft kontraindiziert!) vgl. Kapitel Selektive Serotonin-Wiederaufnahmehemmer.

Medizinisch überwiegend verlassen und toxikologisch hier einzuordnen: Chlorphentermin, **Etamivan**, (Atemanaleptikum, Psychostimulans), **Fenetyllin** (HWZ ca. 1,5 h), Captagon®; Psychoanaleptikum. **Mefenorex** (HWZ ca. 2–3 h), Rondimen®; Appetitzügler.

Phendimetrazin, **Phenmetrazin**, **Propylhexedrin**. Zu missbräuchlicher Anwendung vgl. Kapitel Amphetamin und Derivate, Kapitel Dopingmittel. Vorerst hier einzuordnen und ähnlich Modafinil, **Adrafinil**, **Olmifon**, α_1-Agonist.

Dopingmittel
Sympathomimetika } Vgl. auch eigene Kapitel
Methylxanthine
Strychnin, Picrotoxin

II. Toxikokinetik und -symptomatik

Resorption aus Gastrointestinaltrakt rasch und relativ vollständig. **Elimination** unterschiedlich (vgl. Halbwertszeiten, Abschnitt I), teilweise in metabolisierter Form (Doxapram, Modafinil), teilweise unverändert (Norpseudoephedrin) über die Nieren > Darm > Galle.

Wirkung im toxischen Bereich vorwiegend gekennzeichnet durch Erregung ($\rightarrow$ Lähmung) kortikaler und subkortikaler Zentren bzw. Störung des vegetativen Gleichgewichtes (meist indirekt sympathomimetisch, vgl. auch Kapitel Amphetamine). Rückbildung der akuten Wirkungen innerhalb 48 h zu erwarten.

Wirkungsverstärkung (adrenerge Krise) bei gleichzeitiger Einwirkung von Monoaminoxidase-Hemmstoffen bzw. Amantadin möglich.

Toxische Plasmaspiegel siehe Anhang.

III. Symptomatik

Ruhelosigkeit, Erregtheit, Hyperreflexie, Schwitzen, Blässe, evtl. Nausea, Erbrechen $\rightarrow$ Muskelzuckungen, Trismus, „Zähneklappern" $\rightarrow$ Krämpfe (meist tonisch-klonisch), Halluzinationen, evtl. auch initial ZNS-Depression (z. B. Norpseudoephedrin bei Kindern), delirante und manische Zustände, Stupor, Koma möglich.

Herz-Kreislauf, Atmung: Symptomatik größtenteils gekennzeichnet durch sympathische Prävalenz (siehe Kapitel Sympathomimetika). Kardiovaskuläre Komplikationen meist Ursache tödlich verlaufender Intoxikationen (besonders schnell bei Fenfluramin), in seltenen Fällen extreme Steigerung des pulmonalen und systemischen Blutdruckes, Bronchospasmus.

Augen: Meist Mydriasis, evtl. (Rotations-)Nystagmus. Körpertemperatur zumindest bei schweren Vergiftungen meist erhöht. Miktions- und Defäkationsstörungen möglich. Nach 10facher Doxapram-Überdosis beim Frühgeborenen lediglich Übelkeit und gastrointestinale Störungen (Einzelfallbericht). Bei Methylphenidat relativ benigner Verlauf bei peroralen Dosen bis 30 mg/kg mit neurologischer (Agitiertheit, Desorientiertheit, Tremor, Schwindel, Halluzination, Delir) und kardiovaskulärer und/oder okulärer (Tachykardie, Mydriasis) Symptomatik.

127

Bei schweren Vergiftungen Verlauf sinngemäß zu erwarten wie bei Amphetaminen (vgl. eigenes Kapitel).

IV. Therapie

Nach peroraler Aufnahme toxischer Dosen (vgl. Abschnitt I) wegen Gefahr der Krampfauslösung keine Magenspülung. Gabe von Aktivkohle bis 1 h nach Ingestion sinnvoll. **Symptomatisch**e Stützung von Atmung und Kreislauf: Bei Erregung bzw. Krampfanfällen i.v. 10–20 mg Diazepam, Faustan®, Valium® oder Phenobarbital, Luminal® (vgl. Kapitel 7.1.9); bei krisenhaftem Blutdruckanstieg Gabe von Glyceroltrinitrat (z.B. Nitrolingual®, Trinitrosan®) evtl. auch Betablocker. Zur Behandlung psychotischer Reaktionen Neuroleptika wie z.B. Olanzapin, Zyprexa®, Risperidon, Risperdal® oder Haloperidol, Haldol®. Zum Nutzen wiederholter Vergleiche von Handschriftproben siehe „Allgemeiner Teil", Kapitel 6.2.14.

Hinweise zum Inhalt von Literaturbeispielen

Haupt-, Neben- und Wechselwirkungen von Psychostimulanzien, Appetitzügler: Verspohl; Fox
Klinik der Vergiftungen mit Norpseudoephedrin: Witschi
Toxikologie von Fenfluramin, Dexfenfluramin u. Ä. Substanzen: Ellenhorn
Toxizität von Doxapram: Seidel et al.
Vergiftungsbehandlung: Albrecht
Nachweismöglichkeiten: Käferstein; Müller, R.K. (2003); Pfleger/Maurer/Weber

Analgetika/Antipyretika
und nichtsteroidale Antirheumatika

I. Substanzen

Als analgetisch wirksame nichtsteroidale Entzündungshemmer und Inhibitoren der Prostaglandinsynthese durch Hemmung einer (COX-2) oder mehrerer Cyclooxygenasen (COX) werden therapeutisch eingesetzt:

A. Pyrazol-Derivate, Oxicame

Azapropazon (HWZ 11–20 h, PB 90–99%), Tolyprin®.
Kebuzon, Ketophenylbutazon, Ketazon®; ähnlich Oxyphenbutazon (s.u.).
Lornoxicam (HWZ 3–4 h, PB 99%), Telos®, Xefo®.
Meloxicam (HWZ 16–20 h, PB 99%), Mobec®.
Metamizol, Noramidopyrin (HWZ 3–11 h, PB 14–58%), Novaminsulfon, Analgin®, Analgit®, Baralgin®, Berlosin®, Novalgin®; bis 7,5 g im Allgemeinen moderate, gastrointestinale Toxizität; **KD** ab 50 g.

A

Mofebutazon (HWZ 0,5–4 h), Diadin®, Mofesal®.

Oxyphenbutazon (HWZ 48–72 h, PB 99 %), Phlogont®.

Phenazon (HWZ ca. 12 h, PB 10 %), Aequiton®, Eu-Med®, Isoprochin®, Migräne-Kranit®, sowie in Kombinationspräparaten wie Coffeemed®, Migränin®.

Phenylbutazon (HWZ 29–175 h, PB 96–99 %), Ambene®, Butazolidin®, Demoplas®, Exrheudon OPT®.

Piroxicam (HWZ ca. 50 h, PB 99 %), Brexidol®, Durapirox®, Fasax®, Felden®, Flexase®, Jenapirox®, Piroflam®, Pirorheum®, Pirox®, Rheumitin®.

Propyphenazon (HWZ 1–2 h), Demex®, Eufibron®, Isoprochin P® und in Kombinationspräparaten wie Eudorlin®, Gewodin®, Optalidon®N, Novo Petrin®, Saridon®, Tispol®S u.a. **KD** bei 80 mg/kg.

Tenoxicam (HWZ 70–90 h; PB 99 %), Liman, Tilcotil®.

Hier zugehörig auch **Famprofazon**, in Kombination mit Propyphenazon (s.o.) in Gewodin®. Kombinationspräparate: Mitunter ist eine andere Komponente akut toxikologisch ausschlaggebend (siehe jeweils Deklaration!).
Fomepizol, 4-Methylpyrazol (HWZ dosisabhängig, z.B. 5 h, PB minimal), **Antizol®**; in Vermarktung begriffenes Antidot und Alternative zu Ethanol bei Ethylenglykol-Vergiftungen (vgl. Kapitel Glycole, Antidotarium); bei Überdosierung zentrale und Leberfunktionsstörungen; dialysabel.

B. COX-2-Hemmer (Coxibe)

Neu entwickelte Arzneimittelgruppe mit noch nicht abgeschlossener Nutzen-Risiko-Bewertung und teilweise nicht vertretbaren Risiken in der mittel- und langfristigen therapeutischen Anwendung. Akut toxikologisch bislang eher ähnlich anderen Prostaglandinsynthese-Hemmern (siehe Abschnitte A und C), evtl. mit zusätzlichen kardiovaskulären Risiken bei Risikopatienten (z.B. ischämischer Herzkrankheit und Hypertonie):

Etoricoxib, ARCOXIA® (HWZ 22 h, PB 92 %).

Celecoxib, Celebrex®, Celebra®, Onsenal® (HWZ 8–12 h, PB ca. 97 %), Sulfonamid-Struktur.

Parecoxib, Dynastat®, Rayzon® (HWZ 8 h), Sulfonamid-Struktur; parenterale Prodrug-Form des Valdecoxib.

Valdecoxib, Bextra®, Valdyn® (HWZ 8–11 h, PB 98 %); Sulfonamid-Struktur.

Rofecoxib, Vioxx®, Vioxx Dolor® (HWZ ca. 17 h); Methylsulfon-Struktur; wegen kardiovaskulärer Nebenwirkungen und teilweise schwerer Hautreaktionen in Deutschland und Europa vom Markt zurückgezogen oder mit Anwendungsbeschränkungen. **Lumiracoxib,** Prexige® in Deutschland nicht zugelassen. Präferenzieller COX-2-Hemmer **Nimesulid** (HWZ 3–6 h, PB 97 %); Sulfonanilid-Derivat, in Deutschland nicht verfügbar, toxikologisch ähnlich anderen Cyclooxigenase-Hemmern.

C. Weitere Analgetika/Antirheumatika

■ Als Derivate der Anthranilsäure, Arylessigsäure und Arylpropionsäure:

Aceclofenac, Biofenac®, Barcan®.

Acemetacin (HWZ 5 h, PB 82–94 %), Peran®, Rantudil®.

Bufexamac, zur topischen Anwendung in Parfenac®.

Bromfenac, Duract®.

Dexibuprofen (HWZ 1,8–3,5 h, PB ca. 99 %), Deltaran®; R-Enantiomer des Ibuprofen, therapeutisch gering stärker und schneller wirksam, toxikologisch vergleichbar Ibuprofen, s. u.

Dexketoprofen-(Trometamol), Enantyum®, Oiralam®, Sympal®, Enantiomer von Ketoprofen (s. u.).

Dextropopoxyphen, Develin®.

Diclofenac (HWZ 1–2 h, PB 99,7 %), Allvoran®, Arthrex®, Benfofen®, Delphinac®, Diclac®, Diclo®, Diclomerck®, Effekton®, Monoflam®, Rewodina®, Voltaren®.

Etofenamat, zur lokalen Anwendung in Algesalona®, Rheumon®, Traumon®.

Felbinac (HWZ bis10 h, PB 99 %), zur lokalen Anwendung in Target®.

Flufenaminsäure, Dignodolin®.

Flurbiprofen (HWZ 3–7 h, PB 99 %), Froben®, auch zur topischen Anwendung in Ocuflur®.

Ibuprofen (HWZ 2–3 h, PB 99 %), Aktren®, Brufen®, Cesra®, Contraneural®, Dignoflex®, Dismenol®, Dolgit®, Dolormin®, Esprenit®, Exneural®, Imbun®, Pfeil-Zahnschmerz-Tabletten®, Optalidon®, Parsal®, Urem®; **KD** 20 g (Koma, Krämpfe).

Indometacin (HWZ 5–10 h, PB 90–99 %) Amuno®, Anco®, Confortid®, Elmetacin®, Indocontin®, Indomet®, Indomisal®, Indo-Phlogont®, Inflam®, Jenatacin®.

Ketoprofen (HWZ ca. 2 h, PB 99 %), Alrheumon®, Gabrilen®, Orudis®, Spondylon®.

Ketorolac (HWZ ca. 3–9 h, PB 99 %), zur lokalen Anwendung in Acular®.

Lonazolac (HWZ 6 h), Argun®, Arthro akut®, Irriten®.

Mefenaminsäure (HWZ 2 h, PB 90 %), Parkemed®, Ponalar®; **KD** ab 3,5 g!

Nabumeton (HWZ Metabolit 22 h), Arthraxan®.

Naproxen (HWZ 12–14 h, PB >99 %), Apranax®, Dysmenalgit®, Malexin®, Proxen®.

Nifluminsäure (HWZ 2–3–(5) h, PB >90 %), Actol®.

Oxaprozin (HWZ 50–60 h, PB 99,9 %), Danoprox®.

Proglumetacin, Protaxon®.

Tiaprofensäure (HWZ 2–3 h, PB 98–99 %), Lindotab®, Surgam®.

Hier zugehörig auch **Etodolac, Fenbufen, Fenoprofen, Meclofenaminsäure** (HWZ 1–3 h, PB >99 %), **Sulindac** (HWZ 7–8, Metabolit 16–17 h) **Suprofen** (HWZ 1–3 h), **Tolfenaminsäure**, Tolmetin® (HWZ 2–5 h, PB 99 %).

■ Chemisch und pharmakologisch andersartige, z. B.:

Flupirtin (HWZ ca. 7–15 h), Katadolon®, Trancolong®; Triaminopyridin-Derivat; zentral (NMDA-antagonistisch) wirksames Analgetikum mit membranstabilisierender, hyperpolarisierender, auch zentral muskelrelaxierender Wirkung; zu Toxizität vgl. Baclofen, Mephenesin, (s. Kapitel Muskelrelaxanzien); im Einzelfall auch prokonvulsiv.

Gabapentin (HWZ 5–7 h, keine PB), Gabagamm®, Gabax®, Neurontin®; lipophiles GABA-Strukturanalogon, Antiepileptikum; bei Überdosierung bis in 10–20fachen Dosisbereich keine vital bedrohliche Symptomatik; Schwindel, Diplopie, Dysarthrie, Sedierung, Diarrhöe.

Pregabalin, Lyrica® (HWZ ca. 6 h, keine PB) lipophiles GABA-Analogon, Antiepileptikum, strukturell ähnlich Gabapentin; Ligand und Modulator am alpha2-delta-Protein zentraler, spannungsabhängiger Calciumkanäle mit zusätzlicher anxiolytischer und antikonvulsiver Wirkung; bislang kaum toxikologische Erfahrungen. Bei Überdosierungen bis 15 g keine unerwarteten toxischen Wirkungen; am ehesten Verstärkung der Nebenwirkungen wie Schwindel, Somnolenz, periphere Ödeme.

Nefopam (HWZ 3–8 h), Ajan®, Silentan Nefopam®; chemisch und toxikologisch ähnlich Diphenhydramin (vgl. Kapitel Antihistaminika); atropinartig; verstärkt Toxizität von Paracetamol!

IDS 23, Rheuma Hek®; zytokinantagonistisch wirksamer Brennesselblätterextrakt, antientzündlich; im Überdosierungsfall nur gastrointestinale Reizerscheinungen zu erwarten. Ähnlich indirekt analgetisch/antiphlogistisch wirksam bei degenerativen Erkrankungen **Ademetionin** (HWZ 1–2 h), Gumbaral®; **Glucosamin**, Dona 200S®; **Oxaceprol**, AHP 200®; toxikologisch relativ harmlos.

Paracetamol siehe eigenes Kapitel.
Opiate und morphinähnlich wirkende Synthetika s. Kapitel Opioide.
Pflanzeninhaltsstoffe wie Colchicin, Aconitin s. Register.
Salicylsäure(salze) und -Derivate s. Kapitel Salicylsäure.
Zu Zytostatika als Antirheumatika (MTX) s. Kapitel Zytostatika.

II. Toxikokinetik und -dynamik

Gastrointestinale **Resorption** erfolgt bei den Pyrazol-Derivaten, wie auch den meisten Vertretern der Coxibe und organischen Säuren im Wesentlichen rasch und vollständig aus unretardierten Arzneiformen. Plasmaproteinbindung meist > 90 % (Ausnahmen z. B. Gabapentin, Pregabalin, vgl. Abschnitt I).

Elimination der meisten Substanzen vorwiegend durch umfangreichen hepatischen Abbau; bei Phenazon(-Derivaten) → neben 4-Hydroxyphenazon kleiner Teil als (Methyl-)Rubazonsäure →Rotfärbung des Harns; durch langsame Metabolisierung des Phenylbutazons entsteht u. a. das toxischere Oxyphenylbutazon bzw. renale Ausscheidung (relativ rasch bei Propyphenazon, langsamer bei Phenazon, sehr viel langsamer bei Phenylbutazon). Plasmahalbwertszeit meist relativ kurz (vgl. Abschnitt I); deutlich länger bei einzelnen Coxiben und Oxicamen..

Wirkung: Die meisten nichtsteroidalen Analgetika sind verhältnismäßig wenig toxisch (Ausnahme: Mefenaminsäure, vgl. Abschnitt I). Bei akuter Vergiftung mit **Pyrazolen, Ibuprofen** u. Ä. Substanzen steht neben gastrointestinaler Symptomatik vorwiegend zentrale Wirkung im Vordergrund mit Bewusstseinstrübung, Agitiertheit, Schwindel, kortikal und subkortikal ausgelöster **Krampfwirkung**, evtl. metabolischer Azidose und Herz-Kreislauf-Komplikationen (z. B. Bradykar-

die, Hypotonie); insbesondere bei Phenylbutazon u. U. auch Entwicklung von Störungen des Wasser- und Elektrolythaushalts sowie der Blutgerinnung. Bei Vergiftungen mit Kombinationspräparaten möglicherweise auch andere Analgetika und/oder Inhaltsstoffe vordergründig relevant.
Toxische Plasmaspiegel siehe Anhang.

III. Symptomatik

A./C.

Bei **peroraler** Aufnahme massiver Dosen von **Pyrazolen** (s. Abschnitt I) → Übelkeit, Bauchschmerzen, Erbrechen und Diarrhöe; Benommenheit bis Koma, Erregungszustände bis zu (prognostisch ungünstigen) tonisch-klonischen Krämpfen (mit schwerer Azidose) möglich; evtl. Störungen der Herz-Kreislauf-Funktion, Dyspnoe, Zyanose, Kollaps; Exitus unter den Zeichen des Kreislauf- oder Atemstillstandes. Bei *Phenylbutazon*-Vergiftung evtl. hämorrhagische Diathese, Ödeme, Oligo–Anurie; zusammen mit Alkohol evtl. Antabus-ähnliche Erscheinungen. Bei allen Pyrazolen stets auch Überempfindlichkeit bzw. allergische Manifestationen (Haut, Blut, Niere!) möglich.
Nach toxischen Dosen vieler Cyclooxygenase-Hemmstoffe auch Pseudomeningitis, und reversibles Nierenversagen möglich.
Die Erfahrungen bei Vergiftungen mit Substanzen des Abschnitt I C sind noch begrenzt. Die Symptomatologie ähnelt weitgehend der für Gruppe A und unter Salicylaten beschriebenen. Bei peroraler Aufnahme von < 3 g Ibuprofen kaum Symptomatik, bei Aufnahme < 100 mg/kg KG unwahrscheinlich.
Bei Flupirtin und Nefopam in toxischen Dosen vorwiegend Sedierung, Schwindel, Sehstörungen, evtl. hepatotoxische Reaktionen (beachte auch Hinweise in Abschnitt I!).

B.

Bei Überdosierung von **Coxiben** prinzipiell ähnliche Symptomatik wie bei anderen nichtselektiven Cyclooxygenase-Hemmstoffen zu erwarten, evtl. dosisabhängiges, erhöhtes Risiko für Nephrotoxizität und Thromboembolie.

IV. Therapie

A./B./C.

Nach **peroraler** Aufnahme toxischer Dosen (ca. 10fache Erwachsenendosis bzw. 5fache Kinderdosis), s. a. Abschnitt I, wegen der Gefahr der Krampfauslösung kein Erbrechen induzieren. Verabreichung von Aktivkohle. In schweren Fällen Magenspülung innerhalb 1 h nach Ingestion und nachfolgende perorale Gaben von Aktivkohle, ggf. in vierstündlichen Abständen wiederholen (NSAR mit langer HWZ). Azidosekorrektur, symptomatische Therapie mit Einsatz von Diaze-

pam bei Konvulsionen (vor allem bei Mefenaminsäure); reichlich forcierte Diurese mit Flüssigkeitsbilanz in kurzen Abständen (s. Kapitel 7.3.1) nur bei bedrohlicher Metamizol-Vergiftung sinnvoll. Hämodialyse ineffektiv (Ausnahmen: Gabapentin, Pregabalin), aber indiziert bei akutem Nierenversagen. **Symptomatisch**: Bei Krämpfen vorsichtig Diazepam (Faustan®, Valium®). Bei *Atem*- und *Kreislaufinsuffizienz* Beatmung, Volumensubstitution, evtl. 20 ml 40%ige Glukose-Lösung i. v., ggf. Einsatz von Katecholaminen, falls erforderlich auch passagerer Herzschrittmacher. Gabe von Omeprazol, (cave: mögliche Hemmung des Metabolismus von Coxiben, Vorsicht mit Theophyllin, Coffein und Alkohol). Bei **hämorrhagischer Diathese** (Prothrombinmangel) Vitamin K_1 p. o., i. m. oder i. v., z. B. Phytomenadion, Kanavit®, Konakion® (ca. 10–20 mg, ggf. nach 4 h wiederholen).
Nachbeobachtung (Leber, Nieren, Lunge, Blutbild).

Hinweise zum Inhalt von Literaturbeispielen

Pharmakologie, Toxikologie und sachgerechte Anwendung von Analgetika: Illes/Allgaier; Waldvogel; Speziell zur Metamizol-Intoxikation: Bentur/Cohen
Medikamente in der Schmerztherapie: Zenz; Zenz/Jurna; Beubler
Wirkstoffe, Strukturklassen, Handelsnamen: Buschmann et al.
Risiken und Interaktionen von Analgetika: Verspohl
Analgetika-Intoleranz: Slapke et al.
Nachweismethoden: König/Hallbach

Anthelminthika

I. Substanzen

Albendazol (Benzimidazol-Derivat, HWZ 5–9 h, PB Albendazolsulfoxid – aktiver Metabolit ca. 70%), Eskazole®; Breitspektrum-Anthelminthikum mit starker nematozider Wirkung, gastrointestinal nur gering resorbiert (< 5%).
Diethylcarbamazin, DEC, (HWZ 8–12 h, PB unwesentlich), Banocide®, Hetrazan®; Filarien- und Askaridenmittel.
Ivermectin (makrozyklisches Lakton aus *Streptomyces avermitilis*, HWZ 20–28 h, Metabolite ca. 3 d, PB 93%), z. B. Mectizan®; mikrofilarizid, vorwiegend zur Behandlung der Onchozerkose.
Levamisol (auch Immunstimulans, -modulator, HWZ 2,5–6,5, Metabolit 16 h), Ergamisol®, auch in Veterinärmedizin als Citarin®, Ripercol® eingesetzt; Nematodenmittel bei Benzimidazol-Resistenz.
Mebendazol (Benzimidazol-Derivat, HWZ 3–9 h, PB hoch), Surfont®, Vermox®; vermizides Breitband-Anthelminthikum, das gastrointestinal nur gering resorbiert wird (< 10%). Ähnlich auch *Flubendazol*, Flubenol®, Flumoxal®, Flumoxane®, Fluvermal®, bzw. *Fenbendazol*, Axilur®, Panacur®, Safe-Guard®.

Mepacrin (Quinacrin, Aminoacridin-Derivat, HWZ 5 d, PB hoch), Atebrin®, Atabrine® (Schleimhaut reizende Acridin-Derivate mit hepatonephro- und neurotoxischer Nebenwirkung s. Kapitel Chinin).

Metrifonat (Phosphonsäure-Derivat), Dylox®, Dipterex®, Masoten®, Neguvon®, Trichlorphon®; fast ausschließlich in Veterinärmedizin eingesetzt (vgl. auch Kapitel Phosphorsäureester).

Niclosamid (Salicylanilid-Derivat), Niclocide®, Yomesan®, Yocon®; gastrointestinal nur unwesentlich resorbiert.

Niridazol (Nitrothiazol-Derivat), Ambilhar®, Yarcocen®; älteres Bilharziosemittel, gegenwärtig eher zur Behandlung der Schistosomiasis.

Oxaminquin (Tetrahydrochinolin-Derivat, HWZ 1–2,5 h), Vansil®; indiziert bei Infektionen mit *Schistosoma mansoni*.

Piperazin, Adelmintex®, Antepar®, Entacyl®, Piavermit®, Tasnon®, Vermi®, Vermizine®; überwiegend in der Veterinärmedizin eingesetztes Askariden- und Enterobiusmittel.

Praziquantel (Isochinolin-Derivat, HWZ 1–1,5 h, PB ca. 80%), Biltricide®, Cesol®, Cysticide®; Trematoden- und Cestodenmittel, auch zur Behandlung der Schistosomiasis.

Pyrantel (Pyrimidin-Derivat, HWZ ca. 26 h), Combantrin®, Helmex®; vorwiegend Askariden -und Oxyurenmittel, gastrointestinal nur < 10% resorbiert.

Pyrvinium (Cyanin-Farbstoff; Pyrrolylvinylchinolinium als -chlorid, -embonat bzw. -pamoat, HWZ 26 h), Molevac®, Pyrcon®; Oxyurenmittel, gastrointestinal nur zu ca. 1% resorbiert, toxisch ab etwa 200 mg/kg KG; dem nahe stehend auch Indocyaningrün (Cardio-Green®, ICD Pulsion®, kardiologisches und hepatologisches Diagnostikum), akut toxikologisch relativ harmlos, allergische Reaktionen möglich.

Thiabendazol (Benzimidazol-Derivat, HWZ 1,2 h), Minzolum®, Mintezol®, in Veterinärmedizin als Omnizole®, Thibenzole®; vermizides Breitspektrum-Anthelminthikum.

Vorwiegend lokal oder wie andere Stoffklassen wirksam sind z.B.:
Gentianaviolett, Kristallviolett, Methylrosaniliniumchlorid (wie in Badil®) und andere Farbstoffe, ähnlich wie S. 114.
Granatwurzelrinde bzw. Iso-Pelletierin s. Kapitel Coniin.
Tetrachlorethylen s. Kapitel Halogenkohlenwasserstoffe.
Phenothiazine s. eigenes Kapitel.

Obsolete Anthelminthika:
Absinth, Destillat aus Wermut (*Artemisia absinthium*), Alkohol, Kräutern bzw. Wermutöl (ätherisches Öl des Wermut); evtl. toxisch peroral schon ab 10 ml (Krämpfe, Rhabdomyolyse), vgl. auch Kapitel Ätherische Öle und entsprechend wirksame Pflanzen.
Bephenium, Alcopar®(Übelkeit, Erbrechen, Diarrhöe, Schwindel).
Extractum Filicis, Extrakt aus Rhizoma Filicis, dem Wurzelstock samt Blattbasen des einheimischen Wurmfarnes *Dryopteris filix-mas*; wirksame Inhaltsstoffe Filixsäure, Aspidinolfilicin; **LD** ab ca. 10–20 g.
Oleum Chenopodii anthelminthici, Chenopodiumöl, Wurmsamenöl mit ca. 60–80% Ascaridol (als wesentlichem Wirkstoff), **LD** für Kinder ca. 3 g.

Santonin, Santoninum, Inhaltsstoff verschiedener *Artemisia*-Arten, zu ca. 2% in Zitwerblüten (Flores Cinae), mitunter als Aphrodisiakum missbraucht; **LD** für Kinder ca. 60–300 mg.
Dithiazanin (blauer Methin-Farbstoff), am ehesten noch in der Veterinärmedizin; neben gastrointestinalen Reizerscheinungen evtl. Nieren- (und Leber-)Funktionsstörungen.
Hexylresorcinol, auch Antiseptikum, Bradosol®, Caprokol®; gegen Askariden und Oxyuren; in Extremfällen unter zunehmender Lähmung zum Atemstillstand führend.
Zinn und Zinnsalze, Aluminiumacetobenzoat, Thymol(palmitat); Papain, Ficin oder ähnliche Enzyme.

II. Toxikokinetik und -dynamik

Resorption über Magen-Darm-Schleimhaut mehr oder weniger (Albendazol, Niclosamid, Pyrantel, Pyrvinium) bedeutsam, daher meist Intoxikationsgefahr, wenn überdosiert oder nach therapeutischen Dosen nicht vorschriftsmäßig abgeführt wird, bzw. z. T. bei eingeschränkter renaler Ausscheidung.
Elimination teilweise durch Abbau (umfangreicher bei z. B. DEC, Levamisol, Mepacrin, Metrifonat, Oxamniquin, Praziquantel, Thiabendazol), vorwiegend durch Ausscheidung über (Galle), Darm und Nieren, meist nur langsam (Intoxikationsgefahr bei zu rascher Wiederholung der Kur).
Wirkung: Neben lokalen Reizerscheinungen (auch allergischen Reaktionen) stehen nach Resorption toxischer Mengen gewöhnlich zentralnervöse (sensorische und motorische) Störungen im Vordergrund; in schweren Fällen Dauerschäden oder Lähmung vitaler Funktionen (z. B. Atemzentrum). Siehe auch jeweils Hinweise in Abschnitt I und III. **Toxische Plasmaspiegel** siehe Anhang.

III. Symptomatik

Neben allgemeinen Symptomen – wie Übelkeit bzw. Erbrechen, evtl. Abdominalschmerzen, teilweise Diarrhöe – sind bei den einzelnen Substanzen spezifische Symptome zu beobachten:
Albendazol: Kopfschmerz, Schwindel, Fieber, Anorexie, Erhöhung von Leberenzymen, Nasenbluten, evtl. Neutro-/Thrombopenie.
Diethylcarbamazin: Rasche Resorption → Kopfschmerz, Gelenkschmerzen, Fieber, Schwindel, enzephalitische Erscheinungen, Krämpfe, Tremor. Nach initialem Blutdruckanstieg ist Blutdrucksenkung bis Kollaps möglich. Allergisch-entzündliche Reaktionen durch absterbende Filarien.
Ivermectin: Verstärkung der Nebenwirkungen wie Pruritus, Muskel- und Gelenkschmerzen, Fieber, Lymphknotenschwellungen, Ödeme, Hypotonie, Tachykardie; weiter Abdominalbeschwerden, denkbar aufgrund Stimulation der GABA-Freisetzung auch Ataxie, muskuläre Schwäche, Verwirrtheit, Koma; jedoch bisher kaum lebensbedrohliche Reaktionen.
Levamisol: Bei peroraler Aufnahme von > 600 mg Benommenheit, Erregung. Disulfiram-ähnliche Reaktion nach Alkohol. Bei höheren Dosen auch direkte Anticholinesterase-Wirkung mit muscarin- und nicotinartigen Wirkungen wie Sali-

vation, Bradykardie, Miosis, Bronchospasmus, Muskelkrämpfe. Evtl. Leukopenie und Agranulozytose (Exitus in Einzelfällen nach 32 mg/kg KG bzw. 15 mg/kg KG, Kind).

Mebendazol: Anorexie. Hohe Dosen führen zu Neutropenie und reversibler Knochenmarksdepression, Anstieg von Leberenzymen (Transaminasen); Haarausfall, allergische Reaktionen; 30–60fache therapeutische Dosen wurden gut toleriert.

Mepacrin: Ruhelosigkeit, psychische Erregung, Krämpfe, abdominale kolikartige Schmerzen, Diarrhöe, Hypotonie, Arrhythmien, gelbliche Hautfärbung.

Metrifonat: Durch weitgehende Metabolisierung Bildung von DDVP (Dichlorphos, Acetylcholinesterase-Hemmer, s. Kapitel Phosphorsäureester), das im Plasma sehr schnell abgebaut wird; Schwindel, Koliken.

Niridazol: Am ehesten zentralnervöse Störungen (Erregungsangst, Verwirrungszustände, Krämpfe) sowie Störungen im Bereich der Erregungsbildung und -leitung des Herzens sowie Harnverfärbung (tiefbraun) zu erwarten; hämatologische Spätreaktionen möglich.

Oxamniquin: Zentralnervöse Effekte wie Schwindel, Schläfrigkeit, Erregung, evtl. Halluzinationen; Proteinurie, Bilirubinurie, Hämaturie, Störungen der Leberfunktion mit Anstieg der Transaminasen.

Piperazin: Wenig toxisch; bei Überempfindlichkeit oder nach Aufnahme massiver Dosen auch Angstgefühl, evtl. verzögert Sedierung, Muskelschwäche, Koordinationsstörungen, Meningismus, Sehstörungen, Ataxie, Halluzinationen, Krämpfe (besonders bei Kindern auch schon nach therapeutischen Dosen möglich), allergische Reaktionen. Im Extremfall Atem- und Kreislaufdepression, Kollapsgefahr. Gewöhnlich Spontanrückgang, keine Dauerschäden. Muskulotrope Wechselwirkung mit Neuroleptika evtl. von Bedeutung.

Praziquantel: Gastrointestinal rasch resorbiert und metabolisiert und vorwiegend renal ausgeschieden. Koliken, blutige Diarrhöe, am ehesten leichte ZNS-Erscheinungen wie Schwindel, Benommenheit; nur im Extremfall wie Isochinoline s. Kapitel Opioide.

Pyrantel: Gering toxisch, Schwindel; nur nach sehr hohen Dosen evtl. neuromuskuläre Blockade zu erwarten.

Pyrvinium: Gering toxisch, abdominale Krämpfe; vorwiegend zentralnervöse Symptomatik (Somnolenz, Schwindel, Ataxie, Tremor, Hyporeflexie, evtl. auch Angst- und Verwirrungszustände, Halluzinationen); evtl. Nierenfunktionsstörungen, (harmlose) Rotfärbung des Stuhls.

Thiabendazol: Wird weitgehend metabolisiert und über die Nieren ausgeschieden; Schwindel, Sehstörungen, Ohrensausen, Benommenheit; Leukopenie, Leberfunktionsstörungen möglich.

IV. Therapie

Nach Überdosierung bzw. bei peroraler Aufnahme sehr hoher Dosen retrograde **Giftentfernung** (Emesis induzieren, Ausnahme: Niclosamid), und/oder Magenspülung innerhalb von max. 1–2 h sinnvoll. Stets sinnvoll, Gabe von Aktivkohle

(0,5–1 g/kg KG), von Natrium sulfuricum (1–2 Essl. auf 250–500 ml lauwarmes Wasser) oder eines osmotischen Laxans; bei unzureichend abführender Wirkung evtl. zusätzlich Neostigmin, z.B. Neostigmin Curamed, 0,5–1 mg i.m. (Vorsicht bei Hypotonie oder Bradykardie!). Da keine spezifischen Antidote bekannt, weiter nur **symptomatische** unterstützende Therapie von Störungen des Herz-Kreislauf- und Atemsystems. Bei Krämpfen Diazepam, Valium®, evtl. Phenytoin, Phenhydan®, vgl. auch Kapitel 7.1.9; bei Kreislaufkollaps(gefahr) Horizontallagerung, Volumengabe, ggf. Dopamin-Infusion (vgl. Kapitel 7.1.4). Gegen neurologische Symptome in Nachbehandlung evtl. Versuch mit Vitamin-B-Komplex. Kontrolle der Kreislauf-, Leber-, Nierenfunktion. Forcierte Diurese und Harnsäuerung bei Mepacrin sinnvoll.

Hinweise zum Inhalt von Literaturbeispielen

Nebenwirkungen von Anthelminthika: Hellwig/Otto; Estler
Klinische Pharmakologie: Tracy et al.
Therapeutische Anwendung: Knobloch; Heizmann et al.
Einsatz in der Veterinärmedizin: Frey/Löscher

Antianämika

I. Substanzen

Pharmaka, die für internistische Zwecke verwendet, mitunter aber auch als Dopingmittel (s. eigenes Kapitel) missbraucht werden:
Erythropoetin, Epoetin, Epo; Glykoproteinhormon der Nierenrinde, das bei Hypoxie humoral die Erythro-, (Leuko-) und Thrombopoese stimuliert. Zur Substitution bzw. Behandlung der renalen Anämie (gentechnisch) hergestellte, rekombinante humane (rhEPO, rHuEPO) Erythropoetin-Präparate: Epoetin alpha (HWZ i.v. ca. 4–6 h, s.c. ca. 24 h) in ERYPO®, EPREX® und Epoetin beta (HWZ i.v. ca. 4–12 h, s.c. ca. 13–28 h) in NeoRecormon.

Almitrin (HWZ 40–80 h) früher in Vectarion (indiziert und ausschließlich wirksam bei arterieller Hypoxämie im Rahmen chronisch obstruktiver Atemwegserkrankungen über Stimulation von Chemorezeptoren; keine zentrale Wirkung. Schon bei therapeutischer Anwendung peripher > zentral neurotoxisch; in Deutschland ohne Marktpräsenz und ohne gesicherte Indikation.

Weitere Antianämika siehe z.B. unter „Eisen", „Fluor" und „Folsäure"; hämopoetische Wachstumsfaktoren (z.B. Lenograstim, Granocyte®) s. auch unter „Immuntherapeutika" und „Dopingmittel".

II., III. Toxikokinetik, -dynamik und Symptomatik

Dosierungsansprüche, Eliminationsgeschwindigkeiten (vgl. jeweils HWZ Abschnitt I) und Risiken der genannten Präparate sind sehr unterschiedlich: **Erythropoetin**-Präparate besitzen eine große therapeutische Breite und führen bei einmaliger Überdosierung praktisch kaum zu Vergiftungserscheinungen. Gefahren ergeben sich durch seltene anaphylaktoide Reaktionen sowie bedrohliche Störungen im Bereich von Herz und Kreislauf (besonders bei Hypertonikern) durch Blutdruckanstieg und weitere Verschlechterung einer vorbestehenden Hypertonie bis zu hypertensiver Krise. Sehr selten auch bei Normotonikern Blutdruckentgleisungen mit Enzephalopathie-ähnlicher Symptomatik (z.B. Kopfschmerz, Verwirrtheit, sensomotorische Störungen wie Gang- und Sprachstörungen bis zu generalisierten tonisch-klonischen Krämpfen), und als Folge einer gesteigerten Thrombopoese thromboembolische Komplikationen (s. Kapitel 6.2.11). Störungen im Elektrolyt- und Vitaminhaushalt (z.B. Hyperkaliämie; Eisen-, B_6- und B_{12}-Mangel) möglich.

Bei **Almitrin** neben gastrointestinalen Beschwerden am ehesten pulmonale und/oder neurologische Komplikationen zu befürchten, vgl. Abschnitt I.

IV. Therapie

Falls erforderlich, **symptomatische** medikamentöse Therapie der Hypertonie bzw. der Komplikationen einer Blutdruckentgleisung mit zentralen Symptomen sowie thromboembolischer Ereignisse durch intensivmedizinische **Maßnahmen** (vgl. Abschnitt II, III). Kontrolle und ggf. Korrektur der Laborparameter (Hämatokrit, Thrombozytenzahl, Transferrin und Serum-Ferritin).
Wirkungsminderung von Almitrin durch Nifedipin möglich.

Hinweise zum Inhalt von Literaturbeispielen

Toxikologie von Blut und blutbildenden Organen: Eyer
Pharmakologie, Toxikologie und Anwendung von Antianämika: Forth/Henschler/Rummel; Kurz

Antiarrhythmika

I.   Substanzen

Adenosin (HWZ im Sekundenbereich), Adrekar®.
Ajmalin (HWZ 1–15 h, PB 60–80%), Gilurytmal®, Tachmalin®; Alkaloid aus *Rauwolfia serpentina*; **LD** etwa ab 30 mg/kg.
Amiodaron (HWZ 17 h bei Einmalgabe, sonst 14–50 d; PB 96%), Cordarex®, Tachydaron®; wegen extensiver Gewebsverteilung akut nur gering toxisch.

Chinidin (HWZ 4–12 h, PB 80 %), Chinidin-Duriles®, Chinidin-retard Isis®, Optochinidin®, in Kombination mit Verapamil auch in Cordichin®, als Chindinpolygalakturonat in Sagittaproct®.
Detajmiumbitartrat (HWZ 13 h), Tachmalcor®.
Disopyramid (HWZ 5–8 h, PB 20–80 %), Diso-Duriles®, Disonorm®, Norpace®, Rhythmodul®.
Flecainid (HWZ 18–20 h, PB 40–50 %), Tambocor®.
Mexiletin (HWZ 5–12 h, PB 50–60 %), Mexitil®.
Procainamid (HWZ 2–5 h, PB 16 %), Procainamid Duriles®.
Prajmaliumbitartrat (HWZ 8 h, PB 60–80 %), Neo-Gilurytmal®; ca. 5fach toxischer als Ajmalin.
Propafenon (HWZ 3–6 h, PB 95 %), Propafen-BASF®, Propafenon Minden®, Propamerck®, Propastad®, Prorynorm®, Rytmogenat®, Rhythmonorm®, Tachyfenon.
Sotalol (HWZ 7–18 h, PB keine), CorSotalol, Darob®, Gilucor®, Rentibloc®, Sotabeta, Sotahexal®, Sotalex®, Sotaryt®, Sota-saar, Sotastad®, Tachytalol; Betarezeptorenblocker.
Tocainid (HWZ 12 h, PB 10–20 %), Xylotocan®.

Aprindin (HWZ 20–30 h), Amidonal® nur bedingt mit Ajmalium vergleichbar.
In Entwicklung auch **Ibutilid** (HWZ 6–8 h, PB 40 %) und **Azimilid** (HWZ ca. 5–6 h, PB ca. 94 %); ähnlich Sotalol.

Beta-Rezeptorenblocker s. eigenes Kapitel.
Calcium-Antagonisten s. eigenes Kapitel.
Lidocain s. Kapitel Lokalanästhetika.
Phenytoin s. Kapitel Antikonvulsiva.

II. Toxikokinetik und -dynamik

Resorption aus Muskulatur relativ rasch, über Gastrointestinaltrakt je nach Zerfallsgeschwindigkeit der Tabletten bzw. Dragees und Füllungszustand des Magens unterschiedlich, meist jedoch gut bis sehr gut (insbesondere bei Kindern) und innerhalb 0,5–3 h, relativ langsam bei Amiodaron (3–7 h).
Elimination – offenbar nach sehr rascher, oft ausgiebiger Verteilung ins Gewebe – überwiegend durch hepatische Biotransformation (teilweise aktive Metabolite bei Chinidin, Amiodaron von Bedeutung, enterohepatischer Kreislauf bei Prajmalium) und Ausscheidung über die Nieren in Form der Metabolite bzw. unverändert (Chinidin 15–40 %, Disopyramid 40–60 %, Sotalol 100 %!) teilweise auch über die Galle (bis zu ca. 60 % bei Prajmalium und Propafenon).
Wirkung: Chinidin-ähnlich bzw. kardiotoxisch mit Depression der myokardialen Automatie, Erregungsleitung und Kontraktilität, bei Lidocain-ähnlichen Substanzen zusätzlich auch direkt zentralnervöse Wirkung, teilweise auch sympatholytisch und anticholinerg. Die allen Antiarrhythmika potenziell eigene proarrhythmogene Wirkung kann über ein „Long-QT-Syndrom" zu vital bedrohlichen Rhythmusstörungen vom Typ der Torsaden („torsade de point") führen.

Risiko für Intoxikationsfolgen erhöht bei vorbestehenden Herz-Kreislauf-Erkrankungen, Leberparenchymschäden, schwerer Anämie oder durch **Interaktionen** (z. B. Alkohol oder gleichzeitiger Einnahme oder unvorsichtiger Anwendung von Herzglykosiden, Diuretika, Kalium-Präparaten, halogenierten Inhalationsnarkotika oder anderen Antiarrhythmika) sowie durch zu rasche i. v. Injektion. Mit **gefährlichen** Intoxikationen ist oft (insbes. im Kindesalter) schon bei 2facher therapeutischer Dosis zu rechnen.
Toxische Plasmaspiegel siehe Anhang.

III. Symptomatik

Im Vordergrund stehen (neben gastrointestinalen u. a. Beschwerden) **Herz-Kreislauf-Effekte** mit intraatrialen und intraventrikulären Erregungsleitungsstörungen (SA, AV-Blöcke, Förderung von Reentry-Kreisen), Bradykardie, Tachyarrhythmien, teilweise auch salvenartigen, polytopen ventrikulären Extrasystolen, Kammertachykardien bis zum Kammerflattern oder -flimmern, die sich zurückbilden oder in bradykarde Kammerrhythmen übergehen können, evtl. Asystolie! Im EKG neben PQ- und QT-Zeit-Verlängerung nahezu alle reversiblen Form- und Zeitveränderungen (diffuse Störung der Leitfähigkeit des Myokards) möglich. Daneben Hypotonie mit Kollapsgefahr, Herzinsuffizienz, zentrale Erregung, Schwindel, Ataxie, evtl. (tonisch-)klonische Krämpfe, Benommenheit bis Bewusstlosigkeit, metabolische Azidose, später auch (Arzneimittel-)Ikterus möglich. Bei Chinidin auch Seh- und Hörstörungen, teilweise Delirien (sog. Cinchonismus), Diarrhöe, Hypoglykämie möglich.

IV. Therapie

Nach **peroraler** Aufnahme Gabe von Aktivkohle, nach Aufnahme lebensbedrohlicher Mengen auch wiederholt. Bettruhe, Herz-Kreislauf- und EKG-Monitoring. Weiter – sowie nach Überdosierung durch Injektion – **symptomatisch**: Bei Herzrhythmusstörungen Infusion von Natriumhydrogencarbonat-Lösung nach EKG-Befund und Säuren-Basen-Gleichgewicht. (Natrium-Serumspiegel an oberer Normgrenze einstellen). Im Falle von Blockierungen transvenöse Applikation einer Schrittmacherelektrode und Anlage eines passageren Schrittmachers. Bei Kammerflattern evtl. auch Magnesiumsulfat aussichtsreich, bei Kammerflimmern elektrische Defibrillation. Bei Ajmalin-Derivaten u. U. bei unzureichender Wirkung von Beta-Sympathomimetika auch Glukagon, z. B. 10 mg i. v. sinnvoll. Bei Hypotonie Dobutamin (kardial vorgeschädigte Patienten) oder Noradrenalin unter laufender Blutdruck- und EKG-Kontrolle. Bei Krämpfen (trotz ausreichender Sauerstoffzufuhr) Diazepam (Faustan®, Valium®).
Vorsicht bei der Dosierung von Herzglykosiden und anderen Pharmaka, die die Toxizität steigern können (vgl. Abschnitt II). Kontrolle des Elektrolytgleichge-

wichts, Nachbeobachtung der Leberfunktion (besonders Transaminasen) und des Blutbildes.

Sekundäre Elimination mittels Hämodialyse bei Sotalol erfolgreich, in geringerem Umfang bei Disopyramid. Hämoperfusion bei vitaler Bedrohung z. B. über Aktivkohle bei Disopyramid, bei Propafenon über XAD-4 u. U. sinnvoll.

Hinweise zum Inhalt von Literaturbeispielen

Pharmakokinetik und -dynamik, Toxizität, Interaktionen und Originalliteratur: Kurz
Sachgerechte Anwendung: Scholz/Schwabe (2005); Stierle
Wirkungen und Nebenwirkungen: Mutschler
Behandlung von Vergiftungen: Albrecht; speziell im Kindesalter: v. Mühlendahl et al.
Nachweismethoden: Külpmann
Dosierung, relative und absolute Kontraindikationen, Interaktionen: ROTE LISTE, Alphabetisches Verzeichnis der Fertigarzneimittel, Signaturverzeichnis S. 20.

Antibiotika und antibakterielle Chemotherapeutika

I. Substanzen

Als freie Basen, Salze oder Ester sind gebräuchlich:

■ Ansamycine, z. B.:
Rifampicin (HWZ 3–16 h, PB 60–90 %), Eremfat®, Rifa®, Rimactan®; bekannt als Tuberkulostatikum und Enzyminduktor.
Rifabutin (HWZ ca. 40 h, PB 80 %), Alfacid®, Mycobutin®; halbsynthetisches Ansamycin, ähnlich Rifampicin.

Ethambutol (HWZ ca. 2–3 h, PB ca. 20–30 %), EMB-Fatol®, Myambutol®; als Tuberkulostatikum kein Ansamycin, Ethylendiamin-Derivat; in hohen Dosen Retrobulbärneuritis, Gichtanfälle, reversible Störungen des ZNS (Desorientiertheit, Halluzinationen) und der Leberfunktion.

■ Carbapeneme als Betalactam-Antibiotika, wie z. B.:
Imipenem (HWZ ca. 1 h, PB ca. 25 %), nur in Kombination mit Cilastatin (Dehydropeptidase-Inhibitor mit ähnlichen kinetischen Eigenschaften wie Imipenem) als Zienam®; erhöhtes Risiko für zentrale Krämpfe bei Dosen > 2 g/Tag.
Ertapenem (HWZ ca. 4 h, PB ca. 95 %), INVANZ; Dosen von 3 g/Tag über 8 Tage bislang ohne toxische Wirkung.
Meropenem (HWZ 1 h, PB 2 %), Meronem®. In Entwicklung auch **Biapenem** (HWZ 1 h).

■ **Chloramphenicol** (HWZ ca. 2–3 h, PB ca. 50 %), Berlicetin®, Chloramsaar®, Paraxin®, Bestandteil von Aquamycetin®, Oleomycetin®, Posifenicol C®, Thilo-

canfol C®; Phenylalanin-Derivat; gut fett-, schlecht wasserlöslich. Als Tierarzneimittel seit 1994 verboten.
Gut wasserlöslich und zur lokalen Anwendung, ausschließlich in Augentropfen: **Azidamphenicol**, Berlicetin-Augentropfen®, Posifenicol®, Thilocanfol®.

■ **Fosfomycin** (HWZ ca. 2 h, PB < 5 %), Infectofos, Fosfocin pro infusione®.
Fosfomycin-Tromethamol (HWZ 3 h), Monuril®; peroral resorbierbares Salz des Fosfomycins zur Einmalbehandlung unkomplizierter Harnwegsinfekte; verursacht Erbrechen, Diarrhöe.

■ Glykopeptid-Antibiotika z. B.:
Teicoplanin (HWZ 41 h, PB 90 %), Targocid®.
Vancomycin (HWZ ca. 6 h, PB 55 %), z. B. AB-Vancomycin®, VANCO-cell®, Vanco saar®.

Avoparcin, neben **Ardacin** als Tierarzneimittel, teilweise auch als Leistungsförderer in der industriemäßigen Mast (Gewichtszunahme) eingesetzt; seit 1997 europaweit (EU) verboten.

■ Lincosamide z. B.:
Clindamycin (HWZ 1,5–4 h, PB ca. 80–94 %), Aclinda®, Clindahexal®, Clindasaar®, Clin-Sanorania®, Clinda-Stad®, Sobelin®, Turimycin®, auch in Basocin®.
Lincomycin (HWZ 4,5 h, PB ca. 70 %), Albiotic®.

■ Monobactame
Aztreonam (HWZ 1,7 h, PB 56 %), Azactam®; peroral nur ungenügend resorbiert.

■ Nitrofurane
Nitrofurantoin (HWZ ca. 0,5–1 h, PB ca. 90 %), Cystit®, Furadantin®, Nifurantin®, Nifuretten®, Uro-Tablinen®; toxisches Harnwegs-Chemotherapeutikum. Toxikologisch ähnlich auch **Nifuratel**, inimur®; therapeutisch z. B. bei Trichomoniasis.
Nitrofurazon, Nitrofural, z. B. in Furacin-Sol®, Nifucin®; Lokalantibiotikum, von Wunden gering resorbiert, ähnlich Nitrofurantoin. Toxikologisch ähnlich auch **Furazolidon**, Nifuran®.

■ Nitroimidazole, z. B.:
Metronidazol (HWZ ca. 7 h, PB 15 %), z. B. Arilin®, Clont®, Elyzoe®, Flagyl®, Fossoyl®, Ulcolind Metro®, Vagimid®.
Nimorazol (HWZ ca. 10 h, PB 15 %), z. B. Esclama®.
Tinidazol (HWZ 13 h, PB 12 %), z. B. Simplotan®.

■ Oxazolidinone
Linezolid (HWZ ca. 5–7 h, PB ca.31 %), ZYVXOID®; peroral vollständig resorbiert. Auch reversibler, nichtselektiver Monoaminoxidase(MAO)-Hemmer, vgl. entsprechendes Kapitel, S. 466 und Hinweise auf Reproduktionstoxizität.

■ Streptogramine (Pristinamycine), z. B.:
Dalfopristin und **Quinopristin** (HWZ ca. 1,2–1,6 h), Synercid®; z. B. zur i. v. Anwendung bei Vancomycin-resistenten Enterokokken; vorerst nur Gelenk- und

Muskelschmerzen, lokale Unverträglichkeit, erhöhte Leberfunktionsparameter bekannt.

Ähnlich auch das in der Tiermedizin eingesetzte Streptogramin-Antibiotikum **Virginiamycin.**

Tigecyclin, Tygacil®; in Zulassung befindlicher Vertreter der neuen Klasse Glycylcycline.

Atovaquon (HWZ 62–77 h, PB 99,9 %), Wellvone®; Antiprotozoikum aus der Gruppe der Hydroxynaphthochinone, Toxoplasmosemittel; nicht metabolisiert; neben Anämie, Neutropenie, Hypotension, Schwindel, Ängstlichkeit, Asthenie, Hautreaktionen vor allem akut auch Hepatitis-ähnliche Anstiege von Transaminasen; in Kombination mit Proguanil, Malarone®, auch bei unkomplizierter Malaria.

Fusidinsäure (HWZ 4–6 h, PB 97 %), Fucidine®, Bestandteil von Fucithalmic®; bakteriostatisch.

Mupirocin, (Pseudomonic Acid), Tuvixin®; Lokalantibiotikum, vorwiegend bakteriostatisch ausschließlich gegen Strepto-, Staphylokokken, kaum toxisch.

Pentamidin (HWZ ca. 6–9 h), Pentacarinat®; Diamidin, ähnlich Guanidin, Antiprotozoikum, z. B. bei Pneumocystis-carinii-Pneumonie, Leishmaniasis, Trypanosomiasis; peroral unbedeutend resorbiert und stark metabolisiert; Todesfälle durch schwere Hypotonie, Hypoglykämie (Pankreasschädigung), Hypokalziämie, Hypomagnesiämie, ventrikuläre Tachykardie, Synkope, evtl. auch akutes Nierenversagen und Stevens-Johnson-Syndrom; bei intravenöser Infusion (< 1 h) Gefahr Herz-Kreislauf-Kollaps.

Taurolidin, Taurolin®; Breitspektrum-Antibiotikum, verwendet meist intraperitoneal bzw. lokal, z. B. bei schwerer Sepsis, Endotoxinschock, Pankreatitis; offenbar nur gering toxisch.

Aminoglykosid-Antibiotika
Cephalosporine
Gyrase-Hemmstoffe
Makrolid-Antibiotika
Penicilline } siehe auch eigene Kapitel
Polyen-Antibiotika
Polypeptid-Antibiotika
Tetracycline

II. und III. Toxikokinetik, -dynamik und Symptomatik

Enterale **Resorption** von Ansamycinen, Chloramphenicol/Azidamphenicol, Fosfomycin-Tromethamol, Lincosamiden, Nitrofuranen, Nitroimidazolen, Oxazolidinonen rasch und relativ vollständig; unbedeutend bei Aztreonam, Carbapenemen, Fusidinsäure, Glykopeptid-Antibiotika, Mupirocin und Streptograminen.

Elimination durch überwiegende hepatische Metabolisierung bei Ansamycinen, Aztreonam, Carbapenemen, Nitrofuranen, Nitroimidazolen, Rifampicin und renale Ausscheidung (in großenteils unveränderter Form z. B. bei Aztreonam, Fosfomycin, Imipenem, Glykopeptid-Antibiotika); überwiegend biliäre Ausscheidung und enterohepatischer Kreislauf von Bedeutung bei Rifampicin, Fusidinsäure.

Toxische Wirkung von (relativer) Überdosierung:

■ **Chloramphenicol**: Reversible, dosisabhängige Anämie oder nichtreversible Knochenmarksdepression (nach wochenlanger Latenz dosisunabhängige Suppression der Leuko-, Erythropoese erkennbar). Lebensbedrohlich am ehesten bei

Leberschäden und/oder gleichzeitiger Einwirkung hepatotoxischer Arzneimittel oder Gifte; im Früh- oder Neugeborenenalter als Kumulationsfolge Gray-Syndrom (Graufärbung der Haut, gastrointestinale und kardiovaskuläre Störungen → evtl. tödlicher Kreislaufkollaps). In Extremfällen Hämolysefolgen (bei Glukose-6-phosphat-Dehydrogenasemangel). Allergische Reaktionen und Nicolau-Syndrom möglich. Interaktionen durch Hemmung mikrosomaler Enzyme (z.B. mit Phenytoin, Tolbutamid, Dicumarol, Cyclophosphamid, Methotrexat, Etomidat) nur bei längerer Behandlung von Bedeutung.

■ **Carbapeneme**: Auslösung von zentralen Krämpfen bereits auch im therapeutischen Dosisbereich möglich.

■ **Fosfomycin**: Anstieg von Leberenzymen wie Transaminasen, alkalische Phosphatase; Thrombophlebitis.

■ **Fusidinsäure**: Hyperbilirubinämie, Ikterus, Thrombophlebitis; bei i.m. Injektion lokale Gewebsnekrosen.

■ **Glykopeptid-Antibiotika**: Vancomycin → vorwiegend lokale Unverträglichkeit, im Extremfall Ototoxizität (irreversible Schädigung des N. acusticus), gering nephrotoxisch, bei zu schneller i.v. Injektion „Red-man-Syndrom" durch Histaminfreisetzung, mit Blutdruckabfall, Herzstillstand, Schock möglich.

Teicoplanin → evtl. oto-, nephrotoxisch, Müdigkeit bis Somnolenz, Diarrhöe, allergische Reaktionen; bei versehentlicher Applikation in Liquorraum schwere Krampfanfälle möglich.

■ **Lincosamide**: Übelkeit, Erbrechen, Krämpfe, Diarrhöe, pseudomembranöse Enterokolitis, selten allergische Reaktionen, Anstieg von Leberenzymen, Ikterus, Hepatitis; bei Lincomycin auch reversibel Knochenmarksdepression. Bei rascher Injektion hoher Dosen auch Hypotension und Herz-Kreislauf-Versagen möglich.

■ **Nitrofurane**: vor allem Nitrofurantoin → direkt dosisabhängig ZNS-toxisch, Übelkeit, Erbrechen, gastrointestinale Beschwerden, Hautreaktionen, Lungenreaktionen (am ehesten allergisches Lungenödem), eher bei chronischer Anwendung reversible Cholestase, chronisch aktive oder granulomatöse Hepatitis; evtl. bei Glucose-6-phosphat-Dehydrogenasemangel hämolytische Krise u.a. Cave: Risikofaktor unkontrollierte Selbstmedikation.

■ **Nitroimidazole**: Abdominelle Schmerzen, Krämpfe, selten Pankreatitis, evtl. periphere Neuropathien.

■ **Oxazolidinone**: Linezolid → vorwiegend Verstärkung typischer Nebenwirkungen, bei toxischen Dosen insbesondere von Bedeutung Myelosuppression (einschließlich Leukopenie, Panzytopenie, Anämie, Thrombozytopenie) und MAO-Hemmwirkung mit krisenhaftem Blutdruckanstieg bei Komedikation oder Koingestion von Pseudoephedrin, Phenylpropanolamin (Norephedrin), Serotonin-Wiederaufnahmehemmern, trizyklischen Antidepressiva, direkten oder indirekten Sympathomimetika, Dopaminergika, Pethidin, Buspiron u.a. sowie tyraminreichen Nahrungsmitteln.

■ **Rifampicin**: Flu-like-Syndrom, allergische, zentralnervöse Reaktionen, seltener Hepatitis, Ikterus, Anstieg von Leberenzymen, akutes Nierenversagen, thrombozytopenische Purpura, Granulozytopenie, Anämie, Lungenödem, Thrombose, pseudomembranöse Kolitis. Orangerote Verfärbung von Körperflüssigkeiten.

Toxische Plasmaspiegel siehe Anhang.
Notabene: Eher bei längerem Gebrauch, weniger bei akuter Intoxikation bedeutsamer möglicher Nebeneffekt der meisten Antibiotika: pseudomembranöse Enterokolitis!

IV. Therapie

Nach oraler Überdosierung einmalige Gabe von Aktivkohle, evtl. Natriumsulfat-Lösung (s. Kapitel 7.2.3).
Symptomatische Maßnahmen unter Kontrolle der im Abschnitt II/III aufgeführten Gefährdung von Organsystemen. Falls erforderlich, Einsatz von Methoden der **forcierten Elimination** unter Berücksichtigung der in Abschnitt I und II/III gegebenen Hinweise zu Plasmaproteinbindung und Ausscheidungsweg (z. B. Hämodialyse am ehesten effektiv bei Chloramphenicol und Fosfomycin). Cholestyramin bindet und inaktiviert peroral aufgenommenes Vancomycin.

Hinweise zum Inhalt von Literaturbeispielen

Sachgerechte Anwendung, Pharmakokinetik, Nebenwirkungen, Interaktionen: Stille et al.; Fauler et al.; Heizmann et al.; Alexander et al.
Imipenem: Koppel et al.
Antiinfektiva: Dieterich et al.
Antimikrobiell wirksame Stoffe: Kramer et al.; Estler

Antidepressiva, zyklische

I. Substanzen

Tri(TCA)-, tetrazyklische und therapeutisch bzw. toxikologisch ähnliche Antidepressiva, z. B.:

Atomoxetin (HWZ 3–4 h, PB 98 %), Strattera®; zentraler selektiver Noradrenalin-Wiederaufnahmehemmer in der Indikation ADHS (Aufmerksamkeitsdefizit-/Hyperaktivitätssyndrom); ähnlich Reboxetin (s. u.); schwere Leberschädigung möglich, in Überdosis generalisierte Krampfanfälle, Verlängerung des QTc-Intervalls.
Amitriptylin (HWZ 10–21 h, PB ca. 95 %), Amineurin®, Novoprotect®, Saroten®, Syneudon®; auch in Limbatril®, **KD** 0,5 g (Koma), 1,5 g (Kardiotoxizität, Krämpfe).
Amitriptylinoxid (HWZ ca. 1–2 h, PB ca. 80 %), Equilibrin®; modifiziertes Amitriptylin; im Vergleich zu Amitriptylin etwa gleich hohe zentrale Amitriptylin-Konzentrationen bei nur etwa 50 % des Plasmaspiegels; akut geringer toxisch als Amitriptylin.

Clomipramin (HWZ ca. 21 h, PB 98%), Anafranil®, Hydiphen®; chloriertes Imipramin, **KD** 0,75 g (Koma, Kardiotoxizität, Krämpfe).
Desipramin (HWZ ca. 18 h, PB 90%), Pertofran®, Petylyl®; Hauptmetabolit von Imipramin.
Dibenzepin (HWZ ca. 9 h retardiert, PB 80%), Noveril®.
Dosulepin, Dothiepin, Prothiaden (HWZ ca. 18–24 h, Metaboliten 45–56 h), Idom®.
Doxepin (HWZ ca. 18 h, PB 80%), Aponal®, Desidox®, Doneurin®, Mareen®, Sinquan®.
Imipramin (HWZ 7–26 h, PB 95%), Pryleugan®, Tofranil®, **KD** 0,75 g (Koma, Kardiotoxizität, Krämpfe).
Lofepramin (HWZ ca. 5 h, PB 95%), Gamonil®; modifiziertes Imipramin, zu Desipramin (s. o.) metabolisiert; relativ geringer toxisch im Vergleich zu anderen Trizyklika.
Maprotilin (HWZ ca. 40–48 h, PB 88%), Aneural®, Deprilept®, Ludiomil®, Maprolu®, Mirpan®; tetrazyklisches A., erhöhte zerebrale Krampfbereitschaft, geringer kardiotoxisch, **KD** 0,5 g (Koma, Kardiotoxizität, Krämpfe).
Mianserin (HWZ ca. 17 h, PB 90%), Hopacem®, Mianeurin®, Prisma®, Tolvin®; tetrazyklisches A. ohne gravierende kardiotoxische und anticholinerge Effekte.
Mirtazapin (HWZ 20–40 h, PB 85%), Remergil®, Remergil SolTab®, Mirta-Lich®, MirtaTAD®, Mirtazapin AbZ, Mirtazapin AL, Mirtazapin beta, mirtazapin-biomo®, mirtazapin-ct, Mirtazapin dura®, Mirtazapin-ISIS®, Mirtazapin Kwizda, Mirtazapin-neuraxpharm, Mirtazapin ratiopharm®, Mirtazapin Sandoz®, Mirtazapin STADA®; tetrazyklisches A. mit Mianserin-ähnlicher Struktur und noradrenerg und spezifisch serotonerges A. (NaSSA).
Nortriptylin (HWZ ca. 30 h, PB 92%), Nortrilen®; auch aktiver Metabolit von Amitriptylin.
Opipramol (HWZ 6–9 h, PB 91%), Insidon®, Opipramol-neuraxpharm®; therapeutisch und toxikologisch ähnlich Amitriptylin, auch Tranquillizer; **KD** 1,5 g (Koma, Krämpfe).
Reboxetin (HWZ 13 h, PB 96%), Edronax®, Solvex® selektiver Noradrenalin-Rückaufnahmeinhibitor (SNRI); Phenyl-Derivat des Viloxazin, therapeutisch ähnlich Desipramin, geringere Sedation und vegetative Nebenwirkungen als Amitriptylin.
Trazodon (HWZ ca. 4–12 h, PB 93%), Thombran®; chemisch differentes A., serotonerg und alpha-adrenerg; kaum kardiotoxisch und anticholinerg; hepatotoxisch.
Trimipramin (HWZ ca. 23 h, PB 95%), Herphonal®, Stangyl®; stark sedierendes A., **KD** 0,75 g (Koma, Kardiotoxizität, Krämpfe). **Viloxazin** (HWZ ca. 2–5 h), Vivalan®; stimulierendes, aktivierendes A., offenbar auch betamimetische und MAO-hemmende Wirkung, kaum anticholinerg, gering kardiotoxisch.

Ebenfalls hier einzuordnen: **Amoxapin** (HWZ ca. 8 h, PB 91%), **Butriptylin, Loxapin, Protriptylin** (HWZ ca. 78 h, PB 92%).
Bupropion, Amfebutamon (HWZ 10–21 h, PB > 80%), Wellbutrin®, Zyban®; monozyklisches Antidepressivum, Dopamin-Wiederaufnahmehemmer und Anxiolytikum; Nicotinentwöhnungs-

mittel, strukturelle Beziehung zu Phenylethylaminen wie z.B. Amphetamin (s. eigenes Kapitel), teilweise Bestandteil illegaler Schlankheitsmittel; in hohen Dosen Sinustachykardie, Tremor, Krämpfe (auf Benzodiazepine kaum ansprechend) und evtl. Bradyarrhythmie, Asystolie.

Als Alternative zu den o.g. Antidepressiva zunehmend Phytopharmaka, insbesondere **Johanniskraut(*Hypericum perforatum*)-Extrakte** beliebt. Bei Überdosierung am ehesten phototoxische Reaktionen, vgl. Kapitel Furocumarine; sonst auch im Grammbereich kaum toxisch. Beachte jedoch vielfältige Interaktionsmöglichkeiten mit Arzneistoffen mit engem therapeutischen Bereich (z.B. Amitriptylin, Ciclosporin, Digoxin, Midazolam, Phenprocoumon, Tacrolimus u.a.) durch Induktion des hepatischen mikrosomalen Abbaus bzw. intestinaler Induktion von P-Glykoprotein (Effluxtransporter) → Therapieversagen (z.B. unzureichende Immunsuppression bei Transplantatträgern) bzw. Übergang in toxische Plasmaspiegelbereiche bei plötzlichem Absetzen von Johanniskraut-Präparaten.

Antidepressiv wirksame MAO-Hemmstoffe siehe eigenes Kapitel.

Selektive Serotonin-Wiederaufnahmehemmer siehe eigenes Kapitel.

Weitere antidepressiv wirksamen Substanzen vgl. Kapitel Tranquilizer, Neuroleptika, Phenothiazine.

II. Toxikokinetik und -dynamik

Resorption aus dem Magen-Darm-Trakt zumeist fast vollständig und relativ rasch, jedoch bei toxischen Dosen durch anticholinerge Wirkung verzögert. Bioverfügbarkeit bei ca. 50%. Halbwertszeiten relativ lang (s.o.). Meist hohes Verteilungsvolumen und hohe Proteinbindung (vgl. Abschnitt I). **Elimination** nach bedeutsamer hepatischer Metabolisierung (enterohepatischer Kreislauf; aktive Metabolite z.T. länger wirksam als Muttersubstanz, z.B. bei Amitriptylin, Clomipramin, Doxepin) zum größten Teil über die Nieren. Serumspiegel weisen hohe interindividuelle Variabilität auf.

Wirkung durch qualitativ und quantitativ unterschiedlich ausgeprägte Hemmung der Wiederaufnahme von Neurotransmittern wie Noradrenalin, teilweise Dopamin oder Serotonin, auch durch anticholinerge und antihistaminerge Potenz (TCA) vorwiegend auf ZNS dämpfend, teilweise auch erregend und kardiotoxisch. Therapeutische Wirkunterschiede (Spezifität) verschwinden mit zunehmender Schwere der Intoxikation. Kinder besonders empfindlich.

Toxizität erheblich gesteigert bei gleichzeitiger Einwirkung von Alkohol, Opiaten, Narkotika, Hypnotika, Sympathomimetika, Klasse-I-Antiarrhythmika, Anticholinergika (z.B. Antihistaminika, Phenothiazine), MAO-Hemmstoffe, Neuroleptika oder durch vorbestehende Erkrankungen von ZNS, Leber, Niere, Schilddrüse und Herz-Kreislauf-System bzw. durch höheres Lebensalter. Bei Monointoxikationen mit TCA schon 10fache therapeutische Dosis u.U. vital bedrohlich. **KD** bei den meisten TCA ≥ 1 g, vital bedrohlich ≥ 2 g (Ausnahmen vgl. Abschnitt I). Mianserin und Trazodon deutlich geringer toxisch.

Toxische Plasmaspiegel siehe Anhang.

III. Symptomatik

Bei **leichter** bis **mittelschwerer** Intoxikation: **ZNS-Symptome** mit Somnolenz, **anticholinergen Symptomen** (Sinustachykardie, Mundtrockenheit, Mydriasis, Obstipation, Harnretention), vgl. auch Kapitel 6.1.10.; Dysarthrie, choreathetotischen Hyperkinesien, Tremor, Reflexstörungen, Erregung, Halluzinationen. Zum Nutzen wiederholter Vergleiche von Handschriftproben siehe Allg. Teil, Kap. 6.2.14.

Bei **schweren** Intoxikationen rascher Übergang der Symptomatik in **Koma** mit **Krämpfen** vom Grand-Mal-Typ. Besonders gefährlich **kardiotoxische Effekte** wie ventrikuläre Tachykardien, verminderte Inotropie, Erregungsbildungs- und Reizleitungsstörungen mit komplexen Arrhythmien (Frühzeichen im EKG: QRS-Verbreiterung $> 0,12$ s, QT-Verlängerung und Rechtsdrehung der Herzachse), selten Torsades de Pointes. Bei hohen Dosen ausgeprägte Atemdepression, respiratorische Insuffizienz (ARDS), metabolische Azidose und kardiovaskulärer Schock möglich. Weiterhin Hyperthermie (prognostisch ungünstig), allergisch-toxische Hautreaktionen.

In Abhängigkeit von toxischer Gesamtdosis auch im zeitlichen Auftreten der Symptome Unterschiede, z. B. bei schweren Intoxikationen mit Amitriptylin zuerst Koma, später Kardiotoxizität, Krämpfe und respiratorische Insuffizienz; bei Maprotilin zuerst Krämpfe, dann Koma und Kardiotoxizität. Ab Plasmaspiegel von 1000 µg/l ist bei den meisten zyklischen Antidepressiva mit kardiotoxischen Effekten zu rechnen.

IV. Therapie

Primäre Giftentfernung: Bei ansprechbarem Patienten primär Gabe von Aktivkohle, bei hohen Dosen auch Magenspülung innerhalb 1 h erwägen; bei komatösem Patienten nach Antidot-Therapie mit Physostigmin, Anticholium® (initial 2 mg, langsam i. v.; nicht bei Mianserin) mit Magenspülung unter Intubationsschutz, Gabe von Aktivkohle (auch nach Stunden noch sinnvoll, da Motilitätshemmung des Darmes) und isotonischer Natriumsulfat-Lösung (s. Kapitel 7.2.). Sicherung der Vitalfunktionen ggf. Beatmung, Azidoseausgleich weiter **symptomatisch**.

Bei Krämpfen Gabe von Diazepam oder Phenytoin (vgl. Kapitel 6.1.3.). In schweren Fällen Blutalkalinisierung mit Natriumhydrogencarbonat (oder mittels Hyperventilation bei Beatmeten) bis arterieller pH von 7,5 zur Prophylaxe und Therapie von Rhythmusstörungen (vgl. Kapitel 7.1.12.). Bei anhaltenden Rhythmusstörungen Phenytoin oder Lidocain, bei Torsades de Pointes Magnesiumsulfat (20–40 mmol langsam i. v.). Bei schwerer Bradykardie temporärer Schrittmacher, bei Tachyarrhythmie ggf. Defibrillation. Bei Hypotonie Volumengabe.

Bei Hypokaliämie, K⁺-Substitution. Forcierte Diurese und Hämodialyse, Hämoperfusion infolge hoher Verteilungsvolumina ineffektiv.

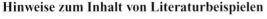

Hinweise zum Inhalt von Literaturbeispielen

Klinische Pharmakologie und sachgerechte Anwendung von klassischen Antidepressiva: Breyer-Pfaff/Gaertner; Müller-Oerlinghausen et al.; Boyer/Feighner; Benkert/Hippius

Speziell Doxepin: Demling; Trimipramin: Sperling et al.; Amitriptylinoxid: Roszinsky-Köcher et al.

Neuere serotonerge Substanzen: Laux et al.; Benkert/Hippius

Toxikologie: Seyffart; Silvermann

Interaktionen: Härtter

Pharmakologie, Toxikologie, Wirksamkeit, Indikationen, Kontraindikationen, Fertigarzneimittel, Anwendung von antidepressiv wirksamen Phytopharmaka (einschl. Nachweis von Originalliteratur): Schulz/Hänsel; speziell Johanneskraut: Müller WE

Antidiabetika

I. Substanzen

Insuline

Gentechnisch hergestellte oder rekombinante humane Insuline bzw. tierische Monospezies-Insuline

■ **kurz wirksame Insuline** wie

– **Insulin aspart** (Wirkdauer 3–5 h), NovoRapid®; schnell wirksames Humaninsulin-Analogon; biphasisch mit Verzögerungsinsulin in NovoMix®.

– **Insulin glulisin** (Wirkdauer 2–4 h), Apidra®; Humaninsulin-Analogon mit schnellem Wirkeintritt und kurzer Wirkdauer.

– **Insulin lispro** (Wirkungsdauer 2–3 h), Humalog®, Liprolog®; Humaninsulin-Analogon, s.c. schneller resorbiert als Normalinsuline (Altinsuline).

– **Normalinsuline** (Altinsuline, Wirkungsdauer < 8 h), Actrapid®, Berlinsulin®, H-Insulin Hoechst®, H-Tronin®, Huminsulin®, Insuman®Rapid, Insulin B. Braun, Insulin ratiopharm, Velosulin® u.a.

Vor Zulassung stehend und den Normalinsulinen vergleichbar, **inhalierbares Insulin**, z.B. Exubera®.

■ **Intermediär- oder Verzögerungsinsuline** (Wirkungsdauer < 24 h, z.T. in Kombination mit Altinsulinen, auch als **Isophan-Insuline**) wie

Basal-H-Insulin 100 Hoechst®, B-Insulin S®, B-Insulin S.C.®, Berlinsulin H®, Depot-H-Insulin Hoechst®, Depot-Insulin S Hoechst®, Huminsulin Basal®, Huminsulin Long®, Huminsulin Profil®, Insuman® Basal, Insulin Actraphane® HM, Insulin Insulatard Human®, Insulin Insulatard MC®, Insulin Mixtard Human®, Insulin Monotard® HM, Insulin Protaphan®, Insulin Rapitard® MC, Insulin Semilente® (Nachtinsuline) MC, Komb-Insulin Hoechst®, Komb-Insulin S®, L-Insulin S.N.C.®, Protaphane®u.a.

– **Insulin glargin** (Wirkdauer vergleichbar NPH-Insulin), Lantus®; Humaninsulinanalogon, auch Basalinsulin;

– **Insulin detemir** (Wirkdauer ca. 20 h), Levemir®; langwirksames Insulinanalogon (Kunstinsulin), auch verwendet als Basalinsulin, verursacht in therapeutischer Anwendung in ca. 6% schwere Hypoglykämien.

■ **lang wirksame Insuline** (Depot-Insuline, Wirkungsdauer 24–36 h) wie Huminsulin Ultralong®, Insulin Ultratard® HM, Insulin Lente® MC, Insulin Ultralente® MC.

Orale Antidiabetika

■ Sulfonylharnstoffe (**LD** der Sulfonylharnstoffe der ersten Generation für Erw. ca. 50–100 g; gegenwärtig, mit Ausnahme von Tolbutamid, ganz überwiegend besser verträgliche Sulfonylharnstoff-Präparate der zweiten Generation in Verwendung), z. B.:

Glibenclamid (HWZ ca. 3–6 h, PB 98%), Azuglucon®, Bastiverit®, Dia-BASF®, Duraglucon®, Euglucon®, Glimistada®, Gluconorm®, Glucoremed®, Gluco-Tablinen®, Glukoreduct®, Glukovital®, Glykolande®, Maninil®, Praeciglucon®.
Glibornurid (HWZ Metaboliten 8 h), Gluborid®; Glutril®.
Gliclazid (HWZ 11–12 h), Diamicron®.
Glimepirid (auch Antidiabetikum der „dritten" Generation, HWZ 5–8 h, PB 99%), Amaryl®, Glimerid®, MAGNA®.
Glipizid (HWZ 3–7 h, PB 98%), Glibenese®.
Gliquidon (HWZ ca. 8 h), Beglynor®, Glurenorm®.
Glisoxepid (HWZ 1,7 h, PB 93%), Pro-Diaban®.
Tolbutamid (Antidiabetikum der ersten Generation, HWZ genetisch variabel 2,5–15,5 h, PB 98%), Artosin®, Orabet®, Rastinon Hoechst®.

Antidiabetika der ersten Generation (kaum noch in Verwendung): **Acetohexamid**, **Carbutamid**, **Chlorhexamid**, **Chlorpropamid**, **Tolazamid**.

■ Benzoesäure-Derivate
Repaglinid (HWZ 0,6–1,4 h), Novo-Norm®; Carbamoylmethylbenzoesäure-Derivat, ähnlich, jedoch kürzer und spezifischer wirksam als Sulfonylharnstoffe, vorwiegend zur postprandialen Blutzuckersenkung.
Nateglinid (HWZ 1,5 h), Starlix®; strukturell und therapeutisch vergleichbar Repaglinid, s. o.

■ Biguanide
Metformin (HWZ 2–4 h, keine PB), Diabetase®, Glucophage®, Mediabet®, Meglucon®, Mescorit®, Siofor®; bei Dosen bis 85 g beim Erwachsenen keine Hypoglykämie beobachtet, jedoch Laktatazidose möglich!

Buformin und **Phenformin** wegen erhöhten Laktatazidose-Risikos verlassen.
Weitere medizinisch verwendete Verbindungen mit **Biguanid-Struktur** sind:
Chlorhexidin, als Antiseptikum in z. B. Chlorhexamed®, Cidegol C®, Corsodyl®, Frubilurgyl®, Lemocin CX®, Mentopin Gurgellösung® (kaum toxisch). Als polymere Verbindung in Kombination mit Polyethylenglykol zur äußerlichen Anwendung vorliegend unter der Bezeichnung **Polyhexanid**, Lavasept®-Lösung (nicht selten mit äußerlich ähnlichen Infusionslösungen verwechselt und i. v. appliziert); nach Einzelfallbericht offenbar auch systemisch nur gering bis moderat toxisch.
Proguanil (HWZ ca. 20 h, PB ca. 75%), Paludrine®; als Malariamittel mit Biguanid-Struktur.

Guanidin, Iminoharnstoff, verwendet zur Herstellung von Kunstharzen, Textilhilfsmitteln (-nitrat, -chlorat und -perchlorat in Sprengstoffindustrie, siehe auch unter „Anionen" und Abschnitt III), Dimethylguanidin stärker wirksam, Guanidinhydroxid, stärkste organische Base.
Isoamylenguanidin, Galegin, hypoglykämisch wirksamer Inhaltsstoff der Geißraute, (*Galega officinalis*).

■ Thiazolidindione
Pioglitazon (HWZ 5–6 h, aktive Metaboliten 16–23 h), Actos®; Insulinsensitizer.
Rosiglitazon (HWZ 3–4 h), Avandia®; Insulinsensitizer.

Troglitazon (HWZ 9–36 h, PB 99 %), Noscal®, Rezulin®, Prelay®, Romozin®; wegen Hepatotoxizität, einschließlich akuten Leberversagens außer Handel.

In Entwicklung befindlich weitere Substanzen wie z. B. **Ciglitazon**, **Englitazon**.

Additiva
Alpha-Glucosidase-Hemmstoffe wie
Acarbose, Glucobay®; Naturprodukt aus Kulturen von Aktinoplanaceen; Pseudotetrasaccharid. Hemmung Disaccharid spaltender Enzyme im Dünndarm; zusätzlich über erhöhte Kohlenhydratreize im unteren Dünndarm wirksam (erhöhte Sekretion von Darmwandhormon GLP-1, Glucagon-like-Peptide-1, (HWZ 3–11 min) → vermehrte Insulinsekretion aus Beta-Zelle).

In klinischer Entwicklung **Liraglutid** (synthetisches GLP-1), **Sitagliptin**, Inkretin-Mimetikum. Ähnlich auch **Exenatide**, Byetta®, Wirkstoff aus Monsterechse.
Zu **IGF-1** siehe Kapitel Hypophysenhormone.

Miglitol (HWZ ca. 2–3 h), reversibler Hemmstoff; Bayglitol®, Diastabol®, Glyset®, Miglibay®, Mitolbay®.

In klinischer Entwicklung befindlich und ähnlich auch **Voglibose**.

Cortex Copalchi, als Fluidextrakt, Sucontral®.
Guar(mehl), Glucotard®, Guar Verlan®, Lejguar® (kaum toxisch).

II. Toxikokinetik und -dynamik

Enterale **Resorption** bei oralen Antidiabetika im Allgemeinen rasch und relativ vollständig (Wirkungsmaximum etwa nach 2 h), bei Insulin infolge Verdauung nicht möglich. Bioverfügbarkeit des inhalativen Insulins ca. 10–15 %. Nach s. c. Injektion Insulin rasch (Wirkungsmaximum nach 0,5–2 Stunde), Verzögerungsinsuline erheblich langsamer resorbiert. Acarbose und Miglitol bei Überdosierung stärker, therapeutisch jedoch nur zwischen 1–2 %, Guar, nicht resorbiert.
Elimination vorwiegend durch Metabolisierung (die meisten Sulfonylharnstoffe, Phenformin, Thiazolidindione) oder im Wesentlichen durch biliäre (Glipizid, Repaglinid > 90 %, Glibenclamid 50 %) und renale Ausscheidung (Metformin vollständig), Glimepirid teilweise auch über die Fäzes. Erhebliche Verzögerung bei Erkrankungen der Eliminationsorgane. Zahlreiche Interaktionen, teilweise wegen Verdrängung aus starker Plasmeiweißbindung (> 90 %) möglich (siehe daher Warnung in Abschnitt IV).

Trotz diffiziler Unterschiede im therapeutischen **Wirkung**sbereich bei akuter Vergiftung je nach Präparat, Dosis und Ausgangslage (evtl. auch Insulinresistenz) *Störungen des Kohlenhydratstoffwechsels* und deren Folgen (abhängig von Alter und kardiovaskulärem Status des Patienten) ausschlaggebend.

Bei Intoxikation mit Biguaniden steht im Vordergrund oft Gefahr der *Laktatazidose* (Phenformin, Buformin > Metformin), die begünstigt werden kann durch zahlreiche Hypoxämie-fördernde Faktoren (z. B. Herz- und Niereninsuffizienz, respiratorische Insuffizienz, Anämie, körperliche Belastung, Untergewicht, exogene Zweiteinflüsse wie z. B. nichtsteroidale Antirheumatika und Alkohol). In Zusammenhang damit disseminierte intravasale Gerinnung in Lungen-, Nieren- und Hirngefäßen → Verbrauchskoagulopathie(folgen).

Zerebrale Dauerschäden möglich nach langer Hypoxie sowie Leber- und Nierenschäden (z. B. nach Carbutamid und Thiazolidindionen). Allergische Reaktionen am ehesten nach Carbutamid, aber auch (hochgereinigten) Insulinen, Acarbose; auch Kreuzallergie bekannt (z. B. Carbutamid, Tolbutamid). Alkoholintoleranz besonders durch Tolbutamid, Phenformin und Chlorpropamid ähnlich wie durch Disulfiram (vgl. Kapitel Thiurame). Zu fototoxischen und -allergischen Reaktionen siehe Kapitel Furocumarine!

III. Symptomatik

Nach Resorption toxischer Mengen sind möglich: Heißhunger, Gähnen, Schwäche, Mattigkeit, Übelkeit, Erbrechen, Schwitzen; Rötung des Gesichts, Blutdrucksenkung, Tachykardie, Sehstörungen (langsam einsetzende **Hypoglykämie**), evtl. auch stuporöser Beginn; → bei Blutzuckerwerten von ca. 2–4 mmol/l (ca. 35–70 mg%) → rasch einsetzendes hypoglykämisches **Koma** mit **Psychose, Krämpfe**n, Kussmaul-Atmung (Gefahren: zerebrovaskuläre Schäden → apoplektiformes Krankheitsbild, Frakturen, Lungenödem oder -embolie bei kardialer Dekompensation; kardiale Erregungsleitungsstörungen, Myokardinfarkt). Bei Nicht-Diabetikern bzw. besonders massiver Vergiftung auch **Hyperglykämie** (Blutzuckerspiegel evtl. über 14 mmol/l = 250 mg/100 ml) möglich. Nach Überdosierung von Verzögerungsinsulinen Entwicklung hypoglykämischer Symptome schleichend.

Entwicklung einer **Laktatazidose**: Neben entsprechenden paraklinischen Befunden gastrointestinale Symptome → Muskelschwäche, Hyper- und Tachypnoe, Hypothermie → Bewusstseinsstörungen bis Koma→ Kreislaufinsuffizienz bis kardiogener Schock bzw. Koma. DIC (disseminierte intravasale Koagulopathie – Fibrinogen- und Thrombozytenabfall, Verlängerung der Thromboplastin- und Thrombinzeit); s. auch Hinweise in Abschnitt II.

Nach peroraler Aufnahme toxischer Mengen von Thiazolidindionen neben potenzieller Hepatotoxizität (vgl. auch Abschnitt I) am ehesten zu erwarten: Kopfschmerz, Schwindel, Asthenie, Übelkeit, Diarrhöe, Anstieg der Laktatdehydrogenase, verstärkte Flüssigkeitsretention (periphere, pulmonale Ödeme), evtl. Anämie oder andere hämatologische Nebenwirkungen.

Nach Überdosierung von **Acarbose** und **Miglitol** neben gastrointestinalen Störungen keine systemische Toxizität, allenfalls reversible Leberfunktionsstörungen nach Acarbose zu erwarten.

Proguanil primär nicht hypoglykämisch wirkend, verursacht Erbrechen, epigastrische Schmerzen, Nierenreizung und Hämaturie.

Nach **Guanidin**, besonders aber Methyl- und Dimethylguanidin → Hypoglykämie, Hypokalziämie und u. U. auch acetylcholin- oder curareartige Wirkung möglich (vgl. Kapitel Parasympathomimetika und Muskelrelaxanzien).

IV. Therapie

Nach peroraler Aufnahme von Antidiabetika (etwa ab 5 Tabletten oraler Antidiabetika) Gabe von Aktivkohle und/oder Natrium sulfuricum (1 Essl. auf ¼ l Wasser) und Zuckerwasser oder gesüßtem Tee.

Weiter **symptomatisch**: In bedrohlichen Fällen sofort, wie auch bei Überdosierung von Insulinen (vor primärer Giftentfernung), i. v. Injektion von 10–20 g Glukose, Wiederholung bzw. Dauerinfusion bis zur Wiederkehr des Bewusstseins oder perorale Gaben nach Ergebnissen regelmäßiger Blutzuckerkontrollen (evtl. über mehrere Tage) nötig; nicht abruptes Normalisieren des Blutzuckerspiegels, sondern Titrieren (an Glukosereizschwelle); bei schweren Vergiftungen zusätzlich evtl. Glukagon (GlucaGen® 0,5–2 mg i. v. oder i. m.); von Glukokortikoiden, Katecholaminen oder Diazoxid kann im akuten Stadium kein nennenswerter Effekt erwartet werden. Erfolgreicher anekdotischer Einsatz von Octreotid (z. B. Sandostatin®) bei Rebound-Hypoglykämie nach Sulfonylharnstoffen. Kontrolle und Korrektur von Kaliumspiegel (EKG!) sowie von Säuren-Basen-Gleichgewicht und Kreislaufparametern; ggf. Sauerstoff(be) atmung. Vorsicht mit Arzneimitteln wie Phenothiazin-, Salicylsäure-, Pyrazol-Derivaten, ACE-Hemmern, Fibraten, Allopurinol, Sympatholytika, Diuretika (Furosemid, Benzothiadiazine), Sulfonamiden (Verstärkung der Wirkung oraler Antidiabetika möglich). Alkoholverbot (vgl. Abschnitt II), Schutz vor Sonnenlicht (Fotosensibilisierung durch orale Antidiabetika), ggf. diätetische Nachsorge.

Wirkung von Alpha-Glukosidase-Hemmern wird durch Adsorbenzien, Verdauungsenzympräparate und Cholestyramin vermindert.

Laktatazidose-Behandlung (vgl. Kapitel 7.1.17.): Bei gering ausgeprägter Azidose, fehlenden Schockzeichen und ausreichender Nierenfunktion genügen (in Verbindung mit einleitenden Maßnahmen, s. o.) laborchemisch kontrollierte Alkalisierung (mit Natriumhydrogencarbonat, erforderlichenfalls massive Dosen bis 2500 mmol $NaHCO_3$; cave: Gefahr der Na-/Volumenüberlastung), forcierte Diurese (vgl. Kapitel 7.3.1) sowie Infusion von Insulin-Glukose-Lösung (keine Fruktose oder Xylit).

In schweren Fällen (pH < 7; vgl. auch Abschnitt III) schnellstmöglich Hämodialyse zur Entfernung von Laktat und Metformin hämostaseologische Behandlung der DIC (gerinnungshemmende Medikation mit Heparin und Schocktherapie).

Bei langdauernder Bewusstlosigkeit prophylaktische und pflegerische Maßnahmen.

Hinweise zum Inhalt von Literaturbeispielen

Wirkungen, Neben- und Wechselwirkungen von Insulin und oralen Antidiabetika (einschl. Nachweis von Originalliteratur): Ammon; Mutschler

Klinische Pharmakologie von oralen Antidiabetika: Kuhlmann/Puls; Hanefeld; Waldhäusl; speziell Sulfonylharnstoffe: Schulze

Dosierung, relative und absolute Kontraindikationen, Interaktionen: ROTE LISTE, Alphabetisches Verzeichnis der Fertigarzneimittel, Signaturverzeichnis I 20, S 52

Medikamentöse Behandlung des Diabetes: Haen; Waldhäusl; Mehnert et al.; Knick/Knick

Vergiftungen mit Antidiabetika: Albrecht; speziell im Kindesalter: v. Mühlendahl et al.; speziell Metformin im Kindesalter Spiller et al.

Vergiftung mit Polyhexanid: Homann et al.

Antifibrinolytika

I. Substanzen

Aliphatische und aromatische ω-Aminocarbonsäuren, ausschließlich peroral bzw. lokal angewendet bei hyperfibrinolytischen Blutungen (außer bei Blutungen unter thrombolytischer Behandlung, wie

p-Aminomethylbenzoesäure, 4-Aminomethylbenzoesäure, PAMBA, Gumbix®, Pamba®.

Tranexamsäure (trans-4-Aminomethyl)cyclohexansäure; trans-AMCA, AMCHA), Anvitoff®, Cyklokapron®, Ugurol®.

Aprotinin (natürlich vorkommendes Antifibrinolytikum, Polypeptid), Antagosan®, Trasylol®; zur parenteralen Anwendung; bildet mit Plasmin (und anderen proteolytischen Enzymen) unmittelbar inaktive Enzym-Inhibitor-Komplexe; Kallikrein-Inaktivator, Proteasenhemmer.

Ähnlich auch **Gabexat** (synthetischer Serinproteasen-Inhibitor).

II. Toxikokinetik und -dynamik

Resorption der Aminosäuren über Magen-Darm-Kanal (Wirkungsbeginn ca. nach 2 h, -dauer ca. 6 h), auch über Schleimhäute möglich. Aprotinin wirkt nur parenteral.

Elimination in aktiver Form (Aminosäuren) bzw. als Metabolit (N-Acetylierung von Pamba) relativ rasch über die Nieren (cave: Nierenschaden!), bei Nierenschäden verzögert; Aprotinin in inaktiver Form (HWZ 42–100 min) renal.

Wirkung: Kompetitive Hemmung der Aktivierung von Plasminogen zu Plasmin (Aminosäuren) bzw. Inhibierung von Plasmin über Komplexbildung.

III. Symptomatik

Erhöhte Thrombosegefahr und Embolieneigung bei Patienten mit besonderer Disposition. Nach peroraler Applikation am ehesten gastrointestinale Beschwerden zu erwarten (Übelkeit, Erbrechen, Diarrhöen); bei intravenöser Überdosierung vor allem Kreislaufreaktionen zu befürchten (Blutdruckabfall).
Unter Aprotinin nach parenteraler Gabe auch anaphylaktische Reaktionen mit Blutdruckabfall möglich. Bei Patienten mit erhöhtem thrombembolischen Risiko Verstärkung der Thromboseneigung, insbesondere bei Dosen > 125 000 IE/70 kg KG.

IV. Therapie

Medikation absetzen. In Ermangelung eines spezifischen Antidots symptomatische Maßnahmen und/oder Förderung der Elimination (s. Kapitel 7.3). Prophylaktische antithrombotische Behandlung mit niedermolekularen Heparinen nur bei Patienten mit thromboembolischer Prädisposition erwägen.

Hinweise zum Inhalt von Literaturbeispielen

Pharmakokinetik, -Haupt-, Neben- und Wechselwirkungen: Glusa et al.; Bachmann
Dosierung, relative und absolute Kontraindikationen, Interaktionen: ROTE LISTE, Alphabetisches Verzeichnis der Fertigarzneimittel, Signaturverzeichnis A 103

Antihistaminika/Antiallergika

I. Substanzen

Am gebräuchlichsten sind **H$_1$-Rezeptorenblocker** (basische, lipidlösliche Ethylendi-, Ethanol-, und Alkylamine, Piperazin-Derivate und andere), die im Allgemeinen als wasserlösliche Salze (teilweise als Antiemetika und Hypnotika) angewandt werden. Insbesondere Substanzen der 1. Generation (*) führen häufiger zu Vergiftungen.

Peroral verfügbar sind gegenwärtig:
Acrivastin (HWZ ca. 1,5–2 h, PB 50%), Semprex®; Abkömmling des Triprolidin, s. u., auch lokal angewandt.
Antazolin*, z.B. als Bestandteil von Kombinationspräparaten wie Allergopos®, Antistin-Privin®, Spersallerg®.
Azelastin (HWZ 25 h, Metaboliten 50 h; PB 80%), Allergodil®, auch Mastzell-Degranulationshemmer, ähnlich Ketotifen; lokal auch in Losin®.
Buclizin* (HWZ ca. 2–3 h), neben Paracetamol (!) Bestandteil von Migralave N®.

Carbinoxamin*, neben Chlortheophyllin und Coffein Bestandteil von Polistin®.

Chlorphenoxamin*, ähnlich Chlorpheniramin (s. u.).

Chlorpheniramin* (HWZ 12–43 h, PB 72%), in Kombinationspräparaten wie Balkis®, Codicaps®, Contac 700®, Contac H®, Grippostad C®, Sedotussin®.

Cetirizin (HWZ 7–10 h), Ceterifug®, Cetirigamma®, Cetirizin Hexal®, Cetiderm®, CetiLich®, Reactine®, Zetir®, Zyrtec® u. a.; Metabolit von Hydroxyzin (s. u.).

Clemastin* (HWZ 12 h, PB 95%), Tavegil®; bislang keine letalen Verläufe.

Cyproheptadin* (HWZ 7,5 h), Peritol®; auch wegen serotoninantagonistischer Wirkung eingesetzt als Appetitanreger; **TD** (Kinder) ca. 0,4 mg/kg.

Desloratadin (HWZ 27 h, PB 83–87%), Aerius®; höchste H_1-Rezeptor-Affinität, selten evtl. dosisabhängige, toxische Hepatitis.

Dexchlorpheniramin* (HWZ 17–30 h), Polaronil®.

Dimenhydrinat* (Salz aus Diphenhydramin, s. u., und 8-Chlortheophyllin), Dimen®, Mandros Reise-Caps®, Monotrean®, Superprep® Reise-Kaugummi-Dragees, Rodavan S Grünwalder Tabletten, RubieMen, Vertigo-Vomex SR®, Vomacur, Vomex A®; **KD** 3,0 g (toxisches Delirium).

Dimentinden* (HWZ 6 h), Fenistil®.

Diphenhydramin* (HWZ 6 h; so stark sedierend, dass auch Einsatz als Hypnotikum), Betadorm®, Dolestan®, Emesan®, Halbmond®, Hevert-Dorm®, Moradorm, Nervo OPT®, Pellit dermal®, Pheramin N®, Reisegold tabs®, S 8®, Sediat®, Sedopretten®, Vivinox® Sleep stark, lokal auch in Pellit dermal®; **KD** 1,0 g (Krämpfe, Koma, Delirium).

Diphenylpyralin* (HWZ biphasisch 3–18 h), Arbid®, auch in Proctospre®, in Tempil N.

Doxylamin* (HWZ 8–10 h, PB), Gittalun®, Hoggar N®, Mereprine®, Munleit®, Sedaplus®, SchlafTabs ratiopharm; **KD** 0,5 g (Rhabdomyolyse), 1,0 g (Koma).

Ebastin (HWZ aktive Metaboliten 15–19 h), Ebastel®; wenig sedierend, Prodrug, hepatische Aktivierung zum aktiven Metaboliten Carebastin.

Fexofenadin (HWZ 14 h, PB 60–70%), Allegra®, Telfast®; aktiver Metabolit von Terfenadin; relativ wenig Neben- und Wechselwirkungen; akute Aufnahme bis 1 g ohne Sedierung.

Hydroxyzin* (HWZ 16–24 h, PB), AH3® N, Atarax®, Elroquil®; sedierend, anticholinerg, antiemetisch, verwendet als Sedativum, Anxiolytikum.

Ketotifen* (HWZ ca. 20 h), Ketof®, Pädiatifen®, Zaditen®, Zatofug®; (ähnlich Cyproheptadin).

Levocetirizin (HWZ ca. 6–10 h), Xusal®; Enantiomer des Cetirizin.

Loratadin (HWZ 12 h, aktive Metaboliten ca. 20 h), Lisino®, Lobeta®, Loragalen®, Lorano® akut, Loravis® u. a.; nach Einnahme von bis 40 mg auch im Kindesalter problemlos, oft nur Müdigkeit.

Meclozin* (HWZ 2,5 h); Piperazin-Derivat, bevorzugt als Antiemetikum eingesetzt), **TD** (Kinder) ca. 5 mg/kg; bislang keine letalen Verläufe; Bonamine®, Peremesin®, Postafen®; neben Hydroxyzin (auch Kapitel Tranquillizer) Bestandteil von Diligan®.

Mequitazin* (HWZ 18 h), Metaplexan®, Phenothiazin.

A

Mizolastin (HWZ ca. 13 h, PB ca. 98 %), Mizollen®, Zolim®; wenig sedierend.
Olopatadin (HWZ 8–12 h), Opatanol®; Phospholipase-A2-Hemmer, Mastzell-Degranulationshemmer.
Orphenadrin* (vorwiegend als Myotonolytikum eingesetzt, da stärkere parasympatholytische Wirkung als Diphenhydramin), Norflex®.
Terfenadin* (HWZ 9–22 h, PB 97 %), Terfenadin AL 60 Tabletten Terfenadin STADA 60 mg Tabletten; wegen potenzieller Kardiotoxizität wenig eingesetzt.
Triprolidin* (HWZ ca. 4 h), Actifed®, in Rhinopront® kombi Tabletten.

Als weitgehend verlassen bzw. „außer Handel" können gelten: **Astemizol** (HWZ 20 h, Desmethylastemizol bis 228 h; PB 97 %), Hismanal®; **Brompheniramin*** (HWZ 12–35 h), **LD** ca. 100 mg (Kinder 1–4 mg/kg), Dimegan®; **Etoloxamin*** (HWZ 8 h), ehemals AH 3, AH 3 C; **Mebhydrolin*** (HWZ ca. 6 h, PB 4–5 %), Omeril®; trizyklisch, anticholinerg, antidopaminerg; **Oxatomid*** (HWZ 18 h); Tinset®; kaum mehr eingesetzt; **Pheniramin*** (HWZ 17 h), früher als Avil®; verursacht häufig schwere zerebrale Krämpfe; lokal auch in Konjunktival Thilo® Augentropfen; **Piprinhydrinat** (Salz aus Diphenylpyralin und 8-Chlortheophyllin), Kolton®.

In Verwendung als **Lokaltherapeutika**:
Bamipin (HWZ ca. 9–10 h), Soventol®; anticholinerg, antiserotonerg, relativ gering toxisch.
Emedastin (HWZ 10 h), Emadine® Augentropfen.
Epinastin, (HWZ 12 h), Relestat® Augentropfen.
Levocabastin (HWZ ca. 35–40 h) zur lokalen Anwendung als Levophta®, Livocab®.
Olopatadin (HWZ 8–12 h), Opatanol® Augentropfen; auch Phospholipase-A2-Hemmer.
Tripelenamin* (HWZ 4 h), Azaron®; potenziell letale Dosis 0,5–2 g.

Vorwiegend als **Antiallergika** und **Mastzellstabilisatoren** gebräuchlich und nur gering toxisch:
Cromoglicinsäure, DNCG (HWZ 1–2 h), gering resorbierbar, evtl. bronchospastisch, kaum sedierend; Acecromol®, Allergocrom®, Colimune®, Cromohexal®, Cromolind®, Crom-Ophtal®, Diffusyl®, Dispacromil®, Duracroman®, Flui-DNCG®, Intal®, Pentatop®, Prothanon cromo®, Pulbil®.
Lodoxamid, Alomide®; Mastzell-Degranulationshemmer, ähnlich Cromoglicinsäure.
Nedocromil (HWZ ca. 2 h), Irtan®, Tilade®.

Verlassen: **Spagluminsäure**, Naaxia®, **Tritoqualin**, Inhibostamin®; Histidin-Decarboxylasehemmstoff (bei Überdosierung neben Müdigkeit, Schwindel auch Hypoglykämie möglich).

Toxikologisch ähnlich, als Antiasthmatika, Antiallergika verwendete **Antileukotriene**, z. B.:
Montekulast (HWZ ca. 4–5 h, PB 99 %), Singulair®; Leukotrienrezeptor-Antagonist, wenig toxisch (Dosen < 150 mg oder 4,5 mg/kg selbst im Kleinkindesalter nur mit minimalen Symptomen assoziiert).
Prankulast (HWZ 2–9 h, PB 99 %), Ultair®; Leukotrienrezeptor-Antagonist.

Zafirkulast (HWZ ca. 10 h, PB 99%), Accolate®, Vanticon®; Leukotrienre-zeptor-Antagonist.

Zileuton (HWZ ca. 2–3 h, PB 93%), Leutrol®, Zyflo®; 5-Lipoxygenase-Hemm-stoff; nach peroraler Aufnahme von 6–9 g und induziertem Erbrechen blande Kli-nik.

H_2-**Antihistaminika** siehe Kapitel Ulkusmittel, S. 686.
Antihistaminerge **Phenothiazine** vgl. S. 543.

II. Toxikokinetik und -dynamik

Resorption enteral und okulär im Allgemeinen rasch (maximale Plasmaspiegel in 1–3 h). Gewebsverträglichkeit oft schlecht, z. T. jedoch lokalanästhetische Wir-kung (z. B. Diphenhydramin). Nur bei großflächiger Applikation auf erkrankter Haut (besonders des Säuglings) perkutane Resorption bedeutsam.
Meist hohes fiktives Verteilungsvolumen und relativ hohe Plasmaproteinbindung.
Elimination durch hepatische Biotransformation (Oxidation, Konjugation) bei Chlorpheniramin, Diphenhydramin, Doxylamin, Hydroxyzin, Mizolastin, Terfe-nadin, Tripelenamin und renale Ausscheidung, z. T. auch über Galle (z. B. Fexofe-nadin), unterschiedlich schnell, meist verhältnismäßig langsam. Vorwiegend re-nal unverändert eliminiert werden z. B. Acrivastin, Cetirizin und Levocetirizin, Loratadin, Ketotifen, Nedocromil.
Antihistamin-Wirkung bei akuter Intoxikation kaum bedeutsam. Im Vorder-grund stehen zentral dämpfende, wie auch zentral erregende und konvulsive Wir-kung (neben antihistaminergen auch antiadrenerge, antiserotoninerge und anti-cholinerge Effekte der Antihistaminika, insbesondere der älteren Generation) sowie anticholinerge Effekte. Oft phasenhafter Verlauf mit Sedierung, Erregung, Koma mit kardiorespiratorischem Kollaps. Klinisch schwere Intoxikationen ganz überwiegend nach Überdosen klassischer Antihistaminika der älteren Generation. Neuere, wenig bis nicht sedierende Substanzen kaum anticholinerg, deutlich ge-ringere Toxizität. Kardiale Toxizität (QT-Verbreiterung und Arrhythmie) möglich z. B. bei Astemizol, Clemastin, Diphenhydramin, Hydroxyzin, Terfenadin, vor al-lem bei hohen Plasmakonzentrationen, vorbestehender Bradykardie, Hypokaliä-mie; bei Mischintoxikationen mit Arzneistoffen, die QT-Verlängerung bewirken (z. B. Antiarrhythmika, Makrolid-Antibiotika, Fluorchinolone, Antidepressiva, Neuroleptika u. a.) oder zu Hemmung des metabolisierenden Cytochroms CYP P450 3A4 führen (z. B. Erythromycin, Clarithromycin, Azol-Antimkykotika, Ci-metidin).
Im Kindesalter häufiger zentral erregende Wirkungen mit Halluzinationen und Angstgefühl ausgeprägt. **Toxizität** (vgl. auch Abschnitt I) für Erwachsene ca. ab 0,5–2 g. Säuglinge und Kleinkinder besonders empfindlich. Gleichzeitige Einwir-kung von Alkohol, Hypnotika, Sedativa und Psychopharmaka sowie Parasympa-tholytika führen zu Verstärkung der ZNS-Depression und Steigerung der Gefahr des Atem- und Kreislaufversagens. Toxizität der Antileukotriene noch nicht ab-schließend beurteilbar, jedoch bislang für Montekulast in Dosen bis 150 mg ge-

ring. Teilweise jedoch Interaktionen bedeutsam (z. B. Serumspiegel von Propranolol, Theophyllin durch Zileuton erhöht). Für Zafirkulast seltenes neuartiges, ätiologisch noch ungeklärtes (evtl. allergisches) klinisches Syndrom mit Lungeninfiltraten, Eosinophilie und Kardiomyopathie (bei Patienten mit steroidabhängigem Bronchialasthma) Tage bis Wochen nach Absetzen von Steroiden beschrieben.

Toxische Plasmaspiegel siehe Anhang.

III. Symptomatik

Nach Resorption akut toxischer Dosen sind in unterschiedlichem Ausmaß, vor allem bei **älteren** Antihistaminika (*) möglich:

■ **Zentral- und vegetativ-nervöse Symptome** wie
Trockenheit der Mundschleimhaut, Rötung des Gesichts, Mydriasis, starre Pupillen, Obstipation, Fieber, Seh- und Gleichgewichtsstörungen, Somnolenz bis Koma, auch Agitiertheit, Unruhe, Erregung, Halluzinationen, Verwirrtheit, katatone Zustände, Krämpfe, Muskelzuckungen, Tremor, Hyperreflexie, Ataxie, extrapyramidale Symptome, Dysarthrie, Nystagmus, Rhabdomyolyse (vgl. Kapitel 6.1.10)

■ **Herz-Kreislauf-Symptome** wie
Tachykardie, Arrhythmie, Hypertonie, Verlängerung des QT-Intervalls (Astemizol, Etoloxamin, Clemastin, Diphenhydramin, Hydroxyzin, Terfenadin), ventrikuläre Ektopien, AV-Block, Arrhythmien vom Torsade-de-Pointes-Typ, Kammerflattern bis -flimmern, Bradykardie und Blutdruckabfall. Weiter Dyspnoe, Zyanose, Atemdepression bis -insuffizienz, Harnretention, evtl. Niereninsuffizienz bei Rhabdomyolyse.

Vergiftungssymptomatik bei **modernen** Antihistaminika wesentlich milder (z. B. Mydriasis, Schwindel, Müdigkeit, Somnolenz, Tachykardie).

IV. Therapie

Nach Ingestion toxischer Dosen sind **Magenspülung**, Gabe von **Aktivkohle** und Glaubersalz bei stark anticholinergen Substanzen auch noch nach Stunden sinnvoll (vgl. Kapitel 7.2.1 bis 3). Bei bestehenden **Herzrhythmusstörungen** Verdacht auf bereits abgeschlossene Resorption → primäre Kohlegabe sinnvoll. Bei lebensbedrohlichen Rhythmusstörungen Kardioversion bzw. Defibrillation. Bei extremer Bradykardie → temporärer Schrittmacher bzw. Sympathomimetika. Bei ventrikulärer Tachykardie auch Magnesium i. v. Erfolg versprechend. EKG-Monitoring.

Bei **Krämpfen** → Diazepam (s. auch Kapitel 7.1.9). Natriumhydrogencarbonat zum Azidoseausgleich (vgl. Kapitel 7.1.17). Bei zentralem anticholinergem Syndrom (vgl. Kapitel 6.1.10) → Physostigmin, initial 2 mg, später per infusionem unter EKG-Kontrolle (nicht bei Astemizol und Terfenadin). Bei Entwicklung einer **Rhabdomyolyse** (vgl. Kapitel 6.1.16) unter strenger Bilanzierung forcierte alkalische Diurese, bei Nierenversagen Hämodialyse bzw. Hämofiltration (vgl. Kapitel 7.3).

Sekundäre Giftentfernung: Forcierte Diurese ineffektiv, Effekt einer Hämodialyse fraglich, Hämoperfusion bei Etoloxamin erfolgreich.

Kontrolle von Flüssigkeits- und Elektrolythaushalt, Kreatinkinase, Blutgasen, EKG, Myoglobin. Zum Nutzen wiederholter Vergleiche von Handschriftproben siehe „Allgemeiner Teil", Kapitel 6.2.14.

Hinweise zum Inhalt von Literaturbeispielen

Pharmakologie und Toxikologie, einschl. Interaktionen: Merk/Schmutzler; Verspohl

Symptomatik und Therapie von Intoxikationen: Giertz et al.; Albrecht

Vergleichende Toxizität alter und neuer H_1-Antihistaminika: Schwendinger

Speziell zu Dimetinden und Cyclizin: Berchtold; zu Loratadin: Gokel et al.

Antileukotriene, einschließlich umfangreicher Originalliteratur: Jäger/Kroegel; Koegel; speziell Montekulast: Cobb et al.

Dosierung, relative und absolute Kontraindikationen, Interaktionen: ROTE LISTE, Alphabetisches Verzeichnis der Fertigarzneimittel, Signaturverzeichnis A 104

Antikoagulanzien und Thrombozytenfunktionshemmer

I. Substanzen

A. Heparin und Heparinoide (direkte Antikoagulanzien)

Fondaparinux (HWZ 13–21 h), Arixtra®; selektiver Faktor-Xa-Hemmer, Pentasaccharid.

Heparin (HWZ 1,5–2 h), Glukosamin-N- und -O-sulfat, Glukuronsäure-O-sulfat-mucopolysaccharid; 1 mg = ca. 120–130 I.E.; rasch und kurz wirksames Antikoagulans, Aktivator des Antithrombin III im Blut, angewandt i.v. (z.B. in Calciparin®, Liquemin® u. a), oder lokal (Contractubex®, Dolo-Menthoneurin, Exhirud Heparin Gel, ®, Etrat®, Hepathromb®, Hepathrombin®, Sensicutan, Sportino, Thrombareduct®, Thrombophob® Gel, Ventren® u. Ä.).

Niedermolekulare Heparine (NMH oder LMWH: „low molecular weight heparins") wie Certoparin (Mono-Embolex®), Dalteparin (Fragmin®), Enoxaparin (Clexane®, Lovenox®), Nadoparin (Fraxiparin®), Reviparin (Clivarin®) und Tinzaparin (Innohep®) wirken als fraktionierte Heparine mittleren Molekulargewichts (ca. 3 150–6 200 Dalton) länger als UFH (unfraktioniertes Heparin) mit bevorzugter Wirkung auf den Faktor Xa.

Heparinoide (synthetische Polysaccharid-Schwefelsäureester bzw. Organoheparinoide) wie Etrat® Sportsalbe MPS, Hirudoid®; in Kombinationspräparaten wie

A

Dignowell®, Sanaven®; Einzelne sind geringer bis deutlich toxischer als Heparin, Ausnahme: **Danaparoid** (HWZ der Anti-Xa-Aktivität 25 h, Hemmung der Thombinbildung 7 h), Orgaran® (semisynthetisches Heparin mit hoher Anti-Xa-Aktivität, häufig eingesetzt bei heparinassoziierter Thrombozytopenie und Thrombose, dem lebensbedrohlichen HIT-II-Syndrom), wenig toxisch.

Ähnlich auch Natriumpentosanpolysulfat, Fibrezym®; strukturell ähnlich Dextransulfat.

B. Hirudin, Hirudinoide und ähnlich wirksame Thrombinhemmer
(direkte Antithrombine)

Bivalirudin (HWZ 25 min.), Angiox®, synthetisches Polypeptid, direkter reversibler Thrombinhemmer bei erhaltener Blockade der Fibrinogen-Bindungsstelle von Thrombin.
Desirudin (HWZ 1–2 h), Revasc®; rekombinantes desulfatiertes Hirudin.
Lepirudin (HWZ 10 min), Refludan®, i. v. anwendbares, rekombinantes Hirudin bei heparinassoziierter Thrombopenie. **Organohirudinoide** wie Exhirud®, ethanolischer Blutegelextrakt zur lokalen Anwendung mit fraglicher Wirksamkeit.
Melagatran, (HWZ 2–3 h, PB < 15 %) Melagatran AstraZeneca®; s. c. anwendbarer direkter Thrombininhibitor, evtl. hepatoxisch.
Ximelagatran, (HWZ Metabolit 4–5 h) Exanta®; oral anwendbarer direkter Thrombininhibitor und Prodrug von Melagatran. In Entwicklung auch **Argatroban**, Argata® und **Dabigatran**, Rendix®.

C. Cumarine, Indandione
(indirekte Antikoagulanzien, Vitamin-K$_1$-Antagonisten)

Neben bekannter prophylaktischer und therapeutischer Anwendung z. T. auch als Rodentizide (diese bei einmaliger Aufnahme in handelsüblicher Zubereitung meist harmlos); wichtig sind z. B.:
Acenocoumarol, Sintrom®, ca. 1–3 Tage lang wirkendes Antikoagulans.
Bromadiolon, Rodentizid, in Brumolin Fix Fertig®.
Brodifacoum, Rodentizid, in Klerat®.
Chlorphacinon als Indandion-Derivat, Rodentizid in Casit F®, Lepit®; u. U. auch noch als Delicia-Chlorphacinon-Köder vorhanden. Ähnlich auch Diphacinon und Pindon.
Cumatetralyl, Rodentizid, in Racumin®.
Difenacoum, Rodentizid, in Castrix®, Sugan Perfekt®.
Difethialon, neu entwickeltes Rodentizid, zusammen mit Bitterstoff Bitrex in Brumolin Ultra®.
Phenylindandion, Phenindion, Dindevan®, Pindione®.
Phenprocoumon, Falithrom®, Marcumar®; stark und lang (ca. 7–10 Tage) wirkendes Antikoagulans.
Warfarin, Coumadin® (**LD** ca. 50 mg/kg KG; < 50 mg für Erwachsene, < 5 mg für Kinder harmlos); ca. 3–5 Tage wirkendes Antikoagulans; auch als Rodentizid (Empfindlichkeit abnehmend bei Ratte > Maus > Mensch) in Cumarax®-Präparaten, Sugan®, u. U. auch noch vorhanden in Delicia Ratron®.

Steinklee (z. B. *Melilotus officinalis, M. albus*) sowie **Waldmeister** (*Galium odoratum, Asperula odorata*) enthalten nur so wenig Cumarin(-abspaltende Wirkstoffe), dass toxikologisch bedeutsame Beeinflussung der Blutgerinnung höchstens in Extremfällen zu erwarten ist. Anders „**Don Quai**", traditionelles chinesisches Kräuterpräparat, enthält u. a. Angelica sinensis, cumarinhaltig und thrombozytenaggregationshemmend.

D. Thrombozytenfunktionshemmer

Acetylsalicylsäure, ASS, Aspirin protect®, Micristin®, Miniasal® und in Kombinationspräparaten wie Asasantin®, Godamed®.

Clopidogrel (HWZ Metabolit 7–8 h), Plavix®, Iscover®; irreversibler Hemmer der ADP-induzierten Plättchenaggregation, schneller und stärker wirksam als Ticlopidin (s. unten) bei verbessertem Nebenwirkungsprofil.

Ticlopidin (HWZ 0,8 h, Metabolit bis 30 h), Tyklid®.

Glykoprotein-IIb/IIIa-Rezeptor-Antagonisten, wie

Abciximab (HWZ ca. 20 h), ReoPro® (Infusionslösungskonzentrat mit Fab-Fragment eines monoklonalen Antikörpers gegen thrombozytären Glykoprotein-IIb/IIIa-Rezeptor.

Eptifibatid (HWZ 2,5 h; PB ca. 25 %), Integrilin®; synthetisches zyklisches Heptapeptid, i. v. anwendbarer, reversibler GP-IIb/IIIa-Rezeptor-Antagonist, Fibrinogen-Antagonist.

Tirofiban (HWZ ca. 2 h, Wirkdauer 3 h), AGGRASTAT®; i. v. wirksamer, nichtpeptidischer GP-IIb/IIIa-Rezeptor-Antagonist, Fibrinogen-Antagonist.

In klinischer Entwicklung befindliche weitere GP-IIb/IIIa-Antagonisten wie **Lefradafiban, Lamifiban, Orbofiban, Sibrafiban, Xemilofiban**.

II. Toxikokinetik und -dynamik

A.

Heparine werden geringfügig perkutan, nicht aber enteral resorbiert und rasch eliminiert; Eliminations-HWZ (2–5 h) und biologische HWZ der LMWH etwa doppelt so lang wie bei Heparin (Bioverfügbarkeit ca. 65–95 %). Fondaparinux nach s. c. Gabe zu 100 % bioverfügbar.

Wirkung: Heparine (UFH, NMH) und Fondaparinux wirken als Antithrombine und Antithromboplastine (Aktivierung des physiologischen Hemmstoffs Antithrombin III, AT III). NMH (oder LMWH) hemmen Gerinnungsfaktor Xa stärker als Thrombin (Anti-Xa-Hemmwirkung).

Wirkungseintritt: Bei Heparinen nach i. v. Gabe innerhalb von Minuten, nach s. c. Injektion innerhalb von 1–2 h (UFH) und 1–4 h (NMH); bei Fondaparinux innerhalb 0,5–2 h. *Wirkungsdauer* des UFH je nach Applikationsart 1–24 h, bei NMH 4–20 h; bei Fondaparinux ca. 24 h.

B.

Hirudine werden nur i. v. und s. c. resorbiert. Wirkungsverstärkung und Kontraindikation Kombination mit oralen Antikoagulanzien vom Coumarin-Typ! Melagatran und Ximelagatran werden nach s. c. bzw. oraler Gabe nahezu vollständig resorbiert

Wirkung: Hirudine wirken unmittelbar ohne Vermittlung von Antithrombin III als Antithrombin. Wirkung von Xi-,/Melagatran als reversible, kompetitive, direkte Thombininhibitoren.

Wirkungseintritt: Bei Hirudinen nach i. v. Gabe sofort, nach s. c. Injektion innerhalb 30 min; bei Xi-,/Melagatran innerhalb 0,5–2 h. *Wirkungsdauer* bei normaler Nierenfunktion und entsprechend der Applikationsart 1–12 h; bei Xi-,/Melagatran ca. 6–12 h.

C.

Cumarine werden enteral (im Extremfall auch perkutan) schnell und nahezu vollständig resorbiert. Hepatische Biotransformation (teilweise enterohepatischer Kreislauf und renale Rückresorption); langsame Ausscheidung (Plasmaproteinbindung 90 bis > 99 %, Verteilungsvolumen ca. 0,1–0,3 l/kg KG) über die Nieren und Galle. Verzögerte Elimination bzw. protrahierte Intoxikationsgefahr durch Nierenschäden oder gleichzeitige Anwendung anderer Pharmaka (s. u.) möglich. Toxische Dosen variabel. Bei „*Super-Warfarinen*" (z. B. Brodifacoum, Bromadialon, Chlorphacinon, Difenacoum) schon 1 mg deutlich antikoagulierend.

Wirkung: Cumarine wirken vorwiegend durch Verdrängung von Vitamin K → Hemmung der Bildung von Prothrombinkomplex-Faktoren (II, VII, IX, X) aus ihren Präkursoren; u. U. bedeutsame Steigerung der Kapillarpermeabilität. Toxische Potenz der „Super-Warfarine" wesentlich höher als bei therapeutisch eingesetzten Cumarinen.

Wirkungsdauer: Abhängig von den unterschiedlichen Cumarin-Klassen zwischen 1–7 Tagen, bei „Super-Warfarinen" bis zu Wochen (entsprechend auch Abklingen der Wirkung).

D.

Thrombozytenfunktionshemmer: ASS, *Clopidogrel* und *Ticlopidin* werden enteral nahezu vollständig resorbiert, relativ schnell metabolisiert, großenteils in Form der (aktiven) Metabolite (Ticlopidin ca. 60 %) oder unverändert (z. B. Eptifibatid) über die Nieren und den Darm ausgeschieden.

Wirkungseintritt bei ASS (peroral) innerhalb von 6–24 h, bei Clopidogrel, Ticlopidin innerhalb 2–6 Tagen, bei Abciximab, Eptifibatid, Tirofiban (i. v.) innerhalb von 30 min und nachlassend innerhalb 1–20 h.

Wirkung: ASS hemmt Cyclooxygenase von Thrombozyten und Endothelzellen; Clopidogrel und Ticlopidin hemmen ADP-induzierte Plättchenaggregation; Abciximab als Antikörper und Eptifibatid, Tirofiban als Antagonisten gegen thrombozytären Glykoprotein-IIb/IIIa-Rezeptor wirksam.

163

Wirkungsdauer: Hemmung der Blutstillung über einige Tage (Abciximab, Clopidogrel, Ticlopidin) nach letzter Gabe. Toxikologisch relevant vor allem Wirkungsverstärkung durch gleichzeitige Aufnahme von Pharmaka der Gruppen A., B., C. und/oder von Alkohol.

Akute Komplikationen durch pharmakokinetische oder -dynamische **Interaktionen** z.B. erhebliche Verstärkung der Blutungsgefahr bei Komedikation z.B. mit den meisten Analgetika (insbesondere NSAR!), Opiaten, Antikonvulsiva (Phenytoin), Chemotherapeutika, oralen Antidiabetika, Phenothiazinen, Dextranen, Zytostatika, Aggregationshemmern, Schilddrüsenhormonen, Anabolika, Thiouracilen sowie Chinin, Chinidin, INH, Reserpin und Diethylstilbestrol.

Beachte:
■ Überdosierungserscheinungen evtl. auch, wenn längerfristige Komedikation mit Enzyminduktoren (z.B. Phenobarbital) während therapeutischer Dosierung abgesetzt wird sowie durch Gravidität oder Erkrankung von Leber, Niere, Herz-Kreislauf-System, bei Ulzera usw. möglich.
■ Bei Kombinationspräparaten Toxikologie der Zusätze.

III. Symptomatik

Gekennzeichnet durch (Bereitschaft zu) **Blutungen** im Bereich der Schleimhäute des Respirations-, Digestions-, und Urogenitaltraktes, aber auch in Haut, Muskulatur, Gelenke, Gehirn (→ Hirnblutung) usw. Als **Folge** der Blutungskomplikationen auch Tachykardie, Bewusstseinstrübung, muskuläre Schmerzen und hämorrhagischer Schock möglich. Auffällig progrediente Blutungen an verschiedenen Orten mit deutlich erniedrigtem Quickwert, aber ohne anamnestische Hinweise auf orale Antikoagulanzien sind verdächtig auf suizidale oder kriminelle Vergiftungen (Angehörige von Ärzten, Pflegepersonal).

Allergische Manifestationen (an Haut, Schleimhaut, Blut, Nieren; Fieber); vorübergehende Störungen der Neubildung von Thrombozyten (bei Heparin Auslösung der gefährlichen heparinassoziierten Thrombozytopenie) und/oder Leukozyten, Kreislaufreaktionen wie Hypotonie (besonders bei Blutdruckinstabilität und Hypertonie) sowie gastrointestinale Symptomatik, Leber- und Nierenfunktionsstörungen; nach Antikoagulanzien auch Haarausfall als Spätfolge möglich.

Klinisch schwer wiegende Blutungsereignisse vorwiegend bei Überdosierung von Cumarinen und Heparinen/Hirudinen zu erwarten; seltener bei Thrombozytenaggregationshemmern.

Nach Phenindion auftretende, nicht blutungsbedingte Rotfärbung des Urins verschwindet beim Ansäuern (unter pH 4).
Hinweise zur Toxizität und Wirkungsdauer in Abschnitt I und II beachten!

IV. Therapie

A

A.

Bei Heparin (in extremer Überdosierung): Als **Antidot** Protaminsulfat-Lösung (Protamin 1000/–5000 Roche®) langsam und verdünnt, bei Bedarf auch wiederholt i. v., 1 mg neutralisiert ca. 100 I. E. Heparin. Kurze HWZ des Heparins für Dosisfindung des Protamins berücksichtigen. Cave: Überdosierung: → Gerinnungshemmung, Kreislaufkomplikationen und Thrombozytensturz. Wirkung der Neutralisation durch Thrombinzeit oder PTT überprüfen. Bei LMWH kann Protamin nur ca. 50–60 % der Faktor-Xa-Hemmung neutralisieren. Vorsicht mit Injektionen (schmerzhafte Hämatome möglich). Bei allergischen Manifestationen übliche Behandlung mit Glukokortikoiden bzw. Antihistaminika usw.

B.

Kein spezifisches Antidot vorhanden. Bei Blutungen Einsatz von PPSB-Fraktion oder Fresh Frozen Plasma (FFP) oder Desmopressin (DDAVP, z. B. Minirin®) unter hämostaseologischer Kontrolle möglich.

C.

Primäre Detoxikation: Bei akzidenteller Ingestion, auch im Kleinkindesalter abwartende Haltung. In schweren, suizidal intendierten Fällen und Latenz der Einnahme nicht länger als 1 h Magenspülung und/oder Gabe von Aktivkohle, auch wiederholt in 4-stdl. Abständen. Alternativ auch Einsatz von Anionenaustauscherharzen wie z. B. Cholestyramin, Quantalan® (ca. 3 × 4 g/d) zur Hemmung der gastrointestinalen Resorption und zur Unterbrechung des enterohepatischen Kreislaufs von Phenprocoumon, evtl. auch von Warfarin.

Bei **Gerinnungsstörung** ohne Blutung, orale Antikoagulanzien ggf. absetzen. Bei geringfügigen, nicht lebensbedrohlichen Blutungen Vitamin K_1 (Konakion®) als Antidot, ca. 0,25–0,5 mg/kg KG alle 24 Stunden oral, s. c. oder i. v. (bei „Super-Warfarinen" u. U. auch Gabe über Wochen erforderlich). Wirkungseintritt nach 4–6 h, -maximum nach 24–36 h. Bei **manifesten Blutungen** nach Blutentnahme für Gerinnungsanalytik Einsatz von Humanplasma-Fraktion PPSB (Faktoren II, VII, IX, X und Protein C; nach Low-Dose-Heparinisierung und Ausgleich möglichen Antithrombin-III-Mangels) 0,5–1,5 ml/kg KG langsam i. v. → hämostyptischer Effekt über 12–24 h; ggf. Fresh Frozen Plasma (FFP) oder Frischplasma, jedoch nur bei massiven Blutverlusten mit Hypovolämie oder hämorrhagischem Schock.

Sekundäre Detoxikation: Forcierte Diurese und apparative Verfahren sinnlos; evtl. Enzyminduktion durch Phenobarbital zur Beschleunigung der Metabolisierung möglich, jedoch Vorsicht bei Absetzen, falls noch Antikoagulanzien-Wirkung vorhanden (Blutung möglich).

D.

Injektion/Infusion abbrechen (limitierte Wirkdauer), evtl. Infusion von Thrombozytenkonzentraten, bei Ticlopidin, Clopidogrel wirken auch Desmopressin und/oder Methylprednisolon der Blutungszeitverlängerung entgegen.

Hinweise zum Inhalt von Literaturbeispielen

Indikationen und Anwendung von Antikoagulanzien: Glusa et al.; Jaenecke, Haustein
Pharmakokinetik, Haupt-, Neben- und Wechselwirkungen: Kurz; Markwardt; Haustein
Nachweismethoden: v. Meyer und Geldmacher, v. Mallinckrodt
„Super-Warfarine" im Kleinkindesalter: Ingels et al.; Kanabar und Volans
Melagatran und Ximelagatran: Pindur et al.

Antikonvulsiva/Antiepileptika

I. Substanzen

Barbexaclon (salzartige Verbindung von Phenobarbital und dem zentralen Stimulans Levopropylhexedrin), in Maliasin®.

Carbamazepin (HWZ ca. 35 h, PB 75–78%), Carbabeta®, Carbadura®, Carbaflux®, Carbagamma®, Carbium®, Carbamazepin-neuraxpharm®, Carbamazepin-ratiopharm®, espa-lepsin®, Finlepsin®, Fokalepsin®, Sirtal®, Tegretal®, Timonil®; Antikonvulsivum mit hämatologischer, evtl. auch antidiuretischer Nebenwirkung (aktiver, toxischer Hauptmetabolit: Carbamazepin-10,11-epoxid); **KD** 3 g (Koma).

Clomethiazol (HWZ 2–6 h, PB 63%), Distraneurin®; Thiazol-Derivat mit sedativen und antikonvulsiven Eigenschaften, komatöse Dosis bei Monointoxikation ca. ab 10 g, in Kombination mit Alkohol 2–5 g.

Clonazepam (HWZ 23–40 h, PB 86%), Antelepsin®, Rivotril®.

Ethosuximid (HWZ ca. 60 h, PB < 10%), Petnidan®, Pyknolepsinum®, Suxilep®, Suxinutin®; Antiepileptikum mit Nieren und Knochenmark schädigender Nebenwirkung.

Felbamat (HWZ 12–23 h, PB ca. 25%), Felbatol®, Taloxa®; Antiepileptikum mit hämatotoxischen und hepatotoxischen Nebenwirkungen; strukturelle Ähnlichkeit zu Meprobamat; in Überdosis auch Kristall-, und -hämaturie möglich.

Gabapentin (HWZ 6 h, keine PB), Neurontin®; Antiepileptikum mit struktureller Ähnlichkeit zu γ-Aminobuttersäure (GABA).

Lamotrigin (HWZ 24 h, PB 55%), Elmendos®, Espa-Trigin®, Lamictal®, Lamotrig-ISIS® u. a.; Dichlorphenyltriazin-Derivat, Antiepileptikum mit dermatotoxischer Nebenwirkung, auch hämato- und hepatotoxisch in Kombinationsbehandlung, selten Steven-Johnson-Syndrom, Lyell-Syndrom.

Levetiracetam (HWZ 4–10 h, PB < 10%), Keppra®; Pyrrolidinon-Derivat; nach Einnahme von 30 g Erbrechen, Sedation, respiratorische Insuffizienz, Hyporeflexie.

Mephenytoin (HWZ 7–23 h, Metabolit ca. 100 h, PB 20–50%), z. B. Mesantoin®.

Hydantoin-Derivat **Allantoin**, 5-Ureidohydantoin, Wundheilungsmittel, Bestandteil von Kombinationspräparaten wie z. B. Essaven Tri-Complex®, HAEMO-Exhirud®, Leukona®, POLO-RIS®, Ulcurilen®; toxikologisch harmlos.

Mesuximid (HWZ 1–2 h, aktiver Metabolit 38 h), Petinutin®.

Methylphenobarbital (PB siehe Phenobarbital).

Oxcarbazepin (HWZ ca. 2 h, PB 67%; aktiver Metabolit Monohydroxy-Derivat, HWZ 8–13 h, PB 38%), Timox®, Trileptal®; Prodrug, geringer toxisch als Carbamazepin.

Paramethadion (HWZ 16–17 h, Metabolit bis 14 d), z. B. Paradione®.

Phenacemid (HWZ 22–25 h), z. B. Phenurone®.

Phenobarbital (HWZ 100 h, PB 45–60%), Lepinal®, Lepinaletten®, Luminal®, Luminaletten®, Phenaemal®, Phenaemaletten®; **KD** 0,5 g (Koma).

Phensuximid (HWZ 4–12 h), z. B. Milontin®; ähnlich toxisch wie Ethosuximid.

Phenytoin, Diphenylhydantoin (HWZ 22 h, jedoch dosisabhängig, PB 90%), Epanutin®, Phenhydan®, Phenytoin AWD, Zentropil®; **KD** 4 g (Koma, Krämpfe); **LD** ab 2–6 g, maximale Abbaurate ca. 5 mg/kg × d.

Primidon (HWZ 15 h, PB 20–30%), Liskantin®, Mylepsinum®, Resimatil®; **LD** ca. bei 20 g, bei Kindern auch wesentlich geringer. Aktive Hauptmetabolite Phenobarbital (siehe auch Kapitel Barbiturate) und Phenylethylmalonamid.

Sultiam (HWZ 3–30 h, PB 29%), Ospolot®, Antiepileptikum mit nephrotoxischer Nebenwirkung, aber relativ großer therapeutischer Breite, Carboanhydrase-Hemmer.

Stiripentol (PB 99%), Diacomit®; in vitro Hemmstoff synaptischer GABA-Wiederaufnahme.

Tiagabin (HWZ ca. 7–9 h, PB ca. 96%), Gabitril®, Tiabex®; GABAerges Antikonvulsivum mit nichtlinearer Kinetik; in Überdosen Agitation, Verwirrtheit, Depression, Myoklonien.

Topiramat (HWZ 18–23 h, PB 13–17%), Topamax®; Zuckersulfamat mit struktureller Ähnlichkeit zu Acetazolamid, begrenzte toxikologische Erfahrungen; nach Überdosen von 20–40 g, Verwirrtheit, Desorientierung, Sprachstörungen, komatöse Zustände, Agitiertheit, tonisch-klonische Krämpfe, Atemdepression, protrahierte metabolische Azidose; auch Carboanhydrase-Hemmer, teratogen.

Trimethadion (HWZ 16–60 h), z. B. Tridione®.

Valproinsäure (HWZ 15–20 h, PB 93%), Convulex®, Convulsofin®, Ergenyl®, Leptilan®, Mylproin®, Orfiril®; Dipropylessigsäure, **toxische Dosis** ca. (2)–8 g; **KD** 25 g (Koma, Krämpfe), ab 400 mg/kg klinisch schwere Toxizität; dosisunabhängige, potenziell tödliche Lebernekrosen, bes. im Kleinkindesalter!

Vigabatrin (HWZ 5–8 h, keine PB), Sabril®, Sabrilex®; Hemmstoff der GABA-2-Oxoglutarat-aminotransferase.

Zonisamid (HWZ 63 h, PB 40%), Zonegran®; Sulfonamid-Derivat mit starker Anreicherung in Erythrozyten (HWZ 105 h), schwacher Carboanhydrase-Hemmer; limitierte toxikologische Erfahrungen; nach peroraler Aufnahme von 4,8 g, Krämpfe, massive Bronchialsekretion, Rhythmusstörungen, Hirnödem, Tod; in anderen Fällen auch Koma, Atemdepression, Bradykardie, Hypotension, toxische epidermale Nekrolyse möglich.

In Entwicklung begriffen auch: **Remacemid**.
Chloralhydrat s. Kapitel Sedativa/Hypnotika/Narkotika.
Diazepam, Lorazepam und Nitrazepam s. Kapitel Tranquillizer.
Kaliumbromid, DIBROBE mono® s. Kapitel Brom und Kapitel Kalium.
Thiopental s. Kapitel Sedativa/Hypnotika/Narkotika.

II. Toxikokinetik und -dynamik

Resorption der in Abschnitt I angeführten Antikonvulsiva erfolgt über den Magen-Darm-Trakt relativ rasch (Ausnahme Phenytoin). **Elimination** verhältnismäßig langsam durch unterschiedlich bedeutsamen Abbau in der Leber (z. B. Phenytoin fast vollständig, gehemmt durch Sultiam, Valproinsäure, Disulfiram, trizyklische Psychopharmaka, Benzodiazepine, verschiedene Chemotherapeutika, Phenylbutazon u. a.) und/oder Ausscheidung über die Nieren (Gabapentin, Vigabatrin kein Metabolismus); verzögert bei vorbestehenden Organschäden! Teilweise langsame Freigabe aus Fettgewebe oder enterohepatischer Kreislauf → Kumulationsgefahr! (Ausnahme: Clomethiazol wird offenbar relativ rasch, vorwiegend in Form von Metaboliten über die Nieren ausgeschieden).
Wirkungsmechanismus zwar unterschiedlich, in akut toxischer Dosis im Endeffekt aber meist ähnlich depressiv wie Hypnotika (vgl. Kapitel Sedativa/Hypnotika); teilweise geringe parasympatholytische Wirkung (z. B. Carbamazepin) klinisch evtl. bedeutsam. Zahlreiche Möglichkeiten von pharmakokinetischen und -dynamischen Interaktionen, wenige unter bestimmten Voraussetzungen praxisrelevant (siehe z. B. oben). Beachte unterschiedliche Toxizität bei medikamentös eingestelltem Epileptiker und Nicht-Epileptiker.
Toxische Plasmaspiegel siehe Anhang.

III. Symptomatik

Nach **peroraler** Aufnahme akut toxischer Dosen sind möglich: Übelkeit, Erbrechen, Obstipation bis evtl. Darmatonie; Herzfrequenzanstieg, Herzrhythmusstörungen, auch Hypotonie, Erregungszustände (am ehesten bei Phenytoin); evtl. akustische und visuelle Halluzinationen, Sehstörungen, mitunter auch Krämpfe; Verwirrtheit, Somnolenz, Stupor, Koma mit Gefahr zentraler **Atemdepression** oder Kreislaufversagen. Unter Clomethiazol evtl. bedrohliche Bronchialsekretion. Häufig auch Ataxie, Sprachstörungen, Doppeltsehen; im Extremfall Entwicklung von Leber- und Nierenschäden, Hypoglykämie, nach Phenytoin auch

A

Petit-Mal-Status, (bei Disposition) evtl. auch Kleinhirndauerschädigung möglich. Cave: Hypernatriämie, Hirnödem, metabolische Azidose, evtl. Leberversagen bei Valproinsäure möglich! Relativ günstiges Sicherheitsprofil neuerer Antiepileptika (Felbamat, Gabapentin, Lamotrigin, Levetiracetam, Oxcarbazepin, Tiagabin, Topiramat, Vigabatrin) mit überwiegender Symptomatik wie Agitation, Somnolenz, Sprachstörungen bei leichten und mittelschweren Vergiftungen. Möglich jedoch auch tonisch-klonische Krämpfe, Koma, Ateminsuffizienz.

Bei Überempfindlichkeit bzw. vorangehender Sensibilisierung, möglicherweise bereits durch therapeutische Dosis, auch allergische Manifestationen an Haut, Schleimhaut, Nieren und blutbildendem System (s. auch Hinweise in Abschnitt I).

IV. Therapie

Im Vordergrund stehen zunächst primäre Giftelimination und Allgemeinmaßnahmen. **Erbrechen** auslösen und/oder **Magenspülung** (cave: Auslösung von Krämpfen, Aspiration usw.; vgl. Kapitel 7.2), Gabe von Aktivkohle (auch wiederholt) und Glaubersalz; bei Darmatonie evtl. zusätzlich Parasympathomimetika wie Pyridostigmin, Kalymin®, Mestinon® (in Verbindung mit wiederholter Darmspülung). Stationäre, ggf. **intensivmedizinische Überwachung**, einschließlich Kontrolle der Plasmaspiegel und der Spiegel an nichtproteingebundener Substanz und symptomatische Therapie. **Hämodialyse** sichere und wirksame sekundäre Detoxikationsmaßnahme bei Überdosierungen von Felbamat, Gabapentin, Levetiracetam, Topiramat, Valproinsäure (High-Flux-Dialyse-System !, z. B. Genius®. **Hämoperfusion** therapeutische Option bei schweren Vergiftungen mit Carbamazepin, Valproinsäure (sicher) sowie Lamotrigin, Oxcarbazepin, Tiagabin (aus toxikokinetischen Daten). Wirksamkeit der forcierten Diurese zu erwarten bei Gabapentin, Levetiracetam, Topiramat, Vigabatrin, (Valproinsäure). Bei Krämpfen gegebenenfalls Midazolam, Dormicum® oder Diazepam, Faustan®, Valium® (in Extremfällen Intubation und Muskelrelaxation, Beatmung). Keine Analeptika oder anderen stark zentral wirksamen Pharmaka geben und Möglichkeit von **Interaktionen** mit Alkohol oder Arzneimitteln einkalkulieren. Bei Clomethiazol rechtzeitig Bronchialtoilette. Spezielle Hinweise und Nachbeobachtung gefährdeter Organfunktionen siehe auch Abschnitte I–III! Zum Nutzen wiederholter Vergleiche von Handschriftproben siehe „Allgemeiner Teil", Kapitel 6.2.14.

Hinweise zum Inhalt von Literaturbeispielen

Pharmakologie, Toxikologie, Klinische Pharmakologie von Antikonvulsiva: Eadie/Vajda
Toxizität, Symptomatik und Therapie von Intoxikationen: Ellenhorn; Albrecht
Therapeutische Anwendung und mögliche Interaktionen: Verspohl; Scholz/Schwabe; Rabending/Runge
Sekundäre Eliminationsverfahren: Seyffart
Valproinsäure (einschließlich umfangreiche Originalliteratur): Krämer/Laub; Clomethiazol: Evans et al., Isbister et al. (2003)
Pharmakokinetik und -dynamik neuerer Antikonvulsiva: Siemes, Fröscher; speziell deren Intoxikationen Hupperich/Bauer
Toxikologische Analytik: Külpmann

Antimon

I. Substanzen

Metallisches Antimon (in Legierungen wie Britannia- und Lagermetall) wahrscheinlich wenig toxisch und überdeckt durch die Wirkung von Blei (Legierung für Drucklettern, Akkus, Munition) oder Arsen (siehe dort); reinst in der Halbleitertechnik.

Antimonwasserstoff, Stibin: Bildung auch im Kontakt mit antimonhaltigen Legierungen bei Einwirkung nichtoxidierender Säuren möglich; toxikologisch zu beurteilen wie Arsenwasserstoff (siehe dort).Verwendung in der Halbleitertechnik (Mikroelektronik).

Antimonoxide: *Antimontrioxid* (Anhydrid der antimonigen Säure), natürlich als Weißspießglanz, zur Herstellung von Email und Glasuren als Antimonweiß Farbpigment; *Antimonpentoxid* (weniger giftig als -trioxid); in Flammenschutzmitteln.

Antimontrisulfid, Stibium sulfuratum nigrum, Grauspießglanz, medizinisch in homöopathischen Antiphlogistika und Dermatika, toxischer als

Antimonpentasulfid, Stibium sulfuratum aurantiacum, Goldschwefel, obsoletes Expektorans, medizinisch in Homöopathika; zum Vulkanisieren des Kautschuks, in Feuerwerkerei sowie Zündholzfabrikation (in Extremfällen siehe auch unter Schwefelwasserstoff).

Antimontrichlorid, Antimonbutter, stark schleimhaut- und hautätzend; verwendet als Rostschutz (z. B. zum Brünieren von Waffen), in Chloroform (siehe dort) gelöst als Carr-Price-Reagenz.

Antimonpentachlorid, verwendet als Chlorierungsmittel, weniger toxisch als das Trichlorid.

Kaliumantimonyltartrat, Tartarus stibiatus, Brechweinstein, toxikologisch das wichtigste Antimonsalz (im Organismus → Antimonoxid); medizinisch je nach Dosis und Applikationsart selten noch verwendet als Reflex-Expektorans, Emetikum, Chemotherapeutikum; als Insektizid, z. B. in Radox-Ameisenfreßlack® (**LD** für Erw.: 125 – 1 200 mg, Kinder: 45–300 mg; mitunter aber schon 0,01 g toxisch).

Organische Antimon-Verbindungen, die kaum Sb abspalten und die mitunter noch als Chemotherapeutika dienen (vorwiegend bei Tropenerkrankungen), wie z. B. Stibogluconat-Na (Pentostam®, in Deutschland nicht zugelassen), sind weitaus weniger toxisch als Kaliumantimonyltartrat (s. oben).

Prinzipiell gilt: 3-wertige Antimon-Verbindungen toxischer als 5-wertige.

II. Toxikokinetik und -dynamik

Antimon-Verbindungen werden enteral im Allgemeinen verhältnismäßig langsam, nach Inhalation deutlich schneller **resorbiert**. Dreiwertige Antimon-Verbindungen reichern sich vor allem in Erythrozyten, Niere, Leber, Milz, Knochen und stark durchbluteten Organen, z. B. Schilddrüse, an (schnelle Abnahme der Plasmakonzentration deshalb kein Maß für die resorbierte Antimonmenge). Die **Ausscheidung** erfolgt vorwiegend über die Nieren. Dreiwertige Verbindungen werden aufgrund des niedrigen Plasmaspiegels sehr langsam eliminiert: In den ersten 24 h werden ca. 10 %, nach 1 Woche ca. 30 % ausgeschieden und bleiben noch für viele Monate im Urin nachweisbar.

Fünfwertige Antimon-Verbindungen besitzen die Tendenz, im sauren Milieu in 3-wertige Antimon-Verbindungen überzugehen, haben eine geringere Affinität zur Zelle, damit höhere Plasmakonzentrationen und eine deutlich schnellere renale Ausscheidung (50 % in ca. 24 h).

Wirkung: Lokal reizend bis entzündungserregend und ätzend (z. B. Trimethylstibin, Antimontrichlorid, Brechweinstein). Resorbiertes oder injiziertes Antimon wirkt ähnlich wie Arsenik vorwiegend als „Kapillargift", jedoch weniger intensiv (vgl. Kapitel Arsen).

III. Symptomatik

Das Vergiftungsbild ähnelt der Arsen-Vergiftung, wobei sich die Symptomatik, vor allem nach **peroraler** Aufnahme, schneller einstellen kann. Akute Vergiftungen sind gekennzeichnet durch Lähmung bzw. Dilatation der Kapillaren, besonders im Splanchnikus-Bereich → (blutige) Brechdurchfälle → Wasser- und Elektrolytverlust (→ Exsikkose, Krämpfe), Blutdrucksenkung (→ evtl. tödlicher Kollaps); Übelkeit, Metallgeschmack, abdominelle Schmerzen, Husten → Dyspnoe, Kopf- und Gliederschmerzen, Hypoglykämie, Hypothermie, Hepatosplenomegalie, Erythrozyten- und Nierenschädigung (→ Urämie möglich); Herzmuskel- oder Leberschäden (bei den organischen Antimon-Verbindungen im Vordergrund) als Spät-Todesursache.

Inhalation von Antimonwasserstoff (Stibin) → ähnliche Erscheinungen (ZNS; Hämolyse) wie Arsenwasserstoff (s. dort). Die **lokale** Applikation von Antimon-Verbindungen kann zu schweren Hautreaktionen (bis zu Nekrosen) führen.

IV. Therapie

Nach **peroraler Aufnahme** (wenn nicht schon spontan ausreichend) Erbrechen auslösen (bis 30 min nach Ingestion; nicht bei Reizerscheinungen an Schleimhäuten, zentralnervöser Symptomatik) bzw. Magenspülung mit Zusatz von reichlich Aktivkohle. Anschließend oder stattdessen Aktivkohle und isotone Natriumsulfat-Lösung, später Schleimstoffe (s. Kapitel 6.2). Bestimmung der Antimon-Konzentration im Blut und Urin. Bei Zeichen **systemischer Wirkung** (besonders auch bei parenteraler Aufnahme) Gabe von DMPS (Dimaval®, vgl. Kapitel Quecksilber, IV und „Allgemeiner Teil, Antidote"); wegen der lang dauernden

Speicherung (s. Abschnitt II) ist eine mehrfache Austauschtransfusion zu erwägen.
Bei Einwirkung ätzender Antimon-Verbindungen (vgl. Abschnitt I) auf **Haut** oder **Augen** sofort gründlich mit viel Wasser spülen und Maßnahmen sinngemäß wie bei Säureverätzungen (s. dort). Bei **Inhalation** evtl. Ausschluss resorptiver Vergiftung, bei entsprechender Symptomatik s. Kapitel Nitrose Gase.
Weiter **symptomatisch**: kontrollierte Wärme- sowie (parenterale) Flüssigkeits- und Elektrolytzufuhr. Nachbeobachtung von Leber-, Nieren- und Herz-Kreislauf-Funktion (ggf. Leberenzym- und EKG-Monitoring).
Antimonwasserstoff-Vergiftung behandeln wie Arsenwasserstoff-Vergiftung (vgl. Kapitel Arsen, IV).

Hinweise zum Inhalt von Literaturbeispielen

Substanzen, Kinetik, Wirkung, Symptomatik und Therapie: Daunderer; Gloxhuber; Moeschlin; Seeger/Neumann; v. Mühlendahl et al.
Chemische Eigenschaften und Verwendung: Römpp

Antimykotika

I. Substanzen

Intoxikationen durch Antimykotika sind selten und am ehesten durch Überdosierung systemisch wirksamer (auch lokal anwendbarer) Substanzen im Sinne einer Verstärkung bekannter Nebenwirkungen zu erwarten.

Vorwiegend bzw. ausschließlich **systemisch** angewandt:
Amphotericin B (Polyen-Antibiotikum, HWZ biphasisch, 20 h, terminal 15 d, PB ca. 95%) Ampho-Moronal®, AmBisome® (liposomales Präparat mit relativ geringerer Toxizität und anderer Kinetik).
Caspofungin (HWZ ca. 9–11 h, PB ca. 96%), Cancidas®; Echinocandin-Antimykotikum (ähnlich die in Entwicklung befindlichen **Anidulafungin, Micafungin**) zur Therapie invasiver Mykosen; in Einzeldosen bis 210 mg bei Gesunden gut toleriert, evtl. Leberenzym-Anstiege.
Fluconazol (HWZ 25 h, PB ca. 12%), Diflucan®, Fungata®.
Flucytosin (HWZ 3–4 h, PB gering), Ancotil®; fluoriertes Pyrimidin und Antimetabolit des Cytosins; myelotoxisch, lebertoxisch.
Griseofulvin (HWZ 9–24 h), Fulcin®, Gricin®, griseo®, Likuden®.
Itraconazol (HWZ 24 h, PB 99%), Sempera®, Siros®; Azol-Antimykotikum; in toxischer Dosis neben gastrointestinalen auch zentral-nervöse Symptome (Müdigkeit, Benommenheit, Schwindel), Hypokaliämie, Neutropenie, Transaminasenerhöhung, Herzinsuffizienz.

A

Ketoconazol (HWZ biphasisch 2 bzw. 8 h, PB 84–99 %), Nizoral®, Terzolin® (auch in Form medizinischer Haarwäschen); Azol-Antimykotikum, hepatotoxisch.

Miconazol (HWZ nach i.v. Gabe biphasisch 2–4 bzw. 24 h; PB 90 %), Daktar®, Infectosoor®, Micotar, Moronal®, Mykundex®, zur lokalen Anwendung in Derma-Mykotral®, Epi-Monistat®, Fungur®, Mykontin®mono, in Castellani-Lösung NEU; Azol-Antimykotikum.

Posaconazol, Noxafil®; ähnlich

Voriconazol (HWZ 6–12 h, PB), Vfend®; liquorgängiges Breitspektrum-Azol-Antimykotikum zur Therapie invasiver Aspergillose, Candidose; schon in therapeutischer Dosierung reversible Sehstörungen, psychiatrische Störungen (Verwirrtheit, Halluzination, Psychose).

Terbinafin (HWZ 22 h), Lamisil®; Allylamin-Derivat, → u.U. Pseudo-Mumps.

Antimykotika zur **lokalen** Anwendung:

Amorolfin, Loceryl®; Morpholin-Derivat.

Biofonazol, Bifomyk®, Mycospor®.

Ciclopiroxolamin, Batrafen®; Pyridon-Derivat, perkutane Resorption 1 %, über Schleimhaut stärker.

Clotrimazol, Antifungol®, Apocanda®, ARU®, Azutrimazol®, Benzoderm myco, Canesten®, Canifug®, Clotrigalen®, Cutistad®, Dignotrimazol®, Duratrimazol®, Gilt®, Imazol®, Jenamazol®, Mycofug®, Mykofungin®, Pedisafe® u.a.

Croconazol, Pilzcin®.

Econazol, Epi-Pevaryl®.

Fenticonazol, Fenizolan®, Lomexin®.

Isoconazol, Travogen®.

Naftifin, Exoderil®; Allylamin-Derivat.

Natamycin (Pimafucin, Pimaricin), Deronga®.

Nystatin, Adiclair®, Biofanal®, Candio-Hermal®, Lederlind®, Nystaderm®, zur lokalen Anwendung in Fungireduct®, Mykoderm®, Myko-Posterine®, Mykundex®.

Omoconazol, Fungisan®.

Oxiconazol, Myfungar®, Oceral GB®.

Sertaconazol, Mykosert®, Zalaïn®.

Tioconazol, Fungibacid®, Mykontral®.

Tolciclat, Fungifos®

Tolnaftat, Sorgoa®, Tinatox®, Tonoftal®; Thiocarbamat.

In Entwicklung befindlich u.a. **Nikkomycin Z**.

Antimykotika über die toxikologisch wenig bekannt ist oder die anderen Gruppen zugehören, z.B.:

Chinolin-Derivate, wie Chlorquinaldol, (Chlor-) hydroxychinolin s. Kapitel Chinin/Chinolin-Derivate.

Chlorphenesin, Soorphenesin®; toxikologisch ähnlich Mephenesin, vgl. Kapitel Muskelrelaxanzien.

Hexamidindiisethionat, Hexomedin®N, topisches Antiseptikum.

Quatärnäre Ammonium- und Phosphoniumbasen (Benzalkoniumchlorid, Baktonium®; Dequaliniumchlorid, Evazol®) s. auch Kapitel Ammonium-Verbindungen.
Triphenylmethan-Farbstoffe wie Methylrosaniliniumchlorid (in Kristallviolett-Lösung), Brilliantgrün, Pyoktanin, Fuchsin s. Kapitel Farbstoffe.
Undecylensäure, aliphatische Karbonsäure mit antimykotischer Wirkung, z. B. Skinman®.
Weitere Präparate(gruppen) wie Phenol, Resorcinol, Carbamidperoxid siehe Sachregister.

II. und III. Toxikokinetik, -dynamik und Symptomatik

Resorption der systemisch angewandten Substanzen über Gastrointestinaltrakt gut bis vollständig, relativ gering bei Miconazol, praktisch vernachlässigbar bei Amphotericin B als Ampho-Moronal®.
Elimination sehr langsam, vorwiegend unverändert renal bei Flucytosin, zu ca. 40 % bei Amphotericin B (erhebliche Verzögerung bzw. Kumulation bei vorbestehendem Nierenschaden oder gleichzeitiger Einwirkung nephrotoxischer Pharmaka, Gifte oder Diuretika); überwiegend in Form von Metaboliten bei Itraconazol, Ketoconazol (20–65 % über Galle), Voriconazol, Griseofulvin und Terbinafin.
Wirkung: Neben gastrointestinalen Beschwerden oder Unverträglichkeitserscheinungen am Injektionsort nach parenteraler Gabe oder nach Resorption toxischer Mengen systemische Effekte (am stärksten bei Amphotericin B, Flucytosin > Ketoconazol) möglich, insbesondere auf Nieren (selten irreversible Schäden), Leber (am ehesten bei Vorschädigung oder Einwirkung potenziell hepatotoxischer Stoffe, Flucytosin, Ketoconazol), blutbildendes System (reversible Leuko-, Thrombozytopenie, Anämie bei Amphotericin B, zusätzlich Risiko für Knochenmarksaplasie bei Flucytosin erhöht, wenn Serum-Peak-Spiegel > 100 mg/l → TDM!) und Nervensystem. Kopf-, Muskel-, Gliederschmerzen, Schwindel, evtl. auch Somnolenz, Fieber, Schüttelfrost, Blutdruckabfall; toxische oder allergische Reaktionen an Haut und Schleimhaut möglich. Zur Fotosensibilisierung durch Griseofulvin s. Kapitel Furocumarine. Paraklinisch: Hb-Abfall, evtl. Leukopenie, Thrombozytopenie, Monozytose; Störungen im Elektrolythaushalt (bes. Kalium!). Anstieg von harnpflichtigen Substanzen, Leberenzymen, Bilirubin.
Cave: relativ großes **Interaktionspotenzial** von Antimykotika des Azol-Typs (Ketoconazol!) vor allem durch Hemmung mikrosomaler Cytochrome (CYP 3A4!) u. U. klinisch relevant z. B. bei Antikoagulanzien, Antidiabetika, Phenytoin, Theophyllin, Ciclosporin A, H_1-Antihistaminika wie Terfenadin, Astemizol (QT-Zeit-Verlängerung!), Cisaprid, Midazolam, Triazolam. Azol-Typ-Antimykotika **teratogen!**
Toxische Plasmakonzentrationen siehe Anhang.

IV. Therapie

Nach peroraler Aufnahme von resorbierbaren Antimykotika Gabe von Aktivkohle ausreichend. Kontrollierte Diureseförderung (vorsichtig bei Antimykotika mit nephrotoxischen Nebenwirkungen) und **symptomatische** Therapie unter Beachtung entsprechender Kontrollen und Hinweise in Abschnitt II und III. Sekundäre Eliminationsverfahren meist entbehrlich und wenig Erfolg versprechend. Miconazol (Fluconazol) gering dialysierbar.

Hinweise zum Inhalt von Literaturbeispielen

Pharmakologie, Toxikologie sowie Interaktionen von Antimykotika: Estler; Tietz/Sterry
Klinische Pharmakologie und therapeutische Anwendung: Stille et al.; Siepmann
Klinische Toxikologie von Antimykotika: Ellenhorn

Arsen

I. Substanzen

A.

Elementares Arsen (in mehreren Modifikationen), reine Substanz ungiftig, oftmals aber verunreinigt mit Arsenoxiden (s. unten), metallisches Arsen an Luft oxidierbar bzw. in natürlichen Vorkommen mit Eisen, Kobalt, Nickel, Silber, Antimon oder Gold als entsprechende Arsenide auftretend (Beispiele: $CoAs_2$, Speiscobalt; CoAsS, Glanzcobalt; NiAsS, Arsennickelkies; $NiAs_2$, Weißnickelkies u. v. a.); hochreines Arsen in der Halbleitertechnik in Ga-As- und In-As-Legierungen verwendet.

Arsenik, Arsentrioxid, Anhydrid der arsenigen Säure (Acidum arsenicosum), Weißmehl, „Altsitzerpulver", Giftmehl, Arsenolith bzw. Claudetit, Arsenglas, Weißglas (mit 1–2 % Schwefel als sog. Gelbglas). **Toxische Dosis** 10–50 mg; **LD** je nach Gewöhnung und Resorptionsbedingungen 0,06–0,3 g (für „Arsenikesser" p. o. noch verträglich).

In medizinischer Verwendung als neues Therapieprinzip bei rezidivierender akuter Promyelozytenleukämie; **Trisenox®**; bei aggressiver Chelator-Therapie wurden perorale Aufnahmen von 0,6–9 g überlebt. (Notabene: Nach Einwirkung von Magensäure Arsinbildung (s. u.), Selbstschutz beachten!)

Verwendung zur Schädlingsbekämpfung, z. B. in Ameisenvertilgungsmitteln (0,11 %) bzw. zur Produktion von Calcium- und Bleiarsenat. Als Ausgangsstoff für Mineralfarben (Pariser Grün, Schweinfurter Grün etc.) nur noch selten. Größte technische Verwendung in der Glasindustrie als Läuterungsmittel. In geringer Menge als Konservierungsmittel für Tierbälge, Felle usw. Obsolet die frühere medizinische Verwendung als Roborans, z. B. Pilulae asiaticae (1 mg As_2O_3, 30 mg Pfeffer). „Arsenicum vegetabile" s. Kapitel Colchicin.

Arsenpentoxid, Anhydrid der Arsensäure, weniger giftig als das Trioxid (s. oben), aber noch bedenklich, außerdem mit diesem oft verunreinigt.

Arsenite, Salze der arsenigen Säure, Acidum arsenicosum (3-wertig); Alkaliarsenite leicht, Erdkali- und Schwermetallarsenite schwer löslich in Wasser, Natriumarsenit teilweise noch zur Herstellung von Insektiziden, Unkrautbekämpfungsmitteln, Konservierungsmitteln für Felle und Häute; Kaliumarsenit 1% in Fowlersche Lösung, Liquor Kalii arsenicosi (wässrig-alkoholische Lösung mit Lavendelspiritus gekennzeichnet), als Antianämikum bzw. Roborans, Arsenite als Mineralfarben: Scheeles Grün (Kupferarsenit), Schweinfurter Grün (Doppelsalz von Kupferarsenit und -acetat), Verwendung selten, giftiger als

Arsenate, Salze der Arsensäure (5-wertig), industriell gebrauchtes Oxidationsmittel, Ausgangsprodukte für pharmazeutisch wichtige arsenorganische Verbindungen, ferner für Schädlingsbekämpfungsmittel, insbesondere Fungizide (hauptsächlich Salze von K, Na, Ca und Pb), Monokaliumarsenat z. B. zur Herstellung von Fliegenpapier, in Textilfärberei und Konservierung. Natriumarsenate verwendet in Beizen und Druckfarben.

Arsensulfide, technisch bedeutsam Arsenmonosulfid, Realgar, auch rotes Arsenglas, Rotglas, Rauschrot, Sandarach, Arsenrubin, Arsenblende genannt, verwendet in Gerbereien zur Enthaarung; ferner Arsentrisulfid, Auripigment, Königsgelb, im Gemisch mit Schwefel Operment; letzteres durch Gehalt an Arsenik giftig, sonst Arsensulfide praktisch ungiftig (aber stets Verunreinigungen mit Arsenik möglich!).

Arsentrichlorid, einziges technisch bedeutsames Arsenhalogenid, farblose, ölige, an der Luft rauchende Flüssigkeit, mit Wasser Zersetzung zu arseniger Säure und Salzsäure (s. Kapitel Säuren, anorganische). Verwendung als Ausgangsprodukt pharmazeutischer Präparate, chemischer Kampfstoffe sowie in der Keramik.

B.

Arsenwasserstoff, Arsin, farbloses, knoblauchartig riechendes Gas, schwerer als Luft, sehr giftig (**LD** s. Abschnitt II); entsteht aus Natriumarsenid und Wasser oder bei Säurezugabe zu (vorwiegend) Zinkarsenid.

Schwefelsäure, die nach Bleikammerverfahren hergestellt wird, enthält Arsen und entwickelt im Kontakt mit Metallen Arsenwasserstoff! Zahlreiche Schwermetallarsenide (s. oben) sind gegen Säuren im Gegensatz zu Alkali-, Erdalkalioder Zink- u. Ä. Metallarseniden relativ beständig. Verwendung des Arsenwasserstoffs (in Form von z. B. Zink- oder Aluminiumarsenid) evtl. als Kampfstoff. Toxikologisch ähnlich wirkt Germaniumhydrid, ist aber wesentlich weniger giftig.

Organische Arsen-Verbindungen, Arsenorganika, „Arsenikalien" sind nur noch historisch und in Einzelfällen von Bedeutung:

Chemotherapeutika (gegen Spirochäten- und Trypanosomen-Erkrankungen); weitgehend verlassen. Dreiwertige As-Verbindungen wie (Neo)Arsphenamin, (Neo)Salvarsan® (an Luft oder im Organismus rasch übergehend in wirksameres) Oxophenarsin, Dichlorophenarsin. Fünfwertige As-Verbindungen wie Acetarsol; Tryparsamid (im Allgemeinen weniger toxisch als die 3-wertigen Analoga).

Kampfstoffe (chemische), ausschließlich 3-wertige As-Verbindungen: aliphatische (flüssige) wie Ethylarsindichlorid und *a*-Chlorvinylarsindichlorid (*a*-Lewisit), wirkungsähnlich dem Lost (s. Kapitel Loste), früher zur Gelbkreuz-Gruppe gerechnet; Dimethylarsinsäure (Kakodylsäure); aromatische (kristallin), bedeutsam nur Diphenylarsinchlorid (Clark I) und -cyanid (Clark II) sowie Phenarsazinchlorid (Adamsit), früher als Blaukreuz-Gifte (Sternutatoren) bezeichnet. Siehe ChemVerbotsV.

Ayurveda-Therapeutika der traditionellen indischen Medizin beinhalten u. a. besonders behandelte Schwermetalle wie Arsen, Quecksilber, Blei und führen nicht selten bei längerer Anwendung zu entsprechenden Vergiftungen.

II. Toxikokinetik und -dynamik

Resorption: Erfolgt über den Magen-Darm-Kanal (rasch bei Arsenik und anderen wasserlöslichen anorganischen Arsen-Verbindungen, mehr oder weniger schnell auch bei 5-wertigen arsenorganischen Verbindungen; je nach Verbindungstyp und Menge werden 50–80 % des peroral zugeführten Arsens resorbiert), über den Respirationstrakt (arsenikhaltiger Staub, Insektizide, Arsin), aber teilweise auch über die Haut. Fünfwertiges Arsen wird im Organismus in die (stärker toxische) 3-wertige Form überführt.

Ausscheidung: (Nach vorübergehender Speicherung in Knochen, Haut und parenchymatösen Organen) vorwiegend über die Nieren, auch über Darm, Haut, Haare, Nägel und Drüsen, meist nur sehr langsam (Kumulationsgefahr; in Exkrementen noch tage- oder wochenlang nachweisbar). Arsenik und Arsenite werden zunehmend in weniger toxische mono- und dimethylierte Form überführt und protrahiert über den Urin ausgeschieden.

Wirkung: Durch Reaktion des Arsens mit bestimmten SH-haltigen Enzymen → Hemmung verschiedener Stoffwechselprozesse; akut toxische Arsenik-Reaktion im Wesentlichen durch anfangs noch reversible Lähmung der Kapillargefäße → lokale Gewebsdestruktion; allgemeine Vasodilatation (unabhängig von Art der Aufnahme), besonders im Splanchnikus-Bereich → vermehrte Transsudation in den Darm, Blutdruckabfall, Hämokonzentration, Diarrhöe → starker Wasser- und Elektrolytverlust mit bekannten Folgen (vgl. Abschnitt III). Neben dieser vorwiegend gastrointestinalen Verlaufsform mitunter betont paralytischer Verlauf.

Arsin, Arsenwasserstoff (bzw. eigentliche Wirkform Diarsin) dringt bevorzugt in Erythrozyten ein → Eiweißdenaturierung, Katalasehemmung → Hämolyse (→ Milztumor, Verstopfung der Nierenkanälchen, Ikterus, Hyperkaliämie usw.), daneben aber auch direkte toxische Organ(spät)schäden möglich. Etwa ab 10 ppm über 1 min toxisch, 250 ppm binnen ca. ½ h, ab ca. 1150 ppm sofort letal.

Für die Toxizität gilt allgemein:

Arsin > Arsen-III-Verbindungen > Arsen-V-Verbindungen.

III. Symptomatik

A.

Etwa ¼–1 Stunde nach peroraler Aufnahme von **Arsenik** → zunächst Rachenschmerzen, Schluckbeschwerden, Magenschmerzen, lokal bedingtes Erbrechen (mindert Gefahr der Resorption); nach Inhalation von arsen(ik)haltigem Staub oder Arsentrichlorid(dämpfen) → Reizerscheinungen an Schleimhaut von Augen und Respirationstrakt, Druckgefühl und Schmerzen im Thoraxbereich, Atemnot (evtl. Lungenödem). Auf der Haut wirkt Arsen lokal reizend und sensibilisierend. Nach mehrstündiger Latenz *Resorptiverscheinungen* wie kolikartige Leibschmerzen, Erbrechen (reiswasserähnliche, z. T. blutige) Durchfälle → Trockenheit in Mund und Rachen (Durst, Sprech- und Schluckbeschwerden; Getränke werden anfangs meist sofort wieder erbrochen), Hypovolämie und Elektrolytverluste, in Extremfällen auch Wasserarmut der Haut (aufgehobene Falten bleiben stehen); Krämpfe der (Waden-)Muskulatur; Albuminurie, Hämaturie, Oligurie bis Anurie; kalte zyanotische Akren, Tachykardie, Blutdruckabfall (evtl. rasch bis zum Kollaps). Daneben – nach hohen Dosen möglich vorwiegend – Verwirrtheit, Bewusstseinstrübung, psychomotorische Unruhe, delirante Zustände mit Halluzinationen, sensomotorische Polyneuropathie mit aufsteigenden schlaffen Lähmungen, selten tonisch-klonische Krämpfe, Koma → Tod durch peripheres Kreislaufversagen (Vasomotoren- und Atemlähmung, etwa binnen 24 h); sonst schleppende Rekonvaleszenz: Diarrhöen, Kreislauflabilität, Leberfunktionsstörungen, Polyneuritis (ca. nach 3 Wochen beginnend).

B.

Je nach Konzentration ca. ½–36 h nach Inhalation von **Arsenwasserstoff** → neben Benommenheit, Kopfschmerzen, Fieber, gastrointestinalen Beschwerden vorwiegend Folgen ausgedehnter Hämolyse wie Hämo(auch Hämi)globinurie (Urin „portweinfarbig"), Oligurie → Anurie, Urämie; Hämiglobinämie, Anämie, Hypoxämie → Dyspnoe, Erstickungsgefühl (evtl. Atemlähmung); Leber- und Milzvergrößerung, Ikterus, Hyperkaliämie(folgen) (vgl. Kapitel 7.1.18) mit entsprechenden paraklinischen Werten; Parästhesien, Temperaturanstieg, Kältegefühl. Exitus an akuter Herz-Kreislauf-Insuffizienz nach mehreren Tagen möglich.

Organische Arsen-Verbindungen:

Nach paravenöser Injektion verschiedener arsenorganischer **Chemotherapeutika** Nekrosen möglich. Zwischenfälle am ehesten durch allergische bzw. vasomotorische Reaktionen (ähnlich wie durch Nitrite, vgl. Kapitel Nitrate/Nitrite) sowie zentralnervöse und hepatotoxische Schäden möglich.

Kampfstoffe lösen zunächst vorwiegend lokale Reaktionen aus; bei Inhalation: starke Reizerscheinungen im Bereiche des Respirationstraktes (teilweise auf Nebenhöhlen und Kieferbereich ausstrahlend) bis zum toxischen Lungenödem mit bekannten Komplikationsmöglichkeiten (vgl. Kapitel Phosgen). Am Auge: Durch aromatische Arsen-Derivate meist weniger folgenschwere, jedoch intensive Reizerscheinungen; durch aliphatische Arsen-Derivate aber schwere, evtl. irreversible Hornhautschäden (vgl. Kapitel Loste). Auf der Haut: Schädigung durch aromatische Arsen-Derivate im Allgemeinen geringer als durch aliphatische, die schmerzhafte Blasen- und Nekrosebildung auslösen, ähnlich wie Lost (vgl. Kapitel Loste; allerdings praktisch keine Latenz und relativ gute Heilungstendenz).

In schweren Fällen Resorptivwirkungen aliphatischer Arsen-Verbindungen → Speichelfluss, Erbrechen, Adynamie, Temperatur- und Blutdruckabfall bis zum Kollaps, Exitus nach Stunden; bei aromatischen Verbindungen → vorwiegend Parästhesien, Ataxie; in extremen Fällen Somnolenz, Bewusstlosigkeit.

IV. Therapie

A

A.

Nach peroraler Aufnahme von **Arsenik** (röntgenologisch sichtbar) oder entsprechend giftigen Arsen-Verbindungen (s. Abschnitt I A) sofort, max. bis 30 min. nach Ingestion Erbrechen auslösen. Magenspülung (nicht bei Kollapsneigung) bei Arsenik höchstens innerhalb der ersten Stunde sinnvoll, bei wenig löslichen Arsen-Verbindungen auch noch später (max. 4 h): Zusatz für Spülflüssigkeit Natriumthiosulfat (1 %). Als **Antidote** DMPS, Dimaval® (s. bei Quecksilber-Vergiftung), evtl. in Kombination mit High-Flux-Hämodialyse (bei akutem anurischem Nierenversagen); gelegentlich wird auch dem D-Penicillamin (z. B. Trolovol®) eine gute Wirksamkeit nachgesagt. Hämodialyse mit Low-Flux-Membran und Hämoperfusion ineffektiv.
Bei *Inhalation* s. Hinweis zu leichten Fällen unter organische Arsen-Verbindungen (s. unten)!
In bedrohlichen Fällen (insbesondere bei Gefahr des Nierenversagens) rechtzeitige Hämodialyse (vgl. Kapitel 7.3.2)!
Symptomatisch: Flüssigkeits- und Elektrolytsubstitution, erforderlichenfalls Katecholamine, Diuretika, ggf. Korrektur des Säuren-Basen-Gleichgewichts, Analgetika (Vorsicht mit Pethidin, Dolantin®, wegen möglicher Diuresehemmung); als Antikonvulsiva z. B. Benzodiazepine wie Diazepam (Faustan®, Valium®, vgl. Kapitel 7.1.9) geeignet (ggf. mit Sauerstoffatmung). Schutz vor Wärmeverlust.
Bei *Inhalation* von Arsentrichlorid zunächst Maßnahmen sinngemäß wie bei nitrosen Gasen (s. eigenes Kapitel). Bei *Verätzungen* wie bei Säuren (s. eigenes Kapitel).

B.

Nach Inhalation von **Arsenwasserstoff** Entfernung aus gashaltiger Atmosphäre, ggf. Atemschutz und Schutzbekleidung für Helfer! Intensivüberwachung. Initial hochdosiert Glukokortikoide. Für gute Diurese sorgen (reichlich Flüssigkeit, s. oben; ggf. forcieren mit Diuretika, evtl. Harnalkalisierung bis pH ca. 8 vorteilhaft; Dopamingabe; cave: kaliumhaltige Infusionslösungen oder Überwässerung); Sauerstoffbeatmung (PEEP). Bei massiver Hämolyse bzw. beginnender Nierenfunktionsstörung ist eine frühzeitige Blutaustauschtransfusion Erfolg versprechend; zur Überbrückung der Anurie (bei ausreichender Kreislauffunktion) Hämodialyse (vgl. Kapitel 7.3.2). Bettruhe, Infektionsschutz und symptomatische Maßnahmen ggf. auch wie unter Abschnitt A. Kontrolle von EKG, Blutbild, in schweren Fällen auch Gerinnungsstatus; Transaminasen, Bilirubin, Kreatinin; Urin. Neurologisch-psychiatrische Nachbeobachtung.

Organische Arsen-Verbindungen:
Bei Überdosierung arsenorganischer **Chemotherapeutika** DMPS, Dimaval® (s. Kapitel Quecksilber, IV) und symptomatische Maßnahmen (vgl. Abschnitt III „organische Arsen-Verbindungen" und oben).

Bei Inhalation von arsenhaltigen **Kampfstoffen** Maßnahmen sinngemäß wie bei nitrosen Gasen (s. eigenes Kapitel), dazu DMPS (Dimaval®) (s. o.); in leichten Fällen wirken Mundspülung und Gurgeln mit Alkohol rasch reizlindernd (Weinbrand, Whisky usw.; nach Spülung ausspucken). Bei Spritzern ins Auge sinngemäß wie bei Säuren, lokale Anwendung von DMPS (30%ig) und schnellstens fachärztliche Weiterbehandlung. Bei Einwirkung auf die Haut: Maßnahmen sinngemäß wie bei Lost-Vergiftung (Kapitel Loste); erforderlichenfalls symptomatische Behandlung.

Hinweise zum Inhalt von Literaturbeispielen

Toxikokinetik, -dynamik, Symptomatik und Therapie: Daunderer; Henschler; Schäfer et al.; Seeger/Neumann; Seyffart; v. Mühlendahl et al.; Gloxhuber; Wegner; speziell zu Arsentrioxid: Heinrich-Ramm et al.; Horn et al.; Vantroyen et al.; Kinoshita et al.
Arsenwasserstoff-Intoxikation: Albrecht
Germanium(hydrid)-Toxizität: Gerber
Chemie und Verwendung einzelner Verbindungen: Römpp

Augenreizstoffe

I. Substanzen

Als sog. „Tränengase" seit dem 1. Weltkrieg zu den chemischen Kampfstoffen gerechnete Verbindungen, deren militärische Bedeutung heute nur noch begrenzt ist (Ausnahmen: CS- und CR-Stoffe, s. u.); bedeutsam vor allem als „Polizeikampfmittel" oder zur Selbstverteidigung.

Bromaceton (B-Stoff) und Bromessigsäureethylester sind bekannte, jedoch obsolete A.; sie werden noch gelegentlich zur Dichtigkeitsprüfung für Gasmaskenträger (Feuerwehr, Polizei, Armee) verwendet (s. Kapitel Brom). Obsolet und ähnlich wirksam sind Benzylbromid, Brombenzylcyanid, Bromphenylacetonitril, Xylylbromid.

Chloracetophenon (CN-Stoff), Bestandteil von Tränengassprays („Selbstverteidigungsmittel") und entsprechender Pistolenfüllungen („tear gas pen") auch als „Chemische Keule", „chemical mace" bekannt (evtl. Zusatz stark hyperämisierender Stoffe, z. B. (synthetische) Pfefferstoffe oder Senföle (s. dort); gelegentlich noch pyrotechnische Mittel (Reiznebelkerzen), Chlorphenarsazin („Adamsit").

ortho-Chlorbenzyliden-malondinitril (CS-Stoff), militärische Bedeutung und Polizeikampfmittel, hochwirksamer A. mit zusätzlicher psychotoxischer Wirkung, in pyrotechnischen Mitteln (Reiznebelkerzen) sowie in explosiven Tränengaswaffen und Tränengasspray(-behältern).

Dibenz-1,4-oxazepin (CR-Stoff), militärisch bedeutsamer, hochwirksamer A., auch als Polizeikampfmittel; Wirkung und Einsatzweise analog CS-Stoff.

Peroxyacetylnitrat, extrem reizender Luftschadstoff.

II. Toxikokinetik und -dynamik

A

Je nach Konzentration und Einwirkungsdauer zunächst an Augen, in schweren Fällen auch an Schleimhäuten (z.B. des Respirationstraktes, auch des Digestionstraktes nach Kontamination von Nahrungsmitteln) und Haut leichte Reizwirkung (relativ rasch reversibel) → akute Entzündung (mit allen typischen Merkmalen) → Nekrosen (vgl. Kapitel Loste) → möglicherweise Sekundärinfektionen und/oder Spätschäden (am ehesten bei CN- und CR-Stoffen karzinogene, genotoxische und teratogene Effekte möglich). Insbesondere bei CS- und CR-Stoffen Resorption → ZNS-Reaktionen und/oder Sensibilisierung – allergische Reaktionen (einschl. Schock).

Unspezifische Augenreizwirkungen, die z.B. durch Umgang mit einigen Spezialchemikalien oder durch Schwelbrände (s. auch Kapitel Brandgase) ausgelöst werden, klingen meist an „reiner Luft" spontan ab.

III. Symptomatik

Je nach Augenreizstoff, Konzentration, Einwirkungsdauer und Disposition an Augen: In harmlosen Fällen (vgl. Abschnitt II) nur relativ flüchtige Konjunktivitis, sonst aber auch heftiges Brennen, vermehrter Tränenfluss (evtl. auch nach Verlassen der A.-haltigen Atmosphäre noch bis zu etwa 1 Stunde anhaltend), Blepharospasmus → Spontanrückgang (an „reiner Luft") oder (u.U. lang dauernde oder bleibende) **Augenschädigungen** (z.B. Faltung der Basalmembran, Keratitis, Kornea-Trübung, -Ulkus, Iridozyklitis mit Sekundär-Glaukom, Konjunktiva-Narben).
Respirationstrakt: Verlauf wie bei Chlorgas- oder Phosgen-Inhalation (s. dort); chronische Bronchitis evtl. als Folgeerkrankung.
Digestionstrakt: Bei Aufnahme kontaminierter Lebensmittel intestinale Reizsymptomatik über wenige Stunden.
Haut: Symptomatologie einer allergischen oder toxischen Dermatitis, beginnend mit Rötung und Brennen bis zu Verbrennungen zweiten Grades.
ZNS: Insbesondere unter Einwirkung von CS- oder CR-Stoffen psychotoxische Reaktionen (z.B. Angst, gesteigerte Aggressivität) möglich.

IV. Therapie

Augen: Erforderlichenfalls zunächst Spülung mit Wasser, physiologischer Kochsalzlösung oder isotonischer Natriumhydrogencarbonat-Lösung. Bei Reizerscheinungen, die nicht spontan oder durch Frischluftzufuhr (Ventilator) rasch abklingen, glukokortikoidhaltige Augentropfen im Frühstadium sinnvoll; Vorsicht mit Lokalanästhetika. Nachbeobachtung (vgl. Abschnitt II). Zumindest in schweren Fällen (z.B. Hornhautbeteiligung) augenfachärztliche Konsultation unerlässlich.

Respirationstrakt: Bei Bronchitis-Symptomatologie, Dyspnoe, Zyanose usw. Maßnahmen sinngemäß wie unter „Chlor" bzw. „Phosgen" (s. dort). **Haut**: Zur Entgiftung Hautareale mit reichlich Wasser abwaschen; teilweise kaliumhydrogensulfidhaltige Seifenlösungen brauchbar; weiter symptomatisch (möglichst keine Salben). Im Extremfall Überweisung zum Dermatologen. **ZNS**: Nötigenfalls symptomatische Behandlung, z. B. mit Tranquillizern.

Hinweise zum Inhalt von Literaturbeispielen

Substanzen, Toxikokinetik, -dynamik, Symptomatik und Therapie: Blain; Daunderer; Ellenhorn/Barceloux; Moeschlin; v. Mühlendahl et al.; Wirth/Gloxhuber;
Chemie einzelner Substanzen: Römpp

Badezusätze

B

I. Substanzen

(Prinzipielle Zusammensetzung)

Badeemulsionen (Bademilch, Badefluid), Öl-Wasser-Emulsionen ätherischer Öle (bis zu 20 %) mit Emulgatoren (bis zu 5 %) sowie Glykolethern (bis zu 40 %), gelegentlich auch Ölsäure (ca. 2–5 %).
Badeessenzen, alkoholische Lösungen ätherischer Öle, Ethanolanteil meist zwischen 30–90 %, Farbstoffanteil unter 0,1 %.
Badeextrakte, **wässrige** oder wässrig-alkoholische Lösungen von Drogenextrakten, -infusen und -dekokten, evtl. unter Zusatz von Riechstoffen sowie geringsten Farbstoffmengen.
Badeöle, 75–85 % pflanzliche Öle sowie Ester höherer Fettsäuren, 5–15 % nichtionische öllösliche Tenside, bis 10 % Parfümöle.
Badepulver, meist Alkali- oder Ammoniumcarbonate in Mischung mit festen Säuren bzw. sauren Salzen (z. B. Weinsäure, Natriumhydrogensulfat, saures Natriumcitrat). Sog. Sauerstoff-Badepulver bestehen aus Soda, die mit Wasserstoffperoxid getränkt sind (Natriumpercarbonat). Schaumbadepulver enthalten noch Polyphosphate, Fettalkoholsulfonate oder andere Detergenzien bzw. Waschmittel sowie ätherische Öle (ca. 5 %).
Badesalze, **gefärbte** und parfümierte, anorganische Salze in gut ausgebildeten Kristallen (vorwiegend Natriumchlorid, Natriumsulfat, Borax, Natriumcarbonat, -phosphat). Zusatz an ätherischen Ölen (bis zu 8 %) und Farbstoffen (unter 1 %).
Badetabletten, mit Pektinen sowie Stärke u. Ä. verkleisterte Badepulver (s. o.).
Schaumbad, z. B. CD®, Fa®, Jade®, Nivea®, Palmolive®, Detergenzien (s. dort), Parfüm, Farbstoffe evtl. biologisch aktive, untoxische Zusatzstoffe.

II. und III. Toxikokinetik, -dynamik und Symptomatik

An betroffenem **Auge** → Konjunktivitis; nach Einwirkung unverdünnter Zubereitungen möglicherweise auch Verätzung(sfolgen). Nach **peroraler** Aufnahme von Badezusätzen aufgrund von Geschmack und lokaler Schleimhautreizung rasch Erbrechen (Aspirationsgefahr) – evtl. alsbald auch Diarrhöe – zu erwarten, sodass Resorptivwirkungen nur in Extremfällen zu befürchten sind (am ehesten auf ZNS und Niere; vgl. Kap. Ätherische Öle und Ingredienzien des Abschnitts I).

IV. Therapie

Betroffenes **Auge** bei gut geöffnetem Lidspalt gründlich unter fließendem Wasser spülen (s. auch Kapitel Ätherische Öle oder Seifen), dann sofort Überweisung zum Augenarzt.

Nach **peroraler** Aufnahme: Reichlich Flüssigkeit zuführen; kein Erbrechen auslösen und Vorsicht bei der Magenspülung (nur nach Einnahme größerer Mengen;
cave: Schaumaspiration), vorher entschäumendes Polysiloxan-Präparat wie Di-
bzw. Simeticon, Espumisan®, Lefax®, sab simplex® o. ä. geben; Aktivkohle, Natriumsulfat-Lösung (vgl. Kap. 7.2.3).

Hinweise zum Inhalt von Literaturbeispielen

Intoxikationen mit Badezusätzen: Daunderer; Velvart
Inhaltsstoffe, Hilfsstoffe und deren Wirkungen: Blaue Liste; Fiedler; Heymann; Fey et al.; Ziolkowsky
Kosmetika-Gesetzgebung: Ziolkowsky

Barbiturate

I. Substanzen

Die Verwendung barbiturathaltiger Sedativa und Hypnotika gilt als weitgehend
obsolet. In Deutschland ist als einziges, oral anwendbares Barbiturat Phenobarbital im Gebrauch, vorwiegend als Antiepileptikum.

Phenobarbital (HWZ 60–130 h, PB 51 %), Lepinal®, Lepinaletten®, Luminal®,
Luminaletten®, Phenaemal®, Phenaemaletten®; komatöse Dosis ab 1,2 g, potenziell **LD** 4–6 g; siehe auch Kapitel Antikonvulsiva.

Früher gebräuchliche und u. U. noch vorhandene bzw. im Ausland noch verfügbare Barbiturate
sind:
Lang wirkende, zur Kumulation neigende Barbiturate wie Allobarbital (HWZ 40–50 h), Aprobarbital (HWZ 15–35 h), Barbital (57–120 h), Butabarbital (HWZ ca. 30 h), Methylphenobarbital (HWZ 11–67 h, PB 40–60 %).
Mittel bis lang wirksame Barbiturate wie Amobarbital (HWZ 15–30 h), Brallobarbital (HWZ
20–40 h), Butalbital (HWZ 36 h), Crotylbarbital (HWZ 8–17 h), Cylcobarbital (HWZ 11 h),
Heptabarbital (HWZ 6–11 h), Pentobarbital (HWZ 20–40 h), Secbutabarbital (HWZ von Butabarbital), Secobarbital (HWZ 28 h), Vinylbital (HWZ 18–33 h).
Kurz wirksame Barbiturate wie Hexobarbital (HWZ 4–6 h).

Ausschließlich als Injektionsnarkotika eingesetzte Barbiturate wie z. B. Methohexital, Thiopental s. Kap. Sedativa/Hypnotika/Narkotika.

II. Toxikokinetik und -dynamik

Einteilung der Barbiturate nach Wirksamkeitsdauer bei mittelschweren und
schweren Vergiftungen nur von untergeordneter Bedeutung.
Resorption der aufgeführten Substanzen aus dem Gastrointestinaltrakt nahezu
vollständig, jedoch relativ langsam bei den lang wirksamen Barbituraten. Wirkungseintritt innerhalb 1–3 h. Großes **Verteilungsvolumen** infolge Lipophilie.

Proteinbindung der meisten Barbiturate zwischen 20 und 60 %. **Elimination** relativ langsam (HWZ siehe Abschnitt I) durch Ausscheidung der unveränderten Substanzen (z. B. 25 % bei Phenobarbital) bzw. infolge stärkerer Metabolisierung in der Leber (vor allem bei kürzer wirksamen Barbituraten) als teilweise glukuronidierte Metabolite über die Nieren.

Wirkung vorwiegend durch Hemmung zentralnervöser Funktionen (Steigerung der GABA-vermittelten synaptischen Transmission) mit Gefahr der Lähmung lebenswichtiger neuronaler Zentren (Atmung, Kreislauf) → Depression des Sympathikotonus und direkte Depression der kardialen Kontraktilität → Durchblutungsstörungen, Hypoxie des ZNS (weitere neuronale Funktionseinschränkung, Circulus vitiosus) und anderer Organsysteme (z. B. Niere, Herz-Gefäß-System, Lunge). Hemmung von Darmperistaltik, Blasenfunktion und Diurese (zentral, hämodynamisch, hypoxisch usw.). Unbehandelt Tod infolge Kreislaufinsuffizienz, Atemlähmung oder/und Lungenödem möglich. **Toxizität** ab 5–10-facher hypnotischer Dosis. Potenzielle Letaldosen zwischen 40–65 mg/kg KG. Cave: Kombinationsvergiftungen (Ethanol o. a. zentral depressive Arzneimittel) – hier letale Dosen deutlich geringer!

III. Symptomatik

Stadieneinteilungen nach REED (modifiziert nach v. CLARMANN) oder Koma-Skalen meist nur in speziellen Fällen nützlich, für praktische Einschätzung des Schweregrades Beurteilung von Bewusstseinslage, motorischer Reaktion und Atmung sinnvoll.

Leichte bis mittelschwere Vergiftung: Teilweise gastrointestinale Reizerscheinungen mit Übelkeit, Erbrechen (cave: Aspiration!). Somnolenz bis Bewusstlosigkeit, Reaktion auf Schmerzreize erhalten. Reflexe, Atmung, Kreislauf noch annähernd normal. Meist spontanes Erwachen nach 1–2 Tagen.

Schwere Vergiftung: Tief komatöser, areaktiver Patient mit Hypotonie bis Schock, Ateminsuffizienz bis -stillstand, Gewebshypoxie, Hypo- bis Areflexie. Weitere mögliche Symptome sind: Ataxie, Nystagmus, Miosis (bei schwerer Hypoxie auch Mydriasis), muskuläre Hypotonie, evtl. Rhabdomyolyse (Anstieg der CPK).

Bradykardie, später Tachykardie und Herzrhythmusstörungen in schweren Fällen möglich. Magen-Darm-Atonie, Oligurie, Hypothermie, Holzer-Blasen (toxische Kapillarschäden an Haut und Schleimhaut). Im EEG „burst suppression"-Muster u. a.; Null-Linien-Einblendungen über 1–2 s als Zeichen für drohenden Zusammenbruch vegetativer Zentren. Metabolische und respiratorische Azidose und Gefahr von Gerinnungsstörungen bis Verbrauchskoagulopathie.

Dauer der „Barbiturat-Narkose" in Kenntnis von Derivat und Blutspiegel aufgrund der HWZ (vgl. Abschnitt I) gut abschätzbar.

Toxische Plasmaspiegel siehe Anhang. Zum Nutzen wiederholter Vergleiche von Handschriftproben siehe Allgemeiner Teil, Kap. 6.2.14.

IV. Therapie

Leichte Vergiftungen bedürfen außer einer sorgfältigen Überwachung und evtl. Magenspülung in der Regel keiner weiteren Behandlung (vgl. auch Kapitel Sedativa/Hypnotika/Narkotika).

Mittelschwere und schwere Vergiftung: Magenspülung nach Intubation (Aspirationsgefahr) auch noch viele Stunden nach Einnahme sinnvoll. Instillation von Aktivkohle und Gabe von Natriumsulfat, mehrfach, z. B. alle 6 h über 1–2 Tage (s. Kap. 7.2.3). Bei Ateminsuffizienz künstliche Beatmung, bei drohendem oder bestehendem Schock Volumensubstitution, gegebenenfalls Pressoren wie z. B. Dopamin (3–5 µg/kg × min), bei anhaltender Hypotonie evtl. zusätzlich Noradrenalin, Arterenol® (verminderte Wirksamkeit von Dopamin), 10–20 µg/min. Korrektur der vorwiegend metabolisch bedingten Azidose mit Natriumhydrogencarbonat. Prophylaxe von Gerinnungsstörungen mit Heparin. Bei Oligurie und hohem zentralem Venendruck Einsatz von Furosemid möglich (Hinweise in Kapitel 6 beachten).

Sekundäre Eliminationsbeschleunigung mittels forcierter alkalischer Diurese (wirksam bei Barbital, Metharbital, Phenobarbital, deutlich weniger wirksam bei Allobarbital, Aprobarbital, Butabarbital, Crotylbarbital) mit Einstellung des Urin-pH auf 7,5–8 durch Infusion niedrigprozentiger Glukoselösungen mit Elektrolytzusatz oder auch Vollelektrolytlösungen und Zusatz von Natriumhydrogencarbonat (z. B. initial 60 mmol in 500 ml Infusionsmenge in 1 h) oder Trometamol (s. Kap. 7.1.17). Cave: Lungenödemdiathese.

Bei schweren Vergiftungen mit Barbituraten mit langer HWZ (vgl. Abschnitt I) Hämodialyse oder Hämoperfusion über Aktivkohle (deutliche Verkürzung der Eliminations-HWZ möglich) indiziert. **Kontrolle** von Blutdruck, Körpertemperatur, EKG, zentralem Venendruck, Flüssigkeitsbilanz, Blutgasen, Elektrolyten, Gerinnungsstatus, Hämoglobin, Hämatokrit, Urin-pH, Kreatinin, CPK, Transaminasen; ggf. Handschriftvergleiche (s. u. sowie Kap. 6.2.14).

Beachte: Dekubitusprophylaxe.

Bei Blasenbildung der Haut mit wässrigem Inhalt sterile Punktion möglich. Infektionsprophylaxe empfehlenswert.

Hinweise zum Inhalt von Literaturbeispielen

Symptomatik, Toxizität, Verlauf und Therapie von Barbiturat-Vergiftungen: Seeger/Neumann; Albrecht
Nachweisverfahren für Barbiturate: Hannak et al.; Brandenberger
Wiederholte Handschriftproben zur Objektivierung und Dokumentation des Verlaufs: Ludewig (1999); Ludewig et al.; Wildt
Dosierung, relative und absolute Kontraindikationen, Interaktionen: ROTE LISTE, Alphabetisches Verzeichnis der Fertigarzneimittel, Signaturverzeichnis B6.

Barium

I. Substanzen

Metallisches Barium, reagiert mit Wasser zu Bariumhydroxid, s. unten.

Bariumhydroxid, Ätzbaryt; wässrige Lösung: Barytwasser (zum CO_2-Nachweis); in der keramischen Industrie, in Barium-Seifen, für temperaturbeständige Fette, zur Wasserenthärtung. Bezüglich lokaler Wirkung siehe unter Laugen!

Bariumperoxid, verwendet als Reagenz und Sauerstofflieferant (z.B. in Atemschutzfiltern).

Bariumcarbonat, löslich in Magensäure; als Verunreinigung von Bariumsulfat (Röntgenkontrastmittel) gefürchtet; Verwendung auch als Reagenz in der analytischen Chemie, in Appretur (Wäsche, Strohindustrie), früher auch in Ratten- und Mäusegift. Kommt in der Natur als Witherit vor. **LD** p.o. zwischen 0,5 und 4 g.

Bariumchlorid, Chlorbarium, Barium chloratum; verwendet in Lederindustrie, als Frostschutzmittel (im Gemisch mit Aluminiumsulfat), in Bauindustrie für Mörtel und Beton; Reagenz; toxischer als Bariumcarbonat (s. oben). **LD** p.o. 800–900 mg.

Bariumchlorat, technisches Oxidationsmittel, Fließmittel in der Pyrotechnik („Grünfeuer").

Bariumnitrat, verwendet in Pyrotechnik (Wunderkerzen, „Bengalisches Feuer") sowie in Keramik- und Email-Industrie; gut wasserlöslich.

Bariumstyphnat, Salz der Styphninsäure (Trinitroresorcin), als Treibmittel in Munitionsherstellung; bei inhalativer Aufnahme schwere typische Bariumtoxizität möglich.

Bariumsulfid, Barium sulfuratum; Vergiftungsanlass möglicherweise Verwechslung mit Barium sulfuricum (s. unten); mitunter auch in Depilationsmitteln; etwas weniger toxisch als Bariumcarbonat (s. oben).

Bariumthiosulfat, oft irreführend als „unterschwefeligsaures Barium" bezeichnet; analytisches Reagenz; wasserlöslich.

Bariumsulfat, Barium sulfuricum, Schwerspat; nicht löslich in Wasser oder Magen-Darm-Sekret; technisch und klinisch wichtiges Bariumsalz: Füllmasse für weiße Papiere, Kunststoffe, Lacke, Beschichtungen, weiße Anstrichfarbe (Permanentweiß, Blanc fixe) sowie (Magen-Darm-)Röntgenkontrastmittel (z.B. in Barilux®, Micropaque®, Microtrast®), die frei von löslichen Barium-Verbindungen sein müssen, dann ungiftig; beachte:

Mit verdünnter HCl darf keine Gasbildung – $BaCO_3$! – und beim Aufschwemmen in Wasser keine alkalische Reaktion – $Ba(OH)_2$ – auftreten! Siehe auch Abschnitte III und IV sowie Kapitel Wasser, Abschnitt II.

Bariumchromat, auch als Barytgelb bzw. Pigment in Verwendung; Pyrotechnik.

Bariumpermanganat- und –sulfat-Mischkristalle als Manganblau (Blaupigment) in Lack- und Farbenindustrie verwendet.

Bariumtitanat, elektro-keramischer Werkstoff (Halbleitertechnik).
Bariumsalze organischer Säuren: Bariumstearat, -laurat, -ricinolat u.a., als Schmiermitteladditive, Kunststoffstabilisatoren, Trockenstoffe in Anstrichmitteln; Giftigkeit hängt von der Wasserlöslichkeit ab. Bariumacetat, verwendet in Stofffärberei und Kattundruckerei als Beize; wasser- bzw. magensaftlöslich.

II. Toxikokinetik und -dynamik

Enterale **Resorption** toxikologisch bedeutsamer Mengen erfolgt bei allen in Magensäure löslichen Salzen rasch (nicht bei gleichzeitiger Anwesenheit von Sulfationen → unlösliches Bariumsulfat).
Elimination vorwiegend über Darm, in Spuren über Nieren und durch Ablagerung in Knochen.
Wirkung: Neben Schleimhautreizung vor allem Erregung bzw. Kontraktion willkürlicher und unwillkürlicher Muskulatur unabhängig von ihrer Innervation; teilweise als Folge der Hemmung des passiven Kalium-Efflux und der Freisetzung von Überträgerstoffen; Intensivierung der elektromechanischen Kopplung; Beeinflussung der Erregungsbildung und -leitung des Herzens ähnlich wie durch Digitalis (s. dort); Hypokaliämie (oft 1–2 mval/l, aber intrazelluläre Kalium-Überladung) oder Anionenwirkung wesentlich. **LD**: Größenordnung für lösliche Barium-Verbindungen siehe unter Bariumcarbonat, Abschnitt I.

III. Symptomatik

Zumeist schon innerhalb einer Stunde nach **peroraler** Aufnahme oder **Inhalation** eines löslichen Bariumsalzes in toxischer Dosis → Übelkeit, Salivation, Erbrechen, Schwindelgefühl, Leibschmerzen, Koliken, Diarrhöe, Hypokaliämie, Azidose; Blutdruckabfall, Atemnotsyndrom, Bradykardie, aber auch Tachykardie, Arrhythmien (EKG ähnlich wie bei Digitalis-Intoxikation oder Hypokaliämie; vgl. auch Kap. Herzglykoside) → Parästhesien, Muskelsteifigkeit vorwiegend im Bereich von Kopf, Hals und oberen Extremitäten, allenfalls allgemeine Muskelschwäche, Areflexie und Paresen (Bewusstsein und Sensibilität erhalten; auch als „Pa-Ping-Krankheit" oder „Kiating-Lähmung" nach Aufnahme bariumverunreinigter Nahrungsmittel); evtl. Krämpfe, Nierenschäden, Zyanose. Exitus am ehesten durch Herz-Kreislauf-Versagen und/oder Lähmung der Atemmuskulatur im Laufe der ersten 24 Stunden, sonst gewöhnlich Restitutio ad integrum. Zum Nutzen wiederholter Vergleiche von Handschriftproben siehe Allgemeiner Teil, Kap. 6.2.14.
Allergische Reaktionen (→ Urtikaria, Gesichtsödem, Kreislaufkollaps) nach Kontrastmittelanwendung möglich.

Nach Austritt von Bariumsulfat infolge Perforation → „Barium-Peritonitis" (Letalität ca. 50%), intravasale Mikroembolie(folgen), Schocksymptome möglich (vgl. Abschnitte I und IV!).

IV. Therapie

Nach Ingestion: **Sofort** Gabe von Natrium sulfuricum (führt lösliches Barium in unlösliches Bariumsulfat über! Erw. ca. 30 g in 200 ml Wasser, Kinder ca. 0,25 g/kg KG); Auslösen von Erbrechen und/oder Magenspülung mit Natriumsulfat-Lösung (s. o.) sowie nochmals Natrium sulfuricum (vgl. Kap. 7.2.1 bis 3); Schutz vor Wärmeverlust.

Weiter **symptomatisch**: Bei Kollaps(gefahr) Volumensubstitution. Infusionstherapie von hochdosiertem Kalium (unter Kontrolle von Serum-K und EKG etwa bis 1 mval/kg KG × h; vgl. Kapitel Herzglykoside) an. Zum Azidoseausgleich s. Kap. 7.1.17. Gegen Darm- und Gefäßspasmen Papaverin-(ähnliche) Spasmolytika (vgl. Kap. Spasmolytika, Abschnitt I A) wiederholt p. o., erforderlichenfalls unter Blutdruckkontrolle langsam i. v.

Gegen pektanginöse Beschwerden Glyceroltrinitrat (Präparate vgl. Kap. Nitrate), dieses auch gegen hypertensive Krise, sonst allenfalls vorsichtiger Versuch mit Nifedipin (vgl. Kap. 7.1.6). Bei tachykarden Arrhythmien Lidocain (vgl. Kap. 7.1.12) bevorzugen, ggf. kardiologische Konsultation ratsam. Bei Krämpfen Diazepam, Faustan®, Valium®, Intubation, Beatmung erforderlich (s. Kap. 7.1.9). Bei starken Schmerzen Pethidin, Dolantin®, besser als Morphin. Kontrollierte Korrektur des Wasser- und Elektrolytgleichgewichtes (besonders auf Kalium achten!) erforderlich; s. auch Allgemeiner Teil, Kapitel 7.

Perforationszwischenfall mit Bariumsulfat (s. oben) ist höchstens ausnahmsweise ein toxikologisches Problem (vgl. Abschnitte I und II), vielmehr ist chirurgische Sofortbehandlung dringend nötig (Laparotomie, peritoneale Spülung, Resektion der infiltrierten Darmwandteile, Ausräumung von Depots mit nachfolgender Drainage, röntgenologische Kontrolle; Antibiotika).

Hinweise zum Inhalt von Literaturbeispielen

Substanzen, Kinetik, Wirkung, Symptomatik und Therapie: Albrecht; Daunderer; Moeschlin; Gloxhuber
Besonderheiten im Kindesalter: v. Mühlendahl et al.
Barium-Intoxikation: Seyffart; speziell zu Bariumstyphnat: Jacobs et al.
Anwendung als Kontrastmittel: Ammon
Chemie und Verwendung einzelner Substanzen: Römpp

Beryllium

I. Substanzen

Metallisches Beryllium (vorwiegend zur Herstellung von Legierungen, z. B. für Präzisionsinstrumente und elektronische Röhren), **Berylliumoxid** (zur Herstellung von Zündkerzen, Tiegeln, Isoliermaterial für Radarröhren, Moderatoren in Kernreaktoren u. Ä.) sowie seine (meist süß schmeckenden) Salze – besonders das **Acetat**, (basisches) Carbonat und die Fluoride (s. dort) – in Form von Staub oder Dampf toxikologisch bedeutsam.

II. Toxikokinetik und -dynamik

Resorption akut toxischer Mengen eher über Lunge (Staubinhalation) als über Magen-Darm-Trakt.
Ausscheidung vorwiegend über Nieren, teilweise Speicherung (vor allem in Leber, Knochen und Lymphknoten, insbesondere nach Inhalation auch in Lunge).
Toxische **Wirkung** teilweise durch Hemmung von Amylasen und Gewebephosphatasen (Verdrängung von Magnesium); für akut toxische Symptome ggf. auch Anionen (z. B. Fluoride) sowie allergische Reaktionen ausschlaggebend.

III. Symptomatik

Nach **Inhalation** von Beryllium(oxid)-Staub bei Bearbeitung des Metalls oder seiner Legierungen → „Metalldampffieber" (durch Schleimhautreizung der oberen Atemwege u. U. mit Konjunktivitis und Nasolaryngopharyngitis und fieberhaften Zuständen), das zumeist spontan 1–2 Tage nach Exposition wieder abklingt; anschließend sowie nach massiver Inhalation von Beryllium-Verbindungen akute, protrahiert verlaufende Pneumonien mit besonders quälendem Husten, retrosternalen Schmerzen und Allgemeinerscheinungen möglich. Nur in Extremfällen zentralnervöse Symptome, Störungen von Herz-Kreislauf- und Nierenfunktion zu erwarten. Nach **peroraler** Aufnahme von Beryllium-Salzen sind eher gastrointestinale Reaktionen als Resorptivwirkungen zu erwarten. **Hautverletzungen** durch berylliumhaltiges Material (Leuchtröhren o. ä.) zeigen besonders schlechte Heilungstendenz.

IV. Therapie

Nach **Inhalation** Ruhe, Frischluft, ggf. Sauerstoffatmung, Schutz vor Wärmeverlust. Inhalation von Glukokortikoiden (s. auch Kapitel Nitrose Gase).
Nach **peroraler** Aufnahme Magenentleerung (vgl. Kap. 7.2), Schleimkost. Antiallergische und symptomatische Maßnahmen. Kontrollierte Diureseförderung. Hautwunden sorgfältig exzidieren.

Hinweise zum Inhalt von Literaturbeispielen

Symptomatik und Therapie von Beryllium-Intoxikationen: Daunderer (mit Hinweisen zum Nachweis); Moeschlin; Seeger/Neumann; Gloxhuber
Chemie einzelner Verbindungen, mit Hinweisen zu Toxizität, Nachweis, Verwendung: Römpp

Beta-Rezeptorenblocker

β-Blocker, β-Sympatholytika, β-Adrenorezeptorenblocker

B

I. Substanzen

Vorwiegend als Antihypertensiva, Antiarrhythmika und Antianginosa in Verwendung, z. B.

Acebutolol (HWZ 3–4 h, Metabolit 8–13 h; PB 10–25 %), Prent®, Neptal®.
Alprenolol (HWZ 3–4 h; PB 80 %), Aptin®.
Atenolol (HWZ 6–7 h, PB 10 %), Atenolol®, Tenormin®.
Betaxolol (HWZ 16–22 h, PB 50 %), Kerlone®.
Bisoprolol (HWZ 10–12 h, PB 30 %), Concor®, Fondril®.
Bopindolol (HWZ Metabolit 14 h), Wandonorm®; Prodrug von Pindolol.
Bupranolol (Metabolit: HWZ 2 h, PB 76 %), Betadrenol®.
Carazolol (HWZ 9 h, PB ca. 80 %), Conducton®.
Carteolol (HWZ 5–7 h, PB 15 %), Endak®.
Carvedilol (HWZ 6–7 h, PB 95 %), Dilatrend®, Querto®.
Celiprolol (HWZ 4–5 h, PB 25 %), Selectol®.
Esmolol (HWZ 9 min, PB 55 %), Brevibloc®; Akuttherapeutikum, ausschließlich zur i. v. Anwendung.
Mepindolol (HWZ ca. 4 h, PB 50 %), Corindolan®.
Metoprolol (HWZ 3–6 h, PB 10 %), Beloc®, Lopresor®, Prelis®, u. a.
Nadolol (HWZ 16 h, PB 25 %), Solgol®.
Nebivolol (HWZ 10 h, 3–5-mal länger bei Langsam-Metabolisierern), Nebilet®.
Oxprenolol (HWZ 1–2 h, PB 80 %) Trasicor®.
Penbutolol (HWZ 1–3 h, terminale Phase bis 27 h, PB 95 %), Betapressin®.
Pindolol (HWZ 3–4 h, PB 60 %), Visken®, Pindoreal®, Durapindol®.
Propranolol (HWZ 3–6 h, PB 90 %), Dociton®, Obsidan®, Efektolol® u. a.
Sotalol (HWZ 7–18 h, keine PB), Sotalex®, Rentibloc, Tachytalol®, Darob®.
Talinolol (HWZ 10–12 h, PB 60 %), Cordanum®.
Tertatolol (HWZ 3 h), Prenalex®.

Weiterhin in Verwendung als Augentropfen
Befunolol, Glauconex®.
Levobunolol (HWZ 4 h), Vistagan®.
Timolol (HWZ ca. 5–6 h, PB 10 %), Arutimol®, Chibro-Timoptol®, dispatim®, Timosine®, Tim-Ophthal®, TimoEDO, Timohexal®, Timolol-POS, Timomann®, Timolol ratiopharm®.
Metipranolol (HWZ Metabolit 3 h, PB 70 %), Betamann®.

II. Toxikokinetik und -dynamik

Kinetik weitgehend von der Lipophilie abhängig (*sehr lipophil*: Alprenolol, Bupranolol, Mepindolol, Propranolol; *lipophil* auch: Acebutolol Oxprenolol, Penbutolol; *mäßig lipophil*: Metoprolol, Pindolol, Timolol, Talinolol u. a.; *hydrophil*: Atenolol, Nadolol, Sotalol).

Resorption der aufgeführten β-Blocker nach peroraler Aufnahme: Teilweise gering bei Atenolol und Nadolol, mit steigender Lipophilie zunehmend besser, bei stark lipophilen Substanzen rasch (innerhalb 1–2 h) und nahezu vollständig, dabei infolge eines interindividuell variablen First-Pass-Metabolismus relativ begrenzte Bioverfügbarkeit.

Elimination vorwiegend durch hepatische Biotransformation (rasch bei lipophilen β-Blockern, Metabolite teilweise aktiv) sowie renale Ausscheidung (der Metabolite und der unveränderten schwach lipophilen und hydrophilen Blocker, relativ langsam). Teilweise enterohepatischer Kreislauf. Esmolol ausschließlich durch Hydrolyse abgebaut. Wirkungsdauer wesentlich länger als entsprechende HWZ im Plasma (pharmakologische HWZ > Eliminations-HWZ); Verzögerung bei Insuffizienz der betreffenden Eliminationsorgane. Anreicherung im ZNS nimmt mit Lipophilie zu (s. o.).

Wirkung (relativ lang anhaltend) substanzspezifisch, vor allem von der Lipophilie (s. o.) und den sonstigen pharmakologischen Eigenschaften mitbestimmt. Hohe Toxizität bei hohem Grad an Lipophilie und membranstabilisierender Wirkung zu erwarten. Aufnahmen der 2–3fachen therapeutischen Dosis können schon als bedrohlich gelten. Spezifische Wirkung durch kompetitiven Antagonismus gegen β-Sympathomimetika an den β-Rezeptoren (im toxischen Bereich keine Differenzierung mehr in kardiale $β_1$- und bronchiale, intestinale, vasale $β_2$-Wirkung) und unspezifische „Membranstabilisierung" (ansteigend mit Lipophilie; z. B. bedingt Chinidin-ähnlich, lokalanästhetisch, zentral).→ parasympathische Prävalenz → negative Beeinflussung der myokardialen Auswurfleistung, Erregungsbildung- und -überleitung, Abnahme der peripheren Durchblutung, besonders der Skelettmuskulatur (Überwiegen der α-sympathomimetischen Wirkung), Bronchokonstriktion, Steigerung der Darm- (und Uterus-)motilität, zentralnervöse Reaktionen, Glykogenolyse- und Lipolysehemmung. **LD** etwa bei 8–10facher therapeutischer Dosis.

Besonders gefährdet: Patienten mit obstruktiven Atemwegserkrankungen, (dekompensierten) Herz-Kreislauf-Erkrankungen, Diabetes, Hypothyreose, Allergie, Langsam-Metabolisierer (z. B. Nebivolol). **Cave**: Interaktionen z. B. mit Antisympathotonika, Antidiabetika, (trizyklischen) Psychopharmaka und Alkohol.

Toxische Plasmaspiegel s. Anhang.

III. Symptomatik

Ausbildung meist **innerhalb 1–2 Stunden**; längere **Latenz** möglich, v. a. bei Mischintoxikationen mit Sedativa, Anticholinergika. Asymptomatisches Intervall von Stunden bei Retardpräparaten eher typisch.

Nach Aufnahme toxischer Dosen sind **zu erwarten**:
- gastrointestinale Beschwerden wie Übelkeit, Erbrechen;

■ Herz-Kreislauf-Reaktionen wie *Frequenz- und Rhythmusstörungen* mit Bradykardie, QRS-Verbreiterung, hochgradiger AV-Blockierung, Schenkelblockbilder. Bei Sotalol (Klasse-III-Antiarrhythmikum) QT-Verlängerung mit Prädisposition für maligne ventrikuläre Arrhythmien (ventrikuläre Extrasystolen, Bigeminus, paroxysmale ventrikuläre Tachykardien vom Typ Torsade de Pointes), evtl. verstärkt durch Alkohol und Hypokaliämie. Tachykardie und Hypertonie u. U. möglich bei ausgeprägter ISA (Pindolol, geringer Oxprenolol, Alprenolol). *Myokardinsuffizienz*, massive *Blutdrucksenkung*, Kreislaufinsuffizienz auch bei noch stabiler Frequenz möglich; → kardiogener Schock oder Lungenödem, Oligo–Anurie (insbesondere bei Prädisposition, vgl. Abschnitt II). Bronchospasmus mit Dyspnoe, Zyanose; Azidose; Hypoglykämie, besonders im Kindesalter;
■ ZNS-Symptome mit Schläfrigkeit, Somnolenz, Schwindel, ausgeprägter Depression, z. T. rasch einsetzend bei lipophilen β-Blockern und schweren Intoxikationen, einschließlich Koma und generalisierten Krampfanfällen. Ateminsuffizienz möglich. Eher selten Verwirrtheit, Agitiertheit und Halluzinationen (meist nur kurzfristig), Sehstörungen. Zum Nutzen wiederholter Vergleiche von Handschriftproben siehe Allgemeiner Teil, Kap. 6.2.14.

IV. Therapie

Zunächst Flachlagerung, Herz-Kreislauf-Kontrolle; wenn erforderlich Sauerstoffatmung. Vor **primärer Giftentfernung** Atropin zur Vagusblockade. Magenspülung (innerhalb der ersten Stunde) bei großen Mengen auch noch nach Stunden sinnvoll; Aktivkohle und Laxans unter Beachtung entsprechender Kautelen (vgl. Kap. 7.2.1 und 3), auch mehrfach bei enterohepatischem Kreislauf.
Nach **peroraler** Aufnahme toxischer Dosen sind als spezifische **Antidote** angezeigt: β-Sympathomimetika (z. B. Phenylephrin, Orciprenalin, möglichst in Kombination mit Dobutamin) wiederholt unter Blutdruck- und EKG- Kontrolle, u. U. exzessive Dosen erforderlich. Bei Kreislaufinsuffizienz und Schocksymptomatik Einsatz von Glukagon, GlucaGen®:
Bolus von 0,1–0,3 mg/kg KG als Kurzinfusion, anschl. Gesamtdosis von 0,5 mg/kg KG über 12 h, nicht länger als 24 h. Bei ausgeprägter Bradykardie frühzeitig Schrittmacher, evtl. Beatmung. Kontrolle von Blutzucker, Säuren-Basen-Haushalt und Elektrolytgleichgewicht. Bei nicht ausreichender kardialer Förderleistung u. U. Enoximon, Perfan® (selektiver Hemmer der PDE III, Bolus 0,5 mg/kg KG, später 15 µg/kg KG als Dauerinfusion) Erfolg versprechend.
Therapeutisch sinnvolle Alternative, jedoch klinisch bei ß-Blocker-Intoxikation noch nicht geprüft, cAMP-unabhängiger Calcium-Sensitizer Levosimendan (Simdax®).
Magnesium, Lidocain und/oder Overdrive-Stimulation mittels Schrittmacher bei ventrikulären Tachykardien mit QT-Verbreiterung (Sotalol), vgl. auch Abschnitt 7.1.12. Diazepam bei Krämpfen. Hypertone Natriumhydrogencarbonat-Lösung (1–2 mval/kg KG) evtl. bei komplexen Leitungsstörungen durch Propranolol u. ä. Blocker (Präparate siehe vorn, Abschnitt I).

Sekundäre Giftelimination: Wasserlösliche Blocker wie Atenolol, Sotalol, Nadolol dialysabel; Acebutolol → wirksame Hämoperfusion über Kohle; sonst wenig Erfolg versprechend (vgl. Kap. 7.3.3).

Hinweise zum Inhalt von Literaturbeispielen

Pharmakologie, Toxikologie, Interaktionen: Kurz; Grobecker/Krämer
Klinische Pharmakologie: Kirch; Borchard
Intoxikationen: Albrecht; Ellenhorn; speziell im Kindesalter: v. Mühlendahl et al.
Levosimendan in Kardiologie und Intensivmedizin: Delle Karth
Dosierung, relative und absolute Kontraindikationen, Interaktionen: ROTE LISTE, Alphabetisches Verzeichnis der Fertigarzneimittel, Signaturverzeichnis B22, B23.

Beta-Sympathomimetika

I. Substanzen

Als direkte Sympathomimetika mit vorwiegender Wirkung an β_2-Rezeptoren als Broncholytika, Antiasthmatika, teilweise auch Vasodilatanzien, Tokolytika in Verwendung sind z. B.:

Bambuterol (HWZ ca. 10 h), Bambec®; Prodrug von Terbutalin (s. u.).

Bamethan, Emasex® N; verwendet als Vasodilatans.

Buphenin (HWZ 3–4 h), in Kombinationspräparaten wie z. B. Apoplectal®, opino® N spezial; Vasodilatans, Tokolytikum, toxikologisch ähnlich Fenoterol (s. unten).

Clenbuterol (HWZ biphasisch, terminal ca. 34 h), Contraspasmin®, Spiropent®; oral anwendbares Broncholytikum; auch teilweise als Dopingmittel und Tierarzneimittel in der Masttierhaltung missbraucht.

Fenoterol (HWZ ca. 3 h, PB ca. 45 %), Berotec®, Partusisten®; vorwiegend Broncholytikum, Tokolytikum.

Formoterol (HWZ 8 h), Foradil®, Oxis®; Antiasthmatikum.

Hexoprenalin, Etoscol®, Tokolysan®, ohne Marktpräsenz.

Isoxsuprin (HWZ ca. 1–1,5 h), Duvadilan®; Vasodilatans, weitgehend verlassen.

Pirbuterol (HWZ ca. 2–3 h), Zeisin®; älteres Broncholytikum.

Reproterol (HWZ ca. 1–3,5 h; PB bis ca. 70 %), Bronchospasmin®; Broncholytikum.

Ritodrin (HWZ ca. 2 h), Pre-par®; ehemals Wehenhemmer.

Salbutamol, Albuterol (HWZ 2–7 h, PB 10 %), Aerolind®, Apsomol®, Bronchospray® novo, Cyclocaps® Salbutamol, Epaq®, Loftan®, Pädiamol®, Pentamol®, Salbubreathe®, Salbulair®, Salbulind®, Salmundin®, Sultanol®, Ventilastin®, Volmac®.

Salmeterol (HWZ > 5 h, PB 94–98%), Aeromax®, Serevent®; lipophiler als Salbutamol, langsame Kinetik durch nichtkompetitive Hemmung an Beta-Rezeptoren.
Terbutalin (HWZ 3–4 h, PB 10–25%), Aerodur®, Arubendol®, Asthmo-Kranit®, Asthmoprotect®, Bricanyl®, Butaliret®, Contimit®, Terbul®, Terbuturmant®.
Tulobuterol (HWZ 2–4 h), Atenos®, Brelomax®.

Kaum noch gebräuchlich sind ältere Vertreter wie z. B. **Carbuterol**, Pirem®.

Mit β_1- und β_2-Wirkung bzw. betonter β_1-Wirkung werden angewandt:
Arbutamin (HWZ ca. 9 min), Bestandteil des GenESA®-Testsystems; Diagnostikum.
Dobutamin (HWZ 2–3 min), Dobutrex®; Dobutamin Fresenius®, Dobutamin ratiopharm®, Dobutamin Solvay® u. a.; vor allem β_1-adrenerg.
Dopexamin (HWZ 7–11 min), Dopacard®; Kardiakum, synthetisches Dopamin-Derivat mit β_1-, stärkerer β_2-sympathomimetischer und vaskulär dopaminerger Wirkung.
Orciprenalin (HWZ ca. 6 h), Alupent®; vorwiegend β_1-wirksam.

Isoprenalin, Isoproterenol, überwiegend nur noch zur lokalen Anwendung, mit ausgeglichener β-Wirkung als Ingelan® Gel, Kattwilon® N.

II. Toxikokinetik und -dynamik

Resorption erfolgt über Schleimhaut des Respirationstraktes (besonders rasch), sublingual und Digestionstrakt (praktisch nicht bei Isoprenalin) in unterschiedlichem Ausmaß.

Da **Elimination** durch Abbau (relativ rasch bei Dobutamin > Isoprenalin, kaum bei Orciprenalin, Terbutalin, Fenoterol, Salbutamol u. a.) und renale Ausscheidung voneinander abweichen, ist die (mittlere therapeutische) Wirkdauer sehr unterschiedlich, z. B. von Isoprenalin (ca. 3 h) kürzer als die der übrigen Präparate des Abschnitts I (bis ca. 6 h).

Wirkung: Bei akuten Vergiftungen stehen als Folge der überwiegenden Reaktion mit β-adrenergen Rezeptoren Herz-Kreislauf-Wirkungen im Vordergrund (Differenzierung in kardiale β_1- und bronchiale, intestinale, vasale β_2-Effekte hier meist zu vernachlässigen), vorwiegend Förderung der kardialen Erregungsbildung und -leitung, erhöhter Sauerstoffverbrauch ($\rightarrow$ Myokardnekrosen möglich) sowie Blutdruckabfall (auch -anstieg); in Extremfällen auch Stoffwechselwirkung (z. B. Glykogenolyse) bedeutsam. Besonders gefährdet sind Patienten mit Herz-Kreislauf-Erkrankungen und Stoffwechselkrankheiten (Diabetes, Hyperthyreose) sowie mit Störungen des Elektrolytgleichgewichtes (Hyperkalzämie, Hypokaliämie).

Wirkungsverstärkung durch Interaktion mit anderen Arzneimitteln (z. B. Herzglykosiden, Adrenergika, Theophyllin, Anticholinergika) oder mit Giften (z. B. Halogenkohlenwasserstoffen).

III. Symptomatik

Nach Überdosierung von Aerosolen oder bei peroraler Anwendung sind am ehesten zu erwarten: Tachykardie, Palpitationen, (Tachy-)Arrhythmien, Hypertonie oder Hypotonie (bis hin zum Schock) mit entsprechenden Folgesymptomen; Kopfschmerzen, Rötung des Gesichts, Erregung, Übelkeit, Erbrechen, Ruhelosigkeit, Brustschmerzen und heftiger Tremor insbesondere der Finger (frühzeitig und im Verlauf – Zitterschrift), aber auch des ganzen Körpers, Hyperglykämie, Hypokaliämie, Darmatonie.

IV. Therapie

Nach peroraler Aufnahme toxischer Dosen (insbesondere im Latenzstadium) Magenspülung unter sorgfältiger Beachtung üblicher Kautelen, anschließend Gabe von Aktivkohle und Natriumsulfat-Lösung (vgl. Kap. 7.2.3). In leichten Fällen Sedativa, Tranquillizer; bei ausgeprägter Symptomatik können als Antidote β-Sympatholytika (Beta-Rezeptorenblocker) wie z. B. Esmolol, Brevibloc®, Metoprolol (Beloc®), Propranolol (Dociton®, Obsidan®); je nach Wirkung (i. v. Bolus und anschließend Dauerinfusion) unter ständiger kardialer und Kreislauf-Überwachung (EKG-Monitoring) eingesetzt werden. Insbesondere in schweren Fällen auch Versuch mit Calcium-Antagonisten vom Nifedipin-Typ (pektanginöse Beschwerden) oder Verapamil (bei Tachykardie) u. Ä. Präparaten sinnvoll. Bei Herzversagen Reanimationsmaßnahmen, elektrische Defibrillation (bei Kammerflattern i. v. Bolusinjektion von Lidocain, 2×100 mg, möglicherweise wirksamer als Defibrillator). Auf ausreichende Diurese, ausgeglichenen Säuren-Basen-Status sowie Elektrolytgleichgewicht (K^+) und auf Risikopatienten (s. Abschnitt II) achten. Zum Nutzen wiederholter Vergleiche von Handschriftproben siehe Allgemeiner Teil, Kap. 6.2.14.

Hinweise zum Inhalt von Literaturbeispielen

Pharmakologie, Toxikologie und Interaktionen: Kurz
Einsatz von Sympathomimetika in der Notfallmedizin: Bastian et al.; Anwendung als Antiasthmatika: Schmidt/Martin
Behandlung von Intoxikationen: Ellenhorn
Beobachtung von Verlauf und Behandlungseffekt des Tremors (Zitterschrift): Ludewig (1999); Ludewig et al.; Wildt

Biphosphonate (Bisphosphonate)

B

I. Substanzen

Analoga von Pyrophosphat und Aminobisphosphonate therapeutisch als Osteolysehemmstoffe (besonders bei Knochenmetastasen) und bei (postmenopausaler) Osteoporose angewendet; als Parathormon-Antagonisten anzusehen:

Alendronsäure (HWZ > 10 Jahre), Fosamax®.
Clodronsäure (HWZ 2 h), Bonefos®, Clodron®, Ostac®.
Etidronsäure (HWZ 24 h), Didronel®, Diphos®, Etidronat®.
Ibandronsäure (HWZ 10–16 h), Bondronat®, Bonviva®.
Pamidronsäure (HWZ 0,62 h), Aredia®.
Risedronsäure (Pyridinyl-Bisphosphonat; Risedronat), Actonel®.
Tiludronsäure (HWZ > 100 h), Skelid®.
Zoledronsäure (HWZ 167 h), Aclasta®, Zometa®.

Osteoporosemittel **Denosumab** als monoklonaler Antikörper mit Hemmwirkung auf Osteoklasten-Aktivität.

II. und III. Toxikokinetik, -dynamik und Symptomatik

Enterale **Resorption** nur 1–5 % und langsam, durch Calcium verzögert (siehe daher auch Abschnitt IV); im Gegensatz zu Pyrophosphat keine Metabolisierung. **Ausscheidung** unterschiedlich rasch, vorwiegend über die Nieren; HWZ s. jeweils Abschnitt I. Starke Bindung an Plasmaproteine (etwa zwischen < 80 bis > 90 % bei Tiludronsäure) und Kochengewebe (dort HWZ Monate bis Jahre). Für Resorption, Elimination sowie toxische **Wirkung** am ehesten vorbestehende Entzündungen des Gastrointestinaltraktes, eingeschränkte Nierenfunktion sowie Folgen akuter Senkung des Serum-Calciumspiegels bedeutsam; u. U. hämato- und embryotoxisch. Auch schon in therapeutischer Dosierung bzw. bei i. v. Injektion Akut-Phase-Reaktion (Fieber, grippeähnliche Symptomatik und Blutbildveränderungen) und Nephrotoxizität (Nephritis, Nierenversagen), selten auch avaskuläre Osteonekrosen des Kiefers möglich.

IV. Therapie

Nach Ingestion toxischer Mengen: Zur Resorptionshemmung und Anhebung des Calciumspiegels zunächst Verabreichung von **calciumhaltigen** Getränken (Ca-Mineralwasser, Milch, Kakao, schwarzer Tee) und Nahrungsmitteln (Käse, Quark, Feigen), erforderlichenfalls auch Medikamenten (s. Abschnitt I im Kapitel Calcium). In sehr schweren Fällen primäre Giftentfernung und Eliminationsbeschleunigung zu erwägen (s. Kapitel 7.2 und 3). Nach i. v. Überdosierung symptomatische Therapie, kontrollierte Korrektur des Serumphosphat- und Calciumspiegels, der Leber- und Nierenfunktion sowie des Blutbildes.

Hinweise zum Inhalt von Literaturbeispielen

Pharmakologie und Toxikologie: Ammon; Aktories/Förstermann/Hofmann et al.
Einsatz bei Knochenstoffwechselerkrankungen, Haupt- und Nebenwirkungen: Raue et al.

Bi-Pyridiniumsalze (Bipyridylium-, Bispyridinium-, Dipyridyl-Verbindungen)

I. Substanzen

Praktisch bedeutsam sind vor allem einige (Kontakt-)Totalherbizide, die sich toxikologisch von anderen Pyridin-Verbindungen (vgl. Kapitel Pyridin) unterscheiden; bekannteste Vertreter sind:
Diquat, Deiquat, Reglone®; weniger toxisch (etwa $\frac{1}{3}$) als Paraquat (s. u.).
Difenzoquat, Avenge®, Toxizität etwa wie Diquat.
Morfamquat, Morphamquat, PP-745® (nicht mehr im Handel), Toxizität etwa wie Diquat.
Paraquat, (**LD** etwa ab 4 mg/kg; bei gleichzeitiger Alkoholeinwirkung offenbar noch niedriger); als 20%ige Lösung z. B. in Gramoxon Extra®.
Zum Schnellnachweis siehe hinten unter Abschnitt IV!

Als Sammelbegriff bzw. für Mischungen dieser Totalherbizide wird gelegentlich die Bezeichnung „**Quats**" gebraucht (wasserlösliche Verbindungen, die aufgrund relativ leichter Zugänglichkeit als Suizidmittel Verwendung finden, aber auch akzidentelle Vergiftungen auslösen). Begriff „Quats" auch üblich für Invertseifen (vgl. Kapitel Ammonium-Verbindungen)!
Pyridiniumoxime s. Kapitel Hydroxylamin, Abschnitt B.

II. Toxikokinetik und -dynamik

Resorption aus Gastrointestinaltrakt nur zu etwa 5–15%; relativ gut jedoch offenbar über Mundschleimhaut (z. B. „1 Schluck" handelsüblicher Paraquat-Lösung trotz sofortigen Ausspuckens evtl. schon letal); per inhalationem kaum Resorptivwirkung zu befürchten, wohl aber bei Hautkontakt möglich.
Elimination nach peroraler Aufnahme zu etwa 80–90% über den Darm, resorbierter Anteil bis zu 90% über die Nieren, wenig über Galle; anfangs sehr rasch, dann langsam, Spuren bis zu 3 Wochen nachweisbar; insbesondere bei Nieren(-tubuli)schäden erheblich verzögert. Retention in Lunge (besonders von Paraquat).

B

Wirkung wahrscheinlich zurückzuführen auf Bildung von Peroxiden in (besonders stoffwechselaktiven) Zellen des Organismus. Schnell (nach Aufnahme nahezu letaler Mengen bzw. Konzentrationen) oder langsamer und nur teilweise werden erreicht:

1. Phase (schon bald nach Aufnahme, reversibel; evtl. klinisch kaum manifest): Perivaskuläres Ödem im ZNS, lokale Entzündungen (besonders im Gastrointestinaltrakt), evtl. beginnendes Lungenödem, Kapillarblutungen.

2. Phase (nach Stunden bis zu 2 Wochen anhaltend): Zentrilobuläre Leberzellnekrosen, Tubulusnekrosen, Ödeme, Myokardschäden.

3. Phase (häufig letal, nach mehreren Tagen bis Wochen): Intrapulmonale Fibrosen mit Wucherung und Verlegung der Terminalbronchioli (am ehesten bei Paraquat); Blutungen; evtl. isolierte Aplasie der Erythropoese.

4. Phase: Neuromyopathie möglich.

Beachte: Nicht Serumspiegel (s. u.), sondern Konzentration im Gewebe (u. U. schon durch kleinste Mengen irreversibel geschädigt), ist entscheidend! Quantitative Verlaufsuntersuchungen des Urins können bescheidene Hinweise vermitteln. Paragruppen-Allergie möglich (vgl. z. B. Kapitel Lokalanästhetika und Sulfonamide).

III. Symptomatik

Nach Kontakt mit flüssigen (auch verdünnten) Präparaten → allmähliche Ausbildung (zunächst schmerzfreier) Blasen und Ulzerationen, die relativ langsam, evtl. narbig abheilen.

Verlauf der akuten Vergiftung je nach Dosis und Konzentration foudroyant (> 40 mg/kg KG; Verätzungen, metabolische Azidose, Herz-Kreislauf-Beteiligung → hepatorenales → pulmonales Stadium → Exitus nach einigen Stunden bis etwa 3 Tagen) oder protrahiert (20–40 mg/kg KG; bei Ingestion von < 20 mg/kg KG kann die Symptomatik reversibel sein); typisch sind:

1. Phase: Ganz rückbildungsfähig oder als relativ „beschwerdefreies Intervall" zu deuten. Neben sichtbaren Reaktionen der Schleimhäute (evtl. auch Beteiligung der Kornea) überwiegend gastrointestinale Beschwerden (Übelkeit, Erbrechen, Diarrhöe usw., im Extremfall Perforationsgefahr); Kopfschmerzen. Allergische Reaktionen (Paragruppen!) evtl. schon frühzeitig möglich (siehe dann im Kapitel Histamin). →

2. Phase: Anstieg der Transaminasenwerte → Ikterus; Anstieg von Serum-Harnstoff und -Kreatinin → Oligo–Anurie; daneben evtl. Störungen der intrakardialen Erregungsbildung und -leitung → Herz(muskel)insuffizienz(folgen) sowie Beginn einer rasch progredienten, normochromen Anämie. Wenn Phase überlebt wird →

3. Phase: Reizhusten (evtl. schon relativ frühzeitig), sanguinolenter Auswurf, Tachypnoe, zunehmende Dyspnoe, Hypoxämie und Exitus in Asphyxie. Folgen toxischer Pankreas- und Knochenmarkschäden möglich. Röntgenbefund: Zunächst bronchopneumonische Infiltrate, vermehrte interstitielle Zeichnung (evtl. schon innerhalb der ersten drei Tage).

Bei initialem (nach 4 h) Blutspiegelmaximum von 2 mg (7,8 μmol) Paraquat/l meist noch gute Prognose quoad vitam, das Gleiche wird angenommen für 0,6 mg/l nach 6 h, 0,3 mg/l nach 10 h, 0,16 mg/l nach 16 h, 0,1 mg/l nach 24 h. **Vgl. Nomogramm im Anhang!**

IV. Therapie

So schnell wie möglich unter **intensivmedizinischen Bedingungen**:
Nach peroraler Aufnahme alle Möglichkeiten der **primären Giftentfernung** ausschöpfen: Wenn nicht anders möglich, Erbrechen auslösen (trotz korrosiven Effekts); besser innerhalb der ersten Stunde (auch bei Symptomfreiheit) ausgiebige Magen- (mit mind. 50 l) und Darmspülung mit Zusatz und Nachgabe von reichlich Aktivkohle (gute Adsorption auch an „Fullers Erde" und Bentonit®), anschließend isotone Natriumsulfat-Lösung. Magen- und hohe Darmspülungen können in 4–6-stündigen Abständen (cave: tief gehende Verätzungen) wiederholt werden (siehe hierzu auch Kapitel 6.2).
Eliminationsbeschleunigung durch mehrtägige forcierte Diurese (vgl. Kapitel 6.3.1) und Diarrhöe (Natriumsulfat-Lösung, vgl. Kap. 7.2.3), unter Kontrolle des Wasser- und Elektrolythaushaltes, möglichst auch der ausgeschiedenen Giftmenge. Bei der Wahl zwischen Hämoperfusion und Hämodialyse (vgl. Kap. 7.3.2 und 3) entscheidet zunächst die schnellere Verfügbarkeit. Kontinuierliche Hämoperfusion (Kohle! 2-mal 4–8 h/d über 2–3 Wochen!) wahrscheinlich am aussichtsreichsten (Clearance etwa 50–120 ml/min). Maßnahmen fortsetzen bis im Urin kein Gift mehr nachweisbar ist.
Wegen **Gefahr der Toxizitätssteigerung** durch Sauerstoff (am ehesten bei Paraquat) Patienten ruhig stellen (zumindest bei Verdacht auf ernsthafte Vergiftung strenge Bettruhe für 3–4 Wochen, evtl. Gabe eines Tranquillizers); Röntgenaufnahmen sowie Sauerstoffatmung auf erforderliches Minimum einschränken; allenfalls prophylaktisch Stickstoff durch Nasensonde (15 % Sauerstoff, 85 % Stickstoff).
Symptomatische Behandlung aufgrund klinischer Befunde (vgl. auch Abschnitt III) sowie der Kontrollen von Wasser- und Elektrolythaushalt, Leber- und Nierenfunktionen, EKG, Blutgasen, Hämatokrit und Blutbild.
Antiphlogistische bzw. immunsuppressive Pharmaka (am ehesten frühzeitige hochdosierte parenterale Gaben von Glukokortikoiden sind hinsichtlich ihrer Effektivität am Menschen ebenso problematisch wie Gaben von Superoxid-Dismutase bzw. von Vitamin E (1 g/d i. m.) u. Ä. Auch Organtransplantationen als Ultimum Refugium offenbar wenig aussichtsreich (Rezidiv z. B. in transplantierter Lunge). Möglicherweise ist N-Acetylcystein (bis 14 g/d) empfehlenswert.

Schnellnachweis von Paraquat/Diquat: 5 ml Urin bzw. Magenspülflüssigkeit mit ca. 5 Tropfen 0,1 n NaOH versetzen und 1 Spatelspitze Natriumdithionit zugeben → Blaufärbung bei Paraquat, Grünfärbung bei Anwesenheit von Diquat (Blindprobe mit Quat-Lösung nötig) ab ca. 1 μg/ml.

Hinweise zum Inhalt von Literaturbeispielen

Kinetik, Symptomatik und Therapie: Albrecht; Löser; mit zusätzlichen Hinweisen zum Nachweis: Daunderer; Hayes/Laws; Seyffart
Besonderheiten im Kindesalter: v. Mühlendahl et al.
Toxikologie der Bispyridinium-Verbindungen: Sagunski et al.
Physikalisch-chemische und toxikologische Daten: iva (s. Quellenverzeichnis, N 16)

Blei

I. Substanzen

A.

Metallisches Blei, für (Wasser-)Rohre, Spezialgefäße, in Druckereien usw., nicht akut toxisch; bei Heißbearbeitung evtl. Inhalationsgefahr, hier meist
Bleioxide, als Rostschutz und Malerfarben, z. B. Mennige (Minium, Zinnoberrot), in „Vinoflex-Rostschutz-Grundfarbe"; entstehen beim Schweißen; Bleiglätte (Blei-II-oxid, Lithargyrum, Silberglanz); in reiner Form p. o. nicht akut toxisch.
Bleicarbonat, (Bleiweiß), in verfälschtem Mehl; etwas geringer toxisch als Bleiacetat (s. unten).
Bleichlorid, -iodid, -nitrat, Reagenzien; Toxizität etwa wie Bleiacetat (s. unten); -sulfat kaum akut toxisch.
Bleiarsenat, früher zur Schädlingsbekämpfung im Obst- und Weinbau; s. auch Kapitel Arsen.
Bleichromate, meist als sog. Bleifarben wie Chromgelb oder Chromrot; s. auch Kapitel Chrom. Bleisilicochromat z. B. in Alkydharz-Rostschutzfarbe.
Bleiacetat (Plumbum aceticum, Bleizucker), basisches Bleiacetat im Bleiessig (Liquor Plumbi subacetici, verdünnt als Aqua Plumbi); **LD** ca. 5–30 g.
Bleistearate, -oleate, -naphthenate, -resinate, zur Konsistenzerhöhung von Schmierfetten und -ölen, als Stabilisatoren in Kunststofffabrikation, zu 0,2–2 % als Siccativzusatz in Farben, früher auch in Haarpomaden. Geringer toxisch als Bleiacetat (s. oben).
Bleisilikate, z. T. Bestandteil keramischer Glasuren.
Toxikologisch ähnlich, aber geringer toxisch sind entsprechende Germanium-Verbindungen zu beurteilen.

Bleistift hat nichts mit Blei zu tun (Graphit p. o. harmlos)!

B.

Tetraethylblei (Bleitetraethyl), z. T. noch in Treibstoffen als Antiklopfmittel (0,01–0,1 %). Sehr toxisch, bereits 0,1 mg/m^3 Luft akut gefährlich. Hohe Lipidlöslichkeit. Tetramethylblei (Bleitetramethyl) etwas toxischer. Toxikologisch ähnlich, aber geringer toxisch sind entsprechende Germanium-Verbindungen zu beurteilen.

II. Toxikokinetik und -dynamik

Resorption von Bleiverbindungen erfolgt rasch über Respirationstrakt (Staub- oder Dampfinhalation), langsamer über Magen-Darm-Kanal (daher perorale Aufnahme nur sehr selten akut bedrohlich) sowie über Haut (am bedeutsamsten beim lipidlöslichen Tetraethylblei). Im Blut zu über 90 % an Erythrozyten gebunden. **Elimination** hauptsächlich durch Ausscheidung mit Fäzes (Schwarzfärbung durch Sulfid-Bildung; geringe Ausscheidung auch über Galle → enterohepatischer Kreislauf) und Urin (dort nachweisbar) sowie durch Ablagerung als schwer lösliches tertiäres Bleiphosphat in Knochen (dieses Depot ist nicht akut toxisch, aber mobilisierbar durch Stress, Azidose, katabole Steroide, Infektionskrankheiten bzw. Fieber, Komplexbildner u.a.); Kumulationsgefahr! Tetraethylblei reichert sich infolge Lipidlöslichkeit im ZNS an und wird zu anorganischen Bleiverbindungen abgebaut.
Wirkung des in Lösung befindlichen ionisierten Bleis: Kontraktion glatter Muskelfasern (besonders Spasmen von Kapillaren, Arteriolen, Darm; wesentlich bei anorganischen Bleiverbindungen), unter anderem Reaktion mit SH-Gruppen von Fermenten usw. (→ Hemmung der Porphyrinsynthese), schädliche Folgen für zentrales und peripheres Nervensystem (wesentlich vor allem bei protrahiertem Verlauf, bei Kindern, bei Tetraethylblei), evtl. Leberschäden (toxische Hepatitis); ggf. auch Anionenwirkung bedeutsam.

III. Symptomatik

Beginn der Beschwerden meist erst nach mehreren Stunden. Verlauf verhältnismäßig langsam.

A.

Nach Aufnahme **anorganischer Bleiverbindungen** → Salivation, Metallgeschmack, Übelkeit, Leibschmerzen, Erbrechen (evtl. weißlich infolge Bleichlorid), Koliken, Obstipation, aber auch (selten) Diarrhöe (evtl. schwarz infolge Bleisulfid), evtl. von Blutdruckanstieg und Bradykardie begleitet, Harnverhaltung; Untertemperatur, kalter Schweiß; Dyspnoe, Blutdrucksenkung, Tachykardie, Kreislaufkollaps; später möglicherweise einige Anzeichen chronischer Bleivergiftung wie Extensorenschwäche oder -lähmung (Radialis bevorzugt; „Fallhand" → Schreibstörungen), Parästhesien, Muskel- und Gelenkschmerzen.
Albuminurie, Porphyrinurie, δ-Aminolävulinazidurie (ggf. differentialdiagnostisch brauchbar), Anstieg von UDP-Bilirubin-Glukuronyltransferase, Bilirubin, Transaminasen und alkalischer Phosphatase als Ausdruck der Nieren- und Leberschädigung; pathologischer Blutstatus (Anämie, basophile Tüpfelung), allenfalls

(besonders im Kindesalter) auch Symptome der Encephalopathia saturnina (Müdigkeit, Schwäche, Schlaflosigkeit, Störungen der Handschrift; weiter siehe Abschnitt III B).

B.

Nach Resorption toxischer Mengen von **Tetraethylblei** vorwiegend zentralnervöse Erscheinungen wie Kopfschmerzen, Erregungszustände, Schlaflosigkeit, Sehstörungen, epileptiforme Krämpfe (bei Kindern evtl. nach uncharakteristischen Prodromalsymptomen unvermittelt, oft tödlich); Blutdruck- und Temperatursenkung; Alkoholintoleranz. Exitus innerhalb des ersten Tages oder auch protrahierter Verlauf mit Symptomen der (chronischen) Bleivergiftung (s. oben) möglich.

IV. Therapie

Röntgenaufnahme der Abdomenübersicht sinnvoll bei peroraler Aufnahme anorganischer Bleiverbindungen.
Spätestens binnen etwa 3 Stunden nach **peroraler** Aufnahme Auslösen von Erbrechen und/oder Magenspülung mit 3%iger **Natriumsulfat-Lösung** (Überführung in schwerlösliche Sulfatform) und/oder wiederholte (Nach)gabe von Aktivkohle und Natrium sulfuricum; insbesondere bei Tetraethylblei → cave: Rizinusöl, Milch, Alkohol. Von Tetraethylblei benetzte Kleidung entfernen und betroffene Haut mit Polyethylenglykol (Macrogol 400, Lutrol E 400®) reinigen und gründlich mit Wasser und Seife nachwaschen.
Antidote (wirksam durch Inaktivierung bzw. Förderung der Elimination; wegen Eigenrisiko nicht bei leichten Fällen anwenden):
Natrium-Calcium-Edetat (Calciumdinatriumsalz der Ethylendiamintetraessigsäure, CaNa$_2$EDTA), Dosierung:
Erw.: Initialdosis 15–20 mg/kg in 2 h in 0,9%iger Kochsalz- oder 5%iger Glukose-Lösung infundieren. Erhaltungsdosis bis 50 mg/kg/d, aufgeteilt in 3 Dosen.
Kinder: Initial- und Erhaltungsdosis 250 mg/m² Körperoberfläche/d. Bei Langzeitbehandlung nach max. 5 Tagen Behandlungspause von 2–7 Tagen; oder
Penicillamin (D-Penicillamin, Metalcaptase®), Dosierung:
Erw.: akut 1 g/d per os (2 × 500 mg oder 4 × 250 mg/Tag) nüchtern bis 1 h vor den Mahlzeiten einnehmen. Kinder: akut 25–40 mg/kg per os (in 4 Dosen) nüchtern 1 h vor den Mahlzeiten einnehmen; evtl. auch
Dimercaptopropansulfonat (DMPS; DMPS-Heyl®, Dimaval®, Mercuval®), Dosierung:
Parenteral: Bei akuten Vergiftungen jeweils Einzeldosen von 250 mg i. v. am 1. Tag alle 4 h, am 2. Tag alle 6 h, am 3. Tag alle 8, am 4. Tag alle 12 h, weiter alle 24 h. *Oral*: Initialdosis bis zu 2400 mg/24 h gleichmäßig verteilt, Erhaltungsdosis: 1–3 × 100–300 mg/Tag. Weiter siehe auch Gebrauchsinformation!

Bei Vergiftung mit Tetraethylblei sind diese Antidote weniger wirksam (bei α-Amino-Azidurie, spätestens bei Albuminurie Antidot absetzen). Nach Gabe dieser Chelatbildner kontrollierte Diureseförderung!

In schweren oder zweifelhaften Fällen möglichst laborchemische Verlaufskontrollen: Bleigehalt in Blut (ab 70 µg/100 ml beginnt toxischer Bereich) und Harn (klinische Vergiftungssymptome ab 200–400 µg/l), δ-Aminolävulinsäure (0–6 mg/l normal) und Koproporphyrin III (klinische Vergiftungssymptome ab 600 µg/l) im Harn (→ dunkelbraun) sowie Differentialblutbild.

Weiter symptomatisch: Bei heftigen Koliken bzw. Schmerzen sind beispielsweise wirksam: Calcium gluconicum (ca. 10 ml der 10%igen Lösung langsam i. v.), Papaverin (ähnliche Spasmolytika, s. Abschnitt I des Kapitels Spasmolytika), Atropin und Analgetika (Vorsicht mit Pethidin, Dolantin®); heiße Kompressen. Bei Erregungszuständen und Krämpfen auch Diazepam, Faustan®, Valium®. Kontrollen der Herz-Kreislauf-Funktion und des Wasser-, Elektrolyt- und Säuren-Basen-Haushaltes. Nachbeobachtung gefährdeter Organfunktionen (vgl. Abschnitte II/III); in schweren Fällen mit ZNS-Beteiligung möglichst EEG. Erforderlichenfalls Kapitel 7.1 im Allgemeinen Teil beachten.

Während Rekonvaleszenz kalkreiche Diät, Vitamin C und -B-Komplex. Wiederholte Kontrollen der Handschrift sind bei Enzephalopathie(verdacht) zur Früherkennung sowie zur Einschätzung von Verlauf und Behandlungserfolg nützlich.

Hinweise zum Inhalt von Literaturbeispielen

Substanzen, Toxikokinetik, -dynamik, Symptomatik und Therapie: Daunderer; Seyffart; Wirth/Gloxhuber
Vergiftungen im Kindesalter: v. Mühlendahl et al.
Antidote und Dosierungen: Zilker; Rote Liste; v. Mühlendahl et al.; Weilemann et al. (1996); Wellhöner
Toxikologie des Bleis: Schäfer et al.
Graphomotorische Reaktionen des ZNS auf Blei: Ludewig et al.; Ludewig (1999) u. Kap. 6.2.14
Toxizität von Germanium-Verbindungen: Gerber; Seyffart

Bor

I. Substanzen

Elementares Bor, technische Verwendung in Uranbatterien, Sonnenbatterien, ferner als Diamantersatz in Glasschneide- und Poliermitteln.

Borsäure (Orthobor), Acidum boricum, teilweise noch bei Erkrankungen von Haut und Schleimhäuten sowie zu ihrer „Desinfektion" in Form von Borwasser (3%), Borsalbe, Unguentum Acidi borici (10%) verwendet. Industriell als Zusatz von Waschmitteln, Glasuren und Emails; in Löt- und Schweißmitteln, Flammenschutzmitteln, zur Konservierung von Lebensmitteln (in Deutschland verboten). **LD** p. o. für Erwachsene (5–)15–20 g, für Säuglinge etwa 1–3 g. Potenziell letaler Serumspiegel etwa 50 mg/100 ml (vgl. auch Abschnitt II).

B

Borax, Natriumtetraborat, Natrium tetraboricum, Tinkal; medizinisch ähnlich wie Borsäure (s. oben), evtl. in Glycerol; innerlich auch bei Epilepsie, Depressionen und Hyperthyreosen versucht. Im Haushalt mitunter mit Mehl vermischt gegen Küchenschaben; zur Gewebesteife, Bestandteil vieler Bleich- und Waschmittel; etwas weniger toxisch als Borsäure (vgl. oben)

Natriumperborat, Natriumboratperoxid, Natrium boricum peroxydatum, vorwiegend in Zahnpulvern z. B. Kavosan®, Zahnprothesenreinigern und Waschmitteln (enthält zusätzlich noch Soda, siehe daher auch Kapitel Laugen!), Fleckenreiniger.

Borweinsäure(-Verbindungen), Boraxweinstein, Tartarus boraxatus, gegen Epilepsie versucht (toxikologisch relativ harmlos, 8–14 g täglich wurden vertragen, jedoch Kumulationsgefahr).

Borane (Borwasserstoffe) und Boronate, als Raketentreibstoff, in Stahl- und Gummiindustrie sowie als Dotiergase in Mikroelektronik; sehr toxisch.

Borazin (Cyclotriborazan, „anorganisches Benzol"), spezielles Lösungsmittel für wissenschaftliche Zwecke.

II. Toxikokinetik und -dynamik

Resorption von Borverbindungen im Allgemeinen rasch über Schleimhäute (auch des Mundes und des Urogenitaltraktes), seröse Körperhöhlen und verletzte oder erkrankte Haut (besonders großflächige Anwendungen gefährlich; 2 g Borsäure für Säuglinge und Kleinkinder auch auf diese Weise evtl. schon letal). Resorbierte Borverbindungen werden im zentralen und peripheren Nervensystem sowie in parenchymatösen Organen angereichert.

Elimination – vorwiegend durch Ausscheidung über die Nieren – zunächst rasch, dann sehr langsam (evtl. noch 2–3 Wochen im Urin nachweisbar. Kumulationsgefahr).

Wirkung offenbar durch Entquellung von Zellprotoplasma, Eingriff in Elektrolytgleichgewicht (z. B. Senkung des Serum-Kaliums) und Depression von Stoffwechselprozessen. Borane wirken vorwiegend neurotoxisch (depressiv auf ZNS-Funktionen) mitunter Reserpin-ähnlich (evtl. auch auf Herz-Kreislauf; vgl. Kapitel Rauwolfia-Alkaloide), und/oder pneumotoxisch, z. T. phlogistisch.

III. Symptomatik

Nach peroraler Aufnahme zunächst gastrointestinale **Reizerscheinungen**: Leibschmerzen, (evtl. blutige) Brechdurchfälle ($\rightarrow$ u. U. Exsikkose, Elektrolytverlust).

Resorptiverscheinungen (besonders auch schon bei kleinsten Mengen von Penta- und Dekaboran) zumeist nach einigen Stunden: Übelkeit, Erbrechen, Schwindelgefühl, Kopfschmerzen, Parästhesien, Meningismus, Unruhe, Tremor, Muskelfaszikulationen, evtl. generalisierte Krämpfe und Lähmungserscheinungen, Koma (bei Kindern auch ohne vorangehende Erregung; evtl. Hypo- oder Hyperthermie); Dyspnoe (evtl. Cheyne-Stokes-Atmung), Blutdruckabfall (evtl. -anstieg), Tachykardie (Bradykardie). Exitus (meist binnen 1–2 Tagen) unter den Anzeichen zentralen und peripheren Kreislaufversagens möglich. Bei Diboran-Vergiftung Lungenschädigung im Vordergrund. Am ehesten bei protrahiertem Verlauf der Vergiftung mit Borverbindungen Erytheme (→ Desquamation, Nekrosen) sowie Folgen von Leber- und Nierenschäden (Ikterus, Anurie usw.; gesteigerte Gefahr bei vorbestehendem Nierenschaden!). Hypokaliämie(folgen) möglich.

Flüssige Borane erzeugen auf Haut Entzündung bzw. Blasenbildung.

IV. Therapie

Nach **peroraler** Aufnahme toxischer Dosen (Borsäure: unter 30 kg KG: > 200 mg/kg KG; über 30 kg KG: > 6 g) induziertes Erbrechen oder Magenspülung oder danach Aktivkohle und Natrium sulfuricum (vgl. Kap. 7.2.1 bis 3).

Bei **epikutaner** Einwirkung von Boranen sofort gründliches Abwaschen, möglichst mit 3 %iger Salmiak-Lösung und symptomatische Therapie. Bei **Inhalation** von Diboran Behandlung wie im Kapitel Nitrose Gase.

In leichten Fällen bzw. bei ausreichender Nierenfunktion genügt Diureseförderung, sonst siehe unten.

Symptomatisch und prophylaktisch: Erforderlichenfalls Korrektur des Elektrolyt- und Säuren-Basen-Gleichgewichts (Hypokaliämie? Azidose usw.? Vgl. Abschnitt II und Kapitel 7.1.17 und 18). Gegen Erregungszustände und bei Krämpfen Diazepam (Faustan®, Valium®); Kreislauf- und Diuresekontrolle einschließlich Bestimmung harnpflichtiger Substanzen, später auch Leberfunktionsproben. Wärme, Ruhe.

Im Frühstadium schwerer Fälle Hämodialyse (besonders bei Erwachsenen) zu erwägen. Erforderlichenfalls Sauerstoff(be)atmung sowie pflegetechnische Pneumonieprophylaxe.

Während Nachbeobachtung Blutbild und gefährdete Organfunktionen kontrollieren (vgl. Abschnitt III).

Hinweise zum Inhalt von Literaturbeispielen

Toxikokinetik, -dynamik, Symptomatik und Therapie: Ellenhorn/Barceloux; Moeschlin; Wirth/Gloxhuber
Borsäure-Intoxikationen: Seyffart
Bor und Borverbindungen mit Hinweisen zu Nachweis und Verwendung: Römpp

Brand-, Pyrolyse- und Thermolysegase/-produkte

B

I. Substanzen

Durch Brände, Explosionen oder photochemische und thermochemische Reaktionen können neben Kohlendioxid, Kohlenmonoxid (s. Kap. Kohlenoxide), Wasserdampf und Ruß weitere z. T. hochgiftige (u. U. abhängig vom verfügbaren Sauerstoff) oder stark reizende Stoffe entstehen, z. B. bei Verbrennung nachfolgender Substanzen (siehe hierzu jeweils entsprechendes Kapitel oder Sachregister):

Amine, Amide → nitrose Gase, Cyanwasserstoffgas; Entwicklung von Nitrosaminen möglich.

Amin-Formaldehydharz → Formaldehyd, nitrose Gase, Nitrosaminbildung möglich.

Aromatische Kohlenwasserstoffe (z. B. Benzol, Toluol, Styrol) → besonders hohe Rußentwicklung, daneben polyzyklische aromatische Kohlenwasserstoffe.

Bromverbindungen → Brom und Bromwasserstoffsäure.

Chemikalienlager, Pflanzenschutz- und **Düngemittellager** enthalten eine große Palette chemischer Verbindungen, sodass mit allen möglichen toxikologisch relevanten Brandgasen gerechnet werden muss; bestimmend sind meist nitrose Gase, Phosphoroxide, Salzsäurenebel und aromatische Kohlenwasserstoffe.

Chlorierte Kohlenwasserstoffe (z. B. Chloroform, Tetrachlorkohlenstoff) → Phosgen, Salzsäure(nebel).

Holz, Kohle, flüssige und feste **Kohlenwasserstoffe** als **Mineralöle, Schmierstoffe (technische Fette)** oder **Wachse** → polyzyklische aromatische Kohlenwasserstoffe (PAK, PAH), Toluol; Mineralöle: Durch unvollständige Verbrennung → aromatische Kohlenwasserstoffe (Toluol, Xylol, Styrol, z. T. auch Benzol) und je nach Provenienz Schwefeldioxid.

Kleider- und **Textilbrände**: Besonders bedeutungsvoll z. B. Wolle, Polyacrylnitrilfasern (PAN), Bettfedern → Cyanwasserstoffsäuregas.

Kunststoffe: Neben den typischen Brandgasen u. U. Giftwirkung durch monomere Ausgangsverbindungen, die als Aerosole auftreten (s. auch spezifische Kunststoffe in diesem Kapitel).

Kühlschmierstoffe → nitrose Gase, Nitrosamine.

Natürliche Fette und **Öle** → Acrolein.

Nitroverbindungen (z. B. Nitropropan, Nitrobenzol) → nitrose Gase.

Organische Lösungsmittel/Flüssigkeiten → reizende Aerosole, Aldehyde, Ketone.

Phenol-Formaldehydharze → Formaldehyd, Phenol.

Polyacrylate (PAN-Fasern) → Aldehyde, Cyanwasserstoffsäuregas, nitrose Gase.

Polychlorierte Biphenyle (PCB) → polychlorierte Dibenzodioxine und -furane.

Polystyrol → Styrol.

Polytetrafluorethylen (PTFE, Teflon) → fluorierte Verbindungen – durch Einatmen → Polymerdampffieber, Fluorwasserstoffgas.

Polyvinylchlorid (PVC) → Salzsäurenebel, Vinylchlorid und andere niedermolekulare, reizende Aerosole; geringe Mengen polychlorierter Dibenzodioxine und -furane (meist im Brandherd lokalisiert; aber erhebliche Konzentrationen polyzyklischer aromatischer Kohlenwasserstoffe.

PUR-Schaumstoffe, Isocyanate → reizende Gase (besonders monomere Isocyanate, niedermolekulare Verbindungen, sog. Präpolymere (etwas geringer reizend); je nach Sauerstoffmenge nitrose Gase bzw. Cyanwasserstoffsäuregas.

Radioaktive Chemikalien siehe Kapitel Radionuklide.

Reifenbrände: Neben dominierender Rußbildung → nitrose Gase, Nitrosaminbildung möglich; in geringem Umfang Schwefeldioxid, ggf. auch Schwefelwasserstoff.

Schwefelverbindungen (z. B. Thiophen, Thiophenole, Mercaptane, Disulfide) → Schwefeldioxid, bei Sauerstoffmangel auch Schwefelwasserstoff; ein großer Teil der Verbindungen auch unzersetzt im Brandgas, leichtflüchtig.

Stickstoffheterocyclen (z. B. Pyridin, Lutidin, Acridin) → nitrose Gase.

Stroh, Pappe → Octachlorstyrol (s. Kap. aromatische Kohlenwasserstoffe).

Vinylchlorid: (z. T. auch in **Tapeten**) → erhebliche Mengen Ruß und Salzsäurenebel, polyzyklische aromatische Kohlenwasserstoffe; Bildung von polychlorierten Dibenzodioxinen und -furanen gering, hauptsächlich im Brandherd.

II. und III. Toxikokinetik, -dynamik und Symptomatik

Im Vordergrund stehen **Reizerscheinungen** an den Schleimhäuten des Auges, Nasen-Rachen-Raumes und der Atemwege → Brennen, Tränen, Hustenreiz, Dyspnoe, Bronchokonstriktion, -obstruktion; bei Einwirkung sehr hoher Konzentrationen Glottisödem und Laryngospasmus möglich. Je nach Wasserlöslichkeit treten Symptome sofort oder mit Latenzzeit von bis zu 2 Tagen auf, wobei verzögert auftretende Intoxikationen in der Regel prognostisch ungünstiger sind → Lungenödem, Bronchopneumonie, als Spätfolge Lungenfibrosierungen möglich.

IV. Therapie

Entfernung aus gashaltiger Atmosphäre (**Selbstschutz** beachten), Dekontamination (Kleiderwechsel), **sofort** körperliche Ruhigstellung, ggf. Sedierung, Schutz vor Wärmeverlust, Sauerstoffzufuhr, Transport im Liegen.
Symptomatische bzw. spezifische (Akut-)Maßnahmen aufgrund jeweiliger Hinweise in Abschnitt I; ggf. s. auch Kap. 7.1; Nachbeobachtung.

Hinweise zum Inhalt von Literaturbeispielen

Substanzen, Symptomatik und Therapie: Albrecht; Daunderer
Besonderheiten im Kindesalter: v. Mühlendahl et al.
Gesetzliche Vorschriften siehe Hinweise im Kapitel 8.3 und im Anhang

B

Brom

I. Substanzen

Brom, an der Luft schnell verdampfende, braunrote Flüssigkeit, verwendet zur Herstellung organischer und anorganischer Bromverbindungen, Oxidationsmittel; gefährlich auch die Dämpfe (Inhalation); gesättigte wässrige Lösung (3,5%) = „Bromwasser" (wenig gebräuchlich als Desinfiziens und Desodorans). **LD** evtl. unter 1 ml (vgl. auch Abschnitt II).

Bromwasserstoff(säure), s. auch Kapitel Säuren.

Bromide, früher medizinisch verwendet als Sedativa und Antikonvulsiva, z. B.: Natriumbromid, Bromnatrium, Natrium bromatum (auch obsoletes Röntgenkontrastmittel für die Harnwege); Kaliumbromid, Bromkalium, Kalium bromatum; Ammoniumbromid, Bromammonium, Ammonium bromatum. Ähnlich mitunter auch Calciumbromid verwandt; Bromsalze indifferenter aliphatischer Amine bzw. Aminoalkohole wie Alkalibromide zu beurteilen. Salze der unterbromigen Säure wie **Natriumhypobromit** (zusammen mit NaBr bzw. NaOH als „Bromlauge") s. auch Kapitel Laugen.

Bromsäure und weitere **Bromate** (s. unten und bei den analogen Chloraten); Kaliumbromat, Verwendung bei Kaltwelle.

Organische Bromverbindungen, z. B.
Augenreizstoffe, Tränengase s. eigenes Kapitel.
Methylbromid s. Kapitel Methylchlorid/-bromid.
Bromoform = Tribrommethan, s. Kapitel Halogenkohlenwasserstoffe, aliphatische.
N-Bromsuccinimid, Reagenz, toxikologisch etwa wie Chloramin (s. Kapitel Chlor).
Brom 55, Dibromdimethylhydantoin, enthält 55 % aktives Brom, Reagenz, toxikologisch wie Chloramin (s. Kapitel Chlor).
Weitere Bromverbindungen siehe Sachregister.

II. und III.   Toxikokinetik, -dynamik und Symptomatik

Brom verursacht auf Haut und Schleimhaut infolge guter Lipidlöslichkeit tiefe, schmerzhafte Nekrosen (evtl. nach vorangehender Blasenbildung) → schlecht heilende Ulzera.
Inhalation von Bromdämpfen → ähnliche Folgen wie Chlorinhalation (etwas stärker wirksam; vgl. Kapitel Chlor).

Einmalige perorale Aufnahme von **Bromiden** trotz guter enteraler Resorption gewöhnlich harmlos, da durch konzentrierte Salzlösungen unter Übelkeit und Magenschmerzen meist rechtzeitig Erbrechen ausgelöst wird. Niederprozentige Bromid-Lösungen vermögen bei einmaliger p. o. Aufnahme Bromid-Plasmaspiegel (normal 12,5–62,5 µmol/l) nicht so rasch zu steigern, dass akute Resorptiverscheinungen auftreten (bei häufiger Einnahme wegen geringer HWZ, vgl. Abschnitt IV, jedoch Kumulationsgefahr!).

Akute Vergiftungserscheinungen durch einmalige Aufnahme nur zur erwarten, wenn Überempfindlichkeit vorliegt, wenn Bromide parenteral oder in extrem großer Dosis p. o. aufgenommen werden (über 20 g; bei Säuglingen entsprechend weniger!) oder wenn Ausscheidungsfunktion der Nieren (durch Erkrankung oder Arzneimitteleinwirkung) gestört (Kumulation) → im Organismus so viel Chlorid durch Bromid ersetzt (bei 37,5–50 µmol/l ca. die Hälfte des Plasmahalogens, letaler Bereich), dass vorwiegend zentralnervöse Vorgänge beeinträchtigt werden: → Koordinationsstörungen, Verwirrtheit, Erregung → Stupor, psychotische Erscheinungen, Lähmungen, Kollaps möglich; bei protrahiertem Verlauf mitunter auch Pneumonien. Bei schweren Vergiftungen mit Kalium- oder Ammoniumbromid u. U. auch Kationenwirkung bedeutsam (s. dort).

Bromate ähnlich zu beurteilen wie Chlorate (s. dort); trotz geringerer Methämoglobin-(Hämiglobin-)Bildung jedoch toxischer infolge zentral lähmender Wirkung.

Organische Bromverbindungen siehe jeweils Hinweise in Abschnitt I.

IV. Therapie

Brom: Nach *Inhalation* von Bromdämpfen: Behandlung wie in Kapitel Chlor. Nach *peroraler* Bromaufnahme Flüssigkeit sinngemäß wie bei anorg. Säurevergiftung, evtl. wie bei Bromiden (s. unten).
Bei *Hautkontakt*: Sofort für ca. 10 min unter fließendem Wasser (ohne Druck) gründlich spülen, wenn sofort verfügbar auch mit Natriumhydrogencarbonat-Lösung oder Milch.
Bei **Bromat**-Intoxikationen wie in Kapitel Chlorate; nach p. o. Kaliumbromat-Aufnahme wie Bromid-Ingestion, nach primärer Giftentfernung rasch Natriumthiosulfat i. v. (200 ml einer 1 %igen Lösung), weiter symptomatisch.
Nach **Bromid**-Ingestion primäre Giftentfernung durch induziertes Erbrechen bzw. Magenspülung mit isotoner Kochsalzlösung; Gabe von Aktivkohle und Glaubersalz (s. Kap. 7.2.3). Ausscheidung durch kontrollierte Chlorid- und Flüssigkeitszufuhr beschleunigen (ca. 8–12 g Kochsalz über den Tag verteilt p. o., ggf. als physiologische Kochsalzlösung s. c., evtl. rektal).
In **schweren Fällen** (siehe Abschnitte II/III):
Kontrollierte (forcierte Diurese): Clearance spontan 0,5 ml/min (HWZ von Bromid im Blut ca. 12 Tage), nach NaCl-Infusionen bis 4,2 ml/min nach NaCl-Infusionen + Diuretika ca. 14 ml/min bis Serum-Bromidkonzentration unter 50 mg/dl und Symptomfreiheit.

Hämodialyse, ca. 100 ml/min (indiziert, wenn Serumspiegel im potenziell letalen Bereich bzw. bei schweren Intoxikationserscheinungen, vgl. Abschnitte II/III und/oder bei eingeschränkter Nierenfunktion; Hinweise Kap. 7.3.2 beachten). Weiter symptomatisch jeweils unter Beachtung der Hinweise in den Abschnitten I bis III.

Bei organischen Bromverbindungen Hinweise in Abschnitt I beachten.

B

Hinweise zum Inhalt von Literaturbeispielen

Akute Vergiftungen: Daunderer; Wirth/Gloxhuber
Brom- und Bromat-Vergiftungen: Seyffart
Chemie der Bromverbindungen: Römpp

Cadmium

I. Substanzen

Cadmium(oxid): Gefahr massiver Inhalation von Staub oder Dampf, z. B. bei (Heiß-)Bearbeitung cadmiumhaltiger Legierungen (z. B. Woodsches Metall), Metallüberzüge oder Silberlötmetalle, Verarbeitung cadmiumhaltiger Pigmente oder von Trockenbatterien u. a.; mitunter Beimischungen von Selen, Blei, Zink und Arsen (siehe dort).

Möglichkeit der **Salzbildung** durch Säuren von Fruchtsäften oder Weinen in cadmiumhaltigen Konservenbüchsen.

Cadmiumselenid, dunkelrotes Pigment.

Cadmiumsulfid, Cadmiumgelb, Mineralfarbe, wichtiges Pigment, Zusatz zu Leuchtfarben, ferner in Porzellanmalerei (s. auch unter Sulfiden) und Halbleitertechnik.

Cadmiumsulfat, zur Herstellung von Cd-Farben, mitunter als Reagenz; *weitere Cadmiumsalze*

(z. B. **Cadmiumchlorid, -bromid, -iodid, -nitrat, -cyanid, -carbonat** sowie Cadmiumacetat und -oxalat) in galvanischer Industrie, Keramik, Farben und Porzellanindustrie, in Silberputzmitteln sowie als Reagenzien (s. ggf. auch unter Anion); LD s. Abschnitt II.

Wild wachsende Pilze können Cd bis zum 500-fachen der Bodenkonzentration speichern (in 1 kg Frischpilz evtl. mehrere mg Cd enthalten).

II. Toxikokinetik und -dynamik

Resorption löslicher Cadmium-Verbindungen (ca. ab 30–40 mg Cadmium p. o. evtl. letal!) erfolgt über Gastrointestinaltrakt (zunächst nur gering – 2 bis 8 % – nach Arrosion mukosanaher Gefäße intensiver), Cadmium(oxid)-Dampf über Respirationstrakt relativ rasch. Starke Eiweißbindung.

Ausscheidung vorwiegend über Nieren und Darm; teilweise Retention, bevorzugt in Leber und Niere (HWZ u. a. altersabhängig zwischen ca. 10–35 Jahren!), nach Inhalation auch über Lunge.

Wirkung: Ionogene Verbindungen des Cadmiums denaturieren Proteine stark (bevorzugt offenbar Endothelschädigungen), hemmen z. B. SH-haltige Fermente und entkoppeln möglicherweise oxidative Phosphorylierung (ggf. Anionen beachten, s. Abschnitt I) und wirken als endokrine Mediatoren. Inhalation von Cadmium(oxid)-Staub heimtückisch, da ohne rechtzeitige Warnung (durch Geruch oder ausreichend starke Reizwirkung) vielfältige Lungenschädigung möglich; **LD**: 40–50 mg Cd/m³, 1 h.

III. Symptomatik

Schon etwa innerhalb 30 min nach **peroraler** Aufnahme → Übelkeit, Salivation, wiederholt Erbrechen, Leibschmerzen, Diarrhöe; mitunter Parästhesien, Krämpfe, Blutdrucksenkung → Kollaps; in schweren Fällen später Bedrohung der Leber- und Nierenfunktion, allenfalls auch Verätzungsfolgen wie bei Säurevergiftung (siehe dort) sowie hämatologische Komplikationen möglich (z. B. toxische Agranulozytose).

Nach **Inhalation** zunächst Metallgeschmack, Trockenheit im Nasen-Rachen-Raum, mäßige Reizerscheinungen im Bereich der Atemwege, Kopfschmerzen, Schwindelgefühl, evtl. Erbrechen, Temperatursteigerung. Erst etwa 12–36 h post inhalationem Entwicklung eines (auskultatorisch und röntgenologisch nachweisbaren) toxischen Lungenödems ähnlich wie durch nitrose Gase (siehe dort). Lebensgefahr etwa im Laufe der ersten Woche durch Asphyxie oder akute Herz-Kreislauf-Insuffizienz; später Komplikationen am ehesten durch Bronchopneumonie oder fibrös-obliterierende Bronchiolitis, evtl. auch durch Leber- und Nierenschäden.

IV. Therapie

Erforderlichenfalls zunächst Sicherung der Vitalfunktionen, Schockbekämpfung. Nach **peroraler** Aufnahme sofort induziertes Erbrechen und/oder Magenspülung (evtl. durch gastroskopische Kontrolle Notwendigkeit chirurgischer Intervention klären), Gabe von Aktivkohle. Weiter symptomatisch (auch aufgrund von Kontrollen des Wasser- und Elektrolytgleichgewichtes). Beachte: Chronische Toxizität, Osteomalazie (Itai-Itai-Krankheit) möglich.

Nach **Inhalation** zunächst Maßnahmen sinngemäß wie im Kapitel Nitrose Gase. Einsatz von Chelatbildnern (s. eigenes Kapitel) ist problematisch und wegen Bildung nephrotoxischer Komplexverbindungen kaum zu empfehlen; möglicherweise DMPS noch am verträglichsten (z. B. Dimaval®; vgl. z. B. Kapitel Quecksilber); komplexierende Hämodialyse allenfalls im Initialstadium effektiv.

Pneumonieprophylaxe; Nachbeobachtung gefährdeter Organfunktionen (vgl. Abschnitt III), zunächst insbesondere Nierenfunktion, Wasser- und Elektrolythaushalt.

Hinweise zum Inhalt von Literaturbeispielen

Toxikokinetik, Symptomatik und Therapie: Daunderer; Gloxhuber; Moeschlin; Seyffart; v. Mühlendahl et al.
Toxikologie des Cadmiums: Schäfer et al.
Cadmium und Cadmium-Verbindungen mit Hinweisen zur Chemie, Toxizität, Verwendung: Römpp

Calcium

I. Substanzen

Calciumarsenate (s. Kap. Arsen).

Calciumcarbid, wirtschaftlich und technisch sehr bedeutsam, entwickelt in Gegenwart von Wasser Acetylen (s. Kap. Kohlenwasserstoffe, aliphatische); da meist mit Phosphiden verunreinigt, als Nebenprodukt Phosphorwasserstoff (s. Kap. Phosphor), auch Verunreinigung durch Arsenide (s. Kap. Arsen) und Verätzungen durch das bei der Zersetzung zurückbleibende Calciumhydroxid möglich (siehe unter Laugen).

Calciumcarbonat, als Marmor, Kreide, Schlämmkreide, Kalkstein; Calcium carbonicum praecipitatum bis zu etwa 50% Bestandteil der meisten Zahnpasten. Medizinisch z. B. als Antazidum, Osteoporosemittel (z. B. Calcigamma®, Calcimagon®). Zur Neutralisation von Industrieabwässern, zur Reinigung von Industriegasen, ungiftig.

Calciumchlorat, früher Unkrautvertilgungsmittel (siehe unter Chloraten).

Calciumchlorid, als Calcium chloratum crist. (10%ig) zur streng intravenösen Injektion, als Liquor Calcii chlorati (27% CaCl$_2$) zur peroralen Calciumtherapie. Wasserfrei z. B. als Trockenmittel für Luft, technische Gase und organische Lösungsmittel; ca. 30%ige Lösung als Frostschutzmittel, ferner als Kältesalz in Kühlanlagen.

Calciumchromate (s. Kap. Chrom).

Calciumcitrat, Citrokalk (Calcipot®, Calcitrat®) als Calcium-Substituent. Calcium-Natrium-Hydrogencitrat (in Acetolyt®) als Azidosetherapeutikum.

Calciumcyanamid, wirksamer Bestandteil des Kalkstickstoffs (Stickstoffdünger).

Calciumdobesilat (Dexium®, Dobical®) zur Calciumtherapie (Kapillarabdichtung).

Calciumfluorid (siehe unter Fluoriden).

Calciumfolinat (z. B. Foli cell®, Lederfolat®, Leucovorin®, Rescuvolin®, Ribofolin®), Antidot gegen Folsäure-Antagonisten, Antianämikum.

Calciumhypochlorit, Hauptbestandteil des Chlorkalkes, wirtschaftlich und technisch sehr bedeutsam; eingeatmeter Kalkstickstoff-Staub entwickelt im Organismus Cyanamid (siehe dort).

Calciumiodat, Calciumiodonat (s. Kap. Jod).

Calciumlactat (frubiase®), Mineralstoff, Antiseptikum.

Calciumnitrat, Kalksalpeter (siehe unter „Nitrate").

Calciumoxalat, für fotografische Entwicklung (s. „Oxalsäure").

Calciumoxid, Calcium oxydatum, gebrannter Kalk, Calcaria usta, Ätzkalk, in Ätzpulvern und -pasten, zur Herstellung von Zement und Mörtel, auch als Schädlingsbekämpfungs-, Desinfektions- und Düngemittel. Beim „Löschen" des (Ätz)Kalkes mit Wasser entsteht unter starker Wärmebildung:

Calciumhydroxid, Calcium hydroxydatum, gelöschter Kalk, zu 0,16% in Kalkwasser (Aqua Calcariae, z.B. früher als Antazidum; zusammen mit Olivenöl oder Leinöl in Brandliniment, Linimentum Calcariae), bis zu 30% in Kalkmilch (zur Grobdesinfektion, Alkalisierungsmittel in technischer Chemie), s. auch unter „Laugen".

Calciumpantothenat (Kerato Biciron N®), Vitamin der B-Gruppe.

Calciumphosphate, z.B. in Thomas-Schlacke, Zahnpflegemitteln und Arzneimittelzubereitungen; harmlos.

Calciumphosphid (s. Kap. Phosphor).

Calciumsaccharat, medizinisch als Mineralstoff (Calcium Braun®).

Injizierbare Calciumsalze (meist 5–10%ig), wie Calciumglukonat (Calcium gluconicum), Calciumsalicylat, -lävulinat, -glutaminat oder -thiosulfat, verträglicher als Calciumchlorid.

Calciumsilicat und **Calciumstearat** als Gleitmittel und Puderzusatz; ungiftig.

Calciumsulfat, Calcium sulfuricum (ustum), gebrannter Gips, ungiftig.

Calciumsulfid, Calcium sulfuratum, Kalkschwefelleber, als Enthaarungsmittel, zu ca. 10% in entsprechenden Salben und Pasten, ferner in der Gerberei, zur Leuchtstoffherstellung, als **Schwefelkalkbrühe** (Calciumpolysulfid) in der Schädlingsbekämpfung (siehe unter „Schwefelwasserstoff").

Calciumsulfit, für medizinische Schwefelbäder (s. Kap. Schwefeloxide).

II. Toxikokinetik und -dynamik

Enterale und parenterale **Resorption** (im Gegensatz zur intravenösen Injektion) toxikologisch im Allgemeinen unbedeutend.

Ausscheidung nicht mit Fäzes abgeführten Calciums erfolgt über die Nieren (u.U. entscheidend verzögert bei Niereninsuffizienz).

Wirkung: Neben Lokalreaktion ggf. Anionenwirkung (vgl. Abschnitt I) und nach i.v. Injektion in Abhängigkeit von Dissoziationsgrad, Konzentration sowie Injektionstempo Folgen von Histaminausschüttung (vgl. Kap. Histamin); adrenerge und zentralnervöse Reaktion höchstens im Extremfall (z.B. bei Behinderung der renalen Elimination). Serum-Calciumspiegel über 10 mmol/l letal. Überempfindlichkeit gegen Calcium-Injektionen unter gleichzeitiger Einwirkung von Ether, Herzglykosiden (vgl. diese Kapitel) u.a. möglich.

Hyperkalzämie (Gesamt-Calciumkonzentrationen im Serum > 2,6 mmol/l) im Extremfall auch durch Arzneimittel (z.B. Vitamin D, Dihydrotachysterol und/oder Thiazid-Diuretika) oder Erkrankungen ausgelöst. Hohes Intoxikationsrisiko bei Niereninsuffizienz.

III. Symptomatik

An betroffenen Schleimhäuten **Reizerscheinungen** (durch lösliche Calciumsalze) oder Verätzungen (vorwiegend durch Ätzkalk, siehe unter Laugen); beson-

ders gefährdet sind die Augen (Hornhauttrübung, Erblindungsgefahr). Nach paravenöser Injektion von Calciumchlorid oder -laktat → schmerzhafte Infiltrate, Abszesse.
Nach unsachgemäßer i. v. Injektion (vgl. Abschnitt II) → Hitzegefühl (zunächst in Mundhöhle und Kopfhaut), Schweißausbruch, Parästhesien, evtl. Erblassen, Schwindel, Ohrensausen und Taubheit, Arrhythmie, Blutdrucksenkung → Kollaps, evtl. auch kurz dauernder Herzstillstand und/oder Anurie sowie allergische Reaktionen möglich (z. B. Bronchospasmus, Urtikaria), (vgl. auch Abschnitt II und Kapitel Histamin).

Hyperkalzämie-Syndrom (bei akuter Überdosierung höchstens ausnahmsweise; vgl. auch Abschnitt II): starke Erhöhung des Serum-Calciumspiegels (meist > 3,3 mmol/l) in Verbindung mit klinischen Symptomen und Komplikationen (gastrointestinale Beschwerden i. w. S.; Polyurie → Anurie, Exsikkose, Hypokaliämie, Hypomagnesiämie; Hypotension, Bradykardie, Rhythmusstörungen, evtl. Herzstillstand; zentralnervöse Störungen, Muskelschwäche).

IV. **Therapie**

Bei Einwirkung von Ätzkalk (bzw. Calciumhydroxid oder löslichen Salzen) auf die **Augen** sofort unter fließendem Wasser bei gut geöffnetem Lidspalt ca. 15 min spülen, anschließend wie im Kapitel Laugen, Abschnitt IV verfahren! Partikel vorher mechanisch entfernen.
Nach **peroraler** Aufnahme reichlich Flüssigkeit nachgeben (Erbrechen nur nach Koingestion mit anderen Giften), ggf. diätetische Nachsorge (Schleimkost usw.).
Bei **Injektionszwischenfall** sofort Horizontallagerung, Kopf flach, Beine hoch lagern; weiter siehe erforderlichenfalls in Kapiteln Histamin und 7.1.4.
Bei schwerster Hyperkalzämie in stationärer Fachbehandlung zunächst Diureseförderung (vgl. Kap. 7.3.1); ggf. Korrektur der übrigen Elektrolyte (Na^+, Cl-, K^+, Mg^{++}), im Extremfall EDTA- oder Phosphatinfusionen, evtl. mit Zusatz von Glukokortikoiden (unter EKG-Kontrolle), jedoch Vorsicht mit Herzglykosiden. Hämodialyse bei eingeschränkter Nierenfunktion und/oder Versagen calciumsenkender Maßnahmen im Falle hyperkalzämischer Krisen vertretbar (s. Kap. 7.3.2). Jeweils zutreffenden Hinweis in Abschnitt I beachten (bes. Anionen).

Hinweise zum Inhalt von Literaturbeispielen

Substanzen, Toxikokinetik, -dynamik, Symptomatik und Therapie: Micromedex
Analytik, Physiologie, Pathophysiologie und Klinik: Holtmeier
Pharmakologie und Toxikologie einschließlich Interaktionen: Kurz
Chemie, Verwendung mit Hinweisen zur Toxizität: Römpp

Calcium-Antagonisten
Calciumkanalblocker

I. Substanzen

C

Heterogene Gruppe von Wirkstoffen mit unterschiedlichen Strukturen (überwiegend kationisch amphiphile Verbindungen des Nifedipin-, Verapamil-, und Diltiazem-Typs als kompetitive Antagonisten an spannungsabhängigen L-Typ-Calciumkanälen) sowie verschiedenartigen elektrophysiologischen und pharmakologischen Eigenschaften (vgl. Abschnitt II); therapeutisch eingesetzt vorwiegend als Antihypertensiva, Vasodilatanzien, Antiarrhythmika bzw. zur Behandlung von Angina pectoris und hypertropher Kardiomyopathie.

Gebräuchlich sind:
Amlodipin, Amparo®, Norvasc®.
Diltiazem, Dilzem®, Corazet®, Diltiamerck®, Diltiuc®, Dilzicardin®, Diltaretard® u. a.
Felodipin, Modip®, Munobal® in Kombination mit Ramipril in Delmuno®.
Gallopamil, Procorum®.
Isradipin, Lomir®, Vascal®.
Lacidipin (HWZ initial 1–3 h) Motens®.
Lercanidipin, Carmen®, Corifeo®.
Manidipin, Manyper®.
Nicardipin, Antagonil®.
Nifedipin, Adalat®, Aprical®, Corinfar®, Pidilat®, Cordicant®, Corotrend®, Duranifin®, Nifedipat®, Nifehexal®, Nifical® u. a.; in Kombination mit Dihydroergotoxinmethansulfonat in Pontuc®, in Kombination mit Mefrusid in Duranifin Sali®.
Nilvadipin, Nivadil®, Escor®.
Nimodipin, Nimotop®.
Nisoldipin, Baymycard®.
Nitrendipin, Bayotensin®, Nitrendepat®, Nitrepress®.
Verapamil, Isoptin®, Azupamil®, Durasoptin®, Falicard®, Jenapamil®, Praesicor®, Verahexal®, Verabeta®, Veramex®, Verasal®, Veroptinstada® u. a.; in Kombination mit Hydrochlorothizid in Isoptin RR plus®, in Kombination mit Hydrochlorothiazid und Triamteren in Veratide®, in Kombination mit Chinidin in Cordichin®.

In Erprobung, z. T. zur therapeutischen Anwendung zugelassen auch: **Fantofaron** (Sulfonindolizin-Klasse)**, Niludipin**, **Niguldipin**, **Anipamil**, **Ronipamil**, **Tiapamil**, **Fostedil**.

Nicht mehr verwendet, u. U. aber noch vorhanden: Etafenon, Baxacor®; Fendilin, Sensit®; Lidoflazin, Clinium®; Perhexilin, Pexid®; Prenylamin, Corontin®, Segontin®, Falicor®. Calcium-Antagonisten am T-Typ-Calciumkanal: Mibefradil (HWZ 17–25 h, PB > 99 %), Posicor®, Cerate 50®. Im weiteren Sinne gehören zu den (**unspezifischen**) Calcium-Antagonisten sog. „calcium-overload blockers" wie **Cinnarizin**, Stutgeron®, Cinnazet® und **Flunarizin**, Sibelium®, die teilweise als Vasodilatanzien bei zentralen Durchblutungsstörungen eingesetzt werden. Elektrophysiologisch Calcium-gegensinnige Wirkungen besitzen auch Magnesium- und Kalium-Ionen.

II. Toxikokinetik und -dynamik

Resorption (bei Dihydropyridinen – Nifedipin-Typ – bereits bukkal, sublingual) vorwiegend (bis ca. 90 %) über Dünndarm. Ausgeprägter First-Pass-Metabolismus und nur relativ geringe Bioverfügbarkeit von 6–30 % (Ausnahmen: Nifedipin 50 %, Diltiazem 45 %, Amlodipin ca. 65–80 %). Maximale Serumkonzentrationen 1–2 Stunden nach oraler Aufnahme, nach Überdosierung/Intoxikation, insbesondere bei Retardpräparaten, auch wesentlich später (z. B. Verapamil 14–18 h). Außerordentlich hohe Verteilungsvolumina der meisten Calcium-Antagonisten im Organismus. Infolge starker Proteinbindung (> 90 %, Ausnahme Diltiazem 78 %) relativ langsame **Elimination**, hauptsächlich durch intensive hepatische Biotransformation. Ausscheidung vorwiegend in Form der (teilweise aktiven) Metabolite renal, kleinerer Teil auch mit Fäzes. *Plasmahalbwertszeiten* im therapeutischen Dosisbereich etwa 5 ± 3 h, deutlich länger bei Felodipin (retardiert), Nilvadipin, Nisoldipin, Amlodipin (20–27, 20–30, 15–20, 10–20 bzw. 35–50 h). **Wirkung**: Hemmung des langsamen Calcium-Influx aus Extrazellularraum in Fasern des Myokards, des Erregungsbildungs- und -leitungssystems und der glatten (Gefäß)Muskulatur, teilweise auch des raschen Natrium-Influx (Verapamil). Aktivitätsabnahme der calciumabhängigen Aktionspotenziale in Sinus- und AV-Knoten („slow response") mit Verlangsamung der Spontanautomatie und Verzögerung der Erregungsleitung im AV-Knoten bei hohen Dosen → negativ inotroper, chronotroper und dromotroper Effekt sowie unterschiedlich starke präferenzielle Dilatation im peripheren arteriellen Gefäßsystem mit Möglichkeit der reflektorischen Gegenregulation über Barorezeptoren und Sympathikus auf Herzfrequenz (vgl. Abschnitt III). Extrakardial → Hemmung der Insulinfreisetzung aus β-Zellen des Pankreas. Gesamteffekt neben Gesamtdosis und Plasmakonzentration auch von Ausgangssituation (Blutdruck, Herzfrequenz) und Zweiteinflüssen abhängig, insbesondere **Interaktionen** mit

■ Antihypertensiva, Vasodilatanzien (cave: Kreislaufkollaps),
■ β-Blockern (cave Verstärkung der AV-Blockade und Aufhebung reflektorischer Tachykardie),
■ Herzglykosiden (Verstärkung der kardialen Intoxikationssymptomatik),
■ Metabolismus anderer Pharmaka, z. B. Mibefradil potenter Hemmer von CYP 3A4, –2D6 → evtl. erhöhtes Risiko bei Komedikation mit Simvastatin, Lovastatin (Rhabdomyolyse); weiteren Arzneimitteln wie Cyclophosphamid, Flutamid, Ifosfamid, Tamoxifen, Etoposid, Paclitaxel, Vinblastin, Vincristin (vgl. Kapitel Zytostatika),
■ Arzneimitteln die die QT-Zeit verlängern, wie Amiodaron, Astemizol, Cisaprid, Erythromycin (i. v.), Chinidin, Flecainid, Pimozid, Mexiletin, Propafenon, Sotalol, Terfenadin, trizyklische Antidepressiva, Thioridazin; Cyclosporin, Tacrolimus (s. ggf. Sachregister).
Toxische Plasmaspiegel siehe Anhang.

III. Symptomatik

Eintritt, Dauer und Intensität der Reaktionen nach oraler Aufnahme von Calcium-Antagonisten sehr unterschiedlich je nach Präparat, Applikationsform und Ausgangslage (Füllungszustand des Magen-Darm-Traktes, Funktion von Herz-Kreislauf und Eliminationsorganen, Zweiterkrankung und -medikation).
Im Vordergrund stehen die Hauptwirkungen **Hypotonie** bis **Schock** und **Herzrhythmusstörungen**:

▪ subjektiv: Unruhe, Müdigkeit, Übelkeit, Hitzegefühl, Atemnot, unangenehme Herzsensationen, Schwindel, Kopfschmerz, abdominelle Beschwerden.

▪ objektiv: Somnolenz bis Koma, u. U. auch Krämpfe (insbesondere bei Kindern), Flush, Palpitationen, Hypotonie → verschiedenartige bradykarde (u. U. auch tachykarde) Rhythmusstörungen (Sinusbradykardie, schwere SA- und AV-Blockierungen, AV-Knotenrhythmus, Schenkelblöcke, Reflextachykardie, His-Tachykardie, ventrikuläre Asystolie und elektromechanische Entkopplung), kardiogener Schock, Herzinsuffizienz besonders bei pulmonaler Hypertension.

Pathologische EKG-Veränderungen können relativ lange anhalten. Atemdepression bis -insuffizienz möglich mit Dyspnoe, Zyanose, u. U. nichtkardiogenes Lungenödem. Klinisch und paraklinisch fassbare Störungen der Leber-, Nierenfunktion möglich (Oligo-, Anurie, akutes Nierenversagen, Hyperglykämie, metabolische Azidose, Hypokaliämie).

IV. Therapie

Beachte: Überdurchschnittlich lange (30–60 min) Aufrechterhaltung der Reanimationsmaßnahmen bei jüngeren, herzgesunden Personen (s. Kap. 7.1.8).
Primäre Giftentfernung durch Magenspülung bei bedrohlichen Dosen wegen relativ langsamer Resorption der meist schlecht wasserlöslichen Wirkstoffe insbesondere bei retardierten Präparaten bis ca. 8 h sinnvoll (u. U. hier zusätzlich Darmspülung mit Polyethylenglykol, vgl. Kap. 7.2.4). Rezidivierende Gabe von Aktivkohle und Laxans (beachte mögliche Darmatonie durch Calcium-Antagonisten). Vor Spülung EKG und evtl. temporäre Schrittmacherversorgung.
Schnellstmögliche Zufuhr von Ca^{++}, je nach Schweregrad in Form von Calciumglukonat oder Calciumchlorid, z. B. 10–20 ml Calciumglukonat 10 % langsam i. v., ggf. Wiederholung möglich; danach Dauerinfusion mit 0,6–5 mmol Ca^{++}/h. Bei Wirkungslosigkeit in schweren Fällen auch Versuch mit Glukagon i. v. vertretbar. Bei therapierefraktärer Herz-Kreislauf-Insuffizienz infolge prädominierenden Pumpversagens additive Applikation von positiv inotrop wirksamen Phosphodiesterase-III-Hemmern, z. B. Amrinon (initial 0,75–1 mg/kg, später 6–30 µg/kg × min) oder Enoximon (z. B. initial 0,5 mg/kg, anschließend 0,2 mg/kg/h) mit Erfolg eingesetzt.
Symptomatisch: Wichtig bei mittelschweren und schweren Intoxikationen erfolgsorientierte Infusion von Orciprenalin, bei ausbleibendem Effekt Sympathomimetika mit kombinierter α- und β-adrenerger Komponente (Noradrenalin,

Adrenalin, Dopamin bzw. Dobutamin). Atropin 0,5–1 mg offenbar nur nach i. v. Gabe von Ca^{++} begrenzt wirksam. Wegen mitunter erst spät einsetzender und/ oder lang anhaltender Rhythmusstörungen ist lang dauernde Monitorüberwachung erforderlich. Bei bedrohlicher Hypotonie zusätzlich auch vorsichtige Volumengabe. Bei Ateminsuffizienz Intubation und Beatmung unter Kontrolle der Blutgase. Bei Krämpfen Diazepam 10–20 mg i. v. Korrektur der metabolischen (Laktat-)Azidose mit Natriumhydrogencarbonat (vgl. Kap. 7.1.17).
Sekundäre Dekontamination: Forcierte Diurese sowie extrakorporale Verfahren nicht sinnvoll.

Hinweise zum Inhalt von Literaturbeispielen

Indikationen, sachgerechte Anwendung, Pharmakologie und Nebenwirkungen von Calcium-Antagonisten: Bönner/Fritschka; Kübler/Tritthart
Dosierung, relative u. absolute Kontraindikationen, Interaktionen: ROTE LISTE, Alphabetisches Verzeichnis der Fertigarzneimittel, Signaturverzeichnis C 2–8
Verlauf und Therapie von Intoxikationen mit Calcium-Antagonisten: Albrecht
Klinische Pharmakologie, einschließlich Interaktionen: Kirch
Calcium-Antagonisten und Vermeidung oder Unterstützung der Medikation durch körperliche Aktivität: Ketelhut
Nachweismethoden für Nifedipin, Verapamil: Hallbach

Carbamate

I. Substanzen

Carbamate (Carbaminate) im engeren Sinne sind Ester und Salze der in freiem Zustand nicht existenten Carbamidsäure (Carbaminsäure, Kohlensäuremonoamid), im weiteren Sinne alle Derivate der Carbamidsäure.
Bedeutsam sind sie besonders als Pflanzenschutzmittel:
Aldicarb, z. B. in Temik 5 G®.
Barban, früher z. B. in Carbyne®, Gulf Barban 1 EC®.
Bendiocarb, z. B. in Seedoxin FHL®.
Butocarboxim, z. B. in Systemschutz D-Hydro®, Pflanzen Paral Kombi-Stick®.
Carbaryl, z. B. in bercema-Akafungin®, bercema NMC-Staub®, bercema-Spritzpulver NMC 50®, Gammakarbatox 50 WP®, Karbatox extra P 75®, Sevin®.
Carbofuran, z. B. in Curaterr®.
Carbosulfan, z. B. in Carbosulfan techn.®.
Cartap(hydrochlorid), früher z. B. in Padan 50 SP®.
Chlorpropham, z. B. in Mitofog®, Luxan Gro-Stop®; Herbizid, Keimhemmungsmittel.
Cycloat, früher z. B. in Ro-Neet®.
EPTC, früher z. B. in Capsolane®.
Ethiofencarb, z. B. in Croneton®.

C

Di-allat
Isolan
Methiocarb, früher Mercaptodimethur, in Schneckenkorn Mesurol®.
Methomyl, z. B. in Lannate®.
Oxamyl, z. B. in Vydate®.
Pirimicarb, z. B. in Pirimor®.
Promecarb, früher z. B. in Top Borkenkäfermittel®.
Propham, früher z. B. in Agmerin®, Birgin®, Detia Keimfrei®; Herbizid, Kartof-
felkeimhemmer.
Propoxur, z. B. in Baygon® Ungezieferspray, Blattanex® Staub, Unden® flüssig.
Proximpham, früher z. B. in Betanil 70®, Elbacim®, Elbanox®.
Thiofanox, früher z. B. in Dacamox 10 GE®.

Weitere Carbamate, die aufgrund ihrer toxikologischen Eigenschaften an anderer Stelle erfasst
wurden (s. jeweils Index), sind beispielsweise:
Carbamid = Harnstoff (kaum akut toxisch).
Carbamidperoxid = Harnstoffperoxid (vgl. Kap. Sauerstoff).
Carbaminsäureester wie Meprobamat (vgl. Kap. Tranquillizer).
Barbiturate (Malonylharnstoff-Derivate, vgl. Kap. Barbiturate).
Hydroxycarbamid (vgl. Kap. Zytostatika).
Methocarbamol, Ortoton® (Myotonolytikum, vgl. Kap. Muskelrelaxanzien).
Substituierte **Carbamidsäurechloride** (bedeutsam für Gewinnung der Isocyanate und Polyuret-
hane); infolge leichter Zersetzlichkeit und Verunreinigungen siehe unter „Salzsäure" bzw.
„Phosgen".
Urethane, Ester der Carbamidsäure, z. B. Carbamidsäuremethylester (Urethylan) als Benzinzu-
satz und Zwischenprodukt; toxikologisch etwa wie Ethylurethan, Carbamidsäureethylester (vgl.
Kap. Sedativa) und andere.

II. und III.   Toxikokinetik, -dynamik und Symptomatik

Resorption erfolgt über Digestions- und Respirationstrakt verhältnismäßig rasch;
in unterschiedlichem Ausmaß ist Resorption auch über Haut möglich.
Elimination: Im Allgemeinen rascher Abbau und Ausscheidung der Metaboliten
über Harn (nach Carbaryl-Aufnahme z. B. 1-Naphthol).
Wirkung durch meist nur kurz dauernde, voll reversible Hemmung der Cholines-
terase (oft nicht messbar!), aber auch gelegentlich starke Hemmung (s. Kap.
Phosphorsäureester).
Symptomatik daher etwa wie bei Vergiftung durch Physostigmin (vgl. Kap. Pa-
rasympathomimetika, Abschnitt III), jedoch im Allgemeinen flüchtiger; Todes-
fälle selten. Einige Carbamate (z. B. Isolan) wirken zudem stark lokal reizend
(Augen, Schleimhäute, Haut), bei Hydrochloriden infolge HCl-Abspaltung (vgl.
Kap. Säuren, anorganisch).

IV. Therapie

Nach peroraler Aufnahme möglichst frühzeitig Magenspülung und/oder Aktivkohle und isotone Natriumsulfat-Lösung (s. Kap. 7.2.1 und 3). Bei stark saurer Reaktion (Indikatorpapier, Schleimhautinspektion) Maßnahmen wie in Kapitel Säuren, Abschnitt IV.
Bei Resorptiverscheinungen als **Antidot** Atropinum sulfuricum je nach Bedarf 0,5–4 mg (Kinder: 0,02–0,05 mg/kg) p. o., i. m., s. c. oder sehr langsam i. v., ggf. alle 10–15 min unter hauptsächlicher Kontrolle der Salivation und Bronchialsekretion, aber auch von Pupillen, Peristaltik und Kreislauf wiederholen. **Cave:** Atropin-Überdosierung! Keine Oxime!
Allenfalls weitere symptomatische und pflegerische Maßnahmen erforderlich.

Hinweise zum Inhalt von Literaturbeispielen

Toxikologie der Carbamate: Sagunski et al.
Substanzen, Toxikokinetik, -dynamik, Symptomatik und Therapie: Albrecht; Hayes et al.; Wirth/Gloxhuber
Gesetzliche Vorschriften und EG-Richtlinien hinsichtlich Lagerung, Umgang und Entsorgung: Roth et al.;
   Welzbacher; Hörath
Physikalisch-chemische und toxikologische Daten: iva (vgl. Quellenverzeichnis, N 16)

Cefalosporine

I. Substanzen

Antibiotisch wirksame, klinisch gebräuchliche Derivate der 7-Aminocephalosporansäure als

■ Präparate zur **oralen** Anwendung
Cefaclor, **Cephaclor**, CEC®, Ceclorbeta®, Cefallone®, Cef-Diolan®, hefa-clor®, Infectocef®, Panoral®, auch in Muco-Panoral®, Sigacefal®
Cefalexin, Cephalex®, Ceporexin®, Oracef®
Cefdinir, Omnicef®
Cefetamet, Globocef®
Cefixim (PB 60%, hohe Galleausscheidung) cefixdura®, Cephoral®, Suprax®, Uro-Cephoral®
Cefpodoxim, Orelox®, Podomexef®
Ceftibuten (PB 60%, HWZ 2,5 h) Keimax®
Cefuroxim, Elobact®, Zinnat®
Cephadroxil, Cedrox®, Grüncef®
Cephprozil, Cefzil®
Loracarbef, Lorafem®

■ Präparate zur **parenteralen** Anwendung
Cefalotin, Cevozenin®

Cefamandol (PB 67%), Mandokef®
Cefazolin, **Cephazolin**, Basocef®, Baktozil®, Elzogram®, Gramaxin®
Cefazedon, Refosporin®
Cefepim, Maxipime®
Cefmenoxim (PB 60%), Tacef®
Cefoperazon (PB 90%), Cefobis®
Cefotiam, Spizef®, Halospor®
Cefotaxim, Claforan® u. a.
Cefoxitin, Mefoxitin®
Cefpirom, Cedixen®, Cefrom® (strukturell ähnlich Cefepim)
Cefsulodin, Pseudocef®
Ceftazidim, Fortum®
Ceftizoxim, Ceftix®
Ceftriaxon (PB 90%, HWZ 7–8 h, auch Galleausscheidung), Rocephin® u. a.
Cefuroxim, cefudura®, CefuHEXAL®, cefurax®, Elobact®, Zinnat® u. a.
Cephodizim (PB 80%, HWZ 2,5 h), Modivid®
Cephotetan (PB 90%, HWZ 3–4 h), Apatef®
Latamoxef, Moxalactam®

II. und III. Toxikokinetik, -dynamik und Symptomatik

Resorption aus dem Gastrointestinaltrakt bei den meisten Präparaten relativ unvollständig.

Plasmahalbwertszeit meist im Bereich von 1–2 h (Ausnahmen siehe Abschnitt I).

Verteilung innerhalb des Extrazellularraumes (unvollständig), Plasmaproteinbindung meist deutlich unter oder nahe 50% (Ausnahmen siehe Abschnitt I).

Elimination bei den meisten Cefalosporinen nicht durch Biotransformation (Ausnahmen z. B. Cefalotin, Cefoperazon), sondern durch renale Ausscheidung (meist zwischen 70 und 90%; glomerulär >tubulär); Ausnahmen: Cefixim, Cefoperazon, teilweise auch Ceftriaxon, die über die Galle ausgeschieden werden.

Wirkung gekennzeichnet durch

- Nephrotoxizität (am ehesten bei Cefsulodin);
- gastrointestinale Beschwerden wie Übelkeit, Erbrechen, Diarrhöe, abdominelle Schmerzen;
- lokale Unverträglichkeit von i. v. und i. m. Applikationen (Thrombophlebitis, Schmerzhaftigkeit z. B. bei Cephalotin), sowie auf Schleimhäuten (z. B. des Gastrointestinaltraktes);
- neurotoxische Reaktionen (am ehesten bei intrathekaler Anwendung);
- Beeinträchtigung der Leberfunktion (insbesondere bei vorbestehenden Organschäden, gleichzeitiger Einwirkung hepatotoxischer Pharmaka oder Gifte, vor allem bei Cefoperazon);
- allergische Reaktionen (etwa wie im Kapitel Histamin);
- Koagulopathien, evtl. Blutungen (z. B. nach Cefamandol, Cefazolin, Cefmetazol, Cefoperazon, Latamoxef);

■ Leukozytopenien, Thrombozytopenien, Anämien (z.B. bei Cefaclor), hämolytische Reaktionen bei Ceftriaxon (Kinder);

■ toxische Interaktionen mit anderen nephrotoxischen Arzneimitteln und Giften, mit stark wirksamen Diuretika sowie mit Alkohol (z.B. bei Cefamandol, Cefmenoxim, Cefoperazon, Cefotiam und Latamoxef) → Disulfiram-ähnliche Antabus-Reaktion, vgl. Kapitel Thiurame.

IV. Therapie

Primäre Detoxikation nur bei Überschreiten der ca. 10fachen therapeutischen Dosis und innerhalb von 30 min sinnvoll. Einmalige Gabe von Aktivkohle sicher ausreichend. Therapeutische Maßnahmen beschränken sich auf Diureseförderung durch sorgsam bilanzierte Flüssigkeitszufuhr ohne Verwendung von Diuretika und **symptomatische** Behandlung. Kontrolle und Korrektur gefährdeter Funktionen (vor allem Niere, aber auch Leber), des Säuren-Basen- und Elektrolythaushaltes und des Blutbildes bzw. der Gerinnungsparameter. Blutungen sprechen auf Vitamin K_1 an. Interaktionsrisiko beachten (vgl. Abschnitte II/III).

Hinweise zum Inhalt von Literaturbeispielen

Therapeutische Anwendung, Nebenwirkungen und Interaktionen: Simon/Stille; Estler
Interaktionen: Stockley
Risiken in der Schwangerschaft und Stillzeit: Spielmann et al.; Kleinebrecht/Franz et al.
Dosierung, relative und absolute Kontraindikationen, Interaktionen: ROTE LISTE, Alphabetisches Verzeichnis der Fertigarzneimittel, Signaturverzeichnis C20.

Chelatbildner

I. Substanzen

Polyamino-(poly)carbonsäuren als freie Säuren bzw. deren Natriumsalze; aufgrund calcipriver Wirkung z.B. zur Wasserbehandlung (Enthärten), zur Entfernung von Kesselstein, Entkalken von Knochen, in der Nahrungsmittelindustrie, zum schonenden Beizen von Metalloberflächen, in der Analytik als Reagenz für komplexometrische Titrationen, als Antikoagulans in Edetat-Blut bzw. zur Behandlung von Hyperkalzämie. Die weit weniger giftigen, aber ebenso nephrotoxischen Calciumsalze werden u.a. zur Dekorporation von Radionukliden und zur Behandlung von Schwermetallvergiftungen verwendet (→ Bildung wasserlöslicher, renal ausscheidbarer Komplexe).
Bedeutsam sind:
EDTA, (Ethylendiamintetraessigsäure), **Editinsäure**, Acidum edeticum; als *Dinatriumsalz*, Natriumedetat, $Na_2[EDTA]$; **LD** je nach Infusionsgeschwindigkeit,

z. B. etwa 13 g innerhalb 30 min; als *Dinatriumcalciumsalz* (HWZ 20–60 min), $Na_2Ca[EDTA]$, Calciumversenat, **Natriumcalciumedetat**, beispielsweise **als** *Natriumcalciumedetat i. v. 20 %*, Ledclair®; harmloser als das Dinatriumsalz (s. oben). Indiziert z. B. bei Vergiftungen mit Blei, Eisen, Cobalt, Mangan, Vanadium, Zink. Bei einigen Metallvergiftungen wegen Bildung toxischer Komplexe *nicht* oder nur besonders *vorsichtig* anzuwenden (z. B. bei Cadmium, Kupfer, Quecksilber, Selen).

■ **DTPA** (HWZ 20–30 min), Diethylentriaminpentaessigsäure, als Calcium-Trinatriumsalz → Calciumtrinatriumpentetat, z. B. in ***Ditripentat-Heyl***®; ähnlich Natriumcalciumedetat; wirksamer und toxischer, verwendet vor allem bei Plutonium u. a. radioaktiven Metallen (Technetium, Lanthaniden, Yttrium, Thorium, Uranium u. a. Transuranen), sonst auch bei Blei-, Zink-, Eisen-, Mangan- und Chrom-Intoxikationen.

BADE, 2,2-Bis[di(carboxymethyl) amino]diethylether, indiziert bei Radiostrontium.
TRIEN, Triethylentetraminhydrochlorid, evtl. bei Kupfer-Vergiftung.
TTHA, Triethylentetraminhexaessigsäure, evtl. indiziert bei Plutonium.
Polyaminocarbonsäuren sind vorerst medizinisch wenig gebräuchlich, im Wesentlichen erst tierexperimentell erprobt, toxikologisch aber ähnlich EDTA.

Dimercaprol, **BAL**, **British-Anti-Lewisit**, Dithioglycerol, Dithiopropanol; wirksam bei Vergiftungen mit Arsen-, Chrom- und Goldverbindungen sowie anorganischen Quecksilbersalzen; schwächer bei Wismut- und Antimon-Verbindungen. Kontraindiziert bei Eisen-, Blei-, Cadmium-, Selen-, Uran-Vergiftungen wegen Bildung nephrotoxischer Komplexe sowie bei stärkeren Leber- oder Nierenschäden oder Hypertonie; in Deutschland nicht mehr im Handel.
DMPS, 2,3-Dimercaptopropan-1-sulfonsäure als Natriumsalz in Dimaval®, ***DMPS-Heyl***®, Mercuval®; wasserlösliches Analogon von BAL. Toxizität geringer als bei DMSA, z. B. bei Vergiftungen mit organischen und anorganischen Quecksilber-Verbindungen, Arsen-, Chrom-, Antimonverbindungen und chronischen Blei-, Kupfervergiftungen. Im Extremfall auch kardiodepressiv.
DMSA, Meso-2,3-Dimercaptosuccinat, ***Chemet***®; wasserlösliches Analogon von BAL; ähnlich, jedoch toxischer als DMPS.
D-Penicillamin, Dimethylcystein, z. B. ***Metalcaptase***®, Trisorcin®, Trovolol®; peroral und parenteral anwendbares Mittel zur Behandlung von Vergiftungen mit Blei, Kupfer, Quecksilber, Gold, Kobalt, Zink sowie gegen Morbus Wilson, auch zur Auflösung von Cystein-Harnsteinen, zur Immunsuppression bei chronisch rheumatischen Erkrankungen; kontraindiziert bei Cadmium-Vergiftung (→ Bildung nephrotoxischer Chelate) und Penicillinallergie. Die L-Isomere, medizinisch nicht verwendete Form ist toxischer.
Deferasirox, z. B. Exjade®; oraler- Eisenchelator, therapeutisch bei transfusionsbedingter (kardialer)Eisenüberladung; im Vgl. zu Deferipron (s. u.) ohne Agranulozytose-Gefahr.
Deferipron, **Ferriprox**®; therapeutisch bei Thalassämia major.
Deferoxamin, basischer Farbstoff, als Mesilat (Methansulfonat) z. B. in ***Desferal***®; als Antidot bei Eisen- und Aluminium-Vergiftung und zur Behandlung von

Hämochromatosen (roter Eisen-Deferoxamin-Komplex, Ferrioxamin). In Extremfällen neuro- und hepatotoxisch.

Dithiocarb, Diethylthiocarbaminat, DDTC, Na-Diethyldithiocarbamat, indiziert bei Vergiftung mit Nickel; auch Metabolit (und evtl. aktive Wirkform) des zur Behandlung des chronischen Alkoholismus verwendeten Disulfirams.

Tiopronin, alpha-Mercaptopropionylglycin (HWZ 2–3 h, terminale bis 53 h), *Captimer*®, therapeutisch bei Morbus Wilson, Hämosiderose, Cystinurie (Bildung wasserlöslicher Thionin-Cystein-Komplexe); auch mukolytisch; indiziert am ehesten bei chronischen Schwermetallvergiftungen mit Quecksilber, Eisen, Zink, Cadmium; Sulfhydryl-Verbindung mit ähnlichen Eigenschaften wie D-Penicillamin, jedoch geringer toxisch (Risiko akuter Leberschädigung).

N-Acetylcystein, Cystein, bilden ebenfalls Komplexe mit Quecksilber-Ionen, welche gut durch Dialysemembranen diffundieren. Ähnlich auch **Mercaptamin, Cysteamin** (HWZ ca. 1 h, PB 15%), Captagon®; Aminothiol therapeutisch bei nephropatischer Cystinose; toxischer als N-Acetylcystein (Übelkeit, Erbrechen, Somnolenz, Krämpfe, evtl. Neutropenie).

Dexrazoxan, Zinecard®, vgl. Kap. Zytostatika.

Preußisch (Berliner) Blau, Eisen-III-hexacyanoferrat (II), chelatbildender Komplexfarbstoff, z.B. Radiogardase®; angewendet bei Vergiftung mit Caesium-137, vgl. auch Kap. Radionuklide; als Antidotum Thallii Heyl® bei Thalliumvergiftung, s. dort.

II. Toxikokinetik und -dynamik

Resorption der Chelatbildner aus dem Gastrointestinaltrakt bei peroraler Anwendung verhältnismäßig gering, jedoch gut bei Penicillamin, DMSA und DMPS und ähnlich gut bei i.m. Anwendung. Verteilung vorwiegend im extrazellulären Raum, teilweise (z.B. Penicillamin) starke Plasmaproteinbindung.

Elimination vorwiegend durch Ausscheidung über die Nieren. Dimercaprol in der Leber sehr schnell inaktiviert, sonst meist geringe oder fehlende Metabolisierung. Bei Polyaminocarbonsäuren (teils fragliche) Metabolisierung sowie Ausscheidung mit Galle ($\rightarrow$ Darm, Fäzes) von untergeordneter Bedeutung.

Toxische **Wirkung** aller Chelatbildner im Wesentlichen durch (meist reversible) Schädigung der Dünndarmschleimhaut und Nierentubuli. Toxizität erhöht bei bereits vorbestehenden Nierenschäden oder bei gleichzeitiger Einwirkung nephrotoxischer Mittel (Pharmaka, Metallionen bzw. -chelate) oder durch Kortisonzufuhr. Daneben teils substanzspezifische Schädigung einzelner Organe möglich (vgl. Abschnitt III). Bei Überdosierung bzw. zu rascher Infusion von calciumfreien Polyaminocarbonsäuren bzw. deren Natriumsalzen (vgl. Abschnitt I) sind als Folge einer (meist spontan kompensierbaren) Senkung der Calciumionen-Konzentration des Blutes Störungen der Muskelerregbarkeit (und der Blutgerinnung) möglich. Hemmung metallaktivierter (Ca, Zn, Mg, Cu, Fe, Co) Enzyme für einzelne Nebenwirkungen und Toxizität teilweise bedeutsam. Die meisten der synthetischen Chelatbildner sind in hohen Konzentrationen lokal schlecht verträglich.

III. Symptomatik

Nach Überdosierung oder zu schneller Infusion von Polyaminocarbonsäuren (vgl. Abschnitt I) muss als Ausdruck der calcipriven Wirkung dieser Chelatbildner zunächst mit tetaniformen Spasmen bzw. **Krämpfen** (in Extremfällen mit geringer **hämorrhagischer Diathese**) gerechnet werden.

Nebenwirkungen bzw. **Unverträglichkeitserscheinungen** (schon während oder unmittelbar nach Infusion) wie Müdigkeit, Durst, Schwindel, Parästhesien, Rhinorrhöe, Salivation, Ex- und Enantheme, Fieber (insbesondere bei Kindern), Schüttelfrost, Nausea, Erbrechen und Myalgien, evtl. auch Hypotonie oder Bradykardie sowie Oberbauchbeschwerden sind (nicht sehr typische) Anzeichen einer akuten Intoxikation.

Bei Überdosierung von DMSA auch zusätzlich Diarrhöe, reversible Transaminasenerhöhung, evtl. Neutropenie möglich. Selten auch Knochenmarksdepression durch Calciumtrinatriumpentetat möglich. Bei i.v. Anwendung von Desferoxamin > 24 h auch Adult Respiratory Distress Syndrome, ARDS, (bis Lungenversagen) möglich.

Nach einer dosisabhängigen Latenzzeit von (2–)4–5(–16) Tagen können bei allen Chelatbildnern unter wiederholter oder hoher Dosierung Symptome der **Nierenschädigung** auftreten: Pathologisches Harnsediment, Albuminurie, α-Amino-Azidurie (frühes Zeichen einer proximalen Tubulusschädigung) → Anstieg von Blutdruck und harnpflichtigen Substanzen; Oligurie, Anurie(folgen) usw. Exitus in urämischem Koma möglich. Intestinale (Spät)Erkrankung selten zu erwarten, in Extremfällen (nach längerer Anwendung) auch Mangelsyndrome (z.B. Mg, Zn) oder myasthene Symptomatik (nach Penicillamin) möglich.

Lokale Unverträglichkeitserscheinungen wie Schmerzen nach i.m. oder s.c. Injektion sowie lokale thrombophlebitische Reaktionen nach i.v. Injektion zu konzentrierter Lösungen (über 3–5 %) oder gastrointestinale Beschwerden schon nach peroraler Aufnahme (hoher) therapeutischer Dosen möglich.

Bedenke: Symptomatik möglicherweise beeinflusst durch (oft synergistische) Auswirkungen der radioaktiven (s. Kap. Radionuklide) oder stabilen Metallionen, gegen die der Chelatbildner eingesetzt wurde oder durch Nichtbeachtung von Kontraindikationen (vgl. jeweils Abschnitt I) bzw. bei vorbestehender Nieren- oder Herz-Kreislauf-Erkrankung.

IV. Therapie

Zu **Förderung der renalen Ausscheidung** kontrollierte Zufuhr von Flüssigkeit bzw. forcierte Diurese (s. Kap. 7.3.1). Keine überzogenen Behandlungsmaßnahmen, da im Allgemeinen mit Spontanrückgang zu rechnen ist. Bei **Penicillamin-Intoxikation** Vitamin-B_6-Gaben (besonders gegen Neuropathie) möglicherweise antagonistisch wirksam.

In **schweren Fällen** ggf. vorsichtige Substitution dekorporierter Biometalle (vgl. Abschnitt III) und symptomatische Behandlung, z.B.:

Bei tetaniformen Symptomen oder hämorrhagischer Diathese Calciumglukonat; bei drohender Niereninsuffizienz rechtzeitig Hämodialyse. Kontrolle von Wasser- und Elektrolythaushalt, Nieren- und Herz-Kreislauf-Funktion, evtl. auch Blutbild. Bei Neutropenie bzw. Knochenmarksdepression evtl. Wachstumsfaktoren (z. B. G-CSF) bzw. Erythropoetin diskutabel. Cave: Kortison und Pharmaka (z. B. Antibiotika) mit nephrotoxischer Nebenwirkung.

Hinweise zum Inhalt von Literaturbeispielen

Wirkungen und Nebenwirkungen von Chelatbildnern: Kearney; Kosnett; Zilker
Spezielle Anwendung bei Bleivergiftungen: Homan et al.
Einsatz bei Metallvergiftungen: Daunderer; Moeschlin
Funktion als Antidot: Heinemeyer/Fabian

Chinin
und Chinolin-Derivate sowie Acridin-Derivate

I. Substanzen

A. Chinin

(HWZ 8–15 h, PB ca. 65–95 %), Quinin, Chininum aethylcarbonicum, Chininum hydrochloricum (z. B. Sagittaproct®), Chininum dihydrochloricum, u. a. als -sulfat auch in Limptar® N Tabletten; Alkaloid aus Rinde verschiedener Cinchona-Arten, insbesondere *Cinchona succirubra* (Cortex Chinae) als Bittermittel bzw. Stomachikum; Chininum sulfuricum (73 % Chinin) und -tannicum (30 % Chinin) schlecht bzw. wenig wasserlöslich sowie Chininum hydrochloricum (82 % Chinin) besser wasserlöslich; ebenso wie auch andere Chininsalze medizinisch vorwiegend nur noch verwendet als Antimalariamittel, u. U. noch als Stomachikum, zentrales Muskelrelaxans oder Antipyretikum. **LD** für Erwachsene etwa (2–)5 bis 8(–17) g. Chinin-Wässer, Tonic Waters, als alkoholfreie Limonaden enthalten etwa 40 bis max. 80 mg/l Chinin.
Stereoisomere Form des Chinins, **Chinidin**, deutlich toxischer, siehe auch Kapitel Antiarrhythmika.

Chinin-ähnliche Wirkung haben auch:
Chinaldin, farblose Flüssigkeit zur Herstellung von z. B. Farbstoffen (Chinolingelb, E 104) und Parfüms; Lichtschutzmittel, Schmierölzusatz; **Chinolin** zur Herstellung von Farbstoffen, Pflanzenschutzmitteln, Beizen, Haut und Schleimhaut reizend sowie **Lepidin** als Farbstoffzwischenprodukt.
Actinoquinol (Chinolinsulfonsäure-Derivat) als Lichtschutzmittel in Augentropfen z. B. in duraultra®, Idril® sine, Tele-Stulln®; weitgehend untoxisch.

B. 8-Hydroxychinoline

Chinolinol verwendet als -hydrochlorid, -sulfat oder -kaliumsulfat in Chinosol®, Leioderm®, Solutio Hydroxychinolini 0,1% SR Lösung; lokales Desinfiziens/ Antiseptikum, gering toxisch.

Halogenierte Derivate wie Broxyquinolin, Chlorquinaldol (Endiaron®, Capitrol®) Diiodhydroxyquin, Iodchlorhydroxyquin (Clioquinol), Chinoform®, Enteritan®, Entero-Vioform®, Mexoform®, Vioform®; weitgehend verlassen und peroral nur teilweise noch als Antiprotozoenmittel (Amoebiasis) eingesetzt, zur lokalen Anwendung z.B. CLIOQUINOL, Linola sept®; nur in sehr hohen Dosen (am ehesten bei chronischer Überdosierung) neurotoxisch (hepato-, nephrotoxisch); **LD** ca. 50 g.

C. 4- und 8-substituierte (Amino-)Chinolin-Derivate

Chloroquin, Chlorochin (HWZ ≥ 72 h, dosisabhängig, PB ca. 50–60%) zur Chemoprophylaxe und Therapie der Malaria, auch Antirheumatikum und meist in Form des -diphosphats oder -gentisats z.B. als Arthrabas®, Chlorochin Berlin Chemie, Resochin®, Weimer®quin®; **LD** ca. ab 1–2 g, Kinder ab ca. 20–35 mg/kg KG Chlorochin-Base.

Hydroxychloroquin (HWZ 52 Tage), früher in Plaquenil®; Quensyl®; verwendet wie Chlorochin, jedoch vorwiegend als Antirheumatikum, da weniger toxisch.

Mefloquin (HWZ 15–33 Tage, PB 98%), Lariam®; zur Chemoprophylaxe und Therapie schwerer Fälle von Malaria.

Primaquin (HWZ 4–10 h), verwendet zur Rezidivprophylaxe der Malaria tertiana.

Mepacrin, Quinacrin (HWZ 5 Tage, PB hoch), Atabrine®, Atebrin®; früher gerbräuchliches Antimalariamittel, z.T. verwendet als Antiprotozoikum, Anthelminthikum.

Ähnlich auch **Amodiaquin** (Camoquin®), infolge Hepatotoxizität und Agranulozytosegefahr weitgehend verlassen. Obsolet und kaum noch vorhanden **Pamaquin** (**LD** ca. 600 mg) und **Pentaquin**.

Aminoquinurid, Bis-Amino-Chinolin-Derivat, in Kombination mit Tetracain z.B. in Herviros® (hier Tetracain kritischer Bestandteil) bei oraler Aufnahme ungefährlich.

D. Acridin-Derivate

Vorwiegend verwendet als Desinfizientia/Antiseptika. Am gebräuchlichsten sind:
Acriflavin, als Acriflaviniumchlorid, Panflavin®.

Ethacridin, z.B. als Ethacridin, -laktat zur lokalen Anwendung in Biseptol®, Metiflex®, Neochinosol®, Rivanol®, früher in Urocridin®; bei versehentlicher peroraler Aufnahme nur gering toxisch, am ehesten allergische Reaktionen, evtl. Gesichtsödeme, Urtikaria und evtl. Konvulsionen.

Amsacrin, M-AMSA (HWZ 5 h, PB 96–98%), Amsidyl®, injizierbares Aminoacridin-Derivat mit antineoplastischer Wirkung, eingesetzt bei akuter Leukämie; vgl. Kapitel Zytostatika.

II. Toxikokinetik und -dynamik

Enterale **Resorption** der unter Abschnitt I A und I C aufgeführten Substanzen im Allgemeinen schnell und gut (meist > 80 %).

Hydroxychinoline wie Chinolinol und Clioquinol nur unbedeutend dermal und peroral normalerweise in nicht toxischen Mengen resorbiert, ähnlich auch Acridin-Derivate.

Metabolisierung der Substanzen der Abschnitte I A und I C überwiegend hepatisch (Chloroquin nur ca. 35 %), jedoch unterschiedlich schnell (Primaquin > Chinin > Mefloquin > Chloroquin). Teilweise schnelle **Verteilung** und sehr hohes Verteilungsvolumen (Chloroquin > Chinin) sowie Anreicherung in parenchymatösen Organen (komplizierte Toxikokinetik!). Resorbiertes Clioquinol fast ausschließlich glukuronidiert.

Elimination der Substanzen (bzw. ihrer Metabolite) der Abschnitte I A und I C überwiegend renal, bei Mefloquin hauptsächlich biliär und mit Fäzes (enterohepatischer Kreislauf).

Wirkung des Chinins komplex, da als „universelles Zell- und Protoplasmagift" peripher und zentral wirksam. Nach Überdosierung „Cinchonismus" als toxisches Syndrom (s. u.), bei weiter steigenden Spiegeln kardiovaskuläre (ähnlich Klasse-IA-Antiarrhythmika, vgl. Chinidin) und neurologische Effekte. Chloroquin als starkes Herzgift mit hoher prompter kardiovaskulär-toxischer Wirkung (vor allem in Resorptionsphase), beruhend auf toxischen Effekten ähnlich Chinidin (Arrhythmien), Hypotonie, vielfältigen neurologischen Störungen und Herz-Kreislauf-Versagen (s. u.) im Allgemeinen noch gefährlicher.

Aminochinoline Primaquin und Mepacrin vor allem als oxidierende Substanzen und Met-Hb-Bildner von Bedeutung. Mefloquin verursacht in toxischen Dosen am ehesten zentrale Störungen. Die Kardiotoxizität der Substanzen der Abschnitte I A und I C kann durch negativ chrono- oder inotrop wirkende Pharmaka/ Gifte weiter gesteigert werden.

III. Symptomatik

A.

Etwa 20–30 min nach **peroraler** Aufnahme toxischer **Chinin**-Dosen kann „Cinchonismus" auftreten (Übelkeit, anhaltender Brechreiz, Diarrhöe, Bauchschmerz, Tinnitus, Hörstörungen bis -verlust, Dreh- und Schwankschwindel, Benommenheit, Verwirrung, zerebral ausgelöste Krämpfe, Vasodilatation, Kopfschmerz, Schwitzen, selten intravasale Hämolyse). Bei weiter steigenden Plasmaspiegeln im weiteren Verlauf Sehstörungen (etwa 4–15 h nach Intoxikation), wie z. B. verschwommenes, flackerndes Sehen, Farbsehstörungen, Gesichtsfeldeinschränkungen und Abnahme der Sehfähigkeit (Amblyopie) bis zur variabel (1 h bis 50 d, bzw. selten irreversibel) anhaltenden Amaurose (evtl. 8–14 h nach Eintritt schwerer Sehstörungen).

Kardiale Symptomatik Chinidin-ähnlich mit QRS- und QT-Verlängerung, AV-Block und ventrikulären Arrhythmien (meist für fatalen Ausgang bestimmend), folgend auch starke Hypotonie und Ataxie, Atemdepression und Koma.

Nach s.c. oder i.m. Injektion von Chinin(präparaten) oder Chinolin-Derivaten evtl. lokaler Schmerz und Gewebsschäden bis Abszess möglich.

Bei **Überempfindlichkeit** bzw. allergischer Reaktionslage Fieber, Dermatosen, asthmaähnliche Symptome, Quincke-Ödem, Hämolyse, Hämoglobinurie, Oligurie, evtl. akutes Nierenversagen, thrombozytopenische Purpura, disseminierte intravasale Gerinnung (auch noch am 2.–3. Tag nach Intoxikationsbeginn) möglich.

Neben geringem Chinin- auch Kohlenhydratgehalt im Mixgetränk „Gin Tonic" von Bedeutung (Indian Tonic – 60 g Saccharose in 750 ml), da in Kombination mit Alkohol u.U. Hypoglykämie möglich.

C.

Aminochinoline **Chloroquin**, **Hydroxychloroquin** lösen bei noch geringerer therapeutischer Breite vor allem kardial ähnliche Syndrome wie unter A. aus. Myokardiale Toxizität und auftretende ventrikuläre Arrhythmien prognostisch bestimmend. Neurotoxische Wirkungen wie Benommenheit, Lethargie, Atemdepression bis -stillstand, zerebrale Krampfanfälle, konvulsive Bewegungen der Extremitäten, Schluckbeschwerden, Tremor, Reflexlosigkeit, Sensibilitätsstörungen und Koma möglich. Weiter schwere Hypokaliämie (bis 1,5 mmol/l K^+), toxische Hepatitis, retinotoxische Effekte und akutes respiratorisches Distress Syndrom möglich.

Primaquin, **Mepacrin** verursachen neben gastrointestinalen Beschwerden Met-Hb-Bildung und hämolytische Anämie (vor allem bei Glukose-6-phosphat-Dehydrogenasemangel, besonders Patienten aus Mittelmeerraum bzw. fernöstlichen Ländern). **Mefloquin** in Überdosierung mit zusätzlichen zentralen Symptomen wie z.B. Schwindel, Halluzinationen, psychotischen Reaktionen und Krämpfen.

B. und D.

Inzwischen verlassene **Hydroxychinoline** weisen eher in chronischen als akut toxischen Dosen neurotoxische Wirkungen auf (subakute myelooptische Neuropathie). Beim Hydroxychinolin-Derivat Clioquinol können u.U. bei extremer peroraler Aufnahme neben allergischen und gastrointestinalen auch ZNS-Symptome auftreten, jedoch sind systemische Intoxikationen nicht bekannt.

Acridin-Derivate sind in höheren Konzentrationen Augen, Haut und Schleimhaut reizend. Acridin kann in g-Dosen offenbar ebenfalls eine Met-Hb-Bildung, evtl. nachfolgend Leber-, Nierenschäden, auslösen. Acridin-Derivate möglicherweise in Extremfällen ähnlich wirksam, jedoch keine Erfahrungen bezüglich systemischer Toxizität vorliegend.

IV. Therapie

Nach peroraler Aufnahme Gabe/Instillation von Aktivkohle (wiederholte 3–4-stündliche Gabe empfehlenswert, da sehr wirksam). Weiter symptomatisch.

Chinin-Intoxikation: Bei profusem Erbrechen und Diarrhöe → Elektrolytinfusionen, Gabe eines Antiemetikums. Diazepam, Valium®, Faustan®, bei zerebralen Krämpfen. Keine Antiarrhythmika einsetzen. Evtl. Kardioversion bzw. Overdrive-Stimulation bzw. Isoproterenol (bei Torsades de Pointes) erforderlich. Bei beginnenden EKG-Veränderungen (z.B. QRS-Verlängerung) rechtzeitig transvenöser Schrittmacher. Noradrenalin falls Infusionstherapie zur Behandlung der bedrohlichen Hypotonie nicht ausreichend (vgl. Kap. 7.1.4). Behandlung der Hypoxie. Keine gesicherten Erfolge in der symptomatischen Therapie der Amblyopie.

Extrakorporale Detoxikationsverfahren infolge hoher Proteinbindung und sehr hohem Verteilungsvolumen nicht effektiv.

Chloroquin-(Hydroxychloroquin-)Intoxikation: **Sofortiger** Beginn einer **Kombinationstherapie** mit Diazepam, Adrenalin und maschineller Beatmung (mögliche protektive Wirkung!). Nach Intubation und Beatmung initial 1–2 mg/kg KG Diazepam (1–2 × tgl.) und 0,25 µg Adrenalin/kg × min i.v., weiter Adrenalin bis arterieller Blutdruck stabilisiert; u.U. bis 4 Tage aufrechterhalten. Alternativ auch Dauerinfusion von 0,25–0,4 mg/kg × h Diazepam (nicht länger als 48 h) möglich. Bei ventrikulären Arrhythmien häufig Kardioversion oder Schrittmacher erforderlich. Behandlung der Hypokaliämie mit K^+-Infusionen.

Dialyseverfahren und **Hämoperfusion** nicht wirksam, forcierte Diurese wenig hilfreich.

Spezifische Antidote nicht bekannt.

In **anderen Fällen** symptomatische Behandlung. Bei bedrohlicher Met-Hb-Bildung Gabe von Toloniumchlorid (Toluidinblau), ggf. Methylthioniniumchlorid (Methylenblau Vitis®), vgl. Allgemeiner Teil, „Antidote". Bei Hydroxychinolinen primäre Dekontamination bei peroraler Aufnahme ab ca. 2 g empfehlenswert.

Hinweise zum Inhalt von Literaturbeispielen

Toxizität und Behandlung von Intoxikationen mit Chinin und Chloroquin: Seyffart; Albrecht
Speziell bei Kindern: v. Mühlendahl et al.
Pharmazie, Analytik und Anwendung von Chininsulfat, Cinchona-Alkaloiden: Steinegger/Hänsel

Chlor

I. Substanzen

A.

Chlor(gas), viel verwendetes (durch intensive Oxidation wirksames) Bleich-, Entwesungs- und Desinfektionsmittel (z.B. für Trink- und Abflusswasser, in Badeanstalten), zur Herstellung von Flammenschutzmitteln, zur Schädlingsbekämpfung (obsolet). Im Handel als flüssiges Chlor in Stahlflaschen. Unglücksfälle z.B.

durch Ausströmen von Chlorgas aus Behältern oder Leitungen. Wird auch freigesetzt z. B. bei Reaktion von Chlorkalk (s. Abschnitt B) oder hypochlorithaltigen Sanitärreinigern (s. u.); LD s. Abschnitte II/III A.

Dichloroxid und **Chlordioxid**, verwendet vorwiegend zum Bleichen, Desodorieren und Desinfizieren in Papier-, Textil- und Ölindustrie sowie zur Chemikalienentgiftung.

C

B.

Chlorkalk, Calcaria chlorata (technisch Calciumhypochlorit mit Calciumcarbonat, Calciumoxid usw.) oder Eau de Javelle (Kaliumhypochloritlösung) oder Eau de Labarraque (Natriumhypochlorit) mit (Salz-)Säure. Handelsnamen für Chlorkalk: Basogrelith, Caporit®, Perchloron® (bis zu 80% aktives Chlor). Mit Magnesiumcarbonat gestreckt als Losantin früher für die Hautentgiftung. Zusammen mit Borsäure und Natriumcarbonat zur Herstellung Dakinscher Lösung; 1 T. Chlorkalk +5 T. Wasser = Chlorkalkmilch. In Aqua chlorata nur zu 0,5%.

Natriumhypochlorit (z. B. als Antiformin® zusammen mit Natronlauge zur Auflösung organischen Materials) nur in wässriger Lösung haltbar (alkalisch). In Sanitärreinigern wie Domestos® und Dan Klorix® (cave: Chlorgasfreisetzung durch Kombination mit Säuren).

Kaliumhypochlorit, verwendet als Bleichmittel im Haushalt (Lösungen oder Puder 3–6%), bedrohlich bei gleichzeitiger Anwendung von Säure bzw. sauren Reinigungsmitteln (→ Chlor- und Salzsäure-Entwicklung).

Chloride ohne spez. Giftwirkung (s. jeweiliges Kation; ggf. auch Störung des Elektrolyt- und Wasserhaushaltes zu berücksichtigen → Exsikkose möglich).
Chlorate, s. eigenes Kapitel.

Chlorite (Salze der chlorigen Säure, z. B. Natriumchlorit), Verwendung als starke Bleichmittel für Textilien usw., starke Bleichwirkung auf Gewebe, chlorähnliche Wirkung; bildet mit Säuren Chlordioxid.

Chlorwasserstoff (Hydrogenchlorid), in verflüssigtem Zustand in Druckgasbehältern.

Chlorwasserstoffsäure (Salzsäure) s. Kap. Säuren, anorganische und Abschnitte II/III.

C.

Chloramine, organische Aktivchlor-Verbindungen, besonders bedeutsam Chloramin 80, Tosylchloramin-Na, in Clorina®, Trichlorol®, Monochloramin B und T (Natriumsalz des N-Chlor-benzen-4-sulfonamid bzw. N-Chlor-toluen-4-sulfonamid) sowie die analogen Dichloramine B und T, Hexachlormelamin, Methansulfonsäuredichloramid u. a., sämtlich starke Oxidationsmittel, für Desinfektionszwecke sowie als Entgiftungsmittel. Je nach Aktivchlorgehalt Reaktion mit organischen Substanzen sehr heftig (Hitzeentwicklung, Chlorabspaltung, Explosionsgefahr). In Lösung erfolgt bei Monochloramin B u. T Freisetzung von Hypochlorit (s. oben); **LD** p. o. mitunter schon 1–2 g Monochloramin T.

II. und III. Toxikokinetik, -dynamik und Symptomatik

A.

Chlorgas: Vorwiegend Schädigung der (feuchten) Schleimhäute durch Bildung von Salzsäure (!) und Sauerstoff unter Wasserstoffentzug und Reaktion mit Proteinstickstoff; starke Warn- bzw. Reizwirkung (geruchlich bereits ca. ab 3,5 ppm wahrnehmbar, toxische Wirkung ab 10 ppm für 1–2 h); Reizerscheinungen (heftiges Brennen → Rötung und Schwellung) im Bereich der Schleimhäute von Augen und Respirationstrakt; Husten, Atemnot (evtl. zunächst ohne objektivierbaren Befund), mitunter Erbrechen. Nach längerer Exposition (Zwangssituation) folgen möglicherweise Bronchopneumonie, in schweren Fällen toxisches Lungenödem mit Dyspnoe, Zyanose und Herz-Kreislauf-Versagen; u. U. auch Verbrauchskoagulopathie(folgen). Bei (kurzzeitiger) Einwirkung sehr hoher Konzentrationen (ca. 500 bis 1 000 ppm) drohen Glottiskrampf bzw. reflektorischer Atem- oder Herzstillstand.
Chlorakne als subakute Folge akuter Exposition für alle Chlorverbindungen.
Chloroxide zusätzlich neurotoxisch (z. B. Augenmuskellähmungen).

B.

Hypochlorite bzw. **Chlorkalk** spalten auf Schleimhäuten Chlor ab (s. oben) und wirken zumindest in schweren Fällen zusätzlich wie die entsprechenden Alkalihydroxide (s. daher unter Kapitel Laugen).

C.

Chloramine (sogar peroral) meist relativ harmlos (durch Abspaltung von Hypochloriten Folgen lokaler Schleimhautreizung), ausnahmsweise jedoch rasch tödlicher Verlauf unter den Symptomen einer Blausäure-Vergiftung (möglicherweise Nitrilbildung mit Aminosäuren; s. Kap. Cyanverbindungen).
Von Chloraminen sind chemisch und toxikologisch völlig verschieden die kernsubstituierten aromatischen Chlorverbindungen; vgl. Kap. Halogenkohlenwasserstoffe, aromatische.

IV. Therapie

A.

Bei jeder **Chlorgas**-Einwirkung **sofortiges** Entfernen des Patienten aus der gashaltigen Atmosphäre, **Ruhigstellung** und **Horizontallagerung** bis zur Klärung des Befundes, Schutz vor Wärmeverlust. Dann je nach Schweregrad (vgl. Abschnitte II/III A): Glukokortikoid-Gabe inhalativ und/oder i. v. (vgl. Kap. 7.1.16), u. U. genügt Inhalation von (Kamillentee- oder Ethanol-)Wasserdampf, feinst vernebelten Lösungen von 0,5–2 % Natriumhydrogencarbonat oder 1 % Natriumthiosulfat („Antichlor"). Allenfalls intermittierende Sauerstoffatmung (zurück-haltend, da bei zu intensiver Anwendung nachteilige Wirkung möglich).

Symptomatische Maßnahmen: Bei Bronchospasmen zusätzlich Broncholytika vom Typ Fenoterol (Berotec®), Salbutamol (Sultanol®). Bei Bedarf Hustenseda-tiva, Herz-Kreislauf-Stütze, Korrektur des Säuren-Basen-Gleichgewichtes. Diffe-renzialblutbild (besonders Leukozyten) beachten. Zumindest bei unklarer Symp-tomatik (z. B. bezüglich ZNS-, Lungen- und Nierenfunktion) hämostaseologische Kontrolle zweckmäßig.

In **schweren Fällen** Intensivbehandlung bzw. neben oben angegebenen Maßnah-men sinngemäß wie im Kapitel Nitrose Gase!

Mit Chlor kontaminierte Kleidung entfernen, betroffene Haut mit Seife und viel Wasser gründlich waschen. Betroffenes **Auge** etwa 10 min unter fließendem Was-ser oder mit 0,5 % Natriumhydrogencarbonat-Lösung spülen, nur bei starken Schmerzen ophthalmologisches Lokalanästhetikum, dann schnellstens fachge-rechte Weiterbehandlung durch Augenarzt.

B.

Bei peroraler Aufnahme von **Hypochloriten** bzw. **Chlorkalk** Maßnahmen sinn-gemäß wie im Kapitel Laugen.

C.

Nach peroraler Aufnahme von **Chloraminen** reichliche Flüssigkeitszufuhr, Vor-sicht bei primärer Giftentfernung durch induziertes Erbrechen (cave: Aspiration) oder Magenspülung, da u. U. Verätzungsgefahr besteht (siehe Kap. 7.1.15). Sorg-fältige Nachbeobachtung: Bei (Verdacht auf) Resorptivwirkung im Extremfall schnellstmöglich Maßnahmen sinngemäß wie im Kap. Cyanverbindungen.

Hinweise zum Inhalt von Literaturbeispielen

Chlorgas-Vergiftungen, Chloramin-Vergiftung: Ellenhorn/Barceloux; v. Mühlendahl et al.
Toxikokinetik, -dynamik, Symptomatik und Therapie: Wirth/Gloxhuber; Seyffart
Chemie und Verwendung von einzelnen Substanzen: Römpp
Toxizität von Chlorgas sowie Symptomatik und Therapie der Vergiftung: Albrecht

Chlorate/Perchlorate

I. Substanzen

Bedeutsame Chlorate bzw. Perchlorate sind:
Kaliumchlorat, Kalium chloricum (!), BERTHOLLETsches Salz; **LD** p. o. für Erwachsene (5–)10–15(–30) g. Verwendung in Pyrotechnik (zusammen mit leicht oxidierbaren Substanzen wie Zucker, Kohle, Schwefel, Phosphor), z. B. in Feuer-

werkskörpern, Blitzlicht, Zündholzfabrikation, Sprengstoff („Chlorat-Sprengstoffe"); als Unkrautvertilgungsmittel (obsolet), zur Zerstörung organischen Materials (zusammen mit HCl im Euchlorin; „Chlorat-Veraschung").

Natriumchlorat, Natrium chloricum (!), höchstens noch ausnahmsweise Unkrautvertilgungsmittel oder zur Defoliation verwendet; weniger toxisch als Kaliumchlorat; **LD** ca. 20–35 g (s. oben).

Kalium- und **Natriumperchlorat** als Thyreostatika (z.B. in Irenat®); ferner in Sprengstoffen. Weit weniger toxisch als Kaliumchlorat (s.o.).

Perchlorsäure, Überchlorsäure; Oxidationsmittel, sehr explosiv; starke Säure (ggf. siehe unter „Säuren").

II. Toxikokinetik und -dynamik

Gute enterale **Resorption**. Langsame **Ausscheidung** über die Nieren (Kumulation).

Wirkung: Schleimhautreizung; Chlorate führen im Gegensatz zu Perchloraten zu Hämolyse und (anschließend) zur Bildung von Methämoglobin (Hämiglobin) → Mangel an atemtauglichem Hämoglobin, Verstopfung von Nierenkapillaren (evtl. auch Schädigung des Tubulusepithels). Zusätzlich ggf. Kaliumwirkung bedeutsam (siehe dort).

III. Symptomatik

Nach peroraler Aufnahme von **Chloraten** → Übelkeit, Erbrechen, Magenschmerzen, Diarrhöe. Allmählich zunehmende Zyanose, Atemnot; Tachykardie, Kollaps, mitunter Krämpfe, Bewusstlosigkeit → Atemstillstand, Exitus (im Laufe von 6–12 h) oder protrahierter Verlauf mit Hämoglobin- und Methämoglobinurie (Harn „schokoladenbraun") → Oligurie, Anurie (→ Urämie); hämolytischer Ikterus mit Leber- und Milzschwellung, Thrombozytopenie mit intravaskulärer Koagulopathie möglich.

Nach **Perchloraten** allenfalls Lähmungserscheinungen und/oder Kationenwirkung.

(Siehe auch Hinweise in Abschnitten II/III.)

IV. Therapie

Bei Dosen bis < 200 mg K- oder Na-Chlorat keine primäre Giftentfernung notwendig. Sofort nach peroraler Aufnahme Wasser nachtrinken und wieder erbrechen lassen. Bindung an Aktivkohle unsicher.

Bei schwerster Vergiftung können Hämodialyse, Plasmaseparation oder/und Austauschtransfusion (ggf. nach Dialyse) erwogen werden (vgl. Kap. 7.3.2 und 4).

Weiter **symptomatisch**: Bei schwerer Methämoglobinämie Sauerstoffatmung, Zufuhr von reichlich Flüssigkeit (leicht alkalisch, keine unkontrollierte Gabe kaliumhaltiger Lösungen), Methylenblau, Thionin u. Ä. (Wirksamkeit umstritten; am ehesten im Initialstadium hilfreich), Austauschtransfusion, sinngemäß wie bei Nitrobenzol (s. Kap. Nitroverbindungen, aromatische). Korrektur des Elektrolytgleichgewichtes (Hyperkaliämie evtl. lebensbedrohlich! Auch Überprüfung mit EKG zweckmäßig). Bei Gerinnungsstörungen sofort hämostaseologische Fachbehandlung (Heparin). Bei Lähmungserscheinungen durch Perchlorate Calciumglukonat 10%ig i. v., später i. m.

Cave: Alkohol, Opiate, weitere Met-Hb-Bildner s. Kap. 6.1.4.

Hinweise zum Inhalt von Literaturbeispielen

Substanzen, Toxikokinetik, -dynamik, Symptomatik und Therapie: Ellenhorn/Barceloux; Wirth/Gloxhuber
Vergiftungen durch Chlorate besonders im Kindesalter: v. Mühlendahl et al.
Chemie und Verwendung einzelner Substanzen: Römpp

Chlorphenoxycarbonsäuren und Derivate

I. Substanzen

Praktisch bedeutsame Klasse (selektiver) Unkrautbekämpfungsmittel (Herbizide; teilweise synthetische Pflanzenwuchsstoffe); vorzugsweise in Pflanzenschutzkulturen, auch als chemische Kampfstoffe bzw. Sabotagegifte (Phytogifte), teilweise als Arzneimittel angewendet.

Wichtige Vertreter sind beispielsweise:

2,4-Dichlor-phenoxyessigsäure (2,4-D; **LD** für Erwachsene ca. ab 5–6 g), als freie Säure oder Natriumsalz enthalten z. B. in Spritz-Hormin 500®, U 46 D-Fluid® und in Kombinationspräparaten wie z. B. Compo Rasenunkraut-frei®, Marks Optica MP Combi®, Rasen-Duplosan®, Rasen-Unkrautvernichter®, Astix MPD®, Rasen-RA-6® (mit Mecoprop), egesa Unkrautvernichter Neu mit Rasendünger®, Unkrautvernichter Spiess mit Rasendünger® (mit Dicamba).

4-Chlor-2-methyl-phenoxyessigsäure (MCPA; **LD** für Erwachsene ca. ab 14 g), enthalten z. B. in Mega M®, Herbizid M DuPont®, Berghoff MCPA®, Hora M®, Utox M®, M 52 DB®, U 46 M-Fluid® und in Kombinationspräparaten wie Hedomat Rasenunkrautfrei® (mit Dicamba).

2,4,5-Trichlor-phenoxyessigsäure (2,4,5-T), als Pflanzenschutzmittel nicht zugelassen; ggf. in Altbeständen wie Selest®, Selest 100®, in Hedonal DP-T® (mit Dichlorprop), Tributon S®, Tormona®-Präparaten.

2-(2,4-Dichlor-phenoxy) propionsäure (2,4-DP, Dichlorprop), enthalten z. B. in Berhoff Optica DP®, Duplosan DP®, Marks OPTICA DP®, Marks Optica DP K®;

in den Kombinationspräparaten Basagran DP® (mit Bentazon)®, Estrad® (mit Fluoroglycofen), Mextrol DP® (mit Ioxinyl).

2-(2,4,4-Trichlor-phenoxy) propionsäure (Fenoprop, 2,4,5-TP), früher in Silvex®.

2-(4-Chlor-2-methyl-phenoxy) propionsäure (MCPP, CMPP, Mecoprop), z. B. enthalten in Berhoff Optica MP®, Duplosan KV®, Marks Optica MP® und in Kombinationspräparaten Bifenal® (mit Bifenox), FOXTRIL SUPER® (mit Bifenox und Ioxynil), COMPO Rasenunkraut-frei®, Duplosan KV-Combi®, Marks Optica MP Combi®, Rasen-RA-6®, Rasen-Duplosan® (mit 2,4-D), ORKAN® (mit Diflufenican und Ioxynil).

2-(4-Chlor-phenoxy) isobuttersäure, Clofibrinsäure, siehe Kapitel Lipidsenker!

4-(2,4-Dichlor-phenoxy) buttersäure (2,4-DB), ggf. als Altbestände wie Embutox®, SYS 67 B® und –Buctril DB®.

II. Toxikokinetik und -dynamik

Resorption über Magen-Darm-Kanal verhältnismäßig rasch, aber auch über die Haut möglich.

Elimination: Vorwiegend unzersetzt über die Nieren ausgeschieden, nur zum kleinen Teil metabolisiert (geringfügige intermediäre Halogenkohlenwasserstoff-Bildung denkbar).

Wirkung: Wenn die Verbindungen als Natrium- oder Aminsalze – ggf. als Ester – vorliegen, ist mit nennenswertem Säureeffekt im Allgemeinen nicht zu rechnen. Zentralnervöse und unspezifische Wirkungen stehen im Vordergrund; allenfalls ist auch Wirkungsvergleich mit aliphatischen Halogenkohlenwasserstoffen oder chlorierten Benzolen (s. dort) zulässig. Verunreinigungen mit chlorierten Phenolen möglich → Bildung von **Dioxinen** bei technischen Prozessen oder (thermischer) Zersetzung möglich (vgl. Kapitel Brand- und Pyrolysegase sowie Kapitel Dioxine).

III. Symptomatik

Nach Einwirkung von Chlorphenoxycarbonsäuren (rasche Information über pH durch Schleimhautinspektion und Indikatorpapier) zunächst vorwiegend Symptome und Gefahren wie bei **Säurevergiftung**; zudem evtl., wie nach **peroraler** Aufnahme toxischer Dosen von annähernd **neutralen Derivaten**, häufig zunächst starkes Durstgefühl; etwa im Laufe der ersten Stunde → Übelkeit, Erbrechen, Koordinationsstörungen, Somnolenz → Koma, Kreislaufschwäche; ferner hämorrhagische Diathese (mit Hämo- und Myoglobinurie) sowie Hyperglykämie, Glykosurie und mitunter auch Muskelzuckungen und -lähmungen (evtl. der Interkostalmuskulatur → Atemstörungen), polyneuropathische Symptome sowie Krämpfe möglich. Nach Aufnahme letaler Mengen Exitus im Verlauf von 1–4 Tagen infolge Kreislaufversagens oder Atemlähmung zu befürchten. Weitere **Komplikationen** durch Verunreinigungen (s. Abschnitt II) möglich! Besonders gefährdet sind Patienten mit Niereninsuffizienz oder Blutgerinnungsstörungen oder unter Antikoagulanzien-Einwirkung.

C

IV. Therapie

Nach **peroraler** Aufnahme aufgrund der kaustischen Wirkung frühzeitige Endoskopie. Sofern keine Verätzung vorliegend, Gabe von Aktivkohle als Adsorbens. Bei Nachweis von Verätzungen vorsichtiges Absaugen des Mageninhaltes. Kontaminierte Haut gründlich mit Wasser und Seife reinigen.

Bei **schweren** Vergiftungen kann eine kontrollierte alkalische forcierte Diurese die Halbwertzeit erheblich senken (für 2,4-D von ca. 40 h auf ca. 3 h). Einsatz von Hämodialyse bzw. -perfusion möglicherweise erfolgreich. Siehe Kap. 7.3.1 bis 3.

Weiter **symptomatisch** und prophylaktisch. Zur Förderung der renalen Ausscheidung, als „Leberschutz" und bei (drohender) Kreislaufschwäche, Lävulose- oder Dextrose-Dauertropfinfusion mit evtl. erforderlichen Zusätzen unter entsprechender Kontrolle (wegen Möglichkeit der erhöhten Flimmerbereitschaft des Herzens zurückhaltend mit Kreislaufmitteln der Adrenalinreihe). Bei Krämpfen Diazepam (Faustan®, Valium®), allenfalls Sauerstoff(be)atmung. Bei tetanischen Muskelkrämpfen infolge Hypokalzämie 10–20 ml 10%iges Calciumgluconat sehr langsam i. v.

In schweren Fällen wiederholt Kontrollen von Herz-Kreislauf-, Leberfunktion und Elektrolythaushalt (auch EKG) sowie von Säuren-Basen- und Wasserhaushalt (Diurese!), neurologischem Status (fachärztliche Nachbeobachtung sinnvoll), Blutbild und Gerinnungsstatus. Physikalische Pneumonieprophylaxe. Beachte ggf. Hinweise Kapitel 7.1.

Vorsicht mit gleichzeitiger Anwendung von Arzneimitteln, die besonders stark an Plasmaproteine gebunden werden (z. B. Digitoxin, orale Antidiabetika oder Antikoagulanzien)!

Hinweise zum Inhalt von Literaturbeispielen

Substanzen, Toxikokinetik, -dynamik, Symptomatik und Therapie: Daunderer; Hayes et al.
Toxizität und Therapie: Albrecht
Physikalisch-chemische und toxikologische Daten: iva (s. Quellenverzeichnis, N 16)
Toxikologie: Sagunski et al.
Chemie und Verwendung: Römpp
Gesetzliche Bestimmungen im Umgang mit Pflanzenschutzmitteln s. Hinweise Kapitel 8.3 und Anhang

Chrom

I. Substanzen

Chrom-VI-oxid, Chromiumtrioxid, Chromsäure(anhydrid), Acidum chromicum; medizinisch je nach Konzentration als adstringierendes, desodorierendes bzw. oxidierendes (3–5 %) oder (warzen)verätzendes Mittel (20–30 %); technisch als Oxidations- und Ätzmittel (z. B. im graphischen Gewerbe); **LD** p. o. ca. ab 1–2 g. **Chrom-III-sulfat** sowie **Chromalaune**, als Beizen in Chromgerbereien sowie im Zeugdruck, in Färbereien, zur Katalysatorherstellung usw.; weit weniger toxisch als Kaliumdichromat (s. unten).

Ammonium-, Alkali-, Erdalkalichromate und -dichromate, als Beiz-, Oxidations- und Textilhilfsmittel, insbesondere

Kaliumdichromat, Kaliumbichromat, chromsaures Kali, Chromkali; **LD** p. o. ca. 10–30 mg/kg KG. Industrielle Verwendung, z. B. zur Füllung galvanischer Elemente, als Holzbeize, in Gerbereien, Verchromungsbetrieben, zur Herstellung von Chromfarben, Lederleimen, etwa 8–15 % in Chromschwefelsäure (s. Schwefelsäure-Vergiftung), allein oder in Kombination in histologischen Fixierungs- und Mazerationsgemischen, in Bleichbädern, in Reinigungslösungen, in Zündholz-, Farbstoff-, Film und Fotoindustrie, in Feuerwerkerei; siehe ggf. auch Kalium-Kapitel.

Natriumdichromat, technisch wichtigste Verbindung des 6-wertigen Chroms. Verwendung als Oxidations- bzw. Bleich-, Beiz-, Imprägnier- und Korrosionsschutzmittel, zur Farbstoff- und Pigmentherstellung.

Chromfarben wie Chromoxidgrün, Bariumchromat (s. auch Barium-Kapitel), Zinkchromat, Silberchromat, Kupferchromat, Bleichromat (Chromgelb z. B. in Öl-Vorstreichfarbe chromgelb, Abtönpasten, Buchbinderfarbe; Bleisilicochromat z. B. in Alkydharz-Rostschutzfarbe; s. auch Blei-Kapitel) u. v. a. allein oder in Pigment-Farbmischungen oft unter willkürlichen Bezeichnungen.

II. Toxikokinetik und -dynamik

Resorption erfolgt über Magen-Darm-Trakt (bei 3-wertigen Chromverbindungen nur unbedeutend, p. o. relativ wenig toxisch), aber auch über Respirationstrakt (Staub) und Haut (aus fettiger Zubereitung oder erhitzter Lösung). Starke Plasmaproteinbindung, Fixation in Zellen (z. B. Erythrozyten) und Geweben.

Ausscheidung resorbierter Chromverbindungen (teils nach Reduktion) vorwiegend über die Nieren (Schädigung der Tubuli, über die der größte Teil rückresorbiert wird, und der Schleimhaut des Harntraktes möglich), nur wenig mit Fäzes.

Wirkung der Chrom-VI-Verbindungen: Neben Reizung bzw. Verätzung betroffener Schleimhäute oder Haut → zunächst Kreislauf, später Nierenfunktion, aber auch Leber gefährdet. Methämoglobinbildung, Hämolyse(folgen, z. B. für Niere) möglich.

III. Symptomatik

Nach **peroraler** Aufnahme von Kaliumdichromat oder ähnlich toxischen Chromverbindungen (vgl. Abschnitt I) → Verfärbung und Schwellung bzw. Verätzung der Mund- und Rachenschleimhaut, heftige Leibschmerzen; Erbrechen gelbgrüner, evtl. blutiger Massen; profuse (blutige) Durchfälle; möglicherweise alsbald Kollaps und Exitus oder im Verlauf von Tagen Ikterus, hämorrhagische Diathese; Hämolyse, Methämoglobinbildung (vgl. Kap. 6.1.4) Dysurie, Hämaturie, Albuminurie → Anurie, Urämie. Mitunter Krämpfe, Koma.

Nach massiver **Inhalation** von Chromat-Staub akute Pneumonie. Nach **epikutaner** Einwirkung Verätzung und Resorptivwirkung (vgl. Abschnitte I und II) möglich. Mit Chromaten verunreinigte Wunden heilen sehr schlecht. **Allergische** Reaktionen relativ häufig.

IV. Therapie

Nach **peroraler** Aufnahme sofort reichlich Flüssigkeit trinken und nachfolgend oder bei größeren Mengen sofortige Magenspülung unter gastroskopischer Sicht; Zusatz von Ascorbinsäure zur Spülflüssigkeit empfohlen und/oder Gabe von Aktivkohle (bei Fehlen von Verätzungszeichen). Bei induziertem Erbrechen besteht Verätzungsgefahr. Frühzeitige Gabe von Ascorbinsäure kann den Verlauf möglicherweise günstig beeinflussen (6-wertiges Chrom wird zum schlechter resorbierbaren 3-wertigen Chrom reduziert).

In **bedrohlichen Fällen** neben Schockbehandlung möglichst frühzeitig mit Eliminationsförderung beginnen (vgl. Kap. 7.3). Forcierte Diurese nur sehr vorsichtig, sorgfältige Flüssigkeitsbilanzierung. Möglicherweise sind Hämodialyse (jedenfalls zur Überbrückung der oligoanurischen Phase), Blutaustausch und Plasmaseparation im Initialstadium einer schweren Intoxikation zu erwägen.

Übliche Chelatbildner (s. eigenes Kapitel) bei akuter Chromvergiftung als **Antidote** nur relativ wenig wirksam, bei schweren Vergiftungen allenfalls Versuch mit DMPS (vgl. z. B. Kap. Quecksilber).

Betroffene **Haut** sofort gründlich mit Seife und viel Wasser oder mit Milch spülen; evtl. Auftragen einer 10%igen Lösung von Ca_2Na-EDTA in Polyethylenglykol 400 nützlich. Bei großflächiger Verbrennung Exzision der betroffenen Hautbezirke; Infektionsschutz.

Weiter **symptomatisch:** Kreislauf- bzw. Schock- und Schmerzbehandlung (vgl. Kap. 7.1.4), Kontrolle und Korrektur von Wasser- und Elektrolythaushalt (keine unkontrollierte Infusion kaliumhaltiger Lösungen), ggf. siehe auch Kapitel Säuren und Hinweise in Abschnitt I.

Hinweise zum Inhalt von Literaturbeispielen

Substanzen, Toxikokinetik, -dynamik, Symptomatik und Therapie: Daunderer; Seeger/Neumann; v. Mühlendahl et al.; Wirth/Gloxhuber
Toxikologie des Chroms: Schäfer et al.
Chemie und Verwendung einzelner Substanzen, z. T. mit Hinweisen zur Toxizität: Römpp
Entsorgung siehe Kapitel 8.3 und Anhang

Cobalt

I. Substanzen

Metallisches Cobalt sowie **Cobaltoxide** praktisch nur per inhalationem in Staubform toxisch (in speziellen Produktionsbetrieben); „Hartmetall-Lunge".

Cobaltcarbonat und **-phosphat**, neben Cobaltoxiden in Silikattechnik, hauptsächlich für Emailherstellung sowie als Pigment und Glasurfarbe in Keramik verwendet.

Cobaltchlorid, Verwendung in Keramik, Laborchemikalie; 0,5 g p. o. toxisch.

Cobaltnitrat, zur Herstellung von Cobalt-Farben, Laborchemikalie (s. auch unter Nitraten); Toxizität etwa analog -chlorid.

Cobaltsulfat, Trockenmittel für Farben und Linoleum, in Galvanotechnik, Zusatz zu alkalischen Akkumulatoren; Toxizität etwa analog -chlorid.

Cobaltammonsulfat, Lithopone-Zusatz; Toxizität etwa analog -chlorid.

Ölsaure- und harzsaure Cobaltsalze, z. B. Cobaltoleat, -resinat und -naphthenat sowie **Cobaltacetat** als Siccative in Ölfarben und Lacken verwendet.

Cobaltviolett (Cobaltrot), Pigmentfarbstoff, durch Glühen von **Cobaltarsenat** oder **Cobaltphosphat** hergestellt.

Cobaltaluminat, Cobaltblau, Thenards-Blau in Künstlerfarben, in der Porzellanindustrie; analog auch **Cobaltstannat, Cobaltgrün (Zoelin)** sowie **Rinmanns-Grün** oder **Türkisgrün** (Cobalt-Zink-Mischoxid).

Cobaltcarbonyle (Dicobaltodecacarbonyl, Cobaltcarbonylwasserstoff), als Antiklopfmittel, für spezielle Synthesezwecke u. a. verwendet; Toxikologisch etwa wie Nickelcarbonyl (s. Kap. Nickel)!

Cobaltkomplex-Verbindungen, vorwiegend als spezielle Antianämika (zur Perniziosa-Behandlung) verwendet, teilweise auch in extremer Dosierung als Blausäure-Antidote (vgl. Kap. Cyanverbindungen); **Corrinoide** (Cobalamin, „Extrinsic Factor", Vitamin-B$_{12}$-Gruppe): Cyanocobalamin (z. B. in Ambe®, Cytobion®), Hydroxocobalamin (z. B. in Aquo-Cytobion®, Lophakomp-B 12 Depot®).

II. Toxikokinetik und -dynamik

Resorption über Magen-Darm-Trakt nur verhältnismäßig langsam. Insbesondere Corrinoide (vgl. Abschnitt I) haben hohe Affinität zu speziellen Plasma-Bindungsproteinen.

Ausscheidung über Nieren, zum kleinen Teil auch über Galle und Darm.

Wirkung: Neben lokaler Gewebsunverträglichkeit bei akuter Intoxikation vorwiegend zentralnervöse und vasoaktive (Lähmung von Gefäßmuskulatur) allenfalls auch kardiale Wirkungen zu erwarten; Spätschäden an Herzmuskulatur möglich. Cobalt wirkt **allergisierend** (oft Kreuzsensibilisierung gegen Nickel oder Chrom).

III. Symptomatik

Nach Inhalation von Cobalt(oxid)-Staub oder peroraler Aufnahme oder Injektion löslicher Cobaltsalze sind möglich: Verätzungen im Rachen, Magen und Darm verbunden mit Übelkeit, Erbrechen, (kolikartige) Leibschmerzen, flüchtige Hautrötung im Kopf-Hals-Bereich, Hyperthermie, Tachykardie, Blutdrucksenkung, Dyspnoe, Zyanose, allenfalls Lähmungserscheinungen, Krämpfe; Exitus im Kollaps oder an Atemlähmung.

C

IV. Therapie

Nach **peroraler** Aufnahme sofort Flüssigkeitsgabe und gastroskopische Befundung. Anwendung von **Antidoten** wie DMPS (z.B. DMPS Heyl®), Natriumcalciumdedetat, Penicillamin (Metalcaptase®) oder Natriumthiosulfat möglich, aber klinisch nicht sicher wirksam. Kontrolle des Wasser- und Elektrolythaushaltes und der Nierenfunktion. EKG-Überwachung; wegen Kardiomyopathiegefahr → echokardiographische Abschlussuntersuchung.

Bei **Staubinhalation** Behandlung der lokalen Reizerscheinungen (vgl. auch Kapitel Nitrose Gase).

Weiter **symptomatisch** (vgl. Abschnitt III, ggf. auch Kap. 7.1). Nachbeobachtung (vgl. Abschnitt II).

Hinweise zum Inhalt von Literaturbeispielen

Symptomatik und Therapie: Daunderer; Seeger/Neumann; Wirth/Gloxhuber
Chemie und Verwendung einzelner Substanzen, z.T. mit Hinweisen zur Toxizität: Römpp

Cocain

I. Substanzen

Cocain (Coca, Benzoylmethylecgonin), Hauptalkaloid der Blätter des Cocastrauches (*Erythroxylon coca*, „Bolivianisches Blatt", Huanacosorte und *E. novogranatense*, Trujillo-Koka); z.B. auch „Coke", „Charley","White Stuff", „Koks", „Schnee", „Grammophonplatte" genannt (als Paste z.B. auch in Cocain-Bildern).
LD je nach Empfindlichkeit u.a. (s.u.) etwa: p.o. ab 0,5–1,0 g, parenteral ab 20–30 mg; i.v. ab 2–16 mg. Toxizität und Wirkung der Ware abhängig vom Reinheitsgrad (meist max. 25%, z.B. in „Cocain-Briefchen") und den Verunreinigungen („Verschneiden") mit aktiven Synthetika wie Amphetaminen, Ephedrin, Coffein, Phenylpropanolamin, Phencyclidin, Chinin, Yohimbin (vgl. ggf. entsprechende Kapitel).

Cocainum hydrochloricum als Lokalanästhetikum max. 20%ig nur extrem selten verwendet, eher missbräuchlich bzw. in Extremfällen injiziert. Durch Zusatz von Wasser und Natriumhydrogencarbonat (Backpulver) verbleiben nach Erhitzen basisch reagierende Kristalle („free basing"), zunehmend gehandelt als „**Crack**" bzw. „Rockcocain": billige, geruchslose Massendroge („Billigcocain", „Todesdroge", „**Cake**", „**Happy Dust**"), die geraucht wird (1 Pfeifenration = „rock", ausreichend für einen Rausch), sekundenschnell wirkend, rasch süchtig machend.

Konsumformen des Cocains (nach Häufigkeit): Schnupfen („Koksen", „sniffing", „snorting", „toothing", „blowing") > Injektionen, subkutan oder intravenös (in Kombination mit Heroin als „speed ball" = „C & H") > orale oder lokale (z.B. im Genitalbereich) Anwendung.

II. Toxikokinetik und -dynamik

Resorption bzw. Wirkungseintritt rasch bei Inhalation (u.U. noch schneller als i.v.), langsamer bei Applikationen nasal > oral > i.m. > s.c. > epikutan (unbedeutend).

Wirkungsweise: Neben lokalanästhetischem Effekt vorwiegend Hemmung der Wiederaufnahme von Dopamin, Noradrenalin, Serotonin → sympathische Prävalenz („Kampfreaktion"), peripher und zentral bedeutsam für Kreislauf (z.B. Vasokonstriktion, Herzfrequenz), ZNS (Stimulation → Lähmung) und Gefahr von toxischen Interaktionen, besonders mit Sympathomimetika, Analeptika, Antidepressiva, MAO-Hemmstoffen und Lokalanästhetika (siehe entsprechende Kapitel und Abschnitt III). Cocain-Blutspiegel bei reinen Cocain-Todesfällen von < 3 ng/ml bis > 12 mg/ml beschrieben.

Elimination durch Metabolisierung bzw. hydrolytische Spaltung und (besonders nach Aufnahme hoher Dosen) durch unveränderte Ausscheidung über Harn und Stuhl; HWZ etwa 1 h.

III. Symptomatik

Nach Injektion oder Resorption akut toxischer Mengen (vgl. Abschnitt II) sind neben Lokalanästhesie in unterschiedlicher Ausprägung (z.B. bei Abhängigen) zu erwarten:

Phase der frühen Stimulation: Euphorie, Redezwang, Unruhe, Zähneknirschen (Bruxismus), Fibrillationen kleiner Muskelgruppen (besonders in Gesicht, an Händen und Füßen), feinschlägiger Tremor (Zitterschrift), präkonvulsive Bewegungen; taktile, auditorische, farbig-visuelle, olfaktorische und/oder gustatorische Halluzinationen (evtl. sexuell betont); Sprachschwierigkeiten, psychotische Reaktionen (mit paranoiden Halluzinationen); migräneartige Kopfschmerzen, erhöhte Kerntemperatur (im Extremfall maligne Hyperthermie), gerötete oder blasse Haut, kalter Schweiß; Nausea, Emesis.

Besonders nach Inhalation oder i. v. Injektion (vgl. Abschnitte I und II) sehr schnell einsetzende Reaktion mit intensivem Flush.

Blutdruckanstieg (ca. 15–20 % über Norm); Bradykardie → Arrhythmie → Tachykardie (ca. 30–50 % über Norm; Gefühl des persönlichen Untergangs kann Kreislaufkollaps ankündigen!); Zunahme von Atemfrequenz und -minutenvolumen.

C

Phase der späten Stimulation: Verminderte Reaktion auf äußere Reize, Hyperreflexie, athetotische Bewegungen, Konvulsionen (tonisch-klonisch), Status epilepticus; Inkontinenz, evtl. maligne Enzephalopathie; weiterer Anstieg (mitunter auch Abfall) von Blutdruck und Herzfrequenz (Gefahr von Gefäßspasmen und Myokardinfarkt bei intakten Gefäßwänden; Gefäßrupturen, z. B. mit intrazerebralen Massenblutungen; Herz- oder Mesenterialinfarkt), schneller unregelmäßiger und schlecht tastbarer Puls; periphere → zentrale Zyanose; Dyspnoe mit Übergang in Cheyne-Stokes-Atmung → progressive Hypoxie. Nach Überstehen der akuten Stadien meist erheblicher Cocain-Kater, „post-coke-blues".

Phase der Depression (nahezu infauste Prognose): Versagen kreislauf- und atemregulatorischer Funktionen (Kammerflimmern, Herzstillstand; Cocain-Kollaps; Atemstillstand und/oder Lungenödem mit agonaler Schnappatmung), Lähmung lebenswichtiger Hirnzentren mit Koma (fixierte und dilatierte Pupillen).

IV. Therapie

Erforderlichenfalls zunächst intensivmedizinische **Stabilisierung** von Herz-Kreislauf, Atmung und Lagerung. Bei massiver Resorption („body packer") Gabe von Glyceroltrinitrat zur Koronardilatation und systemischen Drucksenkung, danach Einsatz von Verapamil möglich, jedoch keine Betablocker! Zur primären und sekundären **Giftelimination** siehe ggf. Kapitel 7.2 und 7.3.

Cave: „body packing" (kein Paraffin als Laxans!).

Nach Sicherung der Diagnose (Anamnese, Auffinden des Stoffes, Einstiche usw.; Ausschluss von Hyperthyreose, Intoxikation mit Sympathomimetika oder Parasympatholytika; siehe jeweils dort) **symptomatische Maßnahmen** unter Beachtung von Abschnitt III sowie der Kapitel 6.1 und 7.1. Bei Mischintoxikation (z. B. mit Opiaten) evtl. zusätzlich spezifische Behandlung erforderlich (siehe jeweils dort). Auf Interaktionen achten (vgl. Abschnitt II)!

Beachte:
■ Bei jedem Vergiftungsverdacht Patienten mit geeigneter Begleitperson sofort in eine Klinik, die Erfahrung mit Entgiftungstherapie hat, transportieren.
■ Folgende Asservate (nach telefonischer Voranmeldung) zur klinisch-toxikologischen Untersuchung schicken (Giftinformationszentralen und Begleit-Vordruck s. Anhang):
– Blut (10 ml mit EDTA- oder Citrat-Zusatz),
– erster Urin (mind. 30 ml, ggf. katheterisieren),
– erste Magenspülflüssigkeit (bei Verdacht auf Mischintoxikation),

– gefundene Drogen- oder Arzneimittelreste.

■ Möglichst frühzeitig mit psychiatrischer Betreuung beginnen; in schweren Fällen auch hepatologische Nachbeobachtung. Zum Nutzen wiederholter Vergleiche von Handschriftproben siehe Allgemeiner Teil, Kap. 6.2.14.

Hinweise zum Inhalt von Literaturbeispielen

Pharmakokinetik und -dynamik, Cocain-Abhängigkeit und -Abstinenz sowie Verhütung und Behandlung akuter Auswirkungen einer Cocain-Überdosierung (einschl. Literaturnachweise): Freye; Täschner/Richtberg

Anamnese, Sofortdiagnostik, Therapie: Maurer et al.

Klinisch-toxikologische Analytik: Gibitz/Schütz; Külpmann; Geldmacher-v. Mallinckrodt; Müller; Pfleger/Maurer

Beitrag zur Objektivierung und Dokumentation des Verlaufs durch Schriftprobenvergleiche: Ludewig et al.; Ludewig (1999); Wildt

Konsumformen, Nachweis, Rechtsfragen und Kasuistiken: Täschner/Richtberg

Trivialnamen sowie Anschriften von Drogenberatungsstellen und Suchtkliniken: Freye

Prophylaxe und Perspektiven in der Rauschgiftpolitik: Quellenverzeichnis, N 14

Colchicin

I. Substanzen

Colchicin, Colchicinum, (**LD** p. o. ab ca. 0,8 mg/kg) neben Colchicosid und Demecolcin (= Tropolon-Alkaloide) bis zu 1,8 % in **Herbstzeitlose**, *Colchicum autumnale* („vegetabilisches Arsenik"); toxikologisch bedeutsam vor allem Blüten (Sept./Okt.), Fruchtkapseln bzw. Samen, Semen Colchici, aber auch Blätter (cave: Verwechslung der geruchlosen Blätter mit würzigen Bärlauchblättern!). **LD** für Erwachsene ca. 2–5 g, für Kinder 1,0–1,5 g. Tinctura Colchici (0,04 %ig); mitunter noch bei rheumatischen Erkrankungen und Gicht (z. B. Colchicum-Dispert®, Colchysat®) verwendet. Siehe auch Abb. 59.

Demecolcin, Desacetyl-Methylcolchicin, weniger toxisch als Colchicin (s. oben).

II. Toxikokinetik und -dynamik

Resorption über Gastrointestinaltrakt rasch → teilweise Metabolisierung (vorwiegend Desacetylierung) in Leber → **Ausscheidung** mit Galle → enterohepatischer Kreislauf. Starke Bindung an Plasmaeiweiß und Zellproteine.
Wirkung (möglicherweise erst nach „Giftung" → Latenz bis zum Wirkungseintritt): Gastroenteritis; Erregung (→ aszendierende Paralyse), Lähmung medullärer Zentren (z. B. Vasomotorenzentrum), glatter und quergestreifter Muskulatur sowie sensibler Nerven (vgl. auch Kap. Aconitin/Veratrin!); Organschäden (s. u.; am ehesten hämorrhagische Nierenschäden).

Toxizitätssteigerung infolge Hemmung biliärer Ausscheidung offenbar durch Josamycin. Beachte auch mögliche **Kumulation** therapeutischer Dosen im ZNS durch Hemmstoffe von P-Glykoprotein in der Blut-Hirn-Schranke, z. B. Verapamil.

C

III. Symptomatik

Etwa 2–6–14 h nach peroraler Aufnahme toxischer Dosen Brennen und Kratzen in Mund und Rachen, Dysphagie, Übelkeit, Erbrechen → Harndrang, Tenesmen, Koliken, meist schleimig-wässrige, evtl. blutige *Durchfälle* (→ Wasser- und Elektrolytverlust!), Dyspnoe, Zyanose, Angst- und Erstickungsgefühl; Temperaturabfall; Blutdrucksenkung (evtl. nach initialem Anstieg und Tachykardie) bis zum Kollaps möglich. *Sensibilitätsstörungen*, u. U. Krämpfe und *aszendierende Lähmungserscheinungen* (Skelett- und Herzmuskulatur). Evtl. Exitus im Laufe der ersten 3 Tage durch *Kreislaufkollaps* oder *Atemlähmung*. 1–2 Wochen nach Überstehen der Vergiftung Haarausfall (→ evtl. totale, mitunter bleibende Alopezie) möglich; mitunter Störungen von Nieren-, Lungen- und Leberfunktion sowie der Hämatopoese (allergisch?), ausnahmsweise Erblindung.

IV. Therapie

Sofort **Erbrechen** auslösen und/oder **Magenspülung** (auch in Verdachtsfällen); als Nachgabe, oder wenn für Spülung schon zu spät, Natriumsulfat und Aktivkohle (vgl. Kap. 7.2.1 bis 3). In schweren Fällen Magen-Darm-Reinigung wiederholen. Erforderlichenfalls Schockbehandlung.
Weiter **symptomatisch**: Flüssigkeits- und Elektrolytersatz aufgrund regelmäßiger Kontrollen (besonders Kalium; EKG). Dauertropfinfusion von 5%iger Laevulose- oder Dextrose-Lösung, ggf. Zusatz von Noradrenalin (ca. 4–8 mg/250 ml unter Blutdruckkontrolle). Gegen Darmspasmen Atropinum sulfuricum (0,5–1 mg p. o. oder s. c.) oder ähnlich spasmolytisch wirksame (Kombinations-)Präparate (siehe Kapitel Atropin und Spasmolytika), aber keine Opiat-Präparate.
Bei erhöhtem Liquordruck Dexamethason, ggf. Lumbalpunktion oder bei ausgeglichener Wasserbilanz Osmotherapie (vgl. Kap. Wasser).
Bei Blutdruckabfall Dauertropfinfusion mit Plasmaexpander und isotonischer Elektrolytlösung, evtl. Kreislaufstützung mit Katecholaminen erforderlich; in bedrohlichen Fällen Intubation und künstliche Beatmung. Als Adstringens, Stimulans und zur Erwärmung heißen schwarzen Tee. Kontrollierte Wärmeanwendung (cave: Überwärmung!). Nachbeobachtung gefährdeter Organfunktionen (vgl. Abschnitt III). Einsatz von G-CSF, z. B. Granocyte®. In schwersten Fällen Blutaustauschtransfusion.
Antidot-Therapie mit Anti-Colchicin-Fab-Fragmenten in Erfolg versprechender Erprobung.

Hinweise zum Inhalt von Literaturbeispielen

Colchicin in der Herbstzeitlose: Theus; Teuscher/Lindequist; Frohne/Pfänder; Liebenow/Liebenow
Vergiftungen mit *Colchicum autumnale*: Jaspersen-Schib et al.
Verlauf und Therapie von Colchicin-Vergiftungen: Stern et al.

Coniin/Spartein/Pelletierin

I. Substanzen

Coniin (2-Propyl-piperidin), **LD** p. o. ca. 0,5–1,0 g; neben anderen Piperidin-De-rivaten toxikologisch wichtigstes Alkaloid (Früchte > Blätter > Stängel) der Pflanzen

■ **Gefleckter Schierling**, *Conium maculatum* (typisch u. a. unterer Teil des Stängels braunrot gefleckt), nicht verwechseln mit Wasserschierling (*Cicuta virosa*, s. Kapitel Picrotoxin). Pflanze im Heu weniger giftig.

■ **Hundspetersilie**, *Aethusa cynapium*, auch Gartengleiße, Glanz- oder Tollpe-tersilie, enthält Polyine (Polyacetylen-Verbindungen); Wirkung etwa wie Coniin. Gefahr besonders durch Verwechselung mit essbaren Küchenkräutern, Meerret-tich, Sellerie, Mohrrüben, Fenchel usw. oder für Kinder beim Spielen (Teleskope, Flöten, Blasrohre usw.).

Gelsemicin und **Gelsemin**, neben atropin- und strychninartigen Alkaloiden im Gelben Jasmin (*Gelsemium sempervirens*) stehen toxikologisch dem Coniin nahe.

Spartein (Chinolizidin-Alkaloid) neben anderen Inhaltsstoffen toxikologisch wichtigstes Alkaloid insbesondere von den Pflanzen:

■ **Gemeiner Besen(reiser)ginster**, *Sarothamnus scoparius*, *Cytisus scoparius* (Extrakt z. B. in Spartiol®). (Färberginster, *Genista tinctoria*, siehe unter Cytisin im Kapitel Nicotin!).

■ **Gelbe Lupinen**, *Lupinus luteus* und andere Arten (Viehfutter). Zusätzlich Al-kaloide wie Lupanin. Alkaloide vorwiegend im Samen; Giftwirkung bleibt auch im Heu erhalten, kann durch Pilztoxine modifiziert werden.

Sparteinsulfat, nur noch in der experimentellen Medizin verwendet.

Pelletierin und Isopelletierin neben anderen Alkaloiden in Rinde des Granatap-felbaumes, *Punica granatum*; Extrakt von Cortex Granati wegen starker lokaler Reizwirkung medizinisch verlassen, Pelletierin-tannat aber mitunter noch als Bandwurmmittel verwendet.

II. Toxikokinetik und -dynamik

Resorption: Coniin rasch über den Magen-Darm-Trakt, aber auch über Haut.
Elimination eines Großteils verhältnismäßig schnell (Niere > Galle).

Wirkung: Neben nicotin- und curareartiger Wirkung vorwiegend aufsteigende Lähmung der motorischen Rückenmarkszentren und schließlich der Medulla oblongata.

Spartein und Pelletierin akut toxikologisch ganz ähnlich. Beeinflussung des Verlaufs der Intoxikation mit Pflanzenteilen (vgl. Abschnitt I) durch Begleitstoffe (z.B. lokale Reizwirkung → rechtzeitiges Erbrechen → geringere Resorption).

C

III. Symptomatik

Schon sehr bald nach peroraler Giftaufnahme: Salivation, Nausea, evtl. Erbrechen, später Trockenheit der Mundschleimhaut, Durst, Heiserkeit, Schluckbeschwerden; schmerzhafte Diarrhöe; Seh- und Hörstörungen; evtl. Dyspnoe, Senkung der Köpertemperatur, Frequenz- und Rhythmusanomalien des Herzens (Bradykardie bes. bei Spartein; Extrasystolen, vorwiegend in hypoxämischer Phase → evtl. Herzstillstand), Blutdruckabfall.

In schweren Fällen vor allem – an Beinen beginnende – allmählich aufsteigende Lähmung (selten Krämpfe) bis zur tödlichen Atemlähmung bei vollem Bewusstsein. Bei Überstehen der Vergiftung evtl. bleibende Muskelschwäche bzw. Lähmungen möglich.

IV. Therapie

Sofort nach peroraler Aufnahme **Erbrechen** auslösen oder **Magenspülung** (vgl. Kapitel 7.2.1 und 2). Anschließend oder wenn für retrograde Giftentfernung schon zu spät: 2 gestr. Essl. Natrium sulfuricum in 0,5 l lauwarmen Wassers mit Zusatz von reichlich Aktivkohle (vgl. Kapitel 7.2.3). Schutz vor Wärmeverlust. Weiter **symptomatisch**: Bei Ateminsuffizienz künstliche Beatmung bis zur Rückbildung der akuten Erscheinungen (nicht aufgeben, solange Herz schlägt!). Allenfalls Erfolg versprechend gegen Lähmungserscheinungen: Strychninum nitricum, 2 mg/dosi s.c., nach Bedarf wiederholen. Kontrollierte Korrektur des Wasser- und Elektrolythaushaltes sowie der Herz-Kreislauf-Funktion (EKG!). Bei Spartein-Vergiftung zusätzlich wiederholt Injektion eines geeigneten Calciumsalzes, z.B. Calcium gluconicum 10%ig i.m., evtl. auch langsam i.v. Kardiodepressive und hypotensive Wirkung (insbesondere von Spartein) offenbar durch Isoprenalin zu beeinflussen; Anwendung von Dopamin bei Erfolglosigkeit von Isoprenalin gegen stärkeren Blutdruckabfall empfehlenswert (vgl. Kapitel 7.1.4).

Auch bei Symptomlosigkeit stationäre Beobachtung zweckmäßig.

Hinweise zum Inhalt von Literaturbeispielen

Pflanzen mit Alkaloid Coniin (z.B. Gefleckter Schierling): Frohne/Pfänder; Teuscher/Lindequist; Hegnauer; v. Mühlendahl et al.; Liebenow/Liebenow

Pflanzen mit Polyacetylen-Verbindungen (z.B. Hundspetersilie): Frohne/Pfänder; Heywood

Pflanzen mit Spartein und anderen Alkaloiden: Frohne/Pfänder; Roth/Daunderer; v. Mühlendahl et al.

Cyanamid

I. Substanzen

Cyanamid (sehr reaktionsfähiges) Ausgangsprodukt für zahlreiche Synthesen; stabilisiert in 50%iger Lösung als SKW-Cyanamid-L 500®, verdrängt in der Industrie immer stärker das **Calciumcyanamid** (**LD** ca. (10)–40–50 g; vgl. aber Abschnitt II!), technisch als Kalkstickstoff („Kunstdünger").

Im (angelsächsischen) Schrifttum mitunter auch abgekürzt CCC („citrated calcium carbamide"); nicht zu verwechseln mit dem ebenso abgekürzten Chlorcholinchlorid, vgl. Kapitel Parasympathomimetika!

II. Toxikokinetik und -dynamik

Cyanamid hinsichtlich Wirkung vergleichbar dem Calciumcyanamid bzw. Kalkstickstoff. Am ehesten bedrohlich durch **zusätzliche** Einwirkung von **Alkohol** (auch durch kleinste Mengen Toxizität evtl. bis 30fach gesteigert) → Bildung toxischer Reaktionsprodukte, Cysteinin-Aktivierung → starke Vasodilatation. Bei Kalkstickstoff(dünger) zusätzlich in Feuchtigkeit (der Schleimhäute) hydrolytische Abspaltung von Calciumhydroxid → Haut- und Schleimhautschädigung möglich (vgl. Kapitel Laugen).

III. Symptomatik

Neben Haut- und Schleimhautreizung am Ort der Einwirkung von Cyanamid **Kreislaufreaktionen** (besonders nach Alkoholaufnahme – Acetaldehyd-Syndrom, Antabus-Syndrom, vgl. Kap. Thiurame) ähnlich wie bei Calciumcyanamid (s. unten) zu erwarten. Nach Alkoholgenuss auftretendes „Cyanamid-Brennen" ist unangenehm, aber ungefährlich.

Im Lauf der ersten Tage nach Kontakt mit Calciumcyanamid bzw. Kunstdünger meist vorübergehende Reizerscheinungen im Bereiche betroffener Schleimhäute (Infektionsgefahr). Nach massiven Dosen (vgl. Abschnitte I/II) oder wenige Minuten nach zusätzlicher Aufnahme von Alkohol (wenige Gramm, z.B. in einer Flasche Bier, genügen) → Schwindel- und Hitzegefühl, (schmerzhafter) Blutandrang zum Kopf, blaurote Verfärbung der oberen Körperhälfte, Schweißausbruch, Nausea, Herz- und Atembeschwerden (→ ventilatorische Alkalose), Tachykardie, Blutdrucksenkung; in schweren Fällen Kollaps, Bewusstlosigkeit, evtl. Exitus unter Krämpfen, sonst Erholung innerhalb einiger Stunden.

IV. Therapie

Von (Calcium)cyanamid oder Kalkstickstoff betroffene **Augen**, **Haut** und **Schleimhaut** sofort sehr gründlich mit Wasser spülen, ggf. fachärztliche Weiterbehandlung (vgl. Kapitel Laugen).

Nach **peroraler** Aufnahme toxischer Mengen (vgl. Abschnitt I) reichlich Flüssigkeitsgabe, anschließend primäre Giftentfernung. Erbrechen vermeiden, da starke Reizwirkung; vorsichtige Magenspülung unter Beachtung entsprechender Kautelen (vgl. Kap. 7.2.1), Gabe von Aktivkohle und Natriumsulfat (vgl. Kap. 7.2.3). Bei Resorptiverscheinungen symptomatische Maßnahmen, insbesondere Kreislaufbehandlung aufgrund längerer, engmaschiger Kontrollen (Flachlagerung, ggf. Elektrolyt- und Glukose-Infusionen, erforderlichenfalls Vasokonstringenzien (z. B. Noradrenalin, Arterenol®; evtl. zusätzliche Sauerstoffatmung sinnvoll). Strengstes **Verbot von Alkohol** (auch in spirituöser Arzneimittelzubereitung)!

Hinweise zum Inhalt von Literaturbeispielen

Substanzen, Symptomatik und Therapie: Daunderer; Wirth/Gloxhuber
Therapie des Antabus-Syndroms: Albrecht
Chemie und Verwendung: Römpp

Cyan- bzw. Isocyansäure (Derivate)

I. Substanzen

Freie **Cyansäure** stets im Gemisch mit **Isocyansäure**; bedeutsamer sind **Cyanate** (Salze der Cyansäure), Cyanursäure (nicht akut toxisches Polymerisationsprodukt der Cyansäure) und **Cyanurchlorid** (2,4,6-Trichlor-1,3,5-triazin; Polymerisationsprodukt des Chlorcyan), wichtigstes Zwischenprodukt der chemischen Industrie, besonders für Farbstoffherstellung, optische Bleichmittel, Vulkanisationsbeschleuniger und Pharmazeutika.

Isocyanate [Mono-, Di-, Tri- bzw. Polyisocyanate bzw. Toluylen-(TDI-), Diphenylmethan-(MDI-), Hexamethylen-(HMDI-), Isophoron-(IPDI-)diisocyanate], wichtig als Textilhilfsmittel, Unkrautbekämpfungsmittel, Zwischenprodukte für Waschmittel, Haft- und Klebemittel in Gummiindustrie (z. B. Desmodur®-, Hylene®-, Mondur®-Typen) sowie als Ausgangsprodukt (z. B. Ongronat®) der relativ harmlosen Urethane und Harnstoffe (wichtige Kunststoffklasse in Lack-, Schaumstoff- und Textilindustrie, z. B. Moltopren®). Diisocyanate auch im Purlack®.

Methylisocyanat (MIC), farblose Flüssigkeit, niedrig siedend, stechender Geruch, stark Schleimhaut reizend (MAK 0,01 ppm; etwa 2 ppm über wenige Minuten erste Reizerscheinung an Augen und Nasen-Rachen-Raum, jedoch geruchlich noch nicht wahrnehmbar); Synthesezwischenprodukt für Carbamate; als „Bhopal-Gift" weltbekannt geworden.

II. Toxikokinetik und -dynamik

Vorwiegend lokale Reizwirkung (Cyanurchlorid > Isocyanate) sowie allergische Reaktionen (besonders bei Isocyanaten). Starke Lungengiftwirkung des Methylisocyanates noch nicht hinreichend geklärt, möglicherweise verstärkt durch begleitendes Phosgen (s. dort), da aus diesem hergestellt.

III. Symptomatik

Starke Reizerscheinungen auf der **Haut** und den betroffenen **Schleimhäuten** des Respirations- und Digestionstraktes sowie der **Augen** (einschl. Gefährdung der Kornea) durch Cyanurchlorid (ca. ab 1%; Verlauf vgl. HCl, s. Kap. Säuren), z. T. auch durch Isocyanate.

Nach akuter **Inhalation** von Isocyanaten in Dampf- oder Staubform am ehesten allergische Reaktionen (z. B. durch Toluylendiisocyanate bzw. Desmodur T ab 0,5 ppm) → Konjunktivitis, Bronchiolitis, Peribronchitis, asthmoide Anfälle, evtl. Pneumonie, allenfalls auch (noch unzureichend geklärte) kardiotoxische Reaktionen zu erwarten. Asphyktische Symptome durch Pyrolyse-Produkte möglich (vgl. auch Kapitel Brand- und Pyrolysegase).

Bei **Methylisocyanat** (in Abhängigkeit von Dosis bzw. Konzentration) nach Latenzzeit bis zu 8 h → Reizwirkung auf Augen (evtl. mit Kornea-Ödem) und Respirationstrakt (evtl. bedingt durch Begleitstoffe, vgl. Abschnitt II) besonders intensiv; epikutan und peroral dagegen weniger toxisch (mit organischen Säurechloriden vergleichbar); möglicherweise hepato-, nephro- und hämatotoxisch (Spätschäden).

IV. Therapie

Von Cyanurchlorid oder Isocyanaten betroffenes **Auge** sofort 10–15 min unter fließendem Wasser bei gut geöffnetem Lidspalt spülen, anschließend fachärztliche Weiterbehandlung! Betroffene Haut ebenfalls sofort gründlich mit Wasser und Seife reinigen.

Nach **Inhalation** Frischluft, ggf. Sauerstoffatmung und hochdosierte Gaben injizierbarer und/oder inhalierbarer Glukokortikoide (vgl. Kap. 7.1.16!); Nachbeobachtung hinsichtlich Entwicklung von Pneumonie, Lungenödem (vgl. Kapitel Nitrose Gase) oder Herz-Kreislauf-Reaktionen; nach MIC auch Kontrollen von Blutbild, Leber- und Nierenfunktion.

Nach **Ingestion** reichlich Flüssigkeitszufuhr.

Hinweise zum Inhalt von Literaturbeispielen

Substanzen, Symptomatik und Therapie: Daunderer; Wirth/Gloxhuber
Chemie und Verwendung einzelner Substanzen: Römpp

Cyanverbindungen und Nitrile

I. Substanzen

A.

Blausäure, **Hydrogencyanid**, **Cyanwasserstoff** (Ameisensäurenitril), sehr leicht flüchtige, bei Zimmertemperatur siedende Flüssigkeit ($\rightarrow$ große Inhalationsgefahr!), **LD** p. o. 1–2 mg/kg; per inhalationem 100–150 ppm über 30–60 min oder 200–500 ppm über wenige Sekunden bis Minuten. CN^--Konzentrationen im Blut: Normalwert (Nichtraucher) = 0,13–2,9 µmol/l; toxisch: > 7,5 µmol/l (0,2 µg/ml); potenziell letal: > 200 mmol/l (3–5 µg/ml).

Blausäure durchdringt außerordentlich leicht Gemäuer, wird nur durch Gasmaskenspezialfilter zurückgehalten; von Textilien bei niedriger Temperatur adsorbiert und durch (Körper-)Wärme wieder freigesetzt! Der so genannte Bittermandelgeruch der Blausäure wird von 20–60% aller Menschen nicht und von allen anderen Betroffenen nur bei niedrigen Anfangskonzentrationen (etwa ab 2–5 ppm) wahrgenommen (Lähmung der Geruchsnerven). Warnwirkung u. U. auch durch leichten, aber typisch lokalisierten Rachenreiz.

Verwendung als Begasungsmittel (Schädlingsbekämpfungsmittel, z. B. Cyanosil®) zur Großraumdurchgasung auf Schiffen, an Trägermaterial (meist Kieselgur) gebunden und mit warnenden Geruchs- bzw. Reizstoffen versetzt. Zyklon A (90% Cyanameisensäuremethylester und 10% Chlorameisensäuremethylester), Zyklon B (Blausäure und etwas Chlorcyan oder Chlorameisensäuremethylester – unterschiedlich je nach Hersteller – während des Krieges unter diesem Namen auch ohne Warnstoff). Ferner zur Herstellung komplexer Salze (s. unten) und für organische Synthesen. Stark verdünnte Blausäure-Lösungen (sog. Bittermandelwasser, Aqua Amygdalarum, 0,1% HCN bzw. in Kirschlorbeerwasser, Aqua Laurocerasi) auch obsoletes Hustenmittel. Vorkommen in unreinem Leuchtgas, Kokerei- und Gichtgas, beim Verschwelen von Polyurethanen (wichtige Komponente von Brandgasen, bei defekten Platin-Katalysatoren von Autos, im Tabakrauch; in bitteren Mandeln (**LD** ca. ½–1 Stück/kg KG), Samen der Lorbeerkirsche (*Prunus laurocerasus*) sowie zahlreichen Obstkernen (gefährlich nur größere Mengen von zerkleinerten Kernen bzw. Samen, am ehesten für Kleinkinder), als leicht spaltbares Nitril bzw. Cyanhydrin (Hydroxynitril) in glykosidischer Bindung (Amygdalin bzw. Prunasin), auch im Glykosid Linamarin des Leinsamens (auch in großen Mengen p. o. kaum akut toxisch) und einigen tropischen Pflanzen z. B. Maniok (Cassava), Yams-Wurzel, Süßkartoffel (Batate).

Natriumcyanid und **Kaliumcyanid** (Cyankali); **LD** ca. 2–3 mg/kg (je nach Empfindlichkeit, Magenfüllung und Azidität). Verwendung vorwiegend in Laugerei von Gold- und Silbererzen, in Galvanotechnik, Fotografie, Metalloberflächenbehandlung (Durferrit-Verfahren), zur Entrostung, als Nachbeize, zur Berliner-Blau-Herstellung; Labor- und Industriechemikalien, Silberputzmittel (obsolet). Von Erdalkalicyaniden nur

Calciumcyanid bedeutsam, setzt mit Wasser Blausäure frei, Calcid® (88,5% $Ca(CN)_2$), Calcyan® (42% $Ca(CN)_2$), Verwendung in der Schädlingsbekämpfung, als „black cyanid" in Goldlaugerei sowie für Härterei.

Komplexe Cyanide, bedeutsam hauptsächlich Schwermetall-Cyanid-Komplexe (Cu, Fe, Ni, Co u. a.). Säureeinwirkung setzt stets (wenn auch unterschiedlich schnell) Blausäure frei! **Kaliumferrocyanid (Ferrocyankalium)**, gelbes Blutlaugensalz, Gelbkali; **Kaliumferricyanid (Ferricyankalium)**, rotes Blutlaugensalz, Rotkali, giftiger als Gelbkali; **Eisenferro- und -ferricyanide** (Berliner Blau, Turnbulls Blau u. a.)

Nitroprussid-Natrium, Dinatrium-pentacyanonitrosylferrat-II, Natriumnitrosoferricyanid (z. B. als Antihypertensivum, nipruss®) kann bei rascher Überdosierung durch Überforderung der körpereigenen Entgiftungskapazität u. U. zur Cyanid- bzw. Thiocyanat-Intoxikation führen; vgl. auch Abschnitt II A!

Cyanhalogenide, Halogencyane, leicht flüchtige Substanzen; Chlor-, Brom- und Iodcyan als Synthesezwischenprodukte, Kampfstoffe (obsolet); Chlorcyan als technisches (mit 2–5 % Blausäure verunreinigt!) Ausgangsprodukt für Cyanurchlorid und Guanidin-Derivate; mit Wasser Bildung von ungiftiger Cyansäure, mit (starken) Säuren Blausäure-Freisetzung!

B.

Nitrile, Cyanderivate organischer Säuren, werden über Stufe des Säureamids verseift zu Ammoniumsalz der Säure.

Acetonitril, Cyanmethan, Ethannitril, Methylcyanid, Nitril der Essigsäure, wichtiges Zwischenprodukt, Lösungsmittel, geringer giftig als Blausäure, aber (auch aufgrund von Verunreinigungen) noch sehr gefährlich!

Propionitril, Propannitril (Cyanethan) und **Butyronitril**, Butannitril (1-Cyanpropan), Zwischenprodukte, nahezu gleich giftig wie Blausäure, toxischer als Acetonitril.

Acetoncyanhydrin (2-Hydroxy-2-methyl-propionitril), schwere Vergiftungen bei Kontakt mit der Haut, durch Zersetzung evtl. Freisetzung von Blausäure.

Acryl(säure)nitril (Propennitril), **Vinylcyanid** und **Methacryl(säure)nitril** (2-Methyl-propennitril) wichtige, lokal stark reizende Ausgangsprodukte für Kunstharze und synthetische Fasern (z. B. Polyacrylnitril als Dralon®, Orlon® usw.), früher zur Kopflausvertilgung, zur Raumentwesung z. B. als Ventox®; bei Pyrolyse (auch von Polymeren!) Blausäure-Abspaltung!

Oxalsäuredinitril, Dicyan(gas), stechender (Bittermandel-)Geruch; in Leuchtgas und Hochofengasen, entsteht beim trockenen Erhitzen von Schwermetallcyaniden; im Organismus → Blausäure und Cyanat.

Technisch bedeutsame **Dinitrile** (die unter Normalbedingungen keine Blausäure abspalten, aber mit solcher verunreinigt sein können): **Malonsäuredinitril**, **Bernsteinsäuredinitril**, **Adipinsäuredinitril** (→ Zwischenprodukt für Nylon®, Perlon® usw.) sowie **substituierte Nitrile**, z. B. Chlorcyan s. oben.

Trichloracetonitril, als Insektizid in Tritox®; toxikologisch etwa analog Acrylnitril (s. o.), noch toxischer ist **Trichlorpropionitril**.

2,2'-Azo-bis(2-cyano-propan), α,α'-Azo-bis-isobutyronitril, Azoplast; als Treibmittel Porofor N® zur Schaumstoffherstellung (bei Zersetzung entsteht das flüchtige Tetramethylbernsteinsäuredinitril als besonders starkes Krampfgift!).

Bedeutsame **aromatische Nitrile** sind z. B.

Benzylcyanid (Phenylacetonitril), Zwischenprodukt, obsoleter Kampfstoff; Cyanid-Abspaltung möglich, nicht dagegen beim relativ harmlosen **Benzonitril** (Cyanbenzen, Phenylcyanid); Zwischenprodukt, Extraktionsmittel.

Mandelsäurenitril (α-Hydroxy-phenylacetonitril), Zwischenprodukt (leichte Blausäure-Abspaltung!).

Brombenzylcyanid, enthalten in „Tränengas", obsoleter Kampfstoff, Zwischenprodukt (leichte Blausäure-Abspaltung!).

Bromoxynil (3,5-Dibrom-4-hydroxy-benzonitril), (früher) z. B. enthalten in Bromotril®, Buctril®, Certrol B®, Tristar®; wird als Herbizid verwendet.

o-Chlorbenzylidenmalonsäuredinitril, Kampfstoff mit intensiver Tränenreizwirkung (so genannter CS-Stoff), vgl. auch Kapitel Augenreizstoffe!

Ioxynil (3,5-Diiod-4-hydroxy-benzonitril), z. B. in Azur®, Certrol 40®, Foxtril super®, Orkan®; Kontaktherbizid.

Phthalodinitril, Zwischenprodukt (ortho-Verbindung wesentlich toxischer als para-Verbindung = Terephthalonitril).

C.

Isonitrile, Isocyanide, äußerst unangenehm riechende (Warnwirkung), reaktionsfähige Zwischenprodukte (Verseifung zu primären Aminen und Ameisensäure); trotz erheblicher Giftigkeit keine Blausäure-Abspaltung!

II. Toxikokinetik und -dynamik

A.

Resorption von Blausäure erfolgt rasch über Respirations- und Digestionstrakt sowie über die Haut.

Schnelle **Elimination** vorwiegend durch enzymatische Rhodanid-(SCN^-)Bildung (körpereigene Entgiftungsgeschwindigkeit bis 1 mg CN^-/kg KG × h!).

Wirkung durch schnelle Blockade intrazellulärer eisenhaltiger Atmungsfermente (Fe^{3+} in Cytochromoxidase) → Hemmung der Nutzung des vom Blut den Geweben angebotenen Sauerstoffs → histotoxische Anoxie („innere Erstickung"; venöses Blut „arteriell") → Laktazidose → besonders Schädigung des ZNS (Atemzentrum) → Asphyxie. Zusätzliche Schädigung einer Vielzahl von Enzymsystemen, z. B. Nitratreduktase, Peroxidasen, Ribulosediphosphatcarboxylase.

Entsprechend wirksam sind anorganische und organische (langsamer) Cyanid(-Ionen) abspaltende Verbindungen des Abschnitt I A und B. Bei Cyanhalogeniden zusätzlich starke Schleimhautreizung (wenn trotz Warnwirkung – z. B. in Zwangssituationen – länger dauernde Inhalation geringerer Konzentrationen → Lungenschädigung möglich, vgl. Kap. Chlor), bei massiver Inhalation überwiegt Cyanid-Wirkung. Cyanid kann durch Bindung an Met-Hb zunächst inaktiviert (daher therapeutisch Met-Hb-Bildner wie 4-Dimethylaminophenol) und durch Thiosulfate in ungiftige Rhodanwasserstoffsäure überführt und so renal ausgeschieden werden.

Bei kontinuierlichen Infusionen von Nitroprussid-Natrium, die beim Erwachsenen 1 mg/min nicht überschreiten, keine Cyanid-Intoxikation zu erwarten. Bei länger dauernden Infusionen Gefahr der Kumulation des Metaboliten Thiocyanat: Toxische Symptome bei Plasmakonzentrationen von 5–10 mg Thiocyanat/100 ml (entsprechen 0,6–12 mmol Natriumthiocyanat/l), tödlich etwa 20 mg/100 ml (entsprechen 2,5 mmol Natriumthiocyanat/l); siehe Kapitel Thiocyanate.

B. und C.

Resorption von Nitrilen aufgrund guter Lipidlöslichkeit über Respirations- und Digestionstrakt sowie größtenteils auch über die Haut möglich.

Wirkung einerseits durch mehr oder weniger bedeutsame Blausäure-Abspaltung (vgl. Abschnitt A.), andererseits durch Schädigung des (Zentral-)Nervensystems. Örtliche Reizwirkung kann beträchtlich sein (siehe jeweils Hinweise in Abschnitt I).

Toxizität der Nitrile sehr unterschiedlich, im Zweifelsfall daher stets starke Giftwirkung annehmen. Aromatische (Mono)Nitrile im Allgemeinen weniger toxisch als aliphatische. Aliphatische Isonitrile toxischer als entsprechende Nitrile (obwohl keine Blausäure-Abspaltung!); Krampfgiftwirkung.

III. Symptomatik

A.

Bei massiver **Blausäure**-Vergiftung **apoplektiformer Verlauf**: Binnen einiger Sekunden oder Minuten – evtl. nach Aufschrei und unter Krämpfen – Exitus letalis.

Protrahierter Verlauf nach Inhalation niedrigerer Konzentrationen oder nach peroraler Aufnahme langsam Cyanid abspaltender Gifte, neben lokalen Reizerscheinungen etwa gekennzeichnet durch: Wärme- und Schwindelgefühl, Lufthunger, Hyperpnoe, Hautrötung, Ohrensausen, Sehstörungen, Nausea, Erbrechen (Atemluft und Erbrochenes riechen im Gegensatz zur CO-Vergiftung nach bitteren Mandeln), Herzbeschwerden, trotz Atemnot keine Zyanose (rosige Hautfarbe möglich; im Gegensatz zur Vergiftung mit falschem Mandelöl, vgl. Kap. Aldehyde), ausnahmsweise auch Zyanose. Falls nicht rechtzeitig Frischluft oder Therapiebeginn → Koma mit Blutdruckabfall, Tachykardie, Krämpfen → Atemstillstand (oft lange vor Herzstillstand). Bei Überleben schwerer Vergiftungen schleppende Rekonvaleszenz bzw. Anoxie-bedingte Spätschäden möglich (seltener als nach CO, vgl. Kap. Kohlenoxide).

B. und C.

Nach Einwirkung von **Nitrilen** und **Isonitrilen** sind Symptome ähnlich wie oben für den protrahierten Verlauf beschrieben (s. Abschnitt A.) möglich. Auch zentralnervöse Erscheinungen können mitunter das Vergiftungsbild beherrschen: Nausea, Erbrechen, Erregung, Tremor, Ataxie, Krämpfe und/oder Benommenheit, Depression, Lähmungserscheinungen, Narkose. Eintritt mitunter erst nach mehrstündiger Latenz. Folgeerscheinungen von Haut- oder Schleimhautreizung am Ort der Einwirkung in sehr unterschiedlichem Ausmaß (s. jeweils Hinweis in Abschnitt I).

C

IV. Therapie

A.

Bei **Blausäure-Inhalation**: Je nach Schwere des Falles → Frischluft (auch an **Selbstschutz** denken, gewöhnliche Gasmaskenfilter unwirksam), (Masken-)Beatmung (nicht Mund-zu-Mund oder Mund-zu-Nase), **Sauerstoffbeatmung** (als Zusatzmaßnahme; evtl. im Überdruck), ggf. Herzmassage, Antidote (s. unten; evtl. auch in Kombination mit frühzeitiger Austauschtransfusion)! Erforderlichenfalls betroffene Bekleidung entfernen, benetzte Haut mit Seife und viel Wasser waschen; Schutz vor Wärmeverlust.

Nach **peroraler** Cyanid-Aufnahme sofort **Erbrechen** auslösen; bei langsamer wirkenden Giften auch Magenspülung mit 1–2%iger Kaliumpermanganat-, Wasserstoffperoxid- oder 5%iger Natriumthiosulfat-Lösung. Anschließend oder stattdessen reichlich Aktivkohle (Wirkung unsicher) und Natriumsulfat-Lösung (vgl. Kap. 7.2.3). Bei schweren Vergiftungen Verabreichung von Antidoten (s. u.).

Antidote (nur bei gesicherter Diagnose schnellstmöglicher Einsatz in Verbindung mit obigen Maßnahmen; vgl. auch Abschnitt II):

■ **4-DMAP**, 4-Dimethylaminophenol, 3(–4) mg/kg langsam und streng i.v. (bildet relativ rasch 30(–40)% Met-Hb ohne nennenswerte Beeinträchtigung des Blutdrucks; toxisch ab ca. 50% Met-Hb); **anschließend** durch gleiche Kanüle unbedingt Natriumthiosulfat (s. u.).

Weitere Met-Hb-Bildner wie (Iso)Amylnitrit (zur 10-Sekunden-Inhalation 3–6 Tropfen wiederholt in Abständen von 1 min; evtl. als rasch wirksamer Notbehelf zur Einleitung) oder Natriumnitrit (ca. 4 mg/kg als frisch bereitete 3%ige Lösung langsam i. v., wenn DMAP nicht sofort verfügbar) sind weitgehend verlassen, da Met-Hb-Bildung zu gering und zu langsam und mit zu starker Blutdrucksenkung verbunden. Nachgabe von Natriumthiosulfat (s. unten) unerlässlich. Erforderlichenfalls Antihypotensivum (vgl. Kap. 7.1.8).

■ Natriumthiosulfat als 10%ige (10 ml enthalten 1 g) frisch bereitete oder ampullierte (z. B. Natriumthiosulfat 10%®) Lösung; zunächst 50–100 mg/kg langsam i. v. (Säuglinge: 1 g, Kleinkinder: 2 g, Schulkinder: 5 g), dann je nach Bedarf wiederholen (ggf. insgesamt bis etwa 150 bis 500 mg/kg). Große therapeutische Breite, aber relativ langsamer Wirkungseintritt (max. Wirkung nach 30 min). Zur Ergänzung der obigen Antidote sowie in leichteren und Verdachtsfällen einzusetzen (Na-Kontrolle).

Cobalt-Komplexe wie Dicobalt-EDTA – auch wegen ihrer Eigentoxizität – weitgehend verlassen, jedoch

■ **Hydroxocobalamin**, Cyanokit® 2,5 g bzw. Vitamin $B_{12(a)}$ sowie Cobalt-Histidin-Präparate **(siehe Kapitel Cobalt) sind kaum toxisch, wirken bei i.v. Gabe prompt und intensiv,** Indiziert vor allem nach Inhalation blausäurehaltiger Rauchgase, die weitere asphyktische Gase enthalten und Anwendung von 4–DMAP einschränken, vgl. Antidote, Allg. Teil.

Symptomatische Maßnahmen: Bei hypoxisch bedingter Azidose neben Sauerstoffbeatmung Natriumhydrogencarbonat (vgl. auch Kap. 7.1.7) bzw. Trispuffer, Trometamol (nach Herstellerangaben). Herz-Kreislauf-Stützung!

Bei Hautverbrennungen durch schmelzflüssige Cyanide Brandschorf nicht entfernen, bevor Cyanide sorgfältig abgespült wurden, dann Beschleunigung der „Nekrolyse" mit Enzym-Präparaten (z.B. Wobe-Mugos E®-Salbe; Iruxol-N®-Salbe); ggf. Maßnahmen wie oben.

B. und C.

Nach Aufnahme **Blausäure abspaltender Substanzen** (vgl. jeweils Abschnitt I) zunächst Maßnahmen sinngemäß wie unter Abschnitt A (s.o.) angegeben (an körpereigene Entgiftung, s. Abschnitt II, denken, als Antidot evtl. Natriumthiosulfat ausreichend, s.o.).

Ergänzend wichtig ist in allen Fällen sehr gewissenhafte neurologische Beobachtung und entsprechende **symptomatische Behandlung** wie Sauerstoff(be)atmung und ggf. Applikation von Diazepam (Faustan®, Valium®). Bei narkotischer Wirkung keine medikamentöse Polypragmasie; zunächst vorsorgliche Maßnahmen wie bei Schlafmittelvergiftung (Lagerung, Kreislaufkontrollen usw.).

Nachbeobachtung der Funktion von ZNS, Lunge, Nieren, Leber. Bei Kontakt mit stark (Schleim)Haut reizenden Verbindungen (vgl. Abschnitt I) sofort gründliche Spülung unter fließendem Wasser; benetzte Kleidung sofort entfernen (Resorptions- und Inhalationsgefahr)! Zum Nutzen wiederholter Vergleiche von Handschriftproben siehe Allgemeiner Teil, Kap. 6.2.14.

Hinweise zum Inhalt von Literaturbeispielen

Substanzen, Kinetik, Wirkung, Symptomatik und Therapie: Albrecht; Daunderer; Henschler; Seeger/Neumann; Eyer (dort auch Angaben zur Analytik)
Blausäure-Vergiftungen speziell im Kindesalter: v. Mühlendahl et al.
Blausäureglykosid-Bestimmung in Pflanzen und Früchten: Gerlach; Sommer
Schädlingsbekämpfungsmittel: siehe N 16
Chemie und Verwendung einzelner Substanzen: Römpp

Desodoranzien

I. Substanzen

Im Allgemeinen werden unterschieden (Überschneidungen möglich):
Antitranspirationsmittel (im Wesentlichen Adstringenzien, welche die
Schweißdrüsen beeinträchtigen und die Haut gerben sollen), z.B. Formalin, Metallsalze, insbesondere des Aluminiums, Zirkoniums und Zinks, auch des Lant-
hans bzw. Gemische solcher Salze (vorzugsweise die Chloride, Sulfate, Acetate
und Laktate). Der pH-Wert solcher Mittel liegt meist bei 2–4!
Als emulgierende oder lösende sowie geruchsverbessernde Zusätze dienen in relativ geringen Anteilen meist mehrwertige Alkohole, ätherische Öle, oberflächenaktive Substanzen sowie (bei Pasten oder Pudern) Paraffinöl (bis 20 %), Vaseline
(bis 60 %), Zinkoxid (bis 15 %), Borsäure (bis 2 %), Titaniumdioxid (bis 5 %), ferner Wachse, Fette oder Polyglykole.
Desodorierungsmittel (im Wesentlichen Desinfizienzien, die Schweiß zersetzende Bakterien und Geruchsstoffe vernichten sollen), z.B. Hexachlorophen,
Chlorphenole, komplexe Aluminium-Verbindungen, synthetische Wachsester,
Alkohole oder Wasser, nichtionische Emulgatoren, je nach Qualität etwa zu 0,5–
2 % in indifferenten Trägermaterialien; geruchsverbessernde Zusätze analog
oben. Im Handel als Desodorant-Creme, -Lotion, -Stift, -Spray oder in flüssiger
Form.

Sog. Luftreiniger und Beckensteine enthalten meist Gemische von ätherischen Ölen, Acetophe-
non, Naphthalin, Dichlorbenzol und Carbonsäureestern (insgesamt etwa bis 5 % in Paraffin ein-
gebettet). Toxikologisch etwa wie ätherische Öle. Sog. Luftverbesserer wie Dichlorbenzol
s. Kap. Halogenkohlenwasserstoffe, aromatische. Sog. Intimspray enthält Antitranspirations-
und/oder Desodorierungsmittel (s.o.).

II. und III. Toxikokinetik, -dynamik und Symptomatik

Reizung bzw. Verätzung betroffener Schleimhäute zu erwarten (Auge!, Magen-
Darm-Trakt); Resorptivwirkung (der Desinfizienzien) nur in Extremfällen nach
peroraler Aufnahme massiver Dosen denkbar (s. vorwiegend unter Chlorphenol
im Kap. Phenole).

IV. Therapie

Nach **peroraler** Aufnahme reichlich Flüssigkeit trinken lassen, wenn erforderlich
anschließend Versuch der schnellen Giftentfernung durch Erbrechen (cave: Verätzungen) bzw. Abziehen über eine Magensonde oder Magenspülung; bei entsprechendem pH (Schleimhautinspektion, grobe Information mit Indikatorpapier)
weiter wie im Kapitel Säuren; ansonsten symptomatisch unter Berücksichtigung

der Hinweise in Abschnitt I–III. Betroffenes **Auge** bei gut geöffnetem Lidspalt ca. 10 min unter fließendem Wasser spülen, ggf. weiter wie bei Säureverätzung (s. o.).

Hinweise zum Inhalt von Literaturbeispielen

Substanzen, Symptomatik und Therapie: Velvart
Besonderheiten im Kindesalter: v. Mühlendahl et al.
Inhaltsstoffe, Hilfsstoffe und deren Wirkungen: Blaue Liste®; Fey/Otte; Fiedler; Heymann; Ziolkowsky
Chemie, Verwendung und gesetzlichen Vorschriften: Römpp
Kosmetik-Gesetzgebung: Ziolkowsky

Dialkylsulfate

I. Substanzen

Dimethylsulfat, DMS, Schwefelsäuredimethylester; farb- und geruchlose, wasserunlösliche, sehr gefährliche Flüssigkeit (Dampfinhalation), verwendet als wichtiges Methylierungsmittel in Labor und Industrie; **LD** p. o. 1–5 g oder ca. 100 ppm über 10 min.

Monomethylsulfat, wasserlöslich, von nahezu gleicher Säurestärke wie konzentrierte Schwefelsäure (siehe dort).
Diethylsulfat, Schwefelsäurediethylester; Zwischenprodukt für organische Synthesen. Analog auch andere Dialkylsulfate. Weitaus weniger toxisch als Dimethylsulfat.
Diazomethan, gelbliches Gas, häufig in Benzol oder Ether gelöst (im Extremfall siehe daher auch dort), das vorwiegend hepatotoxisch und ähnlich wie nitrose Gase wirken kann (s. dieses Kapitel).

II. Toxikokinetik und -dynamik

Durch Spaltung von Dimethylsulfat in Schwefelsäure ($\rightarrow$ lokale Reaktion) und Methanol ($\rightarrow$ ZNS-Wirkung) auf Schleimhaut $\rightarrow$ Verätzung und Anästhesie (Verkennung der evtl. tödlichen Gefahr!). Nach Resorption (auch über Haut) Schädigung von Gefäßen und ZNS, später auch von parenchymatösen Organen möglich.

III. Symptomatik

Meist erst Stunden nach **Inhalation** schmerzhafte Konjunktivitis, Chemosis, Hornhautverätzung, Blepharospasmus; schwere Reizerscheinungen im Bereiche des Respirationstraktes mit Übergang in Lungenödem (vgl. Kapitel Nitrose Gase) bzw. Pneumonie; evtl. ZNS-Beteiligung (s. u.).

Nach **epikutaner** Einwirkung oder **peroraler** Aufnahme Verbrennungen 1. bis 3. Grades sowie zentralnervöse Symptome (Krämpfe, Lähmungen, Koma) oder Kreislaufkollaps möglich (vgl. auch Abschnitt II).

IV. Therapie

Nach **Inhalation** (auch bei Symptomfreiheit!) strengste Ruhe, Schutz vor Wärmeverlust, Maßnahmen sinngemäß wie im Kap. Nitrose Gase. **Augen** ca. 10–15 min unter fließendem Wasser spülen, ggf. Anästhesie, Infektionsschutz, schnellstmöglich ophthalmologische Weiterbehandlung!
Betroffene **Haut** ausgiebig mit Wasser spülen und mit Wasser und Seife nachwaschen, weiter wie bei Verbrennung; ggf. dermatologische Konsultation.
Nach **peroraler** Aufnahme reichlich Flüssigkeit; weiter symptomatisch (siehe auch unter Säuren, in Extremfällen zudem unter Methanol). Mindestens 24–48 h Nachbeobachtung (vgl. Abschnitt II/III).
Cave: Selbstschutz beachten (Gummihandschuhe bieten keinen ausreichenden Schutz!).

Hinweise zum Inhalt von Literaturbeispielen

Symptomatik und Therapie: Daunderer; Gloxhuber
Schutzmaßnahmen: siehe N.6
Chemie und Verwendung mit Hinweisen zur Toxizität: Römpp

Dinitrophenole, Dinitrokresole

I. Substanzen

Dinitrophenole (am wichtigsten und toxischsten das 2,4-Dinitro-phenol; **LD** p. o. ca. 1 g); Farbstoffzwischenprodukte, Ausgangsprodukt für Explosivstoffe, Insektizide, Zusatz zu Holz- und Flammenschutzmitteln; als Abmagerungsmittel unzulässig.
Dinoseb (Isobutyldinitrophenol) früher als Herbizid z. B. in BNP 20®, Dibutox 20CE®, Gebutox® Hivertox®, ferner Dinosebacetat, Aretit®.

Dinitrokresole (am bedeutsamsten das 4,6-Dinitro-o-kresol = 2-Methyl-4,6-dinitrophenol), **DNOC, DNOK**, Insektizid, früher als Herbizid (z. B. Hedolit®, Ditrosal®, LutinNeu®, Etzel®; im Obstbau oft kombiniert mit Carbolineum), Holzimprägnierungsmittel u. a.; als Abmagerungsmittel und Safransurrogat in Form von „Viktoriaorange" verlassen; **LD** etwa ab 0,35–2 g.
2,4-Dinitro-a-naphthol, Martiusgelb, unzulässiges Abmagerungsmittel, gelegentlich noch als Färbemittel; toxikologisch etwa wie Dinitrophenol.

II. Toxikokinetik und -dynamik

Resorption erfolgt über Digestions- und Respirationstrakt sowie über die Haut (auch die intakte) verhältnismäßig rasch.
Elimination langsam (HWZ ca. 6 Tage; Kumulationsgefahr!) teils durch Abbau (Reduktion), teils durch Ausscheidung (konjugiert und unverändert) über die Nieren (Harn evtl. gelblich grün).
Wirkung: Neben lokaler Unverträglichkeit Stoffwechselstörung vorwiegend durch Entkoppelung der oxidativen Phosphorylierung und Blockade der Bildung energiereicher Phosphate (z. B. ATP) → allmählich übermäßiger Anstieg der Gewebsatmung (ähnlich wie bei Thyreotoxikose) → stark vermehrter Sauerstoffbedarf; gesteigerte Laktatproduktion und Glykogenolyse (offenbar über β_2-Rezeptoren), Verminderung der Glykogenreserven (in Leber und Muskulatur) sowie Tachykardie sind ebenso wie die charakteristische Hyperpyrexie (bei Außentemperaturen $\geq 20\,°C$) evtl. auch zentral mitbedingt (bei Außentemperaturen $\leq 16\,°C$ evtl. Hypothermie). Sobald Atmung und Kreislauf nicht mehr ausreichend kompensieren können → schwere Anoxämiefolgen (vgl. Abschnitt III), Parenchymschäden von Niere, Leber und Myokard. Lebensgefahr bei hohen Außentemperaturen besonders groß.

III. Symptomatik

Nach **peroraler** Aufnahme → schmerzhafte Koliken, evtl. Erbrechen, ebenso wie nach **Inhalation** oder **perkutaner** Aufnahme → Latenz, möglicherweise leichte Euphorie (cave Bagatellisierung) → Kopfschmerzen, Schwindel, Übelkeit, evtl. Erbrechen; Hyperpyrexie (bis 45 °C; in Abhängigkeit von Außentemperatur; vgl. Abschnitt II), Schweißausbrüche, starker Durst, Dyspnoe (besonders Inspiration erschwert), Zyanose (Lippen, Akren); Hyperglykämie; metabolische (Lakt-)Azidose, Hyperphosphatämie; Tachykardie, Arrhythmie, anfangs Blutdrucksteigerung; mitunter Erregungszustände, Krämpfe → Kollaps, Koma; evtl. im Laufe des ersten Tages Exitus (Kreislaufversagen, Lungenödem, „Hitzschlag"). Blut(!)-Spiegelwerte von 40–70 ppm DNOC sind je nach Außentemperatur mit toxischen Symptomen bzw. Lebensgefahr verbunden.
Komplikationen und Spätschäden vonseiten des Herzens, der Leber, der Niere, der Sinnesorgane sowie allergische Manifestationen möglich.

IV. Therapie

Nach **peroraler** Aufnahme sofort Magenspülung (evtl. mit 5%iger Natriumhydrogencarbonat-Lösung; s. auch Kap. 7.2.1) oder unter Zusatz von Aktivkohle und Nachgabe von Aktivkohle (cave Aspiration, Krampfauslösung). Als Laxans Natriumsulfat-Lösung (vgl. Kap. 7.2.3) jedoch kein Rizinusöl. Nach **Inhalation** Frischluft, Schutz vor Wärmeverlust; betroffene Haut nach Entfernen der Kleidung sofort mit Wasser und Seife waschen, wenn möglich mit Polyethylenglykol 400. Schutzkleidung bzw. -handschuhe für Helfer.

Nach Aufnahme potenziell letaler Dosen oder bei schweren klinischen Erscheinungen Hämodialyse (durch Senkung der Dialysattemperatur auf evtl. 30–33 °C zugleich Hypothermie möglich).

(Im Initialstadium kann hochdosiertes Vitamin B möglicherweise Stoffwechselentgleisung mildern.)

Symptomatisch: Gegen Hyperpyrexie kalte Packungen (evtl. mit Föhn) oder (Eis-)Bäder, evtl. in Verbindung mit schneller i. v. Infusion von Dantrolen (Angaben des Herstellers beachten!), allenfalls Versuch mit Thyreostatika; Antipyretika zumeist wirkungslos, lang wirkende Barbiturate u. U. gefährlich; Atropin streng kontraindiziert.

Sauerstoffinhalation! Korrektur von Säuren-Basen-Gleichgewicht, Wasser- und Elektrolythaushalt (keine kaliumhaltigen Lösungen ohne entsprechende Kontrolle infundieren). Kalorienzufuhr.

Störung im Kohlenhydrathaushalt spricht offenbar auf Propranolol an.

Achtung auf Lungenödem (toxisch und/oder kardial). Nachbeobachtung gefährdeter Organfunktionen (s. Abschnitt II).

Hinweise zum Inhalt von Literaturbeispielen

Substanzen, Toxikokinetik, -dynamik, Symptomatik und Therapie: Daunderer; Löser; Hayes/Laws
Chemie, Verwendung mit Hinweisen zur Toxizität: Römpp

Dioxine

I. Substanzen

Polychlorierte Dibenzodioxine (**PCDD**) und Dibenzofurane (**PCDF**) sind unerwünschte Nebenprodukte, die bei chemischen und thermischen Prozessen unter Beteiligung von Chlor und seinen (organischen) Verbindungen entstehen, z. B. bei Herstellung oder Zersetzung chlorierter Phenole (s. Kapitel Phenole), bei Müllverbrennung, Kabelverschwelung, Kupfer-Rückgewinnung, Aluminiumschmelze, Eisenverhüttung, Schmelzen von Stahl und Eisen, insbesondere bei Schrotteinsatz sowie durch Feuerungsanlagen (einschließlich Hausbrandfeuerstätten, Krematorien, Kfz). Wegen hoher Beständigkeit Anreicherung in Umwelt (Nahrungskette!).

Am bekanntesten und extrem giftig ist das (Ko)Kanzerogen 2,3,7,8-Tetrachlordibenzo-p-dioxin („**Seveso-Gift**", kurz **Dioxin** oder **TCDD**).

II. Toxikokinetik und -dynamik

TCDD wird vorwiegend über Schleimhäute, z. T. auch über die intakte Haut resorbiert, kaum metabolisiert und sehr langsam über die Nieren, Fäzes und Muttermilch (!) ausgeschieden. Hepato-, neuro- und dermatotoxische Wirkung sowie genotoxische Spätfolgen durch Enzyminduktion (z. B. auf mischfunktionelle Oxygenasen), Erhöhung der Arachidonsäure- und Prostaglandin-Freisetzung u. v. a.

III. Symptomatik

Innerhalb von Stunden bis Tagen nach Exposition Chlorakne-artige Dermatosen, Folgen von Leberfunktions- und Stoffwechselstörungen, Störungen des Immunsystems sowie neurologische Symptome. Reizerscheinungen an den Konjunktiven und Atemwegen sind möglich.

IV. Therapie

Symptomatische und prophylaktische Maßnahmen aufgrund engmaschiger klinischer und paraklinischer Kontrollen sinngemäß wie im Kapitel Phenole, Abschnitt IV.

Hinweise zum Inhalt von Literaturbeispielen

PCDD und PCDF: Schecter
Toxizität: v. Mühlendahl et al.; Sagunski et al.
Gefährdung für Mensch und Umwelt sowie zur Dioxin-Verordnung: siehe N.13
Einzelheiten zu Beurteilung und Schadensverhütung als Umweltgift: Chivian et al.
Chemie, Entstehung, Wirkung und Literaturverweise: Römpp
Entstehung, Exposition, Toxikologie, Analytik und gesetzliche Bestimmungen: Oehme

Diuretika

I. Substanzen

■ **Thiazide und Thiazid-Analoga**
Bemetizid (HWZ 3–6 h), Bestandteil u. a. von dehydro tri mite, dehydro sanol tri, diucomb.
Bendroflumethiazid (HWZ 3–4 h, PB ca. 94 %), Bestandteil u. a. von sali-aldopur®, Tensoflux®, Spirostada®comp.
Butizid, Thiabutizid (HWZ 4 h), Saltucin®, in Kombination mit Betablockern und anderen Antihypertensiva in Torrat®, Tri-Torrat®.

Chlortalidon (HWZ 51–89 h, PB 75%, Erythrozyten 98%), Hydro-long-Tablinen®, Hygroton®.
Clopamid (HWZ ca. 6 h, PB 46%), Brinaldix®, als Bestandteil von Kombinationen in Briserin®, Viskaldix®.
Hydrochlorothiazid (HWZ 6–14 h, PB 40–60%), Disalunil®, diu-melusin®, Esidrix®, HCT-beta®, HCT-ad®, HCT-gamma®, HCT-ISIS® u. a.
Indapamid (HWZ 15–25 h, PB 70–80%), indapamid von ct, Natrilix®, Sicco®.
Mefrusid (HWZ ca. 7 h, PB 64%), Baycaron®, Bestandteil u. a. von duranifin®Sali, Sali-Adalat®, Sali-Prent®.
Metolazon (HWZ 8–14 h, PB ca. 95%), Zaroxolyn®.
Polythiazid (HWZ ca. 26 h), u. a. in Polypress®.
Trichlormethiazid, Bestandteil u. a. von Esmalorid®.
Xipamid (HWZ 6–8 h, PB ca. 98%), Aguex®, Aquaphor®, Bestandteil u. a. von Neotri®.

■ **Schleifendiuretika**
Azosemid (HWZ 2–3 h, PB 96%), Luret®.
Bumetanid (HWZ 1–1,5 h, PB ca. 90%), Burinex®.
Etacrynsäure (HWZ 0,5–2 h, PB ca. 95%), Hydromedin®, Uregyt®.
Etozolin (HWZ 2,5 h, PB ca. 30%; HWZ aktiver Metabolit 7–10 h), Elkapin®.
Furosemid (HWZ 1–1,5 h, PB 90–98%), Diurapid®, durafurid, Furanthril®, Furobeta®, Furo-gamma®, Furomed-Wolff®, FURO-PUREN®, Furo-ratiopharm®, Furorese®, Furosal®, Fusid®, Hydro-rapid-Tablinen®, Jufurix®, Lasix®, Ödemase®, Sigasalur®.
Piretranid (HWZ 1,5 h, PB ca. 96%), Arelix®.
Torasemid (HWZ 2–3 h, PB 99%), Toracard®, Torem®, Unat®.

■ **Kalium sparende Diuretika**
Amilorid (HWZ 18–20 h, PB 40%), nur Bestandteil u. a. von Amilocomp® beta, Amiloretik®, Amilozid®, Aquaretic®, Diaphal®, Diursan®, durarese®, Esmalorid®, Moduretik®, Rhefluin®.
Triamteren (HWZ 4–6 h, PB), Jatropur®, auch Thiazid, fast nur noch als Bestandteil von Kombinationspräparaten u. a. von z. B. Beta-Turfa®, dehydro-sanol tri®, dehydro tri, diucomb®, Diu Venostasin®, Diuretikum Verla®, Diutensat®, Dociteren®, Hydrotrix®, Jenateren® comp., Nephral®, Neotri®, Triampur compositum, Tri-Thiazid Stada®, Turfa®.

■ **Aldosteron-Antagonisten**
Epleneron, Inspra®; relativ selektiver Aldosteron-Antagonist bei Herzinsuffizienz (Mortalitätssenkung)
Kaliumcanrenoat, Kaliumsalz der Canrenoinsäure, Canrenon (HWZ 10–18 h, PB ca. 98%), Aldactone®, Osyrol® pro injectione; Metabolit des Spironolacton.
Spironolacton (HWZ ca. 1,5 h), Aldactone®, Aldopur®, Aquareduct®, duraspiron®, Osyrol®, Jenaspiron®, spiro von ct, Spirono-ISIS®, Spiro-Tablinen®, verospiron und in Kombination mit Furosemid bzw. Thiaziden in zahlreichen Präparaten.

D

Weitere diuretisch wirksame Stoffe sind:

Ammoniumchlorid s. Kapitel Ammonium-Verbindungen

Carboanhydrase-Hemmstoffe wie z. B. **Acetazolamid** (HWZ 2–6 h, PB 60–90 %), Diamox®, Glaupax®; **Diclofenamid**; **Dorzolamid**, Trusopt® – nicht als Diuretika gebräuchlich, sondern fast ausschließlich als Antiglaukomatosa; Sulfonamid-Derivat.

Harnstoff, Urea pura, bei gesunden toxische Dosis > 100 g.

Methylxanthine s. eigenes Kapitel

Wirksame Drogen pflanzlichen Ursprung wie z. B. **Wacholderbeeren** (Juniperi fructus), weniger wirksam auch aus **Goldrutenkraut** (Solidaginis herba), **Hauhechelwurzel** (Ononodis radix), **Orthosiphonblätter** (Orthosiphonis folium), **Brennesselkraut** (Urticae herba), **Birkenblätter** (Betulae folium), **Petersilie** (Petroselinum) **Schachtelhalmkraut, Zinnkraut** (Equiseti herba) und **weißes Sandelholz** (Santali albi lignum), s. im Extremfall unter ätherischen Ölen.

„Zuckeralkohole", mehrwertige Alkohole wie **Mannitol, Sorbitol,** verwendet zur Osmotherapie und forcierten Diurese können Exsikkose auslösen oder hervorrufen bzw. den Wasserhaushalt erheblich stören (s. auch Kapitel Wasser und Zucker).

Probenecid (HWZ dosisabhängig 3–17 h, PB ca. 75–99 %), Benemid®; als Sulfonamid-Derivat mit urikosurischer Wirkung kaum noch verwendet, jedoch mitunter als additive Therapie in der Antibiotika-Behandlung zur renalen Ausscheidungsminderung von Penicillinen, Cefalosporinen; bei Überdosierung neben Übelkeit, Erbrechen, Stupor bis komatöse Zustände und tonisch-klonische Krämpfe → Behandlung symptomorientiert.

II. Toxikokinetik und -dynamik

Resorption über Gastrointestinaltrakt erfolgt bei den unter Abschnitt I angeführten Diuretika im Allgemeinen relativ rasch (verzögert bei Azosemid und Chlortalidon) und bis zu ca. 80 %.

Elimination teilweise durch Biotransformation (z. B. ca. 30–60 % bei Amilorid, Bumetanid, Furosemid, Mefrusid, Indapamid, Piretranid, Spironolacton, Torasemid, Xipamid, nahezu vollständig bei Bemetezid, Triamteren; vorwiegend durch Konjugation bei Etacrynsäure und Xipamid. Aktive Metabolite besonders bei Aldosteron-Antagonisten, Etacrynsäure, Etozolin. Überwiegende Ausscheidung der Substanzen bzw. ihrer Metabolite über die Nieren (vorwiegend durch aktive tubuläre Sekretion), geringer über Galle und Darm (z. T. enterohepatischer Kreislauf, tubuläre Rückresorption).

Diuretische Wirkung im Wesentlichen durch Hemmung der Rückresorption oder Steigerung der Sekretion von Elektrolyten in unterschiedlichen Abschnitten der Nierentubuli → vermehrte Ausscheidung von Na^+, K^+, > Ca^{++}, Mg^{++}, Cl^-, HCO_3^- (Ausnahmen: K^+- und Mg^{++}-Elimination durch Kalium sparende Diuretika und Aldosteron-Antagonisten gehemmt → cave: Hyperkaliämie, insbesondere bei Niereninsuffizienz) → Störungen im Elektrolyt-, Säuren-Basen- und Wasserhaushalt sowie sekundär in Kreislauf, Blut und Stoffwechsel. Wirkungsdauer der Schleifendiuretika normalerweise < 6 h, der Thiazide/Analoga < 24 h, zu Ausnahmen vgl. Halbwertzeit in Abschnitt I.

Akut toxische Wirkung relativ gering (große therapeutische Breite), relevant durch Elektrolyt-, Volumen- und metabolische Störungen, am ehesten bei vorbestehenden Erkrankungen, insbesondere der Nieren (Hyperkaliämie bei Kalium

D

sparenden Diuretika und Aldosteron-Antagonisten) und der Leber (Gefahr des Coma hepaticum durch Kaliumverlust, Wirkungsverlängerung bei Leberzirrhose) sowie bei primär bestehender Hypokaliämie oder durch Interaktion mit anderen Arzneimitteln, z. B. mit Herzglykosiden, Angiotensin-Converting-Enzym-Hemmern (Gefahr von Herzrhythmusstörungen), mit trizyklischen Antidepressiva, Phenothiazinen und Narkotika (ebenso wie unter Alkohol starker Blutdruckabfall) oder mit Pharmaka, die bei langfristiger Einnahme zu Kaliumverlusten führen können (Kortikosteroide, Laxanzien). Die Toxizität von hepato- und nephrotoxischen Stoffen (Aminoglykosid-Antibiotika, Halogenkohlenwasserstoffe) kann durch Schleifendiuretika (Furosemid, Etacrynsäure) gesteigert werden. Toxizitätssteigerung von Lithium infolge Ausscheidungshemmung durch Thiazide.

Chronischer Missbrauch von Diuretika (und/oder Laxanzien) → sekundärer Hyperaldosteronismus mit Hypokaliämie, Natrium- und Wasserretention (Ödeme) → mit weiterer Dosissteigerung → sich verstärkende (sub)akute Symptomatik möglich (Müdigkeit, Leistungsinsuffizienz, Hypokaliämie → Pseudo-Bartter-Syndrom).

III. Symptomatik

Vergiftungen und Überdosierungen mit Diuretika weisen im Allgemeinen einen gutartigen Verlauf auf.
Nach Injektion oder Resorption toxischer Mengen vorübergehend **Polyurie** (u. U. auch Oligo–Anurie) und Folgen von Elektrolytstörungen wie Kaliummangel (EKG) bzw. **Hypokaliämie** (Serum-Kalium < 3 mmol/l): Müdigkeit, muskuläre Schwäche, Adynamie, Verminderung der Glukosetoleranz. **Hyponatriämie** mit **Hypovolämie** (z. B. bei zu rascher Ödemausschwemmung, besonders für Patienten in höherem Lebensalter gefährlich): Hypotonie, Kollapsneigung, bei Serum-Natriumspiegel < 120 mmol/l auch Bewusstseinsstörungen, Krämpfe, Koma, u. U. thrombembolische Komplikationen.
Lethargie und **Koma** nach Ingestion von Thiaziden bei Kindern vorkommend. Hypochlorämische, hypokaliämische **Alkalose** (durch Thiazide/Analoga und Schleifendiuretika) oder metabolische **Azidose** am ehesten durch Aldosteron-Antagonisten bzw. Carboanhydrase-Hemmer).
In **Extremfällen** Stoffwechselentgleisung (durch Thiazide oder Schleifendiuretika bei älteren Diabetikern), Thromboembolien (bei Disposition insbesondere nach Schleifendiuretika), gastrointestinale Blutungen (nach Etacrynsäure), Störungen der Hämatopoese (bei längerer Einwirkung von Triamteren, Thiaziden bzw. nach Überdosierung von Hydrochlorothiazid), zentralnervöse Symptome (z. B. Kopfschmerzen, Schwindel, Parästhesien nach Thiaziden und Aldosteron-Antagonisten oder reversible Hörminderung nach rascher i. v. Gabe von Schleifendiuretika) sowie allergische, fototoxische Reaktionen (s. Kap. Furocumarine) möglich.

IV. Therapie

Primäre Giftentfernung meist entbehrlich, und nur kurz nach peroraler Aufnahme hoher Dosen sinnvoll; am ehesten Gabe von Aktivkohle bei Kindern oder Patienten mit Risikofaktoren (Erkrankungen der Eliminationsorgane, Hypoproteinämie, begleitende potenziell ototoxische Medikation, Dehydratation). Zufuhr von reichlich Flüssigkeit und ggf. **symptomatische** Maßnahmen.

Zumindest in **bedrohlichen Fällen** wiederholte Kontrollen und Korrektur von Kreislauffunktionen, Wasser- und Elektrolythaushalt (besonders K^+, auch EKG) und Säuren-Basen-Gleichgewicht, Blutglukose (Hyperglykämie spricht u. U. gut auf Kalium-Substitution an) sowie harnpflichtigen Substanzen. Bei Hyperkaliämie siehe Kap. Kalium und Kap. 7.1.18. Bei Diuretika-Intoxikation und vorbestehender oder konsekutiver Dehydratation bzw. Prädisposition für thromboembolische Komplikationen Heparinisierung empfehlenswert (s. auch Kap. 6.2.11).

Hinweise zum Inhalt von Literaturbeispielen

Sachgerechte Anwendung und Klinische Pharmakologie von Diuretika: Knauf et al.; Düsing
Metabolismus von Diuretika: Möhrke et al.; insbesondere zu Schleifendiuretika: Greger
Dosierung, relative u. absolute Kontraindikationen, Interaktionen: Rote Liste, Alphabetisches Verzeichnis der Fertigarzneimittel, Signaturverzeichnis A 54, S 12, T 25
Diuretika (zur Behandlung der Hypertonie) und Vermeidung oder Unterstützung der Medikation durch körperliche Aktivität: Ketelhut

Dopamin-Agonisten

I. Substanzen

In therapeutischen Dosen vorwiegend zentral, in toxischen Dosen jedoch zentral und peripher dopaminagonistisch wirksam und vorwiegend als Parkinsonmittel und Prolaktin-Hemmer verwendet werden:

Dopamin, Hydroxytyramin (HWZ 1–3 min), biochemische Vorstufe von Adrenalin und Noradrenalin, jedoch wegen guter Myokard- und Nierenverträglichkeit sowie Durchblutungsförderung geringer toxisch als diese; wichtiger Transmitter im extrapyramidalen System; medikamentös nur in Form von gleichnamigen Infusionslösungen, besonders zur Behandlung des Kreislaufschocks angewandt.

In Einführung begriffen auch **Fenoldopam**, Corlopam®; oraler D_1-Agonist zur Kurzzeitbehandlung der Hypertension.

Levodopa (HWZ < 1 h), Dopaflex®, in Kombination mit den Dopadecarboxylase-Hemmern **Benserazid** oder **Carbidopa** in lang wirkenden Parkinsonmitteln wie Madopar®, isicom®, NACOM®, Striaton®.
Ropinirol (HWZ 3–4 h), RheQuip®, ADARTREL®, D_3- und D_2-Nonergolinrezeptor-Agonist.

Piribedil (HWZ 1,5 h), Trivastal®, auch Vasodilatator.
Pramipexol (HWZ ca. 8–17 h, PB < 20 %), Mirapex®, Sifrol®; Aminobenzothiazol, vorwiegend D_3- und D_2-Agonist.
Quinagolid (HWZ ca. 11–17 h), Norprolac®; vorwiegend D_2-agonistisch wirksam.

In Entwicklung auch **Talipexol** (HWZ ca. 5–9 h), Domin®; D_2–Agonist mit zusätzlicher alpha-agonistischer Wirkung und **Rotigotin**, Neupro®; Non-Ergot-Dopamin-Agonist, transdermal bei Mb. Parkinson.

Toxikologisch ähnlich auch in Kombination mit Levodopa/Carbidopa therapeutisch eingesetzte COMT(Catechol-o-Methyltransferase)-Hemmer wie **Tolcapon** (HWZ 2–3 h), Tasmar® und **Entacapon** (HWZ 1,5–3,5 h; PB 98 %), Comtess®.

Zu ebenfalls dopaminagonistisch wirksamen **Ergolin-Derivaten** wie **Bromocriptin**, Cabergolin, **Lisurid**, **Metergolin**, **Pergolid** siehe Kapitel Mutterkorn-Alkaloide
Ausschließlich i. v. wirksam der Dopamin-Agonist **Apomorphin** (HWZ 45–90 min), in Verwendung als symptomatisches **Antidot** zur pharmakologisch induzierten Emesis bei Vergiftungen (s. Kap. 7.2.2).
Weitere Substanzen mit dopaminagonistischer Teilwirkung siehe auch Kapitel Virustatika bzw. über Sachregister.

II. Toxikokinetik und -dynamik

Resorption der Substanzen des Abschnitt I (Ausnahme Dopamin) über Gastrointestinaltrakt gut bis sehr gut (Pramipexol > 90 %) und relativ rasch.
Elimination nach umfangreicher Verteilung und teilweiser hepatischer Metabolisierung (extensiv bei Apomorphin, Piribedil, Talipexol, moderat bei Ropinirol, Quinagolid, < 10 % bei Pramipexol) überwiegend renal.
Wirkung toxischer Dosen vorwiegend im Sinne der Verstärkung gastrointestinaler, vor allem aber kardiovaskulärer und zentralnervöser Effekte durch unselektive Überstimulation zentraler und peripherer dopaminerger Rezeptoren.

III. Symptomatik

Nach peroraler Aufnahme toxischer Dosen sind dosisabhängig neben *gastrointestinalen* Symptomen (Übelkeit, Erbrechen, abdominelle Schmerzen) am ehesten zu erwarten → *kardiovaskuläre* Effekte im Sinne der Kreislaufdepression (Orthostase, Hypotonie, teilweise auch Hypertonie; Schwindel, Synkopen, reflektorische Tachykardie, u. U. supraventrikuläre und ventrikuläre Ektopien) sowie zentrale und *vegetative* Symptome wie Müdigkeit, Somnolenz, Lethargie, Euphorie, Nervosität, Dyskinesien, Ataxie, Alpträume, Halluzinationen, dopaminerge Psychosen.

IV. Therapie

Nach peroraler Aufnahme erheblicher Menge, auch nach spontan erfolgtem Erbrechen, **primäre Detoxikation** (vgl. Kap. 7.2), anschließend Gabe von Aktivkohle, auch wiederholt, in Kombination mit isotonischer Natriumsulfat-Lösung (s. Kap. 7.2.3).

Symptomatische Behandlung in Abhängigkeit von vorherrschenden klinischen Symptomen. Falls erforderlich Volumensubstitution und Herz-Kreislauf-Monitoring.

Bei anhaltendem Erbrechen sowie zur Antagonisierung der extrapyramidalen Symptomatik Gabe von Metoclopramid (Paspertin®) bzw. Domperidon (Motilium®).

Bei psychotischen Reaktionen evtl. Gabe von Clozapin (cave: Verschlechterung einer bestehenden Parkinson-Grundkrankheit). Zum Nutzen wiederholter Vergleiche von Handschriftproben siehe Allgemeiner Teil, Kap. 6.2.14.

Hinweise zum Inhalt von Literaturbeispielen

Klinische Pharmakologie und Toxikologie der Dopamin-Agonisten: Verspohl; speziell zu Pramipexol: Wright et al.; Ropinirol: Dechant et al.; Talipexol: Plosker et al.; Fenoldopam: Post et al.

Dopamin-(D-Rezeptoren)- Antagonisten

I. Substanzen

Als „Peristaltik-Anreger", Prokinetika bzw. Antiemetika eingesetzt und therapeutisch vorwiegend D_2-antagonistisch wirksam:

Alizaprid (HWZ ca. 3 h, PB ca. 75 %), Vergentan®; substituiertes Benzamid.

Bromoprid (HWZ ca. 3 h), Cascapride®; ähnlich Metoclopramid.

Domperidon (HWZ 7–(16) h, PB 92 %), Motilium®; peripher wirksamer Dopamin-Antagonist.

Metoclopramid (HWZ 3–8 h, PB < 30 %), z. B. Cerucal®, Gastronerton®, Gastrosil®, Gastro-Timelets®, Gastro-Tranquil®, Hyrin®, Paspertin®.

Zu weiteren Pharmaka mit dopaminantagonistischer (Neben-)Wirkung siehe auch Kapitel Antidepressiva, **Neuroleptika**, Phenothiazine, Serotonin-Antagonisten.

II. und III. Toxikokinetik, -dynamik und Symptomatik

Resorption über Gastrointestinaltrakt relativ rasch → maximale Plasmakonzentrationen etwa nach 1–2 h, zu Plasma-HWZ und Proteinbindung siehe Abschnitt I. Bioverfügbarkeit bei Domperidon (First-Pass-Metabolismus) nur 15 %, besser bei anderen Substanzen (Alizaprid ca. 100 %) des Abschnitts I.

Elimination vorwiegend (meist in konjugierter Form; bei Alizaprid unverändert) über die Nieren.

Wirkung: Am ehesten bei Überdosierung, Disposition und im Kindesalter sowie bei i. v. Injektionen Dyskinesien (vorzugsweise in Gesichts- und Schulterbereich, auch an Extremitäten), Blickkrämpfe, Torticollis, Zungen-Schlund-Syndrom, Benommenheit, Müdigkeit (→ evtl. Somnolenz), motorische Unruhe zu erwarten; in schweren Fällen weitere Symptome und Verlauf ähnlich wie im Kapitel Neuroleptika möglich. Bei Kleinkindern kann Methämoglobinämie auftreten. Unter Umständen auch allergische Reaktionen (evtl. auch auf Konservierungsmittel). ZNS-Wirkung bei Domperidon am schwächsten.

Interaktionen mit Systempharmaka und den im Kapitel Phenothiazine zusammengefassten Arzneimitteln, Hypnotika und Alkohol ggf. klinisch bedeutsam.

IV. Therapie

Bei hohen Dosen evtl. Magenspülung höchstens vor Eintritt von Resorptiverscheinungen sinnvoll; Gabe von Aktivkohle und isotonischer Natriumsulfat-Lösung (s. Kap. 7.2.3). Dyskinesien und Krämpfe sprechen in der Regel sofort an auf Biperiden, Akineton® (2–5 mg; Kinder 0,04 mg/kg KG). Forcierte Diurese möglicherweise erfolgreich (s. Kap. 7.3.1). Kontrollen der Nierenfunktion sowie des Elektrolytgleichgewichts (besonders Natrium und Kalium).

Hinweise zum Inhalt von Literaturbeispielen

Sachgerechte Anwendung, klinische Pharmakologie und Nebenwirkungen: Gramatté et al.; Kilbinger
Dosierung, relative u. absolute Kontraindikationen, Interaktionen: Rote Liste, Alphabetisches Verzeichnis der Fertigarzneimittel, Signaturverzeichnis D 70

Doping-Mittel

I. Substanzen

Wirkstoffgruppen, mit denen im Sport Leistungssteigerungen angestrebt werden und die in der Definition der Welt-Antidoping-Agentur (WADA) auf der Basis des World Antidoping Code aufgeführt sind. Wegen ihrer akuten und/oder später nachfolgenden Risiken für die Gesundheit und aus sportethischen Gründen (Aufhebung der Chancengleichheit) wird Doping staatlicherseits und von allen Sportverbänden abgelehnt.

Notabene: Doping ist auch ein Terminus technicus für das Dotieren von Halbleitermaterialien für die Elektronikindustrie.

Unterschieden werden

■ **Verbotene Wirkstoffgruppen** und Methoden

Stimulanzien, „Aufputschmittel", insbesondere „Weckamine" bzw. Amphetamine, einige (ZNS-, Atem-, Herz-Kreislauf-)Analeptika, Anorexika (Appetitzügler, Abmagerungsmittel); siehe hierzu eigenes Kapitel. – Strychnin, Cocain, Ephedrin und Verwandte (auch in sog. Grippe- und Schnupfenmitteln). Coffein (früher nur oberhalb einer erlaubtes Schwellenwertes der Urinkonzentration erlaubt, ist seit 2003 nicht mehr verboten.

Opiate und verwandte Verbindungen (s. Kap. Opioide; Ausnahmen bei entsprechender Indikation: Codein, Dextromethorphan, Dihydrocodein, Pholcodin).

Diuretika als „Gewichtmacher" oder „Doping-Maskierer", die als „Harnverdünner" den analytischen Nachweis verhindern sollen (s. Kap. Diuretika).

Antianämika, vor allem Erythropoetin (EPO, vgl. Kap. Antianämika) und andere den Hämoglobingehalt oder die Sauerstofftransportkapazität des Blutes erhöhenden Mittel gelten als Dopingmittel und sind im Sport verboten.

Blut-Doping (chemische, physikalische oder pharmakologische Manipulation): z. B. Erythropoetin (EPO), Darbepoetin alfa, Aranesp® (NESP, Novel Erythropoiesis Stimulating Protein, „Super-EPO") autologe Erythrozyten-Konzentrate (s. auch Kapitel Antianämika). Repoxygen, EPO-Genkonstrukt in viralem Genvektor → Einstieg ins Gendoping. Perfluorcarbon nicht akut toxisch.

Anabole Wirkstoffe („Mastmittel") wie Testosteron (und synthetische Steroid-Analoga) und β_2 -Adrenorezeptor-Agonisten wie Clenbuterol (Spiropent®), (meldepflichtige Ausnahmen: Salbutamol, Salmeterol, Terbutalin zur Inhalation gegen asthmatische Beschwerden; siehe Kapitel β-Sympathomimetika).

Bevorzugt verwendet werden:

– **Peroral** applizierbare (am C17 α-methylierte, oder -ethylierte Verbindungen) anabole Androgene wie **Ethylestrenol, Fluvoxymesterenon, Methyltestosteron, Danazol, Furazabol, Oxymetholon, Oxandrolon, Metandienon** (z. B. Dianabol®, stark lebertoxisch), **Methenolon** (Ausnahme: C1-methyliert), **Norethandrolon, Norbolethon, Stanozolol** (z. B. Winstrol®); als Testosteron-Vorstufe auch Androstendion bzw. DHEA (Dihydroepiandrostendion) in „Health-Food"-Läden umworben.

– **Parenteral** applizierbare anabole Androgene wie die **Testosteronester** Cipionat, Decanoat, Propionat, Phenpropionat, Enathat, Bucilat (z. B. Kombinationspräparat Sustanon 250®); **Nandrolonester** Decanoat, Phenpropionat, Laureat, Oleat; **Boldenonundecylenat; Clostebolcaproat, -propionat; Methenolonenanthat** (z. B. Primobolan Depot®); **Trenbolonacetat; Oxaboloncipionat**. Strukturell ähnlich Trenbolon auch das Designer-Steroid **Tetrahydrogestrinon (TGH)**. Teilweise werden auch Testosteron-Vorläufer eingesetzt wie z. B. 1-Androsten-3β,17β-diol, syn. **1-ADIOL**, z. B. „Kaizen".

Haschisch und **Marihuana** (s. Kapitel Halluzinogene).

Ethanol (z. B. im Schießsport als „Zielwasser" verboten).

■ **Wirkstoffklassen**, die bestimmten **Einschränkungen** unterliegen (strenge ärztliche Indikation, Meldepflicht!):

β-**Blocker** (s. eigenes Kapitel; nach Entscheidung der Sportverbände, im Schießsport verboten).

Glukokortikoide, nur in Form von Dosieraerosolen oder zur externen und in-
traartikulären Anwendung (s. Kapitel Nebennierenhormone).

Somatotropin, Choriongonadotropin, Antiöstrogene sowie andere Hormone (s. entsprechende
Kapitel bzw. Sachregister).

Zu Insulin-like Growth Faktor IGF-1, „Wundermittel zur Muskelmast" s. Kap. Hypophysenhormone).

Beachte: „Energy Drinks" enthalten neben akut toxikologisch irrelevanten Stoffen (Zucker, Mineralsalze, Vitamine, Kreatin, Taurin, Carnitin) meist nur Coffein.
Mitunter werden „Sportgetränke" mit einem Hydrogenkarbonat-Anteil von bis zu
1950 mg/l gegen vorzeitige Übersäuerung der Muskulatur versucht.

Im Pferdesport ist die Applikation von Medikamenten grundsätzlich verboten.

II. Toxikokinetik und -dynamik

Viele Doping-Mittel (mit Ausnahme von parenteral anwendbarem EPO und injizierbaren Steroiden, s. o.), werden über den Respirations- und/oder Digestionstrakt relativ gut **resorbiert**; soweit sie vorwiegend renal **ausgeschieden** werden,
sind sie im Harn meist nachweisbar. Teilweise gelten für die vorgeschriebenen
Kontrollen Grenzwerte. Der **Nachweis** im Blut (obwohl möglich) ist in der eigentlichen Doping-Analytik (noch) nicht durchweg üblich; die Analytik erfolgt in
Urinproben. Halbwertszeiten der anabolen Steroide gegenüber Testosteron verlängert durch verzögerten hepatischen Metabolismus, bei den Ester-Verbindun-
gen in Abhängigkeit vom Typ der veresterten Carbonsäure (C2-C4) etwa 2–3
Tage bis (C7-C10) zu 30 Tagen.

Das **Risiko** von akuten Zwischenfällen oder nachteiligen Akut- und Langzeitef-
fekten wird durch die erhoffte, aber mitunter zweifelhafte Leistungsbeeinflussung
nicht gerechtfertigt. Viele der Nebenwirkungen von Steroid-Anabolika sind prinzipiell reversibel, jedoch können Schädigungen von Herz-Kreislauf-System und/
oder Leber zu schweren Konsequenzen führen.

Weitere Angaben über entsprechende Seitenverweise im Abschnitt I.

III. Symptomatik

Vorwiegend nach längerer missbräuchlicher Anwendung als auch nach absoluter
oder relativer Überdosierung der Steroid-Anabolika sind am ehesten zu befürchten: Hepatotoxizität, kardiovaskuläre Erkrankungen (z. B. Kardiomyopathie,
Myokardinfarkt, hyper- oder hypotone Kreislaufreaktionen, Rhythmusstörungen
→ u. U. tödlich), Störungen der Muskelfunktion (bis zu Krämpfen), Thrombosen,
Störungen im Elektrolythaushalt, reproduktive und endokrine Störungen, dermatologische (Dopingakne), psychiatrische Effekte. Die jeweils spezifische Sympto-

matik anderer Doping-Mittel ist in den betreffenden Kapiteln angegeben (siehe Hinweise im Abschnitt I).

IV. Therapie

Im Einzelfall primäre und sekundäre Giftelimination (s. Kap. 7.2 und 3) zu erwägen. Symptomatische Maßnahmen unter Beachtung der Hinweise in den vorangehenden Abschnitten I-III und im Kapitel 7.1. Nachbeobachtung wegen möglicher Spätschäden.

Hinweise zum Inhalt von Literaturbeispielen

Doping-Kontrollen, Doping-Probleme und klin.-chem. Nachweisverfahren bei akuten Vergiftungen: Clasing/ Müller (2005), Donike/Rauth; Külpmann; R.K. Müller (2003, 2004)
Anabole Steroide als Problem im Breitensport: Hoffmann (2002, 2003)
Pharmakologie und Toxikologie sowie Hintergrundinformationen: Starke et al.
Neben- und Wechselwirkungen: Ammon
Aktuelle Verbote, Einschränkungen und Systeme: Mitteilungen der WADA, der NADA und in ROTE LISTE®
Auskunftsfähige Stellen zu Dopingmitteln siehe Anhang

Dotiergase

I. Substanzen

Dotiergase (= Prozessgase) bilden eine Gruppe hochaktiver gasförmiger oder leicht flüchtiger, flüssiger Verbindungen, die für die mikroelektronische Industrie, insbesondere bei der *Produktion von Halbleiter-Bauelementen*, eine technisch bedeutsame Rolle spielen.

Cave: Terminus technicus hierfür ist auch „Doping" – nicht zu verwechseln mit der Anwendung von verbotenen Mitteln im Sport, siehe dort.

(Dotiergase nicht zu verwechseln mit Dotier-Chemikalien, die für geologische Erkundungen, mithilfe der Radioaktivmarkierung oder als Warnstoffzusätze in der Stadtgasversorgung zum Einsatz kommen!).

Formal in drei Untergruppen zu gliedern:

Hydride, wie z.B. Arsenwasserstoff, Antimonwasserstoff, Phosphorwasserstoff, Siliciumwasserstoff, Selenwasserstoff, Tellurwasserstoff, ähnlich evtl. auch Germaniumwasserstoff und Diboran.

Diese Hydride fallen durch aufdringlich widerwärtige, dumpfe bis stechende Gerüche auf (Warnwirkung! Jedoch nicht überschätzen, da in höheren Konzentrationen Lähmung der Geruchsnerven!). Mit Ausnahme des Siliciumwasserstoffs (Silan, Silicomethan; entzündet sich an der Luft sofort), sind diese Hydride relativ stabil, jedoch leicht oxidierbar.

Metallalkyle, wie z. B. Aluminiumtrimethyl (Trimethylalan), Galliumtrimethyl (Trimethylgallan), Cadmiumdimethyl und Cadmiumdiethyl, Tellurdiethyl (Diethyltellurid), Zinkdimethyl und Zinkdiethyl.

Diese Metallalkyle sind so hochreaktiv, dass sie sich an der Luft selbst entzünden und daher nur in geschlossenen Apparaturen unter Schutzgas (z. B. Stickstoff, Helium, Argon) aufbewahrt werden können. Erfolgt durch Leck oder anderweitig Austritt in die Atmosphäre, kann (gemischt mit Schutzgas) kurzzeitige Inhalation erfolgen; in der Mehrzahl solcher Zwischenfälle werden durch die Selbstentzündung vorwiegend Verbrennungsprodukte toxikologisch relevant (feinstverteilte Metalloxid-Stäube, evtl. mit inkludierten Metallalkylresten im Spurenbereich).

Fluoride, wie z. B. Phosphortri- und -pentafluorid, Arsentri- und -pentafluorid sowie Bortrifluorid (vgl. auch Kapitel Fluor), hochreaktiv, an der Luft instabil.

D

II. und III. Toxikokinetik, -dynamik und Symptomatik

Sämtliche Dotiergase entfalten neben lokalen Reizerscheinungen bei rascher Resorption über den Respirationstrakt, teilweise erst nach längerer Latenzzeit(!), systemische Wirkungen. Über Symptomatik, Verlauf und Prognose kann durch die hier vorgegebene Einteilung nur grob orientiert werden. Einzelheiten, die weitgehend auch von den Umständen (Konzentration, Expositionszeit, Zweiteinflüsse usw.) abhängen, sind den im Abschnitt I jeweils zitierten Kapiteln zu entnehmen.

Hydride: Bedrohlich am ehesten zunächst Folgen von (teilweise ausgedehnter) Hämolyse, Methämoglobinämie und Hyperkaliämie → Dyspnoe, Zyanose, Oligurie → Herz-Kreislauf- und/oder Nierenversagen (weiter etwa wie bei Arsin, s. Kap. Arsen); auch Folgen eines toxischen Lungenödems können im Vordergrund stehen (siehe z. B. bei Selen- und Tellurwasserstoff bzw. unter „Nitrose Gasen").

Metallalkyle: Trotz sehr hoher Eigentoxizität (humantoxikologisch wenig gesichertes Wissen) akute Vergiftung wegen Selbstentzündlichkeit höchstens in Extremfällen, die am ehesten zunächst durch Verätzungen der betroffenen Haut und Schleimhäute sowie Lungenödem gekennzeichnet sein können (siehe hierzu unter den betreffenden Metallen bzw. ihren Oxiden, besonders unter „Cadmium").

Fluoride: Neben starker Ätzwirkung (wie bei Säurechloriden, s. Kap. Säuren) teilweise auch systemische Reaktionen möglich (z. B. wie im Kapitel Arsen und Fluor).

IV. Therapie

Bisher noch unzureichende Erfahrungswerte am Menschen, **beachte** jedoch:

■ Intoxikationen stets (lebens-)gefährlich, da diese Gifte schon im Spurenbereich äußerst wirksam sind und teilweise eine symptomarme Latenz zum Bagatellisieren verleiten kann!

■ Bei unklarer Provenienz des Gases zunächst keine Zeit mit Deklarationssuche oder Analytik (aufwendig, zeitraubend) verlieren, sondern **symptomorientierte** Maßnahmen einleiten (s. Kap. 6.1 und 7.1)!

■ Spezifische Behandlung jeweils wie in den Kapiteln (siehe Hinweise in Abschnitt I–III) angegeben.

Hinweise zum Inhalt von Literaturbeispielen

Begriffsbestimmung und Verweise: Römpp

Düngemittel

I. Substanzen

In Betracht kommen vorwiegend folgende, toxikologisch sehr unterschiedlich wirksame Substanzen und Gemische, die teilweise in besonders großer Menge angewendet werden und mitunter noch als Altbestände toxikologisch bedeutsam sein können:

■ **Stickstoffdünger**, z. B.:

Ammoniak oder wässrige Ammoniak-Lösungen; Ammoniumsalze, insbesondere Ammoniumsulfat (z. B. in Zoropur® für Zier- und Zimmerpflanzen), Ammoniumchlorid, Ammoniumphosphat, Ammoniumsulfat-Magnesiumsulfat-Mischungen (sog. Stickstoffmagnesia bzw. Ammonschönit).

Nitrate, insbesondere Natrium-, Kalium- und Calciumnitrat (bzw. Natron-, Kali- und Kalksalpeter); zum Beispiel u. a. in Substral-Gartendünger® und -Pflanzennahrung®, Flor-grün®, Polana-Blumendünger®, Flora elf®, Herbaphil®, Pika-Phos®, Piaphoskan®-Typen, Nitrophoska®.

Amiddünger, z. B. Kalkstickstoff (s. Kapitel Calcium und Cyanamid), Harnstoff.

Kombinationsdünger auf Nitratbasis, z. B. Ammoniumnitrat, Kalkammonsalpeter, Ammonsulfatsalpeter, Kali- und Natronammonsalpeter. Hierher gehören auch zahlreiche Zierpflanzendünger für den Haushalt bzw. für Topfpflanzen und „Blumenfenster" (z. B. Wopil®, Mairol® oder Floralux®, Floranid®, Hortal®, Hakaphos®).

■ **Phosphatdünger**, hauptsächlich Calciumphosphate (z. B. in Floranid®, Floraphil®, Zoroflor®-Blumendünger), Apatite, z. B. sog. Superphosphat, Thomasphosphat, Rohphosphat, Rhenania-Phosphat (Natrium-Calciumsilicophosphat, fluoridhaltig), Ammoniumphosphat u. v. a.

■ **Kalidünger**, enthalten neben Kaliumchlorid, Magnesiumsulfat, Natriumchlorid auch Calciumsulfat.

■ **Kalkdünger** enthalten hauptsächlich Oxide und Carbonate des Calcium neben Magnesium.

■ **Nährsalzdünger** bzw. **-lösungen** für Wasserkulturen (Hydroponik): Salzmischungen aus Kalium- und Calciumnitrat, Kaliumdihydrogenphosphat und -chlorid, Magnesiumsulfat oder -oxid sowie firmen- bzw. reklamebedingte Schwermetallzusätze zwischen 0,1 und 5% (hauptsächlich Eisen-, Mangan-, Kupfer- und Zinksulfate oder -chloride).

■ **Sonstige mineralische Dünger**, wie
Mangandünger, Mangansulfat und -oxid-Mischung, s. Kap. Mangan.
Kupferdünger, Kupfersulfat und -oxide, s. Kap. Kupfer.
Bordünger Borax und Borax-Phosphat-Mischungen, Bor-Kampka®, Bor-Nitrophoska®, s. Kap. Bor.

■ **Organische Dünger**: Neben Humus, gewerbliche und tierische Abfälle, hauptsächlich Fisch-, Fleisch- und Knochenmehle, Guano (z.B. Celaflor®-Düngestäbchen, teilweise auch in Tannendünger) mit 20–30% löslichem Calciumphosphat, sowie Lignin, neben geringen Mengen Ammoniak, Kalk, Kaliumcarbonat, Magnesiumsalzen, Spurenelementen usw. (z.B. in Hornoska®-Rosendünger). Oscorna®-Beeren-, Rhododendron-, Rosendünger enthält keine chemischen Beimischungen.

II.　Toxikokinetik und -dynamik

Nach peroraler Aufnahme oder Inhalation von Düngemitteln (unbekannter Zusammensetzung) nur **selten Gefahr**; es muss aber trotzdem mit *lokalen* Schäden und mit Resorptivwirkungen gerechnet werden. Am ehesten sind zunächst die Reiz- und Ätzwirkung der alkalisch reagierenden Produkte (auf Augen! Schleimhäute, evtl. auch Haut) sowie Kreislaufreaktionen zu fürchten. Weitere Aussagen sind oft nur mit vielen Vorbehalten und erst nach genauerer Kenntnis der Zusammensetzung vertretbar. (Über die vielfachen Möglichkeiten und entsprechende Hinweise s. Abschnitt I.)

III.　Symptomatik

Am wahrscheinlichsten sind nach Aufnahme toxischer Dosen von Düngemitteln (unbekannter Zusammensetzung): Rötung und (schmerzhafte) Schwellung der betroffenen Schleimhäute sowie weiterer subjektive und objektive Folgeerscheinungen der Laugeneinwirkung (vgl. Kap. Laugen); zudem sind Blutdrucksenkung, Kreislaufkollaps(gefahr), Störungen der Herzfrequenz und -rhythmik, Parästhesien, Schwäche- und Lähmungserscheinungen sowie Dyspnoe und Zyanose am ehesten zu befürchten. Im weiteren Verlauf sind vorwiegend Störungen vonseiten der Niere, des Wasser- und Elektrolythaushaltes sowie des Säuren-Basen-Gleichgewichtes denkbar.

IV. Therapie

Wenn die Zusammensetzung des aufgenommenen Produktes bekannt oder sofort zu ermitteln ist, siehe Register bzw. Hinweise in Abschnitt I, evtl. Vorinformation über pH mit Indikatorpapier und durch Schleimhautinspektion! Bei Einwirkung alkalischer Düngemittel auf **Auge** sofort unter fließendem Wasser bei gut geöffnetem Lidspalt ca. 10–20 min spülen; weiter siehe Kap. Laugen, Abschnitt IV. Kontaminierte **Haut**regionen gründlich mit Wasser und Seife reinigen. Nach **Inhalation** eines in wässriger Lösung alkalisch reagierenden Düngemittels Maßnahmen sinngemäß wie nach Ammoniak-Inhalation (s. Kap. Laugen, IV.!; ferner siehe unter Kalkstickstoff in Kapiteln Calcium und Cyanamid.). Inspektion der Augen (ggf. s. oben)!

Nach **peroraler** Aufnahme von Düngemitteln (unbekannter Zusammensetzung) sofort reichlich Flüssigkeit nachtrinken lassen. Bei stark alkalischer Reaktion des in Wasser aufgelösten Düngemittels Maßnahmen wie in Kap. Laugen, IV. Sonst – wenn mengenmäßig und zeitlich vertretbar – Erbrechen auslösen bzw. Magenspülung und/oder Gabe von reichlich Aktivkohle und Natriumsulfat-Lösung (vgl. Kap. 7.2.3). Mindestens bis zum Abschluss der diagnostischen Ermittlungen strengstes Alkoholverbot!

Weiter **symptomatisch**: Zunächst besonders auf Herz-Kreislauf-Funktion achten; bei Zyanose Sauerstoffatmung und Kontrolle auf Met-Hb-Gehalt (ggf. vgl. Kap. 6.1.4).

Ferner Kontrolle des Reflexstatus sowie des Wasser-Säuren-Basen- und Elektrolythaushaltes. – Zur medikamentösen und diätetischen Weiterbehandlung Analyse des Düngemittels, toxikologische Konsultation und/oder Befragung des Herstellers sinnvoll.

In *schweren oder unklaren Fällen* mit ausgeprägter Symptomatik siehe auch Kapitel 6!

Hinweise zum Inhalt von Literaturbeispielen

Chemie und Verwendung: Römpp
Toxikologie und gesetzliche Vorschriften im Zusammenhang mit Düngemitteln: Marquardt/Schäfer u. Anhang

Eisen

I. Substanzen

Metallisches Eisen, in Pulverform als Ferrum reductum (im Magen $\rightarrow$ FeCl$_2$) nur ausnahmsweise noch therapeutisch verwendet.

Eisenoxide: Eisen(II)oxid, Eisenoxydul, Ferro-Oxid; Eisen(II-III)oxid, Magnetit, Ferroferrioxid, Hammerschlag; Eisen(III)oxid, Ferrioxid, Ferrum oxydatum, Eisensesquioxid, wichtiges Material für Eisenoxidfarben bzw. Pigmente, z. B. Polierrot, Caput mortuum, Berlinerrot, Englischrot, Venezianischrot u. v. m. – Magnetisches Eisenoxid, **Ferristen** (Eisenferrit) früher in Abdoscan®; orales MRT-Diagnostikum (siehe auch Kapitel Kontrastmittel); bei Zusatz von Aspartam cave: Phenylketonurie.

Eisenhydroxide: Industriell z. B. zur Gewinnung von Gasreinigungsmasse, als Katalysator und Adsorptionsmittel, evtl. therapeutisch als Eisen(III)hydroxid-Sol (kolloidales Eisen).

Eisencarbonat, Eisenspat; kaum noch therapeutisch verwendet; p. o. weniger toxisch als Sulfat (s. u.).

Eisenchloride: Eisen(II)chlorid, Ferrochlorid, Eisenchlorür; Beize in Färberei, Reduktionsmittel, zu 10 % in Tinctura Ferri chlorati aetherea (in Ether oder Weingeist), stabilisiert z. B. in Vitaferro®.

Eisen(III)chlorid, Ferrichlorid, Ferrum sesquichloratum; Reagenz, Katalysator, Kondensationsmittel und Chlorüberträger, Oxidationsmittel, Beize in Färberei und Zeugdruck, in der Wasserreinigung; Lösung medizinisch als Liquor Ferri sesquichlorati, in Blut stillenden Verbandstoffen (Eisenchloridwatte); **LD** p. o. ca. 30 g. Med. als Spurenelement z. B. in Addel®N- und Tracitrans®plus-Infusionslösungskonzentrat.

Eisensulfate: Eisen(II)sulfat, Ferrosulfat, Ferrum sulfuricum, Eisenvitriol, grüner Vitriol, Eisenoxydulsulfat z. B. in Aktiferrin®, Eryfer®, Dreisafer®, Vitaferro®; zur Herstellung von Tinten, zur Konservierung von Holz, als Unkrautvertilgungsmittel, zur Desodorierung und Desinfektion von Abfallstoffen; **KD** 60 mg/kg (Hämatemesis, Melaena, Schock, Azidose); **LD** p. o. für Kinder 2–10 g, für Erwachsene ca. 3–50 g. Eisen(III)sulfat, Ferrisulfat, für die Berliner-Blau-Herstellung, als Beize, als Flockungsmittel zur Abwasserklärung.

Eisenalaune, technisch bedeutsam sind Kaliumeisenalaun und Ammoniumeisenalaun, als Beizen in Zeugfärberei, ferner in Fotografie und für Tonbänder;

Mohrsches Salz, Ferroammonsulfat, Doppelsalz, Verwendung für chemisch-analytische und therapeutische Zwecke (z. B. in Folicombin®).

Eisensulfide, Schwefeleisen, Eisen(II)sulfid, Eisensulfür, im Labor zur Darstellung von H$_2$S, industriell für schwarzes Email, Katalysator; Eisendisulfid, als Pyrit, Schwefelkies, Eisenkies, vielseitige industrielle Verwendung (Pigmente, Betonzuschlag, Schwefelsäureproduktion usw.); bei Säureeinwirkung (auch Magen-HCl) $\rightarrow$ H$_2$S, im Extremfall s. Kapitel Schwefel.

Eisennitrate, technisch bedeutsam das Eisen(III)nitrat, als Eisenbeize, Rostbeize, Rouille; in Metallurgie, Textilindustrie und Gerberei (s. auch Kapitel Nitrate).

Eisenoxalat und **Eisennatriumoxalat**, Verwendung in der Fotografie und Blaupause (s. auch unter Oxalaten).

Eisenchromat, Siderin, in Farben, Lacken, in Keramik und Metallurgie (siehe unter Chrom).

Kaliumferrocyanid, gelbes Blutlaugensalz, Gelbkali; gering toxisch.
Zur Darstellung von Berliner Blau, zum Schönen des Weins, in Bleichbädern, in der Fotografie, Reagenz (siehe unter Cyaniden).

Kaliumferricyanid, rotes Blutlaugensalz, Rotkali; in Wollfärberei, Kattundruckerei, als Holzbeize, Abschwächer in der Fotografie, Oxidationsmittel; zersetzt sich im Magen (HCN!, siehe unter Cyaniden).

Berliner Blau, Malerfarbe in verschiedensten Abarten als Preußisch Blau, Pariser Blau, Stahlblau oder Turnbulls Blau verwendet. Praktisch ungiftig (allenfalls s. unter Cyaniden).

Eisen(penta)carbonyl, auch als „Antiklopfmittel" (geringprozentiger Benzinzusatz) verwendet; zur Gewinnung spez. Eisenpigmente und magnetischer Materialien sowie ultrareiner Eisenpulver; hoch toxisch („Nervengift"), ähnlich dem Bleitetraethyl (s. Kapitel Blei)!

Eisendimethyldithiocarbamat früher in Fungiziden z. B. in Ferbam 80® (zu 80%).

Eisenlactat, **-gluconat** (z. B. Lösferron®, Rulofer G®), **-saccharat** (als Saccharose-Komplex z. B. in Selectafer®), **-ascorb(in)at**, **-fumarat** (Ferrum Hausmann®), **-succinat** (z. B. Ferrlecit®–2) und ähnliche Antianämika (s. eigenes Kapitel) peroral praktisch ungiftig.

Weitere Eisen-Verbindungen siehe Sachregister.

II. Toxikokinetik und -dynamik

Resorption: Ferrosalze und einige komplexe Eisen-Verbindungen werden in begrenztem Umfang über den Magen-Darm-Trakt (verstärkt bei Schleimhautentzündung) resorbiert (Ferrieisen erst nach Reduktion), Eisencarbonyl auch über die intakte Haut.

Elimination: Eisen wird vorwiegend im RES gespeichert und nur wenig, sehr langsam über Nieren (Schädigung des Harnapparates möglich), Darm und Haut ausgeschieden.

Wirkung: Lokale Reizerscheinungen (vor allem bei Ferrisalzen) – zunächst oft kaum schmerzhaft (→ Verätzungen → Nekrosen, Blutungen) – an Haut, Schleimhaut, Geweben, Gefäßwänden. Allgemeinerscheinungen (vor allem bei Ferrosalzen) durch unsachgemäße intravenöse Injektion (rasch mehr als 10 mg Fe^{++} → kompetitive Verdrängung anderer Metalle aus Enzymsystemen) oder Resorption ionisierten Eisens in Mengen, die Bindungskapazität (an Transferrin) übersteigen; betroffen sind vorwiegend Kreislauf (starke Vasodilatation), ZNS (ähnlich Magnesium), Lunge und Leber; ggf. überwiegend Anionenwirkung (vgl. Abschnitt I).

III. Symptomatik

Nach **peroraler** Aufnahme toxischer Mengen unverträglicher Eisensalze (vgl. Abschnitte I und II) → Übelkeit, Leibschmerzen, heftiges (blutiges) Erbrechen, Diarrhöe (durch Eisensulfid-Bildung schwarz); anschließend (evtl. symptomfreie Latenz) ebenso wie nach **parenteraler** Überdosierung → Wärmegefühl und Hautrötung im Kopf-Hals-Bereich, Tachykardie, Blutdrucksenkung (initial -steigerung möglich), Dyspnoe, Zyanose → Kollaps (u. U. sehr rasch nach i. v. Injektion; Exitus möglich). In schweren Fällen – evtl. nach scheinbarer Besserung (innerhalb von ca. 36 h, sonst meist tödlicher Verlauf) → Azidose, Cheyne-Stokes-Atmung, Krämpfe, Lähmungserscheinungen, (Prä-)Koma, Kreislaufkollaps; Leberschäden (toxikologische Hepatitis); Störungen der Blutgerinnung, u. U. auch der Nierenfunktion. Bei Überstehen schwerer Verätzungen im Gastrointestinaltrakt evtl. allmähliche Entwicklung von Strikturen.
Allergische Reaktionen, auch auf sonst relativ harmlose Eisenkomplex-Präparate, bzw. anaphylaktischer Schock nach parenteraler Verabreichung (z. B. von Eisen-Kohlenhydrat-Komplexen) möglich.

IV. Therapie

Nach **peroraler** Aufnahme unverträglicher, ätzender Eisen-Verbindungen (z. B. $FeSO_4$, $FeCl_3$, vgl. Abschnitte I und II) sofort trinken lassen (Tee, Milch oder nur Wasser). Frühzeitige primäre Giftentfernung anstreben, ggf. Notfallendoskopie (z. B. Tabletten) durch Gastroenterologen und Spülung unter Sicht (ggf. Asservat, Aspirat auf gelöste Giftmenge untersuchen lassen); sonst Magenentleerung primär durch Magenspülung (bei Tabletten auch noch nach Stunden, vgl. radiologischer Befund Röntgen-Abdomenübersichtsaufnahme) mit einem Zusatz, je nach schnellstmöglicher Verfügbarkeit: 1–5 % Natriumhydrogencarbonat, Tannin, schwarzer Tee, Schleimstoffe oder **Deferoxamin** (Desferal®); Röntgenkontrolle. Abschließend 100 ml 5 %ige Natriumhydrogencarbonat-Lösung instillieren oder abschließend in Kombination mit Deferoxamin trinken lassen. Nach Aufnahme größerer Mengen auch anterograde Darmspülung erwägen!
In **bedrohlichen Fällen** (vgl. auch Angaben zur Toxizität in Abschnitt I) ggf. zunächst Schockbehandlung (Volumensubstitution, Azidoseausgleich, evtl. Substitution von Gerinnungsfaktoren). Möglichst frühzeitig Antidot anwenden, wenn Serumeisen > 500 mg/dl (> 89,5 µmol/l) oder Serumeisen 350–500 mg/dl (62,6–89,5 µmol/l) mit Symptomen oder die Ingestionsdosis > 100 mg/kg: Deferoxamin, Desferal®, p. o. (für Erw. ca. 10 g in dosi refracta) und (oder) ca. 2 g i. m. oder verdünnt ganz langsam unter Blutdruckkontrolle i. v. bzw. der Dauertropfinfusion zusetzen (15 mg/kg × h). Alternativ auch Tiopronin, Captimer® als Chelatbildner

oral einsetzbar, jedoch kaum Erfahrungen. CaNa$_2$EDTA und DMPS (Dimaval®) sind hier nur relativ unsicher wirksam, Dimercaprol (BAL) ist kontraindiziert. Zumindest in schweren und allen unklaren Fällen Bestimmung und Verlaufskontrolle von Serumeisen, Ferritin, Transferrin, Eisen-Ausscheidung in Urin (und Stuhl); ggf. Blutaustauschtransfusionen (bei Serum-Eisenwerten > 700 µmol/l). Hämodialyse zur Detoxikation am Menschen unzureichend erprobt, bei Nierenversagen jedoch unerlässlich (s. Kap. 7.3.2).

Weiter **symptomatisch** und prophylaktisch: Schutz vor Wärmeverlust. Bei Kreislaufreaktionen sofort Horizontallagerung, erforderlichenfalls Volumensubstitution (vgl. dazu auch Kap. 7.1.4); evtl. Oxygenierung.

In **schweren Fällen** weitere Kontrollen und Korrektur des Elektrolyt- und Säuren-Basen-Gleichgewichts (vgl. Kap. 7.1.17) sowie der Leber- und Nierenfunktion (bei Anurie kann Hämodialyse nötig werden, vgl. Kap. 7.3.2). Nachbeobachtung gefährdeter Organfunktionen (vgl. Abschnitt III; ggf. Stenoseprophylaxe) und des Gerinnungsstatus. Kontrolle auf Strikturen nach 4–6 Wochen.

Hinweise zum Inhalt von Literaturbeispielen

Substanzen, Toxikokinetik, -dynamik, Symptomatik und Therapie: Albrecht; Daunderer; Gloxhuber; Seeger/ Neumann; Seyffart
Besonderheiten im Kindesalter: v. Mühlendahl et al.
Wechselwirkungen von Eisen-Präparaten: Kurz
Physiologie und Pathologie des Eisenstoffwechsels sowie zur Therapie mit Eisen: Brüschke
Chemie und Verwendung von Eisen und Eisen-Verbindungen: Römpp

Ester der Carbonsäuren

I. Substanzen

■ Unsubstituierte Carbonsäureester

Methyl-, Ethyl-, Propyl-, Butyl-, Amylester sowie **Benzylester** der einfachen (Mono)Carbonsäuren (insbesondere **Ameisen-, Essig-, Propion-** und **Buttersäure** sowie **Benzoesäure**) vielfältig verwendet als Lösungs- und Extraktionsmittel(zusätze), einige von ihnen (da sehr geruchsintensiv) als Essenzen und Riechstoffe in Parfümerie und Lebensmittelindustrie, andere als Lackzusätze und -lösungsmittel sowie in (Kunstharz-)Klebern, Heizkostenverteilerröhrchen. Sämtlich sehr flüchtig. Gelegentlich noch irreführend als Ether bezeichnet, z.B. statt Essigsäureethylester (Ethylacetat), „Essigether", Ether aceticus, andere Ester als „Birnenether", „Butterether", „Amylether" usw. **Benzylbenzoat**, auch in Perubalsam (vgl. Kap. Harze), ist im Gegensatz zu den meisten unsubstituierten Carbonsäureestern sehr toxisch.

Bei der Spaltung von Benzylestern entsteht der neuro- und kardiotoxische Benzylalkohol, der auch über die intakte Haut leicht resorbiert und als Lösungsmittel sowie als (lokalanästhesierender) Zusatz, leider mitunter auch noch in Externa (z. B. Antimykotika bzw. Desinfizienzien, z. B. in Bifomyk®Gel, Canesten®), verwendet wird.

■ Substituierte Carbonsäureester
Praktisch und toxikologisch bedeutsam vor allem halogenierte Carbonsäureester. Mit Ausnahme der (als starke Krampfgifte wirksamen) Monofluoracetate und Derivate (s. Kap. Fluor) sind **Chlor-, Brom-** und **Iodcarbonsäureester** mehr oder minder intensive Augenreizstoffe (obsolete Kampfstoffe; vgl. Kap. Augen-reizstoffe), die teilweise auch Hautgiftwirkung aufweisen (siehe Kap. Loste).

p-Hydroxybenzoesäuremethyl- und **-ethylester,** relativ harmlose Antimykotika, Konservierungsmittel, als **Paraben**(ester) z. B. auch in Farbstoffen, Fungiziden.

Salicylsäuremethylester (Methylsalicylat, Methylium salicylicum), Hauptbe-standteil des Wintergrünöls (Oleum Gaultheriae), in Rheuma-Einreibungen, star-kes Hyperämikum; s. auch Kapitel Salicylsäure.

Weitere Ester s. jeweils im Sachregister

E

II. Toxikokinetik und -dynamik

Resorption über Schleimhäute des Respirations- und Digestionstraktes relativ rasch.
Elimination durch Biotransformation sowie Ausscheidung mit Urin und Atem-luft.
Wirkung: Carbonsäureester sind im Allgemeinen relativ wenig toxisch (Ausnah-men s. Abschnitt I), teilweise jedoch gefährlich durch hohe Flüchtigkeit (Inhala-tion, Aspiration usw.). Hinsichtlich Wirkung im Wesentlichen nur quantitative Unterschiede: Reizung betroffener Schleimhäute (besonders ausgeprägt z. B. bei Butylformiat, Methylsalicylat < halogenierte Carbonsäureester, vgl. Abschnitt I); nach enteraler und parenteraler Resorption toxischer Mengen auch narkotische Wirkung (z. B. Ethylacetat < Propyl- und Butylacetat etwa wie Ethylether < Amyl-acetat); bei Methylestern möglicherweise schwache Methanolwirkung (siehe dort).

III. Symptomatik

Nach **Inhalation** flüchtiger Ester (vgl. Abschnitte I/II) → Reizerscheinungen im Bereiche der Augen und des Respirationstraktes (Glottis- oder Lungenödem möglich) mitunter – insbesondere bei halogenierten Carbonsäureestern – auch re-lativ beschwerdefreie Latenzperiode; Verlauf etwa wie im Kapitel Phosgen, III; ggf. ebenso wie nach **peroraler** Aufnahme (neben gastrointestinalen Beschwer-den) → narkotische Symptome und Verlauf wie bei Alkoholvergiftung (siehe dort) sowie (meist vorübergehende) Leber- und Nierenfunktionsstörungen mög-lich. Ausnahmen s. Abschnitte I und II!

IV. Therapie

Nach **peroraler** Aufnahme Vorsicht mit Erbrechen und Magenspülung (Aspirationsgefahr; vgl. Kap. 7.2.1 und 2); insbesondere auch bei (prä)narkotischen Symptomen Maßnahmen sinngemäß wie bei Alkoholvergiftung (vgl. Kap. Ethanol). Nach **Inhalation** stark reizender Ester-Dämpfe zunächst absolute Körperruhe (bis Komplikationsgefahr wie z.B. Lungenödem ausgeschlossen), ggf. symptomatische Maßnahmen sinngemäß wie in Kapiteln Nitrose Gase und 7.1.16. Bei Vergiftung mit halogenierten Estern auch Hinweise in Abschnitt I und III beachten! Kontrolle und Nachbeobachtung der Lungen- und Herz-Kreislauf-Funktion.

Hinweise zum Inhalt von Literaturbeispielen

Substanzen, Symptomatik und Therapie: Daunderer; Löser
Chemie und Verwendung einzelner Verbindungen teilweise mit Hinweisen zur Toxizität: Römpp

Ethanol

I. Substanzen

Ethylalkohol: In verschiedenen Konzentrationen **offizinell** bzw. handelsüblich: Alcohol absolutus, absoluter Alkohol, Ethanolum purum (99,5–99,7 Vol.-% = 99,1–99,4 Massen-%); Spiritus, Weingeist, Primasprit, 90–95 Vol.-% (zu ca. 50% in Franzbranntwein = Spiritus Vini Gallici, neben etwas Spiritus Etheris nitrosi oder Ether aceticus; in Aufbewahrungsflüssigkeit für fast alle Arten von chirurgischem Nahtmaterial, z.B. Catgut); Spiritus dilutus, verdünnter Weingeist 68–70 Vol.-% (in dieser Konzentration als Desinfiziens);
Spiritus e Vino, Weinbrand (mindestens 32 Vol.-%); in zahlreichen arzneilichen Spirituosen = Spirituosa medicamentosa (s. auch unter Inhaltsstoffen), auch in verschiedenen Phytopharmaka und Homöopathika, die höchstens im Extremfall akut toxisch werden können.
In **Desinfizientia** (70–80%), z.B. AHD 2000®, Amphisept E®; in **alkoholischen Getränken** wie Bier (2–7%), Wein (6–17%), Schnaps und Likör (20–60%), Rum (40–70%); in „Alcopop-Pulver" Alkoholpulver in Tüten, „Alcobrause", „Alkobrause"; Form von Alcopops, z.B. unter dem Namen (Label) „subyou" zur Umgehung der Alcopop-Steuer auf alkoholhaltige Mixgetränke; enthält 4,5–4,8% Ethanol sowie Zucker; in **Kosmetika** wie Kölnisch Wasser (Eau de Cologne, ca. 50–80% Alkohol mit kleinen Zusatz ätherischer Öle). Haar-, Kopf-, Rasier- und Mundwässer (s. dort), in **Konfekt** (bis zu 30–40%). **Technisch** als Heiz- bzw. Brennstoff (z.B. Brennspiritus, s. auch Kap. Methanol; Treibstoffzusatz), als Lösungsmittel für Lacke, Firnisse u.v.a., absichtlich verunreinigt mit meist geringen Mengen Genuss verderbender bzw. toxischer Zusätze wie Methanol, Aceton, Pyridin, Phthalsäureester (→ sog. vergällter oder denaturierter Spiritus = Roh-

sprit); Weine können verbotene geschmackskorrigierende Zusätze (z.B. Diethylenglykol; s. dort) enthalten. **LD** s. Abschnitte II und III.

Beachte: Alkoholische Getränke können Verunreinigungen wie Methanol (z.B. in „Selbstgebranntem") oder Zusätze wie Diethylenglykol, Ethylcarbamat, Histamin, Natriumazid, Monochlor- oder Monobromessigsäure enthalten, die akut toxikologisch aber kaum eine Rolle spielen.

Alkoholate (z.B. des Natriums, Kaliums) in Kontakt mit Wasser (Hautfeuchtigkeit) stark alkalische Wirkung, siehe daher unter Laugen.

So genannter *Hartspiritus* für Campingzwecke ist meist Metaldehyd (polymerer Acetaldehyd. s. dort).

E

II. Toxikokinetik und -dynamik

Lokal: Alkohol führt zur Hyperämie und in Konzentrationen von über 50–60% durch Wasserentzug und Eiweißfällung zu lokalen Schäden der betroffenen Schleimhäute.

Resorption über Mund < Ösophagus < Magen < Darm rasch (nach 15 min bei leerem Magen schon etwa die Hälfte; beschleunigt durch Zusatz von CO_2), aber auch durch Inhalation und über die Haut, sodass bei Säuglingen und Kindern in Verbindung mit Inhalation der Dämpfe (z.B. durch Umschläge oder Brustwickel mit alkoholischen Pflanzenextrakten, Waschungen mit Kölnisch Wasser usw.) evtl. tödliche Vergiftungen möglich sind.

Elimination vorwiegend durch oxidativen Abbau in der Leber mittels Alkoholdehydrogenase und Monooxygenasen (bei Männern pro Stunde ca. 0,1 g/kg KG; bei Frauen ca. 0,085 g/kg KG, d.h. Blutalkoholspiegel fällt ca. um 0,15 mg/g × h), kleiner Anteil (ca. 2–10%) wird (neben 0,5–7% Acetaldehyd) abgeatmet und über die Nieren (0,2–3%) ausgeschieden.

Aufgrund rascher Passage der Blut-Hirn-Schranke und guter Lipidlöslichkeit vorwiegend **Wirkung** aufs Zentralnervensystem:

Zunächst Lähmung der hemmenden, später der erregenden Funktionen des ZNS → Exzitation (kann bei Kindern fehlen!) → Narkose, ähnlich wie bei Narkotika, jedoch breiteres Exzitationsstadium (nur so lange Alkoholspiegel steigt), geringere Narkosebreite → Gefahr der zentralen Atemlähmung. Auch infolge Depression des Vasomotorenzentrums → Erweiterung der Hautgefäße in Körperperipherie → u. U. (Lebens-)Gefahr durch Wärmeverlust (Kerntemperatur evtl. bis auf 30 °C gesenkt). Weitere Effekte auch durch Metabolite (z.B. Acetaldehyd bei genetisch bedingter oder medikamentös verminderter Enzymaktivität) sowie Begleitstoffe in alkoholischen Getränken (z.B. Fuselöle; s. auch Abschnitt I!).

Akute Toxizität um so größer, je konzentrierter Alkohol ist bzw. je rascher Aufnahme erfolgt; stark abhängig von Alter (Kinder empfindlicher), Ernährungszustand, Art und Menge der Magen-Darm-Füllung, Gewöhnung sowie von Zweiteinflüssen (s. u.). **LD** (bezogen auf 100% Alkohol) 300–800 g (= 5–13 g/kg KG, Kinder 1,5–3 g/kg KG, vgl. auch unter III.!). Exitus am häufigsten in der Eliminationsphase (mitunter schon bei Blutalkoholkonzentration, die als noch nicht letal gilt).

Besonders gefährlich ist die gleichzeitige Einwirkung solcher **Arzneimittel**, die auf das zentrale und/oder vegetative Nervensystem wirken, z. B. Psychopharmaka, Hypnotika, Morphin(-Derivate) einschl. Heroin, Pyrazolon(-Derivate), Antikonvulsiva, Antihistaminika, Parasympatholytika, β-Rezeptorenblocker, Guanethidin; Disulfiram, Metronidazol, Antidiabetika, Antirheumatika, INH sowie gewerblicher Gifte wie Tetrachlorkohlenstoff u. a., Nitrobenzol, Nitrophenol, Dimethylformamid, Anilin, Schwefelkohlenstoff, Kalkstickstoff, Arsen, Blei, Quecksilber, bestimmte Pilze wie Faltentintlinge (s. dort) oder vorbestehender **Erkrankungen** von Herz-Kreislauf, Magen-Darm-Trakt, Eliminationsorganen, Endokrinum; evtl. auch Infekte, Stoffwechselkrankheiten, ADH-Mangel.

III. Symptomatik

In starker Abhängigkeit von den unter II genannten Faktoren treten nach Aufnahme folgender Mengen (nüchtern, als 45 %iges Getränk, bezogen auf reines Ethanol) bzw. bei entsprechendem Blutalkoholspiegel gewöhnlich auf:

Nach ca. 20–50 ml Ethanol → 0,1–1,0 mg/g („Promille" im Blut), **euphorisches Stadium**: Toxikologisch am ehesten im Straßenverkehr bedeutsam (ab 0,5 mg/g deutliche Leistungsminderung bei Selbstüberschätzung; ab 1,0 mg/g (s.c) absolute Fahruntüchtigkeit (auch bei Gewöhnten), daher hierfür gesetzliche Grenzwerte 0,5‰ (Gefahrengrenzwert für Ordnungswidrigkeit) und 1,1‰ (Grenze zur strafrechtlichen Verantwortlichkeit)); bei „pathologischem Rausch" bereits durch niedrige Mengen nach starker Exzitation (→ Sinnestäuschungen, Gewalttätigkeiten) → tiefe Bewusstlosigkeit, die in Schlaf, plötzlich aber auch in völlige Klarheit übergehen kann.

Nach ca. 40–100 ml → 1–2,0 mg/g, **Rausch-Stadium**: Besonders beim Ungewohnten Gleichgewichts- und Koordinationsstörungen, zu Fahrtüchtigkeit s. o., Verlust der Selbstkontrolle, Analgesie, Rauschzustände (oft mit Blutalkoholspiegel nicht konform)

Nach ca. 80–200 ml → 2–3,0 mg/g, **Narkotisches Stadium** (für Kinder in 50 % der Fälle letal!): Schwere Koordinationsstörungen, „voller Rausch", „sinnlose Trunkenheit", psychische Verwirrtheit, Schwerbesinnlichkeit, Bewusstseinstrübungen, Lähmungen; Gefahr: Erbrechen → Aspiration!

Nach ca. 160–800 ml → 3–5,0(–12,0) mg/g, **Asphyktisches Stadium**: Vollnarkose bzw. tiefes Koma mit Areflexie, Zyanose von Haut und Schleimhaut, oberflächlicher Atmung, meist typischem Geruch; Gefahr der tödlichen Atemlähmung! Rausch bzw. Narkose gehen evtl. in tiefen Schlaf über (cave Erbrechen → Aspiration; Unterkühlung); bei Erwachen gastrointestinale Beschwerden, Neuritis, Myalgie, Kopfschmerzen usw., u. U. Hautschäden (wie nach Verbrennung), retrograde Amnesie möglich. Modifikation der Symptomatik evtl. durch Zusätze (siehe ggf. Abschnitt I.) oder Zweiteinflüsse (siehe ggf. Abschnitt II).

Beachte:

■ Bei starker **Alkoholgewöhnung** können die sonst auftretenden Symptome teilweise fehlen bzw. kompensiert werden; dann werden sonst letale Dosen und Blutalkoholkonzentrationen erreicht und überlebt.

▪ Infolge des **Verlustes der Selbstkontrolle**, Haut-Hyperämisierung und verminderten Kältegefühls kann es auch bei sonst subletalen Dosen zu (Tod durch) Unterkühlung kommen.

▪ Zur **Objektivierung** und **Dokumentation** der zentralnervösen Wirkung sowie des Verlaufs können wiederholte Vergleiche der Handschrift hilfreich sein (s. auch Kap. 6.2.14).

Todesursachen: Atem- (Herz-)Lähmung; Aspirationspneumonie, (später) evtl. auch Kreislaufversagen, Lungenödem; Unterkühlung (Erfrierung) bei Kälteexposition.

Cave:
▪ Fehldiagnose durch Verwechslung mit Schädel-Hirn-Trauma (und vice versa!), akuter Abdominalerkrankung, Stoffwechselkoma (z. B. Hypoglykämie) oder
▪ gleichzeitige Gabe bzw. Aufnahme bestimmter Arzneimittel o. a. Chemikalien (siehe Abschnitt II);
▪ vorbestehende Erkrankungen (vgl. Abschnitt II).

IV. Therapie

Erbrechen und Magenspülung nur innerhalb der ersten 30 min. nach Ingestion bei voll erhaltenen Schluckreflex. Nach „Ritualtrunk", „Wetttrinken" (z. B. 1 Flasche 40%igen Alkohols innerhalb kürzester Zeit): Dialysebereitschaft, falls nicht erbrochen wurde! **In den ersten beiden Stadien** (vgl. Abschnitt III) ist im Allgemeinen keine Behandlung erforderlich (cave: Aspiration beim Erbrechen, Wärmeverlust).

Bei weiter zunehmender starker Eintrübung und Anstieg des Blutspiegels > 4 mg/g (= Promille) **im narkotischen und asphyktischen Stadium: Hämodialyse** lebensrettend!

Glukosegabe bei nachgewiesener Hypoglykämie, insbesondere bei Kindern!

Nach Ausschluss einer Fehldiagnose (siehe Abschnitt III) weitere **Maßnahmen der** allgemeinen **symptomatischen** Intensivtherapie:

Beatmung, Kontrolle und Korrektur von Atmung, Kreislauf, Säuren-Basen- und Elektrolytgleichgewicht, Leber-, und Nierenfunktion, Gerinnung.

Bei akuter **Entzugssymptomatik, Delirium tremens:**

Zunächst Clomethiazol (Distraneurin® Mixtur, Lösung), initial 10–20 ml langsam verdünnt i. v. (cave Blutdrucksenkung, Steigerung der pulmonalen Sekretion, Ateminsuffizienz) bis Wirkungseintritt, anschließend ggf. Dauerinfusion unter stationärer Kontrolle; i. v. Gabe von Diazepam (auch Prophylaxe der nach Haloperidol erhöhten Krampfneigung), dann Gabe von Haloperidol. Clonidin, Paracefan®, zur intensivmedizinischen Behandlung von sympathoadrenergen Hyperaktivitäten (Herstellerangaben zu Dosierung, Kontraindikationen, Neben- und Wechselwirkungen beachten! Siehe auch Kap. α-Rezeptorenblocker).

Prinzipiell aber Zurückhaltung mit zentral wirksamen Pharmaka (cave Atemlähmung! S. auch Abschnitt II)!
Pneumonieprophylaxe, Schutz vor Wärmeverlust und weitere Maßnahmen sinngemäß wie bei Schlafmittelvergiftung (s. dort). Während Nachbehandlung kohlenhydrat-, eiweiß- und vitamin(besonders Vitamin-B-Komplex-)reiche, fettarme Diät.
Beachte Maßnahmen und Komplikationsmöglichkeiten, die sich ggf. aus zutreffenden Hinweisen der Abschnitte I und II ergeben! Hohe Mortalität des Delirs, deshalb sofortiger Therapiebeginn bei ersten Anzeichen! Manifestation nicht selten auch erst am Folgetag einer unfallchirurgischen Versorgung. Iatrogenes Verschieben der sich ankündigenden Entzugsproblematik auf nachstationären Termin durch Gabe von Trinkalkohol ethisch nicht vertretbar.

Als **Alkoholentwöhnungsmittel**, die das Suchtverlangen dämpfen, werden Acamprosat, Campral®, und Disulfiram, Antabus®, eingesetzt (zu den Eigenrisiken siehe Kap. Thiurame).

Hinweise zum Inhalt von Literaturbeispielen

Symptomatik und Therapie: Albrecht; Löser; Seeger/Neumann
Intoxikationen im Kindesalter: v. Mühlendahl et al.
Akute und chronische Alkohol-Intoxikationen sowie Interaktionen: Ellenhorn/Barceloux
Resorption, Elimination, Toxizität, Wechselwirkungen; sowie Orginalliteratur: Ammon
Toxikologie der Alkohole: Henschler; Koss
Antimikrobielle Wirkung von Ethanol: Heeg et al.
Forensische Probleme des Ethanols (mit Quellennachweis): Leopold; Mallach et al.
Graphomotorische Reaktionen auf Alkohol: Ludewig (1999); Ludewig et al.; Wildt

Ether

I. Substanzen

Dimethylether, Gas, obsoletes Narkotikum (auch für Tiere), toxikologisch ähnlich auch Methylvinylether.
Diethylether, Ethylether, Schwefelether, meist nur als **Ether** bezeichnet. Reinster Ether als Narkoseether, Aether pro narcosi (Dämpfe sogar in Exspirationsluft noch brennbar und explosibel), in alkoholischer Verdünnung als Etherweingeist, Spiritus aethereus, Hoffmanns-Tropfen (Hoffmannstropfen Hoffmann's®); technischer Diethylether als Lösungs- und Extraktionsmittel verwendet; **LD** p.o. ca. ab 25–30 ml.
Divinylether, **Vinylether**, Divinyloxid; entwickelt brennbare, explosible Dämpfe.
Ethylvinylether (toxikologisch etwa wie Diethylether), **Cyprethether**, Cyclopropylether (stärker narkotisch als Diethylether).

Glykolether, z. B. Methyl-, Ethyl-, Dimethyl-, Propyl- und Butylglykol(ether) verwendet als Lacklösungsmittel, auch als Seifenzusatz (siehe auch Kap. Glykole). Zyklische Glykolether s. u.

Diphenylether in Kombination mit Biphenyl enthalten in Diphyl®, geringe akute Toxizität.

Chlorierte Ether, auch als **Haloether** bezeichnet (teilweise Kanzerogene) Speziallösungsmittel in Kunststoffindustrie (z. B. Chlormethylether, Dichlordimethylether, Dichlordiethylether), Zwischenprodukte; früher auch als Kampfstoffe.

Zyklische Ether; technisch und toxikologisch wichtig z. B.:

E

Tetrahydrofuran, THF (**LD** p. o. ca. 10 ml); Diethylenoxid, Tetramethylenoxid; Lösungsmittel für viele Hochpolymere, Lackbindemittel, Intermedium für Einbettung mikroskopischer Objekte.

Dioxan, Diethylen-1,4-dioxid, zyklischer Diether des Glykols; universelles Lösungsmittel für anorganische und organische Stoffe, Lackzusatz (**LD** p. o. ca. 10 ml).

Aether aceticus, Essigether (s. Kap. Ester der Carbonsäuren); Aether bromatus, Ethylbromid und Aether chloratus, Ethylchlorid (s. Kap. Halogenkohlenwasserstoffe, aliphatische). Ätherische Öle haben chemisch und toxikologisch nichts mit Ether zu tun (s. eigenes Kapitel).

II. Toxikokinetik und -dynamik

Resorption erfolgt rasch über Lunge (vorwiegend abhängig vom Partialdruck) oder Magen-Darm-Kanal (einschl. Rektum), teilweise auch über Haut.

Elimination im Wesentlichen durch Abatmung (anfangs rasch; Geruch).

Hinsichtlich **Wirkung** bestehen praktisch nur quantitative Unterschiede: Lokal reizend (Diethyl- < Dimethyl- < chlorierte Ether, letztere auch hautschädigend, evtl. wie im Kap. Loste), narkotisch (Dimethyl- < Diethyl- < Divinylether), teilweise auch nephrotoxisch und hepatotoxisch (am ehesten Glykolether bzw. zyklische Ether, teilweise aufgrund von Zersetzungsprodukten, Verunreinigungen, Sauerstoffmangel); Muskel erschlaffende Wirkung möglicherweise bei gleichzeitiger Anwendung von (curareartigen) Muskelrelaxanzien bedeutsam. Bei zyklischen Ethern ist stets an herstellungsbedingten Anteil von Diglykolen zu denken (s. Kapitel Glykole).

III. Symptomatik

Inhalation → Konjunktivitis, Bronchitis; besonders bei chlorierten oder stark verunreinigten Ethern Ausbildung eines Lungenödems möglich (vgl. Kapitel Phosgen). Resorptivwirkung und weitere Gefahren s. unten.

Nach **peroraler Aufnahme** gastrointestinale Reizerscheinungen und nach Erreichen entsprechender Konzentrationen im Blut → Koordinationsstörungen, Euphorie, Erregung (ähnlich wie durch Ethanol, jedoch kürzer andauernd; s dort) → Narkose. Mitunter Krämpfe, am ehesten bei Kindern und Disponierten, evtl.

asphyxiebedingt. Bedrohlich können werden: Erbrechen → Aspiration, Reflexzwischenfälle; Kreislaufkollaps; Wärmeverlust; Azidose, Asphyxie (zentrale Atemlähmung, z. B. bei Blutspiegel ab 24 mmol/l Diethylether); anschließend Pneumonie, u. U. auch Lungenödem sowie Leber- und Nierenfunktionsstörungen möglich (vgl. Abschnitt II).
Bei Einwirkung gasförmiger Ether in komprimierter Form auf Haut oder Schleimhaut Erfrierungen möglich.

IV. Therapie

Nach Inhalation oder peroraler Aufnahme einer subnarkotischen Dosis allenfalls Lokalbehandlung erforderlich; cave: Milch, Rizinusöl. **In bedrohlicheren Fällen**: Atemwege freihalten, Schutz vor Wärmeverlust, stabile Seitenlage; Erbrechen und Magenspülung (nach Eintritt von Resorptivwirkung nur unter Intubation) sind aufgrund der sehr schnellen Resorption von fragwürdigem Wert und sollten wegen der Aspirationsgefahr nur unter strenger Indikationsstellung durchgeführt werden (vgl. auch Kap. 7.2); Sauerstoff(be)atmung. Physikalische (ggf. auch antibiotische) Pneumonieprophylaxe.
Weiter **symptomatisch** (vgl. Abschnitte II/III). Keine Calcium-Injektionen, besonders bei chlorierten Ethern bzw. Arrhythmie kein Adrenalin. In forensisch bedeutsamen (Narkose-)Situationen Rest des verwendeten Ethers und Etherkonzentration im Patientenblut untersuchen lassen.
Bei chlorierten Ethern ggf. Maßnahmen wie im Kapitel Loste.
Nach Einwirkung gasförmiger Ether in komprimierter Form auf Haut oder Schleimhaut ggf. Trockenbehandlungen wie bei Erfrierungen.

Hinweise zum Inhalt von Literaturbeispielen

Substanzen, Symptomatik und Therapie: Daunderer; Löser
Pharmakologie, Toxikologie einschl. Wechselwirkungen und Literaturverzeichnis: Büch et al.; Verspohl
Anästhesiologische Einsatz von Ether: Freitag
Chemie und Verwendung einzelner Ether: Römpp

Ethylenoxid und Derivate

I. Substanzen

Ethylenoxid (Oxiran): bei Zimmertemperatur gasförmig, in Stahlflaschen komprimiert im Handel, mit Luft Bildung explosibler Gemische möglich; starkes Penetrationsvermögen(!), Neigung zur Selbstpolymerisation (bildet in Wasser Glykol, s. daher auch dort), wichtiges industrielles Zwischenprodukt für Kunststoffe, Textilhilfsmittel, Waschrohstoffe und Lösungsmittel; auch zur Desinfektion von

Kunststoffen, Instrumenten usw. (Eto-Sterilisation). Starkes Kanzerogen! Explosive Mischungen aus 90% E. +10% CO_2 als Schädlingsbekämpfungs- bzw. Entwesungsmittel (T-Gas, Äthox) für Wohnräume, Schiffe und Mühlen; nicht explosive Mischung aus 10% E. + 90% CO_2 (Cartox) zur Kornkäferbekämpfung in Speichern und Silos; das CO_2 wird dabei als „Trockeneis" verwendet und mit E. zu walnussgroßen Kugeln verarbeitet (s. Kapitel Kohlenoxide, Abschnitt I). Wesentlich toxischer als Glykol; Zuverlässigkeit der Warnwirkung im Allgemeinen überschätzt (relativ rasche Beeinträchtigung des Geruchsinns)!

Derivate mit ähnlicher Wirkung:
1,2-Propylenoxid (Methylethyloxid, Methyloxiran) ähnlich toxisch wie Ethylenoxid. **Isobutylenoxid** (Dimethylethylenoxid), **Styrenoxid** (Phenylethylenoxid, Phenylepoxyethan), **Erythrendioxid** (1,2,3,4,–Dioxidobutan, -Diepoxybutan).
Ethylenimin („Vinylamin", Aziridin), stark ammoniakalisch riechende, niedrig siedende gefährliche Flüssigkeit. Als monomere Verbindung etwa wie Ethylenoxid wirksam, reines Polymeres dagegen peroral relativ harmlos (praktisch jedoch stets mit Monomeren verunreinigt!). Industriell wichtiges Zwischenprodukt, insbesondere für Kunstharz-, Emulgator- und Waschrohstoffproduktion.
Ethylencyanhydrin, giftige Flüssigkeit bei der Umsetzung von Ethylenoxid mit Blausäure (s. d.) zu Acrylnitril.

II. und III.   Toxikokinetik, -dynamik und Symptomatik

(Oft erst Stunden oder Tage) nach **epikutaner** Einwirkung von flüssigem, gasförmigem oder in Wasser gelöstem Ethylenoxid oder Ethylenimin → (mitunter sehr ausgeprägte) Blasenbildung, evtl. Nekrosen mit schlechter Heilungstendenz (ähnlich wie im Kapitel Loste); Hornschäden der **Augen**. Nach **Resorption** über Haut oder Schleimhäute, besonders aber nach (auch kurzfristiger) **Inhalation**, verursachen Ethylenoxid bzw. Ethylenimin neben starker Schleimhautreizung, Nausea, Magendruckgefühl, oft über Stunden anhaltendes Erbrechen (Kreislaufgefährdung), Diarrhöe, Erregungszustände und (bei hohen Konzentrationen) narkotische Erscheinungen. Fehlen können Hustenreiz, Konjunktivitis, (hämorrhagische) Rhinitis, Dyspnoe, Zyanose u. a. akute Symptome der Schleimhautreizung und Lungenschädigung. In der Folge am ehesten Nierenschäden (vgl. Kap. Glykole), alsbald auch Herz-, Nebennieren- und Leberschäden möglich; selten Spätschäden.

IV.   Therapie

Bei Einwirkung auf die (bekleidete) **Haut**: Benetzte Kleidung sofort entfernen, gründliches Abwaschen (möglichst Bad), ggf. Lokalmaßnahmen wie bei Erfrierung (nach flüssigem Ethylenoxid) bzw. Verätzung. Weiterbehandlung durch Dermatologen bzw. Augenarzt.

Nach **Inhalation**: Zunächst Frischluft, ggf. Sauerstoffatmung; Horizontallagerung, kohlensäureversetztes Getränk, Schutz vor Wärmeverlust. Stationäre Überwachung für mindestens 72 h wegen möglicher Latenz (!) bis zum Auftreten eines Lungenödems.

Nach **peroraler** Aufnahme wie Verätzungen s. Kap. Säuren/Laugen.

Symptomatische Behandlung (besonders Kreislauf sowie Elektrolyt-, Wasser-, Säuren-Basen-Haushalt, Hb, Leukozyten und Körpertemperatur; später Nieren- und Lungenfunktion kontrollieren); bei starken Schleimhautentzündungen frühzeitige Anwendung von Glukokortikoiden; zur Dämpfung von Erregung und anhaltender Nausea allenfalls vorsichtig Promazin (Sinophenin®), evtl. Sauerstoff(be)atmung.

Hinweise zum Inhalt von Literaturbeispielen

Substanzen, Symptomatik und Therapie:: Daunderer; Gloxhuber; Löser
Chemie und Verwendung einzelner Substanzen: Römpp

Farbstoffe

I. Substanzen

Die **natürlichen Farbstoffe** (z. B. Riboflavin, Flavonoide, Anthocyane, Carotinoide) sowie die für unterschiedlichste chemisch-technische Zwecke verwendeten synthetischen Farbstoffe sind im Verhältnis zur großen und ständig wachsenden Anzahl dieser Verbindungen (mit fast unübersehbarer Namensgebung) nur in wenigen Fällen von akut toxikologischer Bedeutung. Farbstoffzusätze zu Natur- und Syntheseprodukten liegen meist unter der 1-%-Grenze; Farbstoffe in Reinsubstanz oder konzentrierten Lösungen spielen nur in speziellen Industriezweigen und Gewerben eine Rolle (dort haben meist die Vor- und Zwischenprodukte wesentlich erheblichere toxikologische Bedeutung als diese Farbstoffe selbst; oft ist auch das Lösungsmittel ausschlaggebend!).

Als sog. „**Haushaltsfarben**" kommen einige (meist synthetische) Farbstoffe neben den (vorwiegend mineralischen) Farben für Anstrichzwecke in den Handel. Größtenteils wurden diese Produkte – soweit toxikologisch bedeutsam – in den einschlägigen Kapiteln erfasst (s. Register). Für eine erste Orientierung über ihre Toxikologie sind nachfolgend gebräuchliche Farbstoffe alphabetisch nach wichtigen (aber nicht ausschließlichen!) Anwendungszwecken zusammengestellt.

Über einige neuere Farbstoffgruppen (z. B. Weiterentwicklungen von Azomethinen, Benzothiazinen und Phthalocyaninen) liegen bisher noch keine gesicherten Erfahrungen mit akuten Vergiftungsfällen vor.

A. Anstrichfarbstoffe

Für Deckanstriche sowie als Zusätze zu Plakatfarben, Farbkreiden, Schul-, Mal- bzw. Wasserfarben, Öl-, Künstler- und Druckfarben, Schilderfarben, Signierfarben u. Ä.; technisch und toxikologisch am bedeutsamsten sind hier die (anorganischen) in Wasser und anderen Lösungsmitteln gering bis nahezu unlöslichen Pigmente, insbesondere

Weißpigmente, wie Bleiweiß (sog. Kremserweiß), Zinkweiß und Lithopone auf Basis Zink und Barium, Titaniumdioxid, Antimonweiß.

Schwarzpigmente, z. B. Oxide oder Sulfide von Eisen, Mangan, Cobalt, Antimon und diverse Kohlenstoffqualitäten (Ruße, Graphit).

Buntpigmente, z. B. für **gelbe** Farbtöne, toxikologisch bedenklich am ehesten Chromate, wie Barytgelb (Bariumchromat), Zinkgelb (Zinkchromat-Kaliumchromat), Chromgelb (Bleichromat, ggf. mit Bleioxid), ferner Sulfide wie Königsgelb (Arsensulfid) oder Cadmiumgelb (Cadmiumsulfid); für **rote** Farbtöne toxikologisch bedenklich am ehesten Zinnober (rotes Quecksilbersulfid), Antimonzinnober (Antimonoxysulfid) sowie Chromrot (Bleichromat); für **blaue** Farbtöne bedenklich am ehesten komplexe Cyanide, wie z. B. Eisencyanblau bzw. Gemische aus Berliner-, Preußisch-, Pariser-, Miloriblau, allenfalls noch Manganblau (Bariummanganat, -sulfat); für **grüne** Farbtöne toxikologisch wohl nur bedenklich Schweinfurter Grün und verwandte Kupferfarben.

B. Textil- und Pelzfarbstoffe

Für natürliche sowie synthetische Fasern und Gewebe, Pelze, Leder, Strümpfe; technisch und toxikologisch am bedeutsamsten sind hier organische Verbindungen, insbesondere

Sog. **Anilin(schwarz)-Farbstoffe** als Oxidationsprodukte des Anilin und seiner Derivate siehe dort; Vergiftung allenfalls durch unverbrauchtes Anilin oder Spaltprodukte.

Analoges gilt für Indophenole, Indoaniline, Indamine, Induline und Nigrosine, Schwefel-Farbstoffe sowie Oxidationsfarbstoffe für Pelz-, Haar- und Federfärbung (Ursole®, Ursatine®), die analog aus aromatischen Aminen und Diaminen und Phenol(-Derivaten) hergestellt werden.

Anthrachinon-Farbstoffe, akut toxikologisch unbedenklich (Indanthren®-Farbstoffe); lediglich Vor- und Zwischenprodukte z. B. (Poly)hydroxy- und Amino-Derivate des Benzol oder des Naphthalen bzw. Anthrachinon können bei der industriellen Herstellung toxikologisch bedeutsam sein. Analoges gilt für Benzo- und Naphthochinon-Farbstoffe sowie Indigo und indigoide Farbstoffe.

Azofarbstoffe (inkl. Naphthol-AS-Farbstoffe): Große, praktisch sehr bedeutsame Farbstoffklasse. Vor- und Zwischenprodukte wie Anilin(-Derivate), aromatische Nitroverbindungen, Phenole, Chlorphenol(-Derivate) können in Herstellerbetrieben akute Gefährdungen der Beschäftigten bewirken. Analoges gilt für Azomethin-Farbstoffe. Azopigmente teilweise als Rottöne auch in Permanent-Make-up-Farben – giftig, z. T. mit Benzidin (gelber Farbton) – kanzerogen!

Phthalocyanine, wichtige organische Pigmentfarbstoffe (z. B. Heliogen®-Typen, Phthalogene®), gelten als untoxisch; eventuelle akute Gefährdungen in Herstellerbetrieben, z. B. durch Phthalsäure(dinitril).

C. Haushalts-, Lebensmittelfarbstoffe

Sog. „Ostereierfarben" (Brauns-Farben oder Naturfarben aus Birkenblättern, Curcuma-Rhizom, Heidelbeeren, Walnussschalen u. a.), Farbstoffe für Lebensmittel wie Marmeladen und Limonaden, Liköre, Glasuren, Gebäck, Bonbons usw. (siehe unten) – sind (in Europa) nahezu ausnahmslos (akut) toxikologisch unbedenklich; ausgewählte Verbindungen auf Basis der Azofarbstoffe (s. o.) und der Triphenylmethan-Farbstoffe (s. u.), Dextrine und Glaubersalz ggf. mit Zusätzen (anorganischer) Pigmente (s. o.). Im weiteren Sinne hierher gehörige Mittel können jedoch akut toxisch sein; siehe z. B. Kapitel Haar-, Bleich- und Färbemittel und Tinten.

Zur Färbung von Lebensmitteln sind ca. 40 Farbstoffe zugelassen: naturidentische Farbstoffe (z. B. Carotinoide, Chlorophylle, Riboflavin) und synthetische Farben (z. B. Azofarbstoffe, Tartrazin). Die **E-Nummern** von hierfür geeigneten Zusatzstoffen sind in der ROTEN LISTE® detailliert aufgeführt.

D. Mikroskopier- bzw. medizinisch-technische Farbstoffe und Farben

Nachfolgend aufgeführte Substanzbeispiele wurden unter dem Gesichtspunkt der verbreiteten Anwendung als Färbemittel, Reagenzien und Indikatoren in (klin.) Laboratorien ausgewählt (was ihre Verwendung zu andersartigen Zwecken nicht ausschließt!). Siehe auch Abschnitt E!

Thiazin-Farbstoffe, z.B. Methylenblau (auch medizinisch, z.B. in Methylenblau Vitis®), Löfflers Methylenblau (in 0,001% KOH-Lösung); Methylenviolett; Giemsa-Lösung (Azur-A- und -B-Eosinat, Methylenblau-Eosinat und Methylenblauchlorid in Glycerol und Methanol); May-Grünwald-Farblösung (Methylenblau-Eosinat in Methanol); Lauth's Violett; Toluidinblau u.v.a.

Triphenylmethan-Farbstoffe (sog. „Teerfarbstoffe"), z.B. Fuchsin (Rosanilin) in schwach essig- (oder milch-)saurer Lösung oder in Phenolwasser (sog. Carbolfuchsin, s. Kap. Phenole). Kristallviolett (zur sog. Gram-Färbung); Malachitgrün; Methylblau meist in schwach salz- oder oxalsaurer Lösung; Methylgrün; Neufuchsin (oftmals mit geringem Phenol-Zusatz); Säurefuchsin (Natriumsalz des Trisulforosanilin) gelegentlich in wässriger Lösung mit 5%igem Kaliumalaun-Zusatz; Viktoriablau B, Phenolphthalein (siehe dort). Triphenylmethan-Farbstoffe auch in Kugelschreiberminen, evtl. Kopierstiften.

Xanthen-Farbstoffe, strukturell den Triphenylmethan-Farbstoffen eng verwandte Farbstoffklasse mit analoger Bedeutung und teilweise ähnlicher Verwendung. Typische Beispiele sind Fluorescein (Resorcinolphthalein), Eosin (Tetrabromfluorescein), Phloxin; Rhodamin B.

F

E. Chromodiagnostika

Zur medizinischen Funktionsdiagnostik (insbesondere für Distributions- und Eliminationsmessungen sowie zum Anfärben) bzw. zu Forschungszwecken werden z.B. verwendet **Azorubin S**, **Bengalrot**, **Bromsulphalein** (Sulfobromphthalein-Natrium); **Coomasseinblau**, **Disulphinblau**, **Erythrosin**, **Evans Blau**, **Flourescein**, **Indigocarnin**, **Indocyaningrün** (ICG-Pulsion®), **Kongorot**, **Methylenblau** (Methylthioniumchlorid s. auch Hinweis unter MAO-Hemmstoffen), **Patentblau V** (zusammen mit Erythrosin in Oral-B®), **Phenolrot**, **Toluidinblau** (Toloniumchlorid, Met-Hb-Antidot), **Trypaflavin**, **Trypanrot**.

Weitere Farbstoffe s. in Kapiteln Anthelminthika, Chinin-/Acridin-Derivate, Tinten, MAO-Hemmstoffe und im Sachregister.

II. und III.   Toxikokinetik, -dynamik und Symptomatik

Die einmalige perorale Aufnahme von handelsüblichen Farbstoffen, von denen im Allgemeinen zunächst nur der Verwendungszweck (vgl. Abschnitt I) angegeben wird, führt kaum zu Vergiftungen. Prinzipiell können **am ehesten gefährlich** werden: Festsubstanzen → (u.U. Schleimhautläsionen mit Gefäßarrosion) oder konzentrierte Lösungen in der Farbstoff verarbeitenden Industrie sowie vor allem Lösungsmittel, die am ehesten für Resorptivwirkungen verantwortlich zu machen sind (vgl. jeweils Abschnitt I und Kap. Lösungsmittel).

Da die handelsüblichen Zubereitungen bzw. Präparate meist weniger als 1% Farbstoffe enthalten, sind akute Vergiftungsfolgen wohl fast nur in Extremfällen zu befürchten, jedoch können Folgen einer (Gruppen-)Allergie oder fototoxische bzw. (pseudo-) allergische Reaktionen auftreten (siehe Kapitel Furocumarine und Histamin).

Am ehesten spezifisch für die einzelnen Gruppen sind:

A.

Gastrointestinale Beschwerden (z. B. Übelkeit, Erbrechen, aber auch Leibschmerzen, Koliken, Durchfall mit Folgen von Wasser- und Elektrolytverlust); neurologische Symptome (z. B. Muskelschwäche, Erregung, evtl. Krämpfe); Herz-Kreislauf-Reaktionen (z. B. Blutdruckabfall mit Kollapsgefahr) sowie Entwicklung von Leber- und Nierenfunktionsstörungen. Siehe auch jeweils Kapitel der in Abschnitt I A genannten Metalle!

B.

Ähnlich wie unter A; praktisch wohl nur beim Anilinschwarz zusätzlich (besonders für Kleinkinder beachtliche) Folgen der Met-Hb-Bildung und Hämolyse (Zyanose, Dyspnoe, Asphyxie, Nierenversagen usw.), vgl. auch Kap. 6.1.4 und Analgetika. Allergische Reaktionen!

C.

Abgesehen von gastrointestinalen Beschwerden wohl nur in Ausnahmefällen akute Vergiftungserscheinungen (vgl. Abschnitt I C und entsprechende Hinweise), am ehesten ist mit allergischen Reaktionen zu rechnen (auch auf geringe Mengen/Konzentrationen).

D.

Ähnlich wie unter C. Hier allenfalls Gefährdung durch Festsubstanzen, besonders durch Lösungsmittel, u. a. auch Methanol (vgl. diese Kapitel).

Bei parenteraler Anwendung von Malachitgrün (infolge Entkopplung der oxidativen Phosphorylierung) möglicherweise Symptome wie bei Vergiftung mit Dinitrophenolen (s. eigenes Kapitel).

E.

Am ehesten ist mit dem Auftreten (evtl. schwerster) allergischer Reaktionen zu rechnen (auch p-Gruppen bzw. Kreuzallergie, z. B. zu Sulfonamiden bei Patentblau). Bei Disposition und/oder unsachgemäßer Anwendung, z. B. von Bromsulphalein, sind schmerzhafte Gewebsreaktionen ($\rightarrow$ Nekrose, steriler Abszess) oder toxische Gefäßschäden zu befürchten mit entsprechenden Folgen, ausnahmsweise auch Hämolyse(folgen). Intravenöse Injektionen können neurovegetative und vasomotorische Störungen auslösen (bis zum Kreislaufkollaps).

IV. Therapie

Trotz der eventuell durch äußerliche Beschmutzung mit Farbstoffen (besonders bei Kindern) beeindruckenden Situation keine Aufregung, keine übertriebene therapeutische Aktivität! Häufig wird nach **peroraler** Aufnahme das Trinken einer wässrigen Aufschwemmung von Aktivkohle toxikologisch und psychologisch völlig ausreichen; reichlich Flüssigkeit zuführen, jedoch keine Milch, kein Alkohol, kein Rizinusöl. In Zweifelsfällen Nachbeobachtung.

In **Extremfällen** (z. B. mehrere Schlucke einer unbekannten Lösung oder einige Gramm Farbsubstanz): Auslösen von Erbrechen und/oder Magenspülung unter üblichen Kautelen und/oder Aktivkohle und isotone Natriumsulfat-Lösung (s. Kap. 7.2.1 bis 3). Sorgfältige Nachbeobachtung und entsprechende symptomatische Behandlung unter Beachtung der speziellen Hinweise der Abschnitte I–III. Erforderlichenfalls geziltere Maßnahmen aufgrund genauerer Informationen über Zusammensetzung (Befragung des Herstellers, Analyse; besonders Lösungsmittel beachten).

Bei **(pseudo)allergischen Zwischenfällen** sofort Schockbehandlung und antialergische Maßnahmen sinngemäß wie Kap. 7.1.5 und Kap. Histamin. Bei fototoxischen Reaktionen s. Kap. Furocumarine.

Bei (schmerzhaften) lokalen **Gewebs-** und **Gefäßreaktionen** sofort physiologische NaCl-Lösung (evtl. mit Zusatz eines Lokalanästhetikums) nachspritzen und hämostaseologische Weiterbehandlung durch Spezialisten.

Bei Verletzungen (z. B. mit Tintenstift) chirurgische Behandlung und Maßnahmen sinngemäß wie im Kap. Tinten, IV, E bis L erforderlich.

Bei Einwirkung auf **Augen**: Sofort etwa 10 min unter fließendem Wasser bei gut geöffnetem Lidspalt spülen, unmittelbar anschließend fachärztliche Nachbehandlung. Bei Tintenstift s. Kap. Tinten, IV, E bis L.

Hinweise zum Inhalt von Literaturbeispielen

Toxische Stoffe in Nahrungsmitteln und Zusätze zu Lebensmitteln: Lindner
Farbstoffe in Lebens- und Arzneimitteln: Bertram
Indikationen, Haupt-, Neben- und Wechselwirkungen von Farbstoffen zur Diagnostik: Kallenberger
Toxikologische Aspekte von Zusatzstoffe: Classen
Rechtsvorschriften, Regelungen und Empfehlungen: Somogyi et al.; s. auch Quellenverzeichnis, N.10 und N.11

Fensterreinigungsmittel

I. Substanzen

(Prinzipielle Zusammensetzung)

Flüssige F.: Wässrige, etwa 30%ige Lösungen von Isopropanol wie in Sidolin® oder Glykolen (Polyethylenmonoethylether, Ethylenglykolmonobutylether, seltener von Aceton mit Zusatz von Netzmitteln sowie Farb- und Duftstoffen in Spuren, mitunter auch Zusatz von Ammoniak (z. B. Klarofix® und Glasreiniger-Spray s. dann auch unter Laugen!); in Ausnahmefällen auch Zusatz von Fluoriden oder früher wässriger Flusssäure zur Fensterreinigung bei sehr starker Verschmutzung (bes. für Gewächshäuser), s. Kapitel Fluor.

Pastenförmige F.: Ammoniak (2–25 %; s. S. 128 ff.), Leichtbenzin (10–40 %; s. Register) und waschaktive Substanzen (1–2 %) in Kieselgur (30–60 %).

II. und III. Toxikokinetik, -dynamik und Symptomatik

Zu erwarten sind allenfalls Reizwirkungen auf betroffene Schleimhäute (ggf. Laugenzusatz beachten; Schleimhautinspektion, Indikatorpapier). Resorptivwirkung des Lösungsmittels (etwa wie bei Alkohol) nur nach peroraler Aufnahme großer Mengen; im Ausnahmefall Fluoridwirkung beachten (s. Abschnitt I und Kapitel Fluor).

IV. Therapie

Nach **peroraler** Aufnahme sofort reichlich Wasser oder Tee trinken lassen.
Bei **Augenkontakt** ausgiebiges Spülen.
Weiter je nach pH (Indikatorpapier), Schleimhautbefund, Geruch usw. wie in Abschnitt IV der Kapitel Laugen, Glykole bzw. Alkohole, Lösungsmittel, Seifen und Waschmittel unter Beachtung der Hinweise in den Abschnitten I und II.

Hinweise zum Inhalt von Literaturbeispielen

Substanzen, Toxikokinetik, Symptomatik und Therapie: Daunderer; Velvart
Besonderheiten im Kindesalter: v. Mühlendahl et al.
Zusammensetzung und Verwendung: Vollmer et al. (1994)

Fibrinolytika, Thrombolytika

I. Substanzen

Zur Behandlung akuter Gefäßverschlüsse werden, parenteral, angewandt:
Alteplase, Actilyse®, (rekombinanter tissue plasminogen activator, rt-PA).
Anistreplase (HWZ ca. 90 min), Eminase®; indirekt wirkend, anisoylierter Plasminogen-Streptokinase-Aktivator-Komplex (APSAC), Komplex aus menschlichem Lys-Plasminogen und Streptokinase, der vor Inaktivierung durch a-2-Antiplasmin geschützt ist (Blockade des aktiven Zentrums von Plasminogen durch

Acetylierung mit p-Anissäure), Aktivierung durch Deazylierung am Fibrin und im zirkulierenden Blut. Gute Anlagerung an Fibrin, s. Abschnitt II.

Lanoteplase (n-PA).

Plasmin(ogen), Lys-Plasminogen (selten noch für lokale Thrombolyse).

Reteplase (r-PA), Rapilysin®.

Saruplase (Pro-Urokinase).

Streptodornase, in Varidase®.

Streptokinase, Kabikinase®, Streptase®, in Varidase®; indirekt wirkend, s. Abschnitt II.

Tenecteplase (HWZ 0,4 h!), TNK-t-PA, Metalyse®; durch Bioengeneering hergestellte Variante der Alteplase mit erhöhter Fibrinspezifität und Resistenz gegen Plasminogen-Aktivator-Inhibitor (PAI-1).

Urokinase, Actosolv®, Alphakinase®, Corase®, rheothromb®.

Toxikologisch ähnlich **Ancrod** (HWZ 5–12 h), Arwin®, Vibrinex®; thrombinähnlich wirkendes Enzym der Malayischen Grubenotter (*Callolasma rhodostoma*).

II. Toxikokinetik und -dynamik

Plasminogen-Aktivatoren werden nach parenteraler Anwendung relativ schnell über Leber und Nieren eliminiert (HWZ etwa zwischen 5 und 25 min, Ausnahme: Reteplase → HWZ der Reteplase-Aktivität 1–2 h, Ausscheidungsweg unbekannt). Fibrino(geno)lytische Wirkung nach Ende der Applikation zeitlich begrenzt, aber durchaus länger anhaltend (bis 24 h, dosisabhängig). **Wirkung**: Fibrinolytika aktivieren direkt oder indirekt (z. B. Streptokinase, APSAC, s. oben) das körpereigene fibrinolytische System (zirkulierendes und/oder an Thrombus bzw. Fibrin gebundenes Plasminogen → Freisetzung von fibrinolytisch wirksamem Plasmin). Bei Überdosierung bzw. (zumeist) bei gerinnungshemmender Komedikation, Koingestion (insbesondere Aggregationshemmer wie Abciximab) oder disponierenden Zweiterkrankungen (Ulzera des Magen-Darm-Traktes!, Hypertonie!) bzw. bei Nichtbeachtung der Kontraindikationen (s. Abschnitt III) erhebliche erhöhte *Blutungsgefahr*.

Ancrod als Serinprotease spaltet Fibrinogen → Bildung löslicher Ancrod-Fibrin-Komplexe (jedoch ohne Aktivierung von Faktor XII, anderen Gerinnungsfaktoren oder Thrombozyten), daneben auch Aktivierung des fibrinolytischen Systems über Freisetzung endogenen Gewebsplasminogen-Aktivators.

III. Symptomatik

Wegen der fast regelrechten Kombinationstherapie mit Antikoagulanzien und/oder Aggregationshemmern (s. eigenes Kapitel) werden zumeist sofort einsetzende **Hämorrhagien** oder länger dauernde Nachblutungen gleichzeitig beobachtet in Gehirn, Lunge oder Körperhöhlen, insbesondere im hohen Lebensalter, bei manifesten oder kurz zurückliegenden Blutungen, Hypertonie, Zerebralsklerose oder Vorliegen anderer Kontraindikationen sowie bei Komedikation mit Dextranen oder nichtsteroidalen Antirheumatika. Epistaxis, Blutung aus Punktionsstellen, Hämatemesis, Melaena, Hämaturie; retroperitoneale Hämatome möglich, weiter Temperatursteigerung, Schüttelfrost, Erbrechen und/oder allergische Reaktionen, zerebrale Dysfunktion, Krämpfe, Blutdruckabfall, AV-Block, Perikarditis.

Unter therapeutischer Anwendung von Ancrod häufiger Blutungskomplikationen im Sinne von Schleimhautblutungen bzw. klinisch selten therapiebedürftigen Hämorrhagien.

IV. Therapie

Blut stillende Therapie ausschließlich über **venöse Zugänge**.
Hämostaseologisch kontrollierter Einsatz von Aprotinin, Trasylol®, (z. B. initial 100 000–250 000 I. E. innerhalb von 20–30 min, evtl. Dauerinfusion in gleicher Dosis bis Wirkungseintritt). Antifibrinolytika vom Aminosäure-Typ (z. B. 4-Aminomethylbenzoesäure, s. Kap. Antifibrinolytika) möglichst nur lokal bei Blutungen als Folge spontan fibrinolyseinduzierter Blutungen, aber nicht bei Blutungen unter fibrinolytischer Therapie. Herz-Kreislauf-Monitoring!

Beachte: Nach wirksamer Behandlung und Gabe von Antidot → Aufhebung der thrombolytischen Wirkung und erhebliche Thromboseneigung.

Bei Blutungen unter Ancrod, Beendigung der Infusion, Gabe von Kryopräzipitat oder Fresh Frozen Plasma (FFP). In schweren Fällen steht als Antidot für Ancrod ein wirksames Antiserum zur Verfügung.

Hinweise zum Inhalt von Literaturbeispielen

Pharmakologie, Toxikologie (Kontraindikationen!) und wichtigste Beispiele aus der hämostaseologischen Fachliteratur: Glusa, Wenzel et al.; Jaenecke
Insbesondere klinische Eigenschaften neuerer Thrombolytika: Gulba

Fleckenentfernungsmittel

I. Substanzen
(Prinzipielle Zusammensetzung)

F. in unübersehbarer Zahl im Handel oder noch in Altbeständen bzw. nach „Hausrezepten" selbst bereitet. Prinzipiell unterscheidet man:
Fleckenmilch, Emulsion aus Lösungsmittelgemischen (s. unten) und waschaktiven Substanzen.
Fleckenpasten, Lösungsmittelgemisch (s. unten), das mit feinpulvrigen Trägermaterialien „angeteigt" ist (z. B. Kieselgel, Magnesiumoxid, pulv. Zellulose). Für

spezielle Zwecke auch Mischungen aus Natriumhydrogensulfit, -sulfat und -thiosulfat sowie Oxalsäure (z. B. zur Rost- und Tintenfleckentfernung) in Verbindung mit Waschpulvern in Gebrauch.

Fleckenseifen, Seifen (z. B. Kernseife, s. S. 630 ff.), denen (Fett-)Lösungsmittel (z. B. Benzin, Spiritus, Tetralin) sowie Ochsengalle und Borax (Natriumperborat) zugesetzt sind.

Fleckenwasser (Bezeichnung üblich, auch wenn Präparate völlig wasserfrei sind!), Spezialfleckentferner: können *organische Lösungsmittel* (z. B. Dr. Beckmann Prewash aus Gallseife; domal Flecken frei Gras, Erde, Blütenstaub; Dr. Beckmann Fleckenteufel Fett & Öl; domal Fleckenfrei Kuli), *aliphatische Kohlenwasserstoffe* (z. B. Sil Brush & Wash, Nuth Fleckentferner, K2r Fleckenwasser), seltener Chlorkohlenwasserstoffe, Tenside, Enzyme enthalten (z. B. in Anthol®, Antisal 1®, Dr. Beckmann-Fleckenteufel®, Fanal®, Fluatil®, Perawin®, Total-Fleckenwasser®, Vici-Domodin® usw.); teilweise als Spray z. B. Dry Clean®, Fleckenspray®. Toxikologisch meist bedenklicher als die anderen Zubereitungen, insbesondere wenn chlorkohlenwasserstoffhaltig (insbesondere Altbestände)! Andere Spezialfleckentferner enthalten dagegen Sauerstoff abspaltende *Bleichmittel* auf Basis von Natriumpercarbonat (z. B. Oxi Clean; domal Fleckenfrei Tinte, Stock, Schimmel) oder Natriumperborat (z. B. Dr. Beckmann Fleckenteufel Rost & Deo; Dr. Beckmann Fleckenteufel Kaffee, Tee, Gilb) und organische Säuren.

Hexenmeister-Fleckenentferner® sind großenteils harmlos, am ehesten toxisch infolge alkalischer oder saurer Reaktionen (siehe ggf. unter Laugen oder Säuren). Gefährliche Bestandteile jedoch möglich in Rostfleckenentfernern (z. B. Antisal 2b®, Perplex-R®; s. dann unter Fluoriden) und Fettfleckentfernen [s. dann unter (Halogen-)Kohlenwasserstoffen].

II. und III. Toxikokinetik, -dynamik und Symptomatik

Nach **peroraler** Aufnahme toxischer Mengen neben gastroenteritischen Symptomen (evtl. blutige Brechdurchfälle; ggf. Oxalsäure-Verätzung) am ehesten zunächst narkotische und kardiovaskuläre, später (evtl. nach Tagen) hepatorenale Wirkung organischer Lösungsmittel möglich (vgl. Kap. Lösungsmittel, II/III); bei bekannter oder rasch eruierbarer Zusammensetzung, siehe auch Register! Waschaktive Zusätze steigern möglicherweise enterale Resorption. Nach Aufnahme relevanter Menge bleichmittelhaltiger Spezialfleckentferner auf Sauerstoffbasis Reizsymptomatik mit lokalem Ödem/Emphysem im Vordergrund. Nach **Inhalation** (z. B. beim Umgang mit Fleckenwasser in geschlossenen Räumen) Resorptivwirkung im Vordergrund (s. oben), durch Hitzeeinwirkung bei chlorkohlenwasserstoffhaltigen F. evtl. Phosgenbildung möglich (vgl. Kap. Phosgen u. Brandgase).

IV. Therapie

Solange Zusammensetzung des Fleckentfernungsmittels im vorliegenden Fall nicht bekannt ist, auch nach Aufnahme kleiner Mengen und trotz subjektiven Wohlbefindens keine Bagatellisierung! Zunächst Maßnahmen sinngemäß wie im Kapitel Lösungsmittel, IV! Ggf. Hinweise in Abschnitt I beachten. Erforderlichenfalls genauere Ermittlung der Zusammensetzung durch Befragung des Herstellers oder eines toxikologischen Informationszentrums und entsprechende Fortsetzung der Behandlung.

Hinweise zum Inhalt von Literaturbeispielen

Substanzen, Toxikokinetik, Symptome und Therapie: Daunderer; Velvart
Zusammensetzung, Anwendung und Umgang: Römpp; Vollmer et al. (1994)

Fluor

I. Substanzen

A.

Fluor(gas), reaktionsfähigstes Element, Oxidationsmittel, industriell bedeutsam, z. B. für Uran-Fabrikation (s. auch Kapitel Radionuklide), als Raketentreibstoff, für Spezialschweißbrenner, für technische Fluorierungen organischer Substanzen. **Fluorwasserstoff(säure)**, Hydrogenfluorid, farbloses Gas (**LD** s. Abschnitt III), in wässriger Lösung starke Säure, **Flusssäure**, meist 40 %ig, zum Ätzen von Glas (verdünnt in Glasätztinten und Glasreinigungsmitteln), breite Verwendung in chemischer Industrie. **Natriumfluorid**, Fluornatrium [toxische Dosis etwa ab 8 mg/kg; **LD** ca. ab (16–) 70 mg/kg], in zahlreichen Holzkonservierungsmitteln (meist in 4–6 %iger Lösung; sog. CF-Salze), z. B. früher in Dohnalit-FN®, Dohnalit-SF®, Albetol® (im Gemisch mit anderen Fluoriden, hauptsächlich solche von Calcium, Magnesium, Aluminium, Zink sowie in Kombination mit Silicofluoriden), in analogen Mischungen auch als Schädlingsbekämpfungsmittel, z. B. in Floridine®, Flocrocid®, Karidium®, Pergantine®; zur Kaltleimherstellung, in der Glas- und Zementindustrie, in Konservierungsmitteln für Fleisch und Butter („Buttersalz"), in Rostentfernungsmitteln (Roststifte zur Fleckenentfernung). Medizinisch zur Kariesprophylaxe: Fluoridierung des Trinkwassers und/oder Tabletten wie Fluoretten®, Fluor-Vigantoletten®, Zymaflour®; auch in 1–2 %iger Lösung zur Zahnpinselung, in Zahnpasten, Mundwässern sowie zur Osteoporosebehandlung, z. B. in Fluoros®, Nafril® und Ossin®. **Natrium-, Kalium-** und **Ammoniumhydrogenfluorid** sind stark saure Salze aus dem betreffenden Fluorid und Fluorwasserstoffsäure (z. B. NaF; HF); toxikologisch etwa wie Natriumfluorid (s. oben).

Calciumfluorid, **Fluorcalcium**, Fluorit, Flussspat, industriell bedeutsam als Flussmittel in Hüttenwerken, ferner in Glasindustrie, Emailindustrie, Keramik, zur Aluminium-Erzeugung, als Laborchemikalie (relativ gering toxisch).

Aluminiumfluorid, wichtig zur industriellen Aluminium-Gewinnung, bedeutsam hierfür vor allem Fluoraluminate, insbesondere der Kryolith (Na_3AlF_6). Wirksam bei Verbrennungen mit Aluminiumschmelzen (s. unter IV)!

Aluminiumhexafluorosilicat, industriell für Gläser, Emails, synthetische Edelsteine.

Natrium-, Magnesium-, Barium-, Zinkhexafluorosilicate bzw. Salze der Hexafluorokieselsäure als (zur Warnung blaugefärbte) Schädlingsbekämpfungsmittel bzw. Holzschutzmittel und Fluatierungsmittel (Zinkhexafluorosilicat früher z.B. in Fluat Vogel®); soweit wasserlöslich, toxikologisch etwa wie Natriumfluorid, eher giftiger (s.o.).

Toxikologisch bedeutsam auch einige anorganische **Säurefluoride**, die durch Wasser unter Freisetzung von Fluorwasserstoffsäure (s. oben) zersetzt werden, z.B. Siliciumtetrafluorid, Titaniumtetrafluorid, Bortrifluorid, Schwefelhexafluorid usw.

F

B.

Organische Fluorverbindungen von Bedeutung sind z.B.:

(Mono)Fluoressigsäure und biochemisch verwandte Monofluorcarbonsäure-Derivate, praktisch bedeutsam ihre Salze (z.B. Natriumfluoracetat) und Ester (**LD** 2–10 mg/kg) als Schädlingsbekämpfungsmittel (z.T. obsolet), chemische Kampfstoffe und Sabotagegifte. Analog auch Fluorethylalkohol(-Derivate).

Fluorchlor- und **Fluorbromkohlenwasserstoffe** (die gebräuchlichsten meist nicht akut toxisch), früher als Treibgase verwendet, Feuerlösch- und Kältemittel (Freone®, Frigene®, Halone®); siehe aber Hinweise zu Lederspray in Kapitel Lederpflegemittel.

Olaflur (in Elmex®) als Kariesprophylaktikum.

Trifluormethan (Fluoroform), wirksam wie Chloroform (siehe Kap. Halogenkohlenwasserstoffe, aliphatische), **Tetrafluormethan** dagegen harmlos.

Fluorphosphorsäureester s. unter Phosphorsäureester.

Fluorpolymere (z.B. Teflon®, Kel-F® u.Ä.), toxikologisch unbedenklich solange unzersetzt; durch thermische Spaltung bzw. Pyrolyse Entstehung äußerst gefährlicher Produkte, (ebenso wie Staub) u.U. wie Metalldampf wirksam („Polymerdampf-Fieber"; s. auch Kap. Zink). Perfluorcarbon-Emulsionen als „Blutersatz" sind praktisch nicht toxisch.

II. Toxikokinetik und -dynamik

Resorption von Fluor(verbindungen) erfolgt im Allgemeinen mehr oder weniger rasch über die Schleimhaut des Respirations- und Digestionstraktes sowie über die Haut.

Elimination relativ langsam (Biotransformation von Fluorcarbonsäuren durch β-Oxidation; etwa die Hälfte über Urin).

Wirkung: Gifte, die Fluoridionen abspalten bzw. Fluorwasserstoff bilden (vgl. Abschnitt I A) → lokale Schädigung (Schleimhaut und Gewebe durch Flusssäure schon in 0,1–0,2%iger Lösung, durch Fluoride etwa ab 2%; tief greifende Hautnekrosen bereits durch kurzzeitige Einwirkung 5%iger Flusssäure); nach Resorption toxischer Mengen Folgen von Störungen des Calciumhaushaltes und intensiver Fermenthemmung (z.B. Phosphatasen, Aconitase) und des Nierenversagens. Fluoressigsäure sowie alle Verbindungen, die FCH_2CO- abspalten (vgl. Abschnitt I B) → schwere Störungen des intermediären Kohlenhydratstoffwechsels durch Bildung von Fluorcitronensäure (→ Hemmung des Zitronensäurezyklus; Citrat-Kumulation in Blut und Geweben) → zentralnervöse Störungen.

III. Symptomatik

A.

Inhalation von Fluor oder **anorganischen Abkömmlingen** (vgl. Abschnitt I. A.) → schwere Reizerscheinungen an Auge (Konjunktivitis, nekrotisierende Keratitis) und Atemwegen (50–100 ppm HF-Gas binnen ca. 1 h, 1200 ppm evtl. sofort letal); Verlauf etwa wie im Kapitel Chlor, III; u.U. Beteiligung von Harn-, Verdauungstrakt und Haut. Spätfolgen möglich (Fibrosen, narbig-zirrhotische Veränderungen am bronchopulmonalen System).
Bei starker Hitzeeinwirkung → ggf. Pyrolyseprodukte (Symptomatik etwa analog Phosgen, evtl. wesentlich stärker; vgl. Kap. Brandgase und Phosgen).
Nach **peroraler** Aufnahme anorganischer Fluorverbindungen (vgl. Abschnitt I A) meist innerhalb von 1(–5) h auftretend und zwischen 3–6(–24) h abklingend: Leibschmerzen, Salivation, Schwitzen, Übelkeit, (blutige) Brechdurchfälle (→ u.U. bedeutender Wasser- und Elektrolytverlust), starkes Durstgefühl, Muskelschwäche, Tremor, tetaniforme Krämpfe (Calciumspiegel nur relativ wenig gesenkt, u.U. auch Hypokaliämie und -magnesiämie), Temperatursteigerung, Blutdrucksenkung, Tachykardie, Dyspnoe. Exitus durch Herzversagen (z.B. Kammerflimmern) oder Atemlähmung nach 3–4 h, bei schwerer Intoxikation auch schon binnen einiger Minuten möglich; bei Überleben evtl. Folgen von Leber- und Nierenschäden.
Epikutane Einwirkung von Fluor → Symptome wie Verbrennung. Flusssäure dringt (auch als Dampf) rasch und tief ins Gewebe ein (**LD** > 1,5 g bzw. 20 mg/kg) → heftige, tagelang anhaltende Schmerzen, aber u.U. stunden- bis tagelang (konzentrationsabhängig, vgl. Abschnitt II) zunächst kein objektivierbarer Befund (Gefahr der diagnostischen Bagatellisierung) → tief reichende, schlecht heilende Nekrosen und Ulzera.

B.

Unabhängig von der Art der Aufnahme verursachen **Fluoressigsäure** und ihre **Abkömmlinge** (vgl. Abschnitt I B) nach Latenzzeit von etwa 30 min bis 2 (und mehr) Stunden neben Hyperglykämie vorwiegend zentralnervöse und kardiale

Symptome wie Erbrechen, Parästhesien, Erregungs- und Angstzustände; Muskelzuckungen von Gesicht und Hals auf gesamte Skelettmuskulatur übergreifend → (tonisch-)klonische Krämpfe, evtl. Bewusstlosigkeit; Exitus in Erschöpfung oder Asphyxie möglich. Zusätzliche Blutdrucksenkung und Gefahr intraventrikulärer Erregungsleitungsstörungen (frühzeitig im EKG erkennbar) → Arrhythmie, Kammerflimmern bzw. (besonders bei Kindern) Herzstillstand. Hexafluordiethylether: Bereits bei 30 ppm binnen 20–30 s → Bewusstlosigkeit → Krämpfe.
Inhalation von **Fluorchlor-** und **Fluorbromkohlenwasserstoffen** (z. B. als Spray) im Allgemeinen relativ harmlos, im Extremfall Herzrhythmusstörungen.
Beachte: Zahlreiche fluororganische Verbindungen sind jedoch zumindest akut toxikologisch ohne Bedeutung (vgl. Abschnitt I B), in Ausnahmefällen allergische oder immunologische Reaktionen möglich.

F

IV. Therapie

A.

Behandlung der Vergiftung durch **Inhalation** (ggf. neben Schockbehandlung) sinngemäß wie bei Chlor bzw. nitrosen Gasen (vgl. diese Kapitel); Calciumglukonat-Vernebelung; in schweren Fällen vorsichtige, fraktionierte Sauerstoff-Überdruckbeatmung. Symptomatische Maßnahmen (s. unten); langfristige Nachbeobachtung hinsichtlich möglicher Spätfolgen (vgl. Abschnitt III A).
Betroffene **Augen** sofort bei gut geöffnetem Lidspalt etwa 15–20 min unter fließendem Wasser bzw. baldmöglichst mit Calciumgluconat- oder Natriumhydrogencarbonat-Lösung (1 %ig) spülen und augenärztliche Nachbehandlung (Anästhesie, Infektionsschutz).
Nach **peroraler** Aufnahme toxischer Mengen anorganischer Fluorverbindungen (vgl. Abschnitt I A) sofort reichlich Flüssigkeit trinken lassen (Milch, Calciumgehalt! → schwerlösliches CaF), am besten ca. 1 %ige Calciumgluconat-Lösung. Ggf. vorsichtige Magenspülung (Perforationsrisiko geringer als Mortalität durch Resorption; auch induziertes Erbrechen am Unfallort u. U. möglich) mit Calciumgluconat-Lösung bis 90 min nach Ingestion, danach ca. 40 g Calciumgluconat im Magen belassen. Weiter **symptomatisch:**
Infusion physiologischer Kochsalzlösung mit 5 % Lävulose oder Dextrose und Zusätze entsprechend Kontrollen des Wasser- und Elektrolythaushaltes (beachte: Gefahr der Hypokalzämie; s. auch Kap. Wasser)
Bei Chvostek- bzw. Trousseau-Zeichen oder bei **Krämpfen** injizierbares Calciumsalz sehr langsam i. v. erfolgs- oder blutspiegelorientiert. Erforderlichenfalls Sauerstoffatmung, Kreislaufstützung (kein Adrenalin; vgl. auch Kap. 7.1.4).
Bei **Herzrhythmusstörungen** z. B. Infusion von Lidocain mit 2–4 mg/min; ggf. Defibrillation (s. auch Kap. 7.1.12).
Bei **Schmerzen** Morphin oder entsprechend stark wirksame Analgetika (s. Kap. Opioide).

Benetzte **Haut** sofort ca. 30 min unter fließendem Wasser spülen, besser mit 1%iger Calciumgluconat-Lösung. Bei Einwirkung von Flusssäure zusätzlich auch (vermutlich) betroffene Hautareale außerdem oberflächlich und tief mit Lösung aus Calcium gluconicum (10%) +5 ml Lidocain (z. B. Xylocain®; Endkonz. 2%) aa infiltrieren (evtl. vorher Hyaluronidase, z. B. Hylase®, gelöst in 2%igem Lidocain, in gleichen Bezirk injizieren); nach Bedarf bis Schmerzfreiheit wiederholen. In schweren Fällen und bei entsprechender Lokalisation (periphere Extremitäten, Endglieder) ist intraarterielle Infusion von bis zu 10 ml Calciumgluconat-Injektion (10%) in 50 ml physiologischer Kochsalzlösung wahrscheinlich effektiver. Abschließend Haut mit Calciumgluconat-getränkten Mullbinden oder einer Glukokortikoid-Antibiotika-Emulsion bedecken. Infektionsschutz (auch Tetanusprophylaxe).

Bei **Verbrennungen** durch Aluminiumschmelze zusätzlich Exzision nekrotischer Bezirke; ggf. Schockprophylaxe bzw. -behandlung (vgl. Kap. 7.1.4); bei Resorptivwirkung s. oben.

Flusssäure-Verätzungen niemals bagatellisieren! Symptomatik kann insbesondere bei verdünnter HF-Lösungen verspätet einsetzen!

B.

Nur nach **peroraler** Aufnahme von **Fluoressigsäure**(-Abkömmlingen): Sofort, bzw. solange noch keine Anzeichen für Resorption (s. Abschnitt III), primäre Giftentfernung durch induziertes Erbrechen und/oder Magenspülung und Laxanzien (s. Abschnitt IV A. und Kap. 7.2.1 bis 3); 40–80 ml Ethanol (bezogen auf konz. Alkohol) innerhalb 10 min trinken lassen. Falls innerhalb der ersten 30 min verfügbar: 100 ml Glycerolmonoacetat (Monacetin) in 500 ml Wasser (trotz schlechten Geschmacks) trinken lassen; insbesondere bei Bewusstlosen 0,1–0,5 ml/kg tief i. m. (notfalls i. v., 1 : 5 verdünnt); lokale, zentrale und kardiovaskuläre Nebenwirkungen dieses Antidots relativ harmlos; Gabe ggf. nach 30 min wiederholen. Stattdessen (wahrscheinlich ebenso effektiv) auch Infusion von 1,0–1,5 g Ethanol/kg KG in 5–10%iger Lösung innerhalb der ersten Stunde sowie 0,1 g Ethanol/kg × h über 6–8 Stunden. Bei Krämpfen Diazepam (Faustan®, Valium®) und/oder Muskelrelaxanzien; evtl. Sauerstoff(be)atmung. EKG- (nach Möglichkeit auch EEG-) Kontrollen zweckmäßig.

Symptomatische Maßnahmen unter Beachtung der Hinweise in Abschnitt III B und Kapitel 7.1; ggf. Nachbeobachtung (vgl. Abschnitt III B. und Abschnitt IV A).

Beachte: Bei Aufnahme harmloser fluororganischer Verbindungen (vgl. Abschnitt I B) sind forcierte Eliminationsmethoden sowie „prophylaktische" Arzneimittelgaben abzulehnen. Bei schweren Vergiftungen mit anorganischen Fluoriden ist Versuch mit Hämodialyse dagegen sinnvoll.

Hinweise zum Inhalt von Literaturbeispielen

Substanzen, Symptomatik und Therapie: Daunderer; Gloxhuber; Seyffart
Besonderheiten im Kindesalter: v. Mühlendahl et al.
Symptomatik und Therapie: Albrecht

Pharmakologie und Toxikologie: Forth/Henschler et al.
Toxikologie: Marquardt/Schäfer
Verwendung von fluoridhaltigen Pflanzenschutzmitteln: Clarkson
Chemie und Verwendung: Römpp

Fotografika

I. Substanzen
(Prinzipielle Zusammensetzung)

F

Entwickler

■ *Anorganische* Entwickler (nur noch höchst selten): z. B. Salze (meist organischer Säuren) von Chrom, Kupfer, Molybdän, Uran, Wolfram, evtl. Eisen-II-oxalat (siehe jeweils dort) sowie Reduktionsmittel wie Natriumdithionit, Wasserstoffperoxid in alkalischer Lösung, Hydroxylamin sowie Hydrazin (siehe dort) u. a.

■ *Organische* Entwickler (heute allgemein üblich, kombiniert je nach Anwendungszweck): hauptsächlich Di- und Trihydroxybenzole (Brenzcatechin, Hydrochinon, Resorcinol, Pyrogallol, Phenylendiamine und Derivate; Aminophenole (früher z. B. Rodinal®, Azol® oder p-Methylaminophenol als Orwo®, Metol® oder Elon®-Kodak); p-Hydroxyethylaminophenole und Diaminophenole (z. B. Orwo®, Amidol®); Paraformaldehyd (für Reproduktionstechnik, „Repro-Entwickler“).

Entwicklerzusätze können mitunter eigentlichen Entwickler mengenmäßig überwiegen; verwendet werden beispielsweise:

■ Beschleuniger: Natrium- oder Kaliumcarbonat, Borax, Phosphate, Natriumsulfit, Ammoniak (siehe jeweils dort);

■ Konservierungsmittel: vorwiegend Natriumsulfit; Tankkugeln enthalten Trichlorphenole (siehe dort) in indifferenter Trägermasse;

■ Rapiditätsregler und Antischleiermittel: meist Kaliumbromid (siehe dort), seltener Nitrobenzimidizol;

■ weitere Zusätze; z. B.: Ethylendiamintetraessigsäure (als Na-Salz), Natriumsulfat, Chromalaun, quartäre Ammoniumsalze, Kaliumthiocyanat oder -hydrogenchromat (siehe jeweils dort).

Fixierbad: Meist 10–20%ige wässrige Lösung von Natriumthiosulfat (Fixiersalz, „Fixiernatron“); p. o. harmlos. In Schnellfixierbädern das entsprechende Ammoniumthiosulfat; evtl. geringe Zusätze (meist nur 1–2%) an Kalium- oder Natriumhydrogensulfit, Kalialaun, Borsäure und Netzmitteln.

Stabilisierbad: Meist organische SH-Verbindungen wie Thioharnstoff, Thioglykolsäure u. Ä.!

Unterbrecher: 0,5–2%ige Essigsäure-Lösung, die 10% und mehr Natriumsulfat, Formalin, Aluminiumsulfat oder Chromalaun enthält.

Verstärker, Abschwächer bzw. **Tönungsmittel**: Metallsalz-Lösungen (1–2%ig) meist von Quecksilber-II-, Kupfer-II-, Uran-, Eisen-III- und Goldchloriden, Kaliumferricyanid (s. Register).

II. und III. Toxikokinetik, -dynamik und Symptomatik

Verlauf akuter Vergiftung durch perorale Aufnahme von Fotografika unbekannter Zusammensetzung nicht absehbar. Neben Reiz- bzw. Verätzungsfolgen an betroffenen Schleimhäuten muss in schweren Fällen u. U. mit zahlreichen Resorptivwirkungen gerechnet werden: Neben möglichen zentralnervösen Erscheinungen sind zunächst besonders wahrscheinlich Folgen von Methämoglobinbildung (vgl. z. B. Kap. 6.1.4 und Kap. Nitroverbindungen) und Nierenfunktionsstörungen (→ Auswirkungen auf Elektrolyt- und Säuren-Basen-Gleichgewicht sowie Diurese). Für die verschiedenen Gruppen jeweils zutreffende Hinweise in Abschnitt I beachten.

IV. Therapie

Nach **peroraler** Aufnahme von Fotografika unbekannter Zusammensetzung sofort reichlich trinken lassen. Wegen großer Heterogenität der Produkte Konsultation eines Giftinformationszentrums (vgl. Anhang). Bei Aufnahme großer Mengen evtl. Magenspülung und/oder (Nach)gabe von reichlich Aktivkohle und Natrium sulfuricum (s. Hinweise in Abschnitten I–III sowie Kap. 7.2.1 und 3). Weiter **symptomatisch** (s. dazu jeweils Hinweise in Abschnitten I–III): Zunächst besonders auf Kreislauf und Atmung (ggf. Sauerstoffzufuhr), dann auf Elektrolyt- und Säuren-Basen-Gleichgewicht sowie Diurese achten, schließlich Kontrolle bzw. Nachbeobachtung von ZNS, Leberfunktion und Blutbild. Indessen schnellstmögliche Ermittlung der Zusammensetzung des Präparates und entsprechende Fortsetzung der Behandlung.

Hinweise zum Inhalt von Literaturbeispielen

Substanzen, Toxikokinetik, Symptomatik und Therapie: Velvart
Chemie und Verwendung: Römpp

Furocumarine und andere Fotosensibilisatoren

I. Substanzen

Ammoidin, 8-**Methoxypsoralen** (8-MOP), **Methoxalen**, Xanthotoxin; Meladinine®, therapeutisch verwendet bei schweren Formen der Psoriasis, teilweise auch bei Vitiligo u. a. Hauterkrankungen. Orale und lokale Anwendung wird hierbei nach streng vorgegebenem Schema mit einer UV-A-Exposition kombiniert (PUVA-Therapie). **Cave**: Verfallene unvorschriftsmäßig gelagerte Präparate!

F

MAOP, Methyl-5-amino-4-oxo-pentanoat, in Metvix®-Creme; Fotosensitizer in fotodynamischer Therapie, z. B. Morbus Bowen.

Porfimer, Fotofrin®; Fotosensibilisator (Hämatoporphyrin-Derivat) für die fotodynamische Therapie des nichtkleinzelligen Bronchialkarzinoms in frühen Stadien; kutane Lichtempfindlichkeit über 30 Tage!

Zu den **Pflanzen**, die **Furocumarine**, insbesondere Cumarine vom Psoralen- und Angelicin-Typ sowie Naphthodianthron-Derivate (Hypericin, s. u.) in allen Organen, besonders in Wurzelstock sowie Früchten, enthalten und die teilweise als Volksheilmittel verwendet werden, gehören vorwiegend Doldengewächse (Apiaceae, Umbelliferae) und Rautengewächse (Rutaceae) z. B.

Achillea-Arten, z. B. *A. millefolium*, Schafgarbe (mit Pro- und Chamazulenen u. a. Wirkstoffen).

Ammi-Arten, z. B. *A. visnaga*, Bischofskraut, Zahnstocherammei (mit Inhaltsstoffen Khellin, Visnagin = Hauptbestandteile).

Angelica-Arten, z. B. *A. archangelica*, Engelwurz (mit den Cumarinen Xanthotoxin, Imperatorin, Angelicin u. a.). „Badedermatitis" nach Berührung mit Pflanzensaft.

Apium graveolens, Sellerie, (kann nach Infektion mit dem Pilz Sclerotinia sclerotiorum Furocumarine als Abwehrstoffe – Phytoalexine – bilden).

Ficus carica, echter Feigenbaum. Allergische Reaktionen nach Saft (zur Hautkühlung) und evtl. nach dem Essen frischer Feigen.

Hypericum-Arten, z. B. *H. perforatum*, Johanniskraut (mit Hypericin = Hypericumrot, das „Lichtkrankheit", Hypericismus, auch bei Weidetieren hervorrufen kann; antibakterielles Phoroglucin-Derivat Hyperforin).

Pastinaca-Arten, z. B. *P. sativa*, Pastinak. Furocumarine Bergapten u. a.

Pseucedanum-Arten, z. B. *P. officinale*, Meisterwurz; Haarstrang.

Pimpinella-Arten, insbesondere *P. major*, Bibernelle (mit Cumarinen Pimpinellin, Umbelliferon, Bergapten u. a.).

Riesenbärenklau, Herkulesstaude, Herkuleskraut (*Heracleum mantegazzianum*); Bergapten, Psoralen u. a.; extreme Phytofotodermatitis nach Kontakt mit Pflanzensaft, Blättern (Arbeiten mit Rasentrimmer, „strimmer rash") und selbst nach

Hautkontakt durch Kleidung, ohne direkte Lichteinwirkung (Abb. 68) oder **Wiesen-Bärenklau** (*H. sphondylium*); Wirkung s. o., aber meist schwächer. **Ruta graveolens**, (Garten-) Raute, Cumarine vom Psoralen-Typ. **Andere Fotosensibilisatoren** möglicherweise ähnlich wirksam, z. B. Antibiotika wie Tetrazykline, Griseofulvin; Sulfonamide, Sulfonylharnstoffe, Nalidixinsäure; Thiazid-Diuretika; Phenothiazine, Olaquindox; Chinidin, nichtsteroidale Antiphlogistika, Chlordiazepoxid; Amiodaron (Cordarex®, Tachydaron®); Germanin, Suramin®; Steinkohlenteer(haltige Präparate) wie z. B. Berniter® sowie zahlreiche Lichtfilter in Lichtschutzmitteln und Kosmetika; Industriechemikalien und Berufsstoffe wie Farbstoffe (besonders Acridin-Derivate und Eosin), Bergamottöl (in Parfüms und Kölnischem Wasser → „Berloque-Dermatitis"), Lorbeeröl (auch in Filzhutfabrikation, z. B. für Schweißband); optische Aufheller; Dinitrobenzol.

II. Toxikokinetik und -dynamik

Penetration in Haut und Schleimhaut; rasche **Resorption** über Gastrointestinaltrakt → vorwiegend Bindung an Tryptophan des Serumalbumins. **Elimination** durch intensive Metabolisierung in Leber → Ausscheidung der Glucuron- und Schwefelsäurekonjugate über Niere (zu ca. 90 % innerhalb von 6–8 h) und mit Fäzes.

Wirkung beruht im Wesentlichen auf fotochemischer Reaktion mit Nukleinsäuren (Fotoaddukte, insbesondere mit Thymidin- und Uracil-Basen der Doppelstrang-Helix). Therapeutischer und fototoxischer Effekt nach Einwirkung von langwelligem UV-Licht im Wesentlichen auf Haut beschränkt (offenbar begünstigt durch Disposition); nach Resorption aber auch Retina gefährdet; **Interaktionen** mit Alkohol, systemischen Kortikosteroiden, Zytostatika sowie mit anderen Fotosensibilisatoren (s. Abschnitt I). Toxizitätssteigerung offenbar durch hohe Luftfeuchte, schwere Leber- und Nierenerkrankungen, Hypertonie, Hyperthyreose und Anfallsleiden.

III. Symptomatik

Ein bis mehrere Stunden nach epikutaner Einwirkung von Pflanzen(saft oder -teilen) oder von Chemikalien des Abschnitt I in Verbindung mit UV-A-Lichtexposition, Entstehung einer (Phyto-)Fotodermatitis (bullosa striata) bzw. „bullösen Wiesendermatitis": Fleck- und strichförmige Rötung belichteter Hautareale → Hautläsionen, die mit einer Mineralsäure-Verätzung verwechselt werden könnten (diese aber schmerzhafter und nicht so typisch lokalisiert) → **Folgeerscheinungen** wie Hyperpigmentierung, Knotenbildung, Hypertrichose u. a., Magenbeschwerden mit Nausea und Erbrechen, pathologische Leberwerte (z. B. Anstieg der Transaminasen, insbesondere bei Interaktionen mit Alkohol u. a., vgl. Abschnitt II); im Extremfall auch Symptome einer Retinopathie und (am ehesten durch Hypericin) Hämolyse(folgen).

IV. Therapie

Bei Überdosierung von Ammoidin primäre Giftentfernung (s. Kap. 7.2). Anschließend – ebenso wie bei lokaler Einwirkung von synthetischen oder pflanzlichen Furocumarinen und anderen Fotosensibilisatoren –

▪ Schutz vor (UV-)Licht (in schweren Fällen Aufenthalt in verdunkeltem Raum für ca. 8 h; Sonnenbrille);

▪ symptomatische Maßnahmen unter Beachtung möglicher Interaktionen (vgl. Abschnitte II und III);

▪ nach Resorptivvergiftung ophthalmologische Nachkontrolle.

Hinweise zum Inhalt von Literaturbeispielen

Allergisierende Pflanzen (z.B. Heracleum- und Hypericum-Arten): Frohne/Pfänder; Hausen/Vieluf; Ott; Fisher; Evans.
Geeignete, verträgliche Präparate bei Allergie infolge Lichtschutzfilter: Göttinger Liste

F

Fußbodenpflegemittel
(sog. Bohnermassen)

I. Substanzen

Bohnermassen sind Mischungen von Wachsen und Paraffinen in Verdünnungs- und Lösungsmittel(gemischen), vorwiegend Terpentinöl, gelegentlich auch Ersatzstoffe (Decalin, Tetralin), Benzine (siehe dort), Mineralöle, Alkohole (auch Methanol!), Xylol (siehe dort), selten noch Nitrobenzol (Bittermandelgeruch); siehe auch Lösungsmittel. *Zusätze* in toxikologisch wenig bedeutsamen Konzentrationen sind vorwiegend Farb- und Duftstoffe, Emulgatoren (meist unter 1%), für Spezialzwecke auch Desinfizienzien und Insektizide. Zellulose-Derivate, Harze und Kautschuke als Streckmittel (toxikologisch indifferent) bis zu 5%.
Halbfeste bzw. **pastöse** und **flüssige** Bohnermassen unterscheiden sich voneinander lediglich durch Lösungsmittel- bzw. Wasseranteil und geringfügigen Emulgatorzusatz.
Feste Bohnermassen in Stangen- oder Pulverform (sog. Streubohnerwachs) enthalten nur wenige Prozent Lösungsmittel und entsprechend hohen Wachs- bzw. Paraffinanteil. Kaum akut toxisch.
Selbstglanzbohnermassen sind Bohnermassen (wie oben), die neben Harzen auch bis zu 5% Alkali (vorwiegend Ammoniak, siehe dort) enthalten.
Selbstglanzemulsionen sind flüssig, lösungsmittelfrei, enthalten Acrylate, Polyethylen, Wachse und Emulgatoren.
Fußbodenöle, „Mopp-Öle" enthalten vorwiegend pflanzliche und mineralische Öle mit Wachszusätzen. Kaum akut toxisch.

Fußbodenversiegelungen sind z. B. Dispersionen von Polyvinylacetat oder Nitrocelluloselacken und anderen relativ harmlosen Phenol-, Harnstoff-, Alkyl-Polykondensatharzen. Ausschlaggebend sind Lösungsmittel wie bei Lacken (siehe dort).

Parkettreiniger enthalten hohen Anteil an organischen Lösungsmitteln (siehe oben unter Bohnermassen) und geringe Anteile von Wachs-Paraffin-Kombinationen.

II. und III. Toxikokinetik, -dynamik und Symptomatik

Bei **peroraler** Aufnahme von Fußbodenpflegemitteln sind neben gastrointestinalen Reizerscheinungen in Extremfällen am ehesten Resorptivwirkungen der (meist unbekannten) Lösungsmittelanteile zu befürchten; s. daher in Problemfallen Vergiftung mit Lösungsmitteln und ätherischen Ölen sowie eigene Kapitel jeweils Hinweise in Abschnitt I.

Inhalationsgefahr am ehesten für Kleinkinder beim Spielen auf frisch gebohnerten Fußböden oder im Rahmen eines Unfalls.

IV. Therapie

Nach peroraler Aufnahme von Mitteln, in denen größerer Lösungsmittelanteil zu erwarten ist (vgl. Abschnitte I bis III) sofort Maßnahmen wie im Kapitel Lösungsmittel, IV.

Ansonsten symptomatische Maßnahmen unter Beachtung der jeweils zutreffenden Hinweise in Abschnitt I. Erforderlichenfalls Ermittlung der Zusammensetzung des Präparates durch Befragung des Herstellers oder eines toxikologischen Informationszentrums; cave: insbesondere Methanol, Nitrobenzol, Phenol(-Derivate) sowie Laugen (siehe ggf. diese Kapitel).

Hinweise zum Inhalt von Literaturbeispielen

Substanzen, Toxikokinetik, Symptomatik und Therapie: Daunderer; Velvart
Besonderheiten im Kindesalter: v. Mühlendahl et al.
Zusammensetzung und Verwendung: Vollmer et al. (1994); Römpp

Galle-, Leber-, Pankreastherapeutika

I. Substanzen

■ Cholagoga, Choleretika

Anetholtrithion, Mucinol® (Cholinergikum, s. auch Kap. Parasympathomimetika).

Cholsäure, in Sulfolitruw®; Dehydrocholsäure (HWZ 36 min)

Febuprol (HWZ 48 h), Valbil®.

Fenipentol, Febichol®.

Hymecromon (HWZ 1 h), Chol-Spamin®, Chol-Spasmoletten®, Logomed®; s. auch Kap. Spasmolytika.

Menthon, neben ätherischen Ölen (s. eigenes Kapitel) u. a. in Rowachol®.

Rindergallenextrakt in Cholecysmon®.

Weitere Gallentherapeutika siehe auch in den Kapiteln Spasmolytika, Parasympathomimetika und -lytika. Zu Phytotherapeutika (z. B. Artischockenblätter, Javanische Gelbwurz, Schöllkraut) siehe Hinweise nach Abschnitt IV

■ Gallensteinauflöser

Chenodesoxycholsäure (HWZ 4 d; u. U. hepatotoxisch), Chenofalk®.

Ursodesoxycholsäure (HZW 3,5–5,8 d), Cholacid®, Cholit-Ursan®, Cholofalk®, Ursochol®, Ursofalk®.

■ Lebertherapeutika

Betaindihydrogencitrat, neben Sorbitol in Flacar®.

Citrullin, neben Arginin und Ornithin in Polilevo®.

Inositol, in Hepalipon® (neben Cholin-Derivat, s. u.), Inositolnicotinat (Vasodilatator, s. Kap. Nicotinsäure).

Ornithinaspartat, Hepa-Merz®.

Silibinin (HWZ 2,9–4,2 h), Hauptisomer des Silymarin, vorwiegend als Knollenblätterpilz-**Antidot** empfohlen, in Legalon®. Früchte der Mariendistel (Fructus Cardui Mariae) als Trockenextrakt in Ardeyhepan®, Essenziale®, Heliplant®, Silimarit®.

Weitere Lebertherapeutika siehe in den Kapiteln/Abschnitten Aminosäuren (Orotsäure, vigodana®, magnesiumhaltig, s. daher Kap. Magnesium), B-Vitamine, Cholin-Derivate, Lipidsenker, Lokalanästhetika, Zucker.

■ Pankreastherapeutika und -enzyme

Amylase (Stärke abbauendes Verdauungsenzym) z. T. in Kombination mit

Pankreatin (Gemisch aus Eiweiß-, Fett- und Stärke abbauenden Enzymen), in Bilipeptal®, Cholspasminase®, Combizym®, Euflat-E®, Hevertozym®, Mezym®, Pangrol®, Panzytrat®.

G

313

Chymotrypsin (HWZ 4 h) und/oder **Trypsin** (Proteinasen aus Pankreas), auch als lokales Antiphlogistikum in Alpha-Chymocutan®, Alpha-Chymotrase®.
Kallidinogenase (Kallikrein, Enzym aus Pankreas), Padutin® (Vasodilatator, vgl. auch Kap. Vasodilatanzien).
Lipase (Triacylglycerol-Lipase aus Pankreas), in Kombination mit Amylase, Chymotrypsin, Pankreatin in Enzym-Wied®.
Rizolipase, in Nortase®.

II. und III. Toxikokinetik, -dynamik und Symptomatik

Trotz unterschiedlicher Indikationen kann für diese Arzneimittel (in angegebenen Arzneiformen) im Allgemeinen gelten: Enterale Resorption gut (bis zu 90%), Metabolisierung und großenteils enterohepatischer Kreislauf (zu den HWZ s. Abschnitt I), Ausscheidung über die Nieren (bis zu 60%/24 h); neben allergischen Reaktionen sind am ehesten zu erwarten gastrointestinale Beschwerden (Diarrhöe, evtl. auch Darmkoliken), ausnahmsweise Herzrhythmusstörungen (bei Adenosin-Zusatz) oder Blutdruckabfall (unter Dehydrocholsäure, Hymecromon und Kallidinogenase).

IV. Therapie

Keine übertriebene Aktivität, erforderlichenfalls symptomatische Maßnahmen (schwarzer oder grüner Tee kann ggf. obstipierend, Diurese fördernd wirken und Flüssigkeitsverlust kompensieren).

Hinweise zum Inhalt von Literaturbeispielen

Anwendung und Risiken (mit Literaturübersicht): Ruoff
Indikationen und Pharmakologie von Phytotherapeutika: Schulz/Hänsel
Therapeutischer Einsatz von echtem Tee: Ludewig (1995)

Geschirrspülmittel

I. Substanzen
(Prinzipielle Zusammensetzung)

A. Zum Spülen von Hand

Pulver: 20–40% waschaktive Substanzen (s. Kap. Seifen), bis 30% Polyphosphate, geringe Zusätze von Korrosionsschutzmitteln; z.B. Lux®, Pril®.
Flüssige Spülmittel: 10–15% waschaktive Substanzen, 0–10% Harnstoff, Wasser sowie Spuren von Duft- und Farbstoffen. Die sog. Klarspülmittel können zusätz-

lich 30–40% (selten mehr) Alkohole (Ethanol, Isopropanol) und Emulgatoren (polymere Phosphate) bis 10% enthalten; z. B. All-Klar®, Dermasoft®, Fairy®, Fit®, Lux-flüssig®, Pril flüssig®, Palmolive®, Sunlicht®.

B. Für maschinelles Spülen (Haushalt, Gaststätten)

Vorwiegend alkalische Mittel mit geringem Netzmittel- und (seltener) Aktiv-chlor-Anteil. Hauptbestandteile: Bis 50% Soda (s. Kap. Laugen) oder Polyphos-phate, gelegentlich Natriumsilicate und harmlose Enzyme; beispielsweise Calgo-nit, Calwasit®, Cascade®. Automaten-Sun-Reiniger®; -Sun-Klarspüler®, Somat® enthält neben Detergenzien und Isopropanol Zitronensäure.

II. bis IV.   Toxikokinetik, -dynamik, Symptomatik und Therapie   G

Bei Einwirkung von Spülmitteln der Gruppe
A. sinngemäß wie bei Waschmitteln (s. Kap. Seifen), Augenverätzungen möglich,
B. sinngemäß etwa wie bei schwachen Laugen oder Säuren (Schleimhautinspek-tion, grobe Information mit Indikatorpapier; vgl. Abschnitt I).

Hinweise zum Inhalt von Literaturbeispielen

Substanzen, Toxikokinetik, Symptomatik und Therapie: Daunderer; Velvart
Besonderheiten im Kindesalter: v. Mühlendahl et al.
Zusammensetzung und Anwendung: Vollmer et al. (1994); Römpp

Gifttiere und tierische Gifte

I.   Substanzen

A.

Nur unter bestimmten Voraussetzungen werden beim Stich lebensbedrohlich (vgl. Abschnitt II/III): **Bienen** (besonders Honigbiene, *Apis mellifica*), **Hornissen** (be-sonders *Vespa crabro*), **Hummeln** (besonders *Bombus hortorum*), **Wespen** (be-sonders *Vespa vulgaris*) bzw. ihre Gifte, die aus zahlreichen Fraktionen bestehen (Acetylcholin, Melittin, Apamin, Phospholipasen, Hyaluronidase, Kinine, Hista-min(-Entfessler) u. a. biogene Amine)..

Zecken als mögliche Überträger zahlreicher durch Viren, Bakterien oder Protozoen ausgelöste Erkrankungen. In Europa der Gemeine Holzbock (*Ixodes ricinus*) Überträger der Lyme-Krank-heit (Borreliose) und der Frühsommer-Meningo-Enzephalitis (FSME).

B.

Giftschlangen: In Mitteleuropa praktisch nur einige Vipern bedeutsam, deren Gifte (nichtenzymatische Polypeptide wie z. B. Viperotoxin sowie Enzyme wie z. B. Proteasen, Desmolasen, Hyaluronidase und „Histamin- und Serotonin-Entfesseler") rasch wirksam, aber weit harmloser als die der exotischen Schlangen (wichtig für Tourismus oder entspr. Tierhaltung u. -transport) sind:

Apis viper oder **A. otter** (*Vipera aspis*), Juraviper, Redische Viper; allenfalls für Kinder gefährlich.

Kreuzotter (*Vipera berus*; dunklere Abarten: Kupfer- und Höllenotter), am ehesten für Kinder, nur ausnahmsweise für Erwachsene lebensgefährlich; s. Abb. 69.

Sandotter, „Sandviper", „Hornviper" der Alpen (*Vipera ammodytes*); gefährlichste europäische Giftschlange, u. U. auch für Erwachsene lebensbedrohlich. Toxin zur äußerlichen Behandlung von Gelenkerkrankungen verwendet (neben Campher, Methylsalicylat z. B. in Vipratox®).

Wiesenotter, Spitzkopfotter, Orsinische Otter, „Spitzkopfnatter" (*Vipera ursinii*), relativ ungefährlich.

C.

Canthariden, „Spanische Fliegen" (*Lytta vesicatoria*), getrocknet und gepulvert (z. B. in Form des Canthariden-Pflasters, Emplastrum Cantharidum) als Hyperämikum, auch in der Veterinärmedizin verwendet oder p. o. als Aphrodisiakum missbraucht; enthält zu ca. 2 % fettlösliches **Cantharidin** (**LD** p. o. ca. 0,5 mg/kg). Ähnliches Prinzip auch in anderen „Pflasterkäfern" der Meloe-Gattung (z. B. Mylabris-Arten); Marienkäfer.

D.

Zahlreiche, teilweise exotische Gifttiere (z. B. Klapperschlangen als Haustiere) und tierische Gifte, die toxikologisch an Bedeutung zugenommen haben (z. B. Import von Südfrüchten, Tourismus) werden hier nicht aufgeführt. Im Zweifelsfalle ist Intoxikation zunächst zu beurteilen wie Wespenstich oder Kreuzotternbiss (vgl. letzter Abschnitt in IV C und weiterführende Literaturbeispiele).

In Mitteleuropa allenfalls noch bedeutsam:
Fische: Aktiv giftig sind großes und kleines Petermännchen (*Echiichtys draco, E. vipera*): sowie einige exotische Fische, die mitunter in häuslichen Meerwasseraquarien gehalten werden (z. B. Rotfeuerfisch, *Pterois volitans*). Stiche etwa wie Kreuzotternbiss wirksam (s. unter Abschnitt II–IV B).
Passiv giftig sind: ein thermolabiler Faktor des Aalserums, der Schleimhautreizung und unter extremen Bedingungen nach parenteraler Resorption (Wunden) Hämolyse und Lähmungen verursachen kann sowie thermostabile, während der Laichzeit auftretende Fraktionen des Rogens von Barbe, Hecht, Karpfen, Schleie, die vorübergehende choleraähnliche Erscheinungen auslösen können.
Kröten, z. B. Gemeine Erdkröte (*Bufo bufo*), Wechselkröte (*Bufo viridis*) enthalten in Haut lokal reizende und in Extremfällen Digitalis-ähnlich (Steroide) und halluzinogen (Indolalkylamin) wirkende Substanzen. Cinobufatalin, Cinobufagin, Bufalin aus Bufo-Spezies, auch enthalten in traditioneller japanischer Medizin „Kyushin" (gekennzeichnet als „toad venom"), praktisch

identisch mit „Chansu", Mittel der traditionellen chinesischen Medizin; kann in Überdosis zu Digitalis-ähnlichen Intoxikationen führen, auf Digitalis-Antidot ansprechend.

Miesmuscheln, importiert für Gastronomie, können verursachen: allergische Reaktionen, bakterielle Infektionen, Intoxikationen durch angereicherte Schwermetalle sowie durch Saxitoxin und Microcystin verunreinigte Planktonreste (z. B. von Blaualgen; Saxitoxin kann Sensibilitäts- und Motilitätsstörungen, im Extrem Paralyse mit Atemlähmung – „paralytic shellfish poisoning" – auslösen; hepatotoxische Wirkungen durch Microcystin).

Quallen: Ohrenqualle (*Aurelia aurita*), Haarqualle (*Cyanea capillata*), Nesselqualle (*Cyanea lamarkii*) verursachen lokal histaminähnliche Wirkungen. Lebensgefährlich ist praktisch nur *Chironex fleckeri* (Nordküste Australiens; aus langen Tentakeln wird hämolysierendes, kardio- und neurotoxisches Gift freigesetzt).

Skorpione: *Euscorpius italicus*, im Mittelmeergebiet häufig, kaum schmerzhafte Stiche; dagegen können die Stiche der tropischen und subtropischen Arten etwa die Wirkung eines Kreuzotternbisses haben und teilweise heftige, lang andauernde Schmerzen hervorrufen (vgl. unter Abschnitt II–IV B).

G

Spinnen: Gemeine Kreuzspinne (*Araneus diadematus*, *Epeira diademata*): Biss dringt allenfalls bei Kindern durch die Haut; Wirkung höchstens wie Bienenstich (s. unter Abschnitten II bis IV A). Etwas gefährlicher sind der Dornfinger, Dornfingerspinne, Stacheltaster (*Cheiracanthium punctorium*; s. Abb. 70) sowie die evtl. eingeschleppte Schwarze Witwe (analog auch Malmignatte, Karakurte; *Latrodectus*-Arten), Wirkung allenfalls ähnlich dem Wespenstich (s. unter Abschnitten II–IV A); im Extremfall neurotoxisch.

II. und III. Toxikokinetik, -dynamik und Symptomatik

A.

Lokalwirkung der Stiche von **Bienen**, **Hornissen**, **Hummeln** und **Wespen** gekennzeichnet durch bekannte Entzündungsmerkmale. Gefahren: Glottisödem nach Stich in den Hals bzw. Rachen (→ rasch Erstickung) sowie Sekundärinfektion.

Allgemeinwirkung nur bei: Überempfindlichkeit (allergische Manifestationen mit Urtikaria, asthmoiden Anfällen, Kollaps und tödlichem Ausgang, meist innerhalb der ersten 20–60 min, möglich).

Stich in ein Blutgefäß (→ Sofortwirkung) oder mehrere Stiche (für gesunden Erwachsenen etwa ab 5 Bienenstiche toxisch, mehrere hundert evtl. letal) → Kopfschmerzen, Übelkeit, evtl. Erbrechen, Temperaturanstieg, Oligurie (Hämolyse), Dyspnoe, Tachykardie, Blutdrucksenkung; selten Krämpfe, Lähmung, Bewusstlosigkeit, evtl. Exitus unter Erscheinungen akuten Kreislaufversagens.

Bei bienengifthaltigen Präparaten ist allenfalls der hyperämisierende Bestandteil toxikologisch relevant (s. Abschnitt I).

B.

Kurz nach **Vipernbiss** möglicherweise starke **lokale Reaktion**: Schmerzhafte, hämorrhagische Entzündung mit rasch sich ausbreitendem Ödem, Lymphangitis und Lymphadenitis, im Laufe der folgenden Tage langsam abklingend (evtl. Anästhesie) oder Komplikation durch Sekundärinfektion.

Bei Eindringen ausreichender Giftmengen in die Blutbahn (über Lymphgefäße nach ca. ½–1 Stunde oder durch Biss in ein Gefäß sofort): **Allgemeinerscheinungen** wie Schwindel, Kopfschmerz, Übelkeit, Erbrechen, Durchfälle, Schleimhautblutungen, Tachykardie, Blutdrucksenkung (evtl. bis zum tödlichen Kollaps), allenfalls auch Komplikationen durch Hämolyse, Hämokonzentration, Lähmungserscheinungen und Herzschädigung möglich. Evtl. Verlauf durch „Angstschock" beeinflusst (wenn dieser ohne nennenswerte Lokalreaktion, dann sicherlich Biss durch ungiftige Schlange).
Peroral aufgenommene Schlangengift-Präparate sind harmlos, allenfalls ist der hyperämisierende Bestandteil toxikologisch relevant (vgl. Abschnitt I).

C.

Durch **Cantharidin-haltige** Zubereitungen **lokal**: schmerzhafte Reizung von Schleimhäuten (nach Ingestion → Übelkeit, Erbrechen, Durst, Schluckbeschwerden, starke Salivation, Koliken) und Haut (→ Blasenbildung, Nekrose). Nach enteraler oder parenteraler **Resorption**: Blutdruckabfall (evtl. bis zum tödlichen Kollaps), u. U. zentrale Erregungserscheinungen mit Krämpfen, ausgeprägte Nephrotoxizität, wobei bereits schon kleine Dosen zu einer lebensbedrohlichen Nephritis führen können; infolge Ausscheidung über Harntrakt Hämaturie, Dysurie, Priapismus, Anurie (Urämiegefahr) möglich. Mitunter Leber- und Blutschäden.

D.

Für zahlreiche Intoxikationen durch **Meerestiere** (und ihre Zubereitungen) sind biogene Amine (Histamin, Putrescin, Cadaverin, Tyramin, Spermin, Phenylethylamin) mitverantwortlich, siehe Kapitel Histamin. Weitere Angaben siehe jeweils im Abschnitt I und in den unten angeführten Literaturbeispielen.

IV. Therapie

A. Insektenstiche

Betroffene **Hautregion** zunächst mit 10%iger Wasserstoffperoxid-Lösung oder -Zubereitung (Elawox®) betupfen. Bei Bienenstich vorher Stachel mit anhaftender Giftblase mit Pinzette, Finger oder durch seitliches Wegkratzen möglichst sofort entfernen! Anschließend kühlende Salbe (O/W-Emulsion), Fenistil®- oder Prothanon®-Gel, kalte Kompresse.
Bei Stich in die Mundhöhle schnellstmöglich ein Glukokortikoid i. v. und/oder per inhaltionem (vgl. auch Kap. 7.1.5); Intubationsbereitschaft.
Weiter **symptomatisch**: Bei Blutdruckabfall bzw. (drohender) allergischer Reaktion sinngemäß wie im Kapitel Histamin; bei Glottisödem-Gefahr evtl. Intubation oder Tracheotomie und schnellstmöglich Klinikeinweisung nötig (liegend). Bei massenhaften Stichen nach Stachelentfernung (s. o.) Ruhigstellung des Patienten

(ggf. mit Benzodiazepin-Präparat, s. Kap. Tranquillizer, I.) und vorsorglich ein (H$_1$-)Antihistaminikum, weiter wie oben (evtl. stationär).

Versuche mit einer Injektion gruppengleichen Blutes von Imkern sind höchstens in desolaten Fällen (bes. bei Kindern) zu erwägen.

B. Giftschlangenbiss

Sofortmaßnahmen:

■ Patienten (ggf. auch sehr erregte Angehörige) beruhigen; Gefahr bei (womöglich fraglichem) Vipernbiss wird im Allgemeinen überschätzt; erforderlichenfalls ein Benzodiazepin (Präparate s. Kap. Tranquillizer, I.).

■ Ruhigstellung der betroffenen Extremität (z. B. Schienung). Früher übliches Tourniquet, Aussaugen, -schneiden oder -brennen obsolet und verboten! Desinfektion der Bissmarke, Schaffung eines venösen Zugangs und Infusion einer kristalloiden Lösung. Liegendtransport des Patienten in eine Klinik. Bei starker Schmerzsymptomatik Gabe von Paracetamol bzw. Opioid.

■ Prophylaktisch: aktive und passive Tetanusprophylaxe, allenfalls kurzfristig Antibiotika und Alkoholverbot.

■ Symptomatische Maßnahmen bei Schock (Kap. 7.1.4 und 5), Krämpfen (Kap. 7.1.9), Störungen des Elektrolytgleichgewichts (s. auch Kap. Wasser).

■ Bei **schweren klinischen Vergiftungssymptomen** (massive Lokalreaktionen und/oder erhebliche Systemwirkung wie rasche Ödemausbreitung auf ganze Extremität und Stamm, therapieresistente Hypotonie und Kreislaufschock, protrahierte schwere gastrointestinale Symptome, Schleimhautschwellung mit bronchialer Obstruktion, neurologische Symptome wie Depression des Zentralnervensystems, periphere Paresen): Nach Konsultation eines Giftinformationszentrums, Gabe von **Antivenin** (Schlangengiftserum) für in Europa heimische Schlangen (European viper venom antiserum®, Siero Antiofidico Tetravalente Purificato „Sclavo"®) nach Herstellerangaben; wegen Gefahr allergischer Reaktion auf Pferdeserum besser allerdings das englische Präparat Viperia Tab vom Schaf®, enthält Fab-Fragmente vom Schaf); ohnehin nicht stets überzeugende Wirksamkeit umso geringer, je später Injektion erfolgt. Auskunft über Vorrathaltung über Giftnotruf München: Tel. 089–192 40, vgl. Antidote im allgemeinen Buchteil.

■ Bei **Bissen gefährlicher Schlangen** schnellstmöglich schonender Transport des Patienten in Klinik; sofern kein polyspezifisches Antivenin zur Verfügung steht, ist Identifikation der Schlange erforderlich zur spezifischen Antiserum-Wahl und Weiterbehandlung (z. B. der neurologischen oder hämatologischen Symptome), (siehe hierzu auch weiterführende Fachliteratur).

C.

Nach **peroraler** Aufnahme von **Cantharidin**: Nötigenfalls sofort reichlich trinken und wieder erbrechen lassen und/oder Magenspülung und/oder Aktivkohle, evtl. in isotoner Natriumsulfat-Lösung suspendiert; cave: Rizinusöl, Alkohol (vgl. auch Kap. 7.2). Reichliche Flüssigkeitszufuhr (ggf. auch als Tropfinfusion,

G

jedoch keine kaliumhaltigen Infusionslösungen unkontrolliert verwenden) und Natriumhydrogencarbonat, bis Harn alkalisch reagiert (vgl. Kap. Methanol, IV). Weiter symptomatisch: Überwachung von Diurese und Elektrolytgleichgewicht, Schmerzbekämpfung (kein Pethidin verwenden). Bei Erregung und Blutdruckabfall sehr vorsichtig mit Anwendung von Narkotika, Hypnotika und Noradrenalin (wegen zentraler bzw. hepato-renaler Giftwirkung); ggf. Speichel absaugen, Luftwege frei halten. Hautaffektionen trocken mit Puder behandeln.

D.

Nach Kontamination mit den in Abschnitt I D angegebenen **Tieren** je nach Intensität: Schockbehandlung, antiallergische Maßnahmen (lokal und systemisch, sinngemäß wie im Kap. Histamin). Bei Krämpfen zunächst Diazepam (Faustan®, Valium®), bei Lähmungserscheinungen frühzeitig Intubation und Sauerstoffbeatmung (vorbereiten), bei Störungen der Blutgerinnung hämostaseologische Konsultation zweckmäßig.

Bei Bissen gefährlicherer bzw. eingeschleppter Spinnen sind neben üblichen Maßnahmen (s. o.) unter Umständen spezifische Serumbehandlung und chirurgische Therapie nötig. Jeweils Hinweise in Abschnitten I–III D beachten! In bedrohlichen Fällen weiterführende Einzelheiten (s. u.) beachten.

Hinweise zum Inhalt von Literaturbeispielen

Diagnose und Therapie von Gifttier-Intoxikationen sowie Biologie und Bestimmung der Gifttiere: Junghans/ Bodio
Toxizität von und Vergiftungen mit Insekten- und Schlangengiften und deren Therapie: Albrecht
Besonderheiten im Kindesalter: v. Mühlendahl et al.
Biologie, Chemie und Pharmakologie biogener Gifte: Teuscher/Lindequist; Habermehl
Vergiftungen durch traditionelle chinesische Medizin: Lin/Deng/Tsai
Alle wichtigen Gifttiere und Tiergifte: Dunk; Altmann; Habermann; Mebs (1989, 1992)
Vergiftungen nach Verzehr von Muscheln: Liebenow/Liebenow; Mebs (1989); Tu
Europäische Giftschlangen: Gruber; Klapperschlangenbisse: Schaper et al.
Vergiftung durch Skorpionstiche: Kleber et al.
Erkrankungen durch Zecken: Dobler
Antiinfektiöse und antitoxische Wirkung hochprozentiger H_2O_2-Zubereitungen: Ludewig (1987).

Glutamat-Antagonisten

I. Substanzen

Als Substanzen mit direkt oder indirekt antagonistischer Wirkung an Glutamat-(NMDA-, AMPA-, Kainat- oder metabotrophem) Rezeptor, die zu einer Verminderung der neuronalen Erregbarkeit führen, haben in unterschiedlichsten Indikationen Bedeutung erlangt und sind evtl. von toxikologischem Interesse:

Acamprosat (HWZ 20–21 h), Campral®; Kaliumsalz von Acetylhomotaurin; Alkoholentwöhnungsmittel, „anti-craving"-Substanz in der Rückfallprophylaxe, wenig toxisch.

Riluzol (HWZ ca. 9–15 h, PB 96–97 %), Rilutek®; Benzothiazol-Derivat, Therapeutikum bei amyotropher Lateralsklerose (ALS).

Weitere Substanzen mit teilweiser Glutamat-antagonistischer bzw. -modulierender Wirkung:
Amantadin, Adekin®, Amanta®, Amantagamma®, Amantadin AL®, Amantadin Hexal®, Amantadin beta®, Amantadin-Sulfat Sandoz®, Amantadin neuraxpharm®, Amantadin TEVA®, Amixx®, Grippin®, PK Merz®, tregor® u.a.; toxikologisch ähnlich wie Anticholinergika; auch Virustatikum, s. dort.

Budipin (HWZ 31 h, Metabolit ca. 60 h), Parkinsan®; mit zusätzlichen serotonergen, noradrenergen, schwach muscarinergen Wirkungen und Verstärkung der GABA-Freisetzung; auch schwacher MAO-B-Hemmer, tremorlytisch.

Memantin (HWZ 65 h), Akatinol®, Axura®, Ebixa®; Adamantan-Derivat, Glutamat-Modulator, Psychoenergetikum bei demenziellen Erkrankungen.

Tromantadin, in Viru-Merz®-Serol, s. Kap. Virustatika.

Zu weiteren, anderen Kapiteln zugeordneten Glutamat-Antagonisten wie **Dextromethorphan**, **Gabapentin**, **Flupirtin**, **Lamotrigin**, **Topiramat** vgl. Sachregister.

G

II. und III. Toxikokinetik, -dynamik und Symptomatik

Resorption peroral unterschiedlich, bei Acamprosat nur mäßig, variabel und langsam (Max. nach ca. 5 h); bei Riluzol rasch und ca. zu 50 %. Neben Geweberteilung auch Passage der Blut-Hirn-Schranke. Bioverfügbarkeit von Budipin ca. 50 %, Memantin vollständig resorbiert.

Elimination bei Acamprosat und Memantin vorwiegend unverändert, bei Riluzol und Budipin nach umfangreicher Biotransformation in Leber (CYP 1A2) vorwiegend renal.

Wirkung: Erfahrungen zur Humantoxikologie von **Acamprosat und Riluzol** liegen kaum vor. Nach Resorption toxischer Dosen am ehesten zu erwarten sind gastrointestinale und dosisabhängig zentral- und peripher nervöse Beschwerden wie: Übelkeit, Erbrechen, Diarrhöe; Benommenheit (Riluzol) bzw. Verwirrtheit (Acamprosat), Asthenie, Hypästhesie; evtl. Anstieg von Leberenzymen (ALAT, ASAT), selten Neutropenie (Riluzol), Pruritus, u.U. Erythema multiforme; allergische und anaphylaktische Reaktionen möglich.

Nach Überdosierung bzw. peroraler Aufnahme toxischer Dosen von **Budipin** neben gastrointestinalen Beschwerden zentrale Symptome wie Müdigkeit, Mydriasis, Verwirrung, Alpträume, Ruhelosigkeit, Agitation, Sehstörungen, Angstzustände, Tremor, u.U. Krämpfe möglich; auch akute Harnverhaltung. Nach toxischen Dosen **Memantin**-ähnliche zentrale Symptomatik und evtl. toxische Psychose (motorische Hyperaktivität, Müdigkeit, Halluzinationen, Tremor, Akathisie, Depression).

Toxizitätssteigerung bei Nichtbeachtung von Kontraindikationen, vor allem Leber- und/oder Niereninsuffizienz (Acamprosat). Budipin in Schwangerschaft kontraindiziert.

IV. Therapie

In schweren Fällen primäre Detoxikation mittels Magenspülung, sonst Gabe von Aktivkohle ausreichend (s. Kap. 7.1 und 3).
Sofern erforderlich, symptomatische Behandlung.

Hinweise zum Inhalt von Literaturbeispielen

Pharmakodynamik-, kinetik und therapeutische Anwendung von Riluzol bei ALS: Bryson et al.
Indikation, klinische Anwendung und Nebenwirkungen von Acamprosat: Soyka
Glutamat-Antagonisten in der Neurologie: Block/Kosinski

Glykole, Glycerol und andere mehrwertige Alkohole

I. Substanzen

Glykole: 2-wertige Alkohole, visköse farblose Flüssigkeiten (in technischer Qualität meist durch toxizitätssteigernde Begleitstoffe verunreinigt); verwendet vorwiegend als Lösungsmittel für Harze, Lacke, Farben und pharmazeutische Produkte, als Glycerol-Ersatz und Frostschutzmittel (auch Defroster), in Sprengstoff-, Parfüm- und Zigarettenindustrie. Technisch besonders bedeutsam:

Ethylenglykol (Ethan-1,2-diol), Speziallösungsmittel, Hauptbestandteil der Frostschutzmittel Glysantin®, Genantin®, Ramp®, Schmiermittel in Kühlanlagen, Füllmittel für hydraulische Systeme, Klarsichtmittel für Autoscheiben und Spiegel wie z. B. Immerklar®, zur Großraumdesinfektion (Aerosole), in Kosmetik; mitunter als Wein-Süßungsmittel missbraucht. Plasmahalbwertszeit ca. 3 h; **LD** p. o. ca. ab 1 g/kg KG bzw. ca. 100 ml.

Diethylenglykol, Verwendung wie Ethylenglykol, daneben als pharmazeutischer Hilfsstoff noch in Goldgeist®forte, auch toxikologisch ähnlich (s. o. und Abschnitt II).

Dipropylenglykol, in Kosmetika, Emulgatoren, Lösemitteln, Nebelmittel; toxikologisch ähnlich Diethylenglykol (nach peroraler Aufnahme akutes Nierenversagen, Neuropathie, Myopathie).

Triethylenglykol (häufig schon zu den Polyglykolen, s. dort, gerechnet), nicht akut giftig.

Ethylendiglykol und höhere Glykolether (s. auch Kap. Ether) toxikologisch dem Diethylenglykol nahe stehend (s. Abschnitt II).

Nitroglykol (Ethylenglykoldinitrat), verwendet in Sprengstoffindustrie, toxikologisch etwa wie Nitroglycerol (s. auch Kap. Nitrate).

Methylglykol, **Ethylglykol**, **Propylglykol**: technisch bedeutsame **Glykolether**, Lösungsmittel, hauptsächlich in Lackindustrie; zyklische Ether des Glykols wie **Tetrahydrofuran** und **Dioxan** s. auch im Kapitel Ether und Abschnitt II. **Propandiole**, Lösungsmittel, als Bremsflüssigkeit, Bremsöl (evtl. auch im Gemisch mit anderen Polyalkoholen; nicht zu verwechseln mit „Bremsenöl", einer Mischung aus Paraffin und ätherischen Ölen s. dort). Synthesezwischenprodukte: Reines **Propan-1,2-diol** („Propylenglykol") galt bisher als harmlos (pharmazeutische Verwendung) jedoch schwere metabolische D-Laktatazidose mit Hämodialysenotwendigkeit nach peroraler Aufnahme aus Cold/Hot-Pack möglich, Fallbericht); **Propan-1,3-diol** dagegen gilt als toxisch. **2-Brom-2-nitro-propan-1,3-diol** (Bronopol), Antiseptikum, Konservans. **Butandiole** (früher Butylenglykole), Lösungsmittel sowie Ausgangs- und Zwischenprodukte bei Herstellung von Buna, Kunstharzen und Weichmachern: Reines **Butan-1,3-diol** ist harmlos (Feuchthaltemittel, Glycerol-Ersatzstoff), **Butan-1,4-diol**, Tetramethylenglykol (Lösungsmittel, wichtiges Zwischenprodukt der organischen Synthese) dagegen toxisch; **Butan-2,3-diol** (Dimethylethylenglykol). Lösungsmittel, Glycerol-Ersatzstoff, Zusatz zu Kosmetika.

Glycerol (Glycerin, Glycerolum, Trihydroxypropan, Propantriol, Ölsüß); wichtiges Lösungsmittel und Ausgangsprodukt zur Herstellung von Sprengstoffen (Nitroglycerol) sowie von Tubenfarben, Schuhcremes, Tinten, Stempelfarben, Klebstoffen, Heizbadmischungen, zur Füllung von Gasmessuhren; Schmier-, Abdichtungs-, Konservierungs- und Appreturmittel, in Kosmetika und Arzneimitteln. Toxische Dosis für Erwachsene ca. ab 50 ml. **Glycerolaldehyd** kaum akut toxisch; die sog. Acetine **Glycerolmonoacetat** (auch als Antidot gegen Fluoracetat-Vergiftung, siehe dort), **Glyceroldiacetat** (Diacetin) und **Glyceroltriacetat** (Triacetin) werden verwendet als Weichmacher, insbesondere für PVC sowie in Flaschenkappen (Lokalwirkung – s. Abschnitt II/III – Toxizität steigt mit Zahl der Acetylgruppen).
Glycerol-Guajacol-Ether s. Kapitel Muskelrelaxanzien.

Polyethylenglykole (Polyglykole, Polywachse, Cremulan, Carbowax, Oxidwachs, Syntharesine), Polymere des Ethylenglykols, vielseitig verwendete, praktisch untoxische Lösungsmittel, Glycerol-Ersatz, Weichmacher, Schmier- und Netzmittel, Antistatika, Heizbadflüssigkeiten, in Kosmetika; als Emulgator in Macrogol (Zusatz zu Lösungen, in denen teilweise der Kaliumgehalt toxikologisch relevant ist: Delcoprep®, Klean-Prep®, LensFresh® u. a.) usw. Verethert (Polyglykolether) als Salbengrundlage, Waschrohstoffe, Weichmacher u. Ä. toxikologisch relativ harmlos.
Polyalkohole, z. B. Mannit(ol), Sorbit(ol) verwendet als Osmotherapeutika (s. Kap. Zucker) und Zuckerersatz für Diabetiker (Sionon®) bzw. in konzentrierter Form als Glycerol-Ersatz für pharmazeutische Zwecke; nicht akut toxisch.

G

II. Toxikokinetik und -dynamik

Resorption toxischer Mengen relativ rasch über Digestionstrakt, bei flüchtigen Glykolethern auch über Respirationstrakt möglich.
Ausscheidung vorwiegend über die Nieren (speziell bei Ethylenglykol nach oxidativer Giftung zu toxischen Metaboliten und Oxalaten, die in Verbindung mit Calcium ausfallen, im Harn nachgewiesen werden und zur totalen Harnsperre führen können).
Wirkung: Erst durch rasche enzymatische (Alkoholdehydrogenase, Aldehyddehydrogenase) Bildung toxischer Metabolite (Glykolaldehyd, Glykolsäure, Glyoxylsäure, Oxalsäure bei Ethylenglykol) oder direkte toxische Schädigung Diethylenglykol und höhere homologe Diglykole). Lokale Gewebsschädigung infolge Dehydratation und starker hygroskopischer Wirkung durch Glycerol und Diglykole; nach Resorption toxischer Mengen (s. Abschnitt I) **narkotisch** (schwächer als Ethanol, mit Ausnahme der Ether), in vielfältiger Weise **nephrotoxisch** (Diethylenglykol direkt, Ethylenglykol über Metabolite) und teilweise auch **hepatotoxisch** (z. B. Diethylenglykol); mitunter Hämolyse(folgen), die am ehesten bei schweren Glycerol-Intoxikationen bedeutsam sein können.

III. Symptomatik

Vergiftungen mit niedermolekularen Glykolen aufgrund geringer Initialsymptomatik **häufig unterschätzt!**
Nach peroraler Aufnahme von Glycerol oder Glykolen → Erbrechen, Leibschmerzen, (blutige) Durchfälle; ca. 1–12 h nach Ingestion großer Dosen **Resorptiverscheinungen**; zunächst überwiegen meist zentralnervöse Symptome wie Kopfschmerzen, Schwindel, Nystagmus, Trunkenheit (wie bei Alkohol), mitunter Krämpfe, Lähmungen, Bewusstseinsstörung wie Somnolenz, Stupor, → tiefes (evtl. tagelang anhaltendes) Koma, metabolische Azidose (Anionenlücke, osmotische Lücke), Hypokalzämie; zusätzlich oder erst später (ca. 12–24 h nach Ingestion) Blutdruckanstieg, Tachykardie, Bronchopneumonie, Lungenödem, Tachypnoe, Schock; Zyanose evtl. Exitus innerhalb des ersten Tages an Atemlähmung, Kreislaufversagen oder Lungenödem möglich.
Bei protrahiertem Verlauf (ca. 24–72 h nach Ingestion) vorwiegend Symptome der Nierenfunktionsstörung: Eiweiß, Blut und ggf. Calciumoxalate im Urin; Harnstoff- und Kreatinin- sowie Blutdruckanstieg (u. U. exzessive) metabolische Azidose; Kreuzschmerzen; → Oligurie, Anurie; Exitus in Urämie etwa im Laufe der ersten Woche. Lungenkomplikationen (auch evtl. infektiös) sowie Spätschäden an ZNS, Nieren und Leber möglich. Ähnliche Resorptiverscheinungen auch nach massiver Inhalation flüchtiger Glykole.

IV. Therapie

Nach peroraler Aufnahme von mehr als 0,1 g/kg KG niedermolekularer Glykole **primäre Giftentfernung** nur in ausgesprochenen Frühfällen mittels Magenspülung (< 1 h) und nach hohen Einnahmedosen sinnvoll. Aktivkohle unwirksam. Insbesondere **nach Ethylenglykol** (> 0,3 mg/kg KG) frühzeitige Ethanol-Infusionstherapie (analog wie bei Methanol-Vergiftung, s. dort) oder als **Antidot** den Alkoholdehydrogenase-Hemmer 4-Methylpyrazol (Fomepizol®), initial 15 mg/kg in 250 ml NaCl innerhalb 45 min., weiter vgl. Antidote im Allgemeinen Teil.

Bei Diethylenglykol, Dipropylenglykol (Metabolismus bislang nicht nachgewiesen) frühzeitige Hämodialyse.

Bei Haut- und Augenexposition ausgiebiges Spülen mit Wasser ausreichend.

Weiter **symptomatisch** (s. Abschnitt III und Kap. 7.1): Sicherstellung von Atmung und Kreislauf, Korrektur der Azidose mit Natriumhydrogencarbonat, weitere Kontrolle und Korrektur des Elektrolyt- und Wasserhaushaltes (Harnmenge, harnpflichtige Substanzen, Calcium usw.; Oxalate, Glykolate im Urin?). Bei Infusionen, cave: Lungenödem und akutes Nierenversagen! (Nach-)Beobachtung gefährdeter Organfunktionen, auch EKG, evtl. EEG; Blutbild.

Sekundäre Dekontamination durch **Hämodialyse** (s. auch Kap. 7.3.2) so früh wie möglich (Dosisanpassung der Ethanol-Infusion bzw. des Fomepizol beachten), wenn

■ toxische Dosen (ab Ethylenglykol-Serumkonzentration von ca. 0,5 g/l bzw. 100 ml p. o.; s. auch Abschnitt I) aufgenommen wurden,

■ Oligo- bzw. Anurie, Kristallurie vorliegt,

■ bei schwerer metabolischer Azidose (pH < 7,2),

■ Resorptivwirkungen klinisch oder im EEG erkennbar.

Nach bedrohlicher **Inhalation** von Glykolethern: Frischluft, Sauerstoff(be)atmung und Nachbeobachtung bzw. symptomatische Behandlung (Lungenödem, Bronchopneumonie und wie oben).

Hinweise zum Inhalt von Literaturbeispielen

Substanzen, Toxikokinetik, -dynamik, Symptomatik und Therapie: Albrecht, Daunderer; Fraser, Löser; Hess/Bartels/Pottenger; speziell zu Diethylenglykol: Krüger/Regenthal/Böhm et al.; speziell zu Propylenglykol: Jorens/Demey/Schepens et al.
Besonderheiten im Kindesalter: v. Mühlendahl et al.
Therapie: Seyffart; Braun et al.
Symptomatik, Wirkung, Laborparameter, Therapie: Ellenhorn/Barceloux
Einfache Durchführung von Schnelltests bei Ethlenglykol-Intoxikation: Degel et al.
Chemie und Verwendung: Römpp

G

Gold

I. Substanzen

Technisch bedeutsam sind vor allem:
Goldchlorid, analytisches Reagenz, in speziellen Fotografika, in Galvanoplastik.
Goldchloridchlorwasserstoffsäure (Chlorogoldsäure), Verwendung analog Goldchlorid und als Ätzmittel (vgl. auch Kap. Säuren, anorganische).
Goldamalgam z. B. zur Feuervergoldung aus 10% Gold und 90% Quecksilber (siehe dort).
Goldschwefel ist Antimonpentasulfid (s. Kap. Antimon).

Therapeutisch verwendet: In Öl dispergiertes **kolloidales Gold** bzw. **Goldsalze** wie Auranofin (Ridaura®), Aurothiopolypeptid (Goldkeratin-Komplex), Natrium-aurothiomalat (Tauredon®), vorwiegend als Antirheumatika, aber auch in Kombinationspräparaten mit unterschiedlicher Indikation.

II. Toxikokinetik und -dynamik

Enterale **Resorption** lediglich nach Aufnahme massiver Dosen bedeutsam; sehr starke Plasmaeiweißbindung. **Ausscheidung** nur sehr langsam, vorwiegend renal (evtl. Nierenschäden, Kumulation).
Wirkung (vorwiegend über Hemmung mesenchymale Reaktionen bzw. lysosomaler Hydrolysen):bei **peroraler** Aufnahme von Goldsalzen → vorwiegend Schleimhautschädigung. Nach **parenteraler** Applikation von Goldpräparaten mitunter schwere allergische Reaktionen, nach i. v. **Injektion** auch Kapillargiftwirkung (vgl. Arsenik, Kap. Arsen). Nephro- und hämatotoxische Wirkung sowie Komplikationen durch Begleitstoffe (As, Sb, Se, Te) oder Anionen (z. B. Cyanide) möglich.

III. Symptomatik

Am ehesten zu erwarten: Nach peroraler Aufnahme von Goldsalzen gastrointestinale Beschwerden, Leber- und Nierenschäden. (Mitunter erst Tage) nach parenteraler Applikation von Goldpräparaten als Ausdruck allergischer Reaktionen der Haut und Schleimhaut z. B. generalisierte Erythrodermie, exfoliative Dermatitis; Stomatitis, Enteritis; Nierenschäden (z. B. Glomerulonephritis) und Blutdyskrasie (Thrombozytopenie, Agranulozytose).

IV. Therapie

Nach peroraler Aufnahme reichlich trinken lassen, Schleimkost. Nur in schweren Fällen primäre Giftentfernung wie in Kap. 7.2 und Einsatz eines Chelatbildners: DMPS (z. B. Dimaval®) oder Penicillamin (Metalcaptase®, hier weniger effektiv, risikoreicher).

Weiter symptomatisch (s. Hinweise in Abschnitten II, III); ggf. Antihistaminika bzw. Glukokortikoide (s. Kap. Histamin u. Kap. 7.1.5). Nachbeobachtung gefährdeter Organfunktionen (insbesondere Urin- und Blutstatus).

Vorsicht mit nephrotoxischen Arzneimitteln!

Hinweise zum Inhalt von Literaturbeispielen

Toxikokinetik, -dynamik, Symptomatik und Therapie: Henschler; Moeschlin; Seeger/Neumann
Toxikologie von Gold und Goldverbindungen: Marquardt/Schäfer

G

Gyrase-Hemmstoffe (Chinolone, Fluorchinolone)

I. Substanzen

Gegenwärtig klinisch eingesetzt werden fast ausschließlich **Fluorchinolone** wie z. B.:

Ciprofloxacin, Ciprobay®, Ciproflox-Puren®, Ciloxan® Augentropfen, Cipro-1 Pharma®, CiproQ®, Cipro-saar®, CiproHexal®, Ciprobeta®, Ciprofat®, Ciprogamma®, Ciprox®, Gyracip®, Keciflox®, ciprodura® u. a.

Enoxacin, Enoxor®.

Gatifloxacin (HWZ 7–8 h, PB) Bonoq®, schon in therapeutischer Dosierung schwere Hypoglykämie möglich; vorerst Marktrücknahme.

Levofloxacin (HWZ ca. 6–8 h, PB ca. 24–38 %), Levaquin®, Tavanic®, Ophtaquix® Augentropfen; S-Enantiomer von Ofloxacin (s. u.); selten autoimmunhämolytische Anämien.

Lomefloxacin (HWZ ca. 7 h, PB), früher als Maxaquin®; Okacin® Augentropfen.

Moxifloxacin (HWZ, PB), Avalox®; potenziell kardiotoxisch über Verlängerung von QT-Intervall, insbesondere bei parenteraler Gabe.

Nadifloxacin, Nadixa® Creme; nur zur topischen Anwendung, Ausmaß dermaler Resorption unbekannt.

Norfloxacin, Barazan®, Bactracid®, Firin®, NorfloHexal®, Norflox-Sandoz®, Norflox-Uropharm®, Norfloxbeta®, Norfluxx® u. a.

Ofloxacin, Tarivid®, Oflox®, Oflo TAD®, OfloHexal®, Oflox-Sandoz®, Ofloxacin uro Heumann®, Ofloxbeta®, Uro-Tarivid®, Oflodura®, u. a.

In Entwicklung auch **Clinafloxacin**, **Rufloxacin**, **Tosufloxacin**.
Ältere Gyrase-Hemmstoffe wie z.B. **Cinoxacin**, Cinobactin®, **Fleroxacin**, Quinodis®, **Nalidixinsäure**, **Pefloxacin**, Peflacin®, **Pipemidsäure**, Deblaston®, und **Rosoxacin** sind heute weitgehend verlassen bzw. haben stark an Bedeutung verloren. Ehemals verfügbare modernere Fluorchinolone wegen unvertretbarer Risiken (QTc-Verlängerung, Hepato-, Fototoxizität) wieder vom Markt genommen, wie z.B. **Grepafloxacin**, Cerobin®, Raxar®, Vaxar®, **Sparfloxacin**, Zagam®, **Trovafloxacin** (HWZ 11 h, PB 76%), Trovan®.

II. und III. Toxikokinetik, -dynamik und Symptomatik

Enterale **Resorption** im Allgemeinen gut, meist > 50%. **Elimination** durch hepatische Metabolisierung (bis ca. 50%) der resorbierten Menge und renale Ausscheidung unverändert (Ciprofloxacin 30%, Norfloxacin 30–40%, Fleroxacin bis 57%, Levofloxacin nahe 100%, Moxifloxacin überwiegend) bzw. in Form der Metabolite, z.T. auch in bedeutsamer Größe über Galle und Fäzes (relevanter enterohepatischer Kreislauf bei Ciprofloxacin). Stärkste Metabolisierung bei Pefloxacin (90%, z.T. auch zu Norfloxacin). Plasmaproteinbindung meist zwischen 14 und 40% (Trovafloxacin ca. 75%); mittlere HWZ meist zwischen 4–11 h (Ausnahme Moxifloxacin 12 h).
Toxische Wirkung am ehesten:
- gastrointestinale Beschwerden (Übelkeit, Erbrechen, Diarrhöe, Magenschmerzen);
- zentralnervöse- bis analeptische Wirkungen wie Kopfschmerz, Schwindel, Gangunsicherheit, Zittern, Parästhesien, Doppeltsehen, Halluzinationen, auch Krämpfe und psychotische Reaktionen (Ofloxacin) möglich, am ehesten bei Prädisposition (Patienten mit ZNS-Vorschädigungen, Epilepsie, Krampfneigung, Minderdurchblutung des Gehirns, Schlaganfall usw.);
- in Einzelfällen Blutbildveränderungen, Leberzellnekrosen (Ciprofloxacin), QT-Zeit-Verlängerung (Moxifloxacin) im EKG;
- Interaktionen (oft am stärksten bei Ciprofloxacin) bei Komedikation mit
– NSRA (außer ASS) → erhöhte Krampfbereitschaft;
– Ciclosporin A, oralen Antikoagulanzien, oralen Antidiabetika (Glibenclamid, Glipizid, Pioglitazon) Theophyllin → Wirkungsverstärkung;
– Arzneimitteln, die ebenfalls QT-Zeit-Verlängerung bewirken (Erythromycin, Ketoconazol, Terfenadin, Astemizol u.a.);
– di- und trivalenten Kationen mineralischer Antazida → Komplexbildung und Verringerung der Bioverfügbarkeit.
Prinzipiell mögliche Fototoxizität(s. auch Kap. Furocumarine) sowie Bindegewebs-, und Knorpelschädigung in Schwangerschaft, Stillperiode und in Wachstumsphase beachten.

IV. Therapie

Symptomatische Therapie; in sehr schweren Fällen, wenn innerhalb 1 h möglich, einmalige Gabe von Aktivkohle, nur in extremen Fällen auch Magenspülung diskutabel (s. Kap. 7.2.1 und 3), sonst evtl. auch mineralische Antazida zur Resorptionsverminderung geeignet (Aluminium-, Magnesiumhydroxid); bei Ciprofloxacin evtl. Gabe von Cholestyramin sinnvoll. Zentralnervöse Wirkungen sprechen gut auf Benzodiazepine an. Bei Herzrhythmusstörungen kardiales Monitoring und symptomatische Behandlung (s. Kap. 7.1.12).

Hinweise zum Inhalt von Literaturbeispielen

Anwendung: Fauler et al.
Wirkung, Nebenwirkung und Pharmakokinetik: Simon/Stille; Dieterich et al.; Kuhlmann et al.
Ofloxacin: Tiefenbacher; Ciprofloxacin einschließlich umfangreich zitierter Originalliteratur: Haen
Interaktionen: Stockley
Risiken in Schwangerschaft und Stillperiode: Kleinebrecht et al.; Spielmann et al.

G

H₂-Rezeptorenblocker

I. Substanzen

Spezifische Antihistaminika, die durch Blockierung der Wirkung von Histamin auf die H₂-Rezeptoren der Belegzellen des Magens zu einer Hemmung der basalen und stimulierten Säure- und Pepsinsekretion des Magens führen; eingesetzt zur Behandlung von Ulzera im oberen Gastrointestinaltrakt, Refluxösophagitis, Zollinger-Ellison-Syndrom.

Klinisch bewährt haben sich:

Cimetidin (HWZ ca. 2 h, PB ca. 20%), Cimebeta®, CimeHexal®, CimLich®, Tagamet® u. a.

Famotidin (HWZ ca. 3 h, PB ca. 15%), Fadul®, Famobeta®, Famonerton®, Pepdul® u. a.

Nizatidin (HWZ ca. 1,5 h, PB ca. 35%), Nizax®.

Ranitidin (HWZ ca. 2–3 h, PB ca. 15%), Junizac®, Rani-BASF®, Raniberl®, Ranibeta®, Ranibloc®, Ranicux®, Ranidura, Ran Lich®, Ranimerck®, Rani-nerton®, Raniprotect®, RANI-PUREN®, Rani-Sanorania, Ranitic®, Ranitidin-ISIS®, Sostril®, Zantic® u. a.

Roxatidin (HWZ ca. 3–6 h, PB ca. 7%), früher in Roxit®.

II. Toxikokinetik und -dynamik

Resorption nach peroraler Aufnahme relativ rasch. Serumspiegelmaxima zwischen 1–3(5) Stunden. **Elimination** vorwiegend renal (ca. 60–90%) unverändert, sowie durch hepatische Biotransformation. Toxikologisch relevante **Wirkungen**, offenbar weitgehend unabhängig von der H₂-Rezeptorenblockade.

Mechanismus der *kardiovaskulären Störungen* (s. u.) nicht eindeutig geklärt. Neben antagonistischen Effekten auf kardiale H₂-Rezeptoren in toxischen Konzentrationen evtl. auch (tierexperimentell und in vitro nachweisbare) Hemmung von Acetylcholinesterase und Pseudocholinesterase von Bedeutung.

ZNS-Toxizität ursächlich ungeklärt, jedoch stärker bei Cimetidin (höherer Liquorspiegel) als bei anderen Substanzen des Abschnitts I.

Verminderung der Leberdurchblutung und Hemmung von metabolischen Cytochrom-P450-vermittelten Stoffwechselprozessen (Phase I); ausschließlich bedeutsam bei Cimetidin und deutlich geringer bei Ranitidin.

Interaktionen im Sinne der Wirkungsverstärkung bzw. -verlängerung mit zahlreichen Arzneimitteln wie Antipyrin (Phenazon), den Benzodiazepinen Chlordiazepoxid, Diazepam, Triazolam; Carbamazepin, Chinidin, Coffein u. a. Xanthinen, Disulfiram, Calcium-Antagonisten, Lidocain, Metoprolol, Metronidazol, oralen Antikoagulanzien (Warfarin u. a.), Phenytoin, Propranolol, Theophyllin, trizyklischen Antidepressiva. Alkoholdehydrogenase-Hemmung in Magen-

schleimhaut durch Ranitidin evtl. bei gleichzeitiger Aufnahme großer Mengen Ethanol von Bedeutung.
Möglicherweise Hemmung der renalen Exkretion durch gleichzeitige Einwirkung nephrotoxischer Medikamente oder Gifte. Am ehesten in Verbindung mit Insuffizienz der Eliminationsorgane, höherem Lebensalter und/oder Interaktionen → neurotoxische und myelotoxische Reaktionen (z.B. Granulozytopenie) möglich.
Antiandrogene Effekte (erhöhte Prolaktinspiegel, Gynäkomastie, Potenzstörungen) bei akuter Vergiftung ohne Relevanz.
Zu toxischen Plasmaspiegeln siehe Anhang.

III. Symptomatik

Im Allgemeinen auch nach massiver Aufnahme keine gravierende klinische Symptomatik. Insbesondere bei Disposition (s. Abschnitt II) evtl. schon nach **therapeutischen Dosen** gastrointestinale Beschwerden, Diarrhöe; weiter ZNS-Symptome wie z.B. Kopfschmerzen, Müdigkeit, Schwindel, Verwirrtheit, Benommenheit möglich; nach **hohen Dosen** auch Halluzinationen, Krämpfe, Somnolenz oder Agitiertheit bzw. Depression möglich. Seltener Muskelschmerzen, und kardiale Symptome (z.B. Tachykardie, evtl. auch Bradykardie) sowie Blutdrucksenkung (am ehesten bei zu schneller i.v. Injektion). In extremen Fällen auch Atemdepression. Vereinzelt zentrales anticholinerges Syndrom (s. Kap. 6.1.7).
Paraklinisch: Allenfalls erhöhte Plasma-Kreatininwerte und Serum-Transaminasen; Leukozyten und Thrombozyten vermindert.

IV. Therapie

Nach **peroraler** Aufnahme von Mengen, die ein Mehrfaches der therapeutischen Dosis ausmachen: Gabe von Aktivkohle und isotonischer Natriumsulfat-Lösung (s. Kap. 7.2.3). Magenspülung unter üblichen Kautelen (s. Kap. 7.2.1) nur bei extremen Dosen (z.B. > 10 g) sinnvoll (beachte auch Anamnese, z.B. Ulkus). In schweren Fällen kontrollierte Diureseförderung (s. Kap. 7.3.1).
Symptomatische Maßnahmen: Bei zentralem anticholinergen Syndrom bzw. Atemdepression in Abhängigkeit vom klinischen Bild ggf. Einsatz von Physostigmin, Anticholium®, z.B. 2 mg i.v. erwägen (s. Kap. 6.1.17). Bei Bradykardie Einsatz von Atropin; bei Krämpfen Gabe von Diazepam (z.B. Valium®, Faustan®) oder Phenobarbital, (z.B. Luminal®) bzw. Phenytoin (Phenhydan®) s. auch Kap. 7.1.9. Zum Nutzen wiederholter Vergleiche von Handschriftproben siehe Allgemeiner Teil, Kap. 6.2.14.

Hinweise zum Inhalt von Literaturbeispielen

Sachgerechte Anwendung: Kilbinger; Ruoff
Haupt-, Neben- und Wechselwirkungen: Hellwig/Otto; Friedman

Haarbleich- und -färbemittel

I. Substanzen

Hauptbestandteile im Allgemeinen (prinzipielle Zusammensetzung):
Alkalisch reagierende Substanzen (bis pH 11) wie Ammoniak (ca. 2–5 %), Kaliumcarbonat (bis ca. 10 %), Trinatriumphosphat (ca. 5 %); siehe unter Laugen.
Farbkorrigierende Substanzen mit zugehörigen Oxidations- und Reduktionsmitteln („Entwickler"), vorwiegend:

■ Polyhydroxybenzole (z. B. Pyrogallol), Polyhydroxynaphthalene sowie primäre aromatische Amine und Diamine, besonders p-Toluendiamin, p-Phenylendiamin und andere Ursol-Typen; grobe Faustregel: Anteil umso größer, je dunkler vorgesehene Haarfärbung (meist nicht über 5 % Methämoglobinbildner);

■ staubfeine Metallflitter (Gold, Silber, Kupfer, Zink, Bronze, Messing, Zinn, Aluminium u. a.) gelegentlich noch als „Haartinten" bzw. für Theatereffekte; Metallsalze wie Silbernitrat-Lösung (bis 5 %, mit Thiosulfat als Entwickler) mitunter in **Augenbrauen-** und **Wimpernfärbemitteln**;

■ vegetabilische Haarfärbemittel wie Henna, Reng, Kamille, Rot-, Blau- oder Gelbholz, Walnussschalen, Rhabarberwurzel und Sennesblätter (s. Kap. Laxanzien) in Europa allenfalls als Perückenfarbe;

■ Wasserstoffperoxid und andere Per-Verbindungen (vorgesehen meist für 3–6 %ige H_2O_2-Lösung; s. Kap. Sauerstoff; u. U. Alkalizusatz!) als Haarbleichmittel für Friseurbedarf als sog. Kabinettware, auch in Blondiercreme.

Lösungsmittel, vorwiegend Ethanol, Propanol, Isopropanol (etwa bis zu 40 %), Mono- und Polyethylenglykole (in Abziehmitteln bis zu 25 %).
Zusätze: Von toxikologischer Bedeutung hier am ehesten Kaliumsalze (siehe Kap. Kalium), u. U. Detergenzien (können auch enterale Resorption beeinflussen, s. Kap. Seifen).

II. und III. Toxikokinetik, -dynamik und Symptomatik

Aufgrund alkalischer Reaktion der meisten Mittel zunächst **lokale Schädigung** betroffener Schleimhäute zu erwarten (siehe Kap. Laugen).
Nach Inhalation von Metallstaub (s. Abschnitt I) Schwellung der Schleimhäute des Respirationstraktes und rasch vorübergehendes Fieber möglich (wie im Kap. Zink).
Nach peroraler Aufnahme großer Mengen von Haarfärbemitteln sind neben Schleimhäuten (s. oben) **am ehesten gefährdet**:
Zentralnervensystem (Erregung, Krämpfe, Bewusstlosigkeit, möglicherweise zentrale Atemlähmung; s. z. B. Phenole und Alkohole); Sauerstoffversorgung, Blut und Kreislauf (Hämiglobinämie, Zyanose, Kollaps usw.; s. Kap. 6.1.4), Elek-

trolythaushalt (z. B. Hyperkaliämie), Nierenfunktion und Leber (z. B. nach p-Phenylendiamin); u. U. allergische Manifestationen.

IV. Therapie

Bei **stark alkalischer Reaktion** der aufgenommenen Lösung (oder des Schleimhautsekretes; sofort Inspektion und grobe Information mit Indikatorpapier) Maßnahmen wie im Kap. Laugen, IV; sonst zunächst nur reichlich trinken lassen, Aktivkohle und symptomatische Behandlung (s. u.) unter Beachtung der Hinweise in den Abschnitten I–III. Primäre Giftentfernung nur im Extremfall (s. Kap. 7.2). Diurese gut in Gang halten, evtl. forcieren, jedoch kaliumhaltige Infusionslösungen nicht ohne entsprechende Kontrolle verwenden (vgl. Kap. 7.3.1).
Symptomatische Maßnahmen: Sauerstoff(be)atmung, Kreislaufstützung, Kontrolle des Säuren-Basen- und Elektrolytgleichgewichtes (ggf. auch mit EKG; s. oben, Kap. Wasser und Kap. 7.1.17; bei Hyperkaliämie s. Kap. 7.1.18). Bei ausgeprägter Hämiglobinämie s. Kap. 6.1.4; bei zentralnervösen Erscheinungen s. Kap. 7.1.9. Bei Oligo–Anurie rechtzeitig Hämodialyse. Später Leberfunktionsproben. In schweren Fällen Ermittlung der genaueren Zusammensetzung des Präparates durch Befragung des Herstellers, eines toxikologischen Informationszentrums oder chemische Untersuchung.

H

Hinweise zum Inhalt von Literaturbeispielen

Substanzen, Toxikokinetik, Symptomatik und Therapie: Daunderer
Toxikologie: Merk
Inhaltsstoffe, Hilfsstoffe und deren Wirkungen: Blaue Liste; Fey/Otte; Fiedler; Heymann; Ziolkowsky
Kosmetika-Gesetzgebung: Ziolkowsky

Haarentfernungsmittel

I. Substanzen
(Prinzipielle Zusammensetzung)

A.

Depiliermittel (Entfernen der Haare in Ebene der Hautoberfläche), verwendet werden hauptsächlich Calciumthioglykolat und verwandte Mercapto-Verbindungen z. B. in Depilan®, Pilca®, Veet®, Vichy®, auch noch Alkali- und Erdalkalisulfide bzw. -sulfhydrate (etwa zwischen 6–10 %) sowie Alkalihydroxostannite (mit K-Na-tartrat-Zusatz) als Lösungen (pH bis zu 13), kaum noch Alkali- und Erdalkalititanate.

Zusätze: Indifferente Trägerstoffe, Glykole und kleine Anteile von Geruchskorrigenzien (Campher u. a. ätherische Öle, s. eigenes Kapitel), Emulgatoren, milde Desinfektions- und Konservierungsmittel (z. B. 8-Hydroxychinolinsulfat); zur Haarquellung Bromide, Iodide, Rhodanide und Nitrate (in handelsüblicher Verdünnung hier nicht wesentlich).

B.

Epiliermittel: (Entfernen der Haare mit Wurzel bzw. zerstören diese); meist toxikologisch harmlose Harz-Bienenwachs-Gemische als Kunststoff-Folien bzw. filmbildende Kunstharze (evtl. in Aceton gelöst! Geruch!).

II. und III. Toxikokinetik, -dynamik und Symptomatik

A.

Nach Einwirkung von **Depiliermitteln** sind starke Reizung bzw. Laugenverätzung betroffener Schleimhäute zu erwarten (Augen: irreversible Hornhautschädigung möglich! Gefahr auch für Digestionstrakt). In akuten Extremfällen nach peroraler Aufnahme auch Blutdrucksenkung, Nierenfunktionsstörungen und Symptome der Schwefelwasserstoff-Vergiftung denkbar (s. Kap. Schwefel).

B.

Bei **Epiliermitteln** ist im Wesentlichen nur das Lösungsmittel ausschlaggebend (s. Abschnitt I B).

IV. Therapie

Sofort grobe Information über pH (Schleimhautinspektion, Indikatorpapier); nach peroraler Aufnahme reichlich trinken lassen, ggf. Endoskopie und Maßnahmen wie im Kapitel Laugen, IV. Insbesondere Kontrolle von Kreislauf, Atmung und Diurese. Weiter nach Identifikation der Zusammensetzung (z. B. Lösungsmittel), ggf. primäre Giftenterung (s. Kap. 7.2) und symptomatische Maßnahmen unter Beachtung der Hinweise in den Abschnitten I–III.

Hinweise zum Inhalt von Literaturbeispielen

Substanzen, Symptomatik und Therapie: Daunderer
Toxikologie: Merk
Inhaltsstoffe, Hilfsstoffe und deren Wirkungen: Blaue Liste; Fey/Otte; Fiedler; Heymann; Ziolkowsky
Kosmetika-Gesetzgebung: Ziolkowsky

Haar-, Kopf-, Gesichts- und Rasierwässer

I. Substanzen

(Prinzipielle Zusammensetzung)

■ **Hauptbestandteile** – neben Wasser – gewöhnlich: aliphatische Alkohole (in Gesichts- und Rasierwässern meist etwa bis 50 %, in Haar- und Kopfwässern u. U. bis 80 %), im Allgemeinen Ethyl-, Propyl- oder Isopropylalkohol.

■ **Zusätze** (als Stabilisatoren, Hyperämika, Desinfizienzien, Geruchskorrigenzien, Adstringenzien, modebedingte Werbemittel), vorwiegend gebräuchlich: Aluminiumchlorid, -sulfat, -acetat (in Gesichts- und Rasierwässern evtl. bis zu 15 %). Ameisen-, Milch-, Bor-, Benzoe-, p-Hydroxybenzoe-, Salicylsäure (gewöhnlich nur 0,5–1,0 %).

Amylacetate und verwandte Ester; Acetylresorcinol (1–2 %, nur in „Schuppen-Haarwässern", in Extremfällen siehe daher Kap. Phenole). Ätherische Öle sowie Campher (bis zu 5 %). Oberflächenaktive Substanzen bzw. Seifenprodukte (bis zu 2 %, in verschiedenen Lotionen wie „Gesichtsmilch", „Reinigungsmilch", „Kräutermilch" usw. bis zu 5 %).

Hexachlorcyclohexan (Lindan) z. B. Jacutin-Gel® (0,3 %), Delitex-Haarwäsche N® (1 %) als antiparasitäres Kopfwasser.

Hydroxychinolinsulfat (Chinosol bis zu 0,2 %; in Extremfällen s. Kap. Phenole) sowie Alkylester der p-Hydroxybenzoesäure (Nipagin bis zu 0,1 %).

Pilocarpin in Ausnahmefällen (u. U. auch über die Haut toxisch, in Extremfällen s. Kap. Parasympathomimetika).

Minoxidil-Haarwasser (Regaine®) enthält Antihypertonikum, vgl. Kapitel Vasodilatantien! Vitamine, Hormone, Pflanzenextrakte (z. B. aus Klettenwurzel in Rausch®-Haartinktur), Farbstoffe u. a. ohne toxikologische Bedeutung.

Umstrittene Bestandteile älterer Haarwässer sind: Schwefel, Teer, Chininsalze, Eurosol. Halogenkohlenwasserstoff-Zusätze im Inland verlassen. Neuere Präparate enthalten teilweise biologisch wirksame Zusätze wie Cholesterin, Plazenta-Extrakte, Prednisolon, Geschlechtshormone (siehe im Extremfall jeweils dort).

II. und III. Toxikokinetik, -dynamik und Symptomatik

Im Vordergrund zunächst **lokale** Reizerscheinungen (besonders bei höherprozentigen Alkoholen oder bestimmten Zusätzen wie Säuren, Hyperämika, Aluminiumsalze, Phenol-Derivate). Nach peroraler Aufnahme größerer Mengen → Missempfindungen im Bereiche von Lippen, Mund, Speiseröhre und Magen, Übelkeit, evtl. Erbrechen (besonders bei Kindern Aspirationsgefahr), Diarrhöe.

H

335

Nach **Resorption** (evtl. verstärkt durch hyperämisierende oder oberflächenaktive Zusätze) toxischer Mengen → Alkoholwirkung (Erregung, Somnolenz, Rausch usw., s. Kap. Ethanol); nur in Extremfällen wesentliche Abweichungen vom Verlauf der Alkoholvergiftung, am ehesten durch Lindan, ätherische Öle, Campher oder Seifen zu erwarten (siehe jeweils dort).

IV. Therapie

Nach peroraler Aufnahme weniger ml dieser Kosmetika nur reichlich trinken lassen und Aktivkohle, insbesondere bei stärkeren lokalen Reizerscheinungen anschließend noch Schleimstoffe (z. B. Hafer- oder Reisschleim).

Nach **massiven Dosen** Behandlung sinngemäß wie im Kapitel Ethanol; falls Verdacht auf Zusatz von Lindan Kapitel „Halogenkohlenwasserstoffe, aromatische" beachten.

Bei schwerer Vergiftung mit einschlägigen Präparaten völlig unbekannter Zusammensetzung außerdem besonders sorgfältige Nachsorge: Kontrolle von Atmung, Kreislauf; Blut und Harn (Hämolyse bzw. Hämoglobinurie; Urinmenge), ZNS (Pupillenreaktion, Reflexe, Körpertemperatur); ggf. entsprechende symptomatische Behandlung (s. Kap. 6.1 und 2 sowie 7.1!). Cave: Milch, Eier, Rizinusöl, Adrenalin, Barbiturate und Psychopharmaka.

Hinweise zum Inhalt von Literaturbeispielen

Substanzen, Symptomatik und Therapie: Daunderer; Velvart
Besonderheiten bei Vergiftungen im Kindesalter: v. Mühlendahl et al.
Inhaltsstoffe, Hilfsstoffe und deren Wirkungen: Blaue Liste; Fey/Otte; Fiedler; Heymann; Ziolkowsky
Kosmetika-Gesetzgebung: Ziolkowsky

Haar-Reinigungsmittel (Shampoons)

I. Substanzen
(Prinzipielle Zusammensetzung)

Hauptbestandteile aller flüssigen, pastösen oder pulverförmigen Haarwaschmittel sind synthetische Waschrohstoffe, meist vom anionenaktiven Typ der Alkylarylsulfonate, der Fettsäurekondensationsprodukte oder der Ammonium- bzw. Triethanolaminsalze von Laurylalkoholschwefelsäureestern, zunehmend auch vom Typ der kationenaktiven Detergenzien (s. Kap. Seifen) sowie Natriumsalze gesättigter und ungesättigter pflanzlicher und tierischer Fettalkoholschwefelsäureester.

Ohne wesentliche akut toxikologische Bedeutung sind neben indifferenten Trägerstoffen **geringe Zusätze** (meist unter 5 %) wie beispielsweise milde Desinfizienzien, Polyphosphate, Ethanol, Natriumhydrogencarbonat, Schwefelblüte, Wasserstoffperoxid und (anorganische) Salze (z. B. Aluminiumsulfat, Ammoniumchlorid, Natriumacetat, Natriumsulfat) sowie optische Aufheller, pflanzliche Öle (z. B. Niemöl) oder Mineralöle (meist Paraffinöl), Haarquat® (antistatisch), Xanthan (Heteropolysaccharid als Verdicker), Kräutertee-Extrakte, Proteine, Rosskastanienextrakt, Kamille, Ei-Lezithin, Parfümöle (können Insekten anlockend wirken); Rückfettungszusätze (z. B. Rewoderm LI®) wie Fettsäureester, Lanoline und fette Öle.

Quellada H-Shampoo® (gegen Kopf- und Filzläuse) enthält Lindan; s. daher im Extremfall dort. In Schuppenhaarwäschen (z. B. Pirocton®, Olamin®) desinfizierende und keratolytische Bestandteile (z. B. Alkylhalogenphenole, Salicylsäure und kolloidaler oder organisch gebundener Schwefel wie Pyrithion-Zink, in de-squaman®), ggf. auch Selendisulfid; in „tönenden Haarwäschen" geringe, meist harmlose, evtl. aber allergisierende Zusätze (z. B. Farbstoffe und optische Aufheller bzw. Fotosensibilisatoren; s. Kap. Farbstoffe und Furocumarine).

H

II. bis IV. Toxikokinetik, -dynamik, Symptomatik und Therapie

Am ehesten gefährlich ist die perorale Aufnahme. Kein Erbrechen (cave: Aspirationspneumonie); Gabe von Entschäumern (z. B. sab simplex®, Lefax®). Im Übrigen siehe Kapitel Seifen und Waschmittel und Hinweise im Abschnitt I.

Hinweise zum Inhalt von Literaturbeispielen

Substanzen, Symptomatik und Therapie: Daunderer; Velvart
Vergiftungen im Kindesalter: v. Mühlendahl et al.
Toxikologie: Merk
Inhaltsstoffe, Hilfsstoffe und deren Wirkungen: Blaue Liste; Fey/Otte; Fiedler; Heymann; Ziolkowsky
Kosmetika-Gesetzgebung: Ziolkowsky

Haar(ver)festiger und -anleger

I. Substanzen
(Prinzipielle Zusammensetzung)

Brillantinen, meist pastöse bis halbflüssige Gemische aus Ölen (Paraffinöl, Rizinusöl, Vaselinöl u. a.), Ethanol (bis zu 80 %), Polyglykolen und Estern höherer Alkohole sowie geringen Emulgator-Anteilen (unter 1 %).
Fixative (sog. Ein- und Festlegemittel), creme- oder geleeartige Substanzen, vorwiegend pflanzliche Schleime, Harze, Dextrine, tierische, pflanzliche und synthetische Fette sowie Wachse und Zellulose-Derivate unter Zusatz von (bis zu 50 %)

Ethanol, Propanol, Isopropanol oder Polyglykolen, gelegentlich auch bis zu 10% Polyvinylalkohol, Polyvinylacetat oder Siliconen.

Haarlack, Haarsprays (sog. flüssige Haarnetze), meist Mischungen natürlicher Harze in Alkohol oder Schellack, synthetische Harze bzw. Polymerisate (bis zu 5%) in Alkohol (bis zu 75%), häufig konfektioniert mit Treibgasen, z. T. noch auf der Basis von Dichlordifluormethan u. Ä. (bildet evtl. bei Erhitzen Phosgen, s. eigenes Kapitel) oder Propan, Butan, bis zu 10% Stickstoffoxide (s. Kap. Nitrose Gase) oder Dichlormethan (s. Kap. Halogenkohlenwasserstoffe, aliphatische) als sog. Aerosolpackungen. Siehe auch Hinweis in Abschnitten II/III des Kapitels Lederpflegemittel.

Haaröle, zum „Fetten" und Anlegen des Kopfhaares; hauptsächliche Bestandteile sind Paraffinöle (bis zu 95%), Pflanzenöle, Gycerol- oder Glykol(ester), Lanettewachs, evtl. auch Ethanol oder Propanol bzw. Isopropanol (selten bis zu 60%), allenfalls auch höhere Alkohole und Polyalkohole, ausnahmsweise Senföl (bis zu 5%, z.B. in „Klettenwurzel-Haarölen"); in geringen Konzentrationen (bis max. 2%) gelegentlich Borax, Resorcinol, Benzylalkohol, Salicyl- oder Benzoesäure sowie harmlose, modebedingte Zusätze.

Pomaden, früher meist aus parfümierten, tierischen Fetten bestehend, heute meist aus Kakaobutter, Wachsen, Vaseline, Fetten und Ölen sowie Estern höherer Alkohole als „Stangenpomade" oder in Form von Cremes, Emulsionen auf Basis von Paraffinöl, Erdnussöl, Estern und Ethern der Polyglykole unter Zusatz von geringen Anteilen an Emulgatoren, ätherischen Ölen (max. 5%), Antioxidanzien und Konservierungsmitteln.

II. und III. Toxikokinetik, -dynamik und Symptomatik

Im Allgemeinen kaum mehr als geringe lokale Reizwirkung auf betroffene Schleimhäute zu erwarten, nach peroraler Aufnahme größerer Mengen daher Übelkeit, evtl. Erbrechen, Diarrhöe; nur in Extremfällen Erregung, Somnolenz, Nierenfunktionsstörungen, und bei Haarlack bzw. Haarspray Wirkung spezieller Lösungsmittel (s. Hinweise in Abschnitt I).

IV. Therapie

Nach **peroraler** Aufnahme reichlich trinken lassen, ggf. Gabe von Entschäumern (z. B. sab simplex®, Lefax®), Schleimkost; nur bei entsprechenden Mengen primäre Giftentfernung (s. Kap. 7.2) und Aktivkohle; weiter symptomatisch (unter Beachtung der Hinweise in den Abschnitten I–III und der Kapitel Seifen und Waschmittel). Bei **inhalativer** Irritation Glukokortikoid-Dosieraerosole (z. B. Aerobec®, Junik®, Ventolair®).

Hinweise zum Inhalt von Literaturbeispielen

Substanzen, Symptomatik und Therapie: Daunderer; Velvart
Inhaltsstoffe, Hilfsstoffe und deren Wirkungen: Blaue Liste; Fey/Otte; Fiedler; Heymann; Ziolkowsky
Kosmetika-Gesetzgebung: Ziolkowsky

Haarverformungsmittel („Dauerwellenpräparate")

I. Substanzen

Haarverformung ist prinzipiell möglich durch:

- **alkalische Mittel** (Heiß- und Milddauerwelle), vorwiegend wässrige Lösungen von Alkali- und Ammoniumcarbonaten sowie -boraten und Ammoniak (vgl. Kap. Laugen), gelegentlich auch aliphatische Amine (eigenes Kapitel);
- **Mercapto-Verbindungen** (Mild- und Kaltdauerwellen-Präparate), vorwiegend (Ammonium- und Natrium-)Salze oder (Glykol- bzw. Glycerin-)Ester der hepatotoxischen Thioglykolsäure (3–5–12%) in ammoniakhaltiger Lösung. Sulfide kaum noch verwendet. Im Extremfall durch Säurezugabe Schwefelwasserstoff-Freisetzung möglich (vgl. Kap. Schwefel). Es gibt sowohl alkalische (pH 8,0–8,6) als auch saure (pH 5–6) Kaltwellenpräparate;
- **Sulfite** (Heiß-, Mild- und Kaltdauerwelle), vorwiegend Natrium- und Magnesiumsulfit, Natriumhydrogensulfit (s. Kap. Schwefeloxide) sowie Sulfite aliphatischer Amine.

Zusätze wie Dimethylformamid (bis max. 5%; besonders für Wasserwellen-Präparate), Harnstoff, Detergenzien u. v. a. kaum in akut toxischer Menge.

II. bis IV. Toxikokinetik, -dynamik, Symptomatik und Therapie

Aufgrund **alkalischer** Reaktion der meisten Präparate (rasche Information mit Indikatorpapier und Schleimhautinspektion) voraussichtlicher Verlauf akuter Vergiftung wie im Kapitel Laugen. **Allergische** Manifestationen möglich; ggf. Hinweise in Abschnitt I beachten. In bedrohlichen Fällen genauere Ermittlung der Zusammensetzung durch Befragen des Herstellers, eines toxikologischen Informationszentrums oder Analyse; entsprechende Fortsetzung der Behandlung. Bei massiver Intoxikation durch Dauerwellen-Präparate, die Thioglykolsäure enthalten, sind Kontrollen der Leberfunktion, allenfalls auch der Blutgerinnung zweckmäßig.

Hinweise zum Inhalt von Literaturbeispielen

Toxikologie und Therapie: Velvart
Inhaltsstoffe, Hilfsstoffe und deren Wirkungen: Blaue Liste; Fey/Otte; Fiedler; Heymann; Ziolkowsky
Kosmetika-Gesetzgebung: Ziolkowsky

Hämostyptika, Antihämorrhagika

I. Substanzen

A. Hämostyptika mit unterschiedlichem Wirkungsmechanismus zur lokalen und/oder systemischen Anwendung

Adrenalin, Noradrenalin (s. Kap. α-Sympathomimetika).

Adrenalon (wenig pressorisch wirksames Keton des Adrenalins, s. dort), früher in Stryphnasal®.

Argipressin (Vasokonstriktor, HHL-Hormon; s. Kap. Hypophysenhormone), als Analogon, Pitressin®.

Bismutgallat in Komb. mit Tannin, Stryphnasal®.

Carbazochrom (HWZ 5–6 h), früher in Adrenoxyl®.

Cellulose (quellendes Polysaccharid), interceed®, Tabotamp®.

Chromtrioxid (s. Kap. Chrom).

Desmopressin (s. Kap. Hypophysenhormone), Desmogalen®, Minirin®, Nocutil® Nasenspray, DDAVP®.

Eisen-III-chlorid (s. Kap. Eisen).

Etamsylat (HWZ 3,7 h; Katecholaminen nahe stehend; s. Kap. α-Sympathomimetika), früher in Alodor®.

Fibrinogen, Haemocomplettan®, neben BG-Faktor XIII in Fibrin-(Zweikomponenten-)Kleber wie Beriplast.

Gelatine, Gelaspon®, Gelastypt® (s. Kap. Plasmaexpander); auch in Gelacet®, Spongostan®, stypro®.

Kaliumaluminat (s. Kap. Aluminium), auch in Rasierstiften.

Kollagen, in Catrix®, in Hemocol®, Mediforme®, Surgicoll®, TachoComb®, TissuCone E®, TissuFleece E®, TissuFoil E®.

Ornipressin (Vasokonstriktor, HHL-Hormon; s. Kap. Hypophysenhormone), früher Por-8®.

Policresulen (Adstringens), Faktu®.

Protamin(salze), Heparin-Antagonist.

Rutin, Rutosid (Calcium-)Rutinion® und Troxuretin®, in hydroxylierter Form als Hydroxyethylrutoside (Oxerutin) Venoruton® (Gefäßwandstabilisator).

Phytomenadion, Vitamin K_1 (s. Kap. Vitamine).

Somatostatin (Pankreas- und Hypothalamushormon, STH-Antagonist; (HWZ 1–3 min), Somatostatin Curamed®, Somatostain Hexal®, Somatostatin curasan®.

Terlipressin (Vasokonstriktor, HHL-Hormon; HWZ 24 min; s. Kap. Hypophysenhormone), Haemopressin®, Glycylpressin®.

Vasopressin, Pitressin®; antidiuretisches Hormon, ADH und Vasokonstriktor; bei Diabetes insipidus, auch in Verwendung als Notfallmedikament, z.B. bei Asystolie.

Wasserstoffperoxid (s. Kap. Sauerstoff).

Pflanzliche Antihämorrhagika, z.B. aus Hirtentäschel (neben harmlosen Stabilisatoren in Styptysat®N Bürger) oder Kreuzkraut (mit Hauptwirkstoff Fuchsisenecionin, bei Dauergebrauch gen- und hepatotoxisch), in Senecion® (ethanolhaltig).

B. Blutkomponenten, Gerinnungsfaktoren-Konzentrate

■ Blutgerinnungsfaktoren

- **I (Fibrinogen)** in Beriplex®, Haemocomplettan® HS (s. auch Abschnitt A)
- **II (Prothrombin)**, neben BG-Faktor VII, IX, X im Prothrombinkomplex (PPSB), Prothromplex®, Beriplex®
- **IIa (Thrombin)**, neben Benzethonium (s. Kap. Seifen) in Thrombocoll®
- **VII (Proconvertin)**, VIIa Eptacoc alpha, Faktor VII S-TIM Immuno®, Novon-Seven®
- **VIII (antihämophiles Globulin)**, **Octocog alfa**, Beriate®, Bioclate®, Faktor VIII SDH INTERSEO®, Fanhdi®, Haemate®, Haemoctin®, Helixate® NexGen, Haemofil® M, Immunate® STIM plus, Kogenate® Bayer, Monoclate-P®, Octanate®, Recombinate®; als rekombinante, B-Domäne-deletierte Variante des natürlichen Faktor VIII, **Moroctocog alfa** (HWZ 8–11 h) Refacto®; höhere Stabilität gegenüber proteolytischem Abbau, Substitution bei Hämophilie A
- **IX (Christmas-Faktor)**, Nonacog alfa, BeneFIX®, Berinin®, Faktor IX SDN Biotest®, Immunine STIM plus®, Mononine®, Octanine® F
- **XIII (Fibrin-stabilisierender Faktor)**, Fibrogammin® HS
- **XIV (Drotrecogin alpha)**, Xigris®; aktiviertes Protein C, bei Sepsis

■ Thrombozytenkonzentrate

■ Frischplasma; Plasmaproteine in Octaplas®, Feiba®, mit C_1-Esterase-Inhibitor in Berinert®

H

II. Toxikokinetik und -dynamik

A. Hämostyptika

Zu **Resorption** und **Elimination** siehe jeweils Hinweise in Abschnitt I; therapeutische, ggf. auch toxische **Wirkung** im Wesentlichen durch Vasokonstriktion (Sympathomimetika, HHL-Hormone), Verschluss kleinster Blutgefäße mit koaguliertem Plasmaeiweiß (Metallsalze mit Eigentoxizität) bzw. mit Sauerstoffbläschen (Wasserstoffperoxid) oder durch Quellstoffe; hochmolekulare Verbindungen können mit ihren Oberflächeneigenschaften kontaktsensitive Gerinnungsfaktoren aktivieren (s. u.).

B. Blutkomponenten

Intravasal zugeführte **Gerinnungsfaktoren** werden unterschiedlich schnell eliminiert: HWZ zwischen 4–6 h (BGF VII) und 96–168 h (BGF XIII). Unterschiede in den spezifischen Wirkungen auf die Blutgerinnung können sich bei akuten Vergiftung verwischen.

III. Symptomatik

A. Hämostyptika i. e. S. (s. Abs. I):

Bei Überdosierung oder zu rascher i. v. Injektion sind neben metallspezifischen Reaktionen (vgl. jeweils Abschnitt I A) und lokalen Reizerscheinungen (an Injektionsstelle, Magen-Darm-Schleimhaut) vor allem **Herz-Kreislauf**-Symptome zu erwarten (ähnlich wie in Kapiteln α-Sympathomimetika u. Histamin); bei HHL-Hormonen zusätzlich (Folgen von) Diuresehemmung.

B. Blutkomponenten

Unter *Gerinnungsfaktoren*: Insbesondere bei Prädisposition **allergische** Reaktionen an Haut und Schleimhäuten bis zum Schock (wie in Kap. Histamin); **Herz-Kreislauf-Blut**-Symptomatik (Blutdruck- und/oder Herzfrequenzstörungen; Hypervolämie; Hämolyse); Infektionen nicht mit Sicherheit stets auszuschließen (z. B. auch Hepatitis, HIV); Temperaturanstieg. Bei Verwendung von Blutbeuteln, Venenkathetern usw. können Fremdstoffe freigesetzt werden, z. B. Weichmacher, Antibiotika, Hirudin. Unter *Thrombozytenkonzentraten* und *Frischplasma* besonders bei disponierten Patienten transfusionsassoziierte, akute Lungeninsuffizienz möglich (TRALI-Syndrom).

IV. Therapie

Praktisch nur **symptomatische** Maßnahmen unter engmaschiger **Kontrolle** der betreffenden Blut-Laborwerte (Gerinnung, Hämatokrit, Erythrozyten, Thrombozyten usw.), der Herz-Kreislauf-Funktion sowie ggf. unter Beachtung der speziellen Hinweise in den Abschnitten I–III.

Hinweise zum Inhalt von Literaturbeispielen

Pharmakologie, Toxikologie und optimale Anwendung der Hämostyptika: Ammon; Wenzel/Glusa et al.;
    pflanzlicher Antihämorrhagika: Gessner/Orzechowski; Schulz/Hänsel
Leitlinien der Bundesärztekammer zur Therapie mit Blutkonserven und Faktorenkonzentraten
Hämostaseologische Diagnostik von Blutungen: Wenzel et al.

Halluzinogene
und nahe stehende Rauschmittel

I. Substanzen

Psychodysleptika (Psychedelika, Psychotomimetika, Psychotoxika, Eidetika, Halluzinogene, Fantastika) als Indol-Alkaloid-, Phenylethylamin- oder Piperidin-Derivate spielen therapeutisch nur eine untergeordnete Rolle, werden jedoch häufig missbraucht, beispielsweise:

Bulbocapnin (neben zentral lähmend wirkendem Corydalin und anderen Alkaloiden in den Knollen von *Corydalis cava*, **Hohler Lerchensporn**, Hohlwurz); **LD** s.c. ca. bei 0,2 g/kg.

Cannabis, Haschisch (Harz mit ca. 10% THC), **Marijuana**, Marihuana (HWZ ca. 25–60 h, PB 97–99%) aus getrockneten Blättern und Blütenständen (THC 1–5%) der weiblichen Pflanze von Indischem Hanf, *Cannabis sativa* var. *indica*, mit Hauptwirkstoff Δ^9-Tetrahydrocannabinol, (THC), sowie Cannabidiol, Cannabinol, CBN, u.a.; **LD** ab 1–12 g. Szenenamen z.B. „**acapulco gold**", „**bon**", **bendsch**", „**bhang**", „**charas**", „**dope**", „**gage**", „**ganja**", „**Gras**", „**grass**", „**h**", „**hemp**", „**Heu**", „**shit**", „**Khif**", „**kif**", „**Mary Jane**", „**Mary Warner**", „**muggles**", „**need**", „**piece**", „**pot**", „**sticks**", „**tea**", „**weed**", „**wood**" und dem Herkunftsland entsprechende Bezeichnungen wie „**Schwarzer Afghane**", „**Roter Libanese**"; für Haschischöl (THC 20–50%) „**red oil**", „**honey oil**" etc. Siehe auch „Olibanum" im Kapitel Harze.

Obwohl nicht legal, auch teilweise therapeutisch bei Chemotherapie-induziertem Erbrechen und Übelkeit bzw. als Appetitstimulans bei AIDS-Patienten, als Antikonvulsivum und Muskelrelaxans bei Spastik, Analgetikum bei Phantomschmerz, Regelschmerz, Migräne u.a.

Als Arzneimittel (Betäubungsmittel) in Form von THC als **Dronabinol** (HWZ ca. 2 h, PB 97–99%), Marinol®; **LD** i.v. 30 mg/kg KG. **Sativex®** (THC und Cannabidiol) als Mundspray bei neuropathischem Schmerz; schon therapeutisch Intoxikationssymptome möglich.

D-Lysergsäurediethylamid, LSD, Lysergid® (HWZ ca. 2,5 h); kaum noch psychiatrisch verwendet, aber missbraucht (z.B. als „**Big D**" oder „**hawk**", „**blue acid**"), toxische Dosis ca. ab 0,02–3 µg!; **LD** ab 0,2 mg/kg.

LSD-ähnliche Inhaltsstoffe im Alkaloidgemisch (Lysergsäureamid, Lysergsäureethylamid und deren Isomere, Ergometrin, Elymoclavin, Chanoclavin) von Samen der Hawaiianischen Holzrose, *Argyreia nervosa*, „baby wood rose"; teilweise als biogene Ersatzdroge über Internet oder über sog. Head Shops bezogen und konsumiert, führen zu Stunden andauernder psychotischer Symptomatik mit schrecklich empfundenen Halluzinationen als dominierendem klinischem Symptom.

Harmin, Indol-Alkaloid aus Semen Harmalae (2–6%) der **Steppenraute**, **Harmelraute**, *Peganum harmala*.

Indol-Alkaloide des Harman-Typs zu 0,025–0,032% in Wildformen von Passionsblume, Passiflora-Arten neben cyanogenen Verbindungen (auch in *Passiflora caerula*, Blaue Passionsblume; u.U. Todesfälle möglich).

Mescalin (3,4,5-Trimethoxyphenylethylamin), synthetisierbares Alkaloid aus Kaktus *Lophophora williamsii* (*Anhalonium lewinii*), toxische Dosis etwa ab 100 mg; **LD** ab ca. 20 mg/kg KG.

Toxikologisch ähnlich sind Dimethyl- und Diethyltryptamin (**DMT, DET**), Dimethoxymethylamphetamin (**DOM**) bzw. Methylendioxyamphetamin (**MDA**) und verschiedene so genannte Designerdrogen, vgl. Kapitel Amphetamine.

N,N-Dimethyltryptamin (**DPT**), synth. Tryptamin mit halluzinogenen Eigenschaften, als Forschungschemikalie über Internet beziehbar, z.T. über Rauchen, Insufflation oder i.m. Injektion

H

missbraucht; optische Halluzinationen, Agitation, Tachykardie, Rhabdomyolyse möglich. Ähnlich auch „**Foxy Methoxy**", 5-Meo-DIPT (N,N-diisopropyl-5-methoxytryptamin; Halluzinationen, Dystonie, Tremor, Tachykardie, Hypertension, Hyperglykämie.

PCP, Phencyclidin, 1-(1-Phenylcyclohexyl)piperidin (HWZ ca. 1 h, PB 65%), ursprünglich dissoziatives Anästhetikum, Piperidin-Derivat. Szenenamen u. a. „**erystal**", „**hog**", „**killer weed**", „**shermans**", „**angeldust**" bzw. „**Engelstaub**", „**Elefanten-Killer**", „**Friedenspille**"; **LD** ab 1 mg/kg KG; neben halluzinogener Wirkung cholinerge, anticholinerge, adrenerge Effekte.
Cave: Nicht zu verwechseln mit ebenfalls mit dem Kürzel PCP bezeichneten Pentachlorphenol, vgl. Kap. Phenole.

Toxikologisch ähnlich auch Ketamin (HWZ 2–4 h), Ketanest®, Velonarcon®; als dissoziatives Anästhetikum bewährtes Cyclohexanon-Racemat bzw. Ketanest S (S-Enantiomer); toxischer als Ketanest, vgl. Kapitel Analgetika.

Psilocin (Dimethyl-4-hydroxytryptamin), aktiver Metabolit von
Psilocybin (Dimethyl-4-phosphoryltryptamin); **LD** ab 5–15 mg; Wirkprinzipien des mexikanischen Zauberpilzes Teonanacatl.

In Europa wachsende Psilocybin-haltige **Pilze**, z. B. *Psilocybe semilanceata*, Spitzkegliger Kahlkopf, als natürliche, biogene Drogen, „magic mushrooms", häufig in Kombination mit Alkohol missbräuchlich konsumiert, besitzen LSD-artige Wirkung. Zu anderen halluzinogenen Pilzarten wie z. B. Paneolus-Arten (Düngerlinge), Pholiotina-Arten (Glockenschüpplinge), *Panaeolina foenisecii* (Heudüngerlinge), Gymnopilus-Arten (Flämmlinge), Stropharia (Träuschlinge), Pluteus (Dachpilze), Conocybe (Samthäuptchen), Hypholoma (Schwefelköpfe), Inocybe (Risspilze) siehe Kap. Pilze u. Literaturhinweis.

Salvinorin A, potentes Halluzinogen aus Salvia divinorum, „Wahrheitssalbei", vgl. Salbei in Kap. Ätherische Öle.

3-Chinuclidinylbenzylat (BZ-Stoff), chemischer Kampfstoff aus der Gruppe der „Psychogifte"; geruch- und farbloses Pulver mit atropinartiger Nebenwirkung (s. Kap. Parasympatholytika). Psychotoxische Dosis ca. 10 µg/kg!

Zu auch halluzinatorisch wirksamen Solanaceen-Alkaloiden vgl. Kapitel Parasympatholytika. Weitere Rausch- und Suchtmittel siehe z. B. Kapitel Analeptika, Amphetamine, Opioide, Cocain, Pilze, Nicotin, Cytisin, Lobelin; Lösungsmittel, Sedativa, Sympathomimetika, Tranquillizer und im Sachregister.

II. Toxikokinetik und -dynamik

Resorption der Halluzinogene unterschiedlich, prinzipiell relativ langsam über Gastrointestinaltrakt, rascher bei Inhalation bzw. Rauchen (von Haschisch) über Respirationstrakt.
Elimination im Allgemeinen langsam (teilweise Akkumulation, Kumulation) durch Biotransformation, wobei toxikodynamisch aktive Metabolite entstehen können, die über Darm (Galle?) und Niere ausgeschieden werden. Zu HWZ siehe Abschnitt I.
Wirkung durch unterschiedliche Beeinflussung von Transmittersystemen (z. B. Dopamin- oder Serotonin-Stoffwechsel) des Gehirns meist direkt sympathomi-

metisch oder indirekt durch Aktivierung des peripheren Nervensystems → hallu-
zinogene Reaktionen je nach Droge, Dosis, Persönlichkeit, Erwartung, Umge-
bung, Gewöhnung, Zweiteinflüssen usw.
Cannabidiol hemmt teilweise Arzneimittelmetabolismus (→ Interaktionen, z.B.
Hexobarbital-Wirkung).
Wirkungsdauer z.B. DMT 1–2 h, LSD 6–8 h, Mescalin 6–10 h, DOM > 24 h.
Wirkungsverstärkung bei Kombination von LSD und Serotonin-Wiederaufnah-
mehemmstoffen, Opiaten, Ethanol (vgl. Kap. Antidepressiva) sowie Lithium
→ Krämpfe, evtl. „flash backs" oder halluzinatorische Episoden bei „Usern".

III. Symptomatik

Leitsymptom: Illusionen (Patient bleibt sich über Drogenwirkung im Klaren);
Euphorie, Glücksgefühl, Lachanfälle („good trips").

Im **Vordergrund** körperliche Beschwerden wie Schwindel, Parästhesien, Tremor, muskuläre Schwäche, Störungen der optischen und auditiven Wahrneh-
mung, Konzentration, Aufmerksamkeit, Urteils- und Zuordnungsvermögen; psychische Veränderungen mit z.T. extremen Stimmungsschwankungen, Traumzu-
ständen, gesteigerten Berührungsempfindungen; verändertes Zeitgefühl, Vermi-
schung sensorischer Reize (Ineinanderfließen von Objekten und „Ich"). „Bad
trips" (Angst, Unruhe, Gewalttätigkeit, Delirium, Panikanfälle mit akuter Suizid-
gefährdung) bei vorab bestehenden psychischen Störungen möglich. Depersona-
lisationsgefühle.
Tachykardie (z.B. Haschisch bei Kindern) bis 150/min, Blutdruckanstieg, Mydriasis, Hyperthermie und Gegenregulationen, z.T. Hypotonie, Schläfrigkeit bis
Lethargie, evtl. Krämpfe (bei Prädisposition), u.U. Atemlähmung möglich.

Unter *Bulbocapnin* katatone Zustände, tonische und/oder klonische Krämpfe;
Gefahr der zentralen Atemlähmung. Nach LSD (ähnlich auch Mescalin) schizo-
phrene Symptome mit intensiven Halluzinationen, Selbstüberschätzung, sympa-
thische Prävalenz; nach Cannabis evtl. Exzitation → tiefer Schlaf → „Kater".
Beachte: Symptomatologie häufig durch Kombination verschiedener Rauschmit-
tel modifiziert.
Zum Nutzen wiederholter Vergleiche von Handschriftproben siehe Allgemeiner
Teil, Kap. 6.2.14.

IV. Therapie

Lebensbedrohliche Zustände sind eher selten. Magenspülung unter Beachtung
üblicher Kautelen nur nach peroraler Aufnahme extremer Mengen diskutabel,
Aktivkohlegabe innerhalb 30 min sinnvoll. Sonst bzw. dann im Allgemeinen
Spontanrückgang abwarten.
Symptomatisch: Bei starker Erregung, massiver ängstlicher Unruhe, Gabe von
Benzodiazepinen (z.B. Lorazepam 1–3 mg); bei starker Unruhe und psychoti-

schen Reaktionen Neuroleptika (z. B. Haloperidol, Haldol® 2–4 mg i. m. oder Olanzapin bzw. Risperidon) indiziert. Bei Erfordernis Volumengabe, Kontrolle und Korrektur von Organfunktionsstörungen oder Komplikationen. Zur Therapie des anticholinergen Syndroms vgl. Kap. Parasympatholytika.
Cave: Betarezeptorenblocker (nicht blockierte adrenerge Komponente), Phenothiazine, Barbiturate.
Psychiatrische Nachbehandlung!

Hinweise zum Inhalt von Literaturbeispielen

Medizinische Probleme beim Konsum illegaler Drogen: Wyss; Heinemeyer/Fabian
Toxikologie von Halluzinogenen: Bastigkeit; Goldfrank/Melinek; Ellenhorn; Daunderer; Julien; Aaron
Pharmakologie von Cannabinoiden: Pertwee; medizinischer Einsatz: Guy/Whittle/Robson
Speziell zu Argyreia nervosa: Hentschel/Bergmann/Lampe et al.; Borsutzky/Passie/Paetzold et al.
Marktformen und Wirkungsweisen: Geschwinde
Forensische Toxikologie von Halluzinogenen: Drummer; Laign
Nachweismöglichkeiten: Degel et al.; Müller, R. K.; Daunderer
Speziell zur Diagnostik von Cannabis-/Halluzinogen-Vergiftungen: Maurer et al.
Prophylaxe und Perspektiven in der Rauschgiftpolitik: siehe Quellenverzeichnis, N.14
Beratungsstellen: Freye

Halogenhydrine

I. Substanzen

Ethylenchlorhydrin, 2-Chlor-ethanol (β-Chlorethylalkohol, Glykolchlorhydrin); farblose Flüssigkeit mit ätherischem Geruch; wichtiges industrielles Ausgangsprodukt bzw. Zwischenprodukt (z. B. bei Gewinnung von Ethylenoxid), Speziallösungsmittel, evtl. verbotenerweise in der Landwirtschaft verwendet (z. B. zur Hemmung der Kartoffelkeimung); **LD** 305 ppm/2 h.
Das Fluoranaloge (2-Fluor-ethanol) ist ein schweres Krampfgift (s. Kap. Fluor).

Toxikologisch sind auch Metaboliten, z. B. Monochloressigsäure und evtl. Verunreinigungen durch Ethylendichlorid und Dichlordiethylether bedeutsam. – Unter extremen Bedingungen (Pyrolyse) Phosgenbildung zu erwarten!

1-Chlorhydrin, α-Chlorhydrin, 3-Chlor-propan-1,2-diol, und **2-Chlorhydrin**, β-Chlorhydrin, 2-Chlor-propan-1,3-diol, sowie **1,2-** und **1,3-Dichlorhydrin**, Dichlorisopropylalkohol, sowie **Propylenchlorhydrin**, 1-Chlor-propan-2-ol, sind Zwischenprodukte und Speziallösungsmittel (entsprechende **Brom-** und **Iodhydrine** vorerst nur von wissenschaftlicher Bedeutung).
Epichlorhydrin (1-Chlor-epoxypropan, 2-Chlormethyl-oxiran; aus Glycerol-1,3-dichlorhydrin gewonnen), Chloroform-ähnlich riechende Flüssigkeit, stark Haut und Schleimhaut reizend, vor allem nephro- und neurotoxisch; wichtiges Lösungsmittel für Zelluloseester und -ether, natürliche und synthetische Harze, zur Glycerolsynthese und Herstellung der Epoxidharze.

II. Toxikokinetik und -dynamik

Resorption letaler Mengen nicht nur über Respirations- oder Digestionstrakt, sondern auch über die Haut möglich.

Elimination vergleichbar mit aliphatischen halogenierten Kohlenwasserstoffen.

Wirkung: Im Vordergrund stehen Schädigungen des ZNS ($\rightarrow$ Exzitation; narkotische Wirkung: Monochlorhydrin < Dichlorhydrin; Hirnödem), von Herz und Gefäßen (!), der Leber ($\rightarrow$ u. a. hämorrhagische Diathese) und der Nieren ($\rightarrow$ zunächst Störungen der Diurese und des Elektrolytgleichgewichtes), ähnlich wie bei Vergiftungen mit aliphatischen Halogenkohlenwasserstoffen (vgl. dieses Kapitel), die an Toxizität noch übertroffen werden (wahrscheinlich zusätzlich infolge Abspaltung des entsprechenden Halogenwasserstoffs wie HCl $\rightarrow$ schweres Lungenödem!). Bei wiederholter Einwirkung geringer Konzentrationen bzw. Mengen $\rightarrow$ akute Symptome infolge Kumulation (des Ethylenchlorids) oder auch aufgrund der Antigeneigenschaft (des Epichlorhydrins) allergische Manifestationen möglich. Durch Erhitzen von Ethylenchlorhydrin mit KOH $\rightarrow$ Ethylenoxid (siehe unten).

III. Symptomatik

Neben lokalen Reizerscheinungen Verlauf der Vergiftung etwa wie bei Halogenkohlenwasserstoffen bzw. Chloroform/Tetrachlorkohlenstoff beschrieben (siehe dort). Zusätzlich rasche Entwicklung eines schweren hämorrhagischen **Lungenödems**, das schon vor Ausbildung des hepatorenalen Symptomenkomplexes im Laufe des ersten Tages ad exitum führen kann (vgl. Abschnitt II).

IV. Therapie

Vorsicht bei Rettungs- bzw. Reinigungsaktion. Gummihandschuhe bieten keinen ausreichenden Schutz.

Nach **peroraler** Aufnahme kein Erbrechen auslösen. Primäre Giftentfernung durch Magenspülung und/oder Gabe von Aktivkohle und Glaubersalz (vgl. Kap. 7.2). Kontaminierte Haut gründlich mit Wasser und Seife reinigen. Nach **Inhalation** stationäre Überwachung für mindestens 72 h wegen möglicher Latenz (!) bis zum Auftreten eines Lungenödems.

Weitere therapeutische Maßnahmen sinngemäß wie in Kapiteln Nitrose Gase und aliphatische Halogenkohlenwasserstoffe sowie symptomatisch (s. Hinweise unter II und in Kap. 7.1).

Hinweise zum Inhalt von Literaturbeispielen

Substanzen, Symptomatik und Therapie: Daunderer; Löser
Chemie und Verwendung, teilweise mit Hinweisen zur Toxizität: Römpp

Halogenkohlenwasserstoffe, aliphatische

I. Substanzen

Aliphatische Chlor- und Bromverbindungen des
■ **Methan**
Monochlor-, brom- und -iodmethan (Methylchlorid-, bromid, -iodid, s. eigenes Kapitel).

Dichlormethan, Methylenchlorid; Gummikleber, Abbeizmittel, Metallentfettungsmittel, Treibmittel für Polyurethan-Schaum, Lösungsmittel, obsoletes Rauschnarkotikum; stärker Schleimhaut reizend, weniger narkotisch und organschädigend als Chloroform; **LD** p. o. für Erwachsene ca. 18 ml.

Trichlormethan, **Chloroform**: obsoletes Narkotikum (Chloroformium pro narcosi), Lösungsmittel und Zwischenprodukt (z. B. in Produktion von Lack, künstlicher Seide, Putz- und Kältemitteln sowie Pestiziden); technisch meist verunreinigt durch Salzsäure, Chlor, Phosgen (siehe dort) und organische Substanzen; **LD** p. o. für Erwachsene ca. ab 10–30 ml. Freon-zz, Chlordifluormethan; Kühlmittel.

Tribrommethan, **Bromoform**, technisch in Geologie, medizinisch obsoletes Keuchhustenmittel; toxikologisch ähnlich Chloroform, weniger flüchtig; **LD** p. o. für Erwachsene ca. bei 10 ml. **Tetrabrommethan**, teilweise in Apparaturen anstelle Hg; hohes spezifisches Gewicht, geringe Flüchtigkeit, harmloser als Tetrachlorkohlenstoff (s. unten).

Tetrachlormethan, **Tetrachlorkohlenstoff**, Carboneum tetrachloratum, Kohlenstofftetrachlorid, „Tetra", auch Tetraforin, Tetrakol, Tetranin, Katharin, Phönixin, Benzinoform; Verwendung stark eingeschränkt, noch in der Analytik, Zwischenprodukt in der chemischen Industrie; **LD** p. o. für Erwachsene ca. ab 4 ml.

Tetrabrommethan, in Geologie und Mikroskopie verwendet, weniger flüchtig und gefährlich als Tetrachlorkohlenstoff.

■ **Ethan**
Monochlorethan, **Ethylchlorid, Chlorethyl**, Ether chloratus; bei Zimmertemperatur gasförmig. Verwendung in Kälteindustrie sowie zur Narkoseeinleitung, mitunter noch zur Kälteanästhesie (u. U. zellschädigend); weniger narkotisch und toxisch als Chloroform (s. oben).

Monochlorethylen, **Vinylchlorid**; bei Zimmertemperatur gasförmig; weniger narkotisch und toxisch als Chloroform (s. oben); karzinogen, gehäuft Angiosarkome der Leber; Pyrolyseprodukt u. a. Salzsäure.

Monobromethan, **Ethylbromid**, Bromethyl, Ether bromatus; obsoletes Kurznarkotikum; toxikologisch ähnlich Chlorethyl (s. oben).

Dichlorethan (im technischen Produkt meist sym. bzw. 1,2- und unsym. bzw. 1,1-D.), 1,2-Dichlor-ethan, Ethylenchlorid, Ethylendichlorid, falsche Bezeichnung: Dichlorethylen (s. unten). Verwendung z. B. als industrielles Ausgangsprodukt insbesondere für Vinylchlorid, Abbeizer; toxikologisch zwischen Chloroform und Tetrachlorkohlenstoff einzuordnen (**LD** für Erw. etwa ab 5 ml), lokale Reizwirkung größer.

1,1-Dichlor-ethan, Ethylidenchlorid, wahrscheinlich weniger gefährlich als Chloroform.

Dichlorethylen, 1,2-Dichlor-ethen, Lösungsmittel; schwächer narkotisch und organschädigend als Chloroform.

1,2-Dibromethan, Ethylenbromid, Ethylendibromid, fälschlich auch Bromethylen; verwendet als Zusatz zu Treibstoffen; toxischer als Dichlorethan (s. oben), **LD** p. o. ca. 5 ml bzw. 10 000 ppm über einige Minuten, aufgrund stark lokal reizender Wirkung Gefahr von Lungenödem.

1,1,1-Trichlorethan, falsche Bezeichnungen: Vinylchlorid, Vinyltrichlorid, Ethylenchlorid, Ethylentrichlorid; früher auch als Methylchloroform bezeichnet; weit weniger toxisch als Chloroform; **1,1,2-T.** dagegen toxischer.

Trichlorethylen, Trichlorethen, fälschlich bzw. nicht exakt Ethylentrichlorid bzw. Acetylentrichlorid; im Handel unter zahlreichen Fantasienamen wie „Tri", Trielin, Triol, Benzinol, Westrosol, Vestrol, Vitran; früher technisch auch als Reinigungsmittel (kaum noch in Fleckenwasser), Entfettungs- und Extraktionsmittel, chem. Zwischenprodukt, Mittel bei der Erzaufbereitung; im Vergleich zu Chloroform weniger hepato- und nephrotoxisch, jedoch stärker narkotisch, kardio- und neurotoxisch (Atemzentrum, Hirnnerven, z. B. retrobulbäre Neuritis), in Verbindung mit Alkohol evtl. auch mit Disulfiram (Antabus®) vergleichbar (s. dort); besonders durch Kontakt mit Alkali (z. B. in Absorbern) Bildung neurotoxischen (besonders sensible Hirnnerven) **Dichloracetylens** (toxischer als Phosgen, s. eigenes Kapitel).

1,1,2,2-Tetrachlorethan, Acetylentetrachlorid, fälschlich Ethylentetrachlorid, Lösungsmittel, Ausgangsprodukt für Vinylidenchlorid; wesentlich stärker neurotoxisch und länger wirksam als Chloroform bzw. Tetrachlorkohlenstoff; stark lokal reizend.

Tetrachlorethylen, **Tetrachlorethen**, **Perchlorethylen**, fälschlich Ethylentetrachlorid, auch „Per" oder „Perawin". Verwendung als Reinigungsmittel (Hauptkomponente vieler Fleckenwasser s. dort), Lösungsmittel, Entfettungsmittel; narkotisch ähnlich Chloroform, weniger gefährlich als Tetrachlorkohlenstoff (s. oben).

Pentachlorethan, Pentalin; Lösungs- und Reinigungsmittel, toxikologisch ähnlich Tetrachlorethan (s. oben).

Hexachlorethan, Perchlorethan; verwendet als Campher-Ersatz, in Nebelmitteln ($ZnCl_2$-Nebel); **LD** ca. 1 g p. o.

■ Propan

Allyl-(= Propenyl)chlorid und **-bromid** (3-Chlor- und 3-Brompropen), verwendet in Parfümerie, als Ausgangsmaterial für organische Synthesen (Plaste usw.); weniger hepatotoxisch als Tetrachlorkohlenstoff, stark lokal reizend (Inhalationsgefahr; 3 000 ppm binnen 1 h letal).

■ **Halogenierte Inhalationsnarkotika**
Desfluran (Suprane®), **Enfluran**, **Halothan**, **Isofluran** (Forene®), **Sevofluran** (Sevorane®) weit harmloser als Chloroform (s. dort), nur bei Überempfindlichkeit oder Nichtbeachtung der Kontraindikationen akut toxikologisch ähnlich wie dieses.

Weitere Chlor- und Bromkohlenwasserstoffe sowie Fluor- und Iodkohlenwasserstoffe s. Sachregister.
Bei der gesamten Stoffklasse Chemikalien-Verbotsverordnung beachten! Vgl. auch Kap. 8.3.

II. Toxikokinetik und -dynamik

Quantitative Unterschiede vorwiegend durch Dampfdruck, Art und Ausmaß der Metabolisierung:
Resorption erfolgt rasch über Respirationstrakt (besonders bei großer Flüchtigkeit) oder langsamer über Magen-Darm-Kanal (gefährlich beschleunigt durch Alkohol, Fette, Öle usw.) und Haut.
Verteilung: gute Lipidlöslichkeit, höchste Konzentration in Körperfett sowie Leber, Nieren, Gehirn, Pankreas, Herz, Knochenmark. Großteil wird innerhalb der ersten Stunden zellulär fixiert.
Elimination (langsam): Ausscheidung teilweise nach verschiedenartiger Biotransformation (z. B. in Abhängigkeit von Art der Kohlenstoff-Halogen-Bindung; Metabolite für unterschiedliche Toxizität (mit)bestimmend, über Lunge (innerhalb der ersten Stunden wird Großteil abgeatmet!), Nieren, (Darm). Bei Metabolisierung von Monochlormethan entsteht Methanol, bei Dichlormethan CO, auch nach inhalativer Aufnahme (→ Konzentrationsbestimmung im Blut, CO-Hb!).
Typischer Verlauf: pränarkotisches bis narkotisches Vorstadium (kann fehlen) → Latenz (kann fehlen) → Folgen von Organ- und Schleimhautschäden. Hinsichtlich der akuten Wirkung sind trotz der (bio)chemischen und physikalischen bzw. toxikologischen Eigenheiten für die Praxis vorwiegend quantitative Unterschiede wesentlich:
Im Vordergrund stehen (Prä-)Narkose (Chloroform, Trichlorethylen, Perchlorethylen, Dichlormethan > Tetrachlorkohlenstoff, die übrigen genannten Verbindungen etwa dazwischen) sowie Stoffwechselwirkung bzw. Organschädigungen (Tetrachlorkohlenstoff, Tetrachlorethan > 1,1,2-Trichlorethan, 1,2-Dichlorethan > Trichlorethylen, Tetrachlorethylen, 1,1,1-Trichlorethan, Dichlormethan). Gefährdet sind vorwiegend Herz-Kreislauf (Sensibilisierung gegen Adrenalin und Verwandte → Kammerflimmern; zentral und kardiovaskulär bedingte Kollapsgefahr), Leber (Stoffwechselstörungen, Ausfall von Gerinnungsfaktoren) sowie Nieren (Reabsorption, Tubulusschäden; Störungen im Wasser- und Elektrolythaushalt).
Für das Ausmaß der Folgen (auch an anderen Organen) sind Verunreinigungen, gleichzeitiger Einfluss von Ethanol oder anderen Lösungsmitteln, Tensiden oder Sauerstoffmangel, CO (z. B. bei Rauchern) und vorbestehende Organerkrankungen mitbestimmend. Teilweise führt Störung mischfunktioneller Oxygenasen und

der Aldehyddehydrogenase zum Anstau (z. B. von Tri) im ZNS und zur Alkoholunverträglichkeit (ähnlich wie im Kap. Thiurame). Neurologische (Spät-)Schäden möglich.

III. Symptomatik

Verlauf je nach Gift (s. Abschnitte I/II), Konzentration, Expositionszeit sowie individueller Empfindlichkeit (besonders gefährdet sind Leber-, Nieren-, Herz-Kreislauf-Kranke, Diabetiker und Kinder).

Bei **Inhalation** sind möglich: Schwindel, Kopfschmerzen, Reizung betroffener Schleimhäute (Augen, Atemwege), Nausea, Rauschzustand → Narkose bzw. Koma (frühzeitig Gefahr von Reflexzwischenfällen, Herz-Kreislauf-Versagen – s. Abschnitt II – oder Atemlähmung). Mitunter starke Erregung, Delirien, Muskelzuckungen und Krämpfe (besonders bei Alkoholikern). Meist nach 1–3-tägigem **Intervall** relativen Wohlbefindens (cave: Bagatellisierung!) → (evtl. auch ohne Narkose!) Entwicklung eines hepatorenalen Symptomenkomplexes: Übelkeit, häufig wiederholtes, mitunter gallig-blutiges oder von Koliken begleitetes Erbrechen, (u. U. blutige) Diarrhöe (Gefahr bedeutenden Wasser- und Elektrolytverlustes).

Als Ausdruck einer toxischen Hepatose: große, druckempfindliche Leber, frühzeitig schon pathologischer Ausfall der üblichen Funktionsproben (einschließlich starker Anstieg von Serum-Transaminasen und LDH, Verschiebung des Aminosäuremusters im Plasma – Verlaufskontrollen prognostisch verwertbar; Prothrombinabfall). Symptomatik wird meist modifiziert bzw. ganz überschattet von Folgen der toxischen Nephrose: Albuminurie, evtl. Hämaturie → Oligurie, mitunter lang anhaltende Anurie mit Anstieg von Blutdruck, harnpflichtigen Substanzen, Kaliumspiegel (entspr. EKG, s. Kap. Kalium) und Azidose, Folgen von Hypoprothrombinämie oder Verbrauchskoagulopathie; Exitus im hepatischen oder urämischen Koma, evtl. infolge Atemlähmung. In weniger schweren Fällen Rekonvaleszenz (mitunter schleppend, anfangs Polyurie), aber auch Spättodesfälle möglich. – Bei gleichzeitiger Alkoholeinwirkung evtl. Antabus-ähnliche Symptomatik (s. Kap. Thiurame).

Bei Entstehung von Pyrolyseprodukten überwiegen pulmonale Symptome (siehe Kap. Phosgen u. Brandgase). Bei maligner Hyperthermie siehe Kap. Muskelrelaxanzien u. Kap. 6.1.9!

Nach **peroraler Aufnahme** → neben (prä)narkotischen und kardiovaskulären Erscheinungen (s. oben) vor allem Leibschmerzen, anhaltende (blutige) Brechdurchfälle (evtl. schwere hämorrhagische Gastritis) → beschwerdefreies Intervall oder fließender Übergang in hepatorenalen Symptomenkomplex und weitere Symptomatik wie oben.

Durch längere **epikutane Einwirkung** (Zwangssituation, benetzte Kleidung) → neben möglichen Resorptivwirkungen (s. oben) schmerzhafte Hyperämie, Blasenbildung → Sekundärinfektion, Exulzeration.

H

Beachte: Bei Mischintoxikationen sowie durch Begleitumstände (s. Abschnitt II) kann Toxizität gesteigert und Symptomatologie modifiziert werden.

IV. Therapie

Schon bei begründetem **Intoxikationsverdacht** (z. B. noch vor Eintreffen der Analysenergebnisse) mit Behandlung beginnen!
Nach **Inhalation** sofort Frischluft, Freihalten der Atemwege, ggf. Intubation, Beatmung (100 % Sauerstoff bei hohem CO-Hb). Bei Einwirkung von Pyrolyseprodukten s. Kap. Brandgase! Weiter symptomatisch (s. unten). Bei maligner Hyperthermie s. Kap. Muskelrelaxanzien und Kap. 6.1.9.
Nach **peroraler Aufnahme** schnellstmöglich primäre Giftentfernung (s. Kap. 7.2), u. U. auch durch Erbrechen (cave: Aspiration!), bei größeren Mengen Magenentleerung, evtl. zunächst durch Absaugen über eine Magensonde und Magenspülung (bei eingeschränktem Sensorium nur unter Intubation). Wiederholte Nachgabe von Natrium sulfuricum und Aktivkohle (vgl. Kap. 7.2.3). Cave: Rizinusöl, Milch, Alkohol. Weiter symptomatisch. Allenfalls (prophylaktisch) Cimetidin (Tagamet®) gegen schwere hämorrhagische Gastritis (zugleich fragliche Leberschutzbehandlung).
Betroffene **Haut** gründlich mit Seife und viel Wasser reinigen; ggf. trockene Behandlung wie bei Verbrennungen. Nachbeobachtung (s. unten).
Betroffenes **Auge** sofort für 10–15 min unter fließendem Wasser bei gut geöffnetem Lidspalt spülen, bei starken Schmerzen ein Lokalanästhetikum (z. B. Oxybuprocain). Augenärztliche Nachbeobachtung (Cornea). Schnellstmöglich (in Konsultation mit Dialysezentrum, ggf. mit Hämostaseologen)

Einsatz jeweils **geeigneter Eliminationsmethode** (siehe auch Hinweise Kap. 7.2 und 3!):
■ **Hämodialyse** wenn
– Gerinnungsstatus (s. Abschnitt II/III) und Kreislaufsituation eine H. zulassen,
– sicher oder sehr wahrscheinlich ist, dass potenziell letale Dosen im Laufe der letzten Stunden aufgenommen wurden und Erbrechen bzw. Magenspülung nicht innerhalb der ersten Stunde durchgeführt wurde,
– zentralnervöse Symptome und/oder Hyperkaliämie (EKG!) im frühen Behandlungsstadium auftreten,
– (Verdacht auf) Oligurie bzw. Anurie (absolute Indikation) besteht.
■ **Austauschtransfusion** wenn die o. a. Voraussetzungen gegeben sind – insbesondere bei Kindern. Austauschtransfusion kann evtl. mit Hämodialyse kombiniert werden.
■ **Hämoperfusion**: Bisher vorliegende Ergebnisse sind nicht zu verallgemeinern. Evtl. in Kombination mit
■ **Hyperventilation** (mit CO_2) wenn effektiv, d. h. Menge des abgeatmeten Giftes kontrolliert und Methode an Einrichtung mit entsprechenden Erfahrungen eingesetzt wird (s. Kap. 7.3.5).

Indikation nach Beobachtung von kindlichen Ingestionsunfällen gegeben bei
- 1,2 Dichlormethan   > 0,3 ml/kg,
- Tetrachlormethan   > 0,3 ml/kg oder mehr als 3–4 ml,
- Tetrachlorethylen   > 1,3 ml/kg,
- Trichlorethylen   > 1,5 ml/kg,
- Trichlormethan   > 1,5 ml/kg,
- Dichlormethan   > 2,0 ml/kg,
- Trichlorethan   > 2,0 ml/kg

bzw. bei Blutspiegel von mehr als 10 µg/ml.

Symptomatisch und prophylaktisch: Stationäre Beobachtung (cave: Bagatellisierung; Latenzzeit beachten, s. Abschnitte II/III)!
Schutz vor Wärmeverlust (cave Überwärmung), in bedrohlichen Fällen sofort mit Nierenschutzbehandlung beginnen (unter Kontrolle des Wasserhaushaltes intravenöse Mannitol-Infusionen: In den ersten 6 h ca. 50 g, dann halbe Dosis alle 6 h für ca. 5 Tage als 15%ige, angewärmte, sterile Lösung; bei Oligurie sofort absetzen und Dialyse einleiten!); Leberschutzbehandlung. Keine unkontrollierte Infusion kaliumhaltiger Lösungen. Herz-Kreislauf-Kontrolle (einschl. EKG); bei drohendem Kollaps Infusion von Blut(ersatzflüssigkeit), Vorsicht mit Sympathomimetika wie Adrenalin, Noradrenalin; am ehesten noch Dopamin geeignet (s. Kap. 7.1.4 und Abschnitt II); ggf. Sauerstoff(be)atmung, Herzmassage. Bei Kammerflimmern Lidocain (s. auch Kap. 7.1.12).
Regelmäßige Kontrolle, ggf. Korrektur von Atemvolumen, Blutgasen, Wasser- und Elektrolythaushalt (besonders K^+), Säuren-Basen-Gleichgewicht (s. Kap. Wasser und. Kap. 7.1.17), Transaminasen, der Gerinnungsfaktoren (je nach Ergebnis PPSB oder „low dose"-Heparinisierung), der harnpflichtigen Substanzen, in Problemfällen evtl. auch EEG.
Pneumonieprophylaxe, pflegerische Maßnahmen. Keine Überbehandlung, insbesondere Vorsicht mit Pharmaka, die Leberschäden verstärken können oder deren Elimination behindert ist (z.B. Barbiturate, Herzglykoside, Antibiotika aus der Reihe der Aminoglykoside oder Chloramphenicol) oder die antidiuretische Nebenwirkung besitzen und auch die kardiotoxische Wirkung möglicherweise verstärken (z.B. Pethidin)!
Diät: kohlenhydratreich und fettarm. Zum Nutzen wiederholter Vergleiche von Handschriftproben siehe Allgemeiner Teil, Kap. 6.2.14.

Die tierexperimentell nachgewiesene und mitunter empfohlene Leberschutzwirkung von „Antidoten" wie z.B. Cicloxilsäure, Thioctsäure, Ascorbinsäure, Propylgallat, Disulfiram oder Cimetidin (Hemmung der Giftung von Tetra und anderen HKW) oder Glutathion sowie von Hypothermie ist am Menschen noch nicht hinreichend gesichert.

Hinweise zum Inhalt von Literaturbeispielen

Substanzen, Toxikokinetik, -dynamik, Symptomatik und Therapie: Daunderer; Löser
Vergiftungen im Kindesalter: v. Mühlendahl u. M.
Substanzen, Toxikokinetik und -dynamik: Henschler; Bolt
Pharmakologie und Toxikologie von halogenierten Inhalationsnarkotika: Büch et al.

Toxikologie chlororganischer Verbindungen: Henschler
Ausgewählte Halogenkohlenwasserstoffe (z.B. Per, Tetra, Tri,): Seyffart
Chemie und Verwendung einzelner Substanzen: Römpp

Halogenkohlenwasserstoffe, aromatische

I. Substanzen

Als Einzelkomponenten sowie in technischen Mischungen von wachsender Bedeutung als Umwelt belastende Schadstoffe mit Sofort-, Langzeit- und Spätwirkung auch nach überstandener (sub)akuter Schädigung:

■ Kernchlorierte aromatische Verbindungen

(Mono)Chlorbenzol, verwendet als Reinigungsmittel (in Fleckenwässern) und Ausgangsmaterial für organische Synthesen; toxikologisch ähnlich Benzol möglicherweise hepatotoxisch (s. z.B. Chloroform), Hämiglobin bildend.

Dichlorbenzol, o- und m-D. flüssig (**LD** p.o. ca. ab 15 g), p-D. fest, früher z.B. in Beckensteinreinigern, Mottenmitteln (-kugeln), z.B. in Delicia-Motten-Ex®, sowie zur „Luftverbesserung" (z.B. Globol®, BP®, Paracid®), als Reinigungsmittel in Schnellreinigungspaste, in Starkreinigern, Holzschutzmitteln. Gemische der Isomeren vorwiegend als Lösungsmittel. Zwischenprodukt bei der Herstellung von Farbstoffen und Schädlingsbekämpfungsmitteln. Toxikologisch ähnlich Monochlorbenzol (s. oben), jedoch stärker narkotisch und Schleimhaut reizend.

Hexachlorbenzol, HCB, Perchlorbenzol nicht mehr als Pflanzenschutzmittel zugelassen; nicht zu verwechseln mit dem Hexachlorcyclohexan, HCH (siehe unten)!

DDT [1,1-(4,4′-Dichlor-diphenyl)–2,2,2-trichlorethan] „Kontaktgift" für Insekten. **LD** p.o. in öliger Lösung ca. 0,05–0,2 g/kg; stark gestreckt als Staub oder in Wasser suspendiert dagegen akut relativ harmlos. In den meisten europäischen Ländern kaum noch Handelspräparate im Einsatz. Chemisch verwandt sind:

Methoxychlor, relativ harmlos, **LD** p.o. > 100 g;

Dicofol, Kelthane®; im Allgemeinen weniger neurotoxisch als DDT (s. oben); als Milbenbekämpfungsmittel in Deutschland nicht zugelassen.

HCH, Hexachlorcyclohexan, „Kontakt-, Fraß- und Atemgift" für Insekten. Gemisch raumisomerer Formen, von dem das β-HCH, persistentes, toxisches Nebenprodukt der HCH-Produktion, und das γ-Isomere am stärksten insektizid sind (Gamma-HCH, Lindan). Toxischer als DDT (s. oben), aber weniger persistent und kumulierend.

Chlorierte Cyclodiene, Insektizide (Verwendung teilweise stark eingeschränkt bzw. verboten), z.B. Aldrin, Dieldrin, Hepatochlor, Chlordan u.a.; meist toxischer als DDT (Auslösung von Krampfanfällen).

Toxikologisch mit HCH vergleichbar sind verschiedene Terpen- bzw. alizyklische Chlorkohlenwasserstoffe und ihre Derivate wie Camphechlor (Polychlorcamphen), z. B. Melipax®, Delicia-Fribal®- und Toxaphen®-Präparate, Endosulfan, Thiodan®, Kelevan, Despirol®. Teilweise „zentrale Krampfgifte".

Chlornaphthaline vielfältig verwendet; z. B. Monochlornaphthalin als Insektizid, Fungizid, Holzschutzmittel; Tri- und Polychlornaphthaline (als technisches Gemisch), wachsartige Massen als Zusätze zu Harzen, Wachsen, Bitumen.

Polychlorierte Biphenyle, PCB, sowie polychlorierte Naphthaline und Anthracene resp. Mischungen aus unterschiedlichen chlorierten Aromaten, die bislang als Weichmacher sowie in Isolierflüssigkeiten (z. B. für Hochspannungstransformatoren und Kondensatoren!) breite technische Anwendung fanden, werden heute als toxikologisch bedenklich eingestuft, da bei thermischen (Zersetzungs-)Reaktionen höher chlorierte (Poly-)Aromaten mit akuten sowie Spätwirkungen entstehen, die den **Dioxinen** (s. eigenes Kapitel) wirkungsanalog (z. B. Enzyminduktion) sind. Als bedenklich erweist sich auch der PCB-Gehalt der Altöle (s. Kapitel Dioxine).

H

■ Kern*bromierte* aromatische Verbindungen
Brombenzol, für Synthesezwecke, seltener als Lösungsmittel (s. dort).
Bromchlorophen, bromiertes Hexachlorophen, Desinfiziens, z. B. für Seifen und Zahnpasten (siehe dort), toxikologisch wie Hexachlorophen (siehe dort).
Tetrabromphenolphthalein (Bromsulphalein, z. B. in Bromsulfan®, Bromthalein®) früher verwendet zur Leberfunktionsprüfung (kann Hämolysen verursachen; siehe auch unter Farben und Phenolphthalein). pH-Indikatoren wie Bromthymolblau, Bromphenolrot, Bromkresolpurpur, Bromkresolgrün, Bromphenolblau nur stark verdünnt im Handel; akute Vergiftungen unwahrscheinlich, keine Bromwirkung.

■ Kern*iodierte* aromatische Verbindungen
Iodbenzol als Immersionsflüssigkeit sowie spezielle Derivate toxikologisch ähnlich wie Chlorbenzol (s. o.), allenfalls auch wie andere organische Iodverbindungen wirksam (s. Kap. Iod).

■ Kern*fluorierte* aromatische Verbindungen
sind als Monomere praktisch nur von wissenschaftlichem Interesse, Fluorpolymere (s. Kap. Fluor).

Weitere toxikologisch bedeutsame halogenierte Verbindungen (jedoch mit anderer Wirkungsweise und Symptomatik) sind
Chlorphenoxycarbonsäuren (s. eigenes Kapitel),
Chlorphenole (s. Kap. Phenole),
Nitrochlorbenzole (s. Kap. Nitroverbindungen).

II. Toxikokinetik und -dynamik

Weitgehende Analogie zu Benzol und anderen aromatischen Kohlenwasserstoffen (s. eigenes Kapitel), jedoch wesentlich stärkere Speicherungsfähigkeit im

Fettgewebe (Kumulationsgefahr!) und entsprechend verzögerte Ausscheidung über Nieren und Darm. Zu Chlorbenzol-haltigen Pestiziden siehe auch Abschnitt II im Kapitel Pflanzenschutzmittel. DDT, PCBs und Methoxychlor wirken als endokrine Modulatoren.

Kinetik und **Dynamik** werden wesentlich vom jeweils verwendeten Lösungsmittel sowie weiteren Zusätzen beeinflusst, die gegebenenfalls das metabolische Geschehen verschleiern. Akut toxische **Wirkung** besonders in Kombination mit Phosphorsäureestern (s. eigenes Kapitel) problematisch.

III. Symptomatik

Zahlreiche Analogien zu Benzol und Chlorbenzol-haltigen Pestiziden siehe oben (Abschnitt II).

Insbesondere im Zusammenhang mit den polychlorierten Biphenylen (PCB) kann auch das Erscheinungsbild der „Chlorakne" auftreten; dies weist auf eventuelle Verunreinigungen resp. Zersetzungsprodukte hin. Durch HCB kann der Porphyrin-Stoffwechsel langfristig gestört werden.

IV. Therapie

Sinngemäß wie bei Benzol (Abschnitt IV im Kap. Kohlenwasserstoffe, aromatische). Zu Chlorbenzol-haltigen Pestiziden siehe auch Abschnitt IV im Kap. Pflanzenschutzmittel.

Bei Unfällen mit Verbrennung von PCB möglichst Dioxine und Dibenzofurane bestimmen. Bei Kontrolle des Leberstatus auch Lipidparameter berücksichtigen.

Hinweise zum Inhalt von Literaturbeispielen

Aromatische Halogen-Verbindungen: Wirth/Gloxhuber
DDT und Verwandte sowie polychlorierte aromatische Kohlenwasserstoffe: Henschler (1994); Sagunski et al.
Polychlorierte Biphenyle: Koss
Therapie von Vergiftungen mit Organochlor-Insektiziden: Albrecht
Toxikologie chlororganischer Verbindungen: Henschler
DDT-, Dieldrin-, Lindan-Intoxikationen: Seeger/Neumann
Chemie und Verwendung einzelner Verbindungen: Römpp
Physikalisch-chemische und toxikologische Daten von Pflanzenschutzmitteln: iva (N.16 im Quellenverzeichnis)

Harze

I. Substanzen

Harze sind Gemische von Verbindungen verschiedenster Stoffklassen (z. B. Ester, Säuren, Terpene, Lignane, Aromaten); sie finden zu unterschiedlichsten Zwecken vielfach Verwendung. Die Bezeichnungen geben mitunter zu unbegründeter Besorgnis Anlass.

■ Vorwiegend **medizinische Bedeutung** haben beispielsweise
Aloe (relativ gefährliches Laxans, vgl. Kap. Laxanzien);
Ammoniakgummi, Ammoniacum (obsoletes Hyperämikum);
Guajakharz (Reagenz-Bestandteil zum Nachweis von Blut bzw. Oxidasen);
Jalapaharz, (Resina Jalapae, relativ gefährliches Laxans, vgl. Kap. Laxanzien);
Colophonium, (s. auch Absatz technisches Colophonium, unten);
Mastix(harz) in Wundverband-Klebemitteln wie Mastibal®, Mastic®, Mastofix® usw.;
Da früher als Lösungsmittel auch Chloroform und Tetrachlorkohlenstoff verwendet wurden, kann eine Vergiftung mit Altpräparaten sehr gefährlich sein; s. Kap. Halogenkohlenwasserstoffe, aliphatische!
Myrrhe, Myrrha (als Adstringens in Form von Tinctura Myrrhae), etwa ab 2 g toxisch.

Außerdem verwendet man mitunter noch einige, großenteils obsolete Balsame, (vgl. unten) z. B.
Copaivabalsam, Balsamum Copaivae;
Mentholbalsam, Balsamum Mentholi comp. (mit Menthol und Methylsalicylat);
Perubalsam, Balsamum peruvianum = Balsamum indicum nigrum (enthält 54 % unwirksames Harz sowie Cinnamein, ein Gemisch von Benzoesäure- und Zimtsäurebenzylester); in antiparasitären, antiseptischen und granulationsfördernden Externa. Ähnlich wird vereinzelt noch Perugen (Reisholz; ein Gemisch von Harzen, Balsamen und Estern) und Styrax (= Storax) verwendet;
Tolubalsam, Balsamum tolutanum.

Weihrauch, Olibanum (-harz), gewonnen aus Boswellia-Arten, als Desinfiziens weitgehend verlassen; wegen milder haschischartiger Wirkung (vgl. Kap. Halluzinogene) mitunter suchtmäßig gekaut oder als Räucherwerk (z. B. Commiphora abyssinica) eingesetzt; neuerdings wegen antiphlogistischer bzw. antiödematöser Wirkung der Inhaltsstoffe (Boswelliasäure) versuchsweise z. B. zur Behandlung rheumatischer, allergischer und onkologischer Erkrankungen importiert und eingesetzt (Trockenextrakt in H15 Ayurmedica®, Sallaki®); akut toxikologisch relativ unbedenklich.

■ Vorwiegend **technische Bedeutung** haben beispielsweise:
Natürliche Harze (Lösungen in ätherischen Ölen sind Balsame oder „Terpentine" bzw. „Terpentinbalsame"):
Acroidharze (für Lacke)
Benzoe (in Polituren, Konditorlack; Tinctura Benzoes als Geruchskorrigens mitunter in Kosmetika; medizinisch verlassen)

Dammar (Lackkomponente, z. B. in Nitrolacken)
Drachenblut (Geigenlack, Farbharz für Lacke; enthält Dracorubin-Farbstoff)
Elimiharz (Weichmacher für Lacke; nur noch ausnahmsweise medizinisch)
Japanlack (Holz- und Lederlack)
Kanadabalsam (Kitt in Optik)
Kopale (Zusätze für synthetische Lacke und Harze)
Schellack, auch als Knopflack, Rubinlack, Tafellack, Nedelschellack bezeichnet
(in Möbelpolituren, Hutsteifen, Tuschen usw.), evtl. auch Methanolzusatz (s. Kap.
Methanol).
Colophonium (analog Balsamcolophonium, Wurzelharz, Tallharz):

Überwiegend Gemische von Harzsäuren (Salze heißen Resinate); Verwendung in Lacken, Papierleimung, Klebstoffen, Schiffsbodenfarben, Bohnermassen, synth. Kautschuk usw. Salze des Colophonium als Seifenbestandteile, Papierleim, Emulgiermittel, insbesondere die Cobalt-, Blei- und Mangansalze als Siccative oder Trockenstoffe, die Kupfer-, Zink-, Quecksilbersalze bzw. -resinate als Holzschutzmittel (zur Wirkung siehe unter jeweiligen Metallen), Calcium- und Zinksalze als sog. gehärtete Harze (für Ölharzlacke). Colophonium als Harzsäuregemisch verestert gibt Harzester (Verwendung für Öl- und Nitrozelluloselacke); Umsetzung mit Maleinsäure gibt Maleinatharze, mit anderen ungesättigten Säuren (z B. Acrylsäure) modifizierte Naturharze. Aus Colophonium entsteht durch trockene Destillation (CO_2-Abspaltung):

Harzöl (für Druckfarben, Schmiermittel, Schuhcreme usw.).

Synthetische Harze ("Kunstharze", "plastic resins"):
Im weiteren Sinne alle Kunststoffe auf der Basis von Kohlenwasserstoffen, Phenolen, Estern, Aminen u. a. Im Gegensatz zu natürlichen Harzen chemisch relativ einheitlich und hinsichtlich akut toxischer Wirkung noch harmloser (cave: Monomere und Lösungsmittel!). Die teilweise sehr toxischen Monomere, die ggf. beim Verbrennen oder Verschwelen frei werden können (Pyroseprodukte) sind in den einzelnen Kapiteln abgehandelt, z.B. Blausäure bei Acrylnitrilharzen, Salzsäure bei PVC, aromatische Kohlenwasserstoffe bei Polystyrol, Ethylenoxid bei Epoxidharzen (s. ggf. Sachregister).
(Kunst-)Harzabfälle neben Bitumen, Holzmehl und Pech in (Haushalts-)Feueranzündern; toxikologisch harmlos. Nur in Ausnahmefällen Chlorat-Zusatz (s. Kap. Chlorate).

II. Toxikokinetik und -dynamik

Feste Harze sind im Allgemeinen ohne akut toxikologische Bedeutung; (zäh-) flüssige oder gelöste Harze bzw. deren Zubereitungen oder Lösungsmittel werden über den Magen-Darm-Trakt, aber auch über die (erkrankte) Haut resorbiert und über die Nieren ausgeschieden. Unterschiedlich ausgeprägte Reizwirkung auf betroffene Haut, Schleimhaut sowie auf den Harnapparat. Insbesondere bei technischen Produkten können qualitätsbeeinflussende Zusätze (z.B. Phosphorsäureester als Weichmacher), Lösungsmittel (s. Abschnitt I sowie Kap. Lösungsmittel) und Pyroseprodukte zu beachtlichen Komplikationen führen.

III. Symptomatik

Nach peroraler Aufnahme (zäh)flüssiger Harze oder entsprechender Zubereitungen gastrointestinale Reizerscheinungen mit Übelkeit, Erbrechen und Diarrhöe zu erwarten; möglicherweise Diuresehemmung und pathologischer Harnbefund; in Extremfällen Krämpfe. Am ehesten bei technischen Produkten verschiedene Komplikationen denkbar (s. Abschnitt II).
Auch bei intensivem Hautkontakt (entzündliche) Reizerscheinungen sowie allergische Manifestationen und renale Komplikationen möglich.

IV. Therapie

Nach **peroraler** Aufnahme von Harzstückchen keine medikamentöse Behandlung erforderlich; allenfalls Natriumsulfat-Lösung als Laxans (s. u.) und Nachbeobachtung (bei Kleinkindern). Falls nach peroraler Aufnahme von (zäh-)flüssigen Zubereitungen nicht ohnehin spontan Erbrechen erfolgt, primäre Giftentfernung wie Kap. 7.2 (ggf. Lösungsmittelanteil beachten); anschließend diätetische Behandlung (vorwiegend Schleimkost, fettarm, kohlenhydratreich) und reichlich Flüssigkeitszufuhr (Fruchtsäfte, Tee usw.). Vorsicht mit unkontrollierter Zufuhr kaliumhaltiger Lösungen. Weiter symptomatisch.
Bei Verdacht auf Mitwirkung eines Lösungsmittels Ermittlung der Zusammensetzung vor entsprechender Weiterbehandlung nötig (s. auch Hinweise in Abschnitten I und II).

Hinweise zum Inhalt von Literaturbeispielen

Substanzen, Symptome und Therapie: Seeger (1994)
Harze und Balsame in den entsprechenden Pflanzen: Czygan; Hänsel et al.; Rimpler et al.; Roth et al. (1994); Steinegger et al.; Wagner

Hautcremes, -fette und -öle

I. Substanzen

Cremes
Hautcremes sind meist Öl-in-Wasser-Emulsionen, seltener Wasser-in-Öl-Emulsionen. Der Wassergehalt kann bis zu 85 % betragen.
Grundstoffe: Vorwiegend Öle, Fette, Wachse sowie Glycerol und Glycerolester (vorwiegend der Carbonsäure, z. B. Glycerolacetat), Sorbitol und andere Polyalkohole in wechselnder Menge, Alginate, Silicone, Natriumcarboxymethylcellulose; Einzelkomponente 5–10 %, insgesamt kaum über 25 %. Als Emulgatoren kommen in Betracht: Cholesterin, Lezithin, Pektine, Casein und Glykole bzw.

Glycerinstearate. Geringfügige Zusätze können je nach Verwendungszweck enthalten sein in:

Mücken- bzw. **Insektenschutz-Cremes**: Repellents, z.B.: Dimethylphthalat, Diethylglykol, Monobutylester, Indalone, 4-Phenyl-1,3-dioxolan, Phenlyglykolether und -ester, Benzylether, Chlorbenzoesäure, Chlorbenzoesäuredialkylamide, Phenylcyclohexanol, Isopropylcinnamat, Diethyltoluamid, Citronellöl, Campher, Nelkenöl, Birkenteeröl, Menthol, Thymol u. a.

Sommersprossen-Cremes: Depigmentierungsmittel (wirksame Bestandteile Peroxide oder Perborate); Celerit plus® enthält u. a. Bleichkresse-Extrakt aus *Nasturtium officinalis*.

Haut- bzw. **Handschutz-Cremes**: Je nach Verwendungszweck können in unterschiedlicher Menge enthalten sein: Fettsäureester, Fettalkohole, Glycerin, Silikonöl, Wachsester, Honig, Vitamine.

Rasiercremes: Meist teilweise verseiftes Stearin. Sie enthalten Stearin, Glycerin, Ammoniak und Wasser, ferner können Lipoide enthalten sein, die Haar erweichend und Blut stillend wirken.

Sonnenschutz- und **Hautbräunungsmittel**, die eine schmerzfreie Hautbräunung ermöglichen, enthalten vorwiegend β-Umbelliferonessigsäure, Salicylsäure, Derivate der 4-Aminobenzoesäure, Anthranilsäure, Zimtsäure und des Cumarins sowie Oxychinolinsulfat, Isobutyl-p-aminobenzoat, organische Ammonium-Verbindungen, Naphtholsäure und -Derivate, Chininsulfat, Ethylhexandiole, Phenylbenzimidazolsulfonsäure und Aesculin-Derivate (Zeozon®-Sonnencreme, -Sonnenöl und -Sonnenmilchspray). Phenylbenzimidazol-Derivate können lichtschützend wirken (Delial®-Sonnencreme, -Sonnenmilch, -Superschutz), gegen Hautentzündungen ist ein Kamillenextrakt beigefügt. Einfachere Lichtschutzmittel enthalten in fettiger Cremegrundlage lichtundurchlässige Pigmente wie Titandioxid, Zinkoxid, Zinkcarbonat u.a.; hauptsächlich wird die natürliche Hautbräunung verzögert. Schmerzlose Bräunung ist auch durch bräunend wirkende Stoffe zu erzielen (in modernen Sonnenschutzölen vielfach hierfür geeignete Pflanzenöle, Nussextrakte bzw. braune Teerfarbstoffe und UV-B absorbierende Stoffe wie Heliopan, Melanigen, Protektol, Solprotex u. a.).

Methoxyzimtsäureester, Novantisolsäuresalz und Phenylbenzophenoncarbonsäureester z. B. in Piz-Buin-Exclusiv®-Creme und -Milch.

Dihydroxyaceton in Hautbräunungsmitteln ohne Sonnenschutz (z.B. Tamlo Jade Fix®).

Hautfette und -öle

Grundstoffe sind vorwiegend Fette, Öle, Wachse, Schleime, in geringem Umfang auch (flüssige) Paraffine. Geringprozentige Zusätze an Konservierungsmitteln, Parfüms und verschiedenartigsten, meist harmlosen Wirkstoffen wie Pflanzen-, Organ- und Gewebsextrakte, Hormone, Vitamine; evtl. auch Nicotinsäureester (s. Kap. Nicotinsäure) als Hyperämika.

II. und III.   Toxikokinetik, -dynamik und Symptomatik

Nach peroraler Aufnahme derartiger Hautkosmetika allenfalls Übelkeit, evtl. Erbrechen und/oder Diarrhöe, kaum jedoch ernsthafte Resorptiverscheinungen zu erwarten. In extremen Zweifelsfällen s. jeweils Hinweise in Abschnitt I.

IV. Therapie

Auch nach peroraler Aufnahme im Allgemeinen keine oder nur diätetische Maßnahmen notwendig (Flüssigkeit, Gastroenteritis-Diät).

Hinweise zum Inhalt von Literaturbeispielen

Substanzen, Symptomatik und Therapie: Velvart
Hinweis zur Therapie im Kindesalter: v. Mühlendahl et al.
Inhaltsstoffe, Hilfsstoffe und deren Wirkungen: Blaue Liste; Fey/Otte; Fiedler; Heymann; Ziolkowsky
Kosmetika-Gesetzgebung: Ziolkowsky

Herzglykoside
und zugehörige Giftpflanzen

I.   Substanzen

■ **Herzglykosid-Präparate**

Von den (großenteils überflüssigen) Präparaten werden vorwiegend (noch) verwendet:

β-Acetyldigoxin, Digostada®, Digotab®, digox von ct, digoxin „didier", Gladixol®, Kardiamed®, Stillacor®; relativ schnell wirksam, hinsichtlich Resorption und Abklingquote aber ähnlich Digoxin.

Convallaria-Glykoside (ca. 40 Verbindungen) wie Convallatoxin, Convallamarin, Convallosid, Convallatoxol, Lokundjosid (mittl. Vollwirkdosis i. v. bis 0,6 mg evtl. schon toxisch) z. B. in Convacard®, Valdig-N®; in Kombination mit anderen „Koronarmitteln" auch in Aesrutal®, Convallocor Herztropfen®, Coraunol-Röwo®, Homviocorn®N u. a. homöopathischen Präparaten.

Deslanosid, u. a. in Conjunctisan®A-Augentropfen, FegaCoren „N"®

Digitoxin, Digimed®, Digimerck®, Digitoxin AWD®, digitoxin „didier", Tardigal® (mittl. Vollwirkdosis 0,8–1,2 mg), **KD** 0,07 mg/kg; derzeit wichtigstes Herzglykosid; auch in Augentropfen Stulln® Mono.

Digoxin, Dilanacin®, Lanicor®, Lenoxin® (mittl. Vollwirkdosis 0,8–1,2 mg); **KD** 0,05 mg/kg; **Metildigoxin**, β-Methyldigoxin, Lanitop®, toxikologisch ähnlich Digoxin, aber bessere enterale Resorption. In Kombination mit Weißdornextrakt auch in Crataelanat forte®.

Proscillaridin, Talusin® (mittl. Vollwirkdosis p.o. bis 4,8 mg, evtl. schon toxisch).

g-Strophanthin, Strodival®.

k-Strophanthin, früher in Kombetin® (mittl. Vollwirkdosis i.v. 0,6–1,1 mg, an einem Tag gegeben u. U. schon toxisch bzw. letal; p.o. bis 42 mg).

Zur Toxizität der genannten Herzglykoside vgl. jeweils angegebene mittlere Vollwirkdosis und entsprechenden Hinweis in Abschnitt II.

■ Giftpflanzen mit herzwirksamen Glykosiden

Adonis vernalis, Adonisröschen, Adoniskraut, Braunmägdlein, Teufelsauge, Ziegenblume (Hauptwirkstoffe: Cymarin, Adonitoxin, Adonidosid, Adonivernosid; Wirkung zwischen Strophanthin und Digitoxin; vgl. Abschnitt II); Wirkstoffe in 2 g Blätter toxisch.

Cheiranthus cheiri, Goldlack (Hauptwirkstoffe: Cheirotoxin und Cheirosid A, Digitalis-ähnlich; Sinapin u. a. als Senföl-Glykoside; vorwiegend in Samen und Blättern.

Convallaria majalis, Maiglöckchen, Maiblume, Niesekraut, Springauf, Zauke (Hauptwirkstoffe: Convallotoxin, Convallosid u. a. sowie Saponine, z. B. Convallamarosid); besonders im blühenden Kraut (*Herba Convallariae*), auch die roten Früchte – besonders für Kinder – und entspr. Blumenvasen-Wasser u. U. gefährlich; toxisch für Kinder: mehr als 5 Beeren; s. Abb. 33.

Coronilla varia, Kronwicke, Giftwicke. Herzwirksame Steroid-Glykoside (Hycranosid u. a.); geringe Digitalis-Wirkung; Nitroverbindungen (Coronillin u. a.) fehlen in den Samen.

Digitalis lanata, Weißer bzw. Wolliger Fingerhut, (ähnlich *Digitalis grandiflora*, Großblütiger Fingerhut und *Digitalis lutea*, Gelber Fingerhut; Hauptwirkstoffe: über 60 Steroid-Glykoside mit Cardenolid-Struktur: Lanat(aglyc)oside A, B, C, D, E).

Digitalis purpurea, Roter Fingerhut; vgl. Abb. 62 (Hauptwirkstoffe: Purpureaglycoside A und B); toxisch ab 0,3 g, LD ca. 2,5 g getrocknete Blätter.

Euonymus (Evonymus) europaeus, Gemeiner Spindelbaum mit „Pfaffenhütchen"; Hauptwirkstoffe: neben stark lokal reizenden (und Leber schädigenden) (Pseudo-)Alkaloiden wie Evonin kardiotoxische Glykoside wie Evonosid, Evobiosid, Evomonosid wesentlich; einige Samen aus der typischen Kapsel bereits toxisch (s. Abb. 58).

Gratiola officinalis, Gottesgnadenkraut; Hauptwirkstoffe besonders in der Wurzel: neben lokal reizenden bzw. laxierend wirkenden Inhaltsstoffen (Cucurbitacine) das Digitalis-ähnliche Gratiotoxin wesentlich.

Helleborus niger, Schwarzer Nieswurz, Schnee- oder Christrose; Hauptwirkstoffe: vorwiegend in der Wurzel kardiotoxische Bufadienolide (Hellebrigenin, Telocinobufagin); Steroidsaponine (früher „Helleborin"); oberirdische Teile führen Protoanemonin (s. Kap. Ätherische Öle, Hahnenfußgewächse). Starke Schleimhautreizung; toxisch für Kinder 3 Samenkapseln. Ähnlich auch *Helleborus viridis*, Grüner Nieswurz (geringer Gehalt an Glykosiden).

Maianthemum bifolium, Zweiblättrige Schattenblume, Maiblume; enthält nur Saponine; ähnlich wirksam wie *Convallaria majalis*.
Nerium oleander, Oleander, Rosenlorbeer; Hauptwirkstoffe: herzwirksame Cardenolid-Glykoside, Oleandrin (Folinerin), Adynerin u.a.; **LD** ca. 5–15 Blätter. Ähnlich auch *Thevetia nerifolia*, s. unten.
Polygonatum-Arten, Weißwurz, Salomonsiegel, Springwurz; ähnlich wirksam wie *Convallaria majalis*.
Strophanthus gratus und **S. combé** (Hauptwirkstoffe: g- und k-Strophanthin, Quabain, Acocantherin), besonders im Samen (Semen Strophanti).
Thevetia nerifolia (peruviana), Gelber Oleander (Hauptwirkstoffe: Thevetin, Digitalis-ähnlich; Peruvosid); **LD** 8–10 Samen.
Urginea maritima (fälschlich **Scilla maritima**), Meerzwiebel; Hauptwirkstoffe: Bufadienolide Scillaren A und B, Wirkung zwischen Strophanthin und Digitoxin; Bulbus Scillae bzw. Extrakte stark emetisch.

Adoniskraut-Extrakt (Miroton®) in Kombination mit Extrakten aus Convallaria-, Oleander-, und Scilla-Pflanzenteilen enthält Digitaloide, toxikologisch ähnlich Digitalis.
Weißdorn, **Crataegus** (-Extrakte, z.B. in Crataegut®, Crataegysat®, Crataepas®, Crataezyma®, Faros®, zur Behandlung leichter Herzinsuffizienz bis NYHA II) enthält keine Herzglykoside, sondern Flavonoide und andere harmlose Wirkstoffe. Zu herzaktiven Steroiden tierischen Ursprungs vgl. Kap. Gifttiere.
Zur Erkennung und Beurteilung der Früchte siehe Tabelle im Anhang.

H

II. Toxikokinetik und -dynamik

Resorption nach oraler Aufnahme u.a. auch abhängig von lokalen Resorptionsbedingungen und Präparat (Provenienz → Liberation, Bioverfügbarkeit); bei ausreichender Verweildauer im Darm werden normalerweise resorbiert:

zu 50–100%: Digitoxin und Acetyldigitoxin, (Purpurea- und) Lanataglycosid A, Digoxin, Pengitoxin;
zu 20–50%: Lanataglycosid C, Proscillaridin;
nahe 0–20%: (Purpurea- und) Lanataglycosid B, Gitoxin, Strophanthin (über Mundschleimhaut etwa 3,5%), Cymarin, Convallatoxin (oral etwas besser resorbierbar als Strophanthin).

Rechtzeitiges Erbrechen vermindert Gefahr der Resorptivvergiftung!
Plasmaproteinbindung (auch für Wirkungsdauer und Dialysierbarkeit von Bedeutung) unterschiedlich, z.B. bei Digitoxin 97%, bei Lanataglycosiden (einschließlich β-Methyl- und Acetyldigoxinen) 20–40%, bei Strophanthin < 10%.
Elimination vorwiegend durch Metabolisierung (am bedeutsamsten bei Digitoxin und β-Methyldigoxin) und/oder renale Ausscheidung (am bedeutsamsten bei Strophanthin, Digoxin, Proscillaridin, Peruvosid). Enterohepatischer Kreislauf am bedeutsamsten bei Digitoxin, ca. 25%.
Eliminationsgeschwindigkeit sehr unterschiedlich:
hoch (Abklingquote, d.h. täglicher Wirkungsverlust, ca. 40–50%) bei Strophanthin, Convallatoxin, Scillaren, Proscillaridin;

mittel   (Abklingquote ca. 15–20%) bei Lanataglycosiden A, B, C und Digoxin;

gering   (Abklingquote ca. 7–20% auch infolge enterohepatischen Kreislaufs und renaler Rückresorption) bei Digitoxin, Acetyldigitoxin, Pengitoxin.

Wirkung: Lokal schlecht verträglich (Schleimhautreizung, paravasale Injektion schmerzhaft, gewebsschädigend, ggf. auch durch Begleitstoffe wie Saponine). Nach Resorption toxischer Mengen vorwiegend negativ chrono- und dromotrope, zentral emetische, „neurotoxische" Wirkung bedeutsam. Vagal vermittelte Verzögerung bzw. Blockierung der Erregungsleitung in SA- und AV-Knoten, Anstieg der elektrischen Automatie in Vorhofmyokard, AV-Knoten, His-Purkinje-System und Ventrikelmyokard. Störung des Na^+ und K^+-Transports durch starke Hemmung der membranalen Na^+/K^+-ATPase-Pumpe mit bei schweren Vergiftungen fast immer eintretender Hyperkaliämie (Verschiebung des Kaliums vom Intra- zum Extrazellularraum, s. Abschnitt III). Zwischen den verschiedenen Herzglykosiden bestehen lediglich quantitative Wirkungsunterschiede.

Akute Toxizität ist abhängig u. a. von Lebensalter (Kinder sowie Gesunde „verhältnismäßig" resistent, alte Menschen empfindlicher), vorbestehenden Herz-Kreislauf-Erkrankungen oder Funktionsstörungen der Eliminationsorgane, der Schilddrüse oder von Störungen des Elektrolytgleichgewichts (cave: Hyper- und Hypokaliämie, auch infolge intensiver Wirkung von Kortikosteroiden, Insulin, Saluretika, Laxanzien, sowie Hypomagnesiämie); Toxizitätssteigerung auch durch Interaktionen z. B. mit Calcium, Sympathomimetika, β-Adrenolytika, Parasympathomimetika, Reserpin, Chinidin, Verapamil, Amiodaron, Propafenon, Antirheumatika und Suxamethonium. Toxizität beginnend bei 1,5- bis 2facher Vollwirkdosis. **Toxische Plasmaspiegel** (vgl. Anhang) für Digitoxin und Pengitoxin ab etwa 30–40 µg/l, Digoxin etwa ab 2–3 µg/l, Strophanthin etwa ab 0,5–1,0 µg/l, Proscillaridin etwa ab 0,4 µg/l. Prognose seit Einführung der Digitalis-Antikörperbehandlung wesentlich gebessert, auch schwerste Intoxikationen in 90–95% der Fälle beherrschbar.

III. Symptomatik

Nach peroraler oder parenteraler Zufuhr toxischer Dosen→ **lokale und zentrale Symptome** wie Übelkeit, Erbrechen; außer kardialen Symptomen (s. unten) auch abdominelle Schmerzen, Diarrhöe(folgen); Schwindelgefühl, Sehstörungen (Halo- und Skotombildung, Xanthopsie, Kornblumenphänomen u. v. a., teilweise lang anhaltend), Kopfschmerzen, Müdigkeit, Stupor, Ataxie, Dyspnoe, Zyanose. Herz-Kreislauf: Frühzeitig EKG-Veränderungen (neben typischen Veränderungen wie Senkung der ST-Strecke oder Inversion der T-Welle) sind (insbesondere bei vorgeschädigten Herzen) nahezu alle Typen von Frequenz- und Herzrhythmusstörungen, auch rasch wechselnd möglich; (Sinus)bradykardie, SA-Block und AV-Blöcke 2.–3. Grades häufig; ventrikuläre Tachykardie, Tachyarrhythmie, Extrasystolie, Bigeminie, Fibrillation von Vorhof und Kammer bis totaler Herzblock (evtl. Adams-Stokes-Anfälle); Blutdrucksenkung. Exitus durch Asystolie bzw. Asphyxie (nach Injektion toxischer Dosen evtl. schon innerhalb 0,5 h, u. U. nach vorangehender Tachykardie) möglich; s. auch Abschnitt IV.

IV. Therapie

In **leichten Fällen** (z. B. bei therapeutischer Überdosierung, Kumulation) genügen evtl. schon Dosisreduktion oder kurzfristige Therapieunterbrechung. Nach oraler **Aufnahme toxischer Dosen** bei Gesunden **nichtvordigitalisierten** Patienten: bis Vollwirkdosis (0,8–1,2 mg), vgl. Abschnitt I→ keine Therapie erforderlich; bis 2fache Vollwirkdosis → Gabe von Aktivkohle, Intensivüberwachung bis Glykosid-Serumspiegel nach 6–8 h vorliegt. Kontrolle von Elektrolyten und Kreatinin. Bei größeren Mengen initial sofortige Aktivkohlegabe, Bestimmung von Digitalis-Serumspiegel, Bereitstellung von Digitalis-Antidot. Magenspülung innerhalb 1–2 h erwägen bei Mischintoxikationen großer Tablettenmengen (nach Prämedikation mit Atropin 1 mg i.m). Wiederholte Gabe von Carbo medicinalis (1 g/kg KG) und isotone Natriumsulfat-Lösung (s. Kap. 7.2.3). Nach Aufnahme von Digitoxin (auch von Digoxin-Derivaten) zur Unterbrechung des enterohepatischen Kreislaufs wiederholte 4-stündliche Aktivkohlegabe gleichwertig Cholestyramin (initial ca. 8 g, dann 6-stündlich 8 g) oder Colestipol. **Vordigitalisierte** Patienten stets stationäre Intensivüberwachung mit Monitoring und wiederholte Kohlegabe! Weiteres Vorgehen analog nichtvordigitalisierten Patienten.

Bei allen **schweren Intoxikationen** (z. B. schwere Hyperkaliämie, lebensbedrohliche Arrhythmien, die gegenüber anderen Maßnahmen resistent sind, Ingestion potenziell letaler Dosen Erwachsener: ca. 6 mg Digoxin, ca. 3 mg Digitoxin), massivem Erbrechen und möglichst prophylaktisch bei massiven Intoxikationen mit hohen Glykosid-Serumspiegeln (Digoxin ca. 5–10 ng/ml; Digitoxin ca. 50–80 ng/ml nach Verteilungsphase) → **Antidot-Therapie** (vgl. Antidotarium, Allg. Buchteil): Digitalis-Antidot BM (Antikörperfragment, Fab vom Schaf): Bei sicherer Anamnese und unbekannter Ingestionsdosis initial 4–5 Ampullen (entsprechend 320–400 mg; 80 mg Antidot binden etwa 1 mg Digoxin bzw. Digitoxin), davon 80–160 mg als Kurzinfusion, anschließend 160–240 mg als Dauerinfusion über ca. 8 h, entsprechend klinischem Bild (rechtzeitige Bevorratung mit Antidot sichern!). Beachte: Kürzere HWZ des Digitalis-Fab-Komplexes, evtl. Nachdosierung bei Wiederauftreten der Symptomatik durch Rückverteilung gewebsständig gebundenen Glykosids ins Plasma notwendig. Cave: Notfall-Spiegel vor Fab-Gabe innerhalb 12 h müssen nicht mit Schweregrad der Intoxikation korrelieren (lange Verteilungsphase!). Ergebnisse von Radio- oder Enzymimmunoassays nach Fab-Gabe meist falsch erhöht und nicht verwertbar.; evtl. freie Fraktion bestimmen bzw. spezifischer HPLC-Nachweis.

Bei Herzstillstand kardiopulmonale Reanimation u. U. überdurchschnittlich lange (z. B. 1,5 h) erforderlich.

H

Weiter stationär **symptomatisch** (dabei Abklingquoten beachten, s. Abschnitt II): *Hyperkaliämie*, initial bestehend, meist durch ausreichende Fab-Gabe in kurzer Zeit normalisierbar, sonst auch i. v. Infusion von hochprozentiger Glukose und Insulin oder Polysterolsulfonsäure-Harzen wie Resonium A, in schweren Fällen auch Hämodialyse sinnvoll. Beachte: Kontrollierte Kaliumsubstitution (z. B. mit Kaliumchlorid, -citrat oder -adipinat) dagegen u. U. im Spätstadium oder bei (sub)chronischer Intoxikation erforderlich. Kontrolle des Serum-Kreatinins sinnvoll.

Behandlung der *Frequenz-* und *Rhythmusstörungen* (möglichst in erfahrener Einrichtung oder Konsultation; Monitorüberwachung; s. auch Kap. 7.1.12):
- Extreme Sinusbradykardie, AV-Block 2. und 3. Grades: Atropin (zunächst 0,5 mg i. v., ggf. nach 10–15 min wiederholen), ggf. vorübergehend externer Schrittmacher; Vorsicht bei Anwendung von β-Sympathomimetika (s. o.).
- Ektope Kammerarrhythmien bei gleichzeitiger Hypokaliämie: Kaliumsalz (s. o., 40 mmol 2–4 h i. v. bis 2 × täglich; Kontraindikationen beachten).
- Multifokale oder früh einfallende Extrasystolen, oder -salven und Kammertachykardien: Lidocain, Xylocain®, Xylocitin® (zunächst 50–100 mg langsam i. v.) dann Infusion (1–2 mg/min); bei Wirkungslosigkeit Versuch mit Phenytoin (s. u.).
- Supraventrikuläre Tachyarrhythmien mit und ohne AV-Block, Bigeminie und Kammertachykardien: Phenytoin (initial 50–100 mg unter Monitorkontrolle sehr langsam i. v. bis zu 1 g/d; p. o. Erhaltungsdosis 0,3–0,6 g/d).
- Kammerflimmern: Elektrodefibrillation, möglichst unter Phenytoin-Schutz.
- Bei Hyperkaliämie s. oben.

Erregungszustände und häufiges Erbrechen sprechen u. U. gut auf Phenothiazine (Präparate siehe dieses Kapitel) oder Droperidol an. Bei Brechdurchfällen Kontrolle und Korrektur des Elektrolyt- und Wasserhaushalts (s. Kap. Wasser).

Forcierte Elimination (im Initialstadium): **Digoxin** → Hämodialyse und Hämoperfusion nicht sinnvoll (hohes Verteilungsvolumen, 5–10 l/kg), selektive Hämoperfusion mit trägergebundenen Digoxin-Antikörpern, in geringerem Umfang auch Hämoperfusion mit beschichteter Aktivkohle oder Plasmapherese können Konzentrationen von Digoxin oder β-Acetyldigoxin im Blut vermindern. **Digitoxin** → Plasmapherese wirksamer als Hämoperfusion (Aktivkohle > XAD 4). β-**Methyldigoxin** → Hämoperfusion über Harz in Kombination mit Hämofiltration. Hinweise im Kap. 7.3 beachten.

Hinweise zum Inhalt von Literaturbeispielen

Positiv inotrop wirksame Stoffe, einschließlich Herzglykoside: Kurz
Therapeutischer Einsatz: Erdmann
Dosierung, relative und absolute Kontraindikationen, Interaktionen: ROTE LISTE, Alphabetisches Verzeichnis der Fertigarzneimittel, Signaturverzeichnis H 25, D 27
Giftpflanzen mit herzwirksamen Glykosiden: Seeger; Frohne/Pfänder; Blackwell; Habermehl; Kinghorn; Hardin/Arena; Gessner/Orzechowski
Digitalis-Antikörper: Bateman (2004)
Pharmakologie, Toxikologie und Anwendung von Weißdorn(-Zubereitungen): Kaul

Histamin

und andere Imidazol-Derivate

I. Substanzen

Histamin (4-Aminoethyl-imidazol), biogenes Amin, Mediator, auch Transmitter, der u. a. auch an Serumschock und an (pseudo)allergischen Reaktionen auf zahlreiche Arzneimittel [besonders „Histaminliberatoren", z. B. Muskelrelaxanzien wie Suxamethonium, Morphin, Codein, Pethidin, Röntgenkontrastmittel (Iopamidol, Amidotrizoesäure, Iodopat u. a.), Narkotika (Methohexital, Thiopental), Chemotherapeutika wie Chloroquin, Stilbamidin; aber auch Gastrin, Calcium u. a. sowie tierische und pflanzliche Produkte (siehe unter Gifttiere; auch in „Juckpulver")] ursächlich mitbeteiligt ist. Mitunter noch zu diagnostischen und therapeutischen Zwecken in Form der Lösung seiner Salze (z. B. Histamindihydrochlorid) verwendet in Kombinationspräparaten wie
GA 301-Redskin®Lösung, Histadestal® (Kombination mit humanen Immunglobulinen), Midysalb® (Kombination mit Hydroxyethylsalicylat und Methylnicotinat).

Dem Histamin chemisch und toxikologisch nahe stehend:
Betahistin (HWZ ca. 3,5 h), Aequamen®; Betahistin AL®, Betahistin Stada®, Betahistin ratiopharm®, Betavert®, Vasomotal®; Antiemetikum, Antivertiginosum, H_1-Rezeptor-Agonist, Diaminoxidase-Hemmstoff.

II. Toxikokinetik und -dynamik

Resorption parenteral rasch, enteral nur unter extremen Bedingungen bedeutsam (Ausnahme Betahistin nahezu vollständig mit Plasmaspiegelmaximum ca. nach 1 h).
Elimination relativ schnell durch enzymatischen Abbau (Methylierung, Oxidation, durch MAO, s. dort) und Bindung an Eiweiße, Ausscheidung von Histamin(metaboliten) im Urin.
Für toxische **Wirkung** (v. a. bei systemisch hohen Konzentrationen) entscheidend sind: Dilatation von Kapillaren, Arteriolen und Venolen (→ Kollapsgefahr), Kontraktion der Bronchiolen (→ Bronchospasmus) sowie gesteigerte Permeabilität der Kapillaren für Flüssigkeit (→ Ödeme, vorwiegend in Schleimhaut des Respirationstraktes gefährlich).
Differenzierung der Wirkung auf H_1-Rezeptoren (Gefäßreaktion, Bronchokonstriktion) und H_2-Rezeptoren (z. B. kardiale und gastrale Effekte) im toxikologischen Bereich von untergeordneter Bedeutung.
Nach Aufnahme von **Diaminoxidase-Hemmstoffen** sind Interaktionen denkbar wie bei MAO-Hemmstoffen (s. eigenes Kapitel).

III. Symptomatik

Lokal: Rötung, ödematöse Schwellung, Schmerz, Missempfindungen.
Kurze **Allgemeinreaktion** (sofort nach i. v., 1–3 min nach s. c., u. U. 30–120 min nach massiven Dosen p. o.): Neben Kopfschmerz, (Gesichts-)Hautrötung, Schwindel, Nausea, Erbrechen und Urtikaria vor allem schwere asthmatische Anfälle (Erstickungsgefahr) möglich; Tachykardie, Palpitationen, Blutdrucksenkung bis (evtl. vital-bedrohlicher) Kreislaufkollaps.
Nach Betahistin-Überdosierung neben Kreislaufwirkungen und lokalen Hautreaktionen auch Benommenheit u. a. zentralnervöse Symptome möglich.

IV. Therapie

Bei systemischer Histaminwirkung (paravasale Injektion toxischer Dosen, allergische oder pseudoallergische Reaktion auf Arzneimittel o. a. Fremdstoffe, Antigene), v. a. bei anaphylaktischer Sofortreaktion infolge immunologischer (IgE)Reaktionen bei sensibilisierten Personen (**anaphylaktischer Schock**) kein Zeitverzug, sondern Einleitung therapeutischer **Sofortmaßnahmen**:

■ Antigenzufuhr sofort beenden (z. B. Unterbrechung der Injektion, Infusion; aber Kanüle in Vene belassen bzw. venösen Zugang schaffen),
■ Kopf-Oberkörper-Tief- und Bein-Hochlagerung,
■ Atemwege freihalten (evtl. Intubation, bei Unmöglichkeit Koniotomie und ggf. kardiopulmonale Reanimation).

Bei **toxischer Allgemeinreaktion** (z. B. auch Bienengift-Intoxikation) **medikamentös sofort**:

■ **Epinephrin** (Adrenalin) i. v. (1 ml der handelsüblichen 1 : 1000 verdünnten Epinephrin-Lösung, z. B. Suprarenin® auf 10 ml physiologische NaCl-Lösung (Gebrauchslösung) verdünnen, davon zunächst 1 ml – entsprechend 0,1 mg Epinephrin unter Puls- und Blutdruckkontrolle langsam injizieren (Kinder bis 6 Jahre 0,6–1,0 ml). Cave: Herzrhythmusstörungen. Epinephrin-Gabe kann wiederholt werden.
■ **Volumensubstitution** i. v., z. B. bevorzugt Vollelektrolytlösung bzw. Plasmaexpander, Humanalbumin; jedoch besonders bei Hydroxyethylstärke-, Dextran-, oder Gelatinepräparaten Verstärkung oder Auslösung der anaphylaktischen Reaktion möglich; bei Dextranen evtl. Promit-Prophylaxe.
■ **Glukokortikoide** i. v., z. B. (Methyl-)Prednisolon 250–1000 mg oder äquivalente Menge eines Derivates, Wiederholung möglich.

Weitere Maßnahmen zu erwägen, z. B. Gabe von:
Antihistaminika i. v. (z. B. Clemastin, Tavegil®),
Sauerstoffinhalation oder -beatmung (nach Intubation),
Beta-Sympathomimetika als Inhalationssprays wie Fenoterol, z. B. Berotec®, oder Salbutamol, z. B. Sultanol®, bzw. i. v. langsam Theophyllin (z. B. Afonilum® novo) bei Bronchospasmus,
Calciumgluconat, z. B. Calcium Braun 10%, 10–20 ml i. v.

Bei **toxischer Lokalreaktion** mit Verlegung der Atemwege (z. B. Glottis-, Larynx-ödem) Einsprühen der Rachenwand mit Adrenalin-Dosieraerosol (z. B. Primatene Mist®, sofern beim Patienten verfügbar) oder Adrenalin-Fastjekt zur Selbstinjektion 0,3 mg. Bei ausbleibender Besserung der Beschwerden Vorgehen wie bei allergischem Schock (s. o.), notfalls Intubation und Beatmung bzw. Koniotomie oder Tracheotomie (bei Larynxödem).

Hinweise zum Inhalt von Literaturbeispielen

Histamin: Noack; Jorde
Diagnostik und Behandlung des anaphylaktischen Schocks: Fritsche
Antiallergische Therapie: Müller, U. R.; Jorde
Behandlung von Insektenstich und deren Komplikationen: Zaun
Arzneimittel-Allergien: Jäger/Mertens; Giertz et al.
Analgetika-Asthma: Slapke et al.

Holzschutz- und Flammenschutzmittel

I. Substanzen

Sammelbezeichnung für chemische Mittel, die Holz vor der Zerstörung durch tierische Schädlinge oder Pflanzen (Insekten, Muscheln, Bakterien, Pilze, Algen usw.) schützen. Weiterhin gehören hierzu auch Mittel, welche die Beständigkeit von Holz gegenüber äußeren Einflüssen wie Witterung und Feuer erhöhen.

Holzschutzmittel auf Lösungsmittelbasis („ölige Holzschutzmittel"): Lösungen von insektiziden oder fungiziden Wirkstoffen in Testbenzin, Terpentin(ersatzstoffen) oder Xylol; daneben Bindemittel, Pigmente, Farbstoffe. Als insektizide/ fungizide Wirkstoffe werden zugesetzt: Phosphorsäureester, z. B. Phoxim, Parathion; Pyrethroide, z. B. Permethrin; Carbamate, z. B. Carbendazim; Sulfamide, z. B. Dichlofluanid; zinnorganische Verbindungen, z. B. Tributylzinnoxid. Pentachlorphenol (PCP) wurde inzwischen verboten (s. u.), es kann sich jedoch noch in älteren Holschutzmittelbeständen und im Altholz finden.

Teeröle: Aus Steinkohlenteer gewonnene ölige Gemische, die die Fäulnis hemmen („Carbolineum"). Hauptbestandteile sind aromatische Kohlenwasserstoffe, stickstoffhaltige Heterozyklen, Phenole und Kresole (s. dort), die in ihrer Gesamtheit biozid wirken.

Holzschutzmittelsalze (in wässriger Lösung): Handelsprodukte sind meist Gemische verschiedener Einzelkomponenten, die vor allem Fluor-, Chrom-, Ammonium- und Kupfer-Verbindungen (s. jeweils dort) enthalten; Einteilung nach DIN 4076 [Febr. 1980] in: CF-Salze: Chrom-Fluor-Verbindungen (max. Chromgehalt 25 %), Alkalifluoride; SF-Salze: Silocofluoride; HF-Salze: Hydrogenfluoride; B-Salze: Borverbindungen; CK-Salze: Kupfersalze, Bichromat; CKA-Salze: CK-

Salze und Arsen-Verbindungen; CKB-Salze: CK-Salze und Borverbindungen; CKF-Salze: CK-Salze und Fluorverbindungen. Für Hölzer mit Erdkontakt sind Kupfer-HOD-Komplex-Verbindungen in Gebrauch [HOD: Bis(N-Cyclohexyldiazoniumdioxy)-Kupfer]. Als Ersatz für Fluorverbindungen werden auch Dimethylbenzalkylammoniumchloride verwendet.

Achtung: Pentachlorphenol (PCP) und Teeröle unterliegen der Chemikalienverbotsverordnung (s. Hinweise nach Abschnitt IV)

Flamm- und Feuerschutzmittel: Brandschutzanstrichstoffe und Brandschutzimprägniermittel bilden im Brandfall eine nichtbrennbare, luftundurchlässige, wärmedämmende Oberflächenschicht. Wirkstoffe: Ammoniumiminopolyphoshat, Wasserglas, Ammoniumphosphat, Harnstoff, Dicyandiamid, Melanin, Phosphorsäureester, Chlor- und Bromverbindungen.

Zu den genannten Inhaltsstoffen siehe in den entsprechenden Kapiteln bzw. im Sachregister.

Achtung: Dem verringerten Brandrisiko stehen Gefährdungen durch toxische Verbrennungsprodukte wie Phosphoroxide, Blausäure, ggf. halogenierte Dibenzodioxine und -furane gegenüber. Vgl. Kapitel Brand- und Pyrolysegase.

II. Toxikokinetik und -dynamik

Bei Aufnahme unbekannter Holzschutzmittel keine verlässliche Voraussage möglich, da äußerst heterogene Substanzgruppe. Im Allgemeinen Folgen lokaler Reizwirkung, bei Hautkontakt → Latenz von (1)–2–(10) Stunden möglich; enterale oder parenterale (besonders bei Inhalation, in Extremfällen auch über Haut bedeutsam) Resorption zu erwarten; Latenz bis zu 24 Stunden möglich. Verlauf und Wirkung im Einzelfall abhängig von Zusammensetzung z. B. insektiziden und/oder fungiziden Zusätzen, dazu siehe Seitenhinweise Abschnitt I.

III. Symptomatik

Nach **Haut**- oder **Augen**kontakt → Rötung, Schwellung, Juckreiz, Brennen; fototoxische Dermatosen möglich; seltener Blasenbildung.

Bei **peroraler** Aufnahme oder nach massiver **Inhalation** anfänglich Schmerzen im oberen Respirations- bzw. Digestionstrakt durch Schleimhauterrosion (→ Übelkeit, Erbrechen, Diarrhöe), nachfolgend oder nach Aufnahme größerer Mengen in Abhängigkeit von der Zusammensetzung → Husten, Druck auf der Brust, Atemnot, Bronchospasmen, Blutdruckabfall, Stenokardien, Schock, Muskelspasmen, später auch zentralnervöse Symptomatik (→ Kopfschmerzen, Schwindel, Somnolenz, Apathie, Ataxie, Verwirrtheit, Koma, epileptiforme Krämpfe) möglich. Im Einzelfall s. Hinweise in den Abschnitten I und II!

IV. Therapie

Nach **Haut**kontakt sofortige Entfernung kontaminierter Kleidung, Waschung mit Wasser und Seife, besser mit Polyethylenglykol 400 (Macrogol 400) oder Olivenöl; weiter symptomatische Behandlung unter Beachtung der Hinweise in den Abschnitten I–III; ggf. Facharztvorstellung. Bei **Augen**kontakt intensives Spülen unter geöffnetem Lidspalt mit Wasser oder 30–50%iger Lösung von Polyethylenglykol 400, Augenarztvorstellung unbedingt erforderlich.

Bei **peroraler** Aufnahme primäre Giftentfernung unter Berücksichtigung der Zusammensetzung sowie der Hinweise in Abschnitt I und Kap. 7.2. Nach **Inhalation** sinngemäß wie im Kapitel Brand- und Pyrolysegase, IV. Weiter symptomatische Therapie (s. dazu entsprechende Hinweise im Abschnitt I).

Hinweise zum Inhalt von Literaturbeispielen

Substanzen, Toxikokinetik, -dynamik, Symptomatik und Therapie: Velvart
Chemie und Verwendung von Holz- und Flammenschutzmitteln: Römpp
Substanzen, Toxizität von Holzschutzmitteln mit Übersicht über Originalliteratur und Ansprechpartnern für Geschädigte sowie Speziallabors: Daunderer
Zusammensetzung, Anwendung und Umgang mit Holz- und Flammenschutzmitteln: Vollmer et al. (1991)
Umgang mit Holzschutzmitteln, gesetzliche Vorschriften usw.: Kap. 8.3 und Quellenverzeichnis, N.12

H

Hustenmittel

I. Substanzen

A. Antitussiva, Hustensedativa (s. auch Kapitel Opioide!)

Benproperin, Tussifug®.

Clobutinol (HWZ 1,5–3,5 h), mentopin®, Nullatuss®, Silomat® gegen Reizhusten, Rofatuss®, stas® Hustenstiller, Tussamed®.

Codein (HWZ 3–5 h, PB 7%), Antitussivum Bürger®, Bronchicum® Mono Codein, Codeintropfen Ribbeck®, Codeinum phosphoricum Berlin Chemie, Codeinum phosphoricum Compretten®, Codicaps® mono, Codicompren®, Codipertussin®, Codipront® mono, Makatussin®, Optipect® Kodein forte, Tryasol® Codein, Tussoret® u. a.; Methyl-Morphin, Opioid-Antitussivum, **LD** 0,5–1 g; potenziell letal für Kinder ca. 5 mg/kg KG, für Säuglinge schon ab ca. 2,5 mg/kg KG vital bedrohlich.

Dextromethorphan (HWZ 3–5 h), Em-Medical® forte, Hustenstiller ratiopharm®, Neo-Tussan®, Silomat® DMP Lutschpastillen, tuss® Hustenstiller, auch Bestandteil von Kombinationspräparaten wie Contac® H, Rhinotussal® (Retardpräparat!), Wick Formel® 44 plus Husten-Pastillen S, Wick MediNait® (hier Paracetamol bedeutsam!).

Dihydrocodein (HWZ 3–4 h), DHC Mundipharma®, Paracodin®, Remedacen®, Tiamon®, auch in Makatussin® Tropfen cum Dihydrocodein; Opioid-Antitussivum, in Wirkung und Toxizität mit Codein vergleichbar; teilweise als Ersatzstoff von Opiat-Abhängigen missbraucht.
Dropropizin, Larylin® Hustenstiller Pastillen; Levodropropizin, L-Isomer als Quimbo® Hustensirup.
Hydrocodon (HWZ 4 h), Dicodid®; Opioid-Antitussivum; u. U. suchtgefährdend.
Isoaminil, früher in Peracon®; mitunter missbraucht als Stimulans bzw. Rauschdroge.
Natriumdibunat, neben Dequalinium in Cito-Guakalin®, Ephepect-Blocker®.
Noscapin (HWZ 1 h), Capval®; Opium-Alkaloid ohne analgetische, atemdepressive oder obstipierende Wirkung.
Pentoxyverin (HWZ 5–9 h), Sedotussin®.

B. Expektoranzien (Sekretolytika, Mukolytika, Mukoregulanzien, Sekretomotorika)

Acetylcystein, N-Acetylcystein, ACC (HWZ 1–2 h, PB ca. 50%), ACC®, Aemuc®, Acetabs®, Acetyst®, Bromuc®, Fluimucil®, NAC Sandoz®, NAC Stada®, Siran® u. a.; relativ harmloses Mukolytikum; auch Antidot bei Paracetamol-Intoxikation.
Ätherische Öle bzw. ihre Inhaltsstoffe wie z. B. Campher, Cineol, Eukalyptusöl, Fichtennadelöl, Levomenthol, Menthol, Niauliöl, Terpentinöl (teilweise neben Zucker- bzw. Sirupzusatz oder -basis) in zahlreichen Interna und Externa wie Aquasol®-Eukalyptus, Bronchomed®, Camphoderm®, China-Balsam, Gelomyrtol®, Liniplant® Inhalat, Mulmicor®, Novopin® MIG, Nifint®, Piniminthol®, Soledum®, Transpulmin® Balsam E, Tussidermil®N, Wick VapoRub® u. a., s. Kap. Ätherische Öle.
Ambroxol (HWZ bis ca. 9 h, PB ca. 85%), Ambrinfant®, Ambril®, Ambro®, AmbroHexal®, Ambrobeta®, Ambrolös®, Ambroxin®, Expit®, Jenabroxol®, Lindoxyl®, Muco-Tablinen®, pädiamuc®, frenopect®, frubicin® akut, Mucosolvan® und Kombinationspräparate; relativ harmlos.
Anethol, in Piniminthol®-Oral N, Rowatinex® Kapseln bzw. -Lösung; weitgehend harmlos, wie auch **Anetholtrithion**, Mucinol®, als Choleretikum.

Ähnlich, aber noch harmloser sind **Pflanzenauszüge** (enthaltende Präparate) wie z. B. Drosithym®, Menthymin®, Thymian-Sirup. Toxikologisch evtl. ausschlaggebend **Zusätze** wie **Ephedrin** (z. B. in Equisil® Saft, Pulmocordio® forte Saft®, Stipo® Nasenspray), **Ethanol** (oft zwischen 10–50 Vol-%, z. B. in Eupatal® Tropfen, Hedelix® Tropfen, Prospan®, Thymian Curarina® u. a.).

Bromhexin (HWZ 1 h, terminal bis 10 h, PB 99%), Aparsonin®, Bisolvon®, Bromhexin BC®, Bromhexin Eu Rho®, Bromhexin Krewel Meuselbach®, Bromhexin-ratiopharm®, Bromhexin von ct®, Hustentabs ratiopharm® stark Tabletten, Omniapharm® Injektionslösung u. a.; Mukolytikum mit ähnlichen Eigenschaften wie sein aktiver Metabolit Ambroxol (s. o.); in Überdosis bei Vorschädigung evtl. Ulkusblutung möglich.

Carbocistein (HWZ ca. 2 h), Mucopront®, Sedotussin® muco, Transbronchin®; ähnlich Acetylcystein.

Erdostein, Edirel®, Vectrine®.

Eprazinon (HWZ 2–3 h), Eftapan®.

Guaifenesin (HWZ ca. 1 h), Guajacolglycerinether, Fagusan®, Gufen®, Nephulon®G, Longtussin® duplex Tag und Nacht N Kapseln, Wick Formel 44® Husten-Löser Sirup.

Guajacol, z. B. früher in Anastil®, als **Sulfoguaiacol** in Pulmocordio® forte; **LD** p. o. ca. 3–10 g.

Ipecacuanha-Extrakte aus *Cephaelis ipecacuanha*, Radix Ipecacuanhae, Brechwurzel (2 % Alkaloide, wesentlichste sind Emetin und Cephaelin), verwendet auch als 1 %iger Sirup (Emetinum hydrochloricum, -hydrobromicum; **LD** ca. ab 200 mg); als Expektorans verlassen, als Emetikum s. Kap. 7.2.2.

Saponine bzw. Extrakte aus saponinhaltigen Drogen wie Radix Primulae, -Senegae, -Saponariae, -Sarsaparillae, Cortex Quillajae (s. auch Kap. Ätherische Öle).

Süßholzextrakt, Succus Liquiritiae (depuratus) bzw. Lakritzen-Süßholz von *Glycyrrhiza glabra* (enthält u. a. Glycyrrhyzin), als Adjuvans oder Korrigens (Süßstoff) in zahlreichen Mixturen oder Kombinationspräparaten. Als Süßholz-Ersatz Paternostererbse, vgl. Kap. Laxanzien.

Tyloxapol, in Kombinationspräparaten wie Tacholiquin® u. a.; enteral nicht resorbierbares Netzmittel.

Kaum noch verwendet bzw. verlassen: **Ammoniumchlorid**, Ephepect®; **Ammoniumcarbonat** (Hirschhornsalz), **Brechweinstein** (Kaliumantimonyltartrat). **Kaliumiodid** und **Natriumiodid** (z. B. als 10 %ige Lösung) siehe unter Jod.

II. Toxikokinetik und -dynamik

A. Antitussiva, Hustensedativa

Resorption der Antitussiva (s. Abschnitt I) über den Digestionstrakt gut und relativ rasch (z. B. Codein weitaus besser als Morphin, siehe auch Kap. Opioide); verzögert bzw. kontinuierlich bei Retardpräparaten!.

Elimination neben renaler Ausscheidung durch bedeutsame Biotransformation in der Leber (teilweise hoher First-Pass-Metabolismus); dabei entstehen teilweise toxikologisch wichtige Metabolite (z. B. Codein → Morphin, ca. 10 % bzw. Dihydrocodein → Dihydromorphin). Siehe auch Kap. Opioide.

Wirkung: Akute Intoxikationen mit den meisten dieser Pharmaka (s. Abschnitt I A) prinzipiell vergleichbar mit Codein-Vergiftung (siehe Kap. Opioide). Im toxischen Bereich praktisch nur quantitative Unterschiede hinsichtlich der depressiven Beeinflussung des Sensoriums und des Atemzentrums (z. B. Noscapin, Dextromethorphan, Pentoxyverin, Clobutinol geringer als Codein, Dihydrocodein). Isoaminil strukturell und toxikologisch mit Amphetaminen vergleichbar (siehe eigenes Kapitel). Bei anderen Substanzen des Abschnitts I A kaum Vergiftungen zu erwarten.

B. Expektoranzien

Zur Toxikologie der ätherischen Öle siehe eigenes Kapitel. **Resorption** von Acetylcystein, Ambroxol, Bromhexin, Guaifenesin nach peroraler Aufnahme rasch und nahezu vollständig. **Elimination** durch Biotransformation (rasch bei Guaifenesin; ausgeprägter First-Pass-Effekt bei Acetylcystein) in der Leber und renale Ausscheidung, überwiegend in Form von inaktiven Metaboliten (Ausnahme: Bromhexin wird ca. zu 25 % zu Ambroxol metabolisiert). Toxische **Wirkungen** nur in Extremfällen zu erwarten; am ehesten noch bei Guaifenesin nach extremen g-Dosen evtl. kardiovaskuläre Wirkungen oder „curariforme" Lähmung der quergestreiften Muskulatur durch Hemmung polysynaptischer Reflexe im Rückenmark. Sonst nur gastrointestinale Reaktionen, am ehesten bei Acetylcystein (nach hohen oralen Dosen wie z.B. bei Verwendung als Antidot, s. 42) geringer bei den übrigen Substanzen.

III. Symptomatik

A. Antitussiva, Hustensedativa

Nach Aufnahme toxischer Dosen von Hustensedativa Verlauf etwa wie im Kap. Opioide, ggf. wie bei Diphenhydramin (s. Kap. Antihistaminika).
Bei Codein-Intoxikationen im **Kindesalter** oft auch Hauterscheinungen (Rötung, Schwellung, Urtikaria). Neben Somnolenz, Miosis, Erbrechen auch Ataxie, Unruhe, **Koma** (ab ca. 8 mg/kg KG) möglich. **Atemdepression** bei Kindern ab etwa 10 mg/kg KG, evtl. auch nach Latenz von Stunden zu erwarten.
Pentoxyverin-Vergiftungen durch schwer kalkulierbare Toxizität (offenbar auch abhängig von individueller Reaktionslage) gekennzeichnet. Neben oft blander Symptomatik im Kleinkindalter, auch vereinzelt **Krampfanfälle**; vor allem im Säuglingsalter auch **Apnoen**, Erregung, Angstzustände, Halluzinationen, Tachykardie, Mydriasis, Diarrhöe, Tremor und erhöhter Muskeltonus möglich.

B. Expektoranzien

Nach peroraler Aufnahme toxischer Dosen von Expektoranzien steht **lokale** Reizwirkung im Vordergrund: Übelkeit, Salivation, kratzend-brennendes Gefühl im Hals, evtl. Bauchschmerz, Erbrechen, Diarrhöe → Wasser- und Elektrolytverlust. **Resorptivwirkungen** sind toxikologisch im Allgemeinen relativ unbedeutend oder höchstens in Extremfällen zu fürchten, insbesondere dann, wenn nach Aufnahme massiver Dosen Erbrechen ausbleibt; so bei Emetin (s. Abschnitt I B): Neben Zeichen lokaler Unverträglichkeit → Dyspnoe, Tachykardie, Blutdrucksenkung bis Kollaps, Bewusstlosigkeit; später toxische Schädigung der Herz- und Skelettmuskulatur mit Muskelschwäche, bedrohlichen ventrikulären Tachykardien bzw. Ektopien u. a. Formen der Myopathie, polyneuritische Erscheinungen; schleppende Rekonvaleszenz möglich; am ehesten in extremen Fällen bzw. häufiger nach langfristiger (chronischer missbräuchlicher) Anwendung geringer Dosen.

Ätherische Öle führen im Kindesalter etwa ab 20–50 mg/kg KG zu Vergiftungssymptomen. Nach hohen Dosen *Guaifenesin* evtl. auch Schwindel, Bradykardie und Blutdrucksenkung von Bedeutung.

Beachte: Ephedrin-, Ethanol- und Schlafmittelzusätze können u. U. wirksam werden (s. Abschnitt I). Zuckeranteil kann im Einzelfall bedeutsam sein (Verlockung für Kinder, diabetische Stoffwechsellage usw.; s. auch Kap. Zucker).

IV. Therapie

A. Antitussiva, Hustensedativa

Bei Codein-, Dihydrocodein-, Hydrocodon-Vergiftung siehe Kap. Opioide und Hinweise in den Abschnitten II/III! Sinngemäß, in Anhängigkeit von Dosis und Symptomatik auch zutreffend für Dextromethorphan, Noscapin und Pentoxyverin. Primäre Giftentfernung bei Pentoxyverin-Intoxikationen im Kindesalter ab ca. 20 mg/kg KG, bei Säuglingen etwa ab 8–10 mg/kg KG (s. auch Kap. 7.2).
Bei manifester Atemdepression i. v. Gabe von Naloxon, Narcanti®, ggf. mehrfach. Symptomatische Therapie, falls erforderlich bei übrigen Substanzen des Abschnitts I A.

Hinweis: Fälschlich erhöhte Pankreasenzymwerte bei Codein-Vergiftungen möglich!

B. Expektoranzien

Bei Aufnahme großer Mengen Erbrechen auslösen (meist spontan); Magenspülung nur in Extremfällen erforderlich. Primäre Giftentfernung bei Guaifenesin-Vergiftung im Kindesalter etwa ab ca. 2 g (s. Kap. 7.2). Sonst nur symptomatische Behandlung.
Bei massiver Vergiftung mit Hustensäften unbekannter Zusammensetzung, Konsultation einer Giftinformationszentrale; initial Gabe von Aktivkohle innerhalb 1 h (s. Kap. 7.2) symptomorientierte Therapie und Nachbeobachtung der Funktionen von ZNS (Sensorium, Reflexe, Pupillen usw.), Nieren (Urinmenge, Kaliumspiegel) und Leber.

Hinweise zum Inhalt von Literaturbeispielen

Sachgerechte Anwendung, Wirkungen, Nebenwirkungen von Hustenmitteln: Haen/Kurz
Besonderheiten im Kindesalter: Mühlendahl et al.

Hydraulikflüssigkeiten

I. Substanzen

Flüssige Stoffe oder Gemische für die Energieübertragung in hydrostatischen oder hydrokinetischen Systemen (z. B. als Bremsflüssigkeit) auf der Basis von Mineral- und **Siliconölen**, **Glykolen** und **Glycerol**; substituierte **Phosphorsäureester** vom Typ des Trikresylphosphats (nicht mehr gebräuchlich), **Carbonsäureester**, aromatische **Halogenkohlenwasserstoffe**, darunter früher auch Polychlorbiphenyle (PCBs, evtl. Dioxin-haltig; s. Kap. Dioxine).

II. und III. Toxikokinetik, -dynamik und Symptomatik

Siehe jeweils im Abschnitt I angegebenes Kapitel. Bei Hydraulikflüssigkeit, deren Zusammensetzung bzw. Provenienz zunächst nicht bekannt ist, muss davon ausgegangen werden, dass neben harmlosen Flüssigkeiten auch toxische Substanzen einwirken können.
Lokalreaktionen (evtl. in Verbindung mit mechanischer und/oder thermischer Komponente), Resorption über Respirationstrakt (z. B. auch, wenn Flüssigkeit unter hohem Druck und bei erhöhter Temperatur austritt) sowie **systemische**, am ehesten zunächst neurotoxische Wirkung möglich (sinngemäß etwa wie unter Trikresylphosphat und Chlorbenzol; s. Kap. Phosphorsäureester und Halogenkohlenwasserstoffe, aromatische).

IV. Therapie

Sofern eine gezielte Behandlung nach Aufnahme deklarierter Flüssigkeit (s. Abschnitt I) nicht möglich ist, zuerst Konsultation einer Giftinformationszentrale (!), dann Behandlung nach deren Vorschlägen. Falls nach **peroraler** Aufnahme Magenspülung empfohlen, ggf. Asservat zur Untersuchung; cave: Aspiration. Im Zweifelsfall wiederholte Gabe von Aktivkohle und isotoner Natriumsulfat-Lösung (s. Kap. 7.2.3). Weiter bzw. nach **Inhalation** symptomatische Maßnahmen, insbesondere aufgrund der Kontrollen von neurologischem Status, Blut (Hämolyse, Met-Hb ?), Herz-Kreislauf-, Lungen- und Nierenfunktion; in Nachbeobachtung auch Blutbild und Leberfunktionsproben.
Bei Einwirkung auf **Auge** oder **Haut** intensive Spülung und Maßnahmen sinngemäß wie in Kapiteln Laugen und Säuren.

Hinweise zum Inhalt von Literaturbeispielen

Substanzen, Symptomatik und Therapie: Velvart
Zusammensetzung und Wirkung: Römpp

Hydrazine

I. Substanzen

Hydrazin, meist als Hydrat (alkalisch), Chlorhydrat oder Sulfat. Ausgangsstoff für viele Hydrazin-Derivate; Reduktionsmittel; Hydrazin wasserfrei, Raketentreibstoff. Breite industrielle Verwendung für synthetische Zwecke.
Monomethylhydrazin („MMH") und **Dimethylhydrazin** (unsymmetrisches = „UDMH"), Raketentreibstoffe und Zwischenprodukte für organische Synthesen.
Phenylhydrazin, analytisches Reagenz für Ketone und Aldehyde; früher ebenso wie Acetylphenylhydrazin gegen Polyzytämie verwendet.

Weitere Derivate wie Hydrazinophthalazine, Isonicotinsäurehydrazid, Dopadecarboxylase-Hemmer (Benserazid, Carbidopa) usw. s. Sachregister.

H

II. Toxikokinetik und -dynamik

Resorption von Hydrazin und Methylhydrazinen über Digestions- und Respirationstrakt sowie über Haut schnell und nahezu vollständig.
Elimination: Etwa zur Hälfte unverändert über Nieren ausgeschieden, in geringer Menge als Methan exhaliert. Bei Biotransformation entstehen verschiedene toxikologisch noch nicht sicher einzuschätzende Metabolite.
Wirkung lokal (s. Abschnitt III, Hydrazin > Methyl-Derivate), resorptiv vorwiegend infolge Hemmung verschiedener (besonders Pyridoxal-abhängiger) Enzymsysteme (z. B. Dopa-Decarboxylase) sowie der Serotonin- und GABA-Synthese
→ z. B. zentralnervöse Reaktionen (häufig erst nach Latenz).

III. Symptomatik

Starke **lokale** Reizwirkung bzw. Verätzung an Augen (einschließlich Kornea), Haut und Schleimhäuten (nach massiver Inhalation von Dämpfen u. U. Verlauf wie bei Ammoniak, s. Kap. Laugen).
Nach Aufnahme toxischer Mengen (→ mehrstündige Latenzzeit) **systemische Effekte**: zentralnervöse Erscheinungen wie Kopfschmerzen, Nausea, Ruhelosigkeit und Inaktivität im Wechsel; Hyperthermie, Muskelzittern, Ataxie, Parästhesien, tonisch-klonische Krämpfe. Daneben Folgen mäßiger Methämoglobinämie (→ Dyspnoe) und Hämolyse weniger bedeutsam. Allergische Manifestationen, Hypoglykämie, später Störungen der Leber- (allenfalls auch der Nieren-)Funktion und der Blutbildung möglich. Bei Phenylhydrazin (als Rohbase) überwiegt offenbar toxische Wirkung auf erythropoetisches System (sonst auch ähnlich Anilin, s. Kap. Amine, aromatische); beim -chlorhydrat die (Schleim)Haut schädigende Wirkung.

IV. Therapie

Nach **Inhalation** zunächst sinngemäß wie bei Ammoniak (s. Kap. Laugen). Betroffene **Haut** sowie **Augen** gründlich unter fließendem Wasser spülen, ggf. weiter wie Kap. Laugen. Nach **peroraler** Aufnahme primär Flüssigkeitsgabe; induziertes Erbrechen angesichts zu erwartender Verätzung bedenklich, deshalb möglichst vermeiden. Effekt einer Magenspülung unsicher, Gabe von Aktivkohle und Natriumsulfat (s. Kap. 7.2).

Als „Antidot" in schweren Vergiftungsfällen (Koma, Krämpfe) hohe Dosen von Pyridoxin (Vitamin B_6, 25–50 mg/kg i. m.) möglicherweise zweckmäßig.

Weiter **symptomatisch**: Bei Krämpfen Diazepam (Faustan®, Valium®) auch in Kombination mit Pyridoxin (s. o.); evtl. zusätzlich Sauerstoffatmung. Insbesondere bei MMH-Vergiftung Kontrolle bzw. Korrektur des Blutzuckerspiegels (Glukose-Infusion). In ernsten Fällen Nachbeobachtung der Leber- und Nierenfunktion sowie des Blutbildes.

Hinweise zum Inhalt von Literaturbeispielen

Toxikokinetik, -dynamik, Symptomatik und Therapie: Daunderer; Löser; Seeger/Neumann
Chemie und Verwendung einzelner Verbindungen: Römpp

Hydroxylamin(-Derivate) und Oxime

I. Substanzen

A.

Hydroxylamin, Hydroxyammoniak, kristalline, unbeständige, explosible, in wässriger Lösung basisch reagierende Substanz, stabil als (neutrales) **Hydroxylammoniumchlorid** oder **-sulfat**, starkes Reduktionsmittel, Spezialentwickler in Fotografie, Rostverhütungsmittel, Polymerisationsinhibitor, Ausgangsstoff für Farbstoffe, Arzneimittel, Reagenzien usw. Hydroxylamin bildet mit Aldehyden und Ketonen → Oxime (s. Abschnitt B).

Phenylhydroxylamin, analytisches Reagenz, organisches Farbstoffzwischenprodukt.

B.

Pyridiniumoxime (verwendet zur Frühbehandlung der Vergiftung mit Phosphorsäureestern; s. dort u. Abschnitt II), insbesondere
Obidoxim (Oxydimethylen-bis-pyridiniumaldoxim), Toxogonin®.

Im mitteleuropäischen Bereich kaum oder nur noch selten gebräuchlich sind z.B.:
Pralidoxim (Methylpyridiniumaldoxim).
Trimedoxim, TMB 4 (Trimethylen-bis-pyridiniumaldoxim).

II. Toxikokinetik und -dynamik

A.

Resorption erfolgt über Magen-Darm-Trakt, aber auch über Haut. **Wirkung** im Wesentlichen durch Katalasehemmung und Bildung von Methämoglobin (Hämiglobin).

B.

Resorption aus dem Gewebe wesentlich besser als aus Gastrointestinaltrakt, über den praktisch kaum bedeutsame Mengen resorbiert werden. **Elimination** vorwiegend durch renale Ausscheidung.
Wirkung in therapeutischer Dosierung durch Reaktivierung von Cholinesterasen, die durch Organophosphate blockiert wurden (nur innerhalb der ersten 24–48 h). Bei Überdosierung bzw. zu häufig oder zu rasch wiederholter Injektion (möglicherweise durch weitere Senkung der Esterasenaktivität →) Verstärkung der Intoxikation denkbar (besonders durch Dimethoat, Diazinon, Trichlorphon, Malathion, Formthion und Endothion). Im toxischen Bereich am ehesten (meist rasch reversible) kardiovaskuläre, hepatotoxische und curariforme Reaktionen.

III. Symptomatik

A.

Nach peroraler Aufnahme gastrointestinale Reizerscheinungen, in Extremfällen auch Dyspnoe, Zyanose, Blutdrucksenkung und weitere Folgen der Met-Hb-Bildung (s. Kap. Nitrate und Kap. 6.1.4) zu erwarten.

B.

Neben Wärmeempfindungen, Parästhesien (besonders im Kopfbereich) und leichter Benommenheit sind nach parenteraler Zufuhr akut toxikologisch am ehesten bedeutsam: Muskelschwäche (→ periphere Atemlähmung), Schwankungen von Herzfrequenz und Blutdruck, im Extremfall evtl. auch Hemmung der Cholinesteraseaktivität.

IV. Therapie

Nach peroraler Aufnahme primäre Giftentfernung durch induziertes Erbrechen und/oder Magenspülung und/oder (anschließende) Gabe von Aktivkohle und Natriumsulfat (s. Kap. 7.2). Weiter symptomatisch sinngemäß wie im Kapitel Nitrate/Nitrite ($\to$ Met-Hb, s. auch Kap. 6.1.4). Im (seltenen) Fall der Vergiftung mit wässriger Hydroxylamin-Lösung (als freie Base) Laugenwirkung beachten (s. Kap. Laugen). Symptomatische Maßnahmen: In schweren Fällen ist rechtzeitige forcierte Diurese (s. Kap. 7.3.1) und Sauerstoff(be)atmung sinnvoll.

Hinweise zum Inhalt von Literaturbeispielen

Überdosierung und unerwünschte Wirkungen von Oximen: Laws
Wirkungsmechanismus von Oximen als Antidot: Szinicz
Klinische Anwendung der Oxime: Albrecht
Klinische Toxikologie von Hydroxylamin: Daunderer
Chemie und Verwendung: Römpp

Hypophysen- und Epiphysenhormone
und Releasing-Hormone

I. Substanzen

A. Substanzen des Hypophysenhinterlappens (HHL)

Desmopressin (DDAVP), Desmogalen® Spray, Minirin®, Nocutil® Nasenspray, Octostim® Dosierspray.
Felypressin, Octapressin®, in Xylonest® 3% DENTALmit Octapressin®.
Ornipressin, POR 8® Sandoz.
Terlipressin (HWZ 24 min), Haemopressin®, Glycylpressin®.
Oxytocin (HWZ 4 min) Orasthin®, Oxytocin Hexal®, Oxytocin-Noury®, Oxytocin Rotexmedica®, Syntocinon®; auch Wehenmittel.
Vasopressin (Adiuretin, ADH)-Analoga wie Pitressin® (Argipressin), Lypressin (8-Lysin-Vasopressin des Schweins), Vasopressin Sandoz®, Prostacton®.

B. Substanzen des Hypophysenvorderlappens (HVL); (siehe auch Kapitel Sexualhormone, NNR-Homone, Schilddrüsenhormone)

Sermorelin, Geref®; synthetisches Wachstumshormon, Releasing-Hormon.
Somatoliberin, **Somatorelin** (HWZ ca. 8 min), GHRH Ferring®, Somatobis®.

Somatropin, Somatotropin, STH, Wachstumshormon (HWZ 20–30 min), Genotropin®, Humatrope®, Norditropin®, Omnitrope®, Saizen®, Zomacton®; auch teilweise als Doping-Mittel missbraucht.

Kein Hypophysenhormon, aber durch Somatotropin induziert: Somatomedin C, Insulin-like Growth Factor, **IGF-I**, u.a. wegen Förderung von Muskelaufbau auch missbräuchlich bei Doping verwendet (siehe Kap. Doping-Mittel); bei Überdosierung durch möglichen hypoglykämischen Schock u.U. akut toxikologisch von Bedeutung.

C. Substanzen der Epiphyse

Melatonin (N-acetyl-5-methoxy-tryptophan); mit Ausnahme Sedierung, akut kaum toxikologische Effekte.

II. und III.   Toxikokinetik, -dynamik und Symptomatik

H

A.

Resorption der Substanzen des Abschnitt I A nasal gut, peroral kaum möglich.
Elimination nach Spaltung durch Peptidasen im Plasma vorwiegend renal.
Wirkung: Bei Überdosierungen vasokonstriktorischer Peptide des HHL möglich: starker Blutdruckanstieg und pektanginöse Beschwerden, **Wasserretention** (Schwartz-Bartter-Syndrom, siehe auch Kap. Wasser), Hyponatriämie, Hirnödem, Krämpfe, Bradykardie, evtl. (reflektorische) ventrikuläre Tachykardie vom Torsade-de-Pointes-Typ. Bei Oxytocin neben Übelkeit, Erbrechen in Gravidität hypertone Wehentätigkeit bis Tetanus uteri mit Gefahr der Ruptur und kindlichen Asphyxie, gesteigerte Darmtätigkeit; in hohen Dosen Adiuretin-ähnliche Antidiurese, Nierenfunktionsstörungen, evtl. Bronchospasmus und allergische Manifestationen.

B.

HVL-Hormone des Abschnitts I höchstens im Extremfall akut toxisch; bei Somatotropin am ehesten diabetogene Wirkung beachten, vor allem im Zusammenwirken mit hochdosierten Glukokortikoiden.
Bei Somatropin (STH) kaum von akut toxikologischer Bedeutung: Ödeme, Karpaltunnelsyndrom, Arthralgien, Pseudotumor cerebri.
Zur Toxikokinetik und -dynamik sowie zur Symptomatologie weiterer HVL-Hormone siehe Kapitel wie bei Abschnitt I B zitiert.

C.

Neben beruhigender und Schlaf synchronisierender Wirkung vielfältige weitere, noch nicht sicher belegte Wirkungen (u.a. auch immunstimulierende, evtl. antioxidative Effekte); akut toxikologisch bislang weitgehend blande Symptomatik, jedoch bei kardiovaskulären Vorschädigungen, evtl. auch schon in therapeutischen Dosen, Schweißausbruch, Sedierung, Schwindel, Hypotonie. Teilweise als

Nahrungsergänzungsmittel im Sinne von „*Wunderhormon*" konsumiert bzw. als Sonnenschutzmittel eingesetzt.

IV. Therapie

A.

Nach Absetzen meist spontaner Rückgang der Wasserretention. Bei bedrohlicher Symptomatik (Vasokonstriktion, Wasserintoxikation) ggf. Einsatz von Vasodilatanzien (z. B. Calcium-Antagonisten) und i. v. Zufuhr von reichlich NaCl (z. B. 50 mmol in Kombination mit isotoner Elektrolyt-Trägerlösung mit Zusatz von Glukose). Falls erforderlich Fenoterol, Partusisten®, oder Atosiban, Tractocile®, als Tokolytikum (peptidischer Oxytocinrezeptor-Antagonist). Bei Hirnödem und Krämpfen intensivmedizinische Behandlung. Monitoring und Korrektur von Wasser- und Elektrolythaushalt.

Bei ventrikulärer Tachykardie → je nach Schweregrad Rhythmusstabilisierung durch Gabe von Magnesium, „Overpacing" bzw. Defibrillation.

B.

In schweren Fällen, sofern erforderlich, bei Bedarf Altinsulin und Kontrolle der Blutglukose. Bei Somatropin-Überdosierung bzw. Toxizität außer Absetzen keine spezifischen Maßnahmen.

C.

Primäre Giftelimination nur in Extremfällen, meist einmalige Gabe von Aktivkohle ausreichend (s. Kap. 7.2).

Auch bei peroraler Einnahme bis 1 g im Allgemeinen abwartende Haltung und ggf. symptomatische Behandlung.

Hinweise zum Inhalt von Literaturbeispielen

Indikationen, Haupt-, Neben- und Wechselwirkungen von Hypophysenhormonen: Ammon
Indikationen, klinische Pharmakologie von Hypophysenhormonen: Tausk et al.
Speziell zu Wirkungen von Melatonin: Haen; Sicherheit von Melatonin: Morera/Henry/Varga

Immuntherapeutika

Darunter fallen als Immuntherapeutika, Immunsuppressiva, Immunmodulatoren (Immunmodifier, Immune Response Modifier) medizinisch eingesetzte körpereigene (meist rekombinante) Zytokine (z. B. Interleukine, Wachstumsfaktoren) sowie (halb)synthetische Substanzen zur (meist nichtselektiven) Verminderung oder Veränderung der (zellulären bzw. humoralen) Immunantwort gegen Antigene.

I. Substanzen

A. Immunsuppressiva

Adalimumab (HWZ ca. 10–18 Tage), Humira®; rhTNFα-Antikörper, sog. „Biological" (vgl. Infliximab, s. u.) zur Therapie der rheumatoiden Arthritis.

Antilymphozytenglobulin, Lymphoglobulin Merieux®; Anti-T-Zell-Immunserum vom Pferd; Behandlung von Abstoßungskrisen.

Antithymozytenglobulin, Thymoglobulin Merieux®; IgG aus Serum immunisierter Kaninchen; Behandlung von Abstoßungskrisen.

Azathioprin (HWZ ca. 4–5 h, PB ca. 30 %), AZAMEDAC, Imurek®, ZYTRIM®; Purin-Antagonist.

Basiliximab (HWZ 7 Tage), Simulect®, chimärer, monoklonaler IL-2-Rezeptor-Antagonist (CD25-Rezeptor auf T-Zellen).

Ciclosporin A (HWZ ca. 24 h, PB ca. 98 %), Sandimmun®; Calcineurin-Hemmer, relativ selektiv auf T-Lymphozyten wirkend.

Daclizumab, Zenapax®; humanisierter monoklonaler Antikörper gegen IL-2-Rezeptor auf T-Lymphozyten (90 % IgG1); Abstoßungskrisen bei allogener Nierentransplantation.

Everolimus (HWZ bis 19 h), Certican®; Sirolimus-Derivat, Proliferationshemmer, Blockade der Signaltransduktion IL-2, IL-15, Prophylaxe der Transplantatabstoßung; selten lebensbedrohliches Angioödem der Zunge!

Infliximab (HWZ 9,5 Tage), Avakine®; Remicade®; monoklonaler chimärer (anti-TNFα-)Antikörper zur Behandlung von M. Crohn, Rheumatoidarthritis, M. Bechterew.

Methotrexat (HWZ 12–24 h), Lantarel®, Metex®; Anwendung bei schweren Formen der Rheumatoidarthritis, Psoriasis vulgaris, P. arthropathica, s. a. Kap. Zytostatika.

Muromonab CD3, (IgG2a), Orthoclone® OKT 3; monoklonaler Antikörper gegen CD3-Protein humaner T-Zellen; Behandlung akuter Abstoßungskrisen.

Mycophenolatmofetil (HWZ ca. 12–16 h), CellCept®; Prodrug und halbsynthetisches Derivat des Antimetaboliten Mycophenolsäure, Myfortic®, mit reversibler Hemmung der Purinsynthese in Lymphozyten; Prophylaxe und Therapie akuter und chronischer Transplantatabstoßung.

Pentostatin (HWZ ca. 6 h), Nipent®, Hemmstoff der Adenosindesaminase bei Haarzell-Leukämie, vgl. Kap. Zytostatika.

Pimecrolimus, Douglan®, Elidel®, Makrolid-Lacton, topisch bei atopischer Dermatitis, Ascomycin-Derivat; ähnlich Tacrolimus (s. u.) mit geringerer Affinität zum FK506-Bindungsprotein-12 (FKBP-12, Macrophilin-12), dermal nicht resorbiert.

Tacrolimus (HWZ ca. 11–16 h; peroral 4 h, parenteral 57 h, topisch 70 h), FK506, Prograf®; Protopic®; Makrolid-Lacton, Fermentationsprodukt von *Streptomyces tsukubaensis*, nichtzytotoxisches Immunsuppressivum mit selektiver Wirkung auf T-Helferzellen, Calcineurin-Hemmer; Prophylaxe und Therapie der Transplantatabstoßung; evtl. Myopathie möglich.

Sirolimus (HWZ ca. 44–76 h), Rapamycin, Rapamune®; makrozyklisches Lakton, ähnlich Tacrolimus, jedoch kein Calcineurin-Hemmer, Blockade Signaltransduktion des IL-2-Rezeptors.

B. Immunmodulatoren, -stimulatoren, Immune Response Modifier

Aldesleukin (HWZ i. v. ca. 1,5 h), Interleukin 2, rhIL-2, Proleukin®; Behandlung des metastasierenden Nierenzellkarzinoms.

Anakinra (HWZ ca. 4–6 h), Kineret®, rhIL-1-Rezeptor-Antagonist, sog. „Biological", kompetitive Hemmung des proinflammatorischen IL-1 in Plasma und Synovialflüssigkeit bei rheumatoider Arthritis in Kombination mit Methotrexat.

Becaplermin, Regranex®; lokal anwendbarer Wachstumsfaktor (PDGF) zur Therapie chronischer diabetischer Ulzera.

Dibotermin alfa (HWZ lokal auf Matrix 8 Tage, nach Übertritt in systemischer Zirkulation Minuten) InductOs®; rekombinantes humanes Bone Morphogenetic Protein-2 (transformierender Wachstumsfaktor), zur Beschleunigung der Frakturheilung.

Efalizumab (HWZ ca. 5–11 Tage) Raptiva®, humanisierter rekombinanter monoklonaler CD11a-Antikörper an T-Lymphozyten; zur Behandlung der Psoriasis.

Erythropoetin, Epoetin alpha bzw. beta, EPO (HWZ 16 h, dosisabh.), Erypo®, Reconorm®; Antianämikum, hämatopoetischer Wachstumsfaktor. **NESP** („novel erythropoiesis stimulating protein"), **Darbepoetin alfa** (HWZ 21–49 h), Aranesp®; rekombinantes, modifiziertes Erythropoetin mit ca. 3fach längerer HWZ; vgl. Kap. Antianämika, Doping.

Etanercept (HWZ 70–150 h), Enbrel®; gentechnisch hergestelltes TNFα (Tumornekrosefaktor)-Fusionsprotein und Rezeptor-Antagonist, z. B. bei aktiver Rheumatoidarthritis.

Filgrastim (HWZ ca. 3–4 h), rhG-CSF, Neupogen®; hämatopoetischer Wachstumsfaktor, Anwendung bei Neutropenien; in pegylierter Form **Pegfilgrastim** (HWZ ca. 33 h), Neulasta® bei Zytostatika-bedingten Neutropenien.

Imiquimod, Aldara®; Immune Response Modifier zur lokalen Behandlung von Papillomavirus-Infektionen, stimuliert zelluläre Immunabwehr, setzt lokal Zytokine frei.

Immunglobulin, Gammaglobulin (HWZ 21 Tage), Beriglobin®, Endobulin®, Flebogamma®, Gammabulin®, Gammagard®, Gammunex®, Gammavenin®, Intraglobin®, Intratect IgG®, Octagam IgG®, Polyglobin® N, Pentaglobin®, Sandoglobulin®, Subcuvia Venimmun®.

Inosin, delimmun®, in Kombination mit Dimepranol-4-acetamidobenzoat (Isoprinosine®); schwach antiviral, nahezu untoxisch.

Ähnlich auch **Inosin–5-monophosphat**, Antikataraktikum®N Augentropfen..

Interleukin 3, rhIL–3, auch multi-CSF.

Interleukin 10 (HWZ ca. 2–5 h), rhIL-10.

Lenograstim (HWZ ca. 3–4 h), Granocyte®; rhG-CSF, glykosylierte Form mit höherer Stabilität als Filgrastim. **Leflunomid** (HWZ ca. 11, aktiver Metabolit 15–18 Tage, PB hoch), Arava®; Isoxazol-Derivat, Prodrug, Pyrimidinsynthese-Hemmer, lang wirksam bei rheumatoider Arthritis; teratogen, hepatotoxisch.

Levamisol (HWZ ca. 2,5–6,5 h), Ergamisol®; Imidazothiazol, als Immunstimulans z. B. zur adjuvanten Therapie beim Kolonkarzinom; vereinzelt beschrieben fatale Verläufe von Überdosierungen bei Kindern (ca. 15 mg/kg KG) und Erwachsenen (ca. 30 mg/kg KG), in Deutschland nicht zugelassen.

Molgramostim (HWZ 1,5–3 h), rhGM-CSF, Leucomax®; hämatopoetischer Wachstumsfaktor, **TD** ab ca. 30 μg/kg KG × d; in Deutschland nicht mehr registriert.

Oprelvekin, Interleukin 11, rhIL-11, Neumega®; zur Verminderung des Auftretens schwerer Neutro-, Thrombozytopenien infolge zytostatischer Chemotherapie.

Rituximab, MabThera®, Rituxan®; chimärer, monoklonaler Antikörper gegen CD20-Antigen auf malignen und normalen reifen B-Zellen; z. B. bei Non-Hodgkin-Lymphom.

Roquinimex, Linomide®; synthetischer Immunmodulator; erhöht Aktivität natürlicher Killerzellen, teilweise noch verwendet z. B. bei autoimmuner Enzephalomyelitis, z. T. auch multipler Sklerose, kardiotoxisch. Offenbar besser verträglich Nachfolgesubstanz **Laquinimod**, noch in klinischer Prüfung.

Thrombopoetin (HWZ 10–30 h), MGDF („megacaryocyte growth and development factor"); Mpl-Rezeptor-Ligand, strukturell ähnlich Erythropoetin.

Immunmodulierend wirksam auch z. B. **Glatirameracetat**, Copolymer 1, Copaxone®; synthetisches Peptid, verwendet bei multipler Sklerose; bislang nur milde systemische Postinjektionsreaktionen bekannt geworden (Luftnot, Herzrasen).

Toxikologisch weitgehend unbedenklich akute Überdosierungen Polysaccharid-haltiger **Pflanzenextrakte** aus Echinacea, Thuja, Mistel (Echinacin®, Contramutan®, Esberitox®, Lymphozil®, Iscador®), die in therapeutisch nicht vergleichbaren Überdosen immunstimulierende Effekte in vitro erzielen.

Weitere immunmodulatorisch wirksame Substanzen z. B. **Immunocyanin**, Immucothel® (enthält aktive Untereinheit des Blutfarbstoffs Hämocyanin der kalifornischen Schlüsselloch-Schnecke), zur Rezidivprophylaxe bei Blasenkarzinom.
Interferone und immunsuppressiv wirkende Zytostatika s. eigenes Kapitel.
Immunsuppressiv wirksame Glukokortikoide s. eigenes Kapitel.

II. Toxikokinetik und -dynamik

Resorption der oral anwendbaren Immunsuppressiva/Immunmodulatoren (Azathioprin, Ciclosporin A, Leflunomid, Mycophenolat, Tacrolimus, Sirolimus) individuell variabel.

Elimination vorwiegend nach Biotransformation in der Leber (teilweise aktive Metabolite) hauptsächlich biliär, bei Levamisol, Mycophenolat, Azathioprin renal.

Akut toxische Wirkung der Substanzen des Abschnitts I bei einmaliger akuter Überdosierung im Allgemeinen begrenzt, z. T. erst nach gewisser Latenz einsetzend und vorwiegend im Sinne einer Verstärkung der therapeutisch angestrebten Immunsuppression. Zusätzlich substanzgruppen**spezifische** toxische (Neben)Wirkungen möglich (s. Abschnitt III). Komplikationen durch Depression der Knochenmarksfunktionen sowie mögliche erhöhte Infektionsanfälligkeit, u. U. Blutungen.

Prinzipiell mögliche allergische, anaphylaktische Reaktionen, insbesondere bei i. v. anwendbaren Antikörpern, Wachstumsfaktoren und Interleukinen beachten. Zahlreiche **Arzneimittel-Interaktionen** bei Ciclosporin A und Everolimus, Sirolimus, Tacrolimus, teilweise auch Mycophenolat [z. B. mit Aciclovir, Amoxicillin, Amprenavir, Danazol, Diltiazem, Fluconazol, Ibuprofen, Indinavir, Imipenem, Ketoconazol u. a. Azol-Antimykotika, Makrolide, Nelfinavir, Verapamil, durch Hemmung bzw. Induktion (Carbamazepin, Johanniskraut, Phenobarbital, Phenytoin, Efavirenz, Nevirapin, Rifampicin, Phenobarbital) des Cytochrom P450 (3A4, 1A2)-abhängigen Stoffwechsels (therapeutisches Drug Monitoring!)]. Disulfiram-ähnliche Reaktionen bei Levamisol in Kombination mit Alkohol.

III. Symptomatik

Azathioprin: Übelkeit, Erbrechen, Diarrhöe, Verlängerung der depressiv-hämatologischen Wirkung.

Interleukine, Wachstumsfaktoren: Verstärkte schwere, jedoch reversible Nebenwirkungen wie z. B. Fieber, Erbrechen, Muskelschmerzen, Blutdruckabfall, Hypoxie, Tachykardie (First-Dose-Syndrom), Überempfindlichkeitsreaktionen, Flüssigkeitsretention, pleurale Effusionen, Ödeme, Dyspnoe, Perikarditis, Arrhythmien, Wiederauftreten kardialer Toxizität, z. B. bei Patienten mit Herzinfarkt oder Arrhythmien; potenziell hepatotoxisches Potenzial; Koagulationsanomalien.

Bei **Levamisol** schnell eintretende muscarin- und nicotinartige Effekte bedeutsam mit Unruhe, Hypersalivation, Erbrechen, kolikartigen Schmerzen, Diarrhöe, Dys-/Tachypnoe, Miosis, Tremor, ZNS-Depression (Ateminsuffizienz), evtl. klonische Krämpfe.

Bei **Ciclosporin A** (evtl. Leberfunktionsstörungen), **Tacrolimus, Mycophenolat,** kaum **akute** Veränderungen der Physiologie, jedoch vorerst begrenzte Erfahrungen. Einmalige Überdosierungen mit Tacrolimus (dreifache Tagesdosis, Kind;

150–375 mg Erwachsene) und Mycophenolsäure bis auf geringe Kreatinin-Anstiege ohne wesentliche Symptomatik. Bei **Pentostatin** evtl. Arrhythmien bis Vorhofflimmern und Herzinsuffizienz möglich.

IV. Therapie

Nach **peroraler** Aufnahme toxischer Dosen oral angewandter Immunsuppressiva/Immunmodulatoren Gabe von Aktivkohle innerhalb 2 h sinnvoll, teilweise auch wiederholt zur Unterbrechung des enterohepatischen Kreislaufs (z. B. Leflunomid).
Sonst ausschließlich **symptomorientierte** Behandlung unter längerfristiger Beachtung der Hinweise in den Abschnitten II/III. Bei Levamisol-Intoxikation auch Atropin-Gabe sinnvoll. In Abhängigkeit von Substanz und Dosis und Allgemeinzustand längerfristige Überwachung von Nierenfunktion, Knochenmarksfunktionen, Herz-Kreislauf-System erforderlich, evtl. Flüssigkeitszufuhr (z. B. starke Diarrhöe) und Korrektur von Entgleisungen des Elektrolythaushalts.

I

Hinweise zum Inhalt von Literaturbeispielen

Therapeutische Anwendung, Haupt-, Neben- und Wechselwirkungen: Diasio et al.
Zytokine: Niederle et al.; Jorgensen/Apparailly/Sany
Monoklonale Antikörper bei rheumatischen Erkrankungen: Bongartz/Müller-Ladner
Unerwünschte Wirkungen biologischer Modifier: Watts; Weber

Interferone

I. Substanzen

Alfa-, beta-, gamma-Interferone (IFN) sind artspezifische, körpereigene Zytokine, die von verschiedenen menschlichen und tierischen Zellen (insbesondere Leukozyten, aktivierten T-Lymphozyten, Fibroblasten) auf exogene Reize hin (z. B. virale, mitotische) gebildet und für therapeutische Zwecke aus menschlichen Zellen gewonnen oder gentechnisch produziert werden und von wachsender therapeutischer und möglicherweise toxikologischer Bedeutung sind.
Eigenschaften dieser (Glyko)proteine: Mol.-Gew. zwischen 19 000 und 45 000, stabil im pH-Bereich von 2–10, inaktivierbar durch Trypsin und thermische Behandlung > 56 °C. Alle Interferone zeigen quantitativ unterschiedlich ausgeprägt antivirale (besonders IFN beta), antiproliferative (besonders IFN alfa) und immunmodulatorische (besonders IFN gamma) Wirkung; letztlich mitentscheidend für den therapeutischen Einsatz.
Halbwertszeiten: Nach i. v. Injektion ca. 30 min (IFN gamma) bzw. 2–4 h (IFN alfa, -beta); nach s. c. Gabe mehrere Stunden.

In medizinischer Anwendung zur systemischen (i. v., i. m., s. c.) oder lokalen Behandlung in verschiedenen Indikationen vorwiegend rekombinante IFN, wie z. B.:
Interferon alfa, Berofor®, Cellferon®; natürliches humanes Leukozyteninterferon, z. B. zur Behandlung der Haarzell-Leukämie bzw. bei Antikörpern gegen rekombinante Interferone.
Interferon alfacon-1, Inferax®; synthetisches Interferon zur Behandlung der Hepatitis C.
Interferon alfa-2a, Roferon® A; z. B. zur Behandlung von Haarzell-Leukämie, chronischer aktiver Hepatitis B, -C, -D, Kaposi-Sarkom bei AIDS und fortgeschrittenem Non-Hodgkin-Lymphom.
Interferon alfa-2b, Intron®; zur Behandlung von Haarzell-Leukämie, chronischer aktiver Hepatitis B, -C, chronischer myeloischer Leukämie, kutanem T-Zell-Lymphom, Kaposi-Sarkom und fortgeschrittenem Non-Hodgkin-Lymphom. Pegylierte (an Polyethylenglykol konjugierte) Varianten mit verlängerter HWZ (50–130 h bzw. 30–40 h) und protrahierter, qualitativ gleichartiger Wirkung sind: **Peginterferon alfa-2a**, Pegasys®; **Peginterferon alfa-2b**, Pegintron®.
Interferon beta, Fiblaferon®; natürliches humanes Beta-Interferon; z. B. bei schweren virusbedingten Erkrankungen wie Virusenzephalitis, generalisiertem Zoster, Varizellen bei Immunsuppression; Nasopharynxkarzinom.
Interferon beta-1a, Avonex®, Rebif®; rekombinantes Interferon, z. B. zur Behandlung der Multiplen Sklerose.
Interferon beta-1b, Betaferon®; synthetisches Analogon des in E. coli produzierten rekombinanten Interferon beta; z. B. zur Verminderung von Frequenz und Schweregrad von Schüben bei Multipler Sklerose.
Interferon gamma-1b, Imukin®, z. B. zur Behandlung chronischer Granulomatosen bzw. bei metastasiertem Nierenzellkarzinom.

Zu weiteren Zytokinen siehe Kapitel Immuntherapeutika.

II. Toxikokinetik und -dynamik

Vorwiegend quantitative Unterschiede. Nach Injektion **Verteilung** in Gewebe bzw. Organe (nur geringe Konzentrationen in Respirationstrakt, ZNS, Auge und Hirn). Nach i. m. oder s. c. Gabe nichtpegylierter IFN alfa Anstieg der Plasmaspiegel über 5–9 h, anschließend langsamer Abfall.
Elimination (komplex, multiexponenziell) mit Halbwertszeiten (siehe Abschnitt I) durch Metabolisierung, primär in Leber und Niere und Ausscheidung über die Nieren (nur vernachlässigbar unverändert).
Wirkung exogen zugeführter Interferone im therapeutischen Bereich noch unzureichend charakterisiert; vielfältige, z. T. gravierende Nebenwirkungen und toxische Effekte bereits in therapeutischen Dosen durch Förderung der Freisetzung sekundärer Zytokine.
Beachte: Arzneimittelwechselwirkungen durch mögliche Hemmung des oxidativen Arzneimittel-Metabolismus anderer Arzneistoffe (z. B. Theophyllin u. v. a.).

III. Symptomatik

Bei relativer oder absoluter Überdosierung bedrohliche Verstärkung akuter (innerhalb 2–4 h) oder subakuter Nebenwirkungen zu erwarten.

Akut: Bereits nach therapeutischen Dosen grippeähnliches („flu-like") Syndrom mit Abgeschlagenheit, Hyperthermie, Schüttelfrost, Kopfschmerz, Schwindel, Arthralgien, Myalgien, gastrointestinalen Beschwerden (z. B. länger anhaltendes Erbrechen).

Subakut: Suppression der Hämatopoese mit Leukopenie innerhalb 24 h nach Gabe, bei längerer Anwendung auch Thrombozytopenie und Anämie; Leberzellschädigung, Nierenfunktionsstörungen und **neurologische Komplikationen** wie z. B. Mattigkeit, Lethargie, Somnolenz, Parästhesien, Tremor, Verwirrtheit, Depressionen, Halluzinationen, **Koma**, Krämpfe. Daneben vielfältige andere Nebenwirkungen möglich wie z. B. Exantheme, Alopezie, Sehstörungen, Herz-Kreislauf-Störungen (Blutdruckabfall, Herzinsuffizienz, Arrhythmien), Gelenkschmerzen. Lokal evtl. Gewebsnekrosen möglich.

Paraklinisch: Anstieg von Serum-Aminotransferasen, evtl. Hypokalziämie, Hyperglykämie und Zeichen der Hämatopoese-Suppression.

Akut toxikologisch kaum, jedoch bei längerfristiger Anwendung im Einzelfall zu erwarten: mögliche schwer wiegende (nicht immer dosisabhängige) Komplikationen wie z. B. neuropsychiatrische Reaktionen, Autoimmunopathien (Hypothyreose), benigne Herzrhythmusstörungen, asymptomatische Proteinurien, z. T. irreversible Nierenschädigungen, dilatative Kardiomyopathien u. a.

IV. Therapie

Injektion sofort abbrechen, Kontrolle und Korrektur von Wasser- und Elektrolythaushalt, kontrollierte Diureseförderung (s. Kap. 7.3.1); weiter **symptomatisch**, kein Antidot bekannt. Nachbeobachtung (s. Abschnitt III); Verlauf der Grunderkrankung beachten.

Hinweise zum Inhalt von Literaturbeispielen

Indikationen, Kontraindikationen, Dosierung, Pharmakologie und Toxikologie: Rosin/Henschler
Klinische Toxizität von Interferonen: Aul et al.
Pharmakokinetik, therapeutischer Einsatz pegylierter Interferone: Jen/Glue/Chung et al.; Zeuzem
Struktur, Funktion, Bestimmung, Wirkungen und umfangreiche Originalliteratur: Came/Carter
Zytokine: Niederle, et al.

Iod und iodhaltige Verbindungen

I. Substanzen

■ **Iod und anorganische Iodverbindungen**

Iod, schwarzgraue, graphitartige Kristalle, beim Erhitzen veilchenblaue Dämpfe; **LD** p. o. ca. 2–3 g. Technisch verwendet als Katalysator in der fotografischen Industrie; medizinisch gelöst in Ethanol (z. B. als Iodtinktur, Spiritus Iodi concentratus, -dilutus, bis 7 % J_2, bis 3 % KJ, **LD** p. o. ca. 30 ml) oder in Wasser (Lugolsche Lösung; Plummersche Lösung: 1–5 % J_2, 2–10 % KJ); verwendet zur Haut- und Wunddesinfektion (teilweise obsolet) bzw. zur innerlichen Iodtherapie, neben Hyperämika auch in Salben. Speisesalz-Zusatz (sog. Iodsalz).

Iodwasserstoffsäure, s. sinngemäß unter Säuren.

Iodide, medizinisch verwendet zur Iodtherapie (z. B. bei Schilddrüsenerkrankungen, zur „Aufweichung" von Granulationsgeweben usw.), besonders Natriumiodid, Natrium iodatum (als Schilddrüsentherapeutikum z. B. in Adelheid-Jodquelle, Tölzer-Heilquelle; früher neben Jod als Antivarikosum in Varigloban®, neben Natriumhypoiodid und -iodat in Preglscher Lösung); etwa ab 10 g toxisch. Kaliumiodid, Kalium iodatum (z. B. als Jodetten®, Jodid®, Jodgamma®, Thyprotect®), für akut toxische Wirkung Kalium bedeutsam (s. dort).

Kaliumpolyiodid-Lösung (Iodiodkalium-Lösung 6 % KJ + 4 % J_2) zum Stärkenachweis; enthält Kaliumtriiodid (Johnsonsches Salz).

Iodate, toxikologisch etwa wie Chlorate (siehe dort).

■ **Organische Iodverbindungen**

An Aminosäuren, Eiweiß, Lipoide, (Stärke) **gebundenes Iod** (max. 4 %) zur Iodtherapie, z. B. Strumedical® sowie an synthetische Polymere (sog. Jodophore, z. B. Polyvinylpyrrolidon, PVP) gebundenes Iod (ca. 10 %) wie Povidon-Iod (in Wunddesinfizienzien wie Betaisodona®, Braunovidon®, Freka-cid®, Inadine®, Polysept®, PVP-Jod®, Sepso®, Traumasept®).

Röntgenkontrastmittel (aus der Fülle der im Handel befindlichen Präparate für unterschiedliche Darstellungsverfahren) z. B.: Amidotrizoesäure (= Diatrizoate, Angiografin®, Gastrografin®, Gastrolux®, Peritrast®, Urolux®), Iobitriol (Xenetix®), Iodixanol (Visipaque®), Iohexol (Accupaque®, Omnipaque®), Iomeprol (Imeron®), Iopamidol (z. B. Solutrast®, Unilux®), Iopentol (Imagopaque®), Iopromid (z. B. Ultravist®), Iosarcol (z. B. Melitrast®), Iotrolan (z. B. Isovist®), Iotroxinsäure (z. B. Biliscopin®), Ioxaglinsäure (z. B. Hexabrix®), Ioxitalaminsäure (z. B. Telebrix®).

Schilddrüsenhormone wie Triiodthyronin und Tetraiodthyronin (Thyroxin) s. spezielles Kapitel.

Iodoform, Iodformium, Triiodmethan (**LD** p. o. ca. 3 g); teilweise noch als Wunddesinfiziens, in antiseptischem Verbandmaterial (z. B. Jodoform-Verbandmull®).

Iodbenzol, als Immersionsflüssigkeit, (s. Kap. Kohlenwasserstoffe, aromatische).

Iodessigsäure, Reagenz, Tränenreizstoff (s. Kap. Säuren organische).
Cadexomer-Iod, Antiseptikum (Iodosorb®), für akute Toxizität auch Epichlorhydrin-Anteil von Bedeutung, s. Kapitel Halogenhydrine.

Besonders iodhaltig auch Amiodaron, verschiedene Sekretolytika, Geriatrika, Augentropfen und Desinfizienzien.

II. Toxikokinetik und -dynamik

Resorption fast aller in Abschnitt I genannten Iodverbindungen über Magen-Darm-Trakt relativ schnell; Iod auch über Haut und (in Dampfform) über Lunge. Unterschiedliche Fixation an Serumeiweiß, Bindegewebe und Schilddrüse.
Ausscheidung rasch, vorwiegend über Nieren, teilweise über Galle.
Wirkung: Iod(tinktur) führt auf Haut und Schleimhaut zu lokaler Reizung (→ Verätzungen und lokale Wechselwirkungen, z. B. mit Hg-Verbindungen und Peroxiden möglich) und ebenso wie Iodide nach Resorption toxischer Mengen (selten) zu Vasodilatation, zentralvenösen, renalen und pulmonalen Störungen. Häufiger sind allergische und pseudoallergische (nicht IgE-abhängige Freisetzung verschiedener Mediatorsubstanzen) Reaktionen. Organische medizinische Iodpräparate mit Ausnahme des neurotoxischen Iodoforms p. o. kaum akut toxisch, nur langsam Iod abspaltend.
Insbesondere bei parenteraler Anwendung von *Röntgenkontrastmitteln* sind Komplikationen durch Begleitstoffe (Mg-Salze, Öl usw.) oder die Grundstruktur (beachte daher Deklaration!), infolge Allergie (Vorproben nicht ganz zuverlässig) oder Pseudoallergie (siehe Kap. Histamin und 7.1.5) möglich (bei modernen, nichtionischen Kontrastmitteln seltener, dann besonders als Spätreaktion). Blutdruckabfall unter Röntgenkontrastmitteln kann neurogen, kardial, vasal oder durch Erythrozytenagglutination bedingt sein.
Störungen der Schilddrüsenfunktion durch einmalige Iodüberdosierung höchstens in Ausnahmefällen bei Disposition zu erwarten.

III. Symptomatik

Inhalation von Ioddämpfen → etwa wie bei Chlor (siehe dort und unten!). Nach **peroraler** Aufnahme von Iod(tinktur) → Braunfärbung und Brennen der Mund- und Rachenschleimhaut, Metallgeschmack, Übelkeit, Leibschmerzen, Erbrechen iodbraunen bzw. blauen Mageninhaltes (mindert Gefahr der Resorption), evtl. (blutige) Durchfälle. In schweren Fällen Gefahr des Glottisödems.
Nach **Resorption** toxischer Mengen von Iod (auch über Haut oder Lunge) oder Iodiden → Blutdrucksenkung (lang anhaltende Kollapsneigung), Hämaturie, Anurie(folgen); Erregungs- und Lähmungszustände. Temperatursteigerung, Erbrechen; Entwicklung eines Lungenödems möglich. Siehe auch Hinweise Abschnitt II.

Bei **Iodüberempfindlichkeit** schon nach therapeutischen Dosen – evtl. in Kombination mit o. g. Symptomen – allergische und pseudoallergische Reaktionen wie Jucken und Brennen in Augen; Reizhusten, „Iod-Asthma"-Anfälle; Niesen, „Iod-Schnupfen"; Übelkeit, Erbrechen; unangenehme Herzsensationen; Pruritus, Erytheme, Urtikaria bzw. Ödeme an Haut und Schleimhäuten (auch Glottisödem); Kopfschmerzen, Erregungszustände, evtl. Krämpfe, Temperaturschwankungen; Blutdrucksenkung sowie (z. B. auch während oder sofort nach i. v. Injektion von Röntgenkontrastmitteln) Dyspnoe, Zyanose und evtl. Exitus unter den Anzeichen von Kreislaufkollaps oder Lungenödem.

IV. Therapie

Nach **peroraler** Aufnahme von Iod(tinktur) sofort reichlich Stärke bzw. Mehlkleister (z. B. 30 g Mehl in 1 l Wasser), Reis- oder Haferschleim esslöffelweise verabreichen. Anschließend oder bei Iodiden isotone Natriumsulfat-Lösung als Laxans, dann nochmals Stärkeaufschwämmung oder 1%ige Natriumthiosulfat-Lösung trinken lassen (s. auch Kap. 7.2.3).

Bei **allergischer Reaktion** sofort Flachlagerung, Oxygenierung, und weiter wie in Kap. Histamin. Gefahr von Kreislauf- und Lungenkomplikationen (Bronchospasmus, Lungenödem) beachten (s. Kap. 7.1.16).

Weiter **symptomatisch** unter Beachtung der Hinweise in Abschnitt III sowie in Kapiteln 6 und 7. Bei schweren Kontrastmittelzwischenfällen kann intensivmedizinische bzw. kardiologische (evtl. hämostaseologische) Spezialbehandlung notwendig werden.

Zumindest bei Risikopatienten (Nach-)Kontrolle der Nieren- und Schilddrüsenfunktion.

Hinweise zum Inhalt von Literaturbeispielen

Iod-Vergiftungssymptome und Therapie mit Übersicht zur Originalliteratur: Daunderer; Gloxhuber
Besonderheiten im Kindesalter: v. Mühlendahl et al.
Wechsel- und Nebenwirkungen iodhaltiger Arzneimittel: Kallenberger
Dosierung, relative und absolute Kontraindikationen, Interaktionen: ROTE LISTE, Alphabetisches Verzeichnis der Fertigarzneimittel, Signaturverzeichnis J 5, J 10
Toxikologie und Prüfung von Röntgenkontrastmitteln: Günzel
Pharmakologie, Toxikologie und Anwendung iodhaltiger Verbindungen: Aktories/Förstermann/Hofmann et al.
Chemie, Einsatz, Anwendungen von Iodverbindungen: Römpp

Kalium

I. Substanzen

Metallisches Kalium, technisch wenig verwendet, in Napalm-Mischungen und Brandbomben als schwer löschbarer Zusatz (s. auch unter Laugen).
Natrium-Kalium-Legierungen, flüssige Metall-Legierung, z. B. als Kühlflüssigkeit für Atomreaktoren (vgl. Abschnitt IV).
Kaliumhydroxid, Ätzkali, s. unter Laugen.
Kaliumcarbonat, Kalium carbonicum, Pottasche (alkalisch! s. daher auch unter Laugen); zur Herstellung von **Kaliseifen** (s. dort), schwer schmelzbaren Gläsern; Trockenmittel für organische Flüssigkeiten, Bestandteil von Haarfärbemitteln (siehe dort).
Kaliumchlorid, Kalium chloratum, medizinisch in Herzchirurgie, zur Kalium-Therapie (z. B. in Kalinor®, Kalium-Duriles®, Rekawan®; 0,2 % in Butlerscher Lösung), technisch als Sylvin in den Abraum- und Streusalzen, Ausgangsmaterial für andere Kalium-Verbindungen, Düngemittel. **LD** s. Abschnitt II.

Kaliumiodid, Iodkalium, Kalium iodatum, in der Fotografie; zur medizinischen Anwendung siehe z. B. auch in den Kapiteln Iod und Radionuklide.
Kaliumnitrat, Kalisalpeter, Kalium nitricum, Konversionssalpeter, in Schwarzpulver, in Nährsalzen für Hydrokulturen; s. auch unter „Nitrate" bzw. „Düngemittel". Zur Inhalationstherapie des Asthmas (Salpeter-Papier, Charta nitrata, auch in Kombination mit Stechapfel, Tollkirsche usw.) praktisch verlassen.
Kaliumacetat, Liquor Kalii acetici (33 %ig), als Diuretikum verlassen.
Kaliumtartrat, Tartarus depuratus, Weinstein; zusammen mit Weinsäure und Natriumhydrogencarbonat in Backpulvern, schäumenden Pulvern und Tabletten sowie
Kaliumnatriumtartrat, Tartarus natronatus, Seignette- oder Rochelle-Salz (obsoletes Laxans).
Alle anderen Kaliumsalze entsprechen toxikologisch etwa den oben genannten (z. B. Kaliumadipat, -citrat) bzw. sind allenfalls durch Anionenwirkung giftig (z. B. Kaliumarsenit, -canceronat, -chlorat, -chromat, -nitrit, oxalat, -permanganat, -cyanid), siehe jeweils dort. In Extremfällen ist Kalium toxikologisch ausschlaggebend in Kombinationspräparaten.

II. Toxikokinetik und -dynamik

Resorption (enteral) und **Elimination** (vorwiegend über Nieren, wenig über Darm) erfolgen normalerweise rasch. Toxische Blutspiegelwerte, die nicht proportional dem intrazellulären Kaliumgehalt sind (vgl. Abschnitt III), nur nach peroraler Aufnahme großer Mengen (Kaliumcarbonat, -chlorid, -citrat etwa ab

15 g lebensbedrohlich), bei unsachgemäßer intravenöser Injektion und/oder bei gestörter Nierenfunktion!

Toxische **Wirkung** durch Störung des Elektrolytgleichgewichtes (Na : K : Ca) bzw. der Funktionen von Nervensystem, Herz-Kreislauf und Skelettmuskulatur. Bei zahlreichen Salzen ist Anionenwirkung (siehe Abschnitt I) ausschlaggebend.

Beachte: Eine akute Hyperkaliämie kann z.B. auch durch ausgedehnte Verbrennungen, Traumen, Infektionen, Hämolyse oder Infusion älterer Blutkonserven und/oder durch oben nicht angeführte Arzneimittel (Herzglykoside, β-Blocker, Spironolacton, Triamteren, Kalium-Penicilline, Lysin-Argininhydrochlorid, Succinylcholin u.a.), am ehesten bei eingeschränkter Nierenfunktion (!), ausgelöst werden.

III. Symptomatik

Bei **Hyperkaliämie** (vgl. unten) sind möglich: Parästhesien, Hypo- und Areflexie, (meist aufsteigende) Schwäche- und Lähmungserscheinungen vorwiegend an Extremitäten (bei Ausbreitung auf übrige Skelettmuskulatur $\rightarrow$ Sprach- und Schluckstörungen, Gefahr der Atemlähmung; Augenmuskeln meist frei); mitunter tetanische Symptome; Verwirrtheit; Blutdruckabfall (Tachykardie), Bradykardie, Arrhythmie, Exitus unter Kammerflimmern oder Kreislaufkollaps. EKG-Veränderungen (meist vor klinischer Symptomatik!): T-Welle spitzhoch (meist erstes Anzeichen), QRS-Verbreiterung (bei Serum-Kaliumspiegel ab 7,7–9 mmol/l; Patient in **Lebensgefahr!**), Verschwinden der P-, R- oder T-Welle (etwa bei 9–10 mmol/l); Herzblock und Exitus etwa ab 10 mmol/l zu befürchten (Angaben der normalen und toxischen Werte in mmol s. Kap. Wasser).

Nach akuter peroraler Vergiftung (vorwiegend mit KCl) ausnahmsweise Entwicklung stenosierender Ulzera im Dünndarm möglich.

IV. Therapie

Nach peroraler Aufnahme stationäre Überwachung, Kontrolle des Serum-Kaliums; EKG-Überwachung.

Bei **Lebensgefahr** bzw. **schweren Hyperkaliämien** (s. Abschnitt III!; zur Verschiebung von K^+ in den Intrazellularraum durch) Kurzinfusion von 50–100 ml Natriumhydrogencarbonat 1-molar über 10 min (insbesondere bei Azidose, vgl. Kap. 7.1.17) oder Natriumchlorid-Injektion (20 ml einer 20%igen sterilen Lösung langsam i.v.); s. auch Kap. 7.1.18. Elektrolytkontrolle. Erforderlichenfalls temporären Schrittmacher. Kontrolle der Nierenfunktion! Zu Hämodialyse, Glukose-Insulin-Zufuhr und symptomatischen Maßnahmen siehe unten!

In **leichteren Fällen** (< 6,5 mmol/l) genügt Langzeitbehandlung mit Ionenaustauschern wie z.B. Elutit®-Calcium, Resonium-(A)® unter Elektrolyt- und EKG-Kontrolle; Vorsicht bei digitalisierten Patienten. Weiter siehe unten.

Beachte:

■ Diureseförderung kann sinnvoll sein (s. Kap. 7.3.1!).

■ Hämodialyse ist effektivstes Verfahren zur Senkung des Kaliumspiegels im Serum s. Kap. 7.3.2.
■ In allen Fällen einer Hyperkaliämie ist die Glukose-Insulin-Zufuhr (zusätzliche intrazelluläre Kaliumaufnahme) möglich. Therapeutisch empfiehlt sich ein Verhältnis von 2–5 g Glukose zu 1 I.E. Alt-Insulin in Abhängigkeit vom Schweregrad der Hyperkaliämie; ggf. kombiniert mit Natriumhydrogencarbonat (insbesondere bei metabolischer Azidose). Vgl. auch Kap. 7.1.17 und 18.
■ Beatmung kann nötig werden.

Weiter **symptomatisch**: Bei tetanischen oder kardialen Symptomen Injektion eines geeigneten Calciumsalzes, z.B. Calcium gluconicum (10%ig; je nach Wirkung zunächst bis zu 10 ml) langsam i.v., falls nötig im Abstand von 5 min wiederholen (Wirkungseintritt nach ca. 5 min, -dauer ca. 30–60 min; cave: Interaktionen bei digitalisierten Patienten; hier evtl. Calciumglukonat-Kurzinfusionen in 100 ml physiologischer NaCl-Lösung). Kontrolle und Korrektur von Kreislauf, Diurese sowie Säuren-Basen- und Elektrolytgleichgewicht (s. auch EKG in Abschnitt III und Kap. Wasser).
Bei Hypotonie Noradrenalin-Infusion (vgl. Kap. 7.1.8; erst nach Senkung des K-Spiegels wirksam); bei bedrohlichen bradykarden Rhythmusstörungen Therapie gemäß Kap. 7.1.12).
Nachbeobachtung (vgl. Abschnitt III).

Bei Kontakt mit flüssiger **Natrium-Kalium-Legierung** auf betroffene Hautstelle keinesfalls Wasser, sondern Paraffinöl mit 2,5% Stearinsäure gießen, dann mit Spatel Legierung abkratzen und Paraffinöl mit Seifenlösung entfernen. Anschließend ggf. übliche Wundversorgung.

Hinweise zum Inhalt von Literaturbeispielen

Substanzen, Toxikokinetik, -dynamik, Symptomatik und Therapie: Albrecht; Daunderer; Gloxhuber
Besonderheiten im Kindesalter: v. Mühlendahl et al.
Anwendung und Nebenwirkungen kaliumhaltiger Infusionslösungen: Hartig
Dosierung, relative und absolute Kontraindikationen, Interaktionen: ROTE LISTE, alphabetisches Verzeichnis der Fertigarzneimittel, Signaturverzeichnis K 5, K 10
Analytik, Physiologie, Pathophysiologie und Klinik des Kaliumstoffwechsels: Holtmeier (1992)
Chemie und Verwendung von Kalium (mit Hinweisen zur Physiologie) und Kalium-Verbindungen: Römpp

Kampfstoffe, chemische, potenzielle

I. Substanzen

Unter dem Begriff chemische Kampfstoffe werden, unabhängig anderer Definitionen, solche Substanzen, Substanzgemische, deren Ausgangsstoffe und Toxine verstanden, die dazu geeignet sind, nach beabsichtigter Ausbringung, mittelbar oder unmittelbar Vergiftungssymptome bei einer größeren Anzahl von Menschen oder Tieren hervorzurufen (Massenvergiftungen).

Das können z. B. sein:

Abrin, Glykoprotein, aus rotem Samen der tropischen Paternostererbse (Abrus precatorius); Hemmung der Proteinbiosynthese; toxischer als Ricin (s. u.).

Ammoniak, farbloses, stark riechendes Reizgas, leicht wasserlöslich → Ammoniumhydroxid, s. Kap. Laugen.

Alkylaminoethanole, Zwischenprodukte bei der Kampfstoffherstellung (z. B. VX-Stoffe); s. Kap. Amine, aliphatische.

Antikoagulanzien (z. B. Warfarin, Brodifacoum, Bromadiolon); s. Kap. Antikoagulanzien

Arsentrichlorid, farblose, ölige, an der Luft rauchende Flüssigkeit, hautschädigende Verbindung; s. Kap. Arsen.

Arsenwasserstoff (SA), Arsin, farbloses, knoblauchartig riechendes Gas; s. Kap. Arsen.

Arsen-Verbindungen, organische, aliphatische (flüssige) wie: Methylarsindichlorid (MD), Ethylarsindichlorid (ED), Phenylarsindichlorid (PD) und das ölig, farblose, geruchlose (wenn industriell gefertigt -bernsteinfarben bis schwarzbraun, nach Geranien riechende) Chlorvinylarsindichlorid (Lewisit, L-1) sowie die weniger toxischen Isomere Dichlorvinylarsinchlorid (L-2) und Trichlorvinylarsin (L-3) wirkungsähnlich dem Lost, früher zur hautschädigenden Gelbkreuzgruppe gerechnet; s. Kap. Arsen.

Arsen-Verbindungen, aromatische, (kristalline, wasserlösliche) Verbindungen („vomiting agents"): farbloses, geruchloses Diphenylarsinchlorid (Clark I, DA) und weißes, geruchloses -cyanid (Clark II, DC) sowie gelblich grünes, knoblauch- oder bittermandelartig riechendes Phenarsazinchlorid (Adamsit, DM), früher als atemwegsschädigende Blaukreuz-Kampfstoffe (Sternutatoren); s. Kap. Arsen.

Batrachotoxin, Alkaloid, Pfeilfroschgift (z. B. Phyllobates terribilis), Kardio-, Neurotoxin, in der Toxizität mit Ricin (s. u.)vergleichbar, sehr schneller Wirkungseintritt, als Massenvernichtungsmittel nicht einsetzbar. LD bei Injektion auf 180 µg für den Menschen geschätzt.

Benzol, leicht flüchtiger Kohlenwasserstoff; s. Kap. Kohlenwasserstoffe, aromatische.

Botulinumtoxin, von Clostridium botulinum gebildetes, neurotoxisches Exotoxin; z. B. Typ A, Xeomin®; inhalativ oder ingestiv als Biotoxin-Kampfstoff missbrauchbar; LD inhalativ ca. 0,7–0,9 µg; s. Kap. Nahrungsmittel.

Brom (CA), beißend riechende, stark reizende Flüssigkeit; s. Kap. Brom.

Bromaceton (B) und **Bromessigsäureethylester**, Augenreizstoffe; ähnlich wirkend sind Benzylbromid, Brombenzylcyanid, Bromphenylacetonitril, Xylylbromid, s. Kap. Augenreizstoffe.

Brombenzylcyanid (CA), als sog. Tränengas eingesetzt, s. Kap. Cyanverbindungen.

Chinuclidinylbenzilat (BZ), Piperidylbenzilat, weißes, geruchloses, schlecht wasserlösliches, kristallines Pulver; halluzinogener, sedierender Psychokampfstoff; Wirkungseintritt ca. 1 h nach Exposition, max. Wirkung nach ca. 8 h, Wirkungsdauer 24–48 h; s. auch Kap. Halluzinogene.

Chlor, als Gas gelblich grün; s. Kap. Chlor.

Chloracetophenon (CN), Bestandteil z. B. von Tränengas-Sprays; auch zusammen mit Tetrachlormethan und Benzol (CNB), mit Chlorform (CNC), mit Chlorpikrin und Chlorform (CNS); evtl. Zusatz stark hyperämisierender Stoffe; s. Kap. Augenreizstoffe.

Chlorbenzylidenmalondinitril (CS) hochwirksamer Augenreizstoff mit zusätzlicher psychotoxischer Wirkung; s. Kap. Augenreizstoffe.

Chlor-, Brom- und Iodcarbonsäureester, mehr oder minder intensive Augenreizstoffe die teilweise auch Hautgiftwirkung; vgl. Kap. Augenreizstoffe und Kap. Loste.

Chlorierte Ether, auch als **Haloether** bezeichnet, leicht flüchtige Substanzen; s. Kap. Ether.

Chlorpikrin (PS), Trichlornitromethan, Nitrochloroform, Klop, auch „vomiting gas"), mit Phosgen und Chlor vergleichbar; s. Kap. Stickstoff-Verbindungen, aliphatische.

Cyanhalogenide, Halogencyane, leicht flüchtige Substanzen; Chlor- (CK), Brom- und Iodcyan; s. Kap. Cyanverbindungen.

Cyanide, z. B. Cyanwasserstoff (AC), Natriumcyanid, Kaliumcyanid; s. Kap. Cyanverbindungen.

Cyclosarin (GF), Flüssigkeit mit nicht genau beschreibbarem Geruch, geringer verdampfbar als Sarin; vergleichbar mit Sarin (s. u.).

Dibenzoxazepin (CR), militärisch bedeutsamer, hochwirksamer Augenreizstoff; Wirkung und Einsatzweise analog CS-Stoff; s. Kap. Augenreizstoffe.

N-Dimethyltryptamin (DMT), psychotoxisches Tryptamin-Derivat (vergleiche auch Psilocin, Psilocybin s. Kap. Halluzinogene; Bufotenin), auch im Samen von Leguminosen-Arten z. B. Piptadenia peregrina, weniger wirksam als BZ.

DFP (Diisopropylfluorphosphat), Fluostigmin, Wirkungsweise analog der Nervengase (s. u.); s. Kap. Phosphorsäureester.

EMPTA (Ethylmethylphosphonothiosäure) Ausgangsstoff der Herstellung von VX-Kampfstoffen; s. Kap. Phosphorsäureester.

Ethylenglykol, farblose, leicht sirupartige, geruchlose, süße Flüssigkeit; s. Kap. Glykole.

Fentanyl und andere Opioide, in aerosolisierter Form zur Sedierung bzw. Beruhigung, als nichttödliche, psychoaktive, handlungsunfähig machende Waffen einsetzbar; s. Kap. Opioide.

Fluorgas, Fluorwasserstoff(säure), Fluoride, (Mono)Fluoressigsäure und verwandte Monofluorcarbonsäurederivate; Fluorethylalkohol(-Derivate); s. Kap. Fluor.

Korallen-Toxine, z. B. Palytoxin, Neurotoxine, toxischer als Ricin, als Massenvernichtungsmittel zzt. nicht einsetzbar, da nicht synthetisch herstellbar.

Lost (H/HD), S-Lost, Senfgas, Yperit, Mustardgas (Dichlordiethylsulfid); früher hautschädigende Gelbkreuzgruppe; als Mischung mit Lewisit (HL) oder mit an-

K

deren Subtanzen (HT); die Gruppe der Schwefel-Loste enthält weitere chemisch verwandte Substanzen z.B. O-Lost (Dichlorethylthioethylether); s. Kap. Loste. Stickstoff-(N-)Lost (HN1–3), „nitrogen mustard" (Dichlorethylmethylamin), verschiedene Verbindungen mit fischig, fruchtig, muffig oder seifiger Geruch; hauptsächlich Hautkampfstoffe (z.B. Trichlortriethylamin, NH-3); s. Kap. Loste.
D-Lysergsäurediethylamid (LSD), als Psychokampfstoff einsetzbar; s. Kap. Halluzinogene.
Mykotoxine, sekundäre Stoffwechselprodukte von Schimmelpilzen. Trichothecene (Fusarium sp.): z.B. T-2-Toxin (Stachybutrys atra), HT-2-Toxin, Desoxinivalenol (DON), Disacetoxyscirpienol (DAS), leicht produzierbar, als Aerosole einsetzbar („yellow rain"), dermal resorbierbar, hemmen die Proteinsynthese. Aflatoxine (z.B. Aspergillus flavus): DNA-alkylierende Wirkung, Kanzerogene, eher chronische Wirkung.
Natriumazid, geruchlose, weiße Substanz; bei Kontakt mit Wasser → stechend riechendes Gas; s. Kap. Stickstoff-Verbindungen.
Osmiumtetroxid, farblose bis gelbliche Substanz mit stechendem Geruch und starker Reizwirkung, bei Raumtemperatur verdunstend; inhalationstoxisch vergleichbar mit Sarin; s. Kap. Osmium.
Paraquat, farblose oder gelbliche kristalline Substanz mit leichtem Ammoniakgeruch, kann durch Zusätze anders gefärbt sein oder anders riechen; s. Kap. Bi-Pyridiniumsalze.
Perfluorisobutylen (PFIB); Nebenprodukt in der Fluorchemie, entsteht bei der Verbrennung von Teflon; in Toxizität und Wirkung ähnlich Phosgen; s. Kap. Fluor und Kap. Phosgen.
Phosgen (CG), als lungenschädigender Kampfstoff (früher lungenschädigende Grünkreuz), schwerer als Luft; Diphosgen (DP), spaltet sich in zwei Moleküle Phosgen. Triphosgen spaltet sich in drei Moleküle Phosgen. Phosgenoxim (CX), Hauptvertreter sog. Nesselstoffe, unangenehmer Geruch, schwerer als Luft (früher nesselnde Rotkreuzgruppe). Bei Inhalation ähnlich Phosgen, bei Hautkontakt wie Lost; s. Kap. Phosgen und Kap. Loste.
Phosphine, Phosphorwasserstoff; farbloses, brennbares, rasch zerfallendes, nach Knoblauch bzw. Fisch riechendes Gas; s. Kap. Phosphor.
Phosphor, weißer (gelber); farblose, weiße oder gelbe, wachsartige, leicht entzündliche Substanz mit knoblauchartigem Geruch; s. Kap. Phosphor.
Quecksilber, z.B. zur Nahrungsmittelvergiftung; s. Kap. Quecksilber.
Ricin, Lektin aus dem Samen von Ricinus communis, toxischstes bekanntes Pflanzengift, als Massenvernichtungsmittel eher unpraktikabel, besonders Anwendung als Aerosol gefürchtet, LD ca. 5 µg/kg (vgl. auch Kap. Laxanzien).
Sarin (GB), Trilon 46; farblose, geschmacklose, leicht wasserlösliche Flüssigkeit, in reiner Form auch geruchlos; Nervenkampfstoff, toxischer als Tabun; s. Kap. Phosphorsäureester.
Säuren und Laugen; s. entsprechende Kapitel.
Saxitoxin, neurotoxisches Algentoxin, zählt zur Gruppe der paralytisch wirkenden Muschelgifte (PSP), kann zur tödlichen Atemlähmung führen, stärkste und sehr schnelle (Minuten) Wirkung bei Inhalation, LD ca. 0,2 mg.

Soman (GD), farblose, geschmacklose, leicht wasserlösliche Flüssigkeit mit leichtem Camphergeruch bzw. Geruch nach faulenden Früchten; toxischer als **Sarin**, Nervenkampfstoff; s. Kap. Phosphorsäureester.

Staphylokokken-Enterotoxin B (SEB), Lebensmittelvergiftungen auslösendes Exotoxin von Staphylococcus aureus, in aerosolisierter Form als Kampfstoff möglich, erste Symptome bei Inhalation nach 3–12 h, tödlicher Verlauf sehr selten. LD inhalativ ca. 0,2 mg/kg.

Stibin, Antimonwasserstoff, farbloses Gas mit schwefelwasserstoffartigem, widrigem Geruch; Wirkung vergleichbar mit Arsenwasserstoff; s. Kap. Antimon.

Strychnin, weißes, geruchloses, bitter schmeckendes, kristallines Pulver, kann oral und inhalativ tödlich wirken; s. Kap. Picrotoxin/Strychnin.

Tabun (GA), Gelan, Trilon 100; farblose, geschmacklose, leicht wasserlösliche Flüssigkeit mit leichtem Fruchtgeruch; Nervenkampfstoff; s. Kap. Phosphorsäureester.

Thallium, geschmack- und geruchlos; als Salz farblos; s. Kap. Thallium.

Titantetrachlorid (FM), farblose bis leicht gelbliche Flüssigkeit; s. Kap. Titan.

VX- bzw. V-Stoffe, bernsteinfarbende, geruch- und geschmacklose, mäßig wasserlösliche Flüssigkeiten; wesentlich toxischer als Tabun; vornehmlich in sog. Binärkampfstoffen; s. Kap. Phosphorsäureester.

Historische Einteilung der Kampfstoffe nach der farblichen Kennzeichnung im Ersten Weltkrieg, z. B.:

Blaukreuz-Kampfstoffe: werden vornehmlich über die oberen Atemwege wirksam z. B. Clark I und II;

Grünkreuz-Kampfstoffe: Lungengifte z. B. Phosgen;

Gelbkreuz- Kampfstoffe: greifen die Haut und die Schleimhäute an z. B. Lost, Yperit, Lewisit;

Weißkreuz-Kampfstoffe: Augen und Tränenreizstoffe z. B. Chloracetophenon, Chlorbenzylidenmalonsäuredinitril.

Einteilungen der chemischen Kampfstoffe existieren auch **nach Art und Ort der Wirkung**, z. B.:

Nervenkampfstoffe: z. B. Tabun, Sarin, Soma, VX;
Hautkampfstoffe: z. B. Lost, N-Lost, Lewisit;
Blutkampfstoffe: z. B. Blausäure, Arsin, Chlorcyan;
Lungenkampfstoffe: z. B. Phosgen, Chlorpikrin:
Psychokampfstoffe: z. B. BZ;
Augenreizstoffe: z. B. Bromaceton, Chloracetophenon;
Nasen-Rachen-Reizstoffe: z. B. Clark I und II, Adamsit.

II. Toxikokinetik und -dynamik

Die Daten zur Toxikokinetik und -dynamik sind stoff- oder stoffgruppenspezifisch und können entsprechend der jeweiligen Hinweise in Abschnitt I den genannten Kapiteln entnommen werden.

Die Aufnahme von biologischen Substanzen ist toxinabhängig ingestiv, inhalativ als Aerosol und per injectionem möglich. Trichothecene können auch dermal resorbiert werden. Bei organismenproduzierten Toxinen ist für die Stärke der Wirkung die infektiöse Dosis und nicht die toxische Dosis in Abhängigkeit vom Kör-

pergewicht des Exponierten entscheidend, da sich die Organismen im Träger vermehren können.
Biogene Toxine wirken als Neurotoxine, über eine Hemmung der Proteinsynthese, Interaktion mit der DNA oder als sog. Superantigene.

III. Symptomatik

Symptome nach Exposition setzen nach unterschiedlichen Latenzzeiten ein, die zwischen Sekunden/Minuten (z. B. VX, Sarin, Tabun) und vielen Stunden (z. B. Phosgen, Chlorpikrin) liegen können. Zu Einzelheiten s. jeweils Hinweise im Abschnitt I.
Biogene Toxine können nach einer Latenzzeit von 1 h bis > 20 h zu unspezifischen Symptomen wie Kopfschmerzen, Fieber, Abgeschlagenheit, Übelkeit, Schwäche und Atembeschwerden führen. Als Neurotoxine wirkende Gifte rufen schon innerhalb von wenigen Minuten Taubheitsgefühl, Parästhesien und beginnende Lähmungserscheinungen hervor. Trichothecene führen nach dermaler Exposition zu Brennen, Blasenbildung und Nekrotisierung der Haut und gelten als Ursache der sog. alimentären toxischen Aleukie (ATA). Das Fortschreiten der Vergiftungssymptomatik kann über Atemlähmung, Kreislauf-, Multiorganversagen und Lungenödem zum Tod führen.

IV. Therapie

Nach peroraler Aufnahme toxischer Dosen, wenn noch sinnvoll, schnellstmögliche primäre Giftentfernung (s. Kap. 7.2). Weiterbehandlung oder ggf. Erstbehandlung vgl. Hinweise im Abschnitt I. Beachte Selbstschutz. Bei unbekannter Vergiftungsursache (noch vor Identifikationsversuch) sofort mit symptomatischer Behandlung unter Beachtung von Leitsymptomen hinsichtlich Atmung (s. Kap. 6.1) beginnen.
Nach Intoxikation mit biogenen Toxinen zudem gg. Gabe von Antitoxin (z. B. Botulismus Antitoxin Behring®).

Hinweise zum Inhalt von Literaturbeispielen

Substanzen, Toxikokinetik, -dynamik, Symptomatik und Therapie: Szinicz, Stephan, Schäfer
Toxizität, Vergiftung und Einsatz von Ricin als Kampfstoff: Bradberry et al.; Doan; Lord et al.; Poelchen
Pharmakologische Perspektiven toxischer Chemikalien und ihrer Antidote: Flora/Romano/Baskin et al.
Biogene Gifte als potenzielle Kampfstoffe: Russmann
Chemie und Verwendung einzelner Verbindungen: Römpp

Ketone, aliphatische

I. Substanzen

Aceton, Dimethylketon, Ketopropan, Propanon, Essiggeist, Spiritus pyroaceticus; Lösungsmittel (vgl. dieses Kapitel), in Nagellackentfernern, für Extraktions-, Kristallisations-, Abbeiz-, Entwässerungs-, Reinigungs- und synthetische Spezialzwecke; Dämpfe (schwerer als Luft) → Inhalationsgefahr (besonders für Kinder bei Verwendung von A. als Lösungsmittel für Plastikverbände!). **LD** ca. 75 ml p. o. (allerdings wurden auch schon 200 ml überlebt) bzw. 75 000 ppm über kurze Zeit, (verunreinigtes Aceton meist toxischer).
Phenylaceton, auch als Grundsubstanz für Amphetamin u. a. synthetische Drogen, akut toxikologisch ähnlich Aceton.
Cyclohexanon, Anon, Pimelinketon, Ketohexamethylen; wichtiges Zwischenprodukt für ε-Caprolactam (Ausgangsprodukt für Nylon®, Perlon®), Lösungsmittel, Kunstharz-, Insektizid-, Farbstoff- und Textilhilfsstoffkomponente. Rohes Cyclohexanon kann mit Phenol verunreinigt sein (siehe dort). Medizinisch Cyclohexanon-Derivat als Injektionsnarkotikum (Ketamin, Keta-hameln®); pharmakologisch und toxikologisch dem Phencyclidin nahe stehend (s. Kap. Halluzinogene).
Methylcyclohexanon (Isomerengemisch; o-, m-, p-), Lösungsmittel und für Kunstharzfabrikation.
Methylethylketon, MEK, Butanon; Lösungsmittel (anstelle von Aceton sowie für Vinylharze und Nitrocelluloselacke), in Klebstoffen, Entparaffinierung von Schmierölen, auch als Zusatz zum Flugzeugbenzin.
Methylpropylketon, Pentanon; verwendet etwa wie Methylethylketon (s. oben).
Methylvinylketon, industrielles Zwischenprodukt.
Toxikologisch ähnlich die ungesättigten Ketone:
Mesityloxid und **Isophoron**, auch als Vergällungsmittel in technischem Alkohol (Schleimhautreizung ca. ab 25 ppm).
Halogenierte Ketone wie
Bromaceton, Brom- und **Chloracetophenon** (CN-Stoff) s. Kap. Augenreizstoffe.
Keten, industrielles Acetylierungsmittel, hat nichts mit Ketonen zu tun (lediglich Herstellung aus solchen); toxikologisch etwa wie Phosgen oder nitrose Gase (siehe dort).

K

II. Toxikokinetik und -dynamik

Resorption über Digestions- und Respirationstrakt, teilweise auch über Haut möglich.
Elimination durch Metabolisierung zu CO_2 sowie **Ausscheidung** (anfangs rasch, später nur sehr langsam) mit Atemluft und Harn (dort nachweisbar).

Wirkung: Reizung betroffener Schleimhäute (mäßig bei Aceton, stärker bei allen übrigen in Abschnitt I genannten Ketonen); Methylvinylketon auch für die Haut schädlich. Nach Resorption toxischer Mengen zentralnervöse, vorwiegend narkotische Wirkung (Aceton > Ethanol). Toxizität, narkotische und Schleimhaut reizende Wirkung mit steigender Anzahl der C-Atome zwar zunehmend (bis etwa C_{10}), dafür aber abnehmende Flüchtigkeit bzw. Inhalationsgefahr.

III. Symptomatik

Durch Inhalation von Dämpfen oder perorale Aufnahme mehr oder weniger starke Reizerscheinungen (vgl. Abschnitt II) an betroffenen Schleimhäuten. In schweren Fällen (nach oft mehrstündiger Latenz) → Nausea, Erbrechen, Schwindel- und Beklemmungsgefühl, Blutdruckabfall, Kopfschmerzen, Rauschzustand → (evtl. lang anhaltende) Narkose bzw. Koma. Gefahr von Azidose, Kollaps, Atemlähmung. In der Folge (meist vorübergehende) Störungen von ZNS-, Herz-, Leber-, Nierenfunktion sowie Sekundärinfektion möglich.

IV. Therapie

Bei akzidenteller **Ingestion** kleiner Mengen keine primäre Giftentfernung; nach größeren Mengen vorsichtiges Abziehen mit Magensonde (Aspirationsgefahr besonders bei flüchtigen Ketonen, vgl. Abschnitt II), deshalb Anwendung eines Manschettenkubus; anschließend Aktivkohle und Natriumsulfat (s. Kap. 7.2.1–3); Milch kontraindiziert.

Bei **Inhalation** Frischluftzufuhr, erforderlichenfalls Sauerstoffatmung.

Weiter symptomatisch, insbesondere auch Kontrolle des Säuren-Basen-Haushaltes, s. auch Kap. Methanol und Kap. 7.1.17. Keine Gabe von Adrenalin und anderen Katecholaminen (Rhythmusstörungen möglich!). Infektionsprophylaxe.

Hinweise zum Inhalt von Literaturbeispielen

Chemie einzelner Ketone: Römpp
Substanzen, Symptomatik und Therapie: Daunderer; Wirth/Gloxhuber; Ellenhorn/Barceloux
Restmengen an Lösungsmitteln in pflanzlichen Arzneimitteln: Stumpf et al.
Aceton-Vergiftung: v. Mühlendahl et al.
Ketone in Haushaltsprodukten: Velvart
Entsorgung: Kap. 7.3 und Anhang

Kitte und Spachtelmassen

I. Substanzen
(Prinzipielle Zusammensetzung)

Kitte sind flüssige oder plastische Stoffe, die an der Luft allmählich erhärten. Sie werden verwendet, um Fugen, Ritzen oder Vertiefungen auszufüllen und um zerbrochene Gegenstände wieder zusammenzufügen. Im weiteren Sinne zählen hierzu auch Dichtungs-, Verguss- und Spachtelmassen. Je nach Zusammensetzung erhärten auch sie entweder völlig oder bleiben über längere Zeiträume plastisch.

Ölkitte: Hauptbestandteil ist Leinöl, das als trocknendes Öl mit vielen Oxiden oder Carbonaten, wie mit gebranntem Kalk, Schlämmkreide, Magnesia, Bleiglätte, Mennige, Eisenoxiden (siehe jeweils dort) u. a. wasserunlösliche, allmählich erhärtende „Seifen" bildet, die als Kitte verwendet werden können. Glaserkitt (Schlämmkreide), Aquarienkitt (Blei-II-oxid, Bleiglätte), Bleimennigeölkitt (Bleimennige), Zinkkitt (Zinkoxid).
Wasserglaskitte: Gemische aus Wasserglas und Schlämmkreide.
Glycerinbleioxidkitt: Blei-II-oxid und Glycerin, wasser-, säure- und laugenbeständiger Kitt.

Universalkittpulver: besteht aus 4 Teilen gebranntem Gips und 1 Teil Gummi arabicum, wird mit Borax-Lösung oder Wasser angerührt.
Eisenkitte: bestehen aus Lehm, Eisenpulver, Wasser und Essig.

Aufgrund ihrer chemischen Zusammensetzung ist auch die folgende Einteilung möglich:

■ **Anorganische Kitte**
Boraxkitt: Mischung aus 20–30% Borax, Quarzsand und bis zu 10% Bleiglätte sowie Leimzusatz.
Magnesiakitte (Sorel-Zement): Mischungen aus 40–60% Magnesiumoxid und 20–40%igen Magnesiumchlorid-Lösungen.
Metall(oxid)kitte: Mischungen aus 20–40% Wasserglas und 10–15% Metalloxiden, insbesondere Zinkoxid, Antimonoxid, Mangandioxid.
Rostkitte: Mischungen aus 20–30% Eisenpulver, bis zu 10% Schwefelpulver und bis zu 20% Ammoniumchlorid bzw. Ammoniak.
Säurekitte: Mischungen aus 20–40% Wasserglas, 10–20% Schwerspat- und Asbestpulver.
Zinkoxidkitte: Mischungen aus 50–60% Zinkoxid und 20–30% Zinkchlorid.

■ **Organische Kitte**
Unterschiedlichste, akut-toxikologisch im Allgemeinen unbedenkliche Polymerisations-, Polykondensations- oder Polyadditionsprodukte, die mit Füllstoffen (Zink- oder Magnesiumoxid, Kreide, Bleiglätte usw.) und Lösungsmittelgemischen unterschiedlichster Art nach Verdunsten der Lösungsmittel zähe, haftende Massen ergeben. Hierher gehören auch:

Bitumina: Gemische aus höheren Kohlenwasserstoffen und Phenol(-Derivaten), Wachsen und Harzen, ggf. gelöst in Benzin, Benzol, Trichlorethylen (vgl. Kapitel Lösungsmittel).

Chlornaphthalinkitte enthalten bis zu 80 % sehr hautwirksame Polychlornaphthaline.

Dauerplastische Kitte auf Basis von Natur- oder Synthesekautschuk, evtl. mit mineralischen Füllstoffen (bis 75 %).

Fensterkitte: Mischungen aus Kreide, pflanzlichen oder tierischen Ölen, evtl. unter Zusatz von max. 20 % Bleiglätte und 3–8 % Ethylenglykol.

Fugenkitte auf Basis Polyvinylacetat (mit Lösungsmitteln sowie evtl. Füllstoffen und Weichmachern).

Säurekitte auf Basis Phenolharz, Füllstoff Quarzmehl (Kondensation durch Härterzugabe).

Siegellack: Lösung von Harzen, spez. Schellack, in 40–60 % Terpentinöl unter Zusatz von Kreide, Gips und bis zu 20 % Zinnober.

Spachtel(masse): Mittel zum Ausgleichen von Unebenheiten des Untergrundes: Gemische aus Zinkoxid, Kreide, Bleiweiß, Schwerspat, Magnesiumsilicat/-oxid, Eisenoxid, Graphit u. a. mit einem Bindemittel (z. B. Öllack, Nitrocelluloselack, Chlorkautschuklack aber auch Knochenleim, Kaseinleim usw.), dazu bis zu 40 % (!) Styren zum Einstellen der gewünschten Konsistenz. Speziell für Holz: Kunstharze, Pigmente, Lösungsmittel (meist Aceton), Füllstoffe; für Mauerwerk: Gips bzw. Zement, Cellulose, Methylcellulose, Alkydharz-Nitrocellulose-Kombinationen, Pigmente (Titandioxid), Schlämmkreide.

II. und III. Toxikokinetik, -dynamik und Symptomatik

Perorale Aufnahme von Kitten ist im Allgemeinen wenig gefährlich. Bei anorganischen Kitten ist am ehesten die **alkalische** Reaktion und bei organischen Kitten die Resorptivwirkung des **Lösungsmittels** ausschlaggebend (vgl. dieses Kapitel); im speziellen Fall jeweils Angaben zu den einzelnen Bestandteilen im Abschnitt I beachten.

IV. Therapie

Nach peroraler Aufnahme von **(zäh)flüssigen Kitten** sofort grobe Information über pH (Schleimhautinspektion, Indikatorpapier), ggf. weiter wie im Kapitel Laugen. Bei neutraler Reaktion und aromatischem Geruch Maßnahmen zunächst sinngemäß wie im Kapitel Lösungsmittel.

Nach peroraler Aufnahme von **festen Kitten** keine medikamentöse Behandlung erforderlich; reichlich fett- und alkoholfreie Getränke zweckmäßig. Zur Weiterbehandlung von Extremfällen ggf. zutreffende Angaben in Abschnitt I beachten. In bedrohlichen Zweifelsfällen genauere Ermittlung der Zusammensetzung (besonders Lösungsmittel!) durch Befragung des Herstellers, eines toxikologischen Informationszentrums oder Analyse und entsprechende Nachbeobachtung.

Hinweise zum Inhalt von Literaturbeispielen

Substanzen, Symptomatik und Therapie: Velvart
Zusammensetzung und Verwendung: Römpp

Kohlenoxide

I. Substanzen

A.

Kohlenmonoxid: farb- und geruchlos (Geruch nur durch Verunreinigungen), durchdringt leicht Wände und Decken (unter Verlust der Geruchsstoffe) → „Filtergas", „Sickergas"; CO-Luftgemische explosiv. Gasmasken nur mit spezifischen CO-Filter oder „CO-Selbstretter" wirksam. CO ist Produkt unvollständiger Verbrennung von Kohlenstoff (bzw. kohlenstoffhaltigem Material) → Vorkommen in (weniger gebräuchlichem) Leuchtgas, Gas luciferum (je nach Provenienz bis zu 30% CO), kann infolge der Beimengungen von Kohlenwasserstoffen, Cyanwasserstoff, Schwefelwasserstoff noch toxischer sein, als dem CO-Gehalt entspricht; in Auspuffgasen (auch nitrose Gase enthaltend, siehe dort), Explosions- und Sprenggasen (Bergbau, Steinbruch usw.), in zahlreichen Industriebetrieben wie Gaswerken, Kokereien; Gichtgase von Hochöfen enthalten ca. 20–30% CO, Wassergas 50% CO; bei Großbränden in Häusern und Bergwerken (Rauch- und Brandgase); bei ungenügend belüfteten Öfen, mit Leuchtgas oder Flüssiggasen (siehe unter „Benzin") beheizten Behältern, Gasdurchlauferhitzern in zu kleinen, unzureichend belüfteten Räumen; besonders heimtückisch bei (zumeist unbemerkten) Schäden an entsprechenden Gasleitungen. CO entsteht schon durch mäßiges Erwärmen bei Zersetzung der Carbonyle sowie mancher organischer Verbindung. Zur Toxizität siehe Abschnitt II.

B.

Kohlendioxid: farb- und geruchlos; schwerer als Luft; im Handel komprimiert in Stahlflaschen und als „Kohlensäureschnee" bzw. „Trockeneis" technisch z. B. zur Tiefkühlung, medizinisch zur Entfernung von Warzen u. a. Vergiftungsgefahr überall dort, wo durch Gärungs- und Zersetzungsprozesse organischen Materials reichlich CO_2 entsteht, das nicht entweichen kann, daher in Hefefabriken, Wein- und Mostkeltereien, in mit gärenden Früchten beschickten Schiffsräumen, in Getreide-, Futter- und Heusilos u. v. a. Große Gefahr auch beim Reinigen mit Säure von carbonathaltigen Brunnen, Leitungen, Kesseln usw.

pnoe, Zyanose, Erregungszustände, Nausea → (über 10 Vol.-% CO_2; vgl. Abschnitt I) Ataxie, mitunter epileptiforme Krämpfe, Bewusstlosigkeit, Blutdruckabfall. Bei rechtzeitiger Frischluftzufuhr rasche Erholung, sonst Exitus durch Erstickung (Spättodesfälle möglich). Apoplektiformer Verlauf bei Konzentrationen über 18–20 Vol.-%.

Kohlensäureschnee bzw. Trockeneis verursacht auf betroffener Haut oder Schleimhaut Erfrierungen.

IV. Therapie

A.

Kohlenmonoxid: Bei Rettung ggf. auch an Explosionsgefahr (cave: elektrische Geräte; Gasdiffusion durch Mauerwerk berücksichtigen) **und an Selbstschutz denken.**

Sofort Frischluft bzw. Sauerstoffzufuhr (senkt CO-Gehalt des Blutes um 30–50 % pro h), Ruhigstellung (auch nach Wiedererlangung des Bewusstseins), Schutz vor Wärmeverlust und (je nach Schweregrad) Atemspende (ggf. Freimachen der Atemwege usw.) oder intensive Sauerstoff(überdruckbe)atmung (nur bis CO-Hb unter 20 % gesunken), auch nach dem Erwachen noch fortsetzen; in schweren Fällen nicht zu früh aufgeben (evtl. „Scheintod") und wenn möglich Anwendung von hyperbarer Oxigenation. Möglichst frühzeitig Blutentnahme zur CO-Hb-Bestimmung. Schutz vor extremen Außentemperaturen.

Weiter **symptomatisch**: laufende Kontrolle von Kreislauf und Säuren-Basen-Gleichgewicht bzw. Blutgasanalysen; zur Korrektur siehe ggf. Kap. 7.1.17. In schwersten Fällen innerhalb der ersten Stunde partielle Blutaustauschtransfusion diskutabel, aber keinen Aderlass.

Bei ventrikulären Herzrhythmusstörungen Lidocain; bei Krämpfen 5–10 mg Diazepam, ggf. zusätzlich Phenytoin i. v.

Von Thionin, Methylthionin, Cytochromen, Blut-Dialysat oder anderen „Gegenmitteln" ist kein entscheidender Einfluss auf Verlauf und Spätschäden zu erwarten.

Bei Anzeichen von Hirnödem (oder Lungenödem) Prednisolon oder Dexamethason und/oder Osmotherapie, z. B. mit 40–60 ml 40 %iger Glukose-, Sorbitol- oder 20 %iger Mannitol-Lösung und/oder Furosemid, Lasix®, unter Kontrolle von Kreislauf, Hämatokrit, Elektrolyt- und Wasserhaushalt.

Nur bei (ersten Anzeichen von) akutem Nierenversagen Hämodialyse zur Überbrückung der Oligo-Anurie-Phase und Ausgleichung der metabolischen Azidose, nicht zur CO-Hb-Elimination. Bei lang anhaltendem Koma bzw. bei Verdacht auf gleichzeitige Alkohol- oder Schlafmittelintoxikation siehe auch in diesen Kapiteln; Pneumonieprophylaxe.

Nachbeobachtung (vgl. Abschnitt III!); angemessene Arbeitsbefreiung (nach schwerer Intoxikation bzw. Hirnödem 2–3 Wochen und länger). Nachkrankheiten sprechen u. U. möglicherweise an auf Sauerstoff-Überdruckbehandlung (hyperbare Oxigenation) und Förderung der Hirndurchblutung oder des ZNS-Stoffwechsels (Nootropika). Mit engmaschigem Vergleich prä-, intra- und postmorbider Schriftproben können parkinsonartige Symptome, Verlauf und Behandlungseffekte objektiviert werden.

Cave: Kontraindiziert sind Analeptika (Auslösung von Krämpfen und Erbrechen, Erhöhung des O_2-Bedarfs), Sympathomimetika (z.B. Katecholamine → Steigerung der Toxizität), ZNS-dämpfende Pharmaka (zumindest durch höhere Dosierung Gefährdung des Atemzentrums). Kein Zeitverlust durch Versuche mit „Antidoten".

Ggf. Meldungen an Polizei, Feuerwehr, Gasversorgung, Arbeitsschutzinspektion.

B.

Bei **Kohlendioxid-Vergiftung** sofort Frischluft, ggf. künstliche (Sauerstoff-)Atmung (cave Aspiration bei Erbrechen), allenfalls Intubation und Kontrolle der Blutgase bzw. des Säuren-Basen-Gleichgewichts erforderlich (s. ggf. Kap. 7.1.17). Weiter symptomatisch. Bei lokaler Einwirkung von **Kohlensäureschnee** Trockenbehandlung wie bei Erfrierung.

Hinweise zum Inhalt von Literaturbeispielen

Substanzen, Toxikokinetik, -dynamik, Symptomatik und Therapie: Eichenberger; Eyer; Löser; Neuhaus; Pankow; Penney; Seeger/Neumann
Ausführliche Darstellung der Therapie der CO-Vergiftung: Albrecht
Indikation der hyperbaren Sauerstoff-Therapie: Tetzlaff et al.
Besonderheiten im Kindesalter: v. Mühlendahl et al.
Graphomotorische Reaktionen auf CO-(Spät)Wirkungen: Ludewig (1999): Ludewig et al.; Wildt
Chemie der Kohlenoxide: Römpp

Kohlenwasserstoffe, aliphatische

I. Substanzen

A. Gasförmige Kohlenwasserstoffe (entzündlich bzw. explosibel)

Methan (z.B. in „Schlagenden Wettern" des Bergbaues) und **Ethan** nur zu speziellen technischen Zwecken und im Erdgas; **Propan** und **Butan** (komprimiert in Stahlflaschen, sog. Flüssiggase) als Treibstoffe, (gelöst) in Rohpetroleum z.B. Erdöl (s. unten); Cyclopropan (früher als Narkotikum), **Acetylen**, **Ethin** technisch z.B. zum autogenen Schweißen, gelöst in Aceton als Dissous-Gas in Beleuchtungstechnik (meist verunreinigt mit Phosphorwasserstoff, s. Kap. Phosphor) in reinster Form, ebenso wie **Ethylen**, früher als Narkotikum. **Propylen** für technische Spezialzwecke.

B. Flüssige Kohlenwasserstoffe (bzw. deren Dämpfe entzündlich bzw. explosibel); bedeutsam sind:

(Pentan), Hexan, Heptan und **Octan** als Hauptbestandteile von **Benzin**, das außerdem noch wechselnde Mengen von Olefinen, Naphthenen sowie Aromaten (z. B. Benzol, s. dort) enthält und dem für Kraftstoffzwecke früher meist hochtoxische Antiklopfmittel zugesetzt wurden – z. b. bis zu 20 % Methanol oder andere Alkohole (s. dort), kaum noch Bleitetraethyl (s. dort), Benzol (häufig in „Superkraftstoffen"). Nickeltetracarbonyl (s. dort), gelegentlich auch Anilin oder bis zu 0,5 % mindertoxische Phosphorsäureester. – Außer als Motorkraftstoff Benzine vorwiegend verwendet als Lösungsmittel (s. eigenes Kapitel), Reinigungsmittel (Waschbenzin, Fleckenwasser, Fußbodenpflegemittel usw.; oftmals benzolhaltig), als Entfettungs- und Extraktionsmittel sowie als Brennstoff in Sicherheitslampen. Gereinigtes Benzin (sog. Wundbenzin, Petroleumbenzin, Benzinum Petrolei) zum Vergällen von Spiritus, als Laborchemikalie, medizinisch zur Hautreinigung; als Wurmmittel verlassen.

Unterteilung (nach steigendem Siedepunkt bzw. abnehmender Flüchtigkeit) in **Leichtbenzin, Petrolether (Gasolin), Kerosin, Ligroin, Testbenzin** („white spirit", **Terpentinöl-Ersatz), Lackbenzin, Putzöl** bzw. **Putzbenzin, Schwerbenzin** betrifft einzelne Benzinfraktionen (vgl. Abschnitt II). **Erdöl** (Petrol, Rohpetrol, Petroleum, Steinöl, Bergöl, Heizöl, Rohöl, „rock oil", Naphtha, Neft), wichtiger Ausgangsstoff für aliphatische Kohlenwasserstoffe, nebst seinen Destillaten wichtige Quelle für Lösungsmittel, Treibstoffe (z. B. Dieselkraftstoff) und Ausgangsprodukt der chemischen Industrie (enthält neben Paraffinkohlenwasserstoffen noch Olefine, Naphthen-Derivate sowie aromatische Kohlenwasserstoffe wie Benzol, Naphthalin, Anthracen, Phenanthren in unterschiedlicher Menge). Schwerölfraktionen sowie Teer- und Pechrückstände zusammen mit Holzmehl z. B. verarbeitet in Kohlenanzündern (akut toxikologisch relativ harmlos). Zur Toxizität der flüssigen Kohlenwasserstoffe s. Abschnitt II.

Lampenöle, enthalten höherwertige n-Alkane C_{10}–C_{14} (Petroleum, Leuchtöl) mit Geruchs- und/oder Farbstoffzusätzen; besonders für Kinder attraktiv und gefährlich (auch Saugen am Docht hat schon zu Vergiftungen geführt).

Paraffinum subliquidum und **-perliquidum**, vorwiegend als mildes Laxans sowie in Salben- und Emulsionsgrundlagen; p. o. nicht akut toxisch; nach Aspiration Gefahr der Pneumonie.

II. Toxikokinetik und -dynamik

A. Gasförmige Kohlenwasserstoffe

Methan, Ethan, Propan und **Butan** ohne nennenswerte Eigenwirkung, bei ausreichendem Sauerstoffangebot nicht akut toxisch. **Propan** und **Butan** verursachen allenfalls Stupor und unregelmäßige Atmung, ggf. leicht narkotisch. **Cyclopropan, Acetylen** und **Ethylen** wirken narkotisch, ebenso das kardiotoxische **Propylen**. Intoxikationen in schweren Fällen vorwiegend durch Verunreinigungen (s. auch Abschnitt I) und Sauerstoffmangel. Bei Verbrennung von „Flüssiggasen" entsteht bei ungenügender Sauerstoffzufuhr Kohlenmonoxid (siehe dort!).

B. Flüssige Kohlenwasserstoffe

Resorption erfolgt über Respirations- oder Digestionstrakt, weniger über Haut (evtl. für Säuglinge in Verbindung mit Inhalation gefährlich). **Ausscheidung** resorbierter Kohlenwasserstoffe (unabhängig von Art der Zufuhr) vorwiegend über die Lunge (dabei Schädigung möglich), z. T. auch über Niere und Darm.
Toxizität im Gegensatz zu aromatischen Kohlenwasserstoffen (s. dort) verhältnismäßig gering; Ausnahme: n-Hexan, neurotoxisch; schwere Vergiftung etwa nach 20–50 ml Benzin p. o. (**LD** etwa 7,5 ml/kg p. o.; aber schon 2–3 ml i. v.) oder 250 ml Petroleum p. o. (für Kinder entsprechend weniger), bei Aspiration erheblich geringere Dosen letal. Technisch gebräuchliche Untergliederung (vgl. Abschnitt I) toxikologisch wenig aufschlussreich, da die zahlreichen technisch verwendeten Benzinarten – sogar bei gleichem Handelsnamen – je nach Provenienz ganz unterschiedliche Mengen an aliphatischen und aromatischen (!) Kohlenwasserstoffen neben verschiedenartigen Additiven u. v. a. (insgesamt oft mehr als 20 Komponenten) enthalten. Besonders bei flüchtigen Fraktionen **große Gefahr** tiefreichender **Aspiration** → Reflexzwischenfälle oder Epithel- bzw. Gefäßschäden mit nachfolgenden Lungenkomplikationen. Nach Resorption vorwiegend narkotische Wirkung. – Flimmerbereitschaft des Herzens wird erhöht, sodass Arzneimittel mit kardialen (Neben-)Wirkungen Komplikationen auslösen können (vgl. auch Hinweis Abschnitt IV).

III. **Symptomatik**

A. Gasförmige Kohlenwasserstoffe

Bei Erdgasaustritt eher Explosion als Intoxikation (z. B. Asphyxie) zu befürchten! Ansonsten beachte Hinweise in den Abschnitten I A und II A!

B. Flüssige Kohlenwasserstoffe

Typischer Foetor ex ore → bei Fehlen Ingestion eher unwahrscheinlich. **Reizerscheinungen** an betroffenen Schleimhäuten (Konjunktivitis, Bronchitis bzw. gastrointestinale Beschwerden, gewöhnlich Erbrechen → u. U. Aspirationsfolgen). **Nach Resorption** toxischer Mengen sind möglich: Kopfschmerzen, Schwindel, evtl. Euphorie (→ Unterschätzung der Gefahr), Trunkenheit, Erregungszustände, Tremor, tonisch-klonische Krämpfe, Bewusstlosigkeit; Zyanose, oberflächliche, unregelmäßige Atmung, kleiner frequenter Puls → Restitutio ad integrum, möglicherweise jedoch Komplikationen (vgl. Abschnitt II) wie Herzrhythmusstörungen bzw. Herz-Kreislauf-Versagen, zentrale Atemlähmung, (hämorrhagische) „Benzin-Pneumonien"; evtl. Lungenödem. Später allenfalls zentralnervöse oder vegetative Störungen (nach langer Narkose) sowie Nieren-, Pankreas- oder Leberschäden (durch toxische Begleitstoffe).

Nach i. v. **Injektion** von Benzin (ca. ab 2–4 ml) apoplektiformer Verlauf mit Erstickungssymptomen (Glottisödem oder -spasmus?) oder protrahierter Verlauf mit Kreislaufversagen, Hämorrhagien und Lungenkomplikationen möglich.

IV. Therapie

In **leichten Fällen** genügen bei Inhalation Frischluft bzw. Sauerstoffzufuhr. Nach peroraler Aufnahme von weniger als 1 ml/kg keine primäre Giftentfernung; Ausschluss einer Aspiration (Thoraxröntgen). Größte Vorsicht bei Erbrechen (möglichst vermeiden).
Nach p. o. Aufnahme: nur nach Aufnahme größerer Mengen Magenspülung unter Intubationsschutz innerhalb 60–90 min nach Ingestion.; Wirkung von Aktivkohle unsicher.
Cave: Milch, Öle und Fette; Aspirationsgefahr (besonders bei Kindern); Sympathomimetika (s. u.).
Fettfreie, eiweiß- und kohlenhydratreiche Diät, Nachbeobachtung (ggf. stationär).
Benetzte **Hautareale** gründlich mit Wasser spülen; ggf. Behandlung wie Verbrennungen.
In **schweren Fällen** (vgl. Abschnitt III): Zunächst Maßnahmen sinngemäß wie oben bzw. bei Benzol-Vergiftung (s. Kap. Kohlenwasserstoffe, aromatische), mögliche Zusätze beachten (vgl. Hinweise in Abschnitt I). Stationäre Nachbeobachtung (besonders Lunge, Herz-Kreislauf, ZNS). Symptomatische Behandlung (Vorsicht mit Kreislaufmitteln der Adrenalin-Ephedrin-Reihe wegen erhöhter Flimmerbereitschaft des Herzens); ggf. Schockbehandlung (s. auch Kap. 7.1.5).
Nach subkutaner Injektion: Exzision und trockene Wundbehandlung.

Hinweise zum Inhalt von Literaturbeispielen

Toxikokinetik, -dynamik, Symptomatik und Therapie: Daunderer (mit Hinweisen zum Nachweis); Löser
Besonderheiten im Kindesalter: v. Mühlendahl et al.
Lampenöle, Intoxikationen und Zusammensetzung: Poelchen et al.; Scheibler et al.
Restmengen an Lösungsmitteln in pflanzlichen Arzneimitteln: Stumpf et al.
n-Hexan-Intoxikation: Seeger/Neumann
Toxikologie: Marquardt/Schäfer
Chemie und Verwendung einzelner Verbindungen: Römpp

Kohlenwasserstoffe, aromatische

I. Substanzen

Benzol, Benzen (Rohbenzol u. a. mit Schwefelkohlenstoff und/oder Thiophen verunreinigt); umfangreiche Verwendung vor allem in der chemischen Industrie und der Schuhfabrikation.

LD p. o. ca. 10–30 ml; per inhalationem ca. 20 000 ppm binnen 5–10 min; weniger giftig, aber toxikologisch ähnlich auch **Toluol** (Methylbenzol), **Xylol** (Dimethyl-benzol; u. a. in Solvent-Naphtha), sämtlich leicht flüchtige Destillationsprodukte des Steinkohlenteers, Bestandteil des „Leichtöls", vielseitig verwendet als Lösungsmittel(gemische) sowie als Ausgangssubstanz für zahlreiche organische Verbindungen, Kraftstoffzusätze, für spezielle Desinfektionszwecke (z. B. in antiseptischen Seifen, antiparasitären Waschmitteln), zur Unkrautvertilgung und Schädlingsbekämpfung, auch in Terpentinersatz-Präparaten. Ähnlich auch **Mesitylen** (Trimethylbenzol), **Cumole** (Isopropylbenzol), **Cymole** (Methylisopropyl-benzol) und **Styrol** (Vinylbenzol, Cinnamol; Speziallösungsmittel, Ausgangsprodukt bedeutsamer Polymerisationsprodukte, z. B. Styropor®).

Di- bzw. **Biphenyl** (verwendet z. B. zur Oberflächenkonservierung von Zitrusfrüchten, in der Industrie als Wärmeträger wie Diphyl®) ist im Vergleich zu Benzol harmlos.

Kondensierte, aromatische Kohlenwasserstoffe, z. B.

Naphthalin, wenig wasser-, gut lipidlösliches Ausgangsprodukt für viele Derivate, für Phthalsäure und Anthrachinon, Sprengstoffe, Isoliermaterialien, Textilhilfsmittel, Netzmittel, feste Luftverbesserungsmittel, Waschrohstoffe u. v. a.; neben halogenierten Naphthalinen früher in Mottenpulver bzw. in Mottenkugeln.

LD für Kinder u. U. etwa bei 2,0 g p. o.

Decalin (Decahydronaphthalin) sowie **Tetralin** (Tetrahydronaphthalin, gefährlicher als Decalin) verwendet als Lösungs- und Abbeizmittel, Treibstoffzusätze, in Heizkostenverteiler-Röhrchen, als „Terpentin-Ersatz". Wesentlich ungefährlicher als Benzol.

Anthracen (z. B. in Carbolineum und Grünöl), Benzpyren, Coronen, Fluoren, Phenanthren, Pyren: Wichtige Ausgangs- und Zwischenprodukte für Farbstoffe und Pharmazeutika, im Gegensatz zur chronischen Toxizität (Kanzerogene) ohne akut toxikologische Bedeutung.

II. Toxikokinetik und -dynamik

Resorption über Respirations- und Digestionstrakt, auch über die Haut bei Benzol und Methylbenzolen relativ rasch, bei Naphthalin und Verwandten langsamer (Hautresorption nur in Extremfällen bedeutsam); Förderung der Resorption durch Lipide (fettige Mahlzeit, Milch, Rizinusöl usw.). Verteilung überwiegend im Fett.

Elimination teilweise durch oxidativen Abbau, Ausscheidung über die Lunge und (etwa zu gleichen Teilen unverändert oder metabolisiert bzw. in gekoppelter Form) über die Nieren (→ schmerzhafte Reizung des Harntraktes nach Naphthalin, das auch über Fäzes ausgeschieden wird; Geruch!).

Neben lokalen Reizerscheinungen vor allem narkotische **Wirkung** (bei Benzol mit Chloroform vergleichbar) mit besonders großer Gefahr der zentralen Atemlähmung. Folgen von Hämolyse, Methämoglobinbildung und Blutdyskrasie am ehesten bei Vergiftung mit Naphthalin(-Derivaten) bedeutsam (vgl. ggf. auch Kap. 6.1.4), danach evtl. auch retrobulbäre Neuritis; selten Leberschäden (am ehesten bei Methylbenzolen oder durch Kombination mit anderen Lösungsmitteln).

III. Symptomatik

Nach **peroraler** Aufnahme → Leibschmerzen, Erbrechen (Aspirationsgefahr!), starkes Aufstoßen (besonders bei Benzol), Diarrhöe (besonders nach Naphthalin); Resorptiverscheinungen ähnlich wie nach **Inhalation**: Kopfschmerzen (bei Benzol anfangs Rauscherscheinungen mit Euphorie nach > 0,5 ml/kg p.o. oder 1 000 ppm über > 0,5 h), Nausea, Erbrechen, Schwindelgefühl; Tachykardie, Arrhythmie, Blutdruckabfall, Dyspnoe, Erregungszustände, Ataxie, Krämpfe → Narkose (u.U. rasch nach kurzer Exzitation) bzw. Koma. Exitus durch Atemlähmung oder Herz-Kreislauf-Versagen (evtl. noch nach Tagen) möglich. Bei Überleben postnarkotische Katersymptome, Polyneuropathie, aplastische Anämie. Komplikationsmöglichkeiten s. unter Abschnitt II.

Dunkel- bzw. Grünfärbung des Urins (auch schon nach Inhalation von Tetralin) ist unbedenklich.

IV. Therapie

Bei **Inhalation** sofort Frischluft, ggf. Sauerstoff(be)atmung. In schweren Fällen auch forcierte Hyperventilation sinnvoll, wenn entsprechende Erfahrungen oder Konsultationsmöglichkeiten vorhanden sind. Bei Bergung Selbstschutzmaßnahmen beachten.

Nach **peroraler** Aufnahme bei Mengen von mehr als 1 ml/kg KG (innerhalb von 90 Minuten) bzw. akuter Symptomatik primäre Giftentfernung durch Magenspülung unter Aspirationsschutz, da besonders große Aspirationsgefahr, vgl. Kap. 7.2.1 und 2). Gabe von Aktivkohle und Natrium sulfuricum (s. Kap. 7.2.3). Cave: Rizinusöl, Milch, Alkohol.

Betroffenes **Auge** sofort gründlich unter fließendem Wasser (besser mit lauwarmer physiologischer Kochsalzlösung) bei gut geöffnetem Lidspalt spülen. Augenärztliche Vorstellung.

Benetzte **Haut** mit Seife, ggf. mit Polyethylenglykol (z.B. Macrogol) und viel Wasser abwaschen.

Symptomatisch und prophylaktisch: Sedierung, Sauerstoff(beatmung); Keine Mittel der Adrenalin-Ephedrin-Reihe; erforderlichenfalls 20 ml 20–40%ige Glukose-Lösung i.v. Bei Krämpfen zunächst Diazepam (Faustan®, Valium®), bei unzureichender Wirkung s. Kap. 7.1.9. Bei Arrhythmie s. Kap. 7.1.12. Bei Methämoglobinämie s. Kap. Nitroverbindungen. Kontrolle des Säuren-Basen-Haushaltes (vgl. ggf. Kap. 7.1.17) und der Diurese. Pneumonieprophylaxe mit physikalischen Maßnahmen. In schweren Fällen auch **Nachbeobachtung** des neurologischen Status, der Kreislauf-, Lungen-, Nieren- und Leberfunktion; großes Blutbild!

Hinweise zum Inhalt von Literaturbeispielen

Substanzen, Toxikokinetik, -dynamik, Symptomatik und Therapie: Daunderer; Löser; Moeschlin
Besonderheiten im Kindesalter: v. Mühlendahl et al.
Toxikologie: Marquardt/Schäfer
Benzol-Intoxikation: Seeger/Neumann
Chemie und Verwendung einzelner Verbindungen: Römpp
EU-Richtlinien usw. s. Anhang

Kontrastmittel

I. Substanzen

Paramagnetische Kontrastmittel für Magnetresonanztomographie (MRT), früher „Kernspintomographie":
Gadolinium (Gd, seltene Erde), nur als freies Ion relativ toxisch, als Diagnostikum aber gut brauchbar durch Bindung an den Komplexbildner DTPA (vgl. Kap. Chelatbildner) → **GdDTPA**, Gadolinate z. B. in

Gadobensäure (HWZ 1,17–1,68 h), MultiHance®,
Gadobuterol (HWZ 1,83 h), Gadovist®,
Gadodiamid (HWZ 1,17 h), Omniscan®,
Gadopentetsäure (HWZ 1,5 h), Magnevist®
Gadoteridol (HWZ 1,57 h), ProHance®,
Gadotersäure (HWZ 1,6 h), Dotarem®.

Ferristen, Abdoscan®, (an Trägerpartikel gebundenes Eisenferrit, s. im Extremfall Kapitel Eisen).
Mangafodipir, Teslascan®, (s. im Extremfall Kapitel Mangan).

Siehe auch unter
Bariumsulfat (s. Kap. Barium),
Jod (s. Kap. Jod),
Kohlendioxid (s. Kap. Kohlenoxide),
Sauerstoff (s. Kap. Sauerstoff/Ozon),
Thoriumdioxid (verlassen; s. Kapitel Radionuklide).

Ultraschall-Kontrastmittel (UKM): Echovist®, (Galaktose-Mikropartikel mit standardisiert definierter Beimengung von Luftbläschen); im Extremfall → Gefahr einer Mikroembolisierung in Kapillargebieten, besonders Lunge, Herz, Gehirn sowie Reaktion auf Hyperosmolarität (s. Galaktose im Kap. Zucker).

II. Toxikokinetik und -dynamik

GdDTPA: Überwiegend extrazelluläre **Verteilung**, keine Passage der intakten Blut-Hirn-Schranke, schnelle **Ausscheidung** durch glomeruläre Filtration (cave: Nierenfunktionsstörungen); HWZ siehe Abschnitt I; keine Abspaltung von Gd aus dem Komplex.

Wirkung: Nach erheblicher Überschreitung der diagnostischen Humandosis (< 0,1–0,2 mmol/kg i. v.) im Hinblick auf tierexperimentelle Ergebnisse möglicherweise gestört: periphere Durchblutung (Mediatorfreisetzung?), rotes Blutbild (Magenblutungen?), Herz-Kreislauf-, Leber- und/oder Nierenfunktion.

III. Symptomatik

Am ehesten allergische Reaktionen wie nach Histamin(freisetzung), vgl. Kap. Histamin; möglich sind auch lokale Reizerscheinungen (z. B. an Injektionsstelle oder Magen-Darm-Schleimhaut) sowie unterschiedliche Folgen von kurzfristigen Funktionsstörungen der im Abschnitt II genannten Organe. Mannitol-Anteil (z. B. in Magnevist®enteral – Konzentrat) kann Bildung leicht entzündbarer Darmgase und Diarrhöe mit Störungen im Wasser- und Elektrolythaushalts verursachen (vgl. auch Kap. Wasser).

IV. Therapie

Im Einzelfall können primäre Giftentfernungs- und sekundäre Detoxifikationsmaßnahmen erwogen werden (siehe dazu Kapitel 7.2 und 7.3).
Symptomatische Maßnahmen unter Beachtung der Abschnitte II, III. Bei schweren Vergiftungen (Nach-)Beobachtung von Blutbild, Serumeisen- und Serumbilirubin-Werten sowie der bedrohten Organfunktionen; siehe ggf. auch Kapitel Wasser.

Hinweise zum Inhalt von Literaturbeispielen

Anwendung, Risiken, Pharmakologie und Toxikologie von Kontrastmitteln: Günzel; Kallenberger; Kimbel
Störungen der Nierenfunktion sowie des Wasser- und Elektrolythaushalts: Estler; Hartig; Seyffart

Kosmetische Puder

I. Substanzen

Prinzipielle Zusammensetzung: Harmlose Trägerstoffe wie Kaolin, Kieselgur, Reisstärke, Talkum neben max. 10 % Stearaten des Aluminiums, Magnesiums (siehe dort) und Zinks (siehe dort) sowie bis 50 % Magnesiumcarbonat oder -oxid, Calciumcarbonat, kolloidale Kieselsäure bis max. 30 %, Titaniumdioxid (gleichzeitig als Farbpigment). Zusätze je nach Verwendungszweck wie milde Desinfizienzien, Detergenzien und Desodoranzien.
Meist jeweils spezifische Zusätze für

Flüssige Puder (Schüttelmixturen): bis 5% Glycerol und/oder Alkohol (siehe dort) und gelegentlich kolloidales Aluminiumhydroxid in geringen Mengen. Weitere Zusätze wie bei Pudercremes (s. unten).
Kompaktpuder: Bariumsulfat (bis 16%, siehe dort) und basisches Bismutcarbonat (bis 5%).
Pudercremes: pflanzliche und synthetische Öle (Paraffin), bis 5% Polyglykole, Propylenglykol, Sorbitol(-Derivate) und in geringer Menge Riechstoffe.
Schminkpuder und „Eyeliner": Farbstoffe (max. 2% meist anorganische Pigmente).

II. und III. Toxikokinetik, -dynamik und Symptomatik

Nach **massiver Inhalation** staubförmigen Puders allenfalls Fieber möglich (vgl. ggf. Kap. Zink), bei Säuglingen jedoch Gefahr von Obstruktion, Exsudation und Spasmus im Respirationstrakt, gewöhnlich in **drei Phasen**:
1. akute Phase (Erstickungssymptomatik),
2. Latenzphase (Symptome einer obstruktiven Bronchitis),
3. Phase des Atemnotsyndroms mit zentraler und kardialer Beteiligung und pathologischem Röntgenbefund der Lunge.

Verlaufsmöglichkeiten: Restitutio, Exitus oder Nachkrankheit (chronische Bronchitis, Emphysem, Bronchiektasen, progressive Lungenfibrose).
Nach **peroraler** Aufnahme größerer Mengen kosmetischen Puders am ehesten Anzeichen einer leichten Gastroenteritis, nur im Extremfall Resorptivwirkung zu erwarten (vgl. jeweils Hinweis in Abschnitt I).

IV. Therapie

In Bagatellfällen nach **Inhalation** nur Nachkontrolle sinnvoll. Bei Fieber wie im Kap. Zink. Bei Puderaspiration im Säuglingsalter Behandlung notwendig, wenn Inhalation beobachtet (nicht nur vermutet) wurde und/oder Kind hustet: Anfeuchtung der Atemluft; erforderlichenfalls Sekreto- und Broncholyse, Bronchoskopie, Bronchus-Lavage, Infusionsbehandlung, Magenablaufsonde; symptomatisch: Antibiotika-Prophylaxe, Bronchodilatoren, Kortikoid-Gabe.
Nach **peroraler** Aufnahme massiver Dosen primäre Giftentfernung (siehe Kap. 7.2), sonst nur reichlich trinken lassen, Schleimkost.

Hinweise zum Inhalt von Literaturbeispielen

Substanzen, Symptomatik und Therapie: Daunderer; Velvart
Besonderheiten im Kindesalter: v. Mühlendahl et al.
Inhaltsstoffe, Hilfsstoffe und deren Wirkungen: Blaue Liste; Fey/Otte; Fiedler; Heymann; Ziolkowsky
Kosmetika-Gesetzgebung: Ziolkowsky

Kraftfahrzeugpflegemittel

I. Substanzen
(Prinzipielle Zusammensetzung)

Fleckentfernungs- bzw. **Polsterreinigungsmittel** siehe dort sowie unter Seifen und Waschmitteln.

Metallputzmittel (wie Chromputz usw.) siehe entsprechendes Kapitel.

Polituren (einschließlich Sprühöle): Toxikologisch bedeutsam sind darin vorwiegend Lösungsmittel(gemische) und Mineralöl. Daneben, dem jeweiligen Verwendungszweck angepasst, Paraffin, Siliconöl, Harze, Wachse (bis 80 %), Glycerol oder Glykol, selten Alkali, indifferente Poliermittel (Kreide, Kieselgur) sowie Emulgatoren, Geruchskorrigenzien und Farbpigmente in nicht akut toxischen Anteilen.

Teerentfernungsmittel enthalten vorwiegend aliphatische Kohlenwasserstoffe und Tenside.

Rostschutz- und **Entrostungsmittel** siehe entsprechendes Kapitel.

Waschmittel (einschließlich Shampoons): Hauptbestandteile sind Detergenzien vom Typ der Alkyl(aryl)sulfonate oder Fettalkoholsulfate in Form ihrer Triethanolaminsalze, seltener nichtionogene Waschmittel (s. Kap. Seifen). Gelegentliche Zusätze: 1–10 % Paraffin oder Wachs zur Glanzsteigerung, auch Polyphosphate (bis zu 10 %).

„Schnellwäsche" enthält Lösungsmittel(gemische) zu ca. 20–30 %.

II. und III. Toxikokinetik, -dynamik und Symptomatik

In den meisten Fällen lokale Reizwirkung auf betroffene Schleimhäute zu erwarten. Resorptivwirkung am ehesten durch Präparate, die reichlich organische Lösungsmittel enthalten (Inhalation bei Arbeit in geschlossenen Räumen, perorale Aufnahme) → vorwiegend zunächst ZNS, Herz-Kreislauf und Atmung gefährdet (s. Kap. Lösungsmittel, ggf. auch Hinweise in Abschnitt I!).

IV. Therapie

Kein Erbrechen, allenfalls Magenspülung (Aspirationsgefahr usw.); s. Kap. 7.2.1! Behandlung je nach Zusammensetzung (s. Abschnitt I) wie bei Vergiftung mit Seifen und Waschmitteln bzw. Lösungsmitteln (meist typischer Geruch). Bei Zweifeln über Zusammensetzung Lösungsmittelkomponente den Vorzug geben. In bedrohlichen Fällen genauere Information über Zusammensetzung durch Konsultation einer Giftinformationszentrale (s. Anhang) oder chemische Untersuchung und entsprechende Fortsetzung der Behandlung (vgl. ggf. Kap. 6).

Hinweise zum Inhalt von Literaturbeispielen

Substanzen, Symptomatik und Therapie: Velvart
Besonderheiten im Kindesalter: v. Mühlendahl et al.
Zusammensetzung und Verwendung: Vollmer/Franz (1991)

Kupfer

I. Substanzen

Metallisches Kupfer und **Kupferoxide** nur per inhalationem in hohen Dosen als Staub bzw. Dampf bedenklich (z. B. Lichtbogenschweißen, Verarbeitung von Dentallegierungen). Seltene Vergiftungen durch Kupfergefäße (stark saure Speisen oder Getränke) meist durch andere Metalle, z. B. Cadmium, Zink, Zinn bedingt (s. dort).

Kupferhydroxid, sog. Bremerblau, in Schiffsbodenfarben, im Gemisch mit (basischem) **Kupfercarbonat** zur Herstellung von Farbpigmenten, Glasuren, Beizen usw.; gebräuchliche Namen: Malachit, Kupferglasur, Azurblau, Kupferblau, Mineralblau, Lasurblau, Hamburgerblau, Bergblau, Chessylith. Schweizers Reagenz, ein Tetraminkupfer-II-hydroxid (Ammoniaküberschuss! Siehe daher unter Laugen), bedeutsam für Zelluloseindustrie. Als Fungizid Cuprozin WP®.

Kupferhalogenide, als Laborchemikalien, in Fotografie, Pyrotechnik (Kupferchlorid), als Thermocolorfarbe (Kupferiodid, s. auch unter Iod), in keramischer Industrie (Kupferfluorid, s. auch unter Fluor).

Kupferoxychlorid, besonders bedeutsam als Fungizid (evtl. in Kombination mit Kalk, Schwefel o. a. Fungiziden, siehe ggf. dort), z. B. in Cuprasol®, Cupravit®, BASF-Grünkupfer®, Kupferspritzmittel Funguran® und Schacht®, Kupfer 83 V®.

Kupferacetate, Aerugo, Kugelgrünspan, kristalliner Grünspan, verwendet als milde Ätzmittel bzw. Adstringenzien, für Beiz- und Färbezwecke, in Anti-Fouling-Präparaten. Harmloser als Kupfersulfat (s. unten).

Kupfersulfat, Cuprisulfat, blauer Vitriol, Kupfervitriol, Cuprum sulfuricum, Blaustein; **LD** p. o. ca. ab 8,0 g. Verwendet zur Herstellung von Mineralfarben, zur Schädlingsbekämpfung und Holzkonservierung; medizinisch als Adstringens (0,1–2 %ig), obsoletes Emetikum (1 %ig) und als Ätzmittel (z. B. in Kupferalaunstift, Lapis divinus, im Gemisch mit Alaun, Kaliumnitrat und Campher), im Labor als Fehlingsche Lösung (mit Seignette-Salz in Natronlauge, siehe unter Laugen!); ähnlich auch Testtabletten Clinitest®.

Einige Kupfer-Arsen-Verbindungen gelegentlich noch als obsolete (Maler-)Farben, z. B. **Kupferarsenitacetat** als Schweinfurter Grün, Mitisgrün, Uraniagrün, Papageigrün, Kaisergrün, Neugrün, Englischgrün, Deckpapiergrün u. a.; ebenso wie bei **Kupferarsenit**, Cuprum arsenicosum, Scheeles Grün, Mineralgrün, Schwedisch Grün; Arsen-Wirkung stets im Vordergrund (s. Kap. Arsen).

K

II. Toxikokinetik und -dynamik

Resorption über Gastrointestinaltrakt nur langsam, meist durch rechtzeitiges Erbrechen verhindert. **Elimination**: Vorwiegend über Darm und Nieren ausgeschieden.
Wirkung von inhaliertem Kupfer(oxid)staub durch Bildung pyrogener Kupfereiweiß-Abbauprodukte; bei löslichen Kupfersalzen – insbesondere Kupfersulfat – adstringierende bzw. ätzende Wirkung auf Schleimhäute am ehesten bedeutsam. Nur nach sehr hohen Dosen p.o. oder parenteraler Applikation auch Kapillargiftwirkung (ähnlich Arsen, siehe dort) und Hämolyse(folgen) bedrohlich. Direkte Schädigung von Nieren (Tubuli bevorzugt) und Leber möglich. Bei einigen Kupfersalzen u.U. Anionenwirkung wesentlich (s. dort).

III. Symptomatik

Nach **Inhalation** von Kupfer(oxid oder -salz) in Staub- oder Dampfform → Reizerscheinungen im Bereiche des oberen Respirationstraktes, später Metalldampffieber (vgl. Kap. Zink), im Allgemeinen binnen 1–2 Tagen spontan abklingend. Bei Einwirkung von Kupfersalzen auf die **Augen** → schmerzhafte Konjunktivitis, Chemosis, Blepharospasmus, auch Hornhautschäden möglich.
Perorale Aufnahme von metallischem Kupfer (z.B. Verschlucken von Kupfermünzen) gewöhnlich harmlos, bei Kleinkindern allenfalls Ernährungsstörungen, Dermatosen; nach organischen Kupfer-Verbindungen am ehesten mäßige gastrointestinale Beschwerden zu erwarten, nach Kupfersulfat dagegen → Metallgeschmack, Salivation, Leibschmerzen, rasch einsetzendes, häufig wiederkehrendes Erbrechen blaugrüner, evtl. blutiger Massen, (wässrig-blutige) Durchfälle; Blutdrucksenkung, Tachykardie, in schweren Fällen bzw. bei parenteraler Applikation zentralnervöse Symptome möglich. Im Verlaufe der ersten 2–3 Stunden drohen Kreislaufkollaps, später Folgen von Hämolyse (Ikterus, Urämie, Hämoglobinurie, Anämie) sowie akute Pankreatitis, metabolische Azidose und Exsikkose möglich. Siehe auch Hinweise in Abschnitt II.

IV. Therapie

Nach **Inhalation** allenfalls symptomatische Maßnahmen. Betroffenes **Auge** ca. 15 min unter fließendem Wasser spülen, erforderlichenfalls ophthalm. Lokalanästhetikum (z.B. Oxybuprocain). Überweisung zum Augenarzt.
Nach **peroraler** signifikanter Aufnahme toxikologisch bedenklicher Kupfer-Verbindungen (s. Abschnitt I) wiederholt trinken lassen und spontanes Erbrechen abwarten. Wenig gefährliche Kupfer-Verbindungen werden nicht erbrochen, brauchen weder erbrochen noch gespült zu werden. Aktivkohle und isotone Natriumsulfat-Lösung im Einzelfall sinnvoll (s. Kap. 7.2.3); Gastroenteritis-Diät.

Bei (Gefahr von) schweren Resorptiverscheinungen vorsichtige Anwendung von D-Penicillamin (Metalcaptase®), bei Kontraindikation auch DMPS (z. B. Dimaval®) oder CaNa$_2$-EDTA unter Kontrolle der Nierenfunktion.

Weiter **symptomatisch** (vgl. auch jeweils Hinweise in den Abschnitten I–III): Kreislauf- und Schockbehandlung (s. Kap. 7.1.4 und 5), Flüssigkeits- und Elektrolytersatz aufgrund entsprechender Kontrollen. Vorsicht mit unkontrollierter Infusion kaliumhaltiger Lösungen; auf Diurese achten; Hämodialyse praktisch nur bei akutem Nierenversagen angezeigt (s. Kap. 7.3.2).

Zumindest in schweren Fällen gastroskopische Kontrolle.

Nachbeobachtung gefährdeter Organfunktionen (s. Abschnitte II und III).

Hinweise zum Inhalt von Literaturbeispielen

Substanzen, Toxikokinetik, -dynamik, Symptomatik und Therapie: Daunderer; Gloxhuber; Seeger/Neumann
Toxikologie: Schäfer et al.
Einzelheiten über Kupfer und Kupfer-Verbindungen mit Hinweisen zu physiologischer Bedeutung: Römpp

Lacke und Anstrichmittel

I. Substanzen

Flüssige bis pastöse, sehr komplizierte Stoffgemische aus flüchtigen (Lösungsmittel) und nicht flüchtigen Bestandteilen (Bindemittel, Hilfsstoffe, Pigmente).

Lack: Anstrichmittel von besonderer Qualität, Sammelbegriff für in organischen Lösungsmitteln gelöste Filmbildner (natürliche oder synthetische Harze).

Bitumen-Lacke: Auflösungen von Asphalt, Teerpechen, Säureharzen in Lackbenzin.

Chlorkautschuk-Lacke: natürlicher oder synthetischer Kautschuk in flüchtigen Lösungsmitteln.

Epoxidharz-Lacke auf der Basis von Epoxidharzen.

Nitrocellulose-Lacke bestehen aus Nitrocellulose, Harz, Lösungsmitteln und Weichmachern.

Öl-Lacke: Leinöl und Farbstoffe.

Silicon-Lacke auf der Basis von Siliconen.

Sprit- oder Weingeist-Lack: Alkydharze, Harnstoffharze, Schellack, Colophonium, Kopale (s. Kap. Harze) gelöst in Ethanol, dem noch wechselnde Mengen an Methanol, Butanol, Toluol, Butylacetat beigemischt sein können; sie enthalten ferner u. U. Farbstoffe, Benzoeharz, Dickterpentin, Weichmacher, Rizinusöl, Glycerin u. a.

Synthetische Lacke oder **Kunstharz-Lacke**: Hauptbestandteile sind Alkydharze, Phenol-Formlaldehyd-Kondensationsprodukte oder Maleinat-Harze, Polystyrole, Polyvinyl-Verbindungen oder Polyester.

Zapon-Lacke enthalten niedrig nitrierte Cellulosenitrate, gelöst in Butylacetat, Aceton, Ether oder anderen leicht flüchtigen, feuergefährlichen Flüssigkeiten.

Nitro(lack)verdünner bestehen aus unterschiedlich toxischen Lösungsmitteln (z. B. bis 45 % Toluol, Ethylacetat, siehe dort).

Lackfarbe: Anstrichmittel aus Klarlack (s. oben) und Pigment.

Latexfarbe: kautschukhaltige Farbe (evtl. mit Zink- oder Bleipigmenten versetzt, s. dort).

Leimfarbe: Anstrichfarbe mit wasserlöslichen Klebstoffen (siehe unter Leimen) als Bindemittel.

Firnis: pigmentfreie Anstrichmittel, bestehend aus Ölen und Lösungen von Harzen bzw. Mischungen beider in organischen Lösungsmitteln (s. eigenes Kapitel).

Spachtelmasse: stark pigmentiertes (ca. 10–20 %) ziehbares Anstrichmittel für Untergrundausgleich.

Verschnittmittel und **Füllstoffe**: Schwerspat (Blance fixe, Bariumsulfat, siehe dort), Leichtspat (Calciumsulfat), Tone, Kreide u. a.

Verdünnungsmittel: meist Gemische von Estern, Alkoholen (siehe dort), sowie aliphatischen und aromatischen Kohlenwasserstoffen (siehe jeweils dort), z. B. in

OV- (Organische Verdünner) bzw. Alkydharz-, KH- (Kunstharze-)Verdünnern, Terpentinöl-Ersatzprodukten.

Künstlerfarben können noch toxikologisch bedenkliche Komponenten wie Blei- und Cadmium-Pigmente oder Chromate enthalten (siehe jeweils dort).

II. und III. Toxikokinetik, -dynamik und Symptomatik

Bei einmaliger peroraler Aufnahme von Lacken und Anstrichmitteln, die über den Handel allgemein zugänglich sind, ist am ehesten Giftwirkung des Lösungs- bzw. Verdünnungsmittels zu erwarten (siehe daher Kap. Lösungsmittel). Nur in Extremfällen wesentliche Gefährdung durch Farbstoffe zu erwägen (s. eigenes Kapitel bzw. Abschnitt I).

IV. Therapie

Nach **Inhalation** lösungsmittelhaltiger Lacke genügt im Allgemeinen Frischluft- zufuhr; im Extremfall wie Kap. Lösungsmittel.

Nach **peroraler** Aufnahme von Zubereitungen, die organische Lösungsmittel ent- halten (könnten), größte Vorsicht mit Erbrechen (möglichst vermeiden) und Ma- genspülung (s. dazu Kap. 7.2); sofort reichlich Aktivkohle und isotone Glauber- salz-Lösung; keine Milch, kein Rizinusöl! Weiter zunächst sinngemäß wie bei Lösungsmittelvergiftung und symptomatische Maßnahmen (s. dazu auch zutref- fende Hinweise in Abschnitt I). Fortsetzung der Behandlung ggf. aufgrund nähe- rer Identifikation des Präparates (Befragung des Herstellers oder eines toxikologi- schen Informationszentrums, chemische Untersuchung).

Beachte: Fehlender Foetor ex ore 1 Stunde nach Aufnahme schließt eine ernst- hafte Vergiftung sicher aus, da Kohlenwasserstoffe hauptsächlich pulmonal aus- geschieden werden.

Nach Ingestion von Stoffen, die frei von organischen Lösungsmitteln sind, nur reichlich Wasser und Aktivkohle, allenfalls symptomatische Maßnahmen (s. auch Seitenhinweise in Abschnitt I).

Hinweise zum Inhalt von Literaturbeispielen

Substanzen, Symptomatik und Therapie: v. Mühlendahl et al.; Velvart
Zusammensetzung, Herstellung von Farben und Lacken: Römpp; Vollmer/Franz (1991)

Laugen

I. Substanzen

■ Laugen im engeren Sinne wie

Ammoniakgas (geruchlich je nach Empfindlichkeit etwa ab 5–50 ppm wahrnehmbar) in komprimierter Form (flüssig) mitunter noch in Kühlaggregaten; bildet durch Wasseranlagerung:

Ammoniumhydroxid, Ammoniakwasser, Salmiakgeist, Ammoniaklauge, offizinell als Liquor Ammonii caustici (10 % NH_3 in wässriger Lösung); medizinisch als Riechmittel, verdünnt (z. B. mit Weingeist als Liquor Ammonii anisatus, 1,7 % NH_3) als Expektorans; Düngemittel, in Farbstoffindustrie, Lösungsmittel u. v. a.; relativ schwache, aber toxikologisch gefährliche Base (**LD** p. o. ca. ab 3–4 ml; per inhalationem s. Abschnitt III).

Kaliumhydroxid, Ätzkali, Kalilauge, Kalium hydroxydatum, offizinell als Liquor Kalii caustici (15 % KOH); besonders gefährliche Lauge; medizinisch mitunter als Ätzmittel (bereits 1–2 %ig schon Schleimhaut ätzend; **LD** p. o. ca. ab 10–15 ml 15 %ig); technisch verwendet zur Herstellung von Schmierseife („Seifensiederlauge"), zur Teerfarbstoff-Fabrikation, als Trockenmittel u. v. a.

Lithiumhydroxid, Lithiumhydrat; als Luftreiniger in U-Booten, Atemgeräten u. a., für Akkus, Fotoentwickler; in entsprechender Konzentration mit Natronlauge vergleichbar (s. unten); **LD** p. o. ca. 10–15 ml.

Natriumhydroxid, Ätznatron, Laugenstein, Natronlauge, Natrium hydroxydatum, auch noch als Liquor Natrii caustici (15 % NaOH); medizinisch wie Kaliumhydroxid, etwas weniger toxisch als dieses (s. oben); technisch verwendet u. a. in Seifen- und Zellstoffindustrie oder als Rohr- bzw. Abflussreiniger (Abflussfrei Yankee Polish®, Drano®). Natronkalk ist Gemisch aus Natrium- und Calciumhydroxid.

■ Oxide, die beim Auflösen in Wasser in Hydroxide übergehen, z. B.

Bariumoxid, Ätzbaryt, Baryterde, max. 3 %ig als Barytwasser; siehe unter Barium.

Calciumoxid, gebrannter Kalk, Calcaria usta (beim Löschen von Ätzkalk → Calciumhydroxid), Kalkwasser = Aqua Calcariae (nur bis zu 0,17 % Calciumhydroxid); medizinisch als Adstringens, in Suspension als Kalkmilch (Grobdesinfiziens; auch für Desinfektionsmatten und zur Stalldesinfektion). Calciumoxid in Lösung bzw. Suspension relativ harmlos, gefährlich aber in Substanz (besonders für Schleimhäute), mit Wasser starke (!) Erwärmung.

Strontiumoxid mit Wasser unter starker (!) Erwärmung → Strontiumhydroxid (Eigenschaften analog Calciumoxid, s. oben), Verwendung in Zuckerindustrie, Ausgangspunkt für andere Strontiumsalze.

■ Salze, die infolge Hydrolyse mit Wasser alkalisch reagierende Lösungen bilden, können zu (harmloseren) Laugen bzw. Basen im weiteren Sinne gerechnet werden, z. B.

Ammoniumcarbonat (in Hirschhornsalz); Vergiftung schlimmstenfalls ähnlich wie Ammoniak-Vergiftung, geringere Ätzwirkung.

Kaliumcarbonat (Pottasche) und **Natriumcarbonat** (Soda) in Zahnprothesenreinigern (z. B. Corega Tabs®, Kukident®); die entsprechenden Hydrogen- bzw. Bicarbonate sind geringer basisch, sonst ohne toxikologische Besonderheiten.

Natriumsilicat = Natronwasserglas, analog Kaliumwasserglas (s. Kap. Kalium).

Seifen (Alkalisalze höherer Fettsäuren; s. eigenes Kapitel).

Trinatriumphosphat; harmloser als Soda.

Laugensalze bzw. **basische Salze** (Oxid- und Hydroxidsalze) wie basisches Aluminiumacetat (essigsaure Tonerde), basisches Bleiacetat (Bleiessig) usw. s. dort.

Natriumlaktat (in 50–70%iger Lösung) als Schmiermittel, in Heiz- und Kühlflüssigkeiten. Medizinisch als Mineralstoff und Puffer in Infusionslösungen, Ophthalmika und Urologika sowie als Lebensmittelzusatzstoff (E 325); reagiert neutral oder nur schwach alkalisch.

▪ Einige Alkali- bzw. Erdalkalimetalle können durch Hydroxidbildung mit Wasser örtliche Ätzwirkung hervorrufen (z. B. Natrium, Kalium, Calcium, Barium).

Organische Basen wie Amine oder Pyridine s. in diesen Kapiteln.

„**Lauge**" im techn. Sprachgebrauch mitunter auch auf nichtbasisch reagierende Substanzen angewandt, z. B.:

Mutterlauge (konzentrierte Salzlösung in Industrie und Geologie),

Sulfitlauge bzw. Sulfitablauge (in Zellstoffindustrie),

Ablaugen, **Farblaugen**, **Harzlaugen** usw. (in der chemischen Industrie).

II. Toxikokinetik und -dynamik

Resorption nur in Extremfällen toxikologisch von Bedeutung (z. B. Ammoniak-**Inhalation**); im Vordergrund steht (u. U. neben Schockgeschehen) zunächst nur lokale **Wirkung**: Alkalihydroxide bilden mit Fetten und Eiweißen Seifen bzw. gallertige Alkalialbuminate (→ Kolliquationsnekrosen), die in Alkali löslich sind → rasch in Tiefe fortschreitende Quellung und Auflösung betroffener Gewebe (daher gefährlicher als Säureverätzung) → große Anfälligkeit gegenüber Infektionen und mechanischen Insulten (z. B. Sondierung).

Durch ausgedehnte Laugenverätzung gestörtes Säuren-Basen-Gleichgewicht gegenüber lokalen Schäden und ihren Folgen weniger bedeutsam.

III. Symptomatik

Am **Auge** durch Laugen (Spritzer, Kalkpartikel) → schwere konjunktivale Reizerscheinungen, Trübung und Ulzeration der Kornea (besonders rasch penetriert Ammoniak → Schädigung von Iris, Glaskörper und Retina) → Erblindung möglich.

Durch **Inhalation** von Ammoniak in Abhängigkeit von Konzentration und Expositionszeit → Reizerscheinungen im Bereiche der Augen (etwa ab 400–700 ppm;

bei hohen Konzentrationen s. oben!) und des Respirationstraktes: Hustenreiz (ca. ab 1700 ppm); Rhinitis, Bronchitis mit Hustenanfällen, Stridor, schleimig(-blutigem) Auswurf, Dyspnoe, Zyanose; Kreislaufstörungen; Gefahr von Laryngospasmus und Glottisödem. In schwereren Fällen Verätzung der betroffenen Schleimhäute (Aspirations- und Erstickungsgefahr), mitunter (lang anhaltende) Bewusstlosigkeit, selten tetaniforme Krämpfe (evtl. auch als Ausdruck eines gestörten Säuren-Basen-Gleichgewichtes, s. u.). Übergang in Bronchopneumonie oder Lungenödem möglich; evtl. bleibende Lungenfunktionsstörungen sowie psychiatrische und neurologische (Ausfalls-)Erscheinungen. 5000–10000 ppm (über wenige Minuten) schon innerhalb kurzer Zeit tödlich.

Nach **peroraler** Aufnahme starker Laugen → schmerzhafte Rötung und glasige Schwellung der Mundschleimhaut, schmutzig graubraune Beläge, evtl. Blasenbildung; Schmerzen hinter dem Brustbein und im Epigastrium, Singultus, Salivation, Dysphagie, mitunter Erbrechen; Aspirationsgefahr. In schweren Fällen schon innerhalb der ersten Stunde Kollaps (evtl. tödlich), später auch schwer stillbare Blutungen sowie Ösophagus- oder Magenperforation möglich; sonst (meist am 3. Tag) Erbrechen großer (blutiger) Schleimhautfetzen, u. U. blutige Diarrhöe; metabolische Laktazidose (!), Urin evtl. alkalisch, hochgestellt, evtl. blutig und vermindert. Später drohen besonders Glottisödem, Aspirationspneumonie, ARDS; Mediastinitis, Peritonitis (evtl. Spätperforation!) und – ohne rechtzeitige Prophylaxe – Stenosen (ausgedehnter als nach Säureverätzung) im Bereich von Ösophagus, Kardia und Pylorus. Bei Ammoniak auch Mitbeteiligung der Atemwege (s. oben); Hämolyse- und Hyperkaliämiefolgen (s. Kap. Kalium u. 7.1.18) möglich.

Nach **epikutaner** Einwirkung konzentrierter Lauge (ohne sofortiges Abspülen) → Erythem, Blasenbildung (besonders beim rasch penetrierenden Ammoniak; teilweise auch thermisch bedingt) → Erosionen, Ulzera. Bei großflächigen Verätzungen Ausfall von Hautfunktion wie bei Verbrennungen (Neuner-Regel!); Resorption und Infektion möglicherweise bedrohlich.

IV. Therapie

Betroffenes **Auge** sofort bei gut geöffnetem Lidspalt ca. 10 min gründlich unter fließendem Wasser, dann mit Ascorbinsäure-(z. B. Ascorell®- bzw. Synum®-)Lösung, bei Kalkverätzung auch wiederholt mit 2–4%iger EDTA-Lösung spülen; Kalkpartikel nach Ektropionieren und Lokalanästhesie (z. B. mit Oxybuprocain) vorsichtig mit Haarpinsel entfernen. Schnellstmögliche Überweisung zum Augenarzt (spätestens dort Infektionsschutz, Hyperämisierung, bzw. Narbenprophylaxe; nach Ammoniak u. U. Drainage durch Parazentese nötig).

Nach **Inhalation** Frischluftzufuhr und je nach schnellstmöglicher Verfügbarkeit Wasser- bzw. Kamillentee- oder Essigwasserdämpfe, in bedrohlichen Fällen Sauerstoff. Bei starkem Reizhusten allenfalls ein zentrales Hustensedativum (Präparate s. Kap. Hustenmittel). Pneumonieprophylaxe. Beobachtung der Kreislauf- und Lungenfunktion (bei Anzeichen von Lungenödem s. Kap. 7.1.16) sowie des

Säuren-Basen-Gleichgewichtes (s. u.). Ruhe, Schutz vor Wärmeverlust. Bei Rettungsmaßnahmen an Selbstschutz denken.

Nach **peroraler** Aufnahme sofort Wasser oder eine andere schnell erreichbare Flüssigkeit (natürlich alkohol- und kohlensäurefrei) nachtrinken lassen (Erw. max. 240 ml; Kinder max. 120 ml wegen der Gefahr des Erbrechens). Nach Stabilisierung vitaler Funktionen → Endoskopie (Ösophagogastroduodenoskopie) innert 12–24 h, erforderlichenfalls Kontrollen in 2- bis 4-wöchigen Abständen (Stenoseprophylaxe s. u., im Notfall OP nötig). Ruhe, Schutz vor Wärmeverlust: Atemwege freihalten! Weiter siehe Kapitel 7.1.15!

Prophylaktisch und symptomatisch: Schockbehandlung, Kreislaufstütze s. Kap. 7.1.4 und 5! Bei starken Schmerzen 0,5–1 %ige Procain-Lösung wiederholt in kleinen Schlucken trinken lassen; erforderlichenfalls Analgetika (z. B. Piritramid 7,5–15 mg i. v.; Pentazocin 30 mg i. v.). Bei Glottisödem evtl. Intubation oder Tracheotomie nötig. Bei peritonitischen Reizerscheinungen Tetracycline (Präparate s. in diesem Kapitel) über 1–2 Wochen. Pneumonieprophylaxe. Bei Krämpfen zunächst Diazepam (Faustan®, Valium®), ggf. weiter wie in Kap. 7.1.9. Kontrolle und Korrektur des Säuren-Basen-Haushalts (Alkalose und metabolische Laktazidose möglich; s. Kap. 7.1.17). In Extremfällen von Ammoniak-Vergiftungen siehe auch Therapie im Kapitel Ammonium-Verbindungen!

Bei Verätzungen mit Schleimhautulzerationen, Fibrinbelägen und Mukosaverlust: Stenoseprophylaxe mit Glukokortikoiden wie Methylprednisolon (innerhalb von 36 h, 40 mg alle 8 h i. v. über 4–6 Wochen ausschleichend; Dosierung und Dauer möglichst nach endoskopischem Befund richten). Antibiotikaprophylaxe (z. B. mit Ampicillin, Tetracyclinen, Cephalosporinen). Nach Erstbehandlung Verlegung auf chirurgische Station der Maximalversorgung (Möglichkeit zur Autotransplantation).

Nachbeobachtung hinsichtlich Blutungen, Perforationen, Infektionen, Strikturen. Ernährung: Anfangs nur Schleimkost, in schweren Fällen rechtzeitig parenteral beginnen unter Einsatz von H_2-Blockern (Präparate s. in diesem Kapitel) und Protonenpummenhemmern (z. B. Omeprazol, Antra®).

(Konzentrierte) Laugen von **Haut** sofort gründlich mit fließendem Wasser abspülen, allenfalls mit stark verdünnter Säure (siehe oben) nachwaschen. In fortgeschrittenen Fällen Behandlung wie Verbrennung. Infektionsschutz (auch Tetanusprophylaxe).

Hinweise zum Inhalt von Literaturbeispielen

Substanzen, Diagnostik, Symptomatik und Therapie: Albrecht; Gloxhuber; Micromedex; Ellenhorn/Barceloux
Besonderheiten im Kindesalter: v. Mühlendahl et al.
Volkstümliche Namen von Chemikalien: Arends
Einsatz von Natriumhydrogencarbonat und -laktat in Infusionslösungen: Hartig

Laxanzien

I. Substanzen

■ „Anorganische" Laxanzien wie

Magnesiumsulfat, Bittersalz, Magnesium sulfuricum; z.B. Retterspitz Darmreinigungspulver ST®, Bestandteil von F.X. Passage®; als Laxans weitgehend verlassen, da u.U. Magnesium-Vergiftung möglich, siehe dort, auch in Mineralstoffpräparaten wie z.B. Magnesium-Diasporal® forte.

Natriumsulfat, Glaubersalz, Natrium sulfuricum; (zu 44%) auch in künstlichem Karlsbader Salz, Sal. Carolinum factitium. Im Wesentlichen nur „Spüleffekt" der Lösung dieses kaum resorbierbaren Salzes (s. Abschnitt II/III).

Magnesiumcitrat als Laxans (noch in Microklist® Lösung) weitgehend verlassen, jedoch wie andere lösliche Magnesiumsalze in zahlreichen Mineralstoffpräparaten, z.B. Magnesium-Diasporal® Orange.

■ „Organische" Laxanzien wie

Bisacodyl, Agaroletten®, Bekunis Dragees Bisacodyl®, Bisco-Zitron®, Drix® Bisacodyl Dragees, Dulcolax®, Florisan® N, Laxagetten®, Laxoberal Bisa®, Laxans-ratiopharm®, Laxabene®, Laxysat Bürger®, Marienbader Pillen® N, Mediolax®, Pyrilax®, Rhabarex® B, STADALAX®, tempolax® forte Dragees, Tempo Lax®, Tirgon®, Potsilo® N; synthetisches diphenolisches Laxans, Triarylmethan-Derivat, im Kindesalter 2–3fache therapeutische Dosis toxisch.

Carmellose, Carboxymethylcellulose, in Kombinationspräparaten wie Artisial®, Celluvisc®, Glandosane®, NU-GEL®, Vinco® Abführperlen.

Docusat-Natrium, Natriumdioctylsulfosuccinat, ausschließlich in Kombinationspräparaten, Norgalax®, Otitex®, Otowaxol®, Potsilo®; vorwiegend oberflächenaktives Gleitmittel.

Glycerol (Glycerin), Glycilax®, Milax®, Nene-Lax Abführperlen; Gleitmittel, lokale Entleerungshilfe.

Lactitol, Importal®, früher Neda laktiv Importal®; Zuckeralkohol, Osmolaxans.

Lactulose, Bifinorma®, Bifiteral®, Eugalac®, auch Bestandteil von Eugalan Töpfer LC®, Hepaticum-Lac-Medice® Sirup, Kattwilact® Granulat, Lactocur®, Lactuflor®, Lactoverlan®, Laevilac S®, Medilet®, Tulotract®; synthetisches Disaccharid (Galaktose, Fruktose), Osmolaxans, auch als Hepatikum zur Ammoniak-Entgiftung, lediglich zu ca. 1% im Dünndarm resorbiert, s. Kapitel Zucker.

Macrogol 3350, Isomol® Pulver, Klean-Prep®Pulver für perorale Darmspüllösung, Movicol®, Endofalk®Pulver; Laxans auf PEG-(Polyethylenglykol-)Basis mit Elektrolytzusatz.

Macrogol 4000, Glandomed®, Laxofalk® Pulver.

Natriumpicosulfat, Abführ Dragees Heumann®, Agiolax® Pico Abführpastillen, Darmol®, Darmol Pico®, Dulcolax® NP, Laxoberal® Abführtabletten, Liquidepur mit Natriumpicosulfat, Regulax Picosulfat®; Analogon des Bisacodyl (s.o.), selbst kaum resorbiert.

Paraffinöl, flüssiges Paraffin, Paraffinum (per-, sub-)liquidum, z. B. Agarol®, Obstinol® M Emulsion; Mineralöl, akut nicht toxisch, jedoch Gefahr der Lipidpneumonie bei Aspiration; ähnlich auch als Augensalbe, Badezusatz oder Creme verwendete Präparate Coliquifilm® Augensalbe, Oleobal®, Remederm® Creme Widmer.

Phenolphthalein, bekannter Indikator (ausgeschiedener alkalischer Harn evtl. rot); wie andere phenolische Derivate weitgehend verlassen.

Polycarbophil-(Natrium), FiberCon®; Calciumsalz der mit Divinylglykol verknüpften Polyacrylsäure, quellendes Laxans, enteral nicht resorbiert.

Über lokale CO_2-Bildung im Darm laxierend wirksam Lecicarbon®, Practo-Clyss®.

■ Pflanzliche Laxanzien und vorwiegend laxierend wirkende **Pflanzen** wie:

Agar-Agar, Quellstoff, ungiftig; allenfalls durch Zusätze oder mechanisch bedeutsam.

Aloe, eingedickter Saft von Blättern der *Aloe ferox*, *A barbadensis* u. a. Arten; enthält neben Barbaloin und freiem Aloe-Emodin u. a. (zunächst glykosidisch gebundene) Anthrachinon-Derivate. **LD** nicht sicher bestimmbar, evtl. noch unter 10 g, z. B. auch in Aristo®L. (Kap-)Aloe (am häufigsten angewandte Anthrachinon-Droge) in „harmlosen", „natürlichen" Abführmitteln. Neben Schöllkraut-Extrakt z. B. in Chol Kugeletten® Neu; Rheogen®.

Bohnen, *Phaseolus vulgaris*, weiße, grüne, Garten- oder Buschbohne; rohe Früchte in großen Mengen toxisch, aber harmloser als: *Phaseolus coccineus*, Feuerbohne (vgl. Abb. 67); enthält Toxalbumin (Phasin), Phythämagglutinin = Lektingemisch ähnlich wirksam **Rizinus** (s. unten).

Notabene: Ackerbohne, Saubohne, *Vicia faba* kann bei prädisponierten Personen (Glucose-6-phosphat-Dehydrogenasemangel) zu Favismus = „Bohnenkrankheit", hämolytische Anämie führen.

Coloquinten, Beerenfrüchte von *Citrullus colocynthis*; Curcubitacine = Triterpene, gepulvert und in Extraktform auch als Insektizid, Tapetenkleisterzusatz und obsoletes Abortivum; mitunter noch Bestandteil „natürlicher" Abführmittel (Hauptwirkstoff Elaterin). **LD** der Droge ca. 3 g.

Crotonöl, Oleum Crotonis aus Samen von *Croton tiglium* (Krotonölbaum); vorwiegend aufgrund hohen Gehaltes an entzündungserregendem, auch über intakte Haut resorbierbarem Phorbol (verschiedene Diterpenalkohole) gefährlichstes, weitgehend verlassenes „Drastikum". **LD** ca. 0,5–1 ml (für Kinder entsprechend weniger!) bzw. auch schon einige Samenkörner. Nicht zu verwechseln mit *Croton variegatus*, Kroton, Wunderstrauch; toxikologisch relativ harmlos.

Faulbaumrinde, Cortex Rhamni frangulae (von *Frangula alnus* = *Rhamnus frangula*), **Cascara sagrada**, Cascararinde, von *Rhamnus purshiana*, z. B. Eupond®F, Legapas® sowie in zahlreichen Kombinationspräparaten; enthält in frischen Pflanzenteilen und unreifen Früchten Antronglykoside (Anthracen-Derivate = Glukofrangulin). Nach ca. einjähriger Lagerung des Pflanzenmaterials vorwiegend (zunächst glykosidisch gebundene) Anthrachinon-Derivate. In Phytotherapie ähnlich Aloe. Faulbaum-Früchte (s. Abb. 45).

Flohsamen, Psyllium (Samen verschiedener Plantago-Arten) bzw. Samenschalen, z.B. Agiocur®, Flosa®, Flosine®, Laxiplant® Soft, Metamucil®, Mucofalk®, Pascomucil®, Plantocur®.

Jalapaharz, Resina Jalapae ähnlich wie Resina Scammoniae (aus Ipomoea-Arten, Harzsubstanzen = Glykoretine); als obsoletes „Drastikum" wirksam (s. Abschnitt II und Coloquinten); selten noch Bestandteil „natürlicher" Abführmittel.

Kreuzdornbeeren, Rhamni cartharici fructus, z.B. Laxysat®.

Leinsamen, Semen Lini bzw. deren Zubereitungen; harmlose Quellstoffe, in Extremfällen (bei hohem Gehalt an blausäurehaltigen Glykosiden Linamarin und Lotaustralin) siehe Kap. Cyanverbindungen.

Podophyllin(um), Harz von *Podophyllum peltatum* (Maiapfel, Fußblatt); Wirkstoff: Mitosehemmer Podophyllotoxin (besteht u.a. aus Lignan-Glykosiden; 0,3–0,6 g toxisch, evtl. letal); früher Bestandteil „natürlicher" Abführmittel; auch Hautresorption (vgl. Kap. Zytostatika).

Paternostererbse (*Abrus precatorius*); Wurzeln früher als Süßholz-Ersatz verwendet; auch Samen wohlschmeckend, enthalten Toxalbumin Abrin; Wirkung wie Rizinus (s. unten) aber toxischer. **LD**: 1–2 zerkaute Samen (Kinder); unzerkaute Samen ungiftig! Samen teilweise in Halsschmuck (kutane Resorption des Toxins bei feuchter Haut), Pflanzengestecken usw. Samenteile führen im Auge zu „Jequirity-Ophthalmie" (Abrin-Konjunktivitis) und evtl. Retina-Blutungen.

Rhabarber (bzw. Wurzelstöcke bestimmter Arten), Rhizoma Rhei; enthält u.a. Oxalsäure und (zunächst glykosidisch gebundene) Anthrachinon-Derivate, deren abführende Wirkung die des stopfenden Tannins toxikologisch überwiegt; auch in Kombinationspräparaten und Phytotherapie.

Rizinusöl, Oleum Ricini, kalt gepresstes Öl (**Kastoröl**) aus Samen von *Ricinus communis* (Rizinus- oder „Wunderbaum" oder Palma Christi, s. Abb. 64), z.B. Laxopol®; vorwiegend wirksam durch Gehalt an Triglyzerid der verseifbaren Ricinoleinsäure (→ Ricinol-Seifen). Öl enthält kein hochtoxisches Lektin Ricin. **LD** (ungeschälte Samen): 3–6 für Kinder; 20 für Erwachsene. Ein Samen toxisch (Kind). Kutane Giftwirkung durch Verwendung der Samen in „exotischen" Schmuckketten (Paternostererbse s. oben) bzw. durch Kauen auf selbstgefertigten Halsketten von Rizinussamen.

Robinie, falsche Akazie, *Robinia pseudoacacia* (vgl. Abb. 65), besonders in Rinde und Samen, weniger in Blättern das Toxalbumin (Lektingemisch) Robin; bis zu etwa 5 Samen relativ ungefährlich. Aus Saft echter Akazien-Arten relativ harmloses Gummi arabicum.

Sennesblätter, Folia Sennae von *Cassia senna*, *C. angustifolia*, *C. acutifolia*, enthalten u.a. (zunächst glykosidisch gebundene) Anthrachinon-Derivate; genuine Rhein-Glykoside: Sennoside A und B; stärker wirksam als Faulbaumrinde und Sennesfrüchte, in Alasenn®, Depuran® N, Heverto® Kräutertabletten, Midro® Tee Abführtabletten, Ramend® Abführ Tabletten, Neda® Früchtewürfel, Kräuterlax®, Regulax® N, X-Prep®; auch Bestandteil von Agiolax®. In Phytotherapie ähnlich wie Aloe (s.o.).

Weitere Arznei- und Naturstoffe siehe ggf. im Sachregister.

II. Toxikokinetik und -dynamik

Nach peroraler Aufnahme toxischer Dosen im Vordergrund zunächst **Reizwirkung** auf Darmschleimhaut und -muskulatur (Hyperämie, evtl. Blutungen, gesteigerte Peristaltik, Spasmen usw.). Daneben teilweise (Bisacodyl) bereits Resorption und beginnende Metabolisierung im Darm möglich (z.B. Desacetylierung zu Diphenolen, welche glukuronidiert und biliär ausgeschieden werden). In schweren Fällen **Komplikationen** durch Resorption (z.T. der giftigen Abbauprodukte): Vegetative Reflexe sowie Flüssigkeits- und Elektrolytverlust praktisch nie ganz ausgeschlossen → Störungen von Herz-, Kreislauf- und/oder Nierenfunktion nicht ungewöhnlich, jedoch selten; Beteiligung der Leber (am ehesten nach Ricin, Coloquinten) und des ZNS nur selten zu erwarten. Im Einzelfall auch Überempfindlichkeit oder allergische Manifestationen möglich.
Interaktion mit anderen Arzneimitteln (z.B. bei laxanzienbedingter Hypokaliämie Toxizität von Herzglykosiden erhöht).

III. Symptomatik

Beginn der Beschwerden im Bereich des **Digestionstraktes** je nach Dosis, Konzentration und Laxans (u.U. bei Drastika, Rizinus und salinischen Laxanzien schon kurz nach Aufnahme, bei Anthrachinon-Derivaten, Bisacodyl, Phenolphthalein erst nach Latenz, im Laufe folgender Stunden; bei Crotonöl schon im Mund heftige Schmerzen) → Darmkoliken, Bauchschmerzen, mitunter heftiges (bei Bisacodyl im Kindesalter bis Stunden anhaltendes) Erbrechen; wässrige, evtl. blutige Durchfälle. In schweren Fällen unangenehme Herz-Kreislauf-Sensationen, Muskelzuckungen, Somnolenz und Kreislaufkollaps möglich. Komplikationsmöglichkeiten s. Abschnitte I/II. Sehr selten Todesfälle nach inkorrekter iatrogener Lactulose-Anwendung durch Hypernatriämie als Teil eines Dehydratationssyndroms und deren Folgen. Bei Dauergebrauch sekundärer Hyperaldosteronismus (Hypokaliämie → Circulus vitiosus) bei osmotisch und antiabsorptiv/hydragog wirksamen Laxanzien möglich.

IV. Therapie

Auslösen von Erbrechen oder Magenspülung meist entbehrlich und höchstens kurz nach der Aufnahme massiver Dosen sinnvoll, sonst nur Gabe von Aktivkohle (s. Kap. 7.2.1–3), ggf. wiederholt (z.B. Unterbrechung des enterohepatischen Kreislaufs von Glukuroniden des Bisacodyl). Weiter **symptomatisch**. Bei länger anhaltender Diarrhöe reichlich grünen Tee, evtl. Loperamid, Imodium®. Kontrolle und Korrektur des Elektrolyt- und Wasserhaushalts (s. Kap. Wasser).

L

Hinweise zum Inhalt von Literaturbeispielen

Sachgerechte Anwendung, Haupt-, Neben- und Wechselwirkungen: Ruoff
Dosierung, relative und absolute Kontraindikationen, Interaktionen: ROTE LISTE, alphabetisches Verzeichnis der Fertigarzneimittel, Signaturverzeichnis L 15, L 16
Toxizität häufig angewendeter Laxanzien: Hallmann
Laxierend wirkende Pflanzen: Frohne/Pfänder; Roth/Daunderer; Wirth/Gloxhuber; Hänsel et al.; Braun/Frohne; Moeschlin; speziell im Kindesalter: v. Mühlendahl et al.
Harz von Podophyllum: Ott
Grüner Tee als Obstipans: Ludewig (1995)
Korrektur des Elektrolyt- und Wasserhaushalts: Hartig

Lederpflegemittel

I. Substanzen
(Prinzipielle Zusammensetzung)

Schuhpflegemittel
Cremes: Pastöse Gemische aus verschiedenartigen Wachsen und Paraffinen mit 30–65 % Terpentinöl(ersatz) und bis etwa 30 % Benzin (siehe dort); geringe Zusätze (meist unter 0,5 %) von fettlöslichen Farbstoffen, insbesondere Azofarbstoffe, aber evtl. auch Anilinfarben oder Pigmentfarbstoffe (z. B. Titaniumdioxid, Eisenoxide, Chromfarben; s. auch Register).
Emulsionen: Ähnliche Zusammensetzung wie Cremes mit reduziertem Wachs- und Terpentinöl- bzw. Benzingehalt, dafür bis zu 50 % Wasser und 5 % Emulgator, gelegentlich bis zu 3 % Kaliseife.

Spezialpflegemittel
Im Wesentlichen aufgebaut wie Schuhpflegemittel, lediglich Pigmentfarbstoffe sind von besserer Qualität, mitunter Zusatz hochwertiger Fette und Öle, evtl. Duftstoffe.
Leder-Imprägniersprays bzw. „Aerosolpackungen" sind im Allgemeinen Gemische aus etwa 7–11 verschiedenen Stoffen, in denen Treibmittel Propan/Butan, ggf. Dichlormethan sowie Silicon- und Wachsbestandteile gemeinsam toxikologische Bedeutung bekommen können (z. B. als Soft-Spray®, Solitär Brilliant Leder Spray®). Akute Intoxikationen, wenn ½–1 Dose versprüht wurde, Exposition > 10 min oder unter besonderen Umständen (s. Abschnitte II/III).
Lederfärbemittel zum Schwarz- oder Braunfärben von ungefärbtem Leder enthalten fettlösliche Teerfarbstoffe (z. B. Nigrosin), meist in Benzin oder ähnlichen Lösungsmitteln; Präparate zum Auffrischen oder Umfärben sind auf Nitrocelluloseester-Grundlage aufgebaut.
Lederreinigungsmittel auf wässriger Basis (z. B. Pepede-Lederwäsche®) sind relativ harmlos, können aber auch organische Lösungsmittel (Geruch!) enthalten (siehe dann Kapitel Lösungsmittel).

Lederweichmacher (z. B. Neatsfoot®) enthalten im Wesentlichen sulfatierte und nicht sulfatierte Öle. Akut toxikologisch harmlos.

II. und III.   Toxikokinetik, -dynamik und Symptomatik

Bei **peroraler** Aufnahme von Lederpflegemitteln sind neben gastrointestinalen Reizerscheinungen in Extremfällen am ehesten Resorptivwirkungen des Terpentinöl(ersatzes) und des Benzins (evtl. aber auch anderer Lösungsmittel) zu befürchten. Verlauf in schweren Fällen daher zunächst etwa wie im Kap. Lösungsmittel.
Atemnotsyndrom (z. B. bei Asthmatikern; ggf. mit konsekutiver Lungenfibrose nach Lederspray) und/oder Herzrhythmusstörungen (z. B. bei gleichzeitiger Anwendung von Katecholaminen) – evtl. nach Latenz von 15–60 min – am ehesten bei hoher Dosis (s. Abschnitt I), bei besonderer Disposition (Medikation, Stress), bei wenig üblicher Zusammensetzung oder ungewöhnlichen Umständen.

IV.   Therapie

Nach **peroraler** Aufnahme kleiner Mengen nur Aktivkohle und flüssigkeits- sowie glukosereiche Schleimkost, ansonsten zunächst Maßnahmen sinngemäß wie bei Vergiftung mit Lösungsmitteln (s. dort und Hinweise in Abschnitt I)! Möglichst rasche Ermittlung der genaueren Zusammensetzung des Präparates durch toxikologische Konsultation oder chemische Untersuchung und entsprechende Fortsetzung der Behandlung.

L

Nach **Inhalation** genügt zunächst Frischluftzufuhr; sonst bzw. bei Atemnotsyndrom Behandlung etwa wie bei Lösungsmittel- oder Phosgen-Vergiftung (s. dort).

Hinweise zum Inhalt von Literaturbeispielen

Substanzen, Symptomatik und Therapie: Daunderer; Velvart
Besonderheiten im Kindesalter: v. Mühlendahl et al.
Zusammensetzung verschiedener Produkte: Vollmer/Franz (1994)

Leime und Klebstoffe (Kleber)

I.   Substanzen

Leime und Klebstoffe sind Stoffe, die feste Teile durch Oberflächenhaftung und inneren Zusammenhalt ohne wesentliche Veränderung des Gefüges verbinden können. Sie enthalten: Grundstoffe, Hilfsstoffe, Lösungs- und Dispersionsmittel.
Grundstoffe: Wasserlösliche oder wasserquellbare Stoffe, z. B. Eiweiße, Stärke- und Stärke-Derivate, Celluloseester, Celluloseether, Polyvinylalkohol, Polyvinylether, Harnstoffharz, Melamin-Harze, Dicyandiamid- und Phenol-Formaldehyd-Harze, Polyvinylpyrrolidon, Naturkau-

tschuk und synthetischer Kautschuk (Polychloropren-, Styrolbutadien-, Nitril-Kautschuk), thermoplastische hochpolymere Kunststoffe, synthetische Harze (Epoxidharze, Polyurethane, Silicone, Polyesterharze), Naturharze (Schellack, Colophonium), Wachse, Asphalte, Teerpech- und Bitumenprodukte, anorganische Stoffe (Metalloxid-, Metallsalz-Mischungen, Alkalimetallsilicate).

Lösungs- und Dispergiermittel als Aktivierungs-, Verdünnungs- und/oder Reaktionsmittel (z. B. Tetrahydrofuran)), temporäre Weichmacher; Lösungsmittel wie Benzin, Toluol, Xylol, Dichlormethan, Trichlorethylen, Trichlorethan, Aceton, Butanon (Methylethylketon, MEK), Cyclohexanon, Methylisobutylketon und Essigsäureethylester.

Prinzipielle Zusammensetzung

Leime

Hydrolysiertes Kollagen aus Abfall- und Nebenprodukten der Lebensmittel- und Lederindustrie; Zusätze von Konservierungsmitteln (z. B. Formaldehyd), Antischaumstoffen, Geruchskorrigenzien und Salzen in toxikologisch unbedenklicher Menge.

Perlleim kann einige Prozent Terpentinöl und geringe Mengen Benzol vom Herstellungsprozess enthalten. *Kaltleime* bestehen aus Kasein-Pulver mit Zusatz von Borax, Soda und Trinatriumphosphat. Andere Kaltleime (auf Kollagenbasis oder mit Latexzusatz) enthalten Zusätze von Zinkchlorid. In Extremfällen (!) s. daher unter den entsprechenden Schlagwörtern im Sachregister.

Klebstoffe

Kontaktklebstoffe: Grundstoffe sind Synthesekautschuk mit Klebharzen (Phenolharze, Polyurethane, Colophoniumharze), „Gummilösungen" enthalten Naturkautschuk; Lösungsmittel (Gemische aus Ester, Ketonen und Aliphaten).

Adhäsionsklebstoffe, sog. „Lösungsmittelklebstoffe": Grundstoffe sind polymere Vinylverbindungen, Natur- und Synthesekautschuk, Polyurethan-Kautschuk, Polyacrylate in sog. „Harzklebern"; Lösungsmittel (Aromaten, Ketone, niedrig siedende Ester als Gemisch).

Diffusionsklebstoffe: „Kleblöser", „Quellschweißmittel", „anlösende Klebstoffe"; Grundstoffe wie Polyvinylchlorid, Polystyrol, Ameisensäure, Choralhydrat, Resorcin; Lösungsmittel wie Tetrahydrofuran, Dimethylformamid, Cyclohexanon, Aromaten, Halogenkohlenwasserstoffe.

Dispersionsklebstoffe: „Weißleime"; Grundstoffe wie Kunstharze, synthetischer Kautschuk, Polyvinylacetat, Polyacrylate, Polystyrol; Lösungsmittel wie Glykolester, Butyl-Carbinol-Acetate.

Zweikomponenten-/Reaktionsklebstoffe: Grundstoffe wie Methylacrylate und Acrylat; Gesundheitsgefährdung durch Trichlorethan und Metacrylate (reizend!).

Epoxidharz-Klebstoffe: Polyepoxid-Verbindungen mit Polyaminen oder Anhydriden, organische Säuren (Gesundheitsgefährdung durch Amine).

Polyurethan-Klebstoffe: Polyurethan-Präpolymere (Gesundheitsgefährdung durch Methylenchlorid als Lösungsmittel).

Sekundenkleber: Cyanoacrylate (Achtung: Hautkontakt unbedingt vermeiden, verkleben Haut und Augen sofort).

Klebestifte: Höherwertige Alkohole (Sorbit), Glycerin, Polyvinylpyrrolidon; akut toxikologisch unbedenklich.

Fibrinkleber zur Wundbehandlung (Gewebeklebung) enthalten Blutgerinnungsfaktoren sowie Zusätze von Heparin, Aprotinin, Salze u.a., z.B. Tissucol® (s. auch Kapitel Hämostyptika).

Beachte: Klebstoffe (z.B. bestimmte „Alleskleber") können mitunter bis zu etwa 80 % besonders toxische organische Lösungsmittel wie Dichlorethan, Methylenchlorid u.Ä. (s. jeweils oben) enthalten. Missbrauch möglich (siehe auch Kapitel Schnüffelstoffe).

II. und III. Toxikokinetik, -dynamik und Symptomatik

Neben Kleb- und Reizwirkung auf betroffene Schleimhäute akute Intoxikation höchstens in Extremfällen nach peroraler Aufnahme von größeren Klebstoffmengen (rechtzeitiges Erbrechen zu erwarten) durch Lösungsmittelanteil denkbar (vgl. Abschnitt I).

IV. Therapie

Nach **peroraler** Aufnahme von Klebstoffen genügen in Bagatellfällen Aktivkohle, flüssigkeitsreiche Schleimkost; nach Aufnahme größerer Mengen Maßnahmen sinngemäß wie bei Lösungsmittelvergiftung (s. eigenes Kapitel) unter Beachtung der jeweils zutreffenden Angaben in Abschnitt I.

Nach **Augen**kontakt Lider offen halten bis Kleber ausgehärtet ist. Intensives Spülen mit Wasser. Vorstellung beim Augenarzt. Besonders wichtig bei Kontakt mit Sekundenklebern, hier ggf. operative Entfernung nötig.

Hinweise zum Inhalt von Literaturbeispielen

Substanzen, Symptomatik und Therapie: Daunderer; Velvart
Besonderheiten im Kindesalter: v. Mühlendahl et al.
Definition, Einteilung und Verwendung: Römpp

Lipidsenker

I. Substanzen

Als Lipidregulanzien (Antilipämika, Hypolipämika) mit unterschiedlichem Wirkungsmechanismus werden vorzugsweise eingesetzt:

■ **Anionenaustauscherharze**
Colestyramin, Cholestyramin, Colestyr®, Lipocol-Merz®, Quantalan®, Vasosan® (zum Einsatz als Antidot siehe z.B. Kap. Herzglykoside).

Colestipol, Cholestabyl®, Colestid®.

Pharmakologisch ähnlich auch **β-Sitosterin**, Liposit®, sito-Lande®, LP-Truw mono®, als Prostatamittel (Prophylaxe der BPH) in Azuprostat®, Harzol®, Prostasal®, Triastonal® sowie wirksamer Bestandteil von Kürbiskernen, in Extrakten aus Afrikanischer Lilie, Brennessel, Sägepalme und Roggenpollen; ähnlich auch **Probucol**, Lurselle®.

■ **Clofibrinsäure-Derivate** („Fibrate")
Clofibrinsäure bedeutsam als Grundsubstanz, Metabolit und Aluminiumsalz.
Bezafibrat (HWZ 1–2 h), Azufibrat®, Befibrat®, Beza, Bezacur®, Cedur®, Lipox®, Regadrin®, Sklerofibrat®.
Clofibrat (HWZ Metaboliten 6–25 h), früher Regelan®.
Etofibrat (HWZ 16 h), Lipo-Merz® (Nicotinsäureester, s. auch eigenes Kapitel).
Etofyllinclofibrat (Theophyllinester, s. auch Kap. Methylxanthine), Duolip®.
Fenofibrat (HWZ 20–24 h), durafenat®, Fenobeta®, Lipanthyl®, Lipidil®, Normalip®.
Gemfibrozil (HWZ 1,5 h), Gemfi®, Gevilon®, Lipox Gemfi®.

Ähnlich auch **Acipimox** (HWZ 2 h; PB 26 %), Olbemox®; Pyrazincarbonsäure-Derivat, strukturell ähnlich Nicotinsäure, s. auch Kapitel Nicotinsäure.

■ **Cholesterolsynthese- (HMG-CoA-Reduktase-)Hemmer** („Statine")
Atorvastatin (HWZ 14 h), Sortis®.
Fluvastatin (Fluindostatin, HWZ 2–3 h), Cranoc®, LOCOL®.
Lovastatin (HWZ Metaboliten 1,1–1,7 h), Lovabeta®, Lovadura®, Lovagamma®, Lovastatin Hexal®, Lovastatin Heumann®, Lovastatin ISIS®, Lovastatin Sandoz®, Lovastatin Stada®, Lovastatin-Teva®, Mevinacor® u. a.
Pravastatin (Eptastatin, HWZ 1,5–2 h; PB 45 %) Liprevil®, Mevalotin®, Pravasin®, Pravastatin Heumann®.
Rosuvastatin, Crestor®, in Deutschland noch nicht zugelassen, bislang offenbar keine Interaktion mit hepatischen Cytochromen.
Simvastatin (HWZ Metaboliten ca. 2 h), Denan®, Zocor®.

Cerivastatin (HWZ 2–3 h), LIPOBAY®; Marktrücknahme wegen Todesfällen bei höheren Dosen, Kombination mit Fibraten und Arzneimittelinteraktionen mit CYP 3A4-Hemmstoffen sowie Myotoxizität (Rhabdomyolyse).

■ **Cholesterin-Resorptionshemmer**
Ezetimib (HWZ 22 h), Ezetrol®, in Kombination mit Simvastatin auch in Inergy®; Hemmstoff intestinaler Cholesterintransporter (offenbar NPC1L1, „Nieman-Pick-C1-like-1-Protein", Schlüsselprotein für Cholesterinresorption, auch für Phytosterole wie Sitosterol), auch Substrat für ABC-Transporter MRP2; bei Überdosierung neben gastrointestinalen Symptomen auch Pankreatitis, Myalgie, erhöhte Transaminasen zu erwarten.

■ **Nicotinsäure-Derivate** siehe eigenes Kapitel.

■ **Pflanzliche und tierische Lipidsenker**
Knoblauch-Drogen, -Präparate: Carisan®, Kwai®, Sapec®, Tegra®.
Hochseefisch-Öle: Bilatin®, Eicosapen®.

Omega-3-Säuren-Ethylester: Omacor®, Zodin®; Ethylester semisynthetischer Omega-3-Fettsäuren (Eicosahexaensäure 46%, Docosahexaensäure 38%) als „falsche" Substrate Triglyzerid synthetisierender Enzyme bei Hypertriglyzeridämie.

■ **Sonstige**

Orlistat, enteral wirksamer Lipasehemmstoff → Xenical®, auch „Lifestyle"-Medikament; kaum akut toxisch.

In Entwicklung auch Cholesterinester-Transfer-Protein- (CETP)-Hemmstoffe, wie z. B. **Torcetrapib** mit deutlicher HDL-Cholesterin-Erhöhung.

II. und III. Toxikokinetik, -dynamik und Symptomatik

Gastrointestinale **Resorption** der Anionenaustauscherharze sowie von Sitosterin und Probucol toxikologisch unbedeutend, die der übrigen Lipidsenker im Allgemeinen relativ rasch und vollständig → **Plasmaproteinbindung** zwischen 92–99% (Ausnahme s. Abschnitt I; Intoxikationsgefahr durch Verdrängung von oralen Antidiabetika, Antikoagulanzien u. Ä. wird mitunter überschätzt).
Elimination: Teilweise Metabolisierung, Ausscheidung vorwiegend als Glukuronid renal, teilweise auch biliär (Ezetimib ca. 78%), Anionenaustauscher praktisch nur fäkal; zu den HWZ siehe Abschnitt I.
Symptomatisch sind nach akuter Überdosierung oder Nichtbeachtung der Kontraindikationen bei allen Lipidsenkern am ehesten gastrointestinale Beschwerden zu erwarten; *gruppen-* bzw. *präparatspezifisch* können dagegen auch auftreten: neurologische (Neben-)Wirkungen wie Schwindel- oder Schwächegefühl, Hyperthermie, Koordinationsstörungen, Reflexanomalien, Steifigkeit mit und ohne Anstieg von Muskelenzymen, Myalgien, seltener Rhabdomyolysen mit akutem Nierenversagen [z. B. bei simultaner Einnahme von Fibraten (bes. Gemfibrozil), HMG-CoA-Reduktasehemmern, Cyclosporin oder Erythromycin u. a. Hemmstoffen von CYP 3A4]. Allergische (Sofort-)Reaktionen und im Extremfall als Spätfolge Funktionsstörungen im Bereich von Leber, Niere, Endokrinium und Blut möglich.

IV. Therapie

Nach Ingestion voraussichtlich toxischer Mengen reichlich trinken lassen, Aktivkohle; erforderlichenfalls primäre Giftentfernung und Eliminationsförderung (s. Kap. 7.2 und 7.3); weiter symptomatisch (jeweils zutreffende Angaben in den Abschnitten II/III sowie in Kap. 6.1 beachten). Zur Prävention von Myotoxizität und Rhabdomyolyse nach Überdosierung von Statinen, wegen mehrfach belegten Ubichinon-Mangels, Substitution mit Coenzym Q10. Ggf. Cholestyramin bei Ezetimib-Überdosierung (Unterbrechung des enterohepatischen Kreislaufs).

Hinweise zum Inhalt von Literaturbeispielen

Pharmakokinetik, Anwendung, Haupt-, Neben- und Wechselwirkungen von Lipidsenkern: Keller; Keller et al.; Haen/Kurz

Dosierung, relative und absolute Kontraindikationen, Interaktionen: ROTE LISTE, alphabetisches Verzeichnis der Fertigarzneimittel, Signaturverzeichnis C 67, C 80, C 90

Verträglichkeit, Nebenwirkungen, Interaktionen von Statinen: Farmer/Torre-Amione

Nichtlipidsenkende Effekte von Statinen: Igel/Sudhop/Bergmann

Pharmakotherapie und Ernährungsumstellung bei Fettstoffwechselstörungen: Schwandt et al., Richter

Indikationen, Pharmakologie und Toxikologie pflanzlicher Lipidsenker: Schulz/Hänsel

„Mythos Cholesterin": Pollmer

Lippenstifte und andere kosmetische Stifte

I. Substanzen
(Prinzipielle Zusammensetzung)

Lippenstifte enthalten neben geringen Farbstoff- und Parfümzusätzen vorwiegend hochschmelzbare Fette, Wachse, Polyglykole, Paraffin und Mineralöle, halbfeste Lippenstifte auch noch Glykole und Tetrahydrofurfurylalkohol. Andere kosmetische Stifte (z. B. Schminkstifte): Grundstoffe wie bei Lippenstiften oder (häufiger) gelierte Alkohole (Ethanol, Glycerol, Polyalkohole) mit 1–10 % Natriumstearat (siehe Kapitel Seifen und Waschmittel).

Augenbrauenstifte und Lidschattenstifte mit Farbstoffzusätzen wie bei Haarfärbemitteln (s. eigenes Kapitel).

Desodor(ierungs)stifte enthalten Desodoranzien (s. eigenes Kapitel).

Parfüm in Stiftform, s. auch Kap. Parfümeriewaren.

II. und III. Toxikokinetik, -dynamik und Symptomatik

Perorale Aufnahme von Lippenstift kaum bedrohlich; bei übrigen kosmetischen Stiften neben leichter lokaler Schleimhautreizung Resorptivwirkung höchstens in Extremfällen zu erwarten je nach Zusatz (siehe jeweils Hinweise in Abschnitt I). Allergische bzw. auch fototoxische Reaktionen (siehe Kapitel Furocumarine), z. B. durch Gehalt an Eosin oder Bergamottöl möglich.

IV. Therapie

In Bagatellfällen genügen alkoholfreie Getränke, bei massiver Aufnahme zusätzlich Aktivkohle und flüssigkeitsreiche Schleimkost, nur in Extremfällen primäre

Giftentfernung sinnvoll (s. Kap. 7.2); ggf. zutreffenden Hinweis in den Abschnitten I und II beachten.

Hinweise zum Inhalt von Literaturbeispielen

Substanzen, Symptomatik und Therapie: v. Mühlendahl et al.
Inhaltsstoffe, Hilfsstoffe und deren Wirkungen: Blaue Liste; Fey/Otte; Fiedler; Heymann; Ziolkowsky
Kosmetika-Gesetzgebung: Ziolkowsky

Lithium

I. Substanzen

Lithium, metallisch, Legierungsbestandteil, spezielle Verwendung für Kernreaktoren; bildet mit Wasser
Lithiumhydroxid (s. unter Laugen).
Lithiumhydrid und **Lithium-Aluminium-Hydrid**, für selektive Reduktionen verwendet; mit Wasser Bildung von Lithiumhydroxid (siehe auch unter Laugen).
Lithiumchlorid, mitunter als Diätsalz und in Schweißtechnik verwendet; akut toxisch erst etwa ab 8 g p. o.
Lithiumcarbonat, -sulfat, -adipat, -aspartat, -acetat, -zitrat, -glukonat u. a. Salze (z. B. in Hypnorex®, Leukominerase®, Lithium Apogepha®, Lithium-Aspartat-Filmtabletten, Li 450 Ziethen®, Quilonum®) z. B. zur Behandlung und Prophylaxe von Erkrankungen des manisch-depressiven Formenkreises; (aufgrund falscher Vorstellungen) mitunter auch gegen Gicht empfohlen. Therapeutischer Plasmaspiegel: 0,6–1,2 mmol/l.
Lithiumsuccinat, zur topischen Anwendung in Efadermin® Salbe.
Weitere Lithiumsalze siehe jeweils unter dem zugehörigen Anion.

II. Toxikokinetik und -dynamik

Resorption leicht löslicher Lithiumsalze erfolgt enteral (sowie parenteral) rasch und nahezu vollständig; maximale Plasmaspiegel nach ca. 2 h.
Ausscheidung (in zwei Phasen) vorwiegend über Nieren (nur teilweise wie Natrium; cave: vermehrte Na^+-Ausscheidung durch Saluretika kann verminderte Li^+-Ausscheidung bedingen), teilweise infolge Rückresorption nur langsam (evtl. Nierenfunktionsstörungen); in Verbindung mit langer Verweildauer und relativ hoher intrazellulärer Konzentration in verschiedenen Organen Kumulationsgefahr. HWZ ca. 24 h.
Wirkung durch Verdrängung von Natrium → Störung des Elektrolytgleichgewichtes (z. B. Absinken des intrazellulären Kaliums); Veränderungen des Neurotransmitter-Umsatzes; Eingriff in den Phosphoinositol-Stoffwechsel (z. B. Hem-

439

mung der Inositolmonophosphat-Phosphatase) → vorwiegend neurologische, endokrinologische (z. B. Beeinflussung von ADH und TSH) und kardiologische Reaktionen, die länger anhalten können als es dem Serumspiegel entspricht. Plasmaspiegel von 3–4 mmol/l gelten als potenziell letal, besonders bei Patienten mit chronischer Lithium-Therapie. Den Plasmaspiegel erhöhen kann die gleichzeitige Einnahme von Saluretika, nichtsteroidalen Antiphlogistika (z. B. Diclofenac, Ibuprofen, Indometacin), ACE-Hemmern und Antidepressiva vom SSRI-Typ (besonders Fluoxetin, z. B. Fluctin®). Bei Kontakt von Lithium, Lithiumhydrid und Lithiumaluminiumhydrid mit feuchter Schleimhaut → Bildung stark basischen Lithiumhydroxids.

III. Symptomatik

Lokale Reizerscheinungen bzw. Laugenverätzung an betroffenen Schleimhäuten durch basisch reagierende Lithium-Verbindungen (s. Abschnitte I/II bzw. Kap. Laugen). Akute **Allgemeinerscheinungen** bei Plasmaspiegeln > 1,4–1,6 mmol/l; (nach Latenz allmählich zunehmend) können sein:
Nausea, Erbrechen, Diarrhöe; Polydipsie, Polyurie; Apathie, Seh- und Hörstörungen, Ataxie, Dyskinesien, Tremor, euthyreote Struma; Muskelzuckungen → Benommenheit (evtl. anamnestische Lücken), epileptiforme Krämpfe; Herzirregularitäten, Hypotonie, Herz-Kreislauf-Versagen; Nierenfunktionsstörungen (Polyurie, Polydypsie → iatrogener Diabetes insipidus) sowie hämatologische Komplikationen möglich. Todesursache evtl. auch Bronchopneumonie.

IV. Therapie

Bei Vergiftung mit stark basischen Lithium-Verbindungen (Schleimhautinspektion, Indikatorpapier) siehe Kap. Laugen.
Bei peroraler Aufnahme von Lithiumsalzen primäre Giftentfernung durch Erbrechen und/oder Magenspülung nur kurz nach Ingestion (beachte: Bewusstseinszustand; s. Kap. 7.2). Aktivkohle ineffektiv. Zufuhr von Na^+ in isotoner Infusionslösung als -carbonat, -laktat oder -chlorid (150–200 mval/l) und reichlich Flüssigkeit (→ Verdrängung von Li^+ durch Na^+ aus Zellen und Diureseförderung). Bei feinschlägigem Tremor β-Blocker (z. B. Propranolol). Bei Diureseförderung (s. Kap. 7.3.1) sehr vorsichtig mit Saluretika, keine Natriuretika; Theophyllin oder Acetazolamid hier zur medikamentösen Steigerung der Lithium-Ausscheidung am ehesten brauchbar; ggf. weitere Korrektur des Elektrolyt- und Wasserhaushaltes aufgrund entsprechender Kontrollen, evtl. auch mit EKG! Weiter symptomatisch.
Hämodialyse ist indiziert
■ wenn Li-Serumspiegel > 2 mmol/l oder
■ bei schwererer klinischer Symptomatik (wenn Diurese nicht in Gang kommt) oder

- bei akutem Nierenversagen.

Wegen Möglichkeit eines Rebound-Effektes wiederholt oder langfristig (ggf. 10–20 h). Neben Hämodialyse ist Hämofiltration möglich (Clearance jedoch relativ gering); Hämoperfusion gilt als ineffektiv. Vgl. auch Kap. 7.3.2 und 3. **Nachbeobachtung** von Blutbild und Schilddrüsenfunktion. Zum Nutzen wiederholter Vergleiche von Handschriftproben siehe Allgemeiner Teil, Kap. 6.2.14.

Hinweise zum Inhalt von Literaturbeispielen

Pharmakologie, klinischer Einsatz und unerwünschte Wirkungen: Göthert et al.; Mutschler
Psychotherapeutische Anwendung, Haupt-, Neben- und Wechselwirkungen: Verspohl; Laux
Pharmakologie, Nebenwirkungen und Toxizität: Baldessarini et al.
Symptomatik und Therapie: Albrecht; Daunderer; Gloxhuber; Seeger/Neumann
Chemie und Verwendung von Lithium und Lithium-Verbindungen; Römpp

Lösungsmittel/Lösemittel

I. Substanzen

L

Toxikologisch außerordentlich problematischer **Sammelbegriff** für

- **Organische Flüssigkeiten**: Zu unterschiedlichsten Anwendungszwecken (z.B. für Lacke und Anstrichmittel, Pestizide, Kosmetika, technische Pflege- und Reinigungsmittel; teilweise auch als „Schnüffelstoffe" missbraucht, vgl. eigenes Kapitel) sowie für anorganische Chemikalien (s. unten).
Allein oder in unübersehbaren Kombinationen werden **vorwiegend verwendet**: Methanol, Ethanol und andere Alkohole; Ether; Anilin und andere aromatische Amine; Aceton und andere Ketone; Benzin und andere aliphatische Kohlenwasserstoffe; Benzol und andere aromatische Kohlenwasserstoffe; Ester der Carbonsäuren (Phosphorsäureester nur ausnahmsweise für spezielle Zwecke); Glykole; Nitrobenzol und andere aromatische Nitroverbindungen; Phenole; Pyridin; Schwefelkohlenstoff; Silicone; Terpentinöl und „Terpentinöl-Ersatz". Tetrachlorkohlenstoff und andere Chlorkohlenwasserstoffe (siehe jeweils dort).

Dimethylformamid, DMF, vielseitig verwendbares Lösungsmittel und Lösungsvermittler (auch für pharmazeutische Präparate), Extraktions-, Kristallisations-, Reaktions- und Titrationsmittel; mindert offenbar Alkoholtoleranz. Im Extremfall narkotisch, muscarinartig, nephrotoxisch.
Dimethylsulfoxid, DMSO, universelles Lösungsmittel für Acetylen, Kunstfasern u.v.a., auch als Lackentferner und Gefrierschutzmittel verwendet (z.B. bei autologer Knochenmarktransplantation), für medizinische Zwecke zur topischen Anwendung z.B. in Rheumabene Gel®, Dolobene®.

- **Anorganische Lösungsmittel** (s. jeweils Register): Für Lösungszwecke verwendet insbesondere Säuren, Laugen, (verflüssigtes) Schwefeldioxid, (verflüssigter) Ammoniak, wasserfreie Blausäure; in speziellen Fällen dienen Salzschmelzen als Lösungsmittel, z.B. Nitrate, Sulfate, Phosphate (siehe jeweils dort).

II. und III. Toxikokinetik, -dynamik und Symptomatik

Bei Aufnahme unbekannter organischer Lösungsmittel(gemische) keine verlässliche Voraussage möglich. Im Allgemeinen Folgen lokaler Reizwirkung und rasche enterale oder parenterale (besonders bei Inhalation, in Extremfällen auch über Haut) Resorption zu erwarten. Latenz möglich. Durch die Metabolite sind nach Resorption toxischer Mengen am ehesten bedroht: peripheres und zentrales Nervensystem ($\rightarrow$ Erregung, Krämpfe, Narkose bzw. Koma, zentrale Atem- und Kreislauf-Lähmung; Erblindung möglich), Herz-Kreislauf-Funktion ($\rightarrow$ Arrhythmien, Blutdruckabfall, Kollaps), Atmung ($\rightarrow$ Met-Hb-Bildung, Zyanose; Azidose; Lungenödem, Asphyxie), Leber und Nieren ($\rightarrow$ Ikterus, Koma; Anurie, Urämie).

Dimethylformamid: Nach Injektion ins Gewebe Nekrosen möglich, nach peroraler Aufnahme am ehesten lokale Schleimhautreizung, allenfalls auch Leberfunktionsstörungen zu erwarten. Toxizität von simultan einwirkenden Pharmaka kann evtl. gesteigert werden.
Dimethylsulfoxid: Unverdünnt bzw. in konzentrierter Lösung wenig gewebsverträglich (hygroskopisch bzw. plasmolysierend), nach einmaliger peroraler Aufnahme kaum bedrohliche Resorptivwirkung zu erwarten; Toxizität von simultan einwirkenden Pharmaka kann gesteigert werden. In Extremfällen (z.B. i.v. Injektion) hämolysierend, kardio- und neurotoxisch; evtl. allergische (Sofort-)Reaktionen gefährlich (s. auch Kap. 7.1.5).

IV. Therapie

Solange Lösungsmittel nicht identifiziert ist, auch nach Aufnahme „kleiner Mengen" und trotz subjektiven Wohlbefindens **keine Bagatellisierung** (s. Abschnitte II und III). Stationäre Behandlung bzw. (Nach-)Beobachtung! Zunächst:
Nach **peroraler** Aufnahme kein Erbrechen und keine Magenspülung (Gefahr von Aspiration, Auslösung von Krämpfen und Arrhythmien). Siehe Hinweise in Abschnitt I und Kap. 7.2. Konsultation einer Giftinformationszentrale und Empfehlungen folgen. Zur Identifikation des Giftes Erbrochenes oder, falls instrumentelle Absaugung des Mageninhaltes möglich, diesen für chemische Analyse sicherstellen (s. Kap. 7.2.1); auf Geruch von Mageninhalt und Exspirationsluft achten. Anschließend (in leichteren Fällen stattdessen) reichlich Aktivkohle und Natriumsulfat-Lösung (Kap. 7.2.3).
Möglichkeiten der Eliminationsbeschleunigung siehe Kap. 7.3.
Benetzte **Haut** mit Wasser und Seife waschen. Betroffenes **Auge** unter fließendem Wasser oder bei geöffnetem Lidspalt spülen; fachärztliche Nachbehandlung.
Ruhe! Schutz vor Wärmeverlust, jedoch keine Überwärmung.
Symptomatisch (siehe hierzu auch Kap. 7.1):
In schweren Fällen (Anhaltspunkte hierzu liefert das EEG, das relativ früh anspricht) bzw. bei Bewusstlosigkeit Schockbehandlung bzw. -prophylaxe, Sauerstoff(be)atmung, Freihalten der Atemwege, regelmäßige Kreislaufkontrollen (auch EKG). Weitere Maßnahmen im Allgemeinen Teil, Kap. 7.1, z.B.: bei Krämpfen Diazepam (Faustan®, Valium®) und Sauerstoffatmung; Vorsicht mit stark zentral depressiv wirkenden Pharmaka. Infusion von 500–1 000 ml 5 %iger

Lävulose-, Dextrose- oder Mannitol-Lösung, Vorsicht mit unkontrollierter Infusion kaliumhaltiger Lösungen sowie mit Zusätzen von (Nor-)Adrenalin, Ephedrin usw. Kontrolle und Korrektur von Elektrolytgleichgewicht (Na, K, Ca; vgl. auch Kap. Wasser), Säuren-Basen-Haushalt Kap. 7.1.17. Bei Oligurie und Anurie evtl. rechtzeitig Hämodialyse (siehe auch Kap. 7.3). Bei Hämiglobinämie s. Kap. 6.1.4. **Nachbeobachtung** gefährdeter Organfunktionen und des Blutbildes (s. Hinweise in den Abschnitten I–III). Nach gezielter Behandlung (lebens-)bedrohlicher Symptome ggf. Identifikation des Lösungsmittels und spezielle Weiterbehandlung, insbesondere im Hinblick auf bedrohte Organfunktionen. Zum Nutzen wiederholter Vergleiche von Handschriftproben siehe Allgemeiner Teil, Kap. 6.2.14.

Hinweise zum Inhalt von Literaturbeispielen

Einfache Durchführung von Schnelltests: Degel et al.; v. Mühlendahl et al.
Chemie, Verwendung, Toxizität und Vergiftungsmöglichkeiten (auch aus historischer Sicht): Lehmann/Flury
Definition des Begriffes, Eigenschaften, Verwendung der einzelnen Stoffe und Stoffgruppen: Römpp
Verhütung von akuten Lösungsmittelvergiftungen (Gesetze usw.): Kap. 8.3 und Anhang

Lokalanästhetika

L

I. Substanzen

■ Lokalanästhetika vom **Estertyp** sind

Benzocain, Ethoform, Anaesthesin®, lokal auch in Eulatin® NN Salbe, auch in Subcutin® N, sowie als Oberflächenanästhetikum Bestandteil zahlreicher Mund- und Rachentherapeutika wie z. B. Anaesthesin®-Rivanol-Pastillen, Dolo-Dobendan® Lutschpastillen, Dorithricin original Halstabletten, Hexoraletten® Lutschpastillen u. a.

Oxybuprocain, Benoxinat, meist in Form von Augentropfen wie z. B. Conjuncain®EDO®, Novesine®, auch Bestandteil von Thilorbin®.

Procain (HWZ ca. 7–8 min), als Procainum hydrochloricum, Hewedolor-Procain®, Heweneural®, Lophakomp®-Procain, Pasconeural®, Procaneural®, Procain Steigerwald®, Procain JENAPHARM®, Procain Röwo®, auch Bestandteil von Otalgan® Ohrentropfen; Infiltrations- und Leitungsanästhetikum; maximal 4%ig angewandt; früher auch in Geriatrika wie z. B. Gero H³-Aslan®, K.H.3®, Poikigeron®, Revicain®. Zur Resorptionshemmung bei Lokalanästhesie häufig Zusätze von Vasokonstriktoren (vgl. z. B. Kap. α-Sympathomimetika). **LD** s. c. je nach Empfindlichkeit, Konzentration usw. etwa bei 30 mg/kg KG; Toxizität bei intravasaler oder lumbaler Injektion um ein vielfaches höher; p. o. relativ harmlos. Toxizität durch Opiate, Opioide, Ether u. a. gesteigert.

Proxymetacain, Proparacain, Proparakain-POS®.

Tetracain, Amethocain (PB ca. 76%), in Kombination mit Polidocanol in Acoin®, Gingicain®, Ophtocain®; Oberflächenanästhetikum.

■ Lokalanästhetika vom **Amidtyp** sind
Articain, Carticain (HWZ ca. 26 min intraoral, submukös, PB ca. 95 %), Ultracain®, Ubistesin®; Infiltrations- und Leitungsanästhetikum, geringer toxisch als Lidocain.
Bupivacain (HWZ 1,3–5,5 h; PB ca. 82–96 %), Bucain®, Bupivavain Jenapharm®, Carbostesin®, Dolanest®; Langzeitanästhetikum; stärker kardiotoxisch als Articain bzw. Lidocain.
Cinchocain, Dibucain, Dolo-Posterine®, in Faktu®, Otobacid® Ohrentropfen; **LD** s. c. unter Umständen noch unter 4 mg/kg KG.
Etidocain (HWZ 1–2,7 h; PB ca. 96 %), früher Dur-Anest®; Leitungsanästhetikum.
Lidocain, Lignocain (HWZ 1,5–2 h, PB ca. 51–80 %), Licain®, Lidocain Welk®, Lidoject®, Xylocain®, Xylocitin®, auch als Neuraltherapeutikum, z. B. Heweneural®, Xyloneural®; Infiltrations- und Leitungsanästhetikum, Antiarrhythmikum; auch in lokaler Anwendung z. B. in Anaesthecomp®N Gel, Dentinox® N Zahnungshilfe, EMLA® (Kombination mit Prilocain), Gelicain®, Lidesthesin®, Lido-Posterine®, Sagittaproct® Gel, Xylestin®; in Eulatin® Zäpfchen, Jelliproct® Zäpfchen, Lemocin® Lutschtabletten, Parodontal® Mundsalbe u. a. Kombinationspräparaten.
Levobupivacain (HWZ ca. 80 min, PB 97 %) Chirocain®; linksdrehendes Enantiomer des Bupivacain (s. o.), graduell geringer kardiotoxisch als Bupivacain.
Mepivacain (HWZ ca. 2–3 h, PB ca. 60–85 %), Meaverin®, Mecain®, Pepihexal®, Mepivastesin®, Scandicain; zur lokalen Anwendung auch in Meaverin®; Infiltrations- und Leitungsanästhetikum.
Oxetacain, stark wirksames Oberflächenanästhetikum, in Tepilta®; kaum resorbiert.
Prilocain, Propitocain (HWZ ca. 1,6 h, PB ca. 55 %), Xylonest®; Infiltrations- und Leitungsanästhetikum.
Ropivacain (HWZ ca. 4 h, PB ca. 94 %), Naropin®; langwirksames Säureamid-Lokalanästhetikum zur Infiltrations-, Leitungs- und Epiduralanästhesie, primär geringer kardiotoxisch als Bupivacain.

■ **Sonstige**
Chlorethyl, Chlorethan, ausschließlich zur perkutanen Anwendung; Chlorethyl Dr. Henning®, Holsten aktiv®, OLBAS Sport-Spray®, Wari Activ®.
Fomocain, Bestandteil von Pellit®; lang anhaltend wirksames Oberflächenanästhetikum.
Myrtecain, starkes Oberflächenanästhetikum, Bestandteil von Kombinationspräparaten wie z. B. in Acidrine®, Algesal®, Algesalona®; etwa zu 45 % resorbiert.
Octacain, Oberflächenanästhetikum, z. B. in Batrax®.
Polidocanol, Oberflächenanästhetikum, Antipruriginosum, Venenverödungsmittel, z. B. Aethoxysklerol®, Anaesthesulf® Lotio, Hämo Eupuran®, Recessan®, in Kombinationspräparaten z. B. Brand- und Wundgel Medice®, Solcoseryl® Dental Adhäsivpaste.

Quinisocain, z.B. in Haenal® Salbe, Isochinol®-Salbe; Oberflächenanästhetikum, Antipruriginosum.

Zu **Embutramid**, Hydroxybuttersäure-Derivat vgl. S.471.

II. Toxikokinetik und -dynamik

Resorption der Lokalanästhetika von Schleimhäuten nur schwer, dagegen rasch bei Läsionen und nach Injektion aus Gewebe; stark verzögert durch vasokonstriktorische Zusätze sowie bei saurem Gewebe-pH-Wert (pH ~ 6), Ausnahme bei Tetracain (extrem lipophil).
Elimination durch Spaltung der Substanzen des **Estertyps** in das für nervöse sowie vasoaktive Wirkungen mitverantwortliche Diethylaminoethanol und die evtl. Allergie-bedingende p-Aminobenzoesäure erfolgt bei im Normalfall ausreichender Aktivität unspezifischer Esterasen rasch (vorwiegend in Blut und Leber), daher nur kurze Wirkungsdauer. Langsamere Elimination bei Substanzen des **Amidtyps** durch hepatische Metabolisierung (vermindert bei Lebererkrankungen, Organunreife bzw. vermindertem hepatischem Blutfluss, z.B. Schock), dabei substantieller First-Pass-Metabolismus (z.B. bei Lidocain zu ca. 65%, Bildungskinetik des noch aktiven Hauptmetaboliten, MEGX auch als Leberfunktionstest), sodass Bioverfügbarkeit geringer.
Ausscheidung überwiegend renal in metabolisierter Form und bis max. 10% unverändert. Bei Mepivacain teilweise auch Galleausscheidung und enterohepatischer Kreislauf. Wirkungsdauer nach Infiltration etwa Procain ≤ Prilocain ≤ Mepivacain ≤ Lidocain ≤ Etidocain ≤ Bupivacain ≤ Tetracain ≤ Cinchocain.
Toxische Wirkung (s. Abschnitt III) durch übersteigerte pharmakologische Wirkung (lang anhaltende Natrium-, in höheren Dosen auch Kaliumionenkanal-Blockade an erregbaren Geweben, evtl. auch Membraninstabilität) infolge hoher Blutspiegel bei versehentlicher intravasaler Injektion, zu schneller Resorption oder zu hoher Konzentration bzw. bei unsachgemäßer Lumbalanästhesie durch Aufsteigen des Pharmakons führt zu **zentralnervösen** (initial Hemmung inhibitorischer Neurone, später Lähmung großer Teile des ZNS) und **kardialen** (Hemmung der Erregungsleitung) Vergiftungssymptomen.
Zusätzliche Gefahren durch **Allergie** bzw. Überempfindlichkeit (evtl. p-Gruppen-Allergie durch Lokalanästhetika des Estertyps, Sulfonamide, Azofarbstoffe usw.) sowie durch unsachgemäßen **Zusatz von Vasokonstringenzien** (z.B. Überdosierung, Anwendung bei i.v. Injektion, s. dann Kap. α-Sympathomimetika) oder durch Interaktion mit anderen Pharmaka (z.B. Antiarrhythmika) oder Alkohol.

III. Symptomatik

Toxische Symptome je nach Situation und Lokalanästhetikum, vor allem vonseiten des ZNS in charakteristischer Reihenfolge wie zunächst Agitation, Euphorie, motorische Unruhe, schließlich Dyspnoe, Sehstörungen, Muskelfaszikulationen und Atemdepression; vor allem bei parenteraler Anwendung primär Erregung des ZNS mit Angst, Hyperpnoe, Blutdruckanstieg, Übelkeit, Erbrechen, Tremor, tonisch-klonischen **Krämpfen**, Schwindel, Schwerhörigkeit, Verlust der Sprachfähigkeit. Bei weiter steigenden zerebralen Lokalanästhetika-Konzentrationen zentralnervöse Depression mit **Bewusstlosigkeit**, Koma, Apnoe, Muskelerschlaffung, Vasomotorenlähmung → **Kreislaufkollaps**. Direkte **kardiotoxische Effekte** mit Bradykardie, ventrikulärer Arrhythmie, Kammerflimmern bis Blutdruckabfall, Zyanose, **Herz-Kreislauf-Stillstand.** Methämoglobinämie z. B. bei großflächiger Benzocain-Anwendung im Kindesalter oder bei Überdosierung von Prilocain, Lidocain, Tetracain evtl. bedeutsam (vgl. Kap. 6.1.4). Leberschäden selten, evtl. nach Cinchocain. **Lokal**: Anästhesie, später evtl. Gewebsschäden im Injektionsbereich z. B. nach Cinchocain, Polidocanol oder durch Überschreitung der zulässigen Konzentration (z. B. Procain über 4 %). Bei **Überempfindlichkeit** gegen Lokalanästhetika asthmatische Anfälle, angioneurotische Ödeme oder anaphylaktischer Kreislaufschock.

IV. Therapie

Nach peroraler Aufnahme toxischer Dosen im Allgemeinen nur relativ geringe Gefährdung.
Wichtigste therapeutische **Maßnahmen** nach Überdosierung streng symptomorientiert (Therapie der zentralnervösen bzw. kardiovaskulären Intoxikation). Sicherung einer ausreichenden Ventilation, Freihalten der Luftwege, evtl. rechtzeitige Intubation und künstliche Beatmung (u. U. Mund-zu-Nase-Beatmung und Sauerstoff). Nach peroraler Aufnahme von Oberflächenanästhetika u. U. Gefahr der Aspiration von Speichel (Störung des Schluckreflexes), daher stabile Seitenlagerung, ggf. Absaugung.

Symptomatische Maßnahmen
■ Bei zentraler Erregung ggf. Gabe von Haloperidol.
■ Bei generalisierten Krämpfen (sofern Krämpfe nicht hypoxisch bedingt) i. v. Gabe von 10–20 mg Diazepam oder kurzwirksamen Barbituraten (z. B. Thiopental, Trapanal®). Keine gegen die Krämpfe gerichtete Medikation ohne Beatmung (s. auch Kap. 7.1.9).
■ Bei Blutdruckabfall Gabe von Dopamin, Volumensubstitution (s. Kap. 7.1.4).
■ Bei AV-Blockierungen Gabe von Orciprenalinsulfat (Alupent®), ggf. temporärer Schrittmacher (s. auch Kap. 7.1.12).
■ Bei Methämoglobinämie Gabe von Toluidinblau oder Methylenblau als Antidot langsam i. v. (weiter siehe auch Kap. Nitroverbindungen, aromatische).
■ Bei anaphylaktischem Schock sinngemäß wie Kap. Histamin und Kap. 7.1.5.
■ Bei lokaler Fehlanwendung von Lokalanästhetika mit vasokonstriktorischen

Zusätzen (z. B. bei Infiltration im Bereich von Akren → sofortige i. v. Anwendung von Vasodilatanzien (z. B. α-Rezeptorenblockern wie Prazosin o. ä.).

Hinweise zum Inhalt von Literaturbeispielen

Sachgerechte Anwendung, Pharmakokinetik, Haupt-, Neben- und Wechselwirkungen (mit Nachweis von Originalliteratur): Ammon
Spezielle Klinische Pharmakologie von Lokalanästhetika: Dahmen; Dullenkopf/Borgeat
Toxikologie und Behandlung von Intoxikationen mit Lokalanästhetika: Ellenhorn; Zink/Graf

Loste

I. Substanzen

Lost, S-Lost, Senfgas, Yperit, Mustardgas (2,2′-Dichlor-diethylsulfid); farblose, leicht süßlich riechende, ölige Flüssigkeit; penetrationsfähiger Kampfstoff (früher sog. Gelbkreuzgruppe); starkes Haut- und Stoffwechselgift; ähnlich Saikow- oder Lewinstein-Lost = Lost-Polysulfide. Heute noch immer in sog. Fundmunition des 2. Weltkrieges anzutreffen (sofort Polizei oder Feuerwehr alarmieren, Selbstschutz beachten); militärische, ggf. terroristische Anwendung nicht ausgeschlossen. Fluor-, Brom-, Jod-, Selen-, Tellur-Lost nur wissenschaftlich bedeutsam. Bei kurzzeitiger Lost-Exposition 0,1–0,2 ppm toxisch, ca. 8 ppm letal; perkutane **LD** ab ca. 50 mg/kg.
Stickstoff-(N-)Lost, Nitrogen mustard [N,N-Bis(2-chlor-ethyl)methylamin], geruchlose, ölige Flüssigkeit. Grundstruktur einiger alkylierender Zytostatika (s. dort); gelegentlich als Synthesezwischenprodukt. Verschiedene N-Loste als Hautkampfstoffe entwickelt; evtl. noch in Lagerbeständen. (z. B. Trichlortriethylamin, NH–3); **N-Oxid-Lost** [N,N-Bis(2-chlor-ethyl)methylamin-N-oxid].

II. Toxikokinetik und -dynamik

Loste dringen aufgrund guter Lipidlöslichkeit (zunächst ohne spürbare Reizerscheinungen) rasch in **Haut** und **Schleimhaut** ein → tief greifende Schädigung. Nach **Resorption** von Losten toxische **Wirkung** durch allgemeine Zellschädigung, insbesondere an Knochenmark, lymphatischem Apparat, Gonaden, auch Mund-, Darm-, Blasenschleimhaut sowie Haut und Anhangsgebilden. Hepato-, nephro- (und pulmo-, kardio-)toxische Wirkungen, Immunsuppression sowie Störungen im Hypophysen-Nebennierenrinden-System können bedeutsam werden. Hauptsächlich renale **Ausscheidung**.
Massenintoxikationen möglich, da Loste potenzielle Kampfstoffe und für terroristische Aktivitäten geeignet (vgl. Kap. Kampfstoffe).

L

III. Symptomatik

Lost-Einwirkung auf die **Haut** → nach typischer Latenz von ca. ½–1 h (bis mehrere Stunden) → Rötung, Schwellung, dann binnen etwa 2–6 h bis Tagen Ausbildung äußerst schmerzhafter Blasen → tiefgreifende Nekrosen, schlechte Heilungstendenz, Gefahr der Sekundärinfektionen; später Resorptivwirkung – auch durch Dämpfe – möglich (s. unten). Bei **Inhalation** schwere Reizerscheinungen an Atemwegen, evtl. Pseudomembranbildung, Bronchopneumonie, Lungenödem (vgl. z.B. Kap. Nitrose Gase; Apathie u.a. Resorptiverscheinungen s. unten). Bei Einwirkung auf **Auge** schwere, evtl. eitrige Konjunktivitis, Hornhauttrübung, auch Zerstörung des ganzen Bulbus möglich.

Rapide steigendes Krankheitsgefühl (Übelkeit, Erbrechen, Fieber, Mattigkeit), blutige Durchfälle; Zusammenbruch des Elektrolythaushaltes; Leukozytopenie → Anämie → Agranulozytose möglich. Häufig (bis 80%) **Spätschäden** beobachtet (z.B. Lungen- und Leberkrebs; Bronchitiden; Hautkomplikationen; psychopathologisch-neurologische Symptomatik).

IV. Therapie

Bei Lost-Einwirkung auf die **Haut**: Benetzte Kleidungsstücke entfernen (Selbstschutz beachten), Haut abtupfen (Kleidung und Tupfer sofort verbrennen), dann zur Entgiftung je nach schnellstmöglicher Verfügbarkeit Kaliumpermanganat-, Wasserstoffperoxid-, Chloramin-, Silbernitrat- oder Hexamethylentetramin-Lösung aufbringen, anschließend gründliche Waschung mit Wasser und Seife; Blasen möglichst lange stehen lassen. Schutz vor Infektion.

Betroffenes **Auge** sofort bei gut geöffnetem Lidspalt ca. 20 min mit 2%iger Natriumhydrogencarbonat-Lösung spülen, dann alkalische Augensalbe und sofort Überweisung zum Augenarzt.

Nach **Inhalation** sofort Behandlung sinngemäß wie in den Kapiteln Nitrose Gase bzw. Phosgen oder 7.1.16. Bei Glottisverschluss durch ausgehustete Membranen Tracheotomie erforderlich.

Bei **Ingestion**, sofort trinken lassen, Gabe von Aktivkohle und isotoner Natriumsulfat-Lösung; zur primären Giftentfernung s. Kap. 7.2.

Natriumthiosulfat (10%ig; 100–500 mg/kg) innerhalb der ersten Stunde nach Exposition zum Abfangen freien Losts in der Blutbahn möglicherweise hilfreich.

Symptomatische und **prophylaktische** Maßnahmen wie Schmerzbekämpfung, Korrektur des Säuren-Basen-Haushaltes, Schutz vor Sekundärinfektionen (siehe auch Abschnitt III sowie Kapitel 6 und 7). Nachbeobachtung.

Hinweise zum Inhalt von Literaturbeispielen

Toxikokinetik, Wirkung und Therapie: Szinicz
Symptomatik und Therapie: Daunderer; Löser; Moeschlin
Chemie und Verwendung: Römpp

Magnesium

I. Substanzen

Metallisches Magnesium, wichtiges Legierungsmetall (z. B. im Flugzeug- und Fahrzeugbau).

Magnesiumoxid, Magnesium oxydatum, gebrannte Magnesia, Magnesia usta; medizinisch als Antazidum, technisch zur Herstellung feuerfesten Materials, des Steinholzes und zur Entsäuerung von Wassern aller Art; peroral harmlos.

Magnesiumperoxid(hydrat), Magnesium peroxydatum, siehe auch unter „Peroxiden" (im Kap. Sauerstoff); peroral im Allgemeinen harmlos.

(Basisches) Magnesiumcarbonat, Magnesium (sub)carbonicum; als Antazidum (z. B. in Palmicol®) oder bei Magnesiummangel (Lösnesium®); Bestandteil vieler Puder und Zahnputzmittel; technisch als Verdickungs- und Wärmeisolationsmittel.

Magnesiumchlorid, Magnesium chloratum; kaum noch als Antikonvulsivum; technisch als Frostschutzmittel („Frostschutzlauge", „Chlormagnesiumlauge"). Natürlich (kristallin) vorkommend als Karnallit (Doppelsalz mit KCl, siehe dort).

Magnesiumsulfat, Magnesium sulfuricum, Bittersalz, Sal anglicum sive catharticum, Epsomsalz, Seidschutzer-Salz; als salinisches Laxans und zur Korrektur von Magnesiummangel; als Anthelminthikum verlassen. **LD ab 50 g.**

M

Magnesiumthiosulfat sowie **Magnesiumascorb(in)at**, bei Tetanie, Eklampsie und vegetativen Störungen verwendet.

Magnesium(tri)silicate, Speckstein, Talk, Talkum; in Antazida als Aluminiumkomplex (z. B. in Gelusil®) sowie als indifferente Trägerstoffe pharmazeutisch verwendet. Analog auch **Magnesiumphosphate**; peroral harmlos.

Magnesiumadip(in)at, **-nicotinat**, **-oleat**, **-citrat** und andere Salze z. B. zur Thromboseprophylaxe und Durchblutungsförderung.

Magnesium(hydrogen)aspartat bzw. -asparaginat in Magnaspart®, Magnesiocard® und **Magnesiumorotat** (Magnerot®); zur Behandlung von Magnesiummangelfolgen (z. B. Herz-Kreislauf-Störungen).

Zu **Magnesium-Aluminium**-Präparaten siehe Kapitel Ulkusmittel (Antazida).
Zu **Magnesium-Kalium**-Verbindungen siehe Kapitel Kalium.
Bekannteste organische Magnesium-Verbindungen sind die **„Grignard-Verbindungen"**, bedeutungsvoll für zahlreiche Laborsynthesen, z. B. in Ether gelöst (siehe dort), im Kontakt mit Feuchtigkeit sofort Zersetzung zu basischem Magnesiumhalogenid (meist Bromid oder Iodid) und z. B. Alkohol.

II. Toxikokinetik und -dynamik

Enterale **Resorption** im Allgemeinen nur langsam (relativ rasch aber als Substanz, in konzentrierter Lösung, bei Gastroenteritis).

Ausscheidung vorwiegend über die Nieren (bei Verzögerung infolge vorbestehender Organschäden Vergiftung durch therapeutische Dosen möglich!).
Wirkung hauptsachlich durch Verdrängung von Calciumionen → Hemmung neuromuskulärer (und ganglionärer) Übertragung (vgl. Kap. Muskelrelaxanzien) und (evtl. auch als Folge der Hypoxie im ZNS) „Narkose". (Relative) Überdosierung am ehesten bei pathologischer Kinetik (s. o.).

III. Symptomatik

Nach **peroraler** Aufnahme → Übelkeit, Erbrechen, Diarrhöe, Leibschmerzen; bei massiven Dosen oder unter ungünstigen Voraussetzungen (vgl. Abschnitt II), ebenso wie nach intraduodenaler, rektaler oder **parenteraler** Applikation → Blutdruckabfall; Herzrhythmusstörungen (EKG evtl. ähnlich wie bei Kalium, siehe dort); Muskelschwäche, Ataxie, (aufsteigende) Lähmungserscheinungen, Somnolenz, „Narkose" (etwa bei Plasmaspiegel von 4–8 mmol/l) und Lähmung des Atemzentrums sowie Herzstillstand (ab 10 mmol/l) möglich.
Nach massiver **Inhalation** von Magnesiumoxid-Dampf u. U. Metalldampf-Fieber (schwächer als nach Zinkoxid, vgl. Kap. Zink). Massive Inhalation von Talk am ehesten für Kinder durch mechanische Störung bzw. Verlegung von Bronchiolen bedeutsam (etwa wie im Kapitel Kosmetische Puder!).
Verletzung durch metallisches Magnesium → Gefahr der Bildung von Nekrosen und Infektion.

IV. Therapie

Nach peroraler Aufnahme nichtlöslicher Magnesium-Verbindungen kein Handlungsbedarf. Magnesiumsulfat selbst laxierend wirksam. Bei anderen Salzen abwartende Haltung und weiter (ebenso wie nach Injektion) **symptomatisch**:
Neben Schutz vor Wärmeverlust und Flüssigkeitszufuhr bei Anzeichen von Resorptivwirkung Injektion eines geeigneten Calciumsalzes, z.B. 10%iges Calcium gluconicum langsam i. v.; wenn 10–20 ml nicht ausreichend, zusätzlich (besonders bei Lähmungserscheinungen der Atemmuskulatur) Neostigmin (0,5–1 mg/ dosi je nach Dringlichkeit s. c., i. m. oder i. v.) oder Pyridostigmin (Kalymin®, Mestinon®) unter Blutdruck- und Pulskontrolle. Bei ZNS-Symptomatik auch Sauerstoff(be)atmung sinnvoll. Diureseförderung (s. Kap. 7.3.1). In schweren Fällen Beatmung und Hämodialyse (Dialysance: 100 ml/min und mehr; vgl. auch Kap. 7.3.2) erforderlich. Metallsplitter exzidieren.

Hinweise zum Inhalt von Literaturbeispielen

Magnesiumsulfat-Intoxikation: Gloxhuber
Pharmakologie und Toxikologie von Magnesium (mit Originalliteratur): Ruoff; Turnheim
Dosierung, relative und absolute Kontraindikationen, Interaktionen: ROTE LISTE, alphabetisches Verzeichnis der Fertigarzneimittel, Signaturverzeichnis M 3
Analytik, Physiologie, Pathophysiologie und Klinik: Holtmeier (1995)

Bedeutung von Magnesium in der klinischen Praxis: Durlach
Infusionstherapie bei Störungen des Magnesium-Haushalts: Hartig
Chemie und Verwendung von Magnesium und Magnesium-Verbindungen, (teilweise mit Hinweisen zu Physiologie und Nachweis): Römpp

Makrolid-Antibiotika

I. Substanzen

Als Breitspektrum-Antibiotika werden angewandt
Azithromycin, Zithromax®.
Clarithromycin, Biaxin®, Cyllind®, Klacid®, Mavid® und Generika.
Dirithromycin, Dimac®, Dynabac®.
Erythromycin, Bisolvonat Mono®, Duraerythromycin®, Ecolicin® Augentropfen, Erybeta®, Erycinum®, Ery-Diolan®, EryHexal®, Erysec®, Erythro®, Erythrocin®, Erythrogenat®, Infectomycin®, Medismon®, Monomycin®, Paediathrocin®, Sanasepton®.
Josamycin, Josacin®, Wilprafen®.
Roxithromycin, Infectoroxit®, Roxi BASICS®, Roxi-Puren®, Roxi-Fatol®, Roxi-TAD®, RoxiHefa®, RoxiHexal®, Roxibeta®, Roxigamma®, RoxiGrün®, Roxithro-Lich®, Roxi-Q®, roxidura®, Roxi-Wolff®, Rulid® u. a.
Spectinomycin, Stanilo®.
Spiramycin, Rovamycine®, Selectomycin®.
Telithromycin, Ketek®; erweitertes Makrolid (Ketolid), bereits in therapeutischer Dosis möglich: Sehstörungen, Herzrhythmusstörungen.

Wenig oder kaum angewandte Makrolide sind **Midekamycin**, **Miocamycin**, **Oleandromycin**, **Rohitamycin**, **Rosaramycin**, **Fludrithomycin**. Veterinärmedizinisch angewandt **Tilmicosin**, Mycotil®; kardiotoxisch (negativ inotrop).

M

II. und III.   Toxikokinetik, -dynamik und Symptomatik

Enterale Resorption im gesamten Magen-Darm-Trakt, vorwiegend im oberen Dünndarm unvollständig (Erythromycin-Derivate, Josamycin, Spiramycin unter 50%, neuere Makrolide wie Roxithromycin, Clarithromycin > 50%, Azithromycin ca. 37%).
Plasmaproteinbindung dosisabhängig (am geringsten bei Josa-, Spiramycin 10–15%, Azithromycin 7–50%, Erythromycin-Derivate 50–75%, Clarithromycin ca. 45%, Roxithromycin 73–95%).
Elimination der Makrolide durch hepatische Metabolisierung bei
■ Erythromycin-Derivaten, Josa-, Spiramycin zu ca. 50% und Ausscheidung vorwiegend über die Galle und Fäzes zu 80–90%,

■ Azithromycin, Roxithromycin nur gering und Ausscheidung vorwiegend über Galle und Fäzes unverändert,

■ Clarithromycin stark, Ausscheidung über Galle zu 60%.

HWZ der älteren Makrolide zwischen 1,5 und 3(4) h, bei Clarithromycin zwischen 2–5 h, Roxithromycin 8–15 h, Azithromycin 8–24(40) h.

Toxische Wirkung von (relativer) Überdosierung vorwiegend in Form gastrointestinaler Beschwerden wie Übelkeit, Diarrhöe, Bauchschmerz bis Abdominalkrämpfe; Ototoxizität mit reversibler Innenohrschwerhörigkeit bei i. v. Gabe hoher Dosen Erythromycin; auch psychische Veränderungen und Hypokaliämie (Clarithromycin) möglich. Evtl. Anstieg von Leberenzymen (Transaminasen, alk. Phosphatase), Gesamt-Bilirubin. Im Extremfall auch intrahepatische Cholestase (Erythromycinestolat), Leberversagen (Clarithromycin), Pankreatitis, Proteinurie, Veränderungen des Blutbildes (Neutropenie, Eosinophilie) möglich. Selten Überempfindlichkeitsreaktionen, lokale Reizerscheinungen (z. B. Thrombophlebitis). Cave: toxische Effekte infolge **Interaktionen** (Verminderung der metabolischen Clearance) mit

■ Dihydroergotamin oder nichthydrierten Mutterkorn-Alkaloiden (Durchblutungsstörungen, schwere Ischämien),

■ Ciclosporin A, Cumarin-Derivaten, Digitalis-Glykosiden (Wirkungsverstärkung bis zu toxischen Effekten),

■ Antihistaminika (vgl. eigenes Kapitel) wie Astemizol, Terfenadin (Anstieg der Serumspiegel mit Folge möglicher lebensbedrohlicher Herzrhythmusstörungen),

■ Carbamazepin, Theophyllin (Wirkungsverstärkung, TDM erforderlich).

Toxische Plasmaspiegel siehe Anhang.

IV. Therapie

Symptomatische Behandlung, in schweren Fällen auch Gabe von Aktivkohle (wenn innerhalb 2 h möglich, s. Kap. 7.2.1) und Beobachtung. Makrolid-Antibiotika sind nicht ausreichend hämodialysierbar.

Hinweise zum Inhalt von Literaturbeispielen

Wirkungen und Nebenwirkungen: Stille; Dieterich et al.
Interaktionen: Stockley; Estler (in Ammon)

Mangan

I. Substanzen

Mangan ist ein essenzielles Spurenelement.
Kaliumpermanganat, übermangansaures Kali; unter den akut toxischen Verbindungen des Mangans neben Mangandioxid die praktisch wichtigste (vielfache Verwendung als Oxidations- und Desinfektionsmittel); **LD** p. o. ca. ab 5 g. (In Extremfällen siehe auch unter Kalium.)
Mangan-lV-oxid, Mangandioxid, Braunstein; als Oxidationsmittel, zur Entfärbung von Glasflüssen, Depolarisator in Trockenelementen, zur Stahlhärtung, in Lack- und Linoleumfabrikation; MnO_2-Staub beim Vermahlen in Braunsteinmühlen (Inhalationsgefahr).
Mangansulfat, Laborchemikalie, kaum noch zur Düngung von Getreide und Kartoffeln, ebenso wie **Manganchlorid** (gegen Schizophrenie obsolet) und **Mangannitrat** als Ausgangsmaterial für Gewinnung anderer Mangan-Verbindungen siehe ggf. auch unter „Nitraten". **Mangansalze** verschiedener Harzsäuren als Siccative.
Manganviolett, Permanentviolett, Nürnberger-Violett, ein kompliziertes Manganphosphat, verwendet in Ölmalerei, Lacktechnik, Tapetendruck als Pigmentfarbstoff. **Manganblau** (Blaupigment) besteht aus Mischkristallen von Bariumsulfat und Bariumpermanganat, verwendet in Lack- und Farbenindustrie (siehe auch unter Barium).

M

Mangafodipir (organische Mangan-Verbindung) in Teslascan®, Chelatkomplex aus Mangan und Fodipir (Dipyridoxyl-Diphosphat) verwendet als MRT-Diagnostikum (s. auch Kapitel Kontrastmittel); bei Beachtung der Kontraindikationen bis zum 5fachen der normalen klinischen (max. untersuchten) Dosis offenbar nicht akut toxisch; Überempfindlichkeitsreaktionen möglich.

Medizinisch verschiedene Mangansalze (z. B. -aspartat, -chlorid, -citrat, -sulfat) als Geriatrika, Roboranzien, Tonika, Infusionslösungen, in Vitaminpräparaten in Gebrauch.

II. und III. Toxikokinetik, -dynamik und Symptomatik

Perorale Aufnahme von Kaliumpermanganat in 0,1 %iger Lösung relativ harmlos ($\rightarrow$ evtl. Erbrechen), in höheren Konzentrationen oder als Kristalle adstringierend bis stark ätzend $\rightarrow$ Mund- und Rachenschleimhaut ödematös, durch Braunsteinbildung braun verfärbt; Erbrechen, Magenschmerzen, (blutige) Diarrhöe. Gefahren von Herz-Kreislauf-Komplikationen, Gefäßarrosionen im Bereich betroffener Schleimhäute ($\rightarrow$ u. U. tödliche Blutung), Magenperforation, Glottisödem und Aspirationspneumonie.
Bei Einbringung von Kaliumpermanganat in **Blase**, Vagina, Uterus $\rightarrow$ Schleimhaut- und Gefäßarrosionen, Adhäsionen, evtl. Peritonitis zu befürchten. Nach

massiver **Inhalation** von mangan(dioxid)haltigem Dampf oder Staub Epithel-
schädigung im Respirationstrakt → Pneumonie. In schweren Fällen parkinsonartige Symptome möglich (an typischer Veränderung der Handschrift frühzeitig erkennbar).
Akute **Resorptivwirkungen** von Mangan und seinen Verbindungen bis auf einige
Ausnahmen (s. Abschnitt I) im Allgemeinen nicht zu erwarten; am ehesten Herz-
Kreislaufreaktionen (negativ chronotrope, vasodilatorische Effekte).

IV. Therapie

Nach **peroraler** Aufnahme von Kaliumpermanganat (oder anderen löslichen
Mangan-Verbindungen) sofort reichlich trinken lassen, gastroenterologische Diagnostik [endoskopische (Nach)Kontrolle], vor allem wenn schon Ätzspuren an
Mundschleimhaut (bei tiefer greifenden Nekrosen evtl. Strikturprophylaxe; s.
hierzu Kap. 7.1.15).Weiter **symptomatisch** (vgl. Abschnitte II/III; auch auf Herz-
Kreislauf-Funktion achten, besonders bei Kindern). In schweren Fällen Schockbehandlung (s. Kap. 7.1.4 und 5), evtl. Tracheotomie sowie Korrektur des Wasser-
und Elektrolythaushaltes nötig; auch ZNS-, Leber-, Lungen- und Nierenfunktion
nachbeobachten. Wiederholte Kontrolle der Handschrift zur Verlaufs- und Thera-
pie-Einschätzung bei parkinsonähnlicher Symptomatik hilfreich.
Nach massiver **Inhalation** von manganhaltigem Staub Pneumonieprophylaxe;
nur im Extremfall Versuch mit $CaNa_2$-EDTA, oder Calcium-trinatrium-pentetat
(DTPA/Ditripentat-Heyl®).
Bei Einwirkung von Kaliumpermanganat auf **Auge** oder Schleimhäute sofort
gründliche Spülung (möglichst bald Zusatz von Ascorbinsaure – z.B. Ascorell®
oder Synum® – zur Spülflüssigkeit).

Hinweise zum Inhalt von Literaturbeispielen

Substanzen, Toxikologie, Symptomatik und Therapie: Daunderer; Gloxhuber; Seeger/Neumann
Toxikologie des Mangans: Marquardt/Schäfer
Toxikologie von Spurenelementen: Dörner
(Nach-)Beobachtung graphomotorischer Reaktionen auf Mangan: Ludewig (1999); Ludewig et al.; Wildt
Chemie und Verwendung von Mangan und Mangan-Verbindungen: Römpp

Mercaptane

I. Substanzen

■ Aliphatische Mercaptane (Alkylmercaptane, Alkanthiole, Thioalkohole)
Methyl-, Ethylmercaptan (Geruchswarnstoff für Erdgasleitungen) sowie
Propyl- und **Butylmercaptan** (am toxischsten); niedrig siedende Flüssigkeiten
mit starker Warnwirkung (Geruch!).

Mercaptoethanol (Monothioethylenglykol); verwendet zur Synthese von Weichmachern und Wollveredlungsprodukten.
Perchlormethylmercaptan, penetrant stinkende, stark tränen- und nasenreizende Flüssigkeit, verwendet in Gummiindustrie, zur Schädlingsbekämpfung und früher als Kampfstoff.
Dimercaprol, Dithioglycerol (Dithioglycerin), Dimercaptopropanol, British-Anti-Lewisit (BAL); in Europa vorwiegend 2,3-**Di**mercapto-1-**p**ropansulfonat (DMPS, z. B. Dimaval®, DMPS-Heyl®, Mercuval®) als Antidot bei Metallvergiftungen (z. B. Arsen, Antimon, Gold, Quecksilber) verwendet; bildet mitunter toxische Komplexe (z. B. mit Eisen); siehe auch Kapitel Chelatbildner.

■ Aromatische Mercaptane (Arylmercaptane, aromatische Thiole)
Thiophenole und verwandte aromatische Mercaptane wie Thionaphthol, Pentachlorthiophenol, Aminothiophenol verwendet als Plastizier- und Regeneriermittel für Kautschuk. Mercaptophosphorsäure-Derivate s. Kap. Phosphorsäureester.

II. und III. Toxikokinetik, -dynamik und Symptomatik

Intoxikation durch Inhalation nur in Extremfällen, da penetranter Geruch in Konzentrationen wahrgenommen wird, die unterhalb der toxischen Grenze liegen. Vorwiegend mehr oder weniger stark ausgeprägte **Reizwirkung** auf Schleimhaut: Ethylmercaptan < Butylmercaptan < Perchlormethylmercaptan, das bei Inhalation wie Phosgen (s. dort) und auf Haut fast wie Lost (s. dort) wirken kann. In leichten Fällen auch Nausea, Schwindelgefühl, Erbrechen; in schweren Fällen Krämpfe, Narkose, Kollaps und Atemlähmung möglich.
Dimercaprol p. o. nicht toxisch; wenig gewebsverträglich; nach parenteraler Überdosierung (oder als Nebenerscheinungen) sind möglich: vermehrte Tränen- und Speichelsekretion, Übelkeit, Erbrechen, brennendes Gefühl im Bereiche von Mund, Rachen und Augen; Blutdrucksteigerung, Oppressionsgefühl, Leibschmerzen, bei Kindern evtl. Fieber, Krämpfe. Gewöhnlich Spontanrückgang etwa binnen 4 h (s. auch Kapitel Chelatbildner).

M

IV. Therapie

Bei Inhalation: Frischluft, erforderlichenfalls künstliche (Sauerstoff-)Atmung; weiter symptomatisch (besonders auf Entwicklung eines Lungenödems achten; s. auch Kap. Nitrose Gase und Kap. 7.1.6); bei Krämpfen Diazepam (Faustan®, Valium®). Bei Einwirkung von Perchlormethylmercaptan auf Haut oder Augen Giftentfernung und Maßnahmen wie in Kapitel Loste.
Bei Mercaptophosphorsäure-Derivaten s. Kap. Phosphorsäureester

Hinweise zum Inhalt von Literaturbeispielen

Substanzen, Toxikokinetik, -dynamik, Symptomatik und Therapie: Daunderer
Chemie und Verwendung einzelner Verbindungen: Römpp

Metallputzmittel

I. Substanzen
(Prinzipielle Zusammensetzung)

Flüssige, pastöse oder pulverförmige Substanzgemische zur Entfernung von Oxid- und Sulfidschichten auf Metallen und Legierungen. Prinzipielle Zusammensetzung:
Hauptbestandteile: Poliermittel wie Scheuersand, Korund, Gips oder Kreide, für hochpolierte Metallflächen (Chromteile an Kraftfahrzeugen usw.) vorwiegend Talkum, Schlämmkreide, Polierrot oder Kieselgur, suspendiert in Wasser oder organischen Lösungsmitteln (bis 30%), meist Isopropanol, Terpentinöl, Benzin, seltener Ethanol (siehe jeweils dort).
Geringe **Zusätze** von waschaktiven Substanzen und Emulgatoren (meist nicht über 3%; s. Kap. Seifen), Glykolen sowie sauren und alkalischen Substanzen (1–10%) je nach Verwendungszweck (Thioharnstoff, Tartrate, seltener Ölsäure und Schwefelsäure oder Ammoniak, Ammonsalze; z.B. Sidol®).
Münzreiniger bestehen aus stark alkalischen Lösungen.

II. und III. Toxikokinetik, -dynamik und Symptomatik

Zu erwarten sind lokale Reizerscheinungen, ggf. Verätzungen an betroffenen Schleimhäuten; nach peroraler Aufnahme auch zentralnervöse, kardiovaskuläre und hepatorenale Symptome, im Allgemeinen ähnlich wie bei Vergiftung mit Lösungsmitteln (s. dieses Kapitel und Abschnitt I).

IV. Therapie

Nach **peroraler** Aufnahme von flüssigen Metallputzmitteln zunächst Maßnahmen wie im Kapitel Lösungsmittel. Je nach pH (grobe Information mit Indikatorpapier; Schleimhautinspektion) → ggf. wie Laugen- oder Säurevergiftung (siehe dort). Konsultation einer Giftinformationszentrale.
In bedrohlichen Fällen Identifikation des Lösungsmittels und entsprechende Fortsetzung der Behandlung. In jedem Fall ist Erbrechen zu vermeiden (Aspirations- oder Verätzungsgefahr).

Hinweise zum Inhalt von Literaturbeispielen

Substanzen, Symptomatik und Therapie: Daunderer
Besonderheiten im Kindesalter: v. Mühlendahl et al.
Zusammensetzung und Verwendung: Römpp; Vollmer/Franz (1994)

Methanol

I. Substanzen

Methanol, **Methylalkohol**, Carbinol, Holzgeist; verwendet als Vergällungsmittel für Ethanol (Zusatz bis 20 %), z. B. im Brennspiritus, billiges Lösungsmittel für Harze, Farben, Holz- und Lederbearbeitungsmittel, Klebstoffe, Abbeizmittel u. a.; in Geruch und Geschmack von Ethanol kaum zu unterscheiden, daher leicht Gefahr der Vergiftung (z. B. durch Verwechslung). Technisches Methanol oft stark verunreinigt mit Aceton, Allylalkohol, Methylacetat, Aldehyden u. a. in gegenüber Hauptkomponente toxikologisch bedeutungsloser Konzentration. Zur LD s. Abschnitt II.

II. Toxikokinetik und -dynamik

Resorption erfolgt rasch über Digestions- und Respirationstrakt (langsamer als Ethanol), nur wenig über die Haut. Maximale Blutspiegel werden 30–60–(90) min nach Einnahme erreicht. Die Halbwertzeit beträgt ca. 8 h, mit sehr großer Schwankungsbreite.

Elimination langsam, vorwiegend durch Ausscheidung über Lunge und Nieren sowie oxidativen Abbau (langsamer als bei Ethanol) zu Formaldehyd (und rasch) zu Ameisensäure, die im Urin nachweisbar ist, sowie zu Milchsäure, daher → **Wirkung** vorwiegend durch Blockade von Enzymen (z. B. Hexokinase) → Netzhautschäden,Störung des oxidativen Zellstoffwechsels bzw. des Säuren-Basen-Gleichgewichtes. Lokale Reizwirkung auf Schleimhäute stärker, narkotische Wirkung schwächer als bei Ethanol.

Toxizität stark abhängig von Konzentration, Situation und individueller Empfindlichkeit: Erblindungsgefahr nach 4–15 ml (Kinder entsprechend weniger!); **LD** je nach Füllungszustand des Magens, Menge gleichzeitig aufgenommenen Ethanols (senkt Toxizität) und individueller Empfindlichkeit: (5–)30–100(–200) ml Blutspiegelwerte etwa ab 1 g/l).

III. Symptomatik

Nach peroraler Aufnahme oder massiver Dampf-Inhalation neben Reizerscheinungen an betroffenen Schleimhäuten (relativ geringer aber länger anhaltender) **Alkoholrausch** (→ evtl. narkotisches Stadium). Nach **Latenz** von (1–)12–24(–40) Stunden Schwindel, Kopfschmerzen, Schwächegefühl, Nausea, Erbrechen, Abdominal- und/oder Lumbalschmerzen (Pankreasbeteiligung?), evtl. Hirndrucksymptomatik; **Sehstörungen** (Nebelsehen, Flimmern, Nystagmus usw.), im Verlauf weniger Stunden oder Tage mitunter (evtl. irreversible) Erblindung. Im Verlauf der ersten 2–4 Tage Entwicklung einer, evtl. mehrere Tage anhaltenden metabolischen

M

Azidose (Ausmaß gibt ebenso wie Methanol-Blutspiegel Anhalt für Einschätzung des Intoxikationsgrades) in Verbindung mit Hypokaliämie. Nach intendierter missbräuchlicher inhalativer Aufnahme von Methanol (z. B. Vergaser/Verdampfer) ebenso signifikante Toxizität möglich (Sehstörungen, metabolische Azidose). Weiter Hypothermie, Blutdrucksenkung, Dyspnoe, Zyanose, Erregungszustände, (terminale) Krämpfe und Exitus infolge Atemlähmung, Hirn- oder Lungenödem, Kreislaufkollaps oder auch Urämie sowie Dauerschäden möglich (z. B. parkinsonartige Symptomatik, die auf Levodopa anspricht und an typischer Veränderung der Handschrift erkennbar ist). Zum Nutzen wiederholter Vergleiche von Handschriftproben siehe Allgemeiner Teil, Kap. 6.2.14.

IV. Therapie

Nach **peroraler** Aufnahme bis zu 0,1 g/kg KG in der Regel keine Therapie erforderlich. **Primäre Giftentfernung** durch Magenspülung unter Zusatz von ca. 2–3 %iger Natriumhydrogencarbonat-Lösung (cave: Aspiration; s. auch Kap. 7.2) nur innerhalb 30 min.
Prophylaktisch (Blockade der Methanol-Giftung) **Ethanol** trinken lassen bzw. infundieren:
1. initiale orale Startdosis (Bolus) von 0,6 g/kg KG (etwa 1 Trinkglas voll Whisky, Wodka o. ä.; Kinder max. 20 %ige Lösung; cave: Erbrechen);
2. sofort danach stündliche Erhaltungsdosis von 0,1 g/kg KG als 5–10 %ige Lösung (Ethylalkoholspiegel soll auf etwa 0,5–1 ‰ gehalten werden. (Beachte: Bei Kindern sind ab 1 g/kg KG Krampfanfälle möglich).
Dieses Schema ist ebenfalls nach massiver **Inhalation** indiziert.
Alternativ ist die Applikation des Inhibitors der Alkoholdehydrogenase 4-Methylpyrazol (Fomepizol OPI®) möglich (zur Dosierung s. Herstellerangaben und „Antidote" im Allgemeinen. Teil). Zusätzliche i. v. Gaben von Folsäure in großen Dosen fördern die Ameisensäure-Elimination. Wärme, Ruhe.
Weiter **symptomatisch**:
Vor allem sorgfältige Kontrolle der Blutgase bzw. Korrektur des Säuren-Basen-Haushaltes (in schweren Fällen etwa bis zum 5. Tag nötig; nicht auf Urin-pH verlassen).
Bei **Azidose** Einsatz von
■ Trometamol, THAM, Trispuffer (z. B. THAM-Köhler 3M®; Dosierung entsprechend Herstellerangaben, ggf. siehe Nomogramm im Anhang und Kap. 7.1.17),
■ 8,4 %iger Natriumhydrogencarbonat-Lösung i. v. (1 mmol/ml; zur i. v. Infusion verdünnen – isotonisch bei 1,3 %; zur notwendigen Menge s. auch Nomogramm im Anhang), evtl. in Kombination mit p. o. Zufuhr (während Azidose in halbstündigen Abständen 4 g).
Kontrollierte Korrektur des Wasser- und Elektrolythaushaltes (ggf. Kaliumzufuhr, vgl. Kap. Wasser; Vorsicht bei Diuresehemmung).

In **bedrohlichen Fällen** Hämodialyse (s. unten)! Infusion von Blut(ersatzflüssigkeit), Osmotherapie (ca. 40 ml 40 %ige Glukose langsam i. v.; hemmt möglicherweise auch Formaldehyd-Wirkung; s. Abschnitt II). Bei Hämodialyse Anpassung (Erhöhung) der laufenden Ethanol-Dosierung!
Bei Koma auch Maßnahmen sinngemäß wie im Kap. Sedativa/Hypnotika. Augen für mehrere Tage vor Licht schützen (Deckverband, dunkles Zimmer). Kohlenhydrat- und eiweißreiche Kost.
Indikationen zur **Hämodialyse** (Elimination u. U. bis zu 60-mal mehr als spontan) schnellstmöglich bei

- Ingestionsmenge ab ca. 25 ml,
- Blutmethanolspiegel ab ca. 0,5 g/l (15 mmol/l),
- schwerer Azidose (s. auch Hinweise in Abschnitt III),
- Sehstörungen bis zum Azidoseausgleich und Unterschreiten des Methanolblutspiegels von 0,1 g/l.

Forcierte Diurese zur Detoxikation nicht geeignet, Hämoperfusion nicht indiziert. Nachbeobachtung von Spätschäden (s. Abschnitt III).

Hinweise zum Inhalt von Literaturbeispielen

Toxikokinetik, -dynamik, Symptomatik und Therapie: Daunderer; Löser; Seeger/Neumann
Toxizität, Diagnostik und Therapie: Albrecht
Besonderheiten im Kindesalter: v. Mühlendahl et al.
Toxikologie der Methanol-Vergiftung: Henschler (1996); Koss
Restmengen an Lösungsmitteln in pflanzlichen Arzneimitteln: Stumpf et al.
Chemie, Verwendung, Vorkommen (mit Hinweisen zur Toxizität): Römpp
Graphomotorische Verlaufskontrolle bei zentralnervösen (Spät-)Folgen: Ludewig (1999); Ludewig et al.; Wildt

M

Methylchlorid, -bromid, -iodid

I. Substanzen

Methylchlorid, Monochlormethan, Chlormethyl; farbloses Gas, **LD** ca. 20000 ppm über 2 h. Verwendung als technisches Methylierungsmittel, in Kälte- und Farbenindustrie.
Methylbromid, Monobrommethan, Brommethyl, bei Zimmertemperatur gasförmig; verwendet als technisches Methylierungsmittel, Begasungsmittel.
Methyliodid, Monoiodmethan, Iodmethyl; flüssig, technisch von untergeordneter Bedeutung; im Labor u. a. als Methylierungsmittel.

II. Toxikokinetik und -dynamik

Resorption über Schleimhäute, auch über die Haut möglich. **Elimination** verhältnismäßig langsam, teilweise durch Abatmung (Metabolisierungsprodukt Aceton auch geruchlich wahrnehmbar), bei Metabolisierung entstehen weiterhin Methanol und Ameisensäure, die im Harn nachweisbar sein kann (siehe auch Kapitel Methanol).

Wirkung neurotoxisch, wenig narkotisch, mit Methanol (intermediär gebildet) vergleichbar, da Abspaltung des entsprechenden Halogens möglich. Ausbildung disseminierter Degenerationsherde in Hirn und Rückenmark.

III. Symptomatik

Mitunter erst Stunden (oder Tage) nach Inhalation → Ausbildung zentralnervöser, oft auffallend lang anhaltender Symptome wie Schwindelgefühl, Kopfschmerzen, Singultus, Nausea, Erbrechen, evtl. Azidose; Sehstörungen (Doppelsehen, Nystagmus, Amblyopie), Halluzinationen, Somnolenz, Ataxie, Sprachstörungen, Erregungszustände, Krämpfe, Zyanose, Kreislaufkollaps, Koma. Besonders nach Methylbromid-Inhalation Ausbildung eines (evtl. rasch tödlichen) Lungenödems vorherrschend. Häufig protrahierter Verlauf mit Leber- und Nierenfunktionsstörungen, Exsikkose, Seh- und Hörstörungen, Depression; evtl. Knochenmarkschäden. Mitunter auch nach vorübergehender Besserung oder scheinbar leichtem Verlauf unerwartet Exitus.

Flüssiges Methylchlorid erzeugt auf der Haut oder Schleimhaut Erfrierungen 1.–3. Grades (Methylbromid und -iodid weniger wirksam).

IV. Therapie

Sofort Frischluft, ggf. Sauerstoff(be)atmung. Mit Flüssigkeit getränkte Kleidung entfernen (Vorsicht: Auch Gummihandschuhe bieten keinen sicheren Selbstschutz, Schutzkleidung tragen, Atemschutz.); betroffene Haut mit 5%iger Natriumhydrogencarbonat-Lösung waschen. Bei **Gefahr** von Lungenödem (s. Abschnitte II/III) sofort strengste Ruhigstellung und Maßnahmen wie in Kapiteln Nitrose Gase u. 7.1.16; evtl. Inhalation von Natriumhydrogencarbonat-Lösung (0,5–2%) oder Panthenol-Lösung (5%) zweckmäßig. Nachbeobachtung über 2 Tage! Schutz vor Wärmeverlust.

Weiter **symptomatisch**: Kreislaufüberwachung, ggf. Infusion von Blut(ersatzflüssigkeit), keine Gabe von Adrenalin und Verwandten. Kontrolle und Korrektur des Wasser-, Elektrolyt- und Säuren-Basen-Gleichgewichtes (s. Kap. Methanol). Bei starken Erregungszuständen bzw. Krämpfen Sauerstoffatmung und Antikonvulsiva (ggf. auch Muskelrelaxanzien) wie in Kap. 6.1.9.

Vorsicht mit hochdosierter Gabe von atemdepressiven oder hämatotoxischen Arzneimitteln. Alkoholverbot.

Geschädigte **Haut** wie Brandwunden behandeln.
Nachbeobachtung gefährdeter Organfunktionen (s. Abschnitt III).

Hinweise zum Inhalt von Literaturbeispielen

Substanzen, Toxikokinetik, -dynamik und Therapie: Daunderer; Löser; Moeschlin
Chemie, Verwendung, teilweise mit Hinweisen zur Toxizität: Römpp

Methylxanthine
und akut toxikologisch ähnliche Substanzen

I. Substanzen

Cholintheophyllinat, Oxitriphyllin, Theophyllin-Salz des Cholins (HWZ 3–7 h, PB 60 %), früher Euspirax®.
Chlortheophyllin, als Bestandteil von Kombinationspräparaten wie Betadorm A®, Reisedragees Eu Rho Pharma®, Reisegold® gegen Reisekrankheit, Kolton grippale N® (in Piprinhydinat).
Coffein (HWZ 2–10 h, Frühgeborene 50 h; PB 10–30 %), 1,3,7-Trimethylxanthin, Caffein, Kaffein, Coffein, „Thein", in Kaffee (ca. 67–112 mg/Tasse á 140 ml; in „echtem" Tee (20–50 mg/Tasse á 140 ml); pulverförmige Kaffee-Extrakte, wie z. B. Nescafé®, enthalten mehr Coffein als die entsprechende Menge Bohnenkaffee, Espresso ca. 50–60 mg/Tasse á 50 ml. Medizinisch vorwiegend in Form von löslichen (Doppel-)Salzen (enthalten bis ca. 40 % Coffein) als Analeptikum und Kreislaufstimulans eingesetzt wie z. B. Coffeinum N®, Coffeinum purum, Percoffedrinol®, weiter in zahlreichen Analgetika-Kombinationspräparaten und Homöopathika. In der Drogenszene auch häufig Amphetamine durch Coffein substituiert, bzw. in Form von Pulverkaffee (z. B. 50–70 g p. o.) missbräuchlich angewandt. Coffein in „Coca-Cola" ca. 30–40 mg/200 ml. **LD** vgl. Abschnitt II.
Diprophyllin, früher u. a. in Neobiphyllin® und wesentlicher Bestandteil in Ozothin®.
Etofyllin, als Kombinationspartner z. B. in Coroverlan®, Encebral®, verlassen.
Pentifyllin (HWZ 3,4 h), früher Cosaldon®.
Pentoxifyllin (HWZ 0,4–1 h), Agapurin®, Azupentat®, Claudicat®, durapental®, Pentohexal®, Pento-Puren®, Pentox von ct®, Ralofekt®, Rentylin®, Trental® u. a.; hämorheologisch wirksames Theophyllin-Derivat.
Theobromin, Hauptinhaltsstoff der Kakaobohnen, früher ähnlich verwendet wie Theophyllin (siehe unten); **LD** vgl. Abschnitt II.
Theophyllin (HWZ 6–9 h, Frühgeborene 30 h; PB 40–60 %), 1,3-Dimethylxanthin, Theocin (kleine Mengen in Teeblättern); Adenosinrezeptor-Antagonist, Phosphodiesterase-Hemmstoff, verwendet als Bronchospasmolytikum, Antiasthmatikum in Form löslicher Verbindungen (**LD** rektal ca. ab 16 mg/kg KG), Aero-

M

bin®, Afonilum®; **Aminophyllin®** (als i. v. anwendbare Ethylendiamin-Lösung), Bronchoparat® (Theophyllin und Theophyllin-Natriumglycinat), Bronchoretard®, Contiphyllin®, Cronasma®, Euphyllin®, Euphylong®, Perasthman®, Pulmo-Time-lets®, Solosin®, Theolair®, Theophyllard®, Unilair®, Uniphyllin®. Als **Theoadrenalin** (Verbindung von Theophyllin und Noradrenalin) bzw. **Cafedrin** (Verbindung von Theophyllin und Norephedrin) mit antihypotoner Kreislaufwirkung, auch in Akrinor®.

Ebenfalls als **Phosphodiesterase-Hemmstoff** bzw. antianginös wirksam: **Carbochromen** (HWZ 0,2–1,5 h), Intensain®, und **Oxyfedrin**, ildamen®, Myofedrin®; weitgehend verlassen. Chemisch nicht zugehörig, jedoch als **Hemmstoffe der Phosphodiesterase** (Typ 3, vgl. auch Abschnitt II) wirksame Bipyridine bzw. Imidazol-Derivat mit akut toxikologisch ähnlicher Wirkung und nur zur kurzfristigen Anwendung als Kardiotonika (Inodilatoren): **Amrinon** (HWZ, 2,5–6 h, PB 35–50%), Wincoram®; **Enoximon** (HWZ 4–6 h, PB ca. 85%), Perfan®; **Milrinon** (HWZ 1–2 h, PB 70%), Corotrop®; schon in therapeutischen Dosen risikoreich durch mögliche ektope Erregungsbildung wie (supra)ventrikuläre Arrhythmien, Hypotonie. Daneben häufig Übelkeit, Erbrechen, Diarrhöe, seltener Thrombozytopenie, Fieber, Myalgien, Transaminasenerhöhungen, Geruchs- und Geschmacksstörungen (Amrinon) sowie Oligurie (Enoximon) möglich. Bei Überdosierung bzw. Vergiftung Verstärkung der Nebenwirkungen bei weitgehend fehlender zentraler Symptomatik. Zum Einsatz bei Betarezeptorenblocker-Intoxikation s. dort. Phosphodiesterasehemmer Typ 3, in Deutschland nicht verfügbar, Cilostazol, Pletal®; therap. bei Claudicatio.

Phosphodiesterase-Hemmstoffe des Typ 4, z. B. Cilomilast, Ariflo®, Roflumilast in klinischer Entwicklung als antientzündlich wirksame sog. „Controller" bei Asthma und chronisch-obstruktiver Bronchialerkrankung (COPD). Bislang dosisabhängig Kopfschmerz, Nausea, Diarrhöe, Bauchschmerz bekannt.

II. Toxikokinetik und -dynamik

Resorption aus Magen-Darm-Trakt (auch rektal) und Gewebe rasch, im Extremfall auch über Haut; verzögert bei retardierten Arzneiformen, wichtig insbesondere bei Theophyllin (hier Maximum bis 4–18 h, oft auch infolge gastrointestinaler Konglomeratbildung bei peroraler Aufnahme großer Mengen).
Elimination überwiegend nach hepatischer Demethylierung und Oxidation über die Nieren (verzögert bei Erkrankungen der Eliminationsorgane Leber, Niere).
Halbwertszeit von Theophyllin bei massiver peroraler Aufnahme bis auf 30 h verlängert; bei Kleinkindern schon in therapeutischer Dosierung (ca. 14–30 h). Hinsichtlich akut toxischer **Wirkung** (neben Adenosin-Antagonismus und nicht-selektiver Hemmung von Phosphodiesterasen vor allem exzessive Freisetzung von Katecholaminen bei verminderter Aufnahme und Metabolisierung in nicht neuronalen Geweben, von Thyroxin, Glukagon, ACTH, darüber hinaus auch Calciumionen-Transportstörungen und zentrale Vagusstimulation von Bedeutung) bestehen lediglich quantitative Unterschiede (Theophyllin > Coffein > Theobromin; toxische Erwachsenendosis für reines **Coffein** etwa ab 1 g; LD etwa ab 5–10 g; bei Kleinkindern 1–1,5 g). Vergiftung nur in Extremfällen → vorwiegend zentralnervöse Wirkung (s. Abschnitt III) sowie Herz-Kreislauf-Komplikationen bedrohlich. Bei Eintritt klinischer Symptome Resorption meist abgeschlossen (Ausnahme: retardierte Arzneiformen, siehe oben).

Gefährdet sind am ehesten Kinder sowie Patienten mit Krampfbereitschaft (ggf. auch Auslösung von Glaukomanfällen), Nephritis, Myokarditis, Koronarerkrankungen und Hyperthyreose.

Toxische Plasmaspiegel siehe Anhang.

III. Symptomatik

Nach Aufnahme hoher Dosen von Methylxanthinen, besonders Theophyllin, bzw. bei entsprechender Disposition (vgl. Abschnitt II) Nausea, Erbrechen (bei Theophyllin ab Blutspiegel von 20 mg/l und oft länger anhaltend), Kopfschmerz, sensorische Störungen, Erregung („Kaffeepeitsche"), Agitiertheit, motorische Unruhe, Schwindel, Angst- und Beklemmungsgefühle, Tremor, Tachypnoe, Tachykardie, Extrasystolie u. a., Palpitationen, pektanginöse Beschwerden, initial unterschiedliche Blutdruckreaktionen, besonders im Verlauf zunehmende Hypotonie bis Kollaps (am ehesten bei zu rascher i. v. Injektion von Theophyllin); gesteigerte Diurese mit Polyurie, Diarrhöe.

Therapeutische Serum-/Plasmaspiegel von Theophyllin (enge therapeutische Breite und variable Pharmakokinetik) 10–20 mg/l, im TDM überwacht. Ab 20–25 mg/l zunehmende gastrointestinale Nebenwirkungen, ab 35–50 mg/l, insbesondere bei chronischer Überdosierung, schon **Krämpfe**, Hypotonie, Tachyarrhythmie möglich.

Mittelschwere Theophyllin-Intoxikationen anzunehmen wenn: Erbrechen, auch wiederholt, Pulsfrequenz bis 140/min, Blutdruck über 100 mmHg, supraventrikuläre oder ventrikuläre Extrasystolie, Agitiertheit, Hyperreflexie vorliegen und Serumkalium unter 3 mmol/l bzw. Blutglukose über 10 mmol/l.

Schwere Theophyllin-Intoxikation gekennzeichnet durch: unstillbares Erbrechen, Pulsfrequenz über 140/min, systolischer Blutdruck unter 100 mmHg, supraventrikuläre oder ventrikuläre Tachyarrhythmie bei Vorhofflimmern, bzw. -flattern oder multifokale, atriale Tachykardie, Kammertachykardie, -flimmern, **zerebrale Krampfanfälle** (ca. ab Serumspiegel von 100 mg/l, akute Intoxikation).

Weiter zu erwarten: Bewusstseinsstörungen, Manien, Tinnitus, evtl. Flush, muskuläre Schwäche (evtl. auch paralytischer Ileus) infolge Hypokaliämie, abdominelle Schmerzen, Hyperglykämie, Laktatazidose, bzw. respiratorische Alkalose, evtl. akutes Nierenversagen bei Rhabdomyolyse.

Erholung in Abhängigkeit von Substanz und Menge schon im Verlauf des ersten Tages (für einige Tage evtl. noch Unruhe, Schwächegefühl), aber auch Exitus in Erschöpfung bzw. unter den Zeichen des Versagens von Herz-Kreislauf und Atmung möglich (Kinder besonders empfindlich).

M

IV. Therapie

Nach peroraler Aufnahme toxischer Dosen von Methylxanthinen, falls nicht bereits spontan erfolgt, Emesis auslösen bzw. Magenspülung (bei Depotpräparaten bis 12 h nach Aufnahme sinnvoll), anschließend Gabe von Aktivkohle, auch mehrfach (falls Indikation gegeben und durch spontane Emesis nicht möglich, Instillation nach Narkose und Intubation). Bei Konglomeratbildung endoskopische Entfernung oder orthograde Darmspülung. Initiale und 4-stündliche Serumspiegel-Bestimmung von Theophyllin. Perorale bzw. i.v. Zufuhr von Flüssigkeit, Schutz vor Wärmeverlust und Herz-Kreislauf-Überwachung, Elektrolytausgleich, Ausgleich der Azidose (nach Kalium-Normalisierung) oder Alkalose. Zutreffende Hinweise in Kapiteln 7.1 und 7.2 beachten!

Symptomatisch: Falls erforderlich, Sedativa bzw. Antikonvulsiva, z.B. Diazepam, Clonazepam, Phenytoin bzw. Thiopental nach Intubation (s. auch Kap. 6.1.9). Bei schweren Vergiftungen Sauerstoff-(ggf. PEEP-)Beatmung. Volumen- und Kalium-Substitution. Versuch mit Beta-Rezeptorenblockern (z.B. Esmolol, Propranolol) zur Beeinflussung von (supra)ventrikulärer Tachykardie und Hypokaliämie oder Verapamil (falls Betablocker nicht indiziert). Bei ventrikulärer Arrhythmie/Extrasystolie Einsatz von Lidocain, evtl. in Verbindung mit Propranolol, bzw. Magnesium oder Kardioversion (s. auch Kap. 7.1.12).

Bei **bedrohlichen Vergiftungen**, sehr hohen Theophyllin-Serumspiegeln, Clearance-Einschränkungen oder Erfolglosigkeit der Behandlung von zentralen oder kardiovaskulären Komplikationen Hämoperfusion (XAD 4 > Kohle), ggf. auch in Verbindung mit Hämodialyse (sehr effektiv). Kontrolle von EKG, Blutdruck, Atmung, Temperatur, Elektrolythaushalt, Blutgasen, Kreatinkinase, Myoglobin, Flüssigkeitsbilanz und neurologischem Status. Zum Nutzen wiederholter Vergleiche von Handschriftproben siehe Allgemeiner Teil, Kap. 6.2.14.

Hinweise zum Inhalt von Literaturbeispielen

Klinische Pharmakologie und therapeutisches Drug Monitoring von Theophyllin: Schumacher
Pharmakologie, Kinetik und Umgang mit Coffein: Adam/Forth
Toxikologie und Therapie von Vergiftungen mit Coffein: Albrecht; mit Theophyllin: Seyffart; Albrecht
Anwendung, Kinetik, Neben- und Wechselwirkungen von Methylxanthinen: Kurz
Anwendung und Nebenwirkungen von Amrinon, Milrinon: Späth
Nachweismethoden für Coffein, Theophyllin: Hannak

Möbelpolituren

I. Substanzen
(Prinzipielle Zusammensetzung)

Hauptbestandteile: Lösungsmittel(gemische) bis zu 95%, vorwiegend Benzine (bis 40%), Spiritus, Decalin, Wachse und Kunstharze, seltener Terpentinöl sowie Leinöl (bis 40%), Paraffin (5–20%) oder Siliconöl, Schellack, Laugen (meist Ammoniak, 5–10%).

Zusätze: Geringe Mengen Emulgatoren bzw. Detergenzien, ätherische Öle bzw. Geruchskorrigenzien, Farbstoffe in Spuren.

II. und III. Toxikokinetik, -dynamik und Symptomatik

Bei peroraler Aufnahme von Möbelpolituren sind neben gastroenteritischen Erscheinungen (evtl. Laugenverätzung) am ehesten Resorptivwirkungen der (meist unbekannten) Lösungsmittelanteile bzw. des Terpentinöls zu befürchten; s. daher Kapitel Lösungsmittel und Ätherische Öle; u.U. Inhalationsgefahr (für Kinder). Aufgrund des Gehaltes an Terpenen allergisierende, sensibilisierende Wirkung möglich. Gegebenenfalls Konsultation einer Giftinformationszentrale.

IV. Therapie

Nach **peroraler** Aufnahme kleiner Mengen nur Wasser trinken lassen und Aktivkohle; Schleimkost. Ansonsten zunächst Maßnahmen wie im Kap. Lösungsmittel (cave: Aspiration); ggf. Berücksichtigung alkalischer Reaktion (rasch grobe Information mit Indikatorpapier, Schleimhautinspektion! Vorsicht mit Milch → weiter wie bei Laugenvergiftung). In bedrohlichen Fällen möglichst rasche Ermittlung der genaueren Zusammensetzung des Präparates und entsprechende Fortsetzung der Behandlung. Nierenfunktionskontrolle.

M

Hinweise zum Inhalt von Literaturbeispielen

Substanzen, Symptomatik und Therapie: Daunderer; Velvart
Zusammensetzung und Verwendung: Römpp; Vollmer/Franz (1996)

Molybdän

I. Substanzen

Molybdän, Spurenelement; als Legierungszusatz für Spezialstähle sowie
Molybdänoxid als Katalysator in der Petrolindustrie und der chemischen Großsynthese, zur Herstellung von Pigmentfarbstoffen sowie in der keramischen Industrie.
Ammoniummolybdat, wichtigstes im Handel befindliches Molybdänsalz, Ausgangsprodukt für Katalysatorherstellung, Reagenz (harmloser als Ammoniumchromat, s. Kap. Chrom).
Molybdändisulfid, wichtiger Schmierstoffzusatz; ungiftig.
Molybdäncarbonyle, Gefahr der Inhalation; teilweise stark toxisch (vgl. Nickeltetracarbonyl, Kap. Nickel).

II. und III. Toxikokinetik, -dynamik und Symptomatik

Resorption (p. o., per inhalationem), aber auch Ausscheidung erfolgen rasch. Lediglich nach Aufnahme extrem hoher Dosen anorganischer Molybdän-Verbindungen (ca. ab 1 g/kg KG) Störungen der Leber- und Nierenfunktion zu erwarten. Wirkung von Molybdäncarbonylen ähnlich Nickelcarbonyl (vgl. Kap. Nickel).

IV. Therapie

Magenspülung höchstens in Extremfällen erforderlich (vgl. Kap. 7.2.1). Behandlung symptomatisch; ggf. Hinweise in den Abschnitten I–III beachten. Nachbeobachtung von Leber- und Nierenfunktion.

Hinweise zum Inhalt von Literaturbeispielen

Substanzen, Toxikokinetik, -dynamik, Symptomatik und Therapie: Daunderer; Seeger/Neumann
Physiologische und toxikologische Bedeutung von Molybdän als Spurenelement: Dörner; Wolffram
Chemie und Verwendung; teilweise mit Hinweisen zu Physiologie, Toxizität und Nachweis: Römpp

Monoaminoxidase- (MAO-)Hemmstoffe

I. Substanzen

Nichtreversible und unselektiv wirkende MAO-Hemmstoffe sind nur noch relativ wenig in Gebrauch, da bereits in therapeutischen Dosen nicht ungefährlich. Neuere, meist reversible und selektiv wirksame Hemmstoffe der MAO-A (RIMA = Reversible Inhibitors of Monoaminoxidase A) oder MAO-B sind weitaus geringer toxisch.

Moclobemid (HWZ 1–3 h, PB 50%), substituiertes Benzamid, Aurorix®; reversibler Hemmer der MAO-A, Antidepressivum und Anxiolytikum; bei Monointoxikationen auch nach massiven Dosen bis 6 g peroral meist nur moderate Symptomatik (cave: Kombination mit serotonergen Arzneimitteln!)

Selegilin (HWZ 39 h, PB 94%), Amindan®, Antiparkin®, Deprenyl®, Movergan®, Selegam®, Selepark®; selektiver und irreversibler Hemmer der MAO-B zur Kombinationsbehandlung bei M. Parkinson.

Tranylcypromin (HWZ 1,5 h), Amphetamin-Analogon, z.B. Jatrosom®, Parnate®; irreversibler, nichtselektiver Hemmer der MAO; Antidepressivum; **LD** bei ca. 350–500 mg.

In klinischer Entwicklung, teilweise in schon in Gebrauch auch: **Esupron** (HWZ ca. 4 h, jedoch reversibler MAO-A-Hemmer mit langer Wirkdauer), **Toloxaton** (reversibler MAO-A-Hemmer), **Lazabemid** (reversibler Hemmer der MAO-B, Wirkdauer ca. 16–36 h) und **Rasagilin**, Azilect®, irreversibler MAO-B-Hemmer zur Verkürzung der Off-Phasen einer L-Dopa-Therapie bei Mb. Parkinson.

Ältere, nichtselektive und irreversible MAO-Hemmstoffe wie z. B. **Iproniazid, Isocarboxazid, Nialamid, Pargylin, Phenelzin** (LD bei ca. 600 mg) sind praktisch verlassen.

MAO-hemmende Nebenwirkungen haben verschiedene Arzneimittel, beispielsweise Furazolidon, z. B. Nirfuran® (auch in der Veterinärmedizin üblich); ähnlich wirksam wie Disulfiram (s. Kap. Thiurame) und (schon in therapeutischen Dosen) über Metaboliten stärker MAO-hemmend als **Nitrofurantoin**, z. B. Cystit®, Furadantin®, Nifurantin®, Nifuretten®, Uro-Tablinen® (toxisch am ehesten in Kombination mit sympathomimetischen Aminen und Antidepressiva wie Imipramin. Nach therapeutischen Dosen pulmonale und neurotoxische Folgeerscheinungen, in Extremfällen auch gastrointestinale Beschwerden, Tachykardie sowie Met-Hb-Bildung und Hämolysefolgen möglich).

Methylenblau, (höchstens in Extremfällen interessante) MAO-Hemmung erst im Bereich um etwa 20 mg/kg KG zu erwarten, s. auch Kap. Farbstoffe).

Weitere Pharmaka, die am ehesten im toxischen Bereich u. a. MAO-hemmende (Neben-) Wirkungen aufweisen, sind z. B. auch Methamphetamin (s. Kap. Amphetamine), sowie trizyklische Antidepressiva und Neuroleptika (s. eigene Kapitel) und **Linezolid**, ZYVOXID® (s. Kap. Antibiotika).

II. **Toxikokinetik und -dynamik**

Resorption über den Magen-Darm-Trakt gut und relativ rasch. **Elimination** durch Biotransformation, vorwiegend in der Leber (Ausnahme: Lazabemid durch MAO-B) zu meist inaktiven Metaboliten (in toxischen Konzentrationen Selegilin auch zu Levoamphetamin, Levomethamphetamin abgebaut) und renale Exkretion.

M

Wirkung der MAO-Hemmstoffe oder ihrer Metabolite (vor allem bei irreversiblen Hemmern deutlich länger als entsprechende Halbwertzeiten) setzt erst nach längerer Latenz (Selegilin, Tranylcypromin, z. B. nach 6–12–48 h), bei Moclobemid deutlich früher ein. Unterschiede hinsichtlich MAO-Spezifität im toxischen Dosisbereich teilweise aufgehoben (z. B. schon > 20–30 mg Selegilin). Komplexer Wirkmechanismus, bei dem Hemmung der Monoaminoxidase (teilweise auch der Diaminoxidase) die wesentlichste Rolle spielt, sodass Abbau biologisch wichtiger Amine wie Adrenalin, Noradrenalin, Serotonin (bevorzugt durch MAO-A) bzw. Benzylamin und Phenylethylamin (bevorzugt durch MAO-B) sowie Dopamin und Tyramin (Substrate für MAO-A und MAO-B) behindert wird; daher bei gleichzeitiger Einwirkung u. U. zahlreiche **Unverträglichkeiten** möglich mit:

■ **Nahrungsmitteln und Getränken**, z. B.
bestimmte tyraminreiche (reife, fermentierte) Käsesorten wie Camembert-, Emmentaler-, Tulum- und Kashar-Käse, aber auch Hefebrotaufstriche, Amine in Salzheringen und verschiedenen Rotweinsorten (z. B. Chianti), (unreife) Bananen, grüne Bohnen, Puff- oder Saubohnen; Alkohol sowie

■ **Arzneimittel o.ä. Stoffe** (gefährliche **Interaktionen**), besonders
Opioid-Analgetika wie Pethidin (Abbauhemmung durch Tranylcypromin), Dolcontral®, Dolantin® u.Ä.;
Opium(-Alkaloide), Cocain, Procain, Lidocain u.Ä.;
Barbiturate, Ether, tri- oder tetrazyklische Antidepressiva oder Serotonin-Wiederaufnahmehemmer;
Weckamine wie Methamphetamin, Amphetamin, Ephedrin, Pseudoephedrin, Adrenalin (-Derivate);
Coffein u.a. Xanthin-Derivate;
Antihypertensiva bzw. Diuretika, Reserpin, Methyl-Dopa;
Atropin, orale Antidiabetika, Insulin, Glycerolnitrat, Cimetidin, Carbamazepin, Levodopa in Kombination mit Benserazid (Madopar®).

Zu befürchten sind qualitative und quantitative Veränderungen der erwarteten Arzneimittelwirkungen, Hochdruckkrisen (bis hin zur Hirnblutung mit Todesfolge), zentral- und peripher-nervöse Störungen (z.T. infolge Störung des Vitamin-B$_6$-Metabolismus), allenfalls auch Leberschäden.
Erhöhte Intoxikationsgefahr (hypertensive Reaktionen und deren Folgen) bei Thyreotoxikose und Phäochromozytom, bei manifesten Erkrankungen von Herz und Kreislauf, ZNS (Epilepsie, Zerebralsklerose, Depressionen, Alkoholismus), Leber (z.B. dramatische Verminderung der Clearance von Moclobemid), Nieren, Stoffwechsel (Diabetes) sowie bei gleichzeitiger Aufnahme von tri-/tetra-zyklischen Antidepressiva (z.B. Clomipramin) oder selektiven Serotonin-Wiederaufnahmehemmern (SSRI), z.B. Fluoxetin u.a.

III. Symptomatik

Je nach Situation (Ausgangslage, Disposition, Dosis, gleichzeitige Einwirkung bestimmter Arznei- oder Nahrungsmittel, vgl. Abschnitt II) sind zahlreiche Reaktionen zu erwarten, die teilweise als Nebenwirkungen bekannt sind. Daher gewissenhafte Beobachtung von:
Herz-Kreislauf: Krisenhafter Blutdruckanstieg möglich (z.B. Interaktionen), jedoch vorwiegend orthostatische Hypotonie bis Kollaps; Flush, Palpitationen, evtl. pektanginöse Beschwerden, Anstieg der Puls- und Atemfrequenz; Tachyarrhythmien, vorzeitige Ventrikelsystolen und T-Wellenveränderungen im EKG.
Zentrales und **peripheres Nervensystem**: Nausea, verwaschene Sprache, Kopfschmerz; Lichtscheu, pathologische Pupillenreaktionen; Parästhesien, Muskelschwäche; Schwindel, Benommenheit, Bewusstlosigkeit bis Koma; Erregung, Tremor, Rigidität, Trismus, Opisthotonus, Muskelzuckungen, parkinsonähnliche Dyskinesien, epileptiforme Krämpfe bis Status epilepticus; polyneuritische Beschwerden (besonders nach Nitrofurantoin), Schweißausbrüche, Piloerektion, fahlblasse Haut; Obstipation, verschiedenartige Störungen von Miktion und sexueller Funktionen. Leberschädigung mit Ikterus und Hypoglykämie möglich.
Bei **Mischintoxikationen** besonders schwerer bis fataler Verlauf, z.B. serotonerge Toxizität (Temperaturerhöhung, Hyperreflexie, Rigidität, Klonus) bis **Serotonin-Syndrom** (Tremor, Rigidität, Krämpfe, Hyperpyrexie!), auch schon bei

peroraler Aufnahme von 1–2 g Moclobemid möglich, wenn mit serotonergen Arzneimitteln wie Clomipramin (Anafranil®), Citalopram (Cipramil®), Fluoxetin (Fluctin®), Venlafaxin oder Lithium kombiniert oder wenn mit Amphetaminen aufgenommen.
Toxische Plasmaspiegel siehe Anhang.

IV. Therapie

Nach **peroraler** Aufnahme (solange keine kardiovaskulären oder zentralnervösen Reaktionen feststellbar) Emesis auslösen (keine zentralen Emetika) und/oder Magenspülung innerhalb 1 h nach Ingestion. Stets Gabe von Aktivkohle sowie isotonische Natriumsulfat-Lösung (s. Kap. 7.2.1–3). Diureseförderung bei Einstellung eines sauren Urins (Tranylcypromin) hilfreich. Dialyse wenig sinnvoll (s. Kap. 7.3.1 und 2).
Symptomatische Maßnahmen aufgrund sorgfältiger stationärer (mindestens 48-stündiger, besser längerer) Beobachtung:
Bettruhe (Flachlagerung) und Intensivüberwachung. Bei bedrohlichem **Blutdruckabfall** Noradrenalin, (Arterenol®) oder Dopamin (s. Kap. 7.1.8). Zur Therapie **hypertoner Krisen** Gabe von Antihypertensiva wie z.B. Nifedipin (z.B. Adalat®, Corinfar®), Prazosin (z.B. Adversuten®). Bei schwerer **Erregung** oder **Hyperpyrexie** sedierendes Neuroleptikum indiziert (z.B. Chlorprothixen, Truxal®), ggf. zusätzlich Kühlung mit Eis.
Bei starken Muskelspasmen und Hyperpyrexie evtl. Pancuronium und maschinelle Beatmung hilfreich. Bei **Krämpfen**, Agitiertheit, Tremor, Gabe von Diazepam (Faustan®, Valium®, siehe auch Kap. 7.1.9).
Cave: Sympathomimetische Amine (Wirkungsverstärkung; Ausnahmen s. vorne). Vorsicht mit zentral wirksamen Pharmaka. Tyraminreiche Lebensmittel (vgl. Abschnitt II) unbedingt vermeiden. Zum Nutzen wiederholter Vergleiche von Handschriftproben siehe Allgemeiner Teil, Kap. 6.2.14.

Hinweise zum Inhalt von Literaturbeispielen

Sachgerechte Anwendung, Kinetik, Haupt-, Neben- und Wechselwirkungen: Göthert et al.; Laux/Riederer; Benkert/Hippius
Dosierung, relative und absolute Kontraindikationen, Interaktionen: ROTE LISTE, alphabetisches Verzeichnis der Fertigarzneimittel, Signaturverzeichnis M 40
Speziell zu Moclobemid, Toxikokinetik uns Serotonin-Toxizität: Isbister/Hackett/Dawson et al.; Fulton et al.; Wetzel et al.; zu Selegilin: Mahmood

M

Mundwässer

I. Substanzen
(Prinzipielle Zusammensetzung)

Hauptbestandteil bis zu 80% Ethylalkohol.
Zusätze: Ätherische Öle und Pflanzenextrakte (5–20%), Glycerol (10–12%), Spuren von Farbstoffen, in Ausnahmefällen Detergenzien und milde Desinfizienzien (max. 1–2%).

II. und III. Toxikokinetik, -dynamik und Symptomatik

Toxikologie weitgehend wie im Kapitel Ethanol.

IV. Therapie

Nach peroraler Aufnahme geringer Mengen (etwa „1 Schluck") nur trinken lassen. Aktivkohle, anschließend allenfalls flüssigkeitsreiche, fettarme Schleimkost. In Extremfällen sinngemäß wie unter Vergiftung mit Ethanol (s. eigenes Kapitel).

Hinweise zum Inhalt von Literaturbeispielen

Substanzen, Symptomatik und Therapie: Velvart
Zusammensetzung und Verwendung: Römpp; Vollmer/Franz (1991a)
Inhaltsstoffe von Kosmetika, Hilfsstoffe und deren Wirkungen: Blaue Liste; Fey/Otte; Fiedler; Heymann; Ziolkowsky
Kosmetika-Gesetzgebung: Ziolkowsky

Muskelrelaxanzien

I. Substanzen

■ Nichtdepolarisierende Acetylcholin-Antagonisten (Curare-Typ)
D-Tubocurarin(chlorid) (HWZ ca. 2–3 h), Reinalkaloid aus Curare (Pfeilgift der Indianer). Toxiferin (genuines Alkaloid aus Calebassen-Curare) stärker und länger wirksam; in höheren Dosen auch Ganglien blockierend.
Alcuroniumchlorid (HWZ ca. 3 h, bei Anurie bis 16 h, PB 40%), Alloferin®; Allyl-Derivat des Calebassen-Alkaloids Toxiferin (s. o.).
Atracuriumbesilat (HWZ ca. 20 min), Atracurium Curamed®, Atracurium Hexal®, Tracrium®; ähnlich Alcuronium.

470

Cisatracuriumbesilat (HWZ ca. 20–30 min), Nimbex®; Stereoisomer des Atracurium.

Mivacuriumchlorid (HWZ 2 min), Mivacron®.

Pancuroniumbromid (HWZ ca. 2 h, PB ca. 30 %), z. B. Pancuronium Curamed®, Pancuronium Organon®, Pavulon®.

Rocuroniumbromid (HWZ ca. 70–100 min, PB 30 %), Esmeron®.

Vecuroniumbromid (HWZ ca. 40–180 min, PB 60–90 %), Norcuron®; monoquartäres Analogon des Pancuronium.

Ähnlich wirksam auch **Gallamin**(triethiodid), Flaxedil®; normale Wirkdauer 15–30 min; **Pipecuronium** (ähnlich Pancuronium) und **Doxacurium**.

■ **Depolarisierende Acetylcholin-ähnliche Agonisten (Methonium-Typ)**

Suxamethonium(chlorid), Succinylbischolin (Bernsteinsäure-bis-cholinesterchlorid, -bromid oder -iodid; HWZ 1–2 min, PB ca. 30 %), Lysthenon®, Pantolax®, Succicuran® (große individuelle Empfindlichkeitsunterschiede), normale Wirkdauer 2–10 min; in höheren Dosen auch mit muscarinerger und ganglionär blockierender Wirkung.

Von **humantoxikologischer** Bedeutung auch **Mebezoniumiodid**, neben Tetracain (vgl. Kap. Lokalanästhetika), Embutramid (Allgemeinanästhetikum) und dem Lösungsmittel Dimethylformamid (hepatotoxisch, vgl. Kap. Lösungsmittel) wesentlicher Bestandteil des häufig eingesetzten veterinärmedizinischen Euthanasie-Präparates **T–61**.

■ **Myotonolytika**, **zentrale Muskelrelaxanzien**, **myotrope Spasmolytika,** die trotz anderer Angriffspunkte im akuten Intoxikationsfall z. T. ähnliche Symptome auslösen können sind z. B.

M

Baclofen (HWZ 2–6 h, dosisabhängig steigend, PB ca. 30 %), LEBIC®, Lioresal®; spinal GABA-B-Rezeptor aktivierend, zentrales Muskelrelaxans.

Carisoprodol (HWZ ca. 6 h), Sanoma®; vgl. Meprobamat, Kap. Tranquillizer.

Dantrolen (HWZ ca. 7–8 h), **Dantamacrin**, Dantrolen i. v.®; ausschließlich peripher wirksame Substanz, führt über Hemmung der intrazellulären Calcium-Freisetzung zur elektromechanischen Entkopplung; wichtigste Indikation: maligne Hyperthermie; führt bei Überdosierung zu Lethargie.

Fenyramidol, Cabral®.

Memantin (HWZ ca. 65 h), Axura®, Ebixa®, Akatinol Memantine®; Adamantanamin-Derivat, Glutamat-(NMDA-Typ)-Rezeptor blockierend; zentrales Muskelrelaxans, vgl. Kap. Glutamat-Antagonisten.

Mephenesin (HWZ ca. 1 h), Dolo-Visano® M.

Methocarbamol [HWZ 1–2(–4) h], Ortoton®; Carbonat-Derivat des Guaifenesins (s. u.).

Orphenadrin (HWZ ca. 10–14 h, PB ca. 90 %), Norflex®; Diphenhydramin-Analogon mit anticholinerger Wirkung und antiarrhythmischen (Klasse I) Eigenschaften (vgl. Kapitel Antihistaminika); verursacht in schweren Fällen auch protrahiert verlaufende Krämpfe, Hypoglykämien; hepatotoxisch; **LD** ca. bei 2–3 g.

Pridinol (HWZ ca. 4 h, PB ca. 40 %, an Erythrozyten gebunden), Lyseen-Hommel®, Parks 12®, Myoson®; antimuscarinerg wirksam, verursacht u. U. auch Psychosen.

Tizanidin (HWZ ca. 3–5 h, PB 30 %), Sirdalud®, Zanaflex®; zentrales Muskelrelaxans, verstärkt Wirkung des inhibitorischen Transmitters Glycin.

Tolperison (HWZ ca. 2–3 h) Mydocalm®; zentrales und peripher (lidocain-like) wirksames Muskelrelaxans, peripheres Vasodilatans.

Chlormezanon (HWZ ca. 20–25 h, PB sehr gering), Trancopal®, bzw. in Kombination mit Paracetamol (hier offenbar auch Steven-Johnson- bzw. Lyell-Syndrom möglich, als Muskel Trancopal®); nicht mehr auf dem Markt, u. U. aber noch Restbestände vorhanden. Im Dosisbereich bis mehrere Gramm am ehesten Hypotonie und evtl. Koma, Todesfälle bei Kombinationsvergiftungen möglich.

Guaifenesin (HWZ ca. 1 h), vgl. Kapitel Hustenmittel.

Meprobamat (HWZ ca. 6–8 h), Visano® N, Visano mini® N; vgl. Kapitel Tranquillizer.

Tetrazepam (HWZ ca. 18 h), Mobiforton®, Musapam®, Musaril®, Muskelat®, Myospasmal®, Spasmorelax®, Rilex®, Tetramdura®, Tetrarelax®, Tetrazep-CT® u. a.; vgl. Kapitel Tranquillizer.

Botulinumtoxin von *Clostridium botulinum*, Botox®, Dysport®, Neurotoxin Typ A; Neurotoxin Typ B, NeuroBloc®; vor allem bei Blepharospasmus, Torticollis spasticus eingesetzt; verursacht 10–12 Wochen lange Entkopplung an neuromuskulärer Endplatte (graduell schwächer und kürzer bei Typ B); bei akzidenteller Verteilung auch Blockierung anderer cholinerger Synapsen! Zu **weiteren Substanzen** mit muskelrelaxierender (Neben)wirkung vgl. z. B. Kapitel Tranquillizer, Spasmolytika, Calcium-Antagonisten, Magnesium bzw. Sachregister.

II. Toxikokinetik und -dynamik

Resorption der Substanzen des Curare- und Methonium-Typs prinzipiell zwar auch über den Magen-Darm-Trakt, jedoch infolge Lipophobie extrem gering; deutlich besser bei zentralen Muskelrelaxanzien, bei Dantamacrin langsam, zu ca. 20–30 %.

Elimination vorwiegend über Abbau durch Plasma-/Leber-Butyrylcholinesterase bei Doxacurium, Mivacurium und Suxamethonium; vorwiegend über Esterhydrolyse bei Vecuronium, teilweise auch bei Atracurium und Cisatracurium, entscheidend jedoch hier nichtenzymatischer Abbau (Hofmann-Elimination). Aus Atracurium entstehendes Laudanosin kann Kämpfe auslösen.

Hepatischer Metabolismus beteiligt bei Rocuronium und Vecuronium.

Ausscheidung überwiegend renal, teils unverändert (Doxacurium bis 30 %, Pipecuronium bis 40 %), bzw. über Abbauprodukte (Tubocurarin, Alcuronium, Pancuronium, Atracurium, Cisatracurium, Mivacurium, Suxamethonium); teils auch biliär z. B. bei Rocuronium, Vecuronium, Tubocurarin.

Elimination der *zentralen Muskelrelaxanzien* nach teilweise hepatischem Metabolismus (z. B. Chlormezanon, Carisoprodol, Tizanidin) überwiegend bzw. ausschließlich (Baclofen) renal. Dantamacrin wird stark hepatisch biotransformiert und in Form der Metabolite renal ausgeschieden.

Parenterale Applikation s. Abschnitt III. Verlängerte bzw. toxische Wirkung bei Insuffizienz der Eliminationsorgane (z. B. Nieren-, Leberfunktionsstörungen oder erworbener oder genetisch bedingter Cholinesterase-Mangel).

Wirkung prinzipiell durch Hemmung der Impulsübertragung von Nerv auf quergestreifte Muskelfaser; bei Relaxanzien des Curare-Typs (s. Abschnitt I) infolge kompetitiver Verdrängung von Acetylcholin an der neuromuskulären Endplatte

($\rightarrow$ Hemmung der Depolarisation $\rightarrow$ Dauerpolarisation der Muskelzelle), bei Relaxanzien des Methonium-Typs infolge Hemmung der Repolarisation ($\rightarrow$ Dauerdepolarisierung).

Bei Intoxikationen zusätzlich ganglionäre, sympatholytische, parasympatholytische und zentrale Wirkungen ($\rightarrow$ Erregung $\rightarrow$ Lähmung) möglich, evtl. auch allergische oder „pseudo-allergische" Reaktionen (Histamin-Freisetzung).

Bei zentralen Muskelrelaxanzien (s. Abschnitt I) bevorzugt Hemmung polysynaptischer Reflexe im Rückenmark über Hemmung der präsynaptischen Freisetzung oder postsynaptische Wirkung exzitatorischer Transmitter; bei parenteraler Anwendung mitunter Lösungsvermittler Ursache für Gewebsschäden, Hämolyse und entsprechende Folgen.

Wirkungs- bzw. **Toxizitätssteigerung** bei Relaxanzien des *Curare-Typs* durch **Interaktionen** mit Alkohol, zahlreichen Narkotika und Systempharmaka, Aminoglykosid-Antibiotika, Amphotericin B, Polymyxinen, Lincosamiden, Lithium, Magnesium, Tetracyclinen, Procainamid, sowie Chinidin, Ajmalin und Schleifendiuretika; bei *Suxamethonium* durch z. B. bestimmte Barbiturate sowie Herzglykoside und ebenso wie bei Relaxanzien des Methonium-Typs durch falsch gewählte oder überdosierte „Antidote" (vgl. Abschnitt IV).

Toxische Plasmaspiegel siehe Anhang.

III. Symptomatik

Unter parenteraler (intravenöser) Injektion oder in Extremfällen nach peroraler Aufnahme rasch fortschreitende **Lähmung** der Willkürmuskulatur von Fingern, Augen (Sehstörungen, Ptosis), $\rightarrow$ Gesicht $\rightarrow$ Hals, Nacken $\rightarrow$ Rachen, Kehlkopf (Erschwerung von Sprechen und Schlucken) $\rightarrow$ Bauch, Extremitäten $\rightarrow$ Interkostalmuskulatur und Zwerchfell (ohne Beatmung: Erstickungstod). Als Nebenerscheinungen Kreislaufreaktionen (Tachykardie, Bradykardie, Blutdruckabfall), lebensbedrohliche Bronchialspasmen (evtl. unter **Curare**-Alkaloiden) und bei massiver Überdosierung generalisierte Krämpfe möglich. Siehe auch Hinweise in Abschnitt II.

Im Vordergrund bei **zentralen Muskelrelaxanzien**, **Myotonolytika** und **muskulotropen Spasmolytika**:

Mephenesin $\rightarrow$ Nystagmus, Sehstörungen, Taubheitsgefühl perioral, Lähmung der Willkürmuskulatur (Atemmuskulatur weniger gefährdet als bei Curare); durch (parenterale) Anwendung auch Blutdrucksenkung, lokale Gewebsschäden, Hämoglobinurie, Anurie möglich.

Carisoprodol $\rightarrow$ Nausea, Erbrechen, Schwindel, Ataxie, Tremor, Stupor, Koma, Atemdepression, Kreislaufschock.

Tizanidin $\rightarrow$ Sedierung, Verwirrtheit, Ataxie, Angst, Halluzinationen, Bradykardie, Blutdruckabfall.

Memantin $\rightarrow$ Nausea, Erbrechen, Schwindel, Unruhe, Sedierung.

Baclofen $\rightarrow$ Schwindel, Ataxie, Verwirrtheit, Halluzinationen, Koma, Atemdepression, epileptische Anfälle.

Orphenadrin → neben zentralen Symptomen auch kardiotoxische Effekte (Herzrhythmus- und Überleitungsstörungen), Blutdruckanstieg, Transaminasen-Anstieg, Fibrinogen-Abfall, Verlängerung der Prothrombinzeit, evtl. zentrilobuläre fettige Degeneration der Leber bzw. Leberzellnekrosen.

Chlormezanon → Schwindel, Benommenheit, Sedierung, Verwirrtheit, Tremor und schwere Haut- und Schleimhautreaktionen bis zum Lyell-Syndrom (offenbar häufiger bei Kombination mit Paracetamol).

Dantamacrin → nach hohen Dosen (bereits < 200 mg/Tag) und längerer Anwendung Leberschäden bis zur Arzneimittel-Hepatitis, bei paravenöser Injektion/Infusion Gewebsschäden (stark alkalische Lösung), auch bei Infusion Läsion der Gefäßwände bis Gefäßverschluss möglich.

Cave: Besonders in Verbindung mit Inhalationsnarkotika (z. B. Halothan) können Muskelrelaxanzien (am ehesten Suxamethonium) bei (seltener genetischer) Prädisposition eine **maligne Hyperthermie** (evtl. > 43 °C) mit Hyperkaliämie, Hypoxie, Hyperkapnie, metabolischer Azidose, kardiologischen, hämostaseologischen, zentralen u. a. Komplikationen auslösen! Häufige Frühsymptome z. B.: nach Suxamethonium-Injektion statt Erschlaffung Kontraktur der Kaumuskulatur, Temperaturerhöhung, evtl. erhöhte Kreatinkinase.

IV. Therapie

Wesentlichste und gewöhnlich **einzig unbedingt notwendige Maßnahme** bei Intoxikationen mit Muskelrelaxanzien des Curare- bzw. Methonium-Typs ist die (Sauerstoff-)Beatmung bis zur Wiederkehr der Spontanatmung.

Therapie der Intoxikationen mit zentralen Muskelrelaxanzien, Myotonolytika symptomorientiert.

In Ausnahmefällen zusätzlich „**Antidote**", jedoch nur

■ bei Muskelrelaxanzien des Curare-Typs (vgl. Abschnitt I) „Decurarisierung" durch Cholinesterase-Hemmstoffe wie z. B. **Physostigminsalicylat**, Anticholium®, initial 2 mg oder Neostigmin, 0,5 mg unter Blutdruckkontrolle langsam i. v. und nach Gabe von Atropin 0,5 mg oder Glycopyrroniumbromid, Robinul® (0,1–0,2 mg) zur Kupierung der muscarinergen Effekte;

■ bei Muskelrelaxanzien des Methonium-Typs (vgl. Abschnitt I) in sehr schweren Fällen Gabe von humaner **Serumcholinesterase** Behring® in erfolgsgesteuerter Dosierung; cave: Cholinesterase-Hemmstoffe!

Bei **maligner Hyperthermie** (vitale Gefährdung!) sofortige Infusion von **Dantrolen** i. v.®; initial 2,5 mg/kg KG in 5 min, bei Bedarf mehrmalige Gabe bis Symptome abklingen. *Wirkmechanismus:* Hemmung von pathologischer gesteigerter Calcium-Freisetzung (aus sarkoplasmatischem Retikulum), Einstrom ins Myoplasma → Unterbrechung übermäßiger Wärmeproduktion der Muskulatur. *Indiziert* auch bei weiteren Vergiftungen, die mit maligner Hyperthermie einhergehen können (z. B. Neuroleptika, Phenothiazine, Designer-Drogen der Amphetaminreihe, MAO-Hemmstoffen, Solanaceen); vgl. Kap. 6.1.9.

Beachte

■ Frühzeitiger Einsatz sichert Überlebenschance!

■ Dantrolen wirkt selbst muskelrelaxierend, bei kurz dauernder Anwendung kaum, bei längerer Anwendung Nebenwirkungen: Muskelschwäche, Schwindel, Müdigkeit, gastrointestinale Beschwerden, Thrombophlebitis und potenziell hepatotoxische Wirkung.

■ Cave: paravenöse Injektion der alkalischen Lösung (pH 9,5) → Gewebsnekrosen; keine Mischung mit anderen Infusionslösungen!

■ Keine gleichzeitige Anwendung von Calcium-Antagonisten.

■ Wirkungskontrolle: Senkung von Körpertemperatur; Verbesserung von Herz- und Atemfrequenz, Muskeltonus, CO_2-Produktion, Hyperkaliämie, metabolische Azidose.

Zusätzlich physikalische Maßnahmen (z. B. feuchte Tücher, Eispackungen oder -bad, Ventilator), außerdem

■ Infusion von Plasmaexpandern, Sauerstoff-Inhalation, Atemminutenvolumen auf das Vierfache erhöhen.

■ Paracetamol, z. B. Ben-u-ron®, 500–1000 mg bzw. Metamizol, z. B. Novalgin®, 0,5–1 g langsam i. v.

■ Natriumhydrogencarbonat 2 mmol/kg KG als Infusion, dann abhängig von den Blutgaswerten.

■ Kontrolle der Urinausscheidung; Gabe von Furosemid, z. B. Lasix® (40 mg), wenn trotz Mannit (3 g in jeder Dantrolen-Flasche à 20 mg) keine Diurese > 1,5 ml/kg KG × h eintritt.

■ Falls erforderlich, Heparinisierung erwägen. Intensivüberwachung und ggf. Konsultation mit Anästhesiologen.

M

Hinweise zum Inhalt von Literaturbeispielen

Anwendung, Kinetik, Haupt-, Neben- und Wechselwirkungen von Muskelrelaxanzien: Ammon; Forth/ Henschler et al.; Landauer; Oberdisse et al.
Speziell zu Orphenadrin: Seyffart
Maligne Hyperthermie: Larsen; Doenicke et al.
Muskelrelaxanzien als Tierarzneimittel: Lila Liste®

Mutterkorn-Alkaloide

und verwandte Substanzen

Syn.: Mutterkorn-, Secale-, Ergot-, Indol-Alkaloide (strukturelle und toxikologische Beziehung zu Lysergsäure, Noradrenalin, Dopamin, Serotonin).

I. Substanzen

Dihydroergocriptin (HWZ 10–14 h), Almirid®, Cripar®; Dopamin-Agonist.
Dihydroergotamin (HWZ 21 h), Agit®, Angionorm®, Clavigrenin®, DET MS®, DHE-ratiopharm®, Dihydergot®, Dihytamin®, Effortil® plus, Erganton®, Ergolefrin®, Ergont®, ergotam®, Verladyn® sowie in Kombinationspräparaten (z. B. Ergolefrin®, Ergo-Lonarid PD®, Optalidon®); verwendet als Antihypotonikum und durchblutungsförderndes Mittel.
Dihydroergotoxin (HWZ ca. 3–4 h), **Co-dergocrin**, Gemisch aus Dihydroergocornin, Dihydroergocristin, α- und β-Dihydroergocryptin, (Circanol®, Dacoren®, DCCK®, Defluina®N, Enirant®, Ergodesit®, ergotox®, ergoplus®, Hydergin®, Hydro-Cerebral-ratiopharm®, Nehydrin®N, Orphol®, Sponsin®); vorwiegend als Sympatholytikum gebräuchlich, weniger toxisch als Ergotoxin und Ergotamin, **TD** für Kinder etwa ab 0,2 mg/kg KG.
Ergometrin, Ergonovin, Ergobasin, wasserlösliches Alkaloid des Mutterkorns, verwendet z. B. in methylierter Form (s. u.) als Uterotonikum; Wirkdauer ca. 3 h.
Ergotamin (HWZ 7–20–35 h, PB ca. 93 %), z. B. Ergo-Kranit® akut, Ergo-Lonarid®, ergo sanol spezial®; Migrexa®; praktisch wasserunlösliches Alkaloid des Mutterkorns, vorwiegend in Form des löslichen Tatrats oder Zitrats als α-Sympatholytikum und Migränetherapeutikum verwendet, **TD** etwa ab 40 mg; gesteigerte Empfindlichkeit bei Herz-Gefäß-Erkrankungen.
Ergotoxin-Gruppe (toxikologisch ähnlich Ergotamin, s. o.) fast nur in Form der hydrierten Alkaloide (s. o.) therapeutisch von Bedeutung.
Methylergometrin (HWZ ca. 2 h), z. B. Methergin®, Methylergobrevin® liquidum, Methylergometrin Rotexmedica®; synthetisches Homologes des Ergometrins (s. o.), vorwiegend als wehenförderndes und blutungsstillendes Uterusmittel verwendet; bei peroraler akzidenteller Aufnahme im Neugeborenen-, Kleinkindalter meist nur gastrointestinale Symptomatik, im Einzelfall jedoch Apnoe; wesentlich gefährlicher bei i. m. Exposition (Apnoe, Koma, Krämpfe).
Mutterkorn, Secale cornutum; Dauermyzel des auf Getreide, bevorzugt Roggen, wachsenden Pilzes *Claviceps purpurea* (dunkelviolette, hornartige Sklerotien, größer als Roggenkorn). **LD** ca. 5–10 g; Gesamt-Alkaloidgehalt etwa bis 0,2 %; toxikologisch bedeutsam vorwiegend die oben erwähnten Alkaloide (kompliziert gebaute Lysergsäure- bzw. Indol-Abkömmlinge). In neuerer Zeit wieder Vergiftungsfälle durch ungereinigtes Getreide aus biologischem Anbau.

Den Mutterkorn-Alkaloiden **ähnlich**:

Bromocriptin (HWZ ca. 50 h, PB ca. 96 %), kirim®, Pravidel® und Generika; bromiertes Ergocriptin, vor allem zentral D_2-dopaminerg wirksam; Parkinsonmittel und Prolaktin-Hemmstoff.

Cabergolin (HWZ bis 65 h), Cabaseril®, Dostinex®; vorwiegend D_2-Agonist, Prolaktin-Hemmer.

Lisurid (HWZ ca. 8–10 h, PB 70 %), Dopergin®; zentral S_2-serotoninantagonistisch, peripher D_2-dopamin- und $S_{1/2}$-serotoninagonistisch, in hohen Dosen auch α- und β-adrenolytisch wirksam.

Metergolin (HWZ 1–2 h), Liserdol®; dopaminerger, serotoninantagonistischer Prolaktin-Hemmstoff.

Methysergid (HWZ ca. 10 h), Deseril®; vorwiegend $S_{1/2}$-serotoninantagonistisch wirksam, als Migränetherapeutikum von untergeordneter Bedeutung und meist verlassen.

Nicergolin (HWZ ca. 7–8 h), z.B. Circo-Maren®, duracebrol®, Ergobel®, Memoq®, Nicergobeta®, Nicerium®, Sermion®; Bromnicotinat-Derivat eines Mutterkorn-Alkaloids, als α-Sympatholytikum vorwiegend bei demenziellen Syndromen eingesetzt. Ähnlich, jedoch geringer toxisch, die Indol-Alkaloide aus *Vinca minor* **Vincamin** (HWZ ca. 1 h), Vincaminsäuremethylester, Cetal®, bzw. **Vinpocetin**, Ethylapovincaminat (HWZ 2–3 h), Cavinton®; bei Überdosierung evtl. Tachykardie und Extrasystolie sowie gastrointestinale und zentralnervöse Störungen.

Pergolid (HWZ ca. 13–40 h, PB ca. 90 %), Parkotil®; nichtselektiv dopaminagonistisch wirksam und neben Levodopa beim M. Parkinson eingesetzt; in Kombination mit Selegilin Psychosen möglich.

II. Toxikokinetik und -dynamik

M

Resorption auch über den Magen-Darm-Kanal bei allen angeführten Alkaloiden und Präparaten in unterschiedlichem Umfang möglich (meist unvollständig, 10–50 %); langsamer bei Ergotamin, rasch bei Ergometrin und Methylergometrin. Plasmahalbwertszeiten der Ergotamin-Alkaloide ca. 2 h, terminale Halbwertszeiten jedoch ca. zwischen 10 und 40 h.

Elimination von Ergotamin, Ergotoxin, Dihydroergotamin nach Biotransformation in der Leber (First-Pass-Metabolismus) → teilweise renale Ausscheidung; vorwiegend biliär und schneller bei Ergometrin und Methylergometrin.

Wirkungsweise komplex, jedoch im Wesentlichen nur quantitative Unterschiede zwischen den Mutterkorn-Alkaloiden. Bei akuten Vergiftungen stehen im Vordergrund:

■ **α-sympatholytische** Wirkung (bei hydrierten Mutterkorn-Alkaloiden im Vordergrund) → Blutdrucksenkung, im Extremfall bis Kollaps.

■ **vasokonstriktorische** (muskulotrope und α-sympathomimetische) Wirkung, am stärksten bei Ergotamin, Ergotoxin und Mutterkorn → Mangeldurchblutung, regionale Hypoxie (akuter Ergotismus, Gangrängefahr), evtl. Blutdruckanstieg. Wirkungsverstärkung z.B. durch Makrolide, Tetracycline.

■ **serotoninantagonistische** Wirkung (am stärksten bei Methysergid) → vorwiegend zentrale und kardiovaskuläre Reaktionen (vgl. Kap. Serotonin-Antagonisten).

■ **oxytozische** (und muskulotrope Uterus-)Wirkung am ehesten in Gravidität bei Ergotamin, (Methyl)Ergometrin → Uterusruptur, Fruchttod.

■ **dopaminerge** Wirkung am ehesten bei Bromocriptin, Lisurid, Metergolin, Pergolid → zentrale Wirkung (auf Muskulatur, Magen usw.).
Toxische Plasmaspiegel siehe Anhang.

III. Symptomatik

Abhängig von Alkaloid (s. jeweils Hinweise in Abschnitt II), Dosis, Einwirkungszeit und individueller Ausgangslage.

Nach peroraler Aufnahme Nausea, Erbrechen, Diarrhöe, Leibschmerzen; zusätzlich möglich sind zentral- und vegetativ-nervöse Symptome wie Kopfschmerz, Schwindel- und Angstgefühl, Dyspnoe, Ataxie; Bewusstlosigkeit, evtl. Erregungszustände, Delirien, Sehstörungen, dyskinetische und psychotische Symptome, tonisch-klonische **Krämpfe, Ergotismus convulsivus** (→ Koma, Atemlähmung); Miktionshemmung. Tachykardie oder Bradykardie, Blutdruckabfall bis zum Kreislaufkollaps (vgl. Abschnitt II).

Bei massiver (oder intravasaler) Ergotamin- oder Ergotoxin-Zufuhr ausgedehnte Gefäßspasmen → zunächst Blutdrucksteigerung; Ischämie → kalte, evtl. zyanotische Extremitäten und Parästhesien, Schmerzen, Nekrose, **Gangrän** (Ergotismus gangraenosus); bei Disponierten auch Thrombosen (Gehirn, Koronarien) sowie pektanginöse Beschwerden zu erwarten (Infarktgefahr). Schwere, seltene Komplikationen auch Mesenterialinfarkt, Niereninsuffizienz, akutes Nierenversagen, Erblindung.

IV. Therapie

Nach **peroraler** Aufnahme toxischer Dosen Gabe von Aktivkohle (s. Kap. 7.2.3).
Weiter **symptomatisch**:
Bei ausgedehnten **Gefäßspasmen** (vgl. Abschnitte II/III) unter Blutdruckkontrolle Gefäßspasmolytika, möglichst i. v. oder buccal. Je nach Patient, Situation, Befund und Präparat sind aussichtsreich z. B. organische Nitrite (Nitroprussid-Na), Papaverin(-Analoga), Calcium-Antagonisten (Nifedipin, Nimodipin), α-Sympatholytika (Prazosin, Doxazosin), ACE-Hemmer (Captopril), evtl. Alprostadil (siehe in diesen Kapiteln!) sowie hämostaseologische Maßnahmen (Heparinisierung, Infukoll M 40®, HES 6 %) möglichst in fachspezifischer Konsultation. Keine lokale Wärmeanwendung.

Bei **Krämpfen** Diazepam, Valium®, Faustan®, (s. Kap. 7.1.9).
Bei **drohender Atemlähmung** rechtzeitig Intubation und Beatmung. Kontrolle bzw. Korrektur der Körpertemperatur; ggf. Blase katheterisieren.

Gegen dopaminerge Effekte (vgl. Abschnitt II) D-Rezeptorenblocker wie Haloperidol, Haldol®, Metoclopramid, Paspertin®, o. ä. einsetzbar (vgl. auch Kap. Dopamin-Agonisten). Möglicherweise ist Kontrolle der Kreatinkinaseaktivität aufschlussreich (Frühdiagnose einer Rhabdomyolyse, s. Kap. 6.1.16).

Forcierte Diurese, extrakorporale Detoxikation (**Hämodialyse**) wenig effektiv, jedoch bei schwersten Ergotamin-Vergiftungen kombinierte Anwendung möglicherweise hilfreich (vgl. Kap. 7.3.1 und 2).

Kontrolle laborchemischer Parameter (z. B. Gerinnung, Transaminasen, Amylase, Myoglobin, Elektrolyte, Thrombozyten usw.), Augenhintergrund. Ultraschalldoppler-Untersuchung der Extremitätengefäße.

Zum Nutzen wiederholter Vergleiche von Handschriftproben siehe Allgemeiner Teil, Kap. 6.2.14.

Hinweise zum Inhalt von Literaturbeispielen

Anwendung, Pharmakokinetik, Haupt-, Neben- und Wechselwirkungen: Starke et al.; Verspohl

Dosierung, relative und absolute Kontraindikationen, Interaktionen: ROTE LISTE, alphabetisches Verzeichnis der Fertigarzneimittel, Signaturverzeichnis M 65

Chemie, Toxikologie und Symptomatik der Mutterkorn-Alkaloide sowie Therapie der Vergiftung: Frohne/Pfänder; Hegnauer; Risk; Teuscher/Lindequist; Hänsel/Keller

Methylergometrin-Vergiftung im Kindesalter: Aeby/Johannson/Schuiteneer et al.

Nagelpflegemittel

I. Substanzen
(Prinzipielle Zusammensetzung)

A.

Nagelhautentferner sind wässrige Lösungen von Natrium- oder Kaliumhydroxid (siehe dort), aliphatischen Aminen (siehe dort) oder alkalischen Salzen in Konzentrationen von 2–10%, evtl. in Kombination mit Vaseline o. ä.

B.

Nagellacke bestehen aus 70–80% Lösungsmittel(gemischen) – vorwiegend Aceton, Essigsäureester, Toluol oder Xylol, n-Butanol (siehe jeweils dort), einem Filmbildner (ca. 15%) – vorwiegend auf Basis von Nitrocellulose, einem Weichmacher (etwa 5%, z. B. Dibutylphthalat, Campher, Triphenylphosphat) sowie natürlichen oder synthetischen Harzen (z. B. Cyclohexanon-Harze) und geringen Mengen Farbstoff.

C.

Nagellackentferner sind Lösungsmittel(gemische), vorzugsweise Aceton, Butylacetat, Ethanol, Toluol (siehe jeweils dort) allein oder in Mischung mit Ölen (z. B. auch Rizinusöl).

Spezielle Nagelpflegemittel wie Nagelpoliermittel (pulverförmige Schleifmittel aus Zinnoxid, Eisenoxid, Bimssteinpulver), Nagelöl (hautfreundliche Öle mit Vitaminzusatz), Nagelweiß (weiße Farbpigmente wie TiO_2) sind akut toxikologisch harmlos. Nagelhärter enthalten Aluminiumsulfat, Alaun mit Propantriol; im Extremfall siehe jeweils dort.

II. bis IV. Toxikokinetik, -dynamik, Symptomatik und Therapie

Voraussichtlicher Verlauf und Behandlung nach peroraler Aufnahme von:

A.

Nagelhautentfernern etwa wie im Kap. Laugen

B. und C.

Nagellack(entfernern) vorwiegend etwa wie bei Vergiftung mit Lösungsmittelgemischen bzw. Aceton (s. Kap. Lösungsmittel). In schweren Fällen genauere Zusammensetzung des Präparates ermitteln und entsprechende Fortsetzung der Behandlung.

Hinweise zum Inhalt von Literaturbeispielen

Substanzen, Symptomatik und Therapie: Daunderer; Velvart
Besonderheiten im Kindesalter: v. Mühlendahl et al.
Inhaltsstoffe, Hilfsstoffe und deren Wirkungen: Blaue Liste; Fey/Otte; Fiedler; Heymann; Ziolkowsky
Kosmetika-Gesetzgebung bei Ziolkowsky
Zusammensetzung und Verwendung: Römpp; Vollmer/Franz (1991a)

Nahrungsmittel

I. Substanzen

A.

Botulinumtoxin: Unter anaeroben Bedingungen außerhalb des Organismus vom weit verbreiteten *Clostridium botulinum* gebildetes, neurotoxisches Exotoxin (humanpathogen sind die Typen A, B, E, F und G; **LD** p. o. ca. 0,06 µg!), im Gegensatz zu den thermostabileren, nichttoxischen Botulinus-Clostridien durch 15–20 min Kochen zerstörbar.

Vorkommen: In „verdorbenen" (oft unauffälligen) Nahrungsmitteln wie Wurst oder Schinken (besonders selbstgeräuchert), Fisch, Käse, Fleisch- und Gemüse-konserven (besonders Leguminosen); Toxine können darin ungleichmäßig verteilt sein („Toxininseln"); Toxine möglicherweise als Kampfstoff missbraucht (Inhalation!); versuchsweise sogar auch gegen Schweißfüße injiziert; Toxin Typ A (Botox®), z. B. als Muskelrelaxans zur symptomatischen Alternativbehandlung bei idiopathischem Blepharospasmus.

Nachweisbar in Nahrungsmittelrest, Mageninhalt, später u. U. in Blut bzw. Serum (20 ml defibriniertes Blut vor Antitoxin-Gabe erforderlich; am ehesten zu erwarten sind Toxintypen A, B und E; A offenbar am gefährlichsten: 60–70 % der Fälle letal). Verursacht Botulismus, Allantiasis, Wurst-, Fleisch- oder Fischvergiftung (vgl. Abschnitte II/III).

B.

„Nahrungsmittelvergifter" wie z. B. Staphylokokken, *E. coli*, Salmonellen, *Listeria monocytogenes* und *L. invanovii* führen zur Infektion; die von ihnen gebildeten, teilweise recht hitzeresistenten Exo- bzw. Endotoxine sowie Zersetzungsprodukte der Nahrungsmittel verursachen dagegen Intoxikationen.

Vorkommen in infizierten, häufig unverdächtigen Nahrungsmitteln wie Fleisch- und Fischwaren (u. U. auch in vakuumverpacktem Räucherfisch), Milch bzw. Käse, Pudding, Speiseeis, Cremes, (Hühner-), Enten-, Gänse-, Tauben- und Möweneiern, Mayonnaise, Kartoffelsalat, (Früchten). Akute Toxizität je nach Menge des vorgebildeten Toxins. Nachweisbarkeit der „Nahrungsmittelvergifter" in diarrhoischen Ausscheidungen, Erbrochenem, Urin und Nahrungsmittelrest.

N

Mykotoxine (hepato-, neuro-, hämatotoxische u. a.), insbesondere Aflatoxine (mitunter z. B. in Mehl, Nüssen, Tierprodukten), Tatulin im Apfelsaft, können höchstens in Extremfällen (schwerer vorbestehender Organschaden) akut toxisch wirken.
Ochratoxin A (OTA, karzinogenes, gen- und nephrotoxisches Schimmelpilzgift), das sich bei feuchter Lagerung bzw. unsachgemäßer Vorbehandlung z. B. in Getreide-, Kaffee- und Kakaoprodukten, Bier und Wein bilden kann. Akute Vergiftungen bisher nicht sicher bekannt.

C.

Weitere akute Nahrungsmittelvergiftungen sind möglich, z. B. nach Genuss von **Brot** oder **Mehl**: Nur in seltensten Extremfällen durch massive Verunreinigungen mit Mutterkorn (vgl. eigenes Kapitel) oder Temulin (aus Pilzen, die bestimmte Lolch-Arten wie Lein- oder Taumellolch, *Lolium linicolum*, *L temulentum* befallen; neurotoxisch). Siehe auch Abschnitt B.
Eier (s. auch unter B.): Nach Hühnereiweiß mitunter allergische Manifestationen.
Fette, **Öle** können evtl. Zusätze mit Allergeneigenschaften enthalten; Leinöl u. U. mit Temulin verunreinigt (s. oben unter Brot). Bei Aufbewahrung in ungeeigneten Plastmaterialien Aufnahme von Weichmachern möglich (z. B. Trikresylphosphat, vgl. Kap. Phosphorsäureester). Bei starkem Erhitzen → Pyrolyseprodukte z. B. Acrolein (zu Inhalationsfolgen s. Kap. Brandgase).
Fleisch- und **Wurstwaren** enthalten möglicherweise zu viel Pökelsalz (0,5 % Nitrite; vgl. im Extremfall dieses Kapitel). Siehe auch Abschnitte II B und C. (Durch kontaminiertes Rindfleisch → BSE möglich.)
Gewürze: Möglicherweise durch Verwechslung (s. z. B. unter „Coniin" oder „Ätherische Öle"). Bei massiver Aufnahme (z. B. Kinder) sonst auch sinngemäß wie bei „Ätherische Öle". Senf s. Kapitel Thiocyanate, dort Rhodanide. Natrium-L-Glutamat (Glutamat z. B. in Glutal®, Bino-Würze®) im Extremfall neurotoxisch (vgl. Abschnitt III C). Allergie gegen Sellerie, Beifuß (Doldengewächse), Kümmel, Petersilie, Paprika u. a. möglich.
Gemüse: Grüne Bohnen (s. unter Laxanzien); frische Saubohnen (*Vicia faba*) in Extremfällen bzw. bei Disponierten (Mangel an Glukose-6-phosphat-Dehydrogenase), insbesondere bei gleichzeitiger Einwirkung bestimmter Arzneimittel wie Aminochinoline, Analgetika und Sulfonamide hämolysierend; Indische Mondbohne (*Phaseolus lunatus*), Bittermandeln (und -öl), Bambussprossen (China-Restaurants), Mond- und Limabohnen, Cassava, Sorghum s. im Extremfall unter Blausäure (Kap. Cyanverbindungen). Spinat(konserven): Verunreinigungen mit Nitraten bzw. Nitriten evtl. für Säuglinge bedrohlich. **Kürbiskerne**, Kürbissamen (*Cucurbita pepo*), teilweise noch als Anthelminthikum, vor allem aber in Form von Extrakten (ähnlich wie Zubereitungen aus Brennnessel, Sägepalme und Roggenpollen) – offenbar aufgrund des Gehaltes an β-**Sitosterin** – zur begleitenden Frühbehandlung der benignen Prostatahyperplasie (z. B. Azuprostat®, Harzol®, Prostasal®, Triastonal®), als Lipidsenker bei Hyperlipoproteinämien (Typ IIa)

(z. B. LP-Truw®, Sito-Lande®) und Antirheumatikum (z. B. Flemun®) angewandt. Nicht akut toxisch.

Paprika, spanischer-, Cayenne-, Schotenpfeffer, Beißbeere, Fructus Capsici, enthält u. a. bis ca. 0,2 % Capsaicin, das erhebliche Reizwirkung auf Haut, Schleimhäute und Harntrakt entfaltet; Verlauf etwa wie unter „Ätherische Öle" (siehe dort); Komplikationen möglich durch Wirkung auf Herz-Kreislauf, Atmung, Magen-Darm und Wärmeregulation (Hypothermie!). Gemüsekonserven s. auch oben unter A und B! Auch an Verwechslungsmöglichkeit (s. z. B. bei „Coniin" und „Ätherische Öle") oder Metallvergiftung durch Konservendose, Küchengerät usw. (s. z. B. in den Kapiteln Antimon, Cadmium, Kupfer, Zink, Zinn) oder bei ungewaschenem Gemüse auch an evtl. anhaftende Pflanzenschutz- und Schädlingsbekämpfungsmittel (siehe dort!) denken.

Honig kann (im Säuglingsalter) allenfalls Botulismus verursachen (vgl. Abschnitt A), ausnahmsweise auch Rückstände von Pestiziden, atropinartig wirkende Stoffe oder Acetylandromedol (siehe Kapitel Aconitin); pontischer Honig häufiger auch Grayanotoxine (vgl. Kap. Zucker) enthaltend. Evtl. Allergie.

Käse (s. auch unter B): Interaktionen mit MAO-Hemmstoffen (s. eigenes Kapitel) und schlechte Magen-Darm-Verträglichkeit (besonders Schafskäse; bei Kindern auch alter Käse) möglich. Siehe auch Abschnitte II, B und C!

Kartoffeln: Insbesondere bei Kartoffelsalat s. oben unter B. Kartoffeln enthalten besonders in grünen Schalen und in keimenden Knollen die Glykosid-Alkaloide α-Solanin und α-Chaconin (Aglykon Solanidin), die toxisch auf das ZNS wirken und durch Kochen nicht zerstört werden; daher Kochwasser verwerfen.

Obst (s. oben unter A und B): Auch denken an Verwechslungsmöglichkeit (s. unter „Parasympatholytika, Solanaceen-Alkaloide" und unter „Ätherische Öle") sowie Metallvergiftung, Pflanzenschutz- und Schädlingsbekämpfungsmittel (s. Hinweise unter Gemüse). Rhabarber s. Kap. Laxanzien. Nüsse s. Hinweis Abschnitt B.

Pilze: siehe entsprechendes Kapitel.

Tee: „Haushaltsmischung" kann durch Blätter von Solanaceen verunreinigt sein (vgl. Kap. Parasympatholytika). Alle Teesorten können Herbizide enthalten.

Wasser: siehe entsprechendes Kapitel.

N

D.

Lebensmittelzusatzstoffe: Zusatzstoffe (teilweise durch E-Nummern gekennzeichnet) in den verwendeten Konzentrationen akut ungiftig; z. B. Verdickungsmittel (E 412 und 415) oder Farbstoffe (s. eigenes Kapitel).

II. Toxikokinetik und -dynamik

A.

Botulinumtoxin (Nachweis am schnellsten an Maus oder Meerschweinchen) wird über Schleimhaut von Mund und Magen-Darm-Trakt, aber auch über Lunge und verletzte Haut (vgl. Abschnitt I) resorbiert. Atropinähnliche Wirkung vorwiegend durch Blockade der Acetylcholin-Freisetzung an Nervenenden → Lähmung cholinergisch innervierter glatter und quergestreifter Muskulatur; zudem zentralnervöse Schäden → Medulla oblongata, Pons → Bulbärparalyse, mitunter auch kardiale, hepatorenale und pulmonale Schädigung. Meist: Je kürzer die Latenz, desto schwerer der Verlauf.

B.

Toxine der **„Nahrungsmittelvergifter"** verursachen vorwiegend gastroenteritische Erscheinungen mit Folgen erheblichen Wasser- und Elektrolytverlustes. Übergang in Infektionskrankheit möglich (vgl. Abschnitt I B).

C.

Bei Intoxikationen durch Käse, Fleisch- und Wurstwaren ist u. U. der unterschiedlich hohe Gehalt an biogenen Aminen ausschlaggebend (Histamin, Putrescin, Cadaverin, Spermin, Tyramin, Phenylethylamin; vgl. auch Kapitel Amine, aliphatische).

III. Symptomatik

A.

Botulismus: Während der ersten (12–)24(–48) Stunden nach peroraler Aufnahme des vergifteten Nahrungsmittels symptomarmer Verlauf, allenfalls Nausea, Erbrechen, dann → Akkommodationslähmung (in leichten Fällen mitunter einziges bemerktes Symptom), oft Mydriasis, Strabismus convergens, Doppelbilder und andere Sehstörungen; Ptose der Augenlider, Nachlassen der Tränensekretion (vermehrter oder) verminderter zähflüssiger Speichelfluss („trockener Mund"); Sprach- und Schluckstörungen, allmählich zunehmende allgemeine Muskelschwäche (zunächst Hals und Extremitäten), Areflexie, oberflächliche Atmung, evtl. Erregung oder Somnolenz; Defäkations- und Miktionsstörungen; bei schweren Fällen auch Herzrhythmusstörungen (EKG!), Hypotonie. Im Allgemeinen weder Fieber (sonst Verdacht auf Mischinfektion bzw. Komplikation, z. B. Pneumonie) noch Diarrhöe (eher sogar Obstipation bzw. Ileus). Schleppende Rekonvaleszenz; in schweren Fällen Exitus etwa zwischen 2. und 10. Tag infolge Atemlähmung, Herzstillstand oder Bronchopneumonie (infolge Aspiration, Hypostase).

B.

Gastroenteritis mit akutem Beginn etwa nach 2–6 Stunden (bei Staphylokokken) bzw. (6–)15(–48) Stunden (bei Salmonellen): Nausea, Erbrechen, Diarrhöe, Leibschmerzen, Fieber (bei Salmonellen). In leichten Fällen Spontanrückgang im Verlauf von 1–3 Tagen, in schweren Fällen „Cholera nostras" mit Hypokaliämie, Hyponatriämie, Hypochlorämie, Exsikkose → Adynamie, Wadenkrämpfe, Aphonie usw. Exitus infolge akuten Herz-Kreislauf- oder Nierenversagens möglich. Bei atypischen Verläufen (z. B. Hyperpyrexie, generalisierte Krämpfe) auch an Rückstände bzw. Verunreinigungen (z. B. Pestizide, s. Kap. Pflanzenschutzmittel) denken.

C.

Bei von A und B wesentlich abweichenden Symptomen siehe auch Hinweise in den Abschnitten I und II C. „China-Restaurant-Syndrom" (etwa ab 1,5 g Na-L-Glutamat): Taubheitsgefühl, Schwäche, Muskelzuckungen in Nacken → Armen, Rücken; vegetative, insbesondere kardiovaskuläre Reaktionen, evtl. „Ohnmacht"; im Allgemeinen Spontanrückgang nach ca. 2 h.

Beachte vermeidbare Ursachen (auch zunächst ungeklärter) Nahrungsmittelvergiftungen! Mängel bei:
Aufbewahrung: Überschreitung des Verfallsdatums, cave: aufgewölbter Konservendeckel; Salmonellengefahr durch unzureichend gekühlte Fleisch- und Wurstwaren, Geflügel, Seetiere, Milch- und Eier(-produkte bzw. -speisen); relativ schnelle Nitritbildung in Spinat; zu langes Stehen kalter Büffets und Vorspeisen auf Servierwagen in Restaurants; ungekühlt gelagertes Wild; **Zubereitung**: Verwendung von Nahrungsmitteln, die durch Bakterien oder Schimmelpilze bzw. ihre in die tiefe vordringenden Toxine verunreinigt sind; aus Resten bereitete Fleischspeisen wie Deutsches Beefsteak, Hamburger, Lasagne; mangelhafte Küchenhygiene; mit Auftauwasser verunreinigtes Wild oder Geflügel, unzureichend gekochte Eier; nach längerer Aufbewahrung nur aufgewärmte statt erneut gekochte Lebensmittel.

IV. Therapie

N

A.

Botulismus: Zur **primären Giftentfernung** siehe Kap. 7.2. Sobald wie möglich polyvalentes Botulismus-**Antitoxinserum** (schon bei klinisch begründetem Verdacht, nach Allergietestung): 250 ml initial langsam infundieren, weitere 250 ml als Tropfinfusion; nach klinischem Bild nach 4–6 h weitere 250 ml.
Diureseförderung unter Kontrolle des Wasser- und Elektrolythaushalts (s. Kap. 7.3.1). Arterielle Blutdrucküberwachung, ggf. Einsatz einer temporären Schrittmachersonde.
Weiter **symptomatisch**: Freihalten der Atemwege (bei Schlucklähmung regelmäßig Speichel absaugen), bei Hypoventilation Sauerstoffzufuhr (ggf. Intubation oder Tracheotomie, künstliche Atmung). Bei Bedarf Parasympathomimetika (sinngemäß wie im Kap. Parasympatholytika). Zurückhaltend mit Analeptika und Antibiotika. Kontrolle von Herz-Kreislauf- sowie Nierenfunktion. Erforderlichenfalls Sondenernährung; ggf. Pneumonieprophylaxe. An Meldepflicht denken.

B.

Gastroenteritis: Falls noch sinnvoll **primäre Giftentfernung** (s. Kap. 7.2), wenn noch keine Diarrhöe → Natrium sulfuricum; reichlich Aktivkohle, aber keine Stopfmittel (Opium, Loperamid). Perorale Gaben von Antibiotika (möglichst aufgrund von Antibiogramm; vgl. Abschnitt I).
Weiter **symptomatisch**: Kontrollierter Ersatz des Flüssigkeits- und Elektrolytverlustes (vgl. Abschnitt III und Kap. Wasser), erforderlichenfalls Infusion von Blut(ersatzflüssigkeit) oder Noradrenalin-Lösung (4–8 mg/250 ml unter Blutdruckkontrolle). Nahrungskarenz für 24 h, heißen schwarzen oder grünen Tee, dann Reis- oder Haferschleim (evtl. Sondenernährung notwendig). Wärme auf den Leib.
In schweren Fällen oder bei Kindern und alten Patienten Bettruhe einhalten lassen. Meldepflicht beachten, bakteriologische Nachbeobachtung.
Weitere Nahrungsmittelvergiftungen: Siehe jeweils Hinweise in den Abschnitten I–III sowie im Kapitel Histamin!

Hinweise zum Inhalt von Literaturbeispielen

Toxikologie der Nahrungsmittel: Füllgraf (1989); Lindner; Macholz/Lewerenz
Bakterielle Toxine: Aktories
Lebensmittelzusatzstoffe und -fremdstoffe (E-Nummern): Classen; Classen/Hapke; Rote Liste®
Nahrungsmittelallergien und -intoleranzen: Diebschlag; Jäger/Wüthrich; Schachta/Jorde
Lebensmittelrecht: Somogyi et al.; Roth/Daunderer; Lück; Meyer
Symptomatik und Therapie: Albrecht; Moeschlin
Besonderheiten im Kindesalter: v. Mühlendahl et al.
Umweltgifte in der Nahrung: Chivian et al.
Mykotoxine: Betina
Diätetische und diätadäquate Lebensmittel: Grüne Liste

Nebennieren(wirksame) Hormone
und Releasing Hormone

I. Substanzen

■ Vorwiegend **systemisch** angewandt
Adrenokortikotropes Hormon (des Hypophysenvorderlappens), **ACTH**, Corticotrop(h)in, Acethropan®, (HWZ 60 min), als **Tetracosactid** (HWZ 0,30–3 h, Depot 12 h) Synacthen®; Wirkdauer > 24 h.
Corticoliberin, **Corticorelin**, CRF (HWZ bis 1 h), CortiRel®, Corticobis®, CRH Ferring®; hypothalamisches Releasing Hormon.

Glukokortikoide der Nebennierenrinde bzw. entsprechende analoge Synthetika zur vorwiegend **systemischen** Anwendung wie z. B.
Betamethason, Celestamine®, Celestan®, in Diprosone®-Depot (Lokalpräparate z. B. BetaCreme®, Betagalen®, Betam-Ophtal®, Betnesol®, Beta-Stulln® Augen-

tropfen, Betnesol®, Cordes Beta®, Dexabene®, Diprosis®, Diprosone®, Euvaderm®)

Cloprednol, Syntestan®
Cortison, Cortison CIBA®
Deflazacort, Calcort®
Dexamethason, Afpred-Dexa®, Auxiloson®, Decadron-Phosphat®, Dexa-Allvoran®, Dexabene®, Dexa-Brachialin®, Dexa-clinit®, Dexa-Effekton®, Dexaflam® Dexahexal®, Dexa-mp® Tabletten, Dexamed®, Dexamonozon®, Fortecortin®, Lipotalon®, Predni-F-Tablinen®, auch in Dolo-Tendin®, Supertendin® u. a. (Lokalpräparate z. B. Cortidexason®, Cortisumman®, Dexa Biciron®, Totocortin®, Tuttozem® u. a.)
Fluocortolon, Ultralan®
Hydrocortison (Cortisol), Alfason®, Ficortril®, (Lokalpräparate als -aceponat, -acetat, -buteprat, -butyrat, hydrogensuccinat z. B. Colifoam®, Dermo Posterisan®, Ebenol®, Glycocortison®, Hydrocort®, Hydroderm®, Hydrocortison POS®, Laticort®, Pandel®, Posterine Corte®, Remederm®, Retef®, Sagittacortin®, Sanatison®, Soventol Hydrocortison®, Velopural OPT u. a.)
Methylprednisolon, Medrate®, Metypred®, Predni-H-Injekt®, Urbason®
Prednison, Decortin®, Predni-Tablinen®, Rectodelt®
Prednisolon, Alferm® Supp., Decaprednil®, Decortin H®, Deltacortril®, Duraprednisolon®, Hefasolon®, Prednabene®, Predni-Coelin®, Predni-H-Tablinen®, Prednihexal®, Prednisolut®, Solu-Decortin H® (Lokalpräparate z. B. Dontisolon®, Inflanefran®, Linola-H®, Ultracortenol® u. a.)
Predmyliden (Methylenprednisolon), Decortilen®
Triamcinolon, Berlicort®, Delphicort®, Delphimix®, Kenalog®, Lederlon®, Triam-Injekt®, Triamhexal®, Triam oral®, Volon® u. a. (Lokalpräparate z. B. Arutrin®, Extracort®, Nasacort®, Triamgalen®, Volonimat® u. a.)

■ Zur **lokalen** Anwendung neben den oben genannten auch z. B.
Alclometason, Delonal®
Amcinonid, Amciderm®
Beclometason, AeroBec®, Beclomet®, Beclorhinol®, Becloturmant®, Bronchocort®, Sanasthmyl®, Viarox®
Budesonid, Budiair®, Calcort®, Entocort®, Pulmicort®, in Kombination mit Formoterol auch in Symbicort®
Ciclesonid, Alvesco®
Clobetasol, Clobegalen®, Dermoxin®, Karison®
Clobetason, Emovate®
Clocortolon, Kaban®, Kabanimat®, Synthestan®
Desonid, Sterax®
Desoximetason, Topisolon®
Diflorason, Florone®
Diflucortolon, Nerisona®
Fludroxycortid, **Fluadrenolon**, Sermaka®
Flumetason, Cerson®, Locacorten®

N

487

Flunisolid, Inhacort®, Syntharis®
Fluocinolon, Flucinar®, Jellin®
Fluocinonid, Topsym®
Fluocortinbutyl, Lenen®, Vaspit®
Fluorometholon, Efflumidex®, Isopto-Flucon®
Flupredniden, Decoderm®
Fluticason, Atemur®, Flutide®, Flutivate®
Halcinonid, Halog®
Halometason, Sicorten®
Loteprednol, Lotemax®
Medryson, Ophtocortin®, Spectamedryn®
Mometason, Asmanex®, Ecural®, Nasonex®
Prednicarbat, Dermatop®
Rimexolon, Rimexel®, Velox®

Mineralkortikoide (der NNR bzw. entsprechende Analoga) wie z. B. **Fludrocortison**, Astonin H®.

NNR-Hormone mitunter auch in chinesischen Phytopharmaka.
Zu den Hormonen des Nebennierenmarks s. Kapitel α-Sympathomimetika.

II. und III. Toxikokinetik, -dynamik und Symptomatik

Bei einmaliger *massiver* Überdosierung von Kortikoiden (quantitativ unterschiedliche) Folgen der Retention von Wasser und Natriumchlorid (Plasma-Na^+ weitgehend normal) sowie Kaliumverlust und Alkalose zu erwarten [z. B. Blutdrucksteigerung, (Lungen-)Ödem, Herzversagen, evtl. Krämpfe)]; u. U. psychotische Reaktionen und Mitbeteiligung des Pankreas möglich. Nach Glukokortikoiden und ACTH vorübergehend verminderte Resistenz gegen Infektionen; besonders nach ACTH evtl. anaphylaktische Reaktionen, Hypokaliämie und -kalziämie sowie psychotische Reaktionen möglich. Zur Sensibilisierung gegenüber Herzglykosiden s. in diesem Kapitel.
Halbwertszeiten der Glukokortikoide meist < 5 h.
Toxische Plasmaspiegel siehe Anhang.

IV. Therapie

Bei extremer Überdosierung von Glukokortikoiden und besonderer Infektionsgefährdung Antibiotikaschutz sinnvoll. Zumindest Risikopatienten (z. B. mit Ulzera, Diabetes, Hypertonie, psychiatrischen oder infektiösen Erkrankungen) zunächst in stationärer Kontrolle behalten.
Kontrolle und Korrektur von Störungen des Wasser- und Elektrolythaushaltes (vgl. Kap. Wasser).

Hinweise zum Inhalt von Literaturbeispielen

Haupt-, Neben- und Wechselwirkungen von Hormonen der Nebenniere: Ammon
Immunologische und pharmakologische Grundlagen sowie sachgerechte Anwendung von Glukokortikoiden:
Hatz

Neuroleptika

I. Substanzen

Amisulprid, Amisulprid Hexal®, Amisulprid-Homosan®, Amisulprid Lich®, Amisulprid Stada®, Solian®; atypisches Benzamid-Neuroleptikum (D_2-/D_3-Rezeptor-Antagonist); gefährliche Dosis ca. 2–3 g.

Aripiprazol (HWZ 75–146 h), Abilify®; D_2/5-HT_{1A}-Partialantagonist.

Benperidol (HWZ ca. 4–7 h), Glianimon®; Butyrophenon-Derivat, zzt. etwa stärkstes Neuroleptikum.

Bromperidol (HWZ ca. 20–36 h, PB 90%), Impromen®; Tesoprel®; Butyrophenon-Derivat.

Clozapin (HWZ ca. 6–16 h, PB ca. 92–95%), Elcrit®, Leponex® und Generika; Dibenzodiazepin, mittelpotentes, atypisches Neuroleptikum; stark anticholinerg; schwere Intoxikationsverläufe ab ca. 400 mg, **LD** ab ca. 1 g; teilweise als „mellow yellow" missbräuchlich verwendet.

Droperidol (HWZ ca. 2 h, PB 90%), Dehydrobenzperidol Injektionslösung®; früher Narkosemittel.

Fluspirilen (HWZ ca. 7 Tage), Imap®; Diphenylbutylpiperidin; nur Depotpräparat verfügbar.

Haloperidol (HWZ ca. 14–20 h, PB 92%), Buteridol®, Haldol®-Janssen, Haloperidol® Holsten, Haloperidol Stada®, Haloperidol neuraxpharm, duraperidol®, Sigaperidol®; hochpotentes Butyrophenon-Derivat, meist verwendetes Standard-Neuroleptikum, auch in Depotform, z.B. Haldol-Janssen Decanoat®; große therapeutische Breite; im Kindesalter paradoxer Blutdruckanstieg möglich.

Melperon (HWZ ca. 3–4 h, PB 50%), Eunerpan®, Harmosin®, Melneurin®, Mel-Puren® u.a.; Butyrophenon-Derivat, schwaches, atypisches Neuroleptikum.

Olanzapin (HWZ ca. 33 h, PB 93%), Zyprexa®; Thienobenzodiazepin, atypisches Antipsychotikum; moderate bis schwere Symptome ab ca. 120 mg; selten Intoxikation durch missbräuchliches Rauchen zerstoßener Tabletten.

Pimozid (HWZ ca. 24–55 h, PB 97%), Antalon®, Orap®; Diphenylbutylpiperidin, Butyrophenon-Derivat, hochpotentes, antriebsförderndes Antipsychotikum.

Pipamperon (HWZ ca. 4 h), Dipiperon®, Pipamperon neuraxpharm®; Butyrophenon-Derivat, schwaches Antipsychotikum, gut anxiolytisch.

Prothipendyl, Dominal®; trizyklisches Neuroleptikum, chemisch verwandt mit Phenothiazinen (s. eigenes Kapitel), schwach antipsychotisch; ähnlich Promethazin.

N

Quetiapin (HWZ 3–6 h, PB ca. 80%), Seroquel®, **KD** 2–3 g; atypisches Neuroleptikum; Multirezeptor-Antagonist mit höherer Affinität zu S_2- als zu D_2-Rezeptoren.

Risperidon (HWZ ca. 3 h, Metaboliten 24 h; PB ca. 88%), Risperdal®; Benzisoxazol-Derivat, atypisches Neuroleptikum; bei Vergiftungen mit 42–270 mg benigner Verlauf; im Einzelfall mit Olidohydramnion in Schwangerschaft assoziiert.

Sulpirid (HWZ ca. 8 h, PB 14%), Arminol®, Dogmatil®, Neogama®, Meresa®; Sulp® u. a.; Benzamid-Derivat, atypisches Neuroleptikum.

Tiaprid (HWZ 3–4 h) Tiapridex®, Tiaprid neuraxpharm®; Benzamid.

Trifluperidol (HWZ ca. 15–37 h, PB 97%), Triperidol®; Butyrophenon-Derivat, hochpotentes Neuroleptikum, antriebsfördernd

Ziprasidon (HWZ ca. 3–10 h, PB >99%), Zeldox®; atypisches Neuroleptikum, antiserotoninerg ($5HT_{2A}$) und antidopaminerg (D_2).

Zotepin (HWZ ca. 13–16 h, PB 97%), Nipolept®; Dibenzothiepin-Derivat, mittelpotentes, atypisches Neuroleptikum.

In Deutschland nicht verfügbar: **Loxapin** (HWZ ca. 4 h); Dibenzoazepin-Derivat, Desmethyl-Metabolit von Amoxapin (Antidepressivum); komatöse und krampfauslösende Dosis schon unter 1 g, **LD** etwa ab 2–2,5 g. **Thioridazin**, Melleril®; wegen kadiotoxischer Risiken nicht mehr eingesetzt. **Sertindol** (HWZ terminal 80–100 h, PB > 99%), Serdolect®, Zerdol®; Imidazolidinon-Antipsychotikum; Serotonin- und Dopamin-Antagonist wegen kardialer Risiken (QTC-Verlängerung) verlassen bzw. mit Anwendungsbeschränkung.

Zu neuroleptisch wirksamen Phenothiazinen s. eigenes Kapitel.

II. Toxikokinetik und -dynamik

Enterale **Resorption** nach peroraler Aufnahme toxischer Dosen der unter Abschnitt I aufgeführten Substanzen im Allgemeinen gut und innerhalb von wenigen Stunden.

Elimination durch Metabolisierung (Metabolite meist geringer wirksam) und vorwiegend renale Ausscheidung, teilweise in geringerem Maße auch über die Galle (z. B. Haloperidol).

Wirkung: Vergiftungen mit hochpotenten Neuroleptika (z. B. Haloperidol, Benperidol, Fluphenazin, Sulpirid, vgl. auch Hinweise Abschnitt I) führen im Allgemeinen eher zum extrapyramidalen Syndrom mit hyper- und dyskinetischer Betonung (z. B. Tortikollis, Opisthotonus, Schlund- und Schaukrämpfe, krampfartiges Herausstrecken der Zunge sowie torsionsartige Bewegungsabläufe im Hals- und Schulterbereich bei erhaltenem Bewusstsein) oder bizarr neurologischer Betonung und sind im Verlauf gutartig. Bei Substanzen mit ausgeprägter anticholinerger Wirkung → stärkere Sedierung. Atypische Neuroleptika toxikologisch qualitativ nicht verschieden, dosisabhängig oft Sedation im Vordergrund. Clozapin toxischer, da schon im therapeutischen Tagesdosisbereich Bewusstseinsstörung und kardiale Symptome (Tachykardie, Arrhythmie) möglich.

Toxische Plasmaspiegel siehe Anhang.

III. Symptomatik

Teilweise erst nach Latenz (z. B. Haloperidol) von mehreren Stunden **ZNS-Störungen** mit erheblicher Sedierung (Somnolenz bis Koma) im Vordergrund. Entwicklung von extrapyramidal-motorischen Störungen mit parkinsonartigen Symptomen wie Akathisie, Dyskinesien, Tremor, Rigor, Hypo-Akinesie (frühzeitig Mikrographie, Zitterschrift); weiter Ataxie, Dysarthrie bis hyperkinetisch-dyston betonte Form (siehe Abschnitt II und Kap. 6.2.11). Teilweise auch frühzeitig Erregung und/oder Krämpfe, mitunter Delir (z. B. Clozapin).
Herz-Kreislauf-Symptome mit Hypotonie, Rhythmusstörungen (Tachykardie, selten Bradykardie, Sinusarrhythmie, QT-Syndrom) in schweren Fällen auch Linksherzversagen mit Lungenödem, Ateminsuffizienz möglich. Weiter Miosis, auch Mydriasis, Hypersalivation, Hypothermie (z. B. Haloperidol) oder Hyperthermie (z. B. Clozapin), Hypoglykämie (Haloperidol) oder Hyperglykämie (Clozapin, Olanzapin) bzw. Hypokaliämie (Clozapin). Cave: Entwicklung eines (nicht dosisabhängigen) malignen neuroleptischen Syndroms (s. Kap. 6.1.12).
Bei Vergiftungen durch Olanzapin, Risperidon meist benigner Verlauf und kaum ventrikulären Arrhythmien zu erwarten. Insbesondere bei Olanzapin im Verlauf auch wechselnde Vigilanz, anticholinerge Agitiertheit bis delirantes Syndrom möglich. Zu neueren Substanzen wie Quetiapin, Ziprasidon, Zotepin akut toxikologisch limitierte ähnliche Erfahrungen.

IV. Therapie

Primäre **Giftelimination**: Nur bei gefährlichen Dosen Magenspülung unter üblichen Kautelen als Frühmaßnahme innerhalb einer Stunde. In den meisten Fällen ausreichend: Verabreichung (ggf. repetitiv) von Aktivkohle (s. Kap. 7.2.1 und 3).
Je nach Schweregrad **symptomatische** Therapie bis Sicherung von Vitalfunktionen sinngemäß wie bei Phenothiazinen (vgl. dieses Kapitel).
Bei Atemdepression rechtzeitige Intubation und Beatmung. Bei Blutdruckabfall Infusionstherapie mit Elektrolytlösung, Plasmaexpander, ggf. Vasopressoren (z. B. Dopamin 2–5 µg/KG/min).
Bei *anticholinergem* Syndrom Gabe von Physostigmin, Anticholium® (initial 2 mg langsam i.v); evtl. auch Dauerinfusion mit ca. 2 mg/h (auch zur Durchbrechung von Krämpfen bei Clozapin-Intoxikation) erforderlich (vgl. auch Kap. 6.1.10).
Bei überwiegendem *extrapyramidalen Symptomenkomplex* bzw. akuten Dyskinesien Gabe von Biperiden, Akineton®, vgl. Kapitel Phenothiazine.
Bei *Hyperthermie* physikalische Kühlung, evtl. auch Antipyretika (Aspirin®, Paracetamol).
Bei *malignem Neurolept-Syndrom* (selten, jedoch hohe Letalität; vgl. Kap. 6.1.12): Gabe von Bromocriptin (z. B. Pravidel®), jedoch in schweren Fällen sofortige Applikation von Dantrolen® i. v., (vgl. maligne Hyperthermie im Kapitel Muskelrelaxanzien).

N

Bei kardialer Symptomen EKG-Monitoring bis 24 h nach Symptomrückbildung. Zum Nutzen wiederholter Vergleiche von Handschriftproben siehe Allgemeiner Teil, Kap. 6.2.14.

Hinweise zum Inhalt von Literaturbeispielen

Anwendung, Pharmakokinetik, Haupt-, Neben- und Wechselwirkungen sowie Toxizität von Neuroleptika (mit Quellennachweis): Csernansky; Göthert et al.; Verspohl; Müller-Oerlinghausen et al.; Benkert/Hippius

Dosierung, relative und absolute Kontraindikationen, Interaktionen: ROTE LISTE, alphabetisches Verzeichnis der Fertigarzneimittel, Signaturverzeichnis N 15

Klinische Toxikologie atypischer Antipsychotika: Prasa/Hüller/Hentschel; Speziell Quetiapin: Ebert; speziell Aripirazol im Kindesalter: Lofton/Klein-Schwartz; speziell Olanzapin: Palenzona/Meier/Kupferschmidt et al.

Behandlung von Intoxikationen: Albrecht; Ellenhorn

Malignes neuroleptisches Syndrom: Volz/Assion

Früherkennung parkinsonartiger Nebenwirkung bzw. Überdosierung, zu Kontrolle von Verlauf und Therapieeffekt durch chronologischen Schriftvergleich (mit Quellennachweis): Ludewig (1999); Ludewig et al.; Wildt

Toxikologische Nachweismethoden: Degel et al.

Nickel

I. Substanzen

A.

Metallisches Nickel, **Nickeloxide** und **anorganische Nickelsalze** (z. B. Nickelchlorid, -sulfat, -nitrat); vielfache industrielle Verwendung (z. B. in Metallurgie, Dentallegierungen; Galvanik).
Nickelcyanid und **komplexe Nickelcyanide** siehe Kapitel Cyanide.

B.

Nickel(tetra)carbonyl, das toxikologisch bekannteste unter den Metallcarbonylen; Zwischenprodukt bei der industriellen Gewinnung von Reinstnickel (Mond-Prozess); als Katalysator bei der Synthese von Säuren (Reppe-Synthese). Letale Konzentration etwa bei 6 ppm über 30 min oder 30 ppm innerhalb 1 min.

II. und III. Toxikokinetik, -dynamik und Symptomatik

A.

Perorale Aufnahme von **Nickelsalzen** verursacht aufgrund adstringierender Wirkung (Eiweißfällung) gastrointestinale Reizerscheinungen; systemisch wie Arse-

nik wirkend, jedoch weit harmloser und akut niedriges toxisches Potenzial. Allergische Manifestationen möglich.
Kontakt mit Nickel kann zur Nickel-Dermatitis führen. Piercing beachten, ausgedehnte Kontaktekzeme möglich.

B.

Inhalation von **Nickelcarbonyl** (wird nach Resorption in Nickel und Kohlenoxid gespalten) ist tückisch, da zumeist keine Warnwirkung durch Geruch oder rechtzeitige Reizwirkung. Als Ausdruck der Schädigung von Bronchialschleimhaut, Alveolen und Gehirn(kapillaren) → schon nach wenigen Minuten Übelkeit, Schwindelgefühl, (frontaler) Kopfschmerz; dann erst, nach annähernd beschwerdefreiem Intervall von etwa 30 min bis zu 3 Tagen, können auftreten als Zeichen pulmonaler und gastrointestinaler Toxizität: Dyspnoe, quälender Husten, Pneumonitis, Zyanose, evtl. Übelkeit, Erbrechen; Zunahme von Puls- und Atemfrequenz, Temperatursteigerung (praktisch nie über 38,3 °C); Erregungszustände, Hirnödem, Krämpfe. Exitus (am häufigsten zwischen dem 4. und 11. Tag) infolge Ateminsuffizienz, Hirnödem oder Bronchopneumonie sowie Lungenödem mit Herz-Kreislauf-Versagen, oder auch Nierenschädigung möglich.

IV. Therapie

A.

Nach **peroraler** Aufnahme von löslichen **Nickelsalzen** reichlich Wasser oder Milch trinken. Primäre Giftentfernung wegen limitierter akuter Toxizität durch einmalige Gabe von Aktivkohle (Effekt unsicher); weiter symptomatisch; in schweren Fällen stationäre Aufnahme und Infusionstherapie zur Beschleunigung der renalen Ausscheidung (ca. Halbierung der Eliminations-HWZ für Nickel), (s. Kap. 7.3).

N

B.

Nach **Inhalation** von **Nickelcarbonyl** Patienten sofort **ruhig stellen** (nur liegend transportieren; Bettruhe); mehrtägige Überwachung auch bei zunächst harmlos scheinendem Verlauf (s. oben).
Behandlung **symptomatisch**: Bei (Verdacht auf) Lungenödem sinngemäß wie im Kap. Nitrose Gase und 7.1.16; Relation und Zunahme von Puls und Atmung beachten! Erforderlichenfalls ein Hustensedativum (Präparate siehe Kap. Hustenmittel).
Bei Krämpfen neben Sauerstoffatmung zunächst Diazepam (Faustan®, Valium®) i. v. (weiter s. Kap. 7.1.9).
Als Antidote frühzeitig parenteral Diethyldithiocarbamat (siehe Hinweis in Kapiteln Thiurame, Chelatbildner) oder Natriumcalciumedetat (Calcium Vitis®); jedoch keine kontrollierte Studien zum Effekt. Kontrollen von Herz-Kreislauf- und Nierenfunktion; Pneumonieprophylaxe.

Hinweise zum Inhalt von Literaturbeispielen

Substanzen, Toxikokinetik, -dynamik, Symptomatik und Therapie: Barceloux; Daunderer; Gloxhuber; Seeger/Neumann
Toxikologie des Nickels: Barceloux; Schäfer et al.; Sunderman/Dingle/Hopfer et al..
Diethyldithiocarbamat als Antidot: Bradberry/Vale
Chemie und Verwendung des Nickels und einzelner Verbindungen: Römpp

Nicotin/Cytisin/Lobelin

I. Substanzen

Nicotin, Hauptalkaloid der Tabakblätter (vorwiegend von *Nicotiana tabacum*); in reiner Form wasser- und lipidlösliche (!) Flüssigkeit, mit Säuren kristalline Salze bildend. **LD** p. o. für ungewöhnten Erwachsenen etwa 60 mg. Nicotingehalt getrockneter Tabakblätter schwankt je nach Sorte zwischen 0,5–6(–15)%, in deutschen Zigaretten (0,9–2,5 mg/Stück), Zigarren (60–180 mg/Stück) und Pfeifentabak (meist nicht über 3%), Kautabak (oft über 3%).
LD: (Aufguss von) 2–5 Zigaretten bzw. ½–1 Zigarre p. o. oder rektal (missbräuchliche Anwendung); Kinder entsprechend weniger. (Extrakt von) 1–3 g Schnupfpulver p. o. evtl. letal.

Niespulver bzw. „Schneeberger" oder Pariser Schnupftabak (in Nortak®-, Kempty®-Schnupftabak) enthalten vorwiegend Nicotin, Nieswurz und getrocknete Maiblumen (s. daher auch Kap. Herzglykoside).
Raucherentwöhnungsmittel enthalten Nicotin in Form von Pflastern, Kaugummi, Nasalspray, Mini-Tabs und Inhalern (z. B. in Nicorette®, Nicotinell®, nikofrenon®, NiQuitin®) und sind daher am ehesten toxisch bei Überdosierung oder wirken als partieller Nikotin-Agonist, z. B. Vareniclin, Chantix®.
Geschmacksverderbende Mittel zur Spülung der Mundhöhle bestehen dagegen aus niederprozentigen Lösungen von Silbernitrat, Kupfersulfat, Chinin und/oder bestimmten ätherischen Ölen (s. jeweils dort), werden aber nicht mehr oder kaum noch eingesetzt.

Nicotinsäure und deren Ester sowie Nicotinsäureamid siehe eigenes Kapitel.
Cytisin (Ulexin) giftigstes Alkaloid (Chinolizidin) des **Goldregens**, *Laburnum anagyroides*, *L. alpinum* u. a. Arten des baumartigen Zierstrauches mit gelben hängenden Blütentrauben (Blüte Mai/Juni). Vergiftungsgefahr besonders für Kinder durch alle Pflanzenteile, vorwiegend aber Samen und Blüten (**LD** p. o. Kleinkind ca. 15–20 Samen; etwa ab 2–3 Samen oder 10 ausgesaugte Blüten toxisch) oder die süß schmeckenden Wurzeln (vgl. Abb. 66). Cytisin auch im **Färberginster**, *Genista tinctoria*, im **Deutschen Ginster**, *Genista germanica* (besonders im Samen), im **Stechginster**, **Gaspeldorn**, *Ulex europaeus,* sowie möglicherweise in (Ziegen-)Milch. Fraglich sind Cytisin und Cytisin-ähnliche Inhaltsstoffe (Caraganin, Canavanin u. a.) im Samen vom **Blasenstrauch** (*Colutea arborescens*) und vom **Erbsenstrauch** (*Caragana arborescens*), höchstens in Extremfällen in Betracht zu ziehen.

Lobelin neben anderen Alkaloiden im Kraut von *Lobelia inflata* (Herba Lobeliae, Lobelienkraut, „Indischer Tabak"); medizinisch als Lobelium hydrochloricum, früher als Nicotin-Entwöhnungsmittel und zur „reflektorischen Anregung der Atmung" (toxische Dosis parenteral ca. ab 10 mg; peroral relativ harmlos).

II. Toxikokinetik und -dynamik

Resorption der Alkaloide über Mund-Magen-Darm- sowie Respirationstrakt je nach Produkt unterschiedlich rasch, auch über intakte Haut möglich (auch hier bereits wenige Tropfen reinen Nicotins gefährlich).
Elimination im Allgemeinen relativ schnell (z.B. HWZ Nicotin 60–90 min), vorwiegend durch (größtenteils oxidativen) Abbau in der Leber und Ausscheidung mit dem Harn. Das pharmakologisch unwirksame Cotinin ist Hauptmetabolit (HWZ 24–36 h), es dient als Marker u.a. zum Nachweis, ob ein Mensch aktiv oder passiv raucht.
Toxische **Wirkung** komplex, da nach- und nebeneinander, peripher und zentral: Erregung → Lähmung von Ganglien (zuerst im vegetativen Nervensystem, Nicotin > Lobelin), Wirkungen wie Acetylcholin, Adrenalin (unterstützt von Vasopressin-Ausschüttung) und Curare (s. dort). Lokale Reizwirkung kann bei peroraler Aufnahme sofort Erbrechen auslösen → Verminderung der Resorptionsgefahr.

III. Symptomatik

N

Im Allgemeinen **rasch** einsetzend, **je nach Schweregrad** auftretend: Nausea mit Schwindelgefühl, evtl. Schmerzen in Mund- und Magengegend, Salivation, Erbrechen (besonders lang anhaltend, evtl. blutig nach Cytisin bzw. Goldregen oder Lobelienkraut); Schweißausbrüche und kalte blasse Haut; Oppressionsgefühl, Dyspnoe, Kopfschmerzen, Mydriasis ↔ Miosis, Sehstörungen; Parästhesien, Tremor, Muskelschwäche, Ataxie, evtl. Muskelzuckungen, Erregungszustände, tonisch-klonische Krämpfe → Bewusstlosigkeit, Lähmungen möglich. Darmkoliken, Tenesmen, Diarrhöe; Oligurie, mitunter Anurie → Urämie (besonders nach Goldregen); Bradykardie → Tachykardie, Arrhythmie, Blutdrucksteigerung → -senkung, im Extremfall bis zum Kollaps. **Exitus** unter den Anzeichen peripherer oder zentraler Atemlähmung (evtl. apoplektiform). Zum Nutzen wiederholter Vergleiche von Handschriftproben siehe Allgemeiner Teil, Kap. 6.2.14.

IV. Therapie

Nach Ingestion **geringer Mengen Nicotin**
(9–12 Monate: ≤ ⅓ Zigarette oder ≤ ½ Kippe;
1–5 Jahre: ≤ ½ Zigarette oder ≤ 1 Kippe;
6–12 Jahre: ≤ ¾ Zigarette oder ≤ 2 Kippen;

> 12 Jahre: < 1 Zigarette oder ≤ 2 Kippen)
und/oder wenn nach 4 h keine Symptome aufgetreten sind, ist in der Regel keine Therapie notwendig.

Bei Ingestion der etwa doppelten Menge, Gabe von Aktivkohle (Glaubersalz ist nicht indiziert, da Durchfall zum Vergiftungsbild gehört). Auch bei klinisch schwerem und schwersten Verlauf (z. B. nach peroraler Aufnahme von Nicotinpflastern oder Tabaksud) primär günstige Prognose, wenn rechtzeitig Maßnahmen zur Sicherung der Vitalfunktionen (Beatmung, Vasopressoren, Antikonvulsiva) ergriffen werden. Mit Nicotin befeuchtete Haut sofort gründlich unter fließendem Wasser oder mit Lösung von Kaliumpermanganat (0,05–0,1 %) oder Speiseessig spülen.

Bei peroraler Ingestion **toxischer Mengen Cytisin** (ab 5 Samen des Goldregens, falls kein spontanes Erbrechen (häufig) primäre Giftentfernung durch Ipecac-induziertes Erbrechen oder Magenspülung (nach Aufnahme von Pflanzenteilen evtl. mit 0,05- bis 0,1%iger Kaliumpermanganat-Lösung) und anschließend Gabe von reichlich Aktivkohle und stationäre Überwachung. Bei Aufnahme von bis zu 3 Samen alleinige Gabe von Aktivkohle.

Symptomatisch: In bedrohlichen Fällen Sauerstoffzufuhr bzw. Beatmung (Intubation) als wesentlichste Maßnahme (bis zur Überwindung des akuten Stadiums!). Schutz vor Wärmeverlust, Herz-Kreislauf-Monitoring. (vgl. ggf. Kap. 7.1.4).

Bei schweren Erregungszuständen z. B. Diazepam.

Bei Krämpfen zunächst Diazepam (Faustan®, Valium®); weiter s. Kap. 7.1.9; im Extremfall Muskelrelaxanzien. Bei starken Brechdurchfällen auch Korrektur von Wasser- und Elektrolythaushalt. **Prinzipiell:** Zurückhaltend mit medikamentösen Maßnahmen und zunächst abwartende Haltung.

Hinweise zum Inhalt von Literaturbeispielen

Alkaloide: Frohne/Pfänder; Liebenow/Liebenow; Roth/Daunderer et al.
Toxikokinetik, -dynamik, Symptomatik und Therapie: Albrecht; Daunderer, Moeschlin; Seeger; Besonderheiten im Kindesalter: v. Mühlendahl et al.
Toxikologie des Tabaks und Rauchens: Henschler(1996); Hoffmann/Wynder; Westendorf
Tabakentwöhnung: siehe Quellenverzeichnis N.17
Behandlung der Tabakabhängigkeit, Sekundärprävention: Haustein (2004, 2003)
Chemie mit Hinweisen zur Toxikologie und Wirkung: Römpp

Nicotinsäure, Isonicotinsäure und Derivate

I. Substanzen

A.

Nicotinsäure, 3-Pyridincarbonsäure, Acidum nicotinicum, Niacin (HWZ ca. 1 h), z. B. Merz spezial Dragees N®, Niaspan®; medizinisch wenig gebräuchlicher muskulotroper Vasodilatator, Lipidsenker, Ausgangs- und Zwischenprodukt für zahlreiche Arzneimittel.

Nicotinamid, 3-Pyridincarboxamid, Nicotinsäureamid, Nicotinylamid, Niacinamid, PP-Faktor oder Antipellagrastoff der Vitamin-B-Gruppe; siehe Kap. Vitamine.
Nicethamid, Diethylnicotinamid, Nicotinsäurediethylamid (HWZ ca.1 h), Analeptikum, auch Roborans, Tonikum; vgl. Kap. Analeptika (toxikologische Symptomatik eher wie unter Abschnitten II/III B beschrieben), verlassen.

Salze, Ester, Alkohole und Aldehyde der Nicotinsäure, medizinisch vorwiegend als Vasodilatatoren bzw. Rubefazienzien genutzt:
Benzylnicotinat, in ABC Lokale Schmerz-Therapie Wärme-Salbe N, Ambene® Salbe, Auroanalin Thermo Schmerzsalbe, Camphopin®, Caye® Rheuma-Balsam, Pernionin®, Pykaryl® TNeu, Rubriment® Essenz und zahlreichen antirheumatischen (Salicylsäure-)Kombinationspräparaten wie Ostochont®, Dolo-Rubriment® u. a.; **Nicametat**, Diethylaminoethylnicotinat, Bestandteil von Puamin®; **Nicoboxil**, 2-Butoxyethylnicotinat, in Finalgon®; **Nicotinaldehyd**, früher neben Campher und Levomenthol in Röwalind®; **Methylnicotinat**, in Kytta-Balsam®f, Spondylon® u. a.; **Propylnicotinat** (Elacur® hot), **Xantinolnicotinat** (Salz der Nicotinsäure und eines Theophyllin-Derivates), z. B. Bestandteil von Complamin® spezial, Theonikol®; **Inositolnicotinat** (Hämovannad®, Hexanicit®, Nicolip®).
Pyridylmethanol, Nicotinylalkohol (früher Radecol®, Ronicol®); Rubefaziens.

Chemisch nicht zugehörig, durch Stimulation von Wärmerezeptoren aber ähnlich wirksam: **Nonivamid**, N-Vanillylnonamid, z. B. Bestandteil von Finalgon®; ähnlich Capsaicin, Wirkstoff des spanischen Pfeffers. **Acipimox** (HWZ 2 h, PB 26 %), Olbemox®; Nicotinsäure-Derivat; siehe auch Kap. Lipidsenker.

N

B.

Isonicotinsäure, 4-Pyridincarbonsäure; medizinisch wichtig vor allem ihre Hydrazide:
Isoniazid, Isonicotinohydrazid, Isonicotinsäurehydrazid, **INH** (HWZ ca. 1–4 h, PB 4–30 %), Isozid®, in Kombinationspräparaten wie z. B. Iso-Eremfat®, Isozid® comp., Myambutol®-INH-I, Rifater®, Rifanah®, Tebesium®; Tuberkulostatikum, **TD** ca. ab 10–20 mg/kg KG, **LD** ca. 200–300 mg/kg KG, s. Abschnitte II/III B.

Dem INH chemisch und toxikologisch nahestehend sind die (hepatotoxischen) Antituberkulotika bzw. Tuberkulostatika **Ethionamid** (HWZ ca. 3 h, PB ca. 10%); **Protionamid** (HWZ ca. 1 h), ektebin®, Peteha®; **Pyrazinamid** (HWZ ca. 6–10 h, PB ca. 50%), z.B. Pyrafat®, Pyrazinamid Lederle®.

II. und III. Toxikokinetik, -dynamik und Symptomatik

A.

Nicotinsäure sowie ihr Amid und Nicotinsäuremonoethylamid wirken nur unter extremen Bedingungen depressiv auf das Zentralnervensystem ($\rightarrow$ narkotisch, evtl. nach vorangehender Erregung); bedeutsamer ist die **gefäßerweiternde Wirkung**. Periphere Vasodilatation jedoch vor allem bei Nicotinsäuresalzen und -estern (letztere auch perkutan gut resorbierbar, s. Abschnitt I). Nach **Resorption** toxischer Mengen $\rightarrow$ Rötung der Haut (vorzugsweise obere Körperhälfte) mit deutlichem Anstieg der Hauttemperatur, Hitzewallungen, (schmerzhafter) Blutandrang zum Kopf, evtl. Parästhesien, Übelkeit, Erbrechen $\rightarrow$ **Blutdruckabfall** (besonders rasch nach intravenöser Applikation) bis Kreislaufkollaps. Gefahr nachfolgender Leberfunktionsstörung bei akuter Intoxikation höchstens in Extremfällen bedeutsam. Bei Sensibilisierung allergische Symptome möglich.

B.

Isonicotinsäurehydrazide (s. Abschnitt I B): **Resorption** sehr gut über Gastrointestinaltrakt, Blutspiegelmaxima nach bis zu 2 h, passieren Meningen und Plazenta.

Elimination vorwiegend durch Abbau in Leber ($\rightarrow$ Acetyl-INH und Isonicotinsäure; genetisch bedingte individuelle Unterschiede, bei „Langsam-Inaktivierern" HWZ ca. 3 h; bei „Schnell-Inaktivierern" HWZ ca. 1 h) sowie Ausscheidung über Nieren, vorwiegend inaktiv.

Wirkung: Acetylierte INH-Metaboliten verursachen u.U. vorübergehenden Mangel an Prothrombin und Faktor VII. **Symptomatik**: Teilweise bereits als Nebenwirkungen unter therapeutischer Anwendung bekannte Symptome wie Kopfschmerzen, Schwindel, Erregung, Schweißausbrüche, Hyperreflexie, Muskelzittern, Parästhesien, Miktionsstörungen, Sprach- und Schluckstörungen, gastrointestinale Beschwerden, evtl. hämorrhagische Diathese. Nach *hohen Dosen* vor allem Übelkeit, Erbrechen, Somnolenz, Sprach-, Sehstörungen, Tachykardie, Blutdrucksenkung bis Herz-Kreislauf-Kollaps, Zyanose, evtl. rasch einsetzende und lang anhaltende *tonisch-klonische Krämpfe* (INH ca. ab 100–200 mg/kg KG, bei Disponierten schon nach weit niedrigeren Dosen) bis zum Status epilepticus und zunehmende ZNS-Depression mit Stupor bis Koma und Atemlähmung. Evtl. bereits nach einigen Stunden Exitus. Bei Überleben schwerer Intoxikationen u.U. Leber- und Nierenschädigung (Albuminurie, Oligurie, Anurie $\rightarrow$ Urämie) mit schwerer Azidose, evtl. auch neurologisch-psychiatrische Spätsymptome möglich (vgl. z.B. in den Kapiteln MAO-Hemmstoffe und Phenothiazine).

IV. Therapie

A.

Nicotinsäure und Derivate: Nur nach peroraler Aufnahme großer Mengen evtl. Magenspülung unter üblichen Kautelen sowie Gabe von Aktivkohle und Laxanzien (vgl. Kap. 6.2). Symptomatische Behandlung sinngemäß wie bei Kreislaufbehandlung im Kap. Nitrate/Nitrite).

B.

Isonicotinsäurehydrazide: Falls nicht spontan erfolgt, kein Erbrechen auslösen (wegen Krampfbereitschaft und Aspirationsgefahr). Gabe von Aktivkohle! Magenspülung nur etwa 1–2 h nach Aufnahme toxischer Dosen sinnvoll (vgl. Kap. 7.2.1).

In **schweren Fällen** Sicherung der Atmung bzw. Beatmung mit Sauerstoff unter Anwendung von Muskelrelaxanzien. Zur Unterbrechung der Krämpfe sehr langsame i. v. Gabe von Pyridoxin (Vitamin B_6) in zu vermutlich aufgenommener INH-Dosis gewichtsäquivalenter Menge (max. 100 mg/kg KG), z.B. initial 1 g Vitamin B_6 bei 1 g INH, ggf. auch wiederholt 1 g alle 0,5–1 h. Bei unbekannter Menge INH ca. 50 mg/kg KG, auch wiederholt. Falls kein ausreichendes Sistieren der Krämpfe, zusätzlich Diazepam, Faustan®, Valium®, oder Phenobarbital, Lepinal®, evtl. auch Calcium gluconicum (10–20 ml 10%ig) bzw. versuchsweise Biperiden, Akineton® (5 mg langsam i. v. oder 10 mg i. m.). Vgl. Kap. 7.1.9. Nach Krampfkontrolle baldmöglichst Magenspülung sowie wiederholte Gabe von Aktivkohle (1 g/kg KG) und isotonischer Natriumsulfat-Lösung. Bei massiver Symptomatik forcierte alkalische Diurese mit osmotisch wirksamen Diuretika. Hämodialyse und Hämoperfusion ebenfalls wirksam, jedoch selten erforderlich. Siehe Kap. 7.2 und 3!

Azidosekorrektur, Kontrolle Blutzucker, Leber-, Nierenfunktion, Kreislaufmonitoring.

Beachte: Jede nicht unbedingt erforderliche Arzneimittelgabe vermeiden. Cave: Alkohol, Pyrazolone.

Hinweise zum Inhalt von Literaturbeispielen

Sachgerechte Anwendung, Pharmakokinetik und Nebenwirkungen von INH: Stille

Haupt-, Neben- und Wechselwirkungen von Nicotinsäure- und Isonicotinsäure-Derivaten (einschl. Quellennachweis) bei Kurz; Mutschler

Dosierung, relative und absolute Kontraindikationen, Interaktionen: ROTE LISTE, alphabetisches Verzeichnis der Fertigarzneimittel, Signaturverzeichnis N 25

Nicotinsäure- und -derivate als Lipidsenker: Purcz et al.; Keller

N

Nitrate, Nitrite und Nitro-Vasodilatatoren

I. Substanzen

■ Anorganische Nitrate und Nitrite wie
Ammoniumnitrat, in Düngemitteln und Sprengstoffen.
Ammoniumnitrit, in Düngemitteln, zur Stickstoffdarstellung.
Bismutnitrat, basisches, Bismutum subnitricum, vorwiegend als Adstringens verwendet; toxisch evtl. bei großflächiger Applikation auf (Brand-)Wunden oder in größerer Menge p. o. (**LD** p. o. für Erwachsene ca. bei 8 g, für Kleinkinder ca. ab 3–4 g).
Kaliumnitrat, Kalisalpeter, Kalium nitricum (toxischer als Natriumnitrat, s. unten sowie bei Kalium), **LD** p. o. ab ca. 8 g; Düngemittel (auch für Zimmerpflanzen, z. B. in Floraphil®), u. a. auch in Blumen-Frischhaltemitteln, in Pökelsalz, Schießpulver; als Diuretikum obsolet.
Natriumnitrat, Chilesalpeter (**LD** p. o. ca. 10–15 g), in **Pökelsalz.**
Natriumnitrit, Natrium nitrosum (**LD** p. o. ca. 4 g); medizinisch früher als 1–2 %ige Lösung zur (Koronar-)Gefäßerweiterung, im Pökelsalz, zum Imprägnieren von Zigarettenpapier, in Sprengstoffen und Korrosionsinhibitoren, im „Anlass-Salz"; zu ca. 65 % in sog. Treibtabletten für die Gummiindustrie.
Nitrate (und Nitrite) auch in Brunnenwasser, evtl. für Säuglinge (besonders im I. Trimenon) gefährlich (etwa ab 20–40 mg Nitrat/l). Nitratgehalt von Spinat(konserven) kann im Extremfall bis zu etwa 2000 mg/kg betragen.
Nitrat-, Nitritgehalt im Trinkwasser in der Nähe landwirtschaftlicher Nutzflächen durch mögliche Überdüngung evtl. auch für Erwachsene (besonders bei Disposition oder Interaktion mit anderen Chemikalien bzw. Arzneimitteln) bedeutsam.
Quecksilbernitrat und **-nitrit** in Salpetersäure (s. Kap. Säuren!) als Millonsches Reagenz, z. B. in Histochemie (siehe auch unter Quecksilber).

„Nitriersalze", irreführender Begriff für Pökelsalz (s. oben) oder das in der Salzbadnitrierung verwendete Gemisch aus Kaliumcyanid, -cyanat und -carbonat.

■ Organische Nitrate und Nitrite (Salpeter- und Salpetrigsäureester)
Bestandteil vieler Sprengstoffe; medizinisch vorwiegend als Koronartherapeutika in Form hochwirksamer Präparate oder Rezeptursubstanzen wie **Amylnitrit,** bzw.
Isoamylnitrit, (Iso)amylium nitrosum (zur Inhalation), **Butylnitrit, Isobutylnitrit**; teilweise als „Schnüffelstoff" (s. eigenes Kapitel) sowie zur Steigerung der sexuellen Erlebnisfähigkeit zur Inhalation oder in Form von Beißkapseln missbraucht („Poppers", „Rush", „Snappers" – Name abgeleitet vom Geräusch des Brechens der Glasampullen).
Glyceroltrinitrat (Propantrioltrinitrat; Nitroglycerol, Nitroglycerolum solutum), in 1 %iger alkoholischer Lösung oder in Pflasterform zur externen Anwendung,

z. B. in Aquo-Trinitrosan®, Corangin®, Deponit®, Gepan®, Minitran®, Nitrangin®, Nitroderm®, Nitrolingual®.
Isosorbidmononitrat, Coleb®, Conpin®, duramonitat®, elantan®, Olicard®, Sigacora®, Turimonit®.
Isosorbiddinitrat, Diconpin®, duranitrat®, Isoket®, Isostenase®, Jenacard®, Nitrosorbon®.
Pentaerythrityltetranitrat, Dilcoran ®, Nirason®, Pentalong®.

Toxikologisch ähnlich einzuschätzen sind die org. Nitrate Erythroltetranitrat (Nitroerythrol, Tetranitrol), Mannitolhexanitrat (Nitromannit). Toxikologisch eher harmlos einzuschätzen, die als Bestandteil von Potenzmitteln (z. B. Hyperviril) umworbene Aminosäure L-Arginin als auch vasodilatatorisch wirksame NO-Vorstufe.

Angaben zu **letalen Dosen** organischer Nitrate schwanken etwa zwischen 200–1200 mg.

II. Toxikokinetik und -dynamik

Resorption erfolgt im Allgemeinen rasch über Mund-Magen-Darm-Schleimhaut (Nitrate teils nach Reduktion zu Nitriten, besonders im Darm von Kleinstkindern), bei den (flüchtigen) Salpetrigsäureestern auch über Respirationstrakt und Haut.
Elimination größtenteils rasch (Nitrit-Ion zu ca. $\frac{1}{3}$ unverändert ausgeschieden, Rest teilweise zu Ammoniak abgebaut. Organische Salpetersäureester werden in der Leber durch Glutathion-Nitrat-Reduktase z. T. denitriert → Mono- und Dinitrate werden ausgeschieden).
Wirkung anorganischer Nitrite sowie organischer Nitrate und Nitrite vorwiegend durch direkte Erschlaffung der arteriellen und venösen Gefäßmuskulatur (Kollapsgefahr, besonders für Arteriosklerotiker; evtl. auch Bewusstseinsverlust durch zerebrale Hypoxie); insbesondere bei Intoxikationen mit anorganischen Nitriten (und Amylnitrit) ist direkte, reversible Methämoglobinbildung toxikologisch bedeutsam (Erstickungsgefahr ab 60–80 % Met-Hb; Neugeborene und Säuglinge besonders empfindlich).

N

III. Symptomatik

Nach **peroraler** Aufnahme toxischer Mengen von anorganischen Nitriten (s. Abschnitt I A), organischen Nitraten oder Nitriten (des Abschnitt I B) → Schwindelgefühl, Kopfschmerzen, Nausea, Erbrechen, anfangs Hautrötung, später (blaugraue) Zyanose, Leibschmerzen, Blutdrucksenkung, Reflextachykardie (oder Bradykardie), evtl. Krämpfe, Bewusstlosigkeit; Exitus an Kreislaufkollaps oder Asphyxie. Met-Hb-Bildung insbesondere bei Säuglingen infolge Met-Hb-Reduktase-Mangels; Cave: Polymorphismus möglich, daher können auch Erwachsene betroffen sein (Met-Hb im Blut, selten im Urin nachweisbar).

Etwa 15–30 min nach peroraler Aufnahme von anorganischen Nitraten → heftige gastrointestinale Beschwerden mit blutigem Erbrechen und Durchfällen, Leibschmerzen, allenfalls auch Hämaturie, Oligurie, Folgen von Wasser- und Elektrolytverlust sowie leichte Methämoglobinämie möglich. Insbesondere bei Kaliumnitrat auch Herz bedroht (vgl. Kap. Kalium und 7.1.18).

Nach **Inhalation** (flüchtiger) Alkylnitrite (s. Abschnitt I) binnen einiger Sekunden einsetzende Resorptivwirkung auf Kreislauf und Blut (wie oben). Bei Glucose-6-Phosphat-Dehydrogenase-Mangel auch akut hämolytische Anämie möglich.

IV. Therapie

Nach **peroraler** Aufnahme trinken lassen. Gabe von Aktivkohle und Natrium sulfuricum (s. Kap. 7.2.1–3).

Weiter – wie auch bei **Inhalation** – **symptomatisch**: Zunächst vorwiegend Kreislaufkontrolle und -behandlung! Horizontal-Lagerung, Beine hoch, evtl. Sauerstoffatmung; nach ausreichender Volumengabe Noradrenalin-Applikation nach Wirkung (z. B. über Infusionsspritzenpumpe, Konzentration 10 mg/50 ml) unter Blutdruckkontrolle. Gegen Methämoglobinämie (meist Spontanrückgang ausreichend) in bedrohlichen Fällen Ascorbinsäure (1000 mg i. v.) und/oder Toloniumchlorid (Toluidinblau®) initial 1–2(–4) mg/kg (s. auch Kap. 6.1.4). Bei schwersten Intoxikationen ggf. Blut(austausch)transfusion; Hämodialyse evtl. zur Elimination von anorganischen Nitriten im Extremfall zu erwägen (s. Kap. 7.3.2 und 6).

Hinweise zum Inhalt von Literaturbeispielen

Pharmakologie und therapeutischer Einsatz organischer Nitrate: Jähnchen; Mutschler; Schütz
Dosierung, relative und absolute Kontraindikationen, Interaktionen: ROTE LISTE, alphabetisches Verzeichnis der Fertigarzneimittel, Signaturverzeichnis N 40
Vergiftungen und Therapie: Albrecht; Daunderer; Gloxhuber; Seyffart; Seeger/Neumann
Besonderheiten im Kindesalter: v. Mühlendahl et al.
Anwendung, Kinetik, Haupt-, Neben- und Wechselwirkungen sowie Toxizität einschlägiger Koronartherapeutika: Kurz
Toxische Effekte von Alkynitriten als Aphrodisiaka: Stalnikowicz/Amitai/Bentur
Chemie und Anwendung einzelner Verbindungen: Römpp

Nitrose Gase

und andere Stickstoffoxide

I. Substanzen

Nitrose Gase: **Stickstoffmonoxid**, **Stickstoffdioxid**, **Distickstofftetroxid**, **(Di)Stickstofftrioxid** (Stickstoffsesquioxid); praktisch fast ausschließlich als Gemisch vorkommend, das je nach Zusammensetzung und Temperatur als gelbes, bräunliches bis rotbraunes, stechend riechendes Gas auftritt; vorwiegend beim Kontakt von salpetriger Säure oder Salpetersäure mit Metallen (z. B. beim „Gelbbrennen" des Messings, beim autogenen Schweißen usw.) oder organischem Material, beim Verbrennen von Nitrosprengstoffen bzw. Nitrocellulose (Zelluloid, alte Filme und Röntgenmaterial), bei Nitrierungsprozessen in der chemischen Industrie; in industriellen und Autoabgasen, bei Nitrierungsreaktionen im Labor; toxikologisch bedeutsame Brandgaskomponente bei Düngemittelbränden sowie bei Bränden von Aminen und organischen Nitroverbindungen.

Distickstoffmonoxid, **Stickoxydul**, Stickstoffoxydul, Azo-Oxid, Lustgas, **Lachgas**, „gas hilarant" (französisch); angenehm riechendes, süßlich schmeckendes Gas; verwendet als Treibgas für Sprühdosen und Aerosolpackungen, zur Schlagsahneherstellung; bei ausreichender Sauerstoffzufuhr ideales Narkotikum, ohne toxische Eigenwirkung! Komplikationen am ehesten aufgrund unterschiedlicher physikalischer Löslichkeiten (von Lachgas 35-mal größer als vom Stickstoff); gelegentlich auch als „Schnüffelstoff" missbraucht.

N

II. Toxikokinetik und -dynamik

Nitrose Gase (nicht Distickstoffmonoxid) verursachen bei Inhalation Verätzungen (aufgrund sehr guter Lipidlöslichkeit bis in Bronchiolen und Alveolen → Bildung von salpetriger Säure und Salpetersäure) im Bereich des Respirationstraktes → Glottis- und sog. toxisches Lungenödem (gefördert z. B. durch körperliche Anstrengung). Nach Resorption Methämoglobinbildung und zentralnervöse Störungen möglich.

III. Symptomatik

Bei oder unmittelbar nach Einatmung → Reizerscheinungen im Bereich von Augen, Nase, Rachen; Schwindel, Kopfschmerzen. Bei Einwirkung sehr hoher Konzentrationen (z. B. 300 ppm) → Broncho- und Laryngospasmus, reflektorischer Atemstillstand und **Asphyxie** möglich. Sonst aber binnen ¼–1 h Abklingen des **Reizstadiums** und Übergang in relativ beschwerdefreies, einige Stunden bis etwa 2 Tage währendes **Latenzstadium** (Gefahr der Bagatellisierung! Deutliche Steigerung der Respiration, der Pulsfrequenz und evtl. der Thrombozytenwerte kündigen Gefahr des Lungenödems an). Dann meist plötzlich einsetzender Hustenreiz, zunehmende Atemnot, Erstickungsgefühl → Zyanose, reichlich schaumiger, rotbrauner Auswurf; auskultatorisch und röntgenologisch Lungenödem nachweisbar. Übergang in Bronchopneumonie oder **asphyktisches Stadium** mit Bewusstlosigkeit und Herz-Kreislauf-Versagen. Mitunter Methämoglobinämie(folgen) wesentlich.

IV. Therapie

Nach **Inhalation**: **Sofort absolute Körperruhe** für mindestens 24 h (auch bei scheinbar „leichten Fällen"!), Schutz vor Wärmeverlust, Flüssigkeitseinschränkung und kontinuierliche Nachbeobachtung für 1–2 Tage. Transport nur im Liegen.
Symptomatisch: Schockbehandlung (vgl. Kap. 7.1.4 und 5).
Schon bei drohendem **Lungenödem** injizierbare Glukokortikoide wie Prednisolon (zunächst Bolusgabe von 1000 mg i. v., weiter ausschleichende Infusionstherapie bis zum 16. Tag), dann Übergang zur peroralen Gabe von Prednisolon und/oder Glukokortikoid-Inhalation (s. Kap. 7.1.16!).
Bei Lungenödem wegen Gefahr weiterer Hämokonzentration Vorsicht mit Furosemid, allenfalls neben Glukokortikoiden Osmotherapie sowie erfolgsgesteuerte Sauerstoff(be)atmung (so regeln, dass Zyanose anhaltend unterdrückt wird; in schweren Fällen ggf. sehr vorsichtige Überdruckbeatmung; Blutgaskontrolle (art. PO_2 auf ca. 100–150 Torr einstellen). Oberkörperhochlagerung zur Eröffnung von Kompressionsatelektasen, Atemwege sorgfältig freihalten, ggf. schaumiges Exsudat absaugen, evtl. Entschäumungsmittel einsetzen. Kontrolle und Korrektur des Säuren-Basen-Gleichgewichtes (bei Azidose s. Kap. 7.1.17).
Allenfalls auch medikamentöse Sedierung mit Benzodiazepinen. Bei Einsatz von Opiaten (z. B. Piritramid, Dipidolor® 7,5–15 mg i. v.) muss Beatmungsmöglichkeit vorhanden sein. Vorsicht mit Expektoranzien, Atropin und Sympathomimetika.
Behandlung der Methämoglobinämie nur bei bedrohlichem Ausmaß nötig (s. Kap. 6.1.4); röntgenologische Nachbeobachtung.
Bei Einwirkung auf **Auge** sofort bei geöffneter Lidspalte ca. 15 min unter fließendem Wasser spülen, bei (fortbestehenden) Schmerzen weitere 15 min spülen, dann ophthalm. Lokalanästhetikum (z. B. Oxybuprocain-Präparate, vgl. Kap. Lokalanästhetika), schnellstmögliche Weiterbehandlung durch Augenarzt.
Bei intensivem **Haut**kontakt gründliche Waschung mit Seife unter fließendem Wasser; ggf. Weiterbehandlung wie bei Verbrennung.

Hinweise zum Inhalt von Literaturbeispielen

Substanzen, Symptomatik und Therapie: Daunderer; Gloxhuber
Vorkommen, Toxikologie mit kasuistischen Beispielen und Originalliteratur: Moeschlin
Therapie: Albrecht
Pathophysiologie des Lungenödems durch Lungenreizstoffe: Henschler
Stickstoffoxide, deren Chemie und Verwendung, teilweise mit Hinweisen zur Toxikologie: Römpp

Nitroverbindungen, aromatische

I. Substanzen

■ Aromatische **Mono**-Nitroverbindungen wie

Nitrobenzol (Mononitrobenzol, Mirbanöl, Essentia Mirbani), farblose, lichtbrechende, ölige Flüssigkeit mit Bittermandelgeruch (wässrige Lösung süß schmeckend), Verwechslungsgefahr mit „Bittermandelöl", s. Kap. Aldehyde; wichtiges Zwischenprodukt in Farbenindustrie, Lösungsmittel (besonders für Farben), Schmierölbestandteil; nur noch ausnahmsweise in Schuhwichse, Stempelfarben, Pestiziden, (Mandel-)Seifen. **LD** über 1 ml. Bei Produktion entstehen evtl. Säuredämpfe und nitrose Gase (siehe dort).

Nitroaniline (Nitraniline) s. auch Kap. Amine, aromatische.

p-Nitroacetanilid, verwendet für „Pharaoschlangen" u.Ä. (weniger toxisch als Nitrobenzol).

o-Nitrobenzaldehyd, Laborreagens für Isopropanol und Aceton (toxisch wie Nitrobenzol).

Nitrobenzoesäuren (o-NB schmeckt süß, m- und p-NB bitter), Zwischenprodukte für Farbstoffsynthesen, Pestizide, Arzneimittel, Kautschukchemikalien u.a. (weniger toxisch als Nitrobenzol).

Nitrochlorbenzole (o-, m-, p-), Zwischenprodukte in Farbstoffindustrie (toxischer als Nitrobenzol).

Nitronaphthaline, kaum akut toxisch.

2-Nitro-biphenyl, Weichmacher und Stabilisator für Kunstharze und Lacke, als Campher-Ersatz in Cellulosenitratgemischen (weniger toxisch als Nitrobenzol).

Nitrophenole (o-, m-, p-), Zwischenprodukte für Farbstoffe, Fotochemikalien und Insektizide, Reagenzien und Indikatoren, Schimmelverhütungsmittel für Leder (p-NP am toxischsten).

■ Aromatische **Di-, Tri- und Poly**-Nitroverbindungen wie

Dinitrobenzole, industrielle Zwischenprodukte, Reagenzien, Sprengstoffbestandteile, Pestizide, besonders m-D (**Tritol**) in Farbenindustrie; u.U. toxischer als Nitrobenzol.

2,4-Dinitro-chlorbenzol, Reagenz, Zwischenprodukt für Farbstoffe, Fotochemikalien, Sprengstoffe; toxischer als Nitrobenzol.

2,4-Dinitro-fluorbenzol, Reagenz; s. Abschnitt III.

Dinitrophenole und Dinitrokresole s. eigenes Kapitel.

Di- sowie **Tri**- und **Tetranitronaphthaline**, Farbstoffzwischenprodukte, Sprengstoffzusätze; stark lokal reizend, weniger toxisch als Nitrobenzol. Toxikologisch ähnlich auch Nitrobenzanthron.

Dinitronaphthole s. Kap. Dinitrophenole.

N

Trinitroanilin (Pikramid) und **4,6-Dinitro-2-amino-phenol** (Pikraminsäure), Farbstoffzwischenprodukte, Reagenzien, Eiweißfällungsmittel; weniger toxisch als Nitrobenzol.

Trinitrobenzol, Trinitroanisol, 2,4,6-Trinitro-1,3-dihydroxy-benzol (Styphninsäure), **2,4,6-Trinitro-m-kresol** (Cresylit); **2,4,6-Trinitro-phenol** (**Pikrinsäure**; s. Abschnitt III!) als Anthelminthikum und Desinfiziens verlassen; Salze – wie Kalium- und Ammoniumpikrat – hochbrisant; Toxizität durch Verunreinigung mit Trinitromethan gesteigert.

2,4,6-Trinitro-toluol (**Trotyl**, TNT, Tri, Trolit, Triton, Tutol, Trinol), sämtlich Sprengstoffe oder Sprengstoffzusätze, gelegentlich als Reagenzien, Farbstoffzwischenprodukte; ebenso wie **Tetranitromethylanilin**, **Tetryl**; siehe auch Kap. Amine, aromatische.

Hexanitrodiphenylamin (Hexamin, Hexil, Hexit); neben lokaler Reizwirkung toxikologisch allenfalls wie Glyceroltrinitrat (s. Kap. Nitrate).

II. Toxikokinetik und -dynamik

Resorption erfolgt relativ rasch über Respirations- und Digestionstrakt, aber auch über (sogar intakte, bekleidete) Haut.

Ausscheidung langsam, teils unverändert über die Lungen (evtl. noch tagelang Bittermandelgeruch des Nitrobenzols in Exspirationsluft) oder Nieren, teils nach Reduktion und Kopplung (im Harn p-Aminophenol auch quantitativ nachweisbar; Indophenol-Reaktion).

Wirkung: Indirekte Bildung von Methämoglobin (Hämiglobin) über intermediär entstehende Zwischenprodukte wie Nitrosoverbindungen und Phenylhydroxylamin (→ zumeist langsamer Vergiftungsbeginn): Toxische Symptome, wenn 20–40 % des Gesamtblutfarbstoffs in Met-Hb umgewandelt; Exitus bei 60–80 %. Hämolyse klinisch von untergeordneter Bedeutung. Nach großen Dosen direkte (phenolartige) neben anoxiebedingter Wirkung auf das ZNS entscheidend. Empfindlichkeit bzw. Gefahren steigen durch vorangehende Exposition, durch Wärme und Alkohol. Lokale Reizwirkung unterschiedlich (z. B. Chlornitrobenzol > Nitrobenzol).

III. Symptomatik

■ **Nitrobenzol** und entsprechende aromatische Nitroverbindungen (quantitative Unterschiede sowie spezielle Hinweise s. jeweils Abschnitt I) rufen hervor:
Nach **peroraler** Aufnahme → Brennen im Mund und Rachen, starkes Erbrechen (vermindert Resorptionsgefahr; Geruch beachten), Magen-Darm-Koliken, Durchfälle (evtl. blutig) → Resorptiverscheinungen ebenso wie bei **Inhalation** oder **epikutaner** Einwirkung. Nach **Latenzzeit** (je nach Situation Stunden bis wenige Tage) → Kopfschmerzen, Übelkeit, Erbrechen, Schwindelgefühl, mitunter Koordinationsstörungen; intensive blaugraue Zyanose (von sichtbaren

Schleimhäuten und Akren ausgehend über ganzen Körper, lang anhaltend); Dyspnoe meist geringer als dem Zyanosegrad entspricht (CO_2-Abatmung intakt), Bittermandelgeruch der Exspirationsluft; Unruhe, Tachykardie, Blutdruckabfall bis Kollaps; auch Übergang in Lähmungserscheinungen, Bewusstlosigkeit, tiefes Koma, evtl. mit epileptiformen Krämpfen möglich. Zumeist im Laufe des ersten Tages Exitus oder – selbst nach intensiver Zyanose – deutliche Besserung.

Blut (Veränderungen meist lang anhaltend): Dem Met-Hb-Gehalt entsprechend schokoladenbraun (wird auch unter Sauerstoff-Durchperlung nicht hellrot; ggf. spektrometrische Bestimmung); u. U. später Störungen der Hämatopoese.

Urin: dunkel-rotbraun (Hämi- und Hämoglobin, Hämatin, Eiweiß, reichlich Gallenfarbstoffe); Nitrobenzol bzw. Abbauprodukte (s. Abschnitt II). Anurie(folgen) hier relativ selten.

Mögliche **Komplikationen** bzw. Nachkrankheiten: Anämie, Subikterus, Hypoxiefolgen wie sensorische Störungen usw. (vgl. CO-Vergiftung), Schädigungen des Herzens und der parenchymatösen Organe (u. U. auch nur durch Begleitstoffe ausgelöst oder gefördert). Schwere allergische Reaktionen (besonders nach Dinitrochlor- und -fluorbenzol).

■ **Trinitrophenol** (Pikrinsäure): Nach peroraler Aufnahme infolge lokaler Reizerscheinungen und bitteren Geschmacks meist starkes Erbrechen, das Resorptivwirkungen vermindert; sonst Kollaps, Bewusstlosigkeit, Leber- und Nierenschäden (vgl. „Phenol") sowie Gelbfärbung von Haut und Schleimhäuten möglich.

IV. Therapie

N

Nach **peroraler** Aufnahme oft spontanes Erbrechen. Wenn möglich, Gabe von Aktivkohle und als Laxans Natriumsulfat-Lösung (vgl. Kap. 7.2.3; kontraindiziert, wenn bereits Anzeichen von Methämoglobinämie); cave: Rizinusöl, Milch, Alkohol! Weiter s. unten.

Nach **Inhalation** sofort Frischluft, erforderlichenfalls symptomatische Maßnahmen (s. unten). Selbstschutz beachten. Betroffene **Haut** nach Entfernung benetzter Kleidung sofort und wiederholt gründlich unter fließendem Wasser spülen; besser ist Polyethylenglykol 400 (Macrogol). Cave: Alkoholanwendung! Nachresorption möglich!

Weiter **symptomatisch** je nach Schweregrad der Vergiftung (s. dazu ggf. auch Hinweise in den Abschnitten I–III!): Sauerstoff(be)atmung. Flüssigkeitszufuhr (erforderlichenfalls Infusion physiologischer Elektrolytlösung).

Zur Beschleunigung der **Rückbildung von Methämoglobin** je nach schnellstmöglicher Verfügbarkeit (allenfalls in Kombination mit Sauerstoffatmung):

■ Toloniumchlorid, Toluidinblau; initial 1–2(–4) mg/kg i. v. innerhalb von 5 min, evtl. nach ½–1 h wiederholen. (Bei Überdosierung Erbrechen, Hämolyse, Blutdruckabfall, Blaufärbung der Haut und des Urins möglich.)

■ Methylthioniniumchlorid, Methylenblau (Methylenblau Vitis i. v. 1 %®); 1 %ig, 1–2 mg/kg entspricht 0,1–0,2 ml/kg (Säuglinge 3 mg, Kleinkinder 7 mg, Schulkinder 10 mg) langsam i. v., in harmlosen Fällen auch nur i. m. oder p. o., nach Bedarf wiederholen (Blaufärbung der Haut unter der Injektion; Hämolyse möglich).

■ Ascorbinsäure, Vitamin C (z. B. Ascorvit®, Ascorell®, Cebion®, Synum®): 1000 mg i. v., später ggf. nochmals i. m. oder p. o. (verzögerten Wirkungseintritt beachten; allenfalls als Adjuvans wirksam).

■ In desolaten Fällen Blutaustauschtransfusion zu erwägen (s. Kap. 7.3.6).

Kontrolle und Korrektur von Kreislauf, Säuren-Basen- sowie Wasser- und Elektrolythaushalt bzw. Nieren- und Leberfunktion (beachte Transaminasen-Anstieg); siehe auch Kap. Wasser und 7.1.17.

Hinweise zum Inhalt von Literaturbeispielen

Substanzen, Toxikokinetik, -dynamik, Symptomatik und Therapie: Daunderer; Löser; Moeschlin
Besonderheiten im Kindesalter: v. Mühlendahl et al.
Nitrobenzol-Intoxikation: Seeger/Neumann
Toxikologie von Nitroaromaten: Richter
Mechanismen der Met-Hb-Bildung: Henschler
Chemie und Verwendung einzelner Verbindungen: Römpp

Opioide

I. Substanzen

Mit wenigen Ausnahmen (z. B. Tramadol, Tilidin in Kombination mit Naloxon) unterliegen sowohl fast alle therapeutisch eingesetzten als auch illegal missbräuchlich verwendeten Substanzen dem Betäubungsmittelgesetz (BtMG).

■ Klassische **Opiate** im engeren Sinne umfassen natürliche (Morphin, Codein) und halbsynthetische Inhaltsstoffe (Heroin) von
Opium, eingetrockneter Saft unreifer Samenkapseln bestimmter Mohnarten (z. B. von Schlafmohn, *Papaver somniferum*). **LD** für gesunden Erwachsenen etwa bei 2–3 g. Reife bzw. die für Mohnkuchen oder Mohnöl-Bereitung verwendeten Samen sowie reifer Klatschmohn höchstens in Extremfällen akut toxisch. (Klatschmohn, *Papaver rhoeas*, bekanntes Unkraut der Getreidefelder, enthält keine Opium-Alkaloide, sondern Rhoeadrin-Alkaloide, deren Giftwirkung fraglich ist.)

Opium zur Ruhigstellung des Darmes meist als Opium-Pulver, Opium pulveratum (10 % Morphin; zu 10 % aa neben Pulv. Rad. Ipecac. enthalten in „Doverschem Pulver"); Opiumextrakt, Extractum Opii (20 % Morphin); Opium-Tinkturen, Tinct. Opii simpl. sive crocata (1 % Morphin), -benzoica (0,05 % Morphin); Opium-Konzentrat, Opium concentratum, Pantopon® (50 % Morphin).
Neben Morphin (s. unten) in Opium zahlreiche weitere Alkaloide, die die Toxizität steigern. Zu unterscheiden sind Morphinan-Typ (Isochinolin-Gruppe) wie Morphin, Codein, Thebain und Isochinolin-Derivate wie Papaverin, Narcotin, Narcein (s. Abschnitte II, III und Sachregister).

Morphin, Morphinum (hydrochloricum, 75 % Morphin), auch „Morphium", zu (3–)12(–23)% im Opium (s. oben) enthalten; Leitsubstanz aller Opioide (HWZ ca. 1,5–2,5 h), Capros®, Kapanol®, M-dolor®, M-long®, MSI®, MSR®, MST®, Sevredol® u. a.; Alkaloide Morphin und Codein je nach Herkunft qualitativ schwankend, auch enthalten in Speise-, Backmohn; **cave:** Hausmittel nach alten Rezepten, wie z. B. „Schlaftrunk" von abgeseihter Milch vom Backmohn → u. U. lebensbedrohliche Opiatvergiftung, vor allem bei Säuglingen, Kleinkindern!
LD: Für gesunden, nicht gewöhnten Erwachsenen normalerweise etwa ab 60 mg p. o. toxisch, etwa ab 100–400 mg letal; parenteral toxischer; wesentlich empfindlicher sind Neugeborene, Greise und Kranke (Arteriosklerose, Herz- und Lungenerkrankungen, Myxödem usw.). Siehe auch Abschnitt II! Illegal als „M", „Emma" konsumiert.

■ **Opioide** (umfassen zusätzlich auch vollsynthetische Substanzen) mit morphinartiger Wirkung, therapeutisch verwendet als zentral wirksame Analgetika bzw. illegal missbräuchlich konsumiert.
Alfentanil (HWZ ca. 1,5 h; PB 92 %), Rapifen®.
Buprenorphin (HWZ ca. 2–3 h; PB 96 %), Subutex®, Temgesic®, Transtec®; stärker wirksam als Morphin, atemdepressiver Effekt kaum zu beeinflussen, partieller µ-Opioidrezeptor-Antagonist. Auch als Heroin-Ersatz missbraucht.

O

Butorphanol (HWZ ca. 3–4 h, PB ca. 60–80 %), z. B. Stadol®, partieller μ-Opioidrezeptor-Antagonist.

Codein, Methylmorphin (HWZ ca. 3–4,5 h; PB 10 %), Standard-Hustenmittel, Analgetikum, vgl. Kap. Hustenmittel, als Camphersulfonat Bestandteil von Neo-Codion® NN.

Dextromoramid, **D-Moramid** (HWZ 1–2 h), Errecalma®, Palfium®; evtl. etwas weniger toxisch als Morphin.

Dextropropoxyphen (HWZ ca. 3–5 h), Develin retard®.

Dihydrocodein, **DHC** (HWZ ca. 3–5 h), Paracodin®, Remedacen®, Tiamon®; auch verwendet als zentral wirksames Hustenmittel, vgl. dieses Kapitel. **LD** für Erw. ab 0,5 g. Enthalten in zahlreichen Hustensäften, z. B. „DHC-Saft" (Deklaration der Konzentration beachten, da keine einheitliche Standard-Rezeptur!).

Diphenoxylat (HWZ ca. 2,5 h), Lomotil®, Bestandteil von Reasec®, verwendet als Antidiarrhoikum; anticholinerge Wirkung zunächst meist überwiegend; schon in geringen Dosen für Kinder potenziell letal (verzögerte Toxizität).

Fentanyl (HWZ ca. 2–4 h, PB ca. 85 %), auch als Actiq®, Durogesic® bzw. Matrifen (Membranpflaster, transdermales therapeutisches System); Narkoanalgetikum, zur Neuroleptanalgesie verwendet; 3-Methylfentanyl illegal als „China White".

Heroin, Diamorphin, Diacetylmorphin (HWZ ca. 1 h, PB 40 %), therapeutisch obsolet, aber als Substitutionsdroge in Diskussion; illegal missbraucht als „H", „Harry", „skag", „dope", „smack", „shit", „horse", „junk", „white stuff", „Lady Jane"; in Kombination mit Amphetamin oder Cocain auch als „Speedball". **LD** etwa bei 50–75 mg. Gehalt illegalen Heroins beträgt oft nur wenige (meist bis 10) Prozente (akzidentelle Überdosierung infolge unbekannten Gehalts illegaler Präparate, auch absichtlich als „Goldener Schuss"); aber cave: toxische Begleitstoffe (toxische Beimengungen, sog. „aldulterants" wie Strychnin u. a.). Meist in Kombination mit Alkohol, Psychopharmaka oder anderen Betäubungsmitteln. Als „synthetisches Heroin" illegal konsumierte Ester des Pethidins, MPTP, MPPP verursachen schweres, irreversibles Parkinson-Syndrom (frühzeitig Handschriftveränderungen!). Zur Gefahr akuter Intoxikationen durch „body packing" s. Kap. Cocain.

Hydrocodon (HWZ ca. 3–4 h), Dicodid®, Antitussivum, vgl. auch Kap. Hustenmittel. **LD** etwa wie Morphin.

Hydromorphon (HWZ ca. 2,5 h), Dilaudid®, Hydal®; Palladon®, hydrogeniertes Keton des Morphin, wesentlich (ca. 5–10fach) stärker wirksam als Morphin.

Levomethadon (HWZ 15–60 h), L-Polamidon®; basisches Diphenylmethan-Derivat, Narkoanalgetikum, Substitutionsmittel, etwa ab 40–60 mg toxisch.

Levacetylmethadol, LAAM (Levo-alpha-acetylmethadol), Levomethadylacetat, Orlaam®.

Loperamid (HWZ ca. 7–15 h), Aperamid®, Boxolip®, Endiaron®, Imodium®, Lopedium®, Loperamid®, Sanifug® u. a.; Antidiarrhoikum, enteral in therapeutischen Dosen nur < 1 % resorbiert; jedoch deutliche zentrale Opiatwirkung bei Komedikation mit Hemmstoffen von P-Glykoprotein (z. B. Chinidin, Verapamil).

Meptazinol (HWZ 2 h, PB ca. 20–30 %), Meptid®; Analgetikum, partieller μ-Opioidrezeptor-Antagonist.

Methadon, D,L-Methadon (HWZ 24–45 h, PB ca. 70–90 %), Polamidon®; basisches Diphenylmethan-Derivat, toxikologisch vergleichbar mit Morphin (s. oben), mitunter als Ersatz für Heroin missbraucht („Dolly"), aber medizinisch verwendet zur Substitution in Ersatzprogrammen.
MPPP, MPTP, „synthetic meperidine"; siehe unter Heroin.
Nalbuphin (HWZ ca. 3–5 h), Nubain®; Analgetikum, partieller µ-Opioidrezeptor-Antagonist.
Oxycodon (HWZ ca. 4–5 h), Oxycontin®, Oxygesic®, „Perks"; Dihydromorphinon-Derivat, **LD** etwa wie Morphin (s. oben).
Oxymorphon (HWZ ca. 4–6 h), „Blues", ähnlich Hydromorphon.
Pentazocin (HWZ ca. 2–4 h, PB ca. 75 %), Fortral®; Benzomorphan-Derivat, Analgetikum, auch schwacher µ-Opioidrezeptor-Antagonist, auch (nor-)adrenerg, Herz-Kreislauf-aktiv; ähnlich auch Cyclazocin.
Pethidin, Meperidin (HWZ ca. 3–4 h, PB ca. 58 %), Dolantin®. Piperidin-Derivat, Narkoanalgetikum, **LD** ca. 1,0 g. Im Extremfall kardiotoxisch, histaminfreisetzend und atropinähnlich (cave: anticholinerges Syndrom).
Piritramid (HWZ 4–10 h, PB ca. 95 %), Dipidolor®; basisches Diphenylmethan-Derivat, Narkoanalgetikum, etwas schneller und länger wirksam als Morphin.
Remifentanil (HWZ 3–10 min, PB 92 %), Ultiva®; ultrakurz wirksam, zur postoperativen Analgesie über Dauerinfusion.
Sufentanil (HWZ ca. 2–3 h; PB 92 %), Sufenta®; Analgetikum, ähnlich Fentanyl.
Tilidin (HWZ Metabolit ca. 4–6 h), Piperidin-Derivat, Prodrug, nur in Kombination mit Naloxon, als Andolor®, Findol®, Gruntin®, Nalidin®, Tilidalor®, Tiligetic®, Tilimerck®, Valoron®N u. a.; ähnlich analgetisch und atemdepressiv wie Pethidin; tox. ED etwa ab 500 mg.
Tramadol (HWZ ca. 4–7 h, PB 4 %), Amadol®, Jutadol®, Tial®, Trama®, Tramal®; Tramadolor®, Tramundin®, Travex ONE (24 h-Retardformulierung), Zaldiar® und zahlreiche andere Generika; schwach wirksames Opioid.

Medizinisch weitgehend verlassen, evtl. noch Restbestände bzw. von untergeordneter Bedeutung z. B.:
Ethylmorphin, **Ketobemidon**, **Levorphanol**, **Normethadon**, **Propoxyphen**, **Thebacon**.

Morpholin chemisch und toxikologisch gänzlich verschieden von Morphin, Diethanolamin-Derivat (siehe z. B. Kap. Amine, aliphatische).

O

II. Toxikokinetik und -dynamik

Resorption dieser Alkaloide und Synthetika (s. Abschnitt I) erfolgt rasch (Morphin weniger) über (Magen-)Darm-Kanal und parenteral (z. B. aus Gewebe, Opium-Alkaloide beim Rauchen praktisch unverändert auch über die Lunge; schwach über verletzte Haut).
Elimination der in Abschnitt I genannten Substanzen unterschiedlich, prinzipiell: relativ rasch, vorwiegend durch Entgiftung in Leber sowie durch Ausschei-

dung über Nieren, teilweise auch über Darm. Teilweise hoher First-Pass-Effekt (z. B. bei Heroin, Morphin, Piritramid, Pentazocin) und Kumulation bei Niereninsuffizienz (z. B. konvulsive Pethidin-Metabolite) toxikologisch von Interesse. Toxische **Wirkung** (trotz wesentlicher Strukturunterschiede) ähnlich vorwiegend durch Bindung an verschiedene Klassen von Opiatrezeptoren; zunächst durch Herabsetzung der Empfindlichkeit des Atemzentrums gegenüber CO_2-Spannung bzw. der H^+-Ionenkonzentration im Blut → zunehmende Lähmung des Atemzentrums (Ausnahmen s. Abschnitt III) → Hypoxämie und ihre Folgen.

Durch Opiate auch (initiale) Erregung des Vaguszentrums (→ Bradykardie usw.), der Okulomotoriuskerne (→ Miosis) und über die Triggerzone des Brechzentrums möglich.

Narkotische Wirkung fehlt den Isochinolin-Derivaten (s. Abschnitte I A und III).

Steigerung der Gefahren zentraler Depression (besonders Atemzentrum) durch Hypoxämie bzw. bei gleichzeitig bestehenden Erkrankungen (s. Abschnitt I A) oder bei Kombination mit Alkohol, Hypnotika, Neuroleptika u. a. Pharmaka mit ZNS-dämpfender (Neben-)Wirkung.

Allergische Reaktionen (Pruritus, generelle Vasodilatation oder Bronchospasmus, besonders bei „Histamin-Liberatoren") durch Histamin-Freisetzung (vgl. Kap. Histamin) möglich.

III. Symptomatik

Im Vordergrund der Giftwirkung aller Opioide steht die **respiratorische Insuffizienz** bei intakter Lungenfunktion.

Je nach Applikationsart und Dosis → meist verhältnismäßig rascher Beginn (bei Kindern nach Codein auch längere Latenz) mit Gesichtsrötung, Wärme-, Schwindel-, und Durstgefühl, Nausea, evtl. Wachträume, Euphorie (Erregung mit Krämpfen bei Morphin selten, am ehesten bei Kindern; relativ häufig bei Codein und Derivaten, vgl. Abschnitt I A).

Charakteristisch sind: Benommenheit, Somnolenz, **Sedierung**, Hautblässe, **Miosis**, **Bradykardie** → **Koma** (bis zu 2 Tagen anhaltend): flache, oft kaum wahrnehmbare, langsame unregelmäßige Atmung (2–4 Atemzüge/min; evtl. **Schnapp-Atmung**), **Zyanose**, abgeschwächte Reflexe bis **Areflexie**; maximal verengte, lichtstarre Pupillen (DD zu Barbituraten; nicht bei Kombination oder Beikonsum von Atropin bzw. Scopolamin oder während der Krämpfe unter Codein bzw. im asphyktischen Stadium → Mydriasis; cave!); **arterielle Hypotonie**, **Hypothermie**, **Tonuserhöhung** der glatten Muskulatur mit Obstipation und Harnretention, **Rigidität** der quergestreiften Muskulatur (vor allem am Stamm).

Gefahr des Exitus durch **Atemstillstand** (vor Herzstillstand), selten nach 2 meist nach 7–12 h (später Prognose günstiger, jedoch Gefahr von Komplikationen wie Aspiration, Pneumonie, Kreislaufinsuffizienz, toxisches Lungenödem). Nach Erwachen Gefahr des Rückfalls in Koma, später Defäkations- und Miktionsstörungen, Anorexie und mitunter hypoxiebedingte Spätschäden (vgl. CO-Vergiftung)

sowie Abschnitt I und II. Zum Nutzen wiederholter Vergleiche von Handschrift-proben siehe Allgemeiner Teil, Kap. 6.2.14.

Modifikationen, **Abweichungen** von der oben beschriebenen **Symptomatik** (siehe ggf. auch Hinweise in Abschnitt I!):

■ Toxische Schäden und Funktionsstörungen im Bereich des Gefäßsystems → hämorrhagische und exsudative Diathese, Blutdrucksenkung usw., am ehesten nach **Methadon**.

■ Akute **Pethidin**-Vergiftung (selten) zeigt gewisse Ähnlichkeit mit Cocain-Ver-giftung (siehe dort): Mydriasis, Sehstörungen, Temperatursteigerung, dosisab-hängige Hemmung der Diurese; Muskelzuckungen (Gesicht), mitunter generali-sierte Krämpfe; Bewusstlosigkeit setzt nach massiven Dosen evtl. plötzlich ein → Gefahr von Sturz → Frakturen. Evtl. Beeinträchtigung der Herzleistung. Exi-tus infolge Atemlähmung nach Asphyxie, evtl. mit Krämpfen.

■ Am ehesten durch **Heroin** (-Injektion) und (Dextro-)Propoxyphen Ausbildung von Lungenstauung und -ödem (toxisch). Beachte Hinweise in Abschnitt I!

■ Bei **partiellen Antagonisten** (s. Abschnitt I A) statt Euphorie und „craving" mehr Sedation und sympathomimetische und psychische Effekte im Vordergrund (Verwirrung, Irritation).

■ Bei von Fentanyl abgeleiteten **Designerdrogen** schon nach sehr kleinen Dosen extreme Thoraxstarre, Atemdepression und nicht selten Tod.

■ **Isochinolin-Derivate** (vgl. Abschnitt I) wirken nicht narkotisch. Narcotin ähn-lich Papaverin (vgl. Kap. Spasmolytika), jedoch toxischer; bei massiver Überdo-sierung → anoxisch bedingte Herz- und Gefäßschäden, mitunter Lungenödem, Gefahr zentraler Atemlähmung.

IV. Therapie

O

Bei respiratorischer Insuffizienz, lebensbedrohlicher Atemdepression und Gefahr des **Herz-Kreislauf-Versagens Antidot-Gabe** (s. u). Cave: Erbrechen, Exzitation → geeignete Vorsichtsmaßnahmen.

Bei drohendem Atemstillstand rechtzeitig Intubation und Beatmung. Kontrolle des Herzrhythmus, da (speziell bei Mischintoxikationen mit Cocain, s. dort) ven-trikuläre Rhythmusstörungen und Kammerflimmern möglich.

Kontinuierliches kardiales und respiratorisches Monitoring; Harnblasenkathete-rismus.

Nach peroraler Aufnahme toxischer Dosen (und Stabilisierung der Kreislauf-verhältnisse) gastrointestinale Detoxikation: bei symptomatischen Patienten wie-derholte Gabe von Aktivkohle, sofern Darmperistaltik gegeben, sonst nur einma-lig. Keine zentralen Emetika! Bei Hinweisen auf „body packing" (z. B. Röntgen-Abdomenübersicht) multiple Dosen von Aktivkohle und isotoner Natriumsulfat-Lösung oder Sorbitol oder Lactulose bzw. orthograde Darmspülung (s. Kap. 7.2). Cave: Gabe von Paraffin (Gefahr der Ruptur von Latex-Päckchen).

Nach subkutaner Applikation einer toxischen Dosis sofort proximal venöse Stauung anlegen (alle 15 min in kurz lockern), Depot mit Adrenalin-Lösung (1 mg in 20 ml physiologischer NaCl) umspritzen und Auflage von Eis.

Als **Antidot** zu bevorzugen: **Naloxon** (HWZ 60 min!), Narcanti® (reiner Opiat-Antagonist, der kompetitiv praktisch alle zentralen und peripheren Wirkungen der Opioide aufhebt, ohne morphinähnliche Nebeneffekte auszulösen und der deshalb bei Bewusstlosen auch dann gegeben werden kann, wenn Verdacht auf Intoxikation durch Opioide, andere starke Analgetika, Alkohol oder Benzodiazepine besteht):

■ Intoxikation bei *Erwachsenen*: 0,4 mg (–2 mg) sehr langsam i. v. (notfalls i. m.) Naloxon, gemäß Klinik (Pupillenweite, Atemfrequenz, Blutdruck, Bewusstsein).

■ Intoxikation bei *Kleinkindern*: 0,01 mg/kg Naloxon (ggf. Narcanti Neonatal®), ggf. in 3-Minuten-Abständen fraktionierte Gabe bis gewünschter Effekt eintritt, bzw. Dauerinfusion.

■ Intoxikation bei *Opiatabhängigen*: Nach Initialdosis Titrieren des Naloxons in Schritten von 0,2 mg um akute Entzugssymptome („Noradrenalinsturm", s. Abschnitt III) zu vermeiden. Zur Antagonisierung von langwirkenden Opioiden (z. B. Methadon) evtl. Dauerinfusion zur Verhinderung der „Remorphisierung" (allgemeine Regel: stündlich ca. ⅔ der Menge Naloxon wie initial zur Antagonisierung der Opioidwirkung erforderlich war).

Alvimopan, Entereg®; peripher wirksamer μ-Opioid-Rezeptor-Antagonist, therap. bei Opioid-Langzeitbehandlung und Mangement des postoperativen Ileus.

In **schweren Fällen** und bei Krämpfen, die nicht auf Naloxon ansprechen, **außerdem** evtl. Muskelrelaxanzien, Intubation und Beatmung mit O_2-CO_2-Gemisch (vgl. auch Kap. 7.1.9). Bei den angeführten Synthetika (z. B. Buprenorphin, Pentazocin, Dextropropoxyphen, evtl. auch Methadon) sind ggf. erheblich höhere Dosierungen notwendig.

Bei Nichtansprechen auf Antidot (DD schwere Hypoxie, Trauma): Computertomogramm.

Bei auf Naloxon nicht ansprechende Hypotonie: Volumensubstitution und Dopamin-Gabe (auch günstig bei bestehender Bradykardie).

Bei Vasospasmen: Calcium-Antagonisten oder Magnesium i. v.

Bei Entzugssymptomen: Benzodiazepine und Clonidin (z. B. 8-stündlich 0,3 mg p. o.) unter Kontrolle von Blutdruck und Puls.

Bei toxischem Lungenödem: Beatmung mit PEEP; Diuretika meist nutzlos.

Cave: Schnelle Injektion von Naloxon kann bei Opiatabhängigen zu Erbrechen führen, mögliche Entzugssymptomatik beachten (z. B. „craving", Angst, Gähnzwang, Unruhe, Schwitzen, Tränenfluss, Mydriasis, Tremor, Muskelspasmen, -schmerzen, Tachykardie, hypertone Krisen, Tachypnoe, Fieber, Diarrhöe, Erbrechen usw.).

Durch Naloxon wird bestehendes Lungenödem nicht beeinflusst.

Physostigmin nur bei Kombinationsvergiftungen (z. B. mit Belladonna-Alkaloiden und/oder Neuroleptika) bzw. bei atropinähnlichen Intoxikationserscheinungen.

Cave: **Komplikationen** wie Lungenödem, Rhabdomyolyse möglich!

Hinweise zum Inhalt von Literaturbeispielen

Pharmakologie und Toxikologie: Illes/Jurna et al.
Nachweismethoden von Opioiden: Hannak et al.; Käferstein et al.; Degel et al.; R.K. Müller (2003), Pfleger/
   Maurer/Weber
Alkaloide des Schlafmohns: Frohne/Pfänder; Roth/Daunderer; Wirth/Gloxhuber; Moeschlin (dort auch wei-
   tere Angaben zur Toxikologie, zu den Symptomen sowie zur Therapie der Opiumvergiftung)
Opioide und Opioid-Intoxikationen: Linden/Muse; Bastigkeit
Medizinische Probleme beim Konsum illegaler Drogen: Wyss
Betäubungsmittelgesetz (BtMG): Roth/Daunderer
Betäubungsmittelverschreibungsverordnung (BtMVV): Junge
Prinzipielles Vorgehen bei Drogennotfällen: Heinemeyer/Fabian
Beratungsstellen: Freye
Prophylaxe und Perspektiven in der Rauschgiftpolitik: siehe Quellenverzeichnis N.14
Spezielle Auskünfte zu Betäubungsmitteln auch beim BKA (Anschrift im Anhang) und den Landeskriminal-
   ämtern der Bundesländer

Osmium

I. Substanzen

Osmium(VIII)-oxid, Osmiumtetroxid (fälschlich auch „Osmiumsäure"); spezi-fisch wirkendes Oxidationsmittel. Verwendet in Glühlampenindustrie sowie in histologischer Färbe- und Fixiertechnik (meist als 2%ige Lösung, evtl. kombi-niert mit Chromsäure und ihren Salzen – s. Kap. Chrom – in Fixiergemischen). **Osmiumcarbonyle**, für wissenschaftliche Zwecke (vgl. Nickelcarbonyl, im Kap. Nickel).

O

II. und III. Toxikokinetik, -dynamik und Symptomatik

Vorwiegend Reizwirkung auf betroffene Schleimhäute, daher: Durch Inhalation der schon bei Zimmertemperatur entstehenden Dämpfe des Osmiumtetroxids → Rhinitis, Anosmie, Bronchitis (evtl. → Pneumonie); Konjunktivitis, Sehstö-rungen, Hornhauttrübung, irreversible Erblindung möglich; (frontale) Kopf-schmerzen. Nach **peroraler** Aufnahme → Gastroenteritis mit blutigen Durchfäl-len. Nierenfunktionsstörungen durch renale Ausscheidung resorbierten Osmiums möglich.

IV. Therapie

Nach massiver **Inhalation** feinst vernebelte 2–5%ige Natriumhydrogencarbonat-Lösung einatmen lassen, Pneumonieprophylaxe (Glukokortikoid-Dosieraerosole,

z. B. Aerobec®, Pulmicort®), symptomatische Maßnahmen (vgl. auch Kap. Chlor); betroffenes **Auge** sofort bei gut geöffnetem Lidspalt etwa 15 min unter fließendem Wasser spülen; Überweisung zum Augenarzt.

Nach **peroraler** Aufnahme sofort reichlich Wasser, Tee oder Milch trinken lassen; Schleimkost (s. auch Kap. Säuren). In schweren Fällen zu erwägen: Versuch mit Chelatbildnern (z. B. wie im Kap. Quecksilber); ansonsten symptomatisch und diätetisch.

Nachbeobachtung der gefährdeten Organfunktionen (s. Abschnitte II/III.)!

Hinweise zum Inhalt von Literaturbeispielen

Symptomatik und Therapie: Daunderer; Gloxhuber
Toxikologie der Platinmetalle: Schäfer et al.
Chemie und Verwendung: Römpp

Paracetamol (syn. Acetaminophen)

I. Substanzen

Anilin-Derivat (4-Hydroxyacetanilid) mit bei bestimmungsgemäßem Gebrauch sicherer analgetischer und antipyretischer Wirkung, jedoch hohem Gefahrenpotenzial bei Aufnahme toxischer Dosen.

Paracetamol, Acetaminophen (HWZ ca. 2 h, PB 5–50%), ben-u-ron®, Benuron®, Captin®, Contac Erkältungs-Trunk, Enelfa®, Fensum®, Grippostad® Heißgetränk, Mono Praecimed®, Paedialgon®, Parapaed®, PCM Hemopharm®, Perfalgan®, Pyromed®, Sinpro® N, Togal® Paracetamol 1000 mg Zäpfchen; wichtiges (eigentlich wirksames) Abbauprodukt analgetischer Anilin-Derivate.

Auch **enthalten in Kombinationspräparaten** (neben Coffein, Antihistaminika, Hypnotika, Metoclopramid, Vitaminen und/oder anderen Analgetika) wie Azur®, Coffalon®, Contraneural®Paracetamol/Codein, Copyrkal®, Ditonal®, Dolo-Neurobion®forte, dolomo®TN, Fibrex®, Föhnetten®, Gelonida®, HA-Tabletten N®, Lonarid®, Melabon® K, Mipyrin®, Migraeflux®, Migralave®, Migräne-Neuridal®, Migränerton®, Nedolon®P, Neuralgin®, Neuranidal®, Neopyrin®forte, Novo Petrin® Schmerztabletten, Octadon®P, Optipyrin®, Prontopyrin® plus, ratioGrippal®, ratiopyrin®, Saridon®, Schwöralgan®N, talvosilen®, Thomapyrin®, Titralgan®, Titretta® Schmerztabletten, Toximer®C, u. v. a.

Sicher hepatotoxisch bei Plasmaspiegeln ab etwa 300 mg/l, vgl. Abschnitt II. Potenzielle **LD** für lebergesunde Erwachsene etwa bei (10)–13–15 g. Minimal hepatotoxische Dosis ab ca. 7,5 g.

Propacetamol, z. B. Pro-Dafalgan®; Diethylester und Prodrug von Paracetamol (s. u.).

Weitere Anilin-Derivate wie **Phenacetin** (Acetophenetidin) und Acetanilid, heute praktisch weitgehend verlassen.

p-Phenetidin (p-Ethoxyanilin), auch bedeutsames Zwischenprodukt in Arzneimittel- und Farbstoffindustrie. Vorprodukt für Süßstoff. Stoffwechselprodukt des Phenacetins. Anilin-Derivate in Verwendung als Fungizide wie Tolylfluanid, z. B. Euparen M®, und Fenhexamid, z. B. Teldor®.

P

II. Toxikokinetik und -dynamik

Gastrointestinale **Resorption** nach peroraler Aufnahme nichtretardierter Arzneiformen rasch und vollständig im Duodenum (First-Pass-Effekt zwischen 10 und 40%), rektal verzögert und sehr variabel.

Elimination therapeutischer Dosen vorwiegend durch hepatische Konjugation mit Sulfaten (Sulfatierung dominierend bis ca. 12. Lebensjahr) und Glukuronsäure (> 80% des Paracetamols in konjugierter Form im Urin) sowie zu geringem Teil durch Oxidation. Nur ca. 5% der Dosis werden unverändert renal ausgeschieden.

Nach toxischen Dosen (vgl. Abschnitt I) Sättigung der Sulfatierungs- und Glukuronidierungspotenz und verstärkte oxidative Biotransformation (Giftung) über mikrosomales Cytochrom P 450 zu reaktivem toxischen Intermediär-Metaboliten N-Acetyl-benzoquinoline (NABQUI), der durch intrazelluläres Glutathion (GSH) inaktiviert wird (renale Ausscheidung als untoxische Metabolite Cystein, Mercaptursäure). Erschöpfung hepatischer Glutathion-Reserven führt zu Reaktion des toxischen Metaboliten mit Leberzellproteinen mit nachfolgenden zentrilobulären Leberzellnekrosen. Erhöhte Toxizität durch Bahnung des oxidativen Abbauweges infolge Enzyminduktion (chronisch: z.B. Carbamazepin, Phenytoin, Phenobarbital, Primidon, Rifampicin; Alkoholabusus); nach Operationen, Inhalationsnarkose mit Halothan, Enfluran o.ä. und bei protrahierter Überdosierung.

Wirkung: Nach einmaliger Überdosis ≤ 150 mg/kg bei Lebergesunden ohne Therapie keine Leberschädigung zu erwarten, nach > 250 mg/kg Leberschädigung wahrscheinlich, nach > 350 mg/kg zu über 90 % sicher. Für Risikopatienten (Feten, Früh- und Neugeborene, fiebernde Kleinkinder, Malnutrition) und bei Bahnung des oxidativen Abbauweges (s.o.) können geringere Dosen toxisch werden. Individuelle Risikoabschätzung: Bei Intoxikationen durch Paracetamol muss mit **schwerer Leberschädigung** gerechnet werden, wenn der Plasmaspiegel 4 h nach Einnahme > 150 mg/l bzw. > 50 mg/l nach 12 h beträgt (vgl. auch **Rumack-Matthew-Nomogramm,** S. 798). Notabene! Prädiktion der Korrelation von Plasmakonzentration und Schweregrad gilt für einmalige akute Paracetamol-Aufnahme ohne Risikofaktoren.

Erst nach massiven Intoxikationen wird auch anilinartige Wirkung (am ehesten bei Säuglingen, Kleinkindern und Disponierten) wesentlich (s. Kap. Amine, aromatische).

Zu Anwendungsbeschränkungen, Risiken, Neben- und Wechselwirkungen vgl. auch Signatur ROTE LISTE 2005.

Toxische Plasmaspiegel siehe Anhang.

III. Symptomatik

Phasenhafter Ablauf mit **Initialstadium** (spätestens 6–14 h nach Ingestion), gekennzeichnet durch unspezifische Symptome wie Anorexie, Übelkeit, Erbrechen, Schwitzen, Lethargie. **Mittleres Stadium** vorübergehender klinischer Besserung (24–48 h nach Ingestion) mit Transaminasen-Anstieg (ALAT) infolge Leberzellnekrosen, evtl. Nierenfunktionsstörung. Bei **schweren Vergiftungen** Übergang in „Leberstadium" (1–4 Tage nach Ingestion) mit klinischen Zeichen der zunehmenden Leberschädigung (Erbrechen, Oberbauchbeschwerden, Ikterus, Foetor hepaticus, Blutungsneigung) und hepatischer Enzephalopathie (Verwirrtheit, Desorientiertheit bis Koma), Gerinnungsstörungen, Nierenschädigung, häufig auch akute Pankreatitis und/oder Thrombozytopenie. Bei spätem Therapiebeginn fulminantes Leberversagen und Exitus letalis nach 3–6 Tagen möglich. Sonst ab ca. 5. Tag beginnende Erholungs- und Restitutionsphase (10–14 Tage).

IV. Therapie

Nach peroraler/rektaler Aufnahme toxischer Dosen (Risikopatienten ab 100 mg/kg; sonst ab 150 mg/kg), sofern kein rezidivierendes Erbrechen: primäre Dekontamination durch möglichst frühzeitige Gabe von Aktivkohle (vgl. Antidotarium, S. 42) innerhalb 1–4 h. Magenspülung nur bei großen Tablettenmengen bis ca. 1 h nach Aufnahme sinnvoll. Bestimmung der Paracetamol-Plasmakonzentration (frühestens 4 h nach Ingestion, jedoch möglichst innerhalb 8 h).

Antidot-Therapie: Möglichst sofortiger Beginn (wenigstens innerhalb 8 h nach Ingestion) der Gabe von N-Acetylcystein (Fluimucil Antidot 20 % Injektionslösung[®]; alternativ Ampullenlösung) in allen Fällen (auch des Verdachts) von Paracetamol-Einnahmen > 7,5 g oder bei toxischer Plasmakonzentration oberhalb Behandlungslinie (> 150 mg/l 4 h bzw. >70 mg/l 8 h nach Ingestion, bei Risikopatienten > 100 mg/l 4 h nach Ingestion); vgl. Nomogramm, S. 796, und Antidotarium S. 42. **Dosierung**: Intravenöse Therapie (bevorzugt): Bolus von 150 mg/kg innerhalb 15 min. in 200 ml 5 %iger Glukose-Lösung mit Elektrolytzusatz, dann Erhaltungsdosis 50 mg/kg innerhalb 4 h in 500 ml 5 %iger Glukose-Lösung mit Elektrolytzusatz, anschließend 100 mg/kg in 1000 ml 5 %iger Glukose-Lösung mit Elektrolytzusatz über 16 h infundieren. **Gesamtdosis** 300 mg/kg in 20 h. Notabene: Allergische Reaktionen möglich (Pruritus, Flush), durch langsamere Infusionsgeschwindigkeit und Antihistaminika beherrschbar. **Verlängerte Antidot-Gabe** bei verspätetem Therapiebeginn (> 12 h nach Aufnahme toxischer Dosen); Paracetamol-Plasmakonzentration > 30 mg/l nach Ende des „normalen" Schemas oder initial sehr hohen Plasmakonzentrationen ($\geq$ 500 mg/l): weitere 24 h mit 150 mg/kg in 5 %iger Glukose-Lösung, bei eingetretener Leberschädigung bis zur Besserung der Leberwerte. *Alternativ* auch orale Antidot-Gabe (initial 140 mg/kg KG, dann alle 4 h bis 72 h je 70 mg/kg). Bei simultaner Anwendung von Aktivkohle Dosis um ca. 40 % erhöhen. **Kontrolle** von Gerinnung (Quick-Wert/INR), Transaminasen, Bilirubin, Paracetamol-Spiegel. Bei fortgeschrittenem Leberversagen: Therapie des Coma hepaticum, frühzeitige Verlegung in ein Transplantationszentrum. Weitere Gabe von N-Acetylcystein bei eingetretenem Leberversagen bessert Prognose. Kein sicherer Stellenwert für Hämoperfusion, nur bei extrem hohen Paracetamol-Plasmaspiegeln evtl. sinnvoll.

Hinweise zum Inhalt von Literaturbeispielen

Pharmakologie und Toxikologie von Paracetamol im Kindesalter: Aktorie/Förstermann u. M.; Bates; Mantzke/Brambrink; v. Mühlendahl et al.
Speziell toxische Dosis im Kindesalter: Bond; Tenenbein (2004)
Präventive Wirkung restriktiver Packungsgrößen: Hawton et al.
Nachweisverfahren: König/Hallbach
Wirkung und Stellenwert von N-Acetylcystein: Jones

P

Parasympath(ik)olytika

I. Substanzen

A. Solanaceen-Alkaloide

Atropin, Tropasäuretropinester (D- und L-Hyoscyamin), als Atropinum sulfuricum gut wasserlöslich; verwendet vorwiegend als Antidot, Spasmolytikum, Antiemetikum, Antihidrotikum, Mydriatikum (Atropin-Augentropfen 0,5–1 %, u. U. schon 4–10 Tropfen toxisch!, insbesondere bei Kleinkindern durch fehlerhafte Anwendung, kurzes Dosisintervall, Anwendung an beiden Augen); Atropin 1 % Dispersa Augentropfen; Atropin EDO®, Atropin POS®, Atropinsulfat B. Braun, Atropinum sulfuricum Eifelfango, Dysurgal®. **LD** p. o. für Erwachsene ab etwa 100 mg, für (Klein)kinder evtl. schon ab 2 mg; parenteral toxischer (z. B. i. m. ca. 30 mg u. U. letale Dosis für Erwachsenen).

L-Hyoscyamin (L-Tropasäuretropinester), in frischen Solanaceen (s. unten); nach Ernte und beim Trocknen z. T. spontane Racemisierung zu Atropin; wesentlich wirksamer als dieses; **LD** p. o. ca. ab 10 mg.

Scopolamin (L-Hyoscin), früher meist verwendet als wasserlösliches Scopolaminum hydrobromicum, zur zentralen Sedierung und ähnlich wie Atropin; **LD** etwa wie Atropin.

Belladonnin, schwächer wirksam als Atropin.

In **Solanaceen** toxikologisch bedeutsam vorwiegend die oben genannten Alkaloide (Gesamtgehalt etwa 0,2–1,3 %); (Anmerkung: Alle Solanum-Arten können beträchtliche Nitratmengen speichern.) Wichtige Solanaceen sind:

Tollkirsche, *Atropa belladonna*, enthält alle o. g. Tropan-Alkaloide; Blütezeit: Juni–August, zugleich kirschenähnliche Früchte (vgl. Abb. 41) davon 3–5 für Kinder, 10–20 für Erwachsene evtl. bereits letal. Medikamentös vorwiegend Extrakt aus Wurzeln und Blättern; Extractum Belladonnae, (z. B. in Belladonysat®, ca. 0,05 % Hyoscyamin), vgl. Atropinwirkung.

Engelstrompete, *Datura suaveolens*, („Trompetenstrauch") enthält Scopolamin, Hyoscyamin und Atropin; auch als Garten- und Balkonpflanze gezüchtet, z. T. von drogengefährdeten Jugendlichen in Form von selbstgebrauten Tees aus Blättern und Blüten konsumiert bzw. als rohe Pflanzenteile verzehrt unter der Vorstellung, Rauschzustände auszulösen, kann zu typischen Symptomen der Atropin-Vergiftung, einschließlich Delirien führen (vgl. Abschnitt III).

Stechapfel, *Datura stramonium*, Hauptalkaloid L-Hyoscyamin, daneben Atropin, Scopolamin und immunsuppressive Withasteroide (Withanolide); Blütezeit Juni–Oktober, Früchte walnussgroß, kastanienartig, stachlig (vgl. Abb. 60) mit braunschwarzem, nierenförmigem Samen (Verwechslung mit Kümmel, Mohn usw.), für Kinder evtl. schon 15 Stück letal.

Bilsenkraut, schwarzes; *Hyoscyamus niger*; enthält Tropan-Alkaloide L-Hyoscyamin und Scopolamin; Blütezeit Juni–Oktober. Früchte (vgl. Abb. 61), Samen nierenförmig, hellbraun; Wurzel evtl. verwechselt mit „Schwarzwurzel"; medizinisch Herba und Folia für Extractum Hyoscyami (0,5% Hyoscyamin); vgl. Atropinwirkung.

Kartoffel, *Solanum tuberosum*, enthält in grünen Teilen, Blüten bzw. kleinen Früchten (s. Abb. 39) hitzestabiles Solanin und Chaconin (Steroid-Alkaloide), die in Extremfällen lokale Reizerscheinungen (vgl. Saponine, ätherische Öle) und geringe Atropinwirkungen (s. oben) auslösen. Ähnlich zu beurteilen auch **Bittersüßer Nachtschatten**, *Solanum dulcamara* (Steroid-Alkaloide Soladulcin und Solasonin); vgl. Abb. 30; **Schwarzer Nachtschatten**, *Solanum nigrum* (Steroid-Alkaloide Solasonin und Solamargin); vgl. Abb. 56. Beachte: „Nachtschatten" nicht zu verwechseln mit „Nachtkerze" (*Oenothera biennis*), die höchstens in Form von Nachtkerzensamenöl gastrointestinale Beschwerden verursacht.

Giftbeere, *Nicandra physaloides* (Pyrrolidin-Alkaloid Hygrin und Withanolide, s. Stechapfel) sowie **Bocksdorn**, *Lycium barbarum* (Steroid-Saponine, Withanolide, evtl. Steroid-Alkaloide), weniger toxisch. Vgl. Abb. 27.

B. Synthetische Parasympatholytika (u. a. als Spasmolytika, Antiparkinsonmittel, Mydriatika usw.)

■ Scopin- und Tropin-Derivate

Anisotropinmethylbromid, Valpin®.

Butylscopolaminbromid (HWZ 5 h), BS-Inj. Carino Injektionslösung, BS-ratiopharm®, Buscopan®, Buscolysin®, Butylscopolamin-Rotexmedica®, Espa-butyl®, Spasman® scop, Spasmowern®.

Cyclopentolat, Cyclopentolat Alcon® Augentropfen, Zyklolat EDO®.

Homatropin, früher therapeutisch als Augentropfen, wesentlich kürzer und akut weniger toxisch wirksam als Atropin. **LD** 10–100 mg/kg; ähnlich auch **Tropicamid**, Mydriaticum Stulln® Augentropfen, Mydrum®, noch kürzer wirksam.

Ipratropiumbromid (HWZ 2–4 h), Atrovent®, Itrop®.

N-Methylscopolaminbromid (HWZ 12 h), nur zu 10–25% resorbiert, neben Azintamid (Choleretikum) früher in Oragallin®.

Oxitropiumbromid (HWZ 9 h), Ventilat®.

Scopolamin, therapeutisch als Mydriatikum oder als Anticholinergikum, Antiemetikum, Hypnotikum in Form eines transdermalen therapeutischen Systems (TTS) in Boro-Scopol® N Augentropfen, Scopoderm TTS® Transdermales Pflaster.

Trospiumchlorid, Spasmex®, Spasmolyt®, Spasmo-Rhoival®, Spasmo-Urgenin® TC, Trospi®Spasmolytikum, siehe auch dort.

Xenytropiumbromid, z.B. früher in Spasmo gallo sanol®.

■ Parasympatholytika mit ganglionärer und direkt myotroper Wirkung
Methanthelinbromid, Vagantin®; **Propanthelinbromid** (HWZ 1–3 h), peroral nur zu < 50% resorbiert, z.B. früher in Tensilon®; **Orphenadrin** (HWZ 14 h), Norflex®.

P

Neurotrop-muskulotrope Spasmolytika wie z. B. **Drofenin**, **Oxybutinin**, **Pipoxolan**, **Propiverin**, **Tiemoniumiodid**, **Tolterodin**, **Tropalpin**, **Valethamat** siehe auch Kapitel Spasmolytika.

■ Vorwiegend als weniger spezifische Antiparkinsonmittel gebrauchte Präparate **Benz(a)tropin**, Cogentinol®.

Biperiden (HWZ 18–24 h), besonders im Kindesalter oft überdosiert, Akineton®, Biperiden neuraxpharm®, Biperiden ratiopharm®; **LD** 10–100 mg/kg; auch Antidot bei medikamentös ausgelöstem extrapyramidal-motorischen Syndrom; muscarinolytisch.

Bornaprin (HWZ ca. 30 h), Sormodren®.

Metixen (HWZ), Tremarit®; ähnlich Atropin.

Procyclidin (HWZ 12 h), Osnervan®.

Trihexyphenidyl (HWZ 13 h), Artane®, Parkopan®.

■ Toxikologisch ähnlich auch

Emeproniumcarrageenat (HWZ 1 h), früher Uro-Ripirin®.

Glycopyrroniumbromid (HWZ im Minutenbereich), als quaternäre Ammonium-Verbindung kaum zentral wirksam; Robinul®.

Pirenzepin (HWZ 10–14 h), Gastrozepin®, Pirenzepin ratiopharm®; als Muscarin-1-Rezeptorenblocker bzw. Sekretionshemmer zur Gastritis- und Ulkusbehandlung kaum noch verwendet (wegen geringer Lipophilie kaum zentrale Wirkungen).

Trizyklische Antidepressiva, H$_1$-Antihistaminika, Pilzgifte s. eigene Kapitel

II. Toxikokinetik und -dynamik

Resorption der Solanaceen-Alkaloide erfolgt von Schleimhäuten (Magen-Darm-Trakt, Konjunktiva usw.) sowie nach Injektion aus dem Gewebe rasch und vollständig, nur mäßig über (verletzte) Haut. Enterale Resorption der N-alkylierten Derivate (vgl. Abschnitt I B) nur gering.

Elimination (z. T. nach längerer Fixation an reagierende Zellen, Kumulationsgefahr) vorwiegend durch Abbau in der Leber (Scopolamin > Atropin) und renale Ausscheidung. Eliminations-HWZ 12–38 h, bei Erkrankung der Eliminationsorgane erheblich länger.

Hinsichtlich **Wirkung** bestehen zwischen den Solanaceen-(Ester-)Alkaloiden (vgl. Abschnitt I A) praktisch nur quantitative Unterschiede, die sich im hochtoxischen Bereich verwischen. Prinzipiell: Kompetitive Verdrängung des Acetylcholins als Transmitter (vorwiegend parasympatholytische Effekte insbesondere an Auge, Herz-Kreislauf und Drüsensekretion erkennbar) sowie zentrale Erregungs- und Lähmungserscheinungen, evtl. gangioplegische und curareähnliche Wirkungen (vgl. Abschnitt III). Anticholinerges Syndrom möglich (s. Kap. 6.1.10).

III. Symptomatik

Nach peroraler Aufnahme von **Tollkirschen** oder anderen Solanaceen-Teilen (vgl. Abschnitt I A) oft zunächst Erbrechen, evtl. mehrstündige Latenz. Nach Resorption toxischer Alkaloidmengen je nach Schweregrad der Vergiftung → **Tachykardie** (kann zum Kreislaufversagen führen), **Mydriasis** (unter Atropin tagelang anhaltend, Lichtreaktion träge oder fehlend, Fotophobie), Akkomodationsschwäche (Weitsichtigkeit). **Schleimhäute** trocken (Schluckstörungen, Heiserkeit, Durst); **Haut** (besonders Gesicht) gerötet, Schweißsekretion gehemmt, **Hyperthermie** (evtl. Gefahr der Wärmestauung, besonders für Kinder; final evtl. Temperaturabfall). Unruhe, Muskelschwäche, Erregungszustände (vorwiegend bei **Atropin**, kaum bei Scopolamin), Koordinationsstörungen, Erschöpfung, Halluzinationen, Delirien, Apathie, **Bewusstlosigkeit** bzw. **Koma** (narkotische Wirkung ohne oder mit flüchtiger Exzitation vorwiegend bei **Scopolamin**; im Gegensatz zur „Morphin-Narkose" hier Mydriasis). Atmung rasch, oberflächlich (evtl. Cheyne-Stokes-Typ), mitunter Exitus durch Atemstillstand. Gefahr der zentralen Atemlähmung besonders bei gleichzeitiger Aufnahme von Opiaten und Sedativa/ Hypnotika (vgl. diese Kapitel!); **Blutdruckabfall** (zentral und kardiovaskulär bedingt), evtl. bis zum Kollaps. Gewöhnlich vorübergehende Anurie bzw. Miktionsstörungen; Darmatonie (Erschlaffung des unteren Ösophagussphinkters mit Gefahr der Regurgitation, Aspiration); selten Krämpfe, Lungenödem.

Akute Vergiftungen mit den übrigen **Parasympatholytika** (s. Abschnitt I B) lassen ähnliche Symptomatik wie nach Atropin (s.o.) oder Ganglioplegika (vgl. eigenes Kapitel) erwarten. Quaternäre Verbindungen wie z.B. Anisotropin, Methanthelin, N-Methylscopolamin, Propanthelin, Emepronium, Glycopyrronium geringer zentral wirksam. Zum Nutzen wiederholter Vergleiche von Handschriftproben siehe Allgemeiner Teil, Kap. 6.2.14.

IV. Therapie

Nach **peroraler** Aufnahme toxischer Dosen Gabe von Aktivkohle und Natrium sulfuricum (vgl. Kap. 7.2.1 und 3), Magenspülung (eingeölte Sonde) nur erwägen innerhalb 1 h nach Aufnahme von Pflanzenteilen, z.B. Tollkirschen. Bei paravasaler **Injektion** einer toxischen Menge sofort proximal **venöse** Stauung (alle 15 min kurzfristig lockern), Umspritzung mit Noradrenalin-Lösung (1 mg/20 ml physiologische Kochsalzlösung), Eisbeutel.

Bei Überdosierung am **Auge** sofort Spülung.

Parasympathomimetika als **Antagonisten** bei behandlungsbedürftigen Komplikationen (z.B. starke Erregungszustände, tiefes Koma, Krämpfe): **Physostigminsalicylat** (Anticholium®; auch zentral wirksam) unter engem Monitoring (s. auch Hinweise in Kap. 7.1.7 und 6.1.10); u.U. Atemhilfe.

Dosierung: Anticholium®, initial 2 mg titrierend sehr langsam i.v. (oder auch i.m.); Wirkungsoptimum nach 20 min, Nachinjektion frühestens nach 30 min (HWZ Physostigmin 30–60 min). Kinder: 0,02–0,06 mg/kg KG.

P

Dauerinfusion: 1–4 mg/h (Dosierung nach klinischer Wirkung erforderlich! Pulskontrolle!); Kinder 2 mg/h.
Kontraindikationen: bradykarde Rhythmusstörungen, AV-Block.
Risikoabschätzung: obstruktive Ventilationsstörungen, Harnretention, Diabetes mellitus.
Beachte:
Überdosierungsfolgen: Bradykardie, Hypersalivation, Übelkeit, Erbrechen, tonisch-klonische Krämpfe. Aufhebung durch Atropin (z.B. 1 mg) möglich.
Interaktionen: Aufhebung der Wirkung von Muskelrelaxanzien; Vorsicht bei Intoxikationen mit trizyklischen Antidepressiva (Herzstillstand möglich!). Kaum Wirkung bei Kombinationsvergiftungen mit Hypnotika wie Benzodiazepine; Barbiturate.
Vgl. Antidote im Allgemeinen Teil.

Weiter **symptomatisch**: Bei *Hyperthermie:* Kühlung durch kaltes Bad, nasse Tücher oder Ventilator, evtl. Eispackungen in Achsel- und Inguinalgegend (Temperaturkontrolle!) sowie Volumenersatz. Bei *Erregung, Krämpfen:* Diazepam, Phenytoin oder Phenobarbital (vgl. Kap. 7.1.9). Bei extremer Tachykardie evtl. auch β-Rezeptorenblocker. Cave: Interaktionen z.B. mit Sympathomimetika, trizyklischen Antidepressiva und Opiaten, langwirksamen Barbituraten.

Hinweise zum Inhalt von Literaturbeispielen

Pharmakologie und Toxikologie von Parasympatholytika: Kurz; Starke
Speziell synthetische Substanzen und Intoxikationsbehandlung: Mutschler
Atropin-Augentropfen als Vergiftungsursache: Freigang/Krohs/Tiefenbach/Hentschel
Pflanzenalkaloide: Frohne/Pfänder; Liebenow/Liebenow; Roth/Daunderer
Einsatz von Physostigmin als Antidot: Heinemeyer/Fabian; Bastigkeit
Nachweisverfahren bei giftigen Pflanzen: Geldmacher-v. Mallinckrodt/v. Meyer

Parasympathomimetika

I. Substanzen

Aceclidin, Glaucotat®; ähnlich Pilocarpin.
Acetylcholin, physiologischer Neurotransmitter, therapeutisch nur noch lokal in der Augenheilkunde z.B. als Miochol E®. **LD** bei schneller i.v. Injektion etwa ab 0,5 mg/kg; p.o. praktisch ungiftig.

Deanol, (2-Dimethylaminoethanol als Vorstufe von Acetylcholin), Medacaps®, Risatarun®; Psychoenergetikum, toxikologisch harmlos.

Ambenoniumchlorid, Mytelase®; Cholinesterase-Hemmstoff; therapeutisch besonders bei Myasthenie.
Arecolin, Hauptalkaloid der Betelnuss (Samen von *Areca catechu*), **LD** p.o. unter 50 mg.
Bethanechol, Carbachol-Derivat, s. unten; therap. bei Blasen- und Darmatonie, auch Dysphagie; Myocholine-Glenwood®.

Carbachol (HWZ ca. 8 h), früher therap. bevorzugt bei Darm- und Blasenatonie, auch lokal als Antiglaukomatosum 0,75–3 %ig; Carbamann®, Doryl®, Isopto-Carbachol®, Jestryl®; weitgehend verlassen.

Cholin, früher z. B. als Cholinchlorid, -orotat (Geriatrie-Mulsin®, Hepatofalk®), -stearat (Chomelanum®) oder -citrat (Neurotropan®), p. o. harmlos, toxisch am ehesten bei rascher intravenöser Injektion (etwa ab 30 mg/min, vgl. Abschnitt III).

Chlorcholinchlorid, Chlormequat, CCC, z. B. in bercema CCC®, Cycocel®, Terpal®, vorwiegend verwendet als Wachstumsregulator (z. B. zur Halmstabilisierung von Getreide). **LD** für Erw. p. o. 10–100 mg/kg KG. Beachte auch Hinweise in den Abschnitten II–IV sowie im Kap. Cyanamid. Ähnlich auch (2-Brom-ethyl)-N,N-dimethyl-hydraziniumbromid (**BMH**).

Distigmin (HWZ ca. 40–60 h), Ubretid®; nur < 5 % resorbiert, bisquaternärer Cholinesterase-Hemmstoff.

Donezepil (HWZ ca. 70 h, PB 94–96 %), Aricept®, Neuristor®; reversibler, nichtkompetitiver, zentral wirksamer Cholinesterase-Hemmstoff, therap. bei Mb. Alzheimer.

Edrophonium (Wirkdauer ca. 10 min), Tensilon®; Cholinesterase-Hemmstoff, diagnostisch nicht mehr verwendet; in toxischen Dosen lähmend.

Galanthamin (HWZ ca. 4–6 h), Nivalin®, Reminyl®; neben Lycorin, Nivalidin u. a. Alkaloiden in Zwiebeln, Wurzeln und Trieben von Schneeglöckchen, Narzissen u. a., hat physostigminähnliche Wirkung; als reversibler Cholinesterase-Hemmstoff Therapeutikum bei M. Alzheimer.

Muscarin, therap. nicht mehr verwendet, toxischer als Acetylcholin, auch p. o. wirksam (siehe auch Fliegenpilz und Inocybe-Arten unter Pilzvergiftung).

Neostigmin, Neoeserin, Prostigmin (HWZ 1,3 h; PB 15–25 %), NEOSTIG®, Neostigmin curasan®, Neostigmin Rotexmedica®; Cholinesterase-Hemmstoff, therap. vorwiegend bei Darm- und Blasenatonie, Myasthenie und Glaukom (Miotikum; meist 1 %ig); **LD** p. o. ca. 60 mg; s. c. oder i. m. ca. 10 mg; i. v. noch toxischer.

Physostigmin, Eserin, Hauptalkaloid der Calabarbohne (Semen Calabar), Cholinesterase-Hemmstoff; therap. vorwiegend in Form von Physostigminsalicylat als Antidot und Curare-Antagonist; Anticholium®. **LD** p. o. ca. 5–10 mg/kg KG, parenteral toxischer.

Pilocarpin, Alkaloid aus Blättern des Jaborandibaumes (Folia Jaborandi); therap. in Form der Base oder des Hydrochlorids, vorwiegend als Miotikum (meist 1–2 %ig); z. B. Borocarpin®, Pilcocarpin ankerpharm®, Pilomann®, Pilopos®, Pilo-Stulln®, Salagen®, Spersacarpin®. **LD** p. o. ca. 60 mg, parenteral toxischer.

Pyridostigmin (HWZ ca. 2 h), Cholinesterase-Hemmstoff, Kalymin®, Mestinon®; schwächer, aber länger wirksam als Neostigmin (s. oben).

Phosphorsäureester mit entsprechender Wirkung (s. eigenes Kapitel!).

Rivastigmin, SDZ ENA–173, (HWZ 2 h, Wirkdauer bis 10 h), Exelon®; Carbaminsäureester, Cholinesterase-Hemmstoff, therap. bei Mb. Alzheimer.

Tacrin (HWZ 2–4 h, PB 53 %), Cognex®; nichtkompetitiver, reversibler Hemmstoff der Acetyl- und Butyrylcholinesterase mit weiteren Wirkungen (u. a. auch

P

schwacher MAO-Hemmer, Hemmstoff der Thrombozytenaggregation); therap. bei Mb. Alzheimer, jedoch wegen (hepato-)toxischer Nebenwirkungen verlassen. In klinischer Entwicklung befindlich weitere Cholinesterase-Hemmstoffe wie **Metrifonat** (vgl. Kap. Anthelminthika), **Eptastigmin** (geringer toxisch und länger wirksam als Physostigmin) bzw. Muscarinrezeptor-Agonisten wie **Milamelin, Xanomelin.**
Indirekt peripher parasympathomimetisch (Stimulation der Acetylcholin-Freisetzung über serotonerge Rezeptoren) auch das nicht mehr zugelassene Prokinetikum **Cisaprid** (HWZ 10 h), Alimix®, Propulsin®; in hohen Dosen auch kardiotoxisch (QT-Intervall-Verlängerung).
Ceruletid (HWZ 3–5 min), Takus®; Dekapeptid, pharmakologisch ähnlich Cholecystokinin, Peristaltikanreger und Cholinergikum in der Gallendiagnostik.
Carbamate, toxikologisch ähnlich zu beurteilen wie Neostigmin, jedoch flüchtiger wirksam, s. eigenes Kapitel.

II. Toxikokinetik und -dynamik

Resorption akut toxischer Mengen von Parasympathomimetika erfolgt rasch über den Magen-Darm-Kanal (mit Ausnahme von Acetylcholin und Edrophonium), besonders aber auch nach Injektion sowie über Konjunktiva, Tränenkanal und Nasenschleimhaut (z. B. lokale Überdosierung bzw. unsachgemäße Anwendung von Miotika). Hautresorption nur in Extremfällen bedeutsam.
Elimination: Spaltung des Acetylcholins (ähnlich auch des Edrophoniums) wird vorwiegend durch Cholinesterase so beschleunigt, dass Wirkungsdauer nur kurz. Cholinesterase-Hemmstoffe (vgl. Abschnitt I) verzögern diese Inaktivierung (→ protrahierte Acetylcholin-Wirkung). Die übrigen Parasympathomimetika werden wesentlich langsamer abgebaut bzw. über die Nieren ausgeschieden.
Akut toxische **Wirkung** der in Abschnitt I angeführten Pharmaka charakterisiert vorwiegend durch starke Erregung des Parasympathikus bzw. aller cholinerg innervierten Erfolgsorgane – wie Muskulatur von Auge, Herz-Gefäßsystem, Digestions- und Respirationstrakt sowie exkretorische Drüsen („muscarinähnliche Wirkung") – sowie durch Erregung (→ Lähmung) vegetativer Ganglien und der Willkürmuskulatur („nicotinähnliche Wirkung").
Bei CCC und BMH ist depolarisierende neuromuskuläre Blockade toxikologisch wichtiger als die parasympathomimetische Wirkung (vgl. daher ggf. auch unter Muskelrelaxanzien). Gefahr der Atemlähmung. Zudem können die (infolge des Herstellungsverfahrens) stark alkalischen Lösungen (!) die unter Laugen beschriebenen Wirkungen entfalten (siehe dort).
Toxische Plasmaspiegel siehe Anhang.

III. Symptomatik

Akute Intoxikationen/Überdosierungen mit Parasympathomimetika zeigen im Wesentlichen nur quantitative Unterschiede (vgl. Abschnitte I und II); **typisch** sind: Salivation, evtl. Lakrimation und Rhinorrhöe; starke Schweißsekretion, Haut gerötet (mitunter auch blass und kalt), Mattigkeit; Miosis, Akkomodationsstörungen; Schwindelgefühl, Erbrechen, Darmkoliken, Flatulenz, Diarrhöe, evtl. unwillkürliche Defäkation und Miktion; Bradykardie (mitunter tachykarde Phasen), Blutdruckabfall bis zu Kollaps und Herzstillstand (besonders rasch und ausschlaggebend bei zu rascher intravenöser Injektion); Lungenödem (evtl. von lebensbedrohlichem Ausmaß), Bronchospasmen ($\rightarrow$ Dyspnoe, Zyanose, asthmoide Anfälle, mitunter tödliche Asphyxie). Muskelzuckungen, Krämpfe (besonders durch Physostigmin und bei Disponierten) sowie Lähmungen möglich.

Bei CCC und BMH stehen im Extremfall die Gefahr der Atemlähmung, evtl. auch der Ätzwirkung (vgl. Abschnitt II) im Vordergrund.

IV. Therapie

Sofort nach **peroraler** Aufnahme toxischer Mengen Gabe von Aktivkohle und Natrium sulfuricum. Nur bei Aufnahme größerer Mengen auch Magenspülung innerhalb 1 h angezeigt (s. Kap. 7.2.1 und 3).

Als **Antidot** (gegen muscarinähnliche Wirkung, vgl. Abschnitt II) **Atropinum sulfuricum** je nach Bedarf, initial 1–2 mg p. o., i. m. oder sehr langsam i. v., ggf. unter Kontrolle von Pupillen, Kreislauf und Salivation wiederholen. Vorsicht mit großen Atropin-Dosen bei Physostigmin-Vergiftung (zentrale Depression). In speziellen Fällen können auch zentralwirksame Anticholinergika wie Benztropin sowie Pharmaka mit atropinartiger Nebenwirkung wirksam sein, z. B. trizyklische Antidepressiva, Antihistaminika wie Cyproheptadin oder Antiparkinsonmittel (Nicotinolytika).

Bei Vergiftung mit Chlorcholinchlorid (CCC) ist **Atropin** dagegen **kontraindiziert**! ($\rightarrow$ Verstärkung der Atemdepression)! Hier nur symptomatische Maßnahmen. Besonders auf Atmung achten (ggf. sofortige, evtl. lang andauernde Beatmung), evtl. forcierte Diurese (s. Kap. 7.3.1).

Pflegerische und **symptomatische** Maßnahmen: Ruhe, Schutz vor Wärmeverlust, Vorbereitung auf Spontandefäkation und -miktion; ggf. Speichel und Schleim absaugen usw.

In schweren Fällen Intubation und Beatmung, bronchiales Absaugen. Bei Krämpfen Diazepam, Faustan®, Valium®, evtl. auch kurzwirksame Barbiturate (ggf. Intubation); vgl. Kap. 7.1.9. Bei Kollaps Volumengabe mit Zusatz von Katecholaminen (vgl. Kap. 7.1.4). Kontrolle von Wasser- und Elektrolythaushalt (vgl. Kap. Wasser). Zum Nutzen wiederholter Vergleiche von Handschriftproben siehe Allgemeiner Teil, Kap. 6.2.14.

P

Hinweise zum Inhalt von Literaturbeispielen

Wirkungen und Nebenwirkungen: Mutschler; Kurz
Toxikologie von Parasympathomimetika: Ellenhorn
Sachgerechte Anwendung von Parasympathomimetika: Scholz/Schwabe
Dosierung, relative und absolute Kontraindikationen, Interaktionen: ROTE LISTE, alphabetisches Verzeichnis der Fertigarzneimittel, Signaturverzeichnis C70, C72

Parfümeriewaren

I. Substanzen
(Prinzipielle Zusammensetzung)

Riechstoffmischungen in geeigneter Kombination mit Lösungsmitteln. Natürliche Riechstoffe wie ätherische Öle (siehe dort) bzw. Blütenöle, Extrakte aus pflanzlichen und animalischen Drogen sowie synthetische Riechstoffe, je nach Qualität z. B. Terpene oder billigere Ersatzstoffe wie Nitrobenzol (siehe dort), Cumarin, Benzylalkohol (siehe dort). Riechstoffanteil meist 10–20%, selten wesentlich mehr.

Zusätze von Nitromoschus-Verbindungen oder Geschlechtshormonen höchstens illegal.

Lösungsmittel: reinster Ethylalkohol, bei billigen Konsumwaren Isopropanol oder n-Propanol. Lösungsmittelanteil meistens bei 80–90%. Lösungsmittel ausschlaggebend auch bei **Kölnischwasser** (s. auch unter Bergamottöl im Kapitel Furocumarine) und sog. **Toilettenwasser.**

Alkoholfreie Parfüms (Orient) enthalten Phthalester (siehe dort) oder andere geruchsschwache Ester (siehe dort) als Lösungsmittel.

Parfümgele, bestehen aus niederprozentigem Alkohol, Lösungsvermittlern, z. B. oxy-ethylierte Alkohole oder oxy-ethylierte Fettsäureester, Gelbildnern sowie Parfümölen (5–7%).

Festparfüms (Duft- und Erfrischungsstifte): Mischungen aus Parfümölen (bis 12%), Bienenwachs, Blütenwachs, Paraffinen, Lösungsvermittlern, z. B. Isopropylmyristat, Isopropylpalmitat; Erfrischungsstifte enthalten einen erheblichen Anteil an Ethanol und Natriumstearat.

Erfrischungstücher enthalten Parfümöle, Menthol und Feuchthaltemittel (z. B. Glycerin oder Propylenglykol).

II. und III. Toxikokinetik, -dynamik und Symptomatik

Nach peroraler Aufnahme an betroffenen Schleimhäuten möglicherweise heftige Reizerscheinungen mit Erbrechen (Aspirationsgefahr, jedoch Minderung der Resorptionsmöglichkeit). Nach Resorption toxischer Mengen zu erwartender Verlauf am ehesten wie bei Alkoholvergiftung mit stärkerer Beteiligung der Nieren, evtl. auch des Herzens (siehe auch Hinweise in Abschnitt I!)

IV. Therapie

Nach peroraler Aufnahme reichlich Wasser trinken lassen, ggf. Aktivkohle nachgeben, anschließend flüssigkeits- und glukosereiche Schleimkost; in Extremfällen Maßnahmen sinngemäß wie in Kapiteln Alkohole bzw. Lösungsmittel.

Symptomatische Maßnahmen und Nachbeobachtung (ZNS, Kreislauf, Diurese usw.; s. ggf. auch Hinweise in Abschnitt I).

Hinweise zum Inhalt von Literaturbeispielen

Substanzen, Symptomatik und Therapie: Daunderer; Velvart
Besonderheiten im Kindesalter: v. Mühlendahl et al.
Zusammensetzung und Verwendung: Römpp; Vollmer/Franz (1991a)
Inhaltsstoffe, Hilfsstoffe und deren Wirkungen: Blaue Liste; Fey/Otte; Fiedler; Heymann; Ziolkowsky
Kosmetika-Gesetzgebung: Ziolkowsky

Penicilline

I. Substanzen

Als antibiotisch wirksame Derivate der 6-Aminopenicillansäure sind gebräuchlich:

■ Benzylpenicilline

Penicillin G (HWZ 40 min, PB 50 %), Penicillin Grünenthal®, Penicillin G Jenapharm®.
Depotpenicilline:
Benzathin-Benzylpenicillin, Pendysin®, Tardocillin®.
Benzylpenicillin-Procain, Bipensaar®, Retacillin® compositum.
Clemizol-Benzylpenicillin (Salz des Penicillin G mit dem Antihistaminikum Clemizol), Clemizol-Penicillin®.
Kombinationen aus Penicillin G und Depotformen z. B. als Bipensaar®, Retacillin compositum®.

■ Oral- und penicillinasefeste Penicilline

Azidocillin (HWZ 0,5–1 h), Infectobicillin® H Tabletten.
Cloxacillin (inzwischen verlassen).
Dicloxacillin (HWZ 45 min, PB 97 %), InfectoStaph® Kapseln.
Flucloxacillin (HWZ 45 min, PB 93 %), Fluclox®, Flucloxacillin curasan®, Staphylex®, in Kombination mit Amoxicillin auch in Flanamox®.
Oxacillin (HWZ 25 min, PB 93 %), InfectoStaph® Trockensubstanz für Injektionslösung, Stapenor®, auch in Optocillin®.
Phenoxymethylpenicillin, Penicillin V (HWZ ca. 1 h, PB 60 %), Arcasin®, Infectocillin®, Isocillin®, Ispenoral®, Jenacillin V, Megacillin®, Pen AbZ Mega Tablinen, Penbeta®, PenHexal®, Penicillin Sandoz®, penicillin V von ct, Pen-Mega 1A Pharma u. a.; als Phenoxymethylpenicillin-Benzathin, InfectoBicillin® Saft 750.
Propicillin (HWZ ca. 1 h, PB 84 %), Baycillin®.

P

■ (Acyl-)Aminopenicilline (Breitspektrum-Penicilline)

Amoxicillin (HWZ 1 h, PB 18%), Amagesan®, AMC-Puren®, Amoxibeta®, Amoxi-Diolan®, Amoxidoc®, Amoxihefa®, Amoxihexal®, Amoximerck®, Amoxi-Tablinen®, Amoxypen®, Flui-Amoxicillin®, Infectomox®, Jutamox® u. a. In Kombination mit Clavulansäure auch in Abiclav® Solutab, Amoclav®, Amoxyclav®, amoxidura® plus, Augmentan® u. a.

Ampicillin (HWZ 1 h, PB 17%), Binotal® und Generika, Unacid® (Komb. mit Sulbactam).

Apalcillin, Lumota®.

Azlocillin (HWZ ca. 1 h, PB 30%), Securopen®.

Bacampicillin, (Ampicillin-Ester), Ambacamp®, Penglobe®.

Mezlocillin (HWZ ca. 1 h, PB 30%), Baypen®.

Piperacillin (HWZ 1 h, PB 20%), Piperacillin Hexal®, PiperacillinDeltaSelect®, Piperacillin Fresenius®, Piperacillin ratiopharm®, Pipril®, auch in Fluxapril® (Komb. mit Flucloxacillin) und Tazobac® (Komb. mit Tazobactam).

Pivampicillin, Miraxid®; Prodrug des Ampicillins.

Sultamicillin (Ampicillinesterverbindung mit Sulbactam), Unacid PD®.

■ Carboxypenicilline

Ticarcillin (früher nur in Komb. mit Clavulansäure), Betabactyl®, Timentin®.

Carbenicillin, **Temocillin** (Temopen®), nicht mehr gebräuchlich.

II. und III. Toxikokinetik, -dynamik und Symptomatik

Resorption

■ Benzylpenicillin gastrointestinal wegen Säureinstabilität unbedeutend, nach i. m. Gabe schnell bei Benzylpenicillin, langsam bei Depotpenicillinen.

■ Oral- und penicillinasefeste Penicilline enteral zwischen 40% (Oxacillin) und 70% (Dicloxacillin).

■ Breitspektrum-Penicilline unterschiedlich; Aminopenicilline enteral etwa zu 50% (Ampicillin < Pivampicillin, Bacampicillin, Amoxicillin), Acylaminopenicilline unbedeutend.

■ Carboxypenicilline unterschiedlich; gastrointestinal bis 40%.

Elimination

■ Benzylpenicillin: teilweise Biotransformation in Leber (→ bes. Penicilloinsäure; im Konjugat mit Eiweiß als Vollantigen bedeutsam!), zu ca. 80% rasche Ausscheidung über die Nieren (ca. 90% tubuläre Sekretion), erheblich verzögert bei Erkrankung der Eliminationsorgane, in Neugeborenenperiode und im Senium.

■ Oral- und penicillinasefeste Präparate: ähnlich wie bei Benzylpenicillin; renale Ausscheidung jedoch geringer.

■ Breitspektrum-Penicilline: je nach Präparat und Applikationsform etwa zwischen 30% und 70% über die Nieren (glomerulär und tubulär).

■ Carboxypenicilline: überwiegend renal.

Wirkung

Die toxische Wirkung von Penicillinen ist außerordentlich gering; z. B. bei Benzylpenicillin am ehesten allergische Reaktionen (Fieber und/oder Manifestationen an der Haut, an Schleimhäuten, evtl. an Niere und hämatopoetischem System. Ausnahmsweise anaphylaktischer Schock. cave: Kreuzallergie).

Akute Zwischenfälle möglich: Bei (relativer) Überdosierung von i. v. Gaben (> 20 Mega IE/d), intrathekaler Anwendung (> 10 000 IE), Niereninsuffizienz, gleichzeitiger Einwirkung nephrotoxischer Pharmaka oder Gifte, im Neugeborenenalter, im Senium oder bei Krampfbereitschaft → neurotoxische Reaktionen (z. B. meningeale Reizsymptome, epileptiforme Krämpfe). Bei hochdosierter Gabe von Penicillin-G-Kalium neurologische und kardiovaskuläre Folgen einer Hyperkaliämie (vgl. Kap. Kalium und Kap. 7.1.18).

Hoigné-Syndrom: Schwere vorübergehende Erregungszustände mit sensorischen Missempfindungen und kardiovaskulären Begleiterscheinungen unmittelbar im Anschluss an Injektion kristalliner Penicillin-Depot- und Antihistamin-Präparate. Im Allgemeinen spontan rasch abklingende Symptomatik (Ursache: Eindringen von Mikrokristallen in Strombahn → flüchtige Mikroembolien im Gehirn).

Nicolau-Syndrom: Plötzliche, schmerzhafte arterielle Durchblutungsstörung; vorzugsweise bei Kleinkindern nach intraglutealer Injektion kristalliner Depot-Präparate; Ischämie → Zyanose an Injektionsstelle und im arteriellen Versorgungsgebiet an unterer Extremität (Ursache: Mikroembolie und Gefäßspasmus → Stase, Hyperkoagulabilität, Endothelschäden); Gangrän möglich.

Beide Syndrome können möglicherweise ausgelöst werden durch zu kühl gelagerte Depot-Penicilline.

Oral- und penicillinasefeste Präparate: am ehesten gastrointestinale Beschwerden, allenfalls Erhöhung der Serum-Transaminasen sowie allergische Manifestationen (evtl. auch an Nieren, Blutbild usw.; Kreuzallergie zwischen penicillinasefesten Penicillinen und Cephalosporinen).

Breitspektrum-Penicilline und Carboxypenicilline: gastrointestinale Beschwerden (bei peroraler Gabe), neurotoxische Reaktionen (nach i. v. Gabe; wie bei Benzylpenicillin, vgl. Abschnitt I), hämatologische Reaktionen (nach i. v. Injektion, am ehesten bei Acylaminopenicillinen), Störungen der Blutgerinnung (z. B. bei Carboxypenicillinen), Erhöhung der Transaminasen und alkal. Phosphatasen (z. B. Acylamino- und Carboxypenicillinen), interstitielle Nephritis (am ehesten bei Ampicillin), allergische und nichtallergische Reaktionen (vorwiegend an der Haut), Elektrolytstörungen (z. B. Na^+/K^+-Gleichgewicht bei Carboxypenicillinen). Bei Apalcillin histaminähnliche und in Verbindung mit Muskelrelaxanzien curariforme Effekte möglich (vgl. diese Kapitel).

P

VI. Therapie

Primäre Dekontamination nur bei Überschreiten der 15fachen therapeutischen Dosis (insbesondere bei Kindern) zu erwägen (s. Kap. 7.2).

Symptomatisch, z. B.

■ bei allergischen Reaktionen: injizierbare und/oder inhalierbare Glukokortikoide wie in Kap. Histamin und Kap. 7.1.5.

■ bei Krämpfen: Benzodiazepine, z. B. Diazepam, Faustan®, Valium® (s. Kap. 7.1.9), evtl. in Verbindung mit Beatmung.

■ bei Hoigné-Syndrom: psychische Beruhigung des Patienten und Spontanrückgang abwarten (allenfalls Diazepam)! Bei Herz- und Lungenkranken u. U. zusätzlich symptomatische Maßnahmen erforderlich.

■ bei Nicolau-Syndrom: sofort gefäßspasmolytische und thrombolytische Behandlung in hämostaseologischer Konsultation. Aus forensischen Gründen Protokoll des Hergangs anlegen.

■ Kontrolle und Korrektur bedrohter Organfunktionen und des Elektrolythaushalts (vgl. Abschnitte II/III).

■ forcierte Diurese (bei vorwiegend renal eliminierbaren Penicillinen, vgl. Abschnitte II/III) nur im Extremfall sinnvoll (s. Kap. 7.3.1).

Hinweise zum Inhalt von Literaturbeispielen

Therapeutische Anwendung, Pharmakokinetik, Nebenwirkungen und Toxizität: Stille/Brodt/Groll et al.

Pflanzenschutz- und Schädlingsbekämpfungsmittel (Pestizide)

I. Substanzen

A. Pflanzliche Insektizide

Pyrethrum enthält pulverisierte Blüten gewisser tropischer Pyrethrum- bzw. Chrysanthemum-Arten oder deren Extrakte (Wirkstoffgemische aus Pyrethrinen und Cinerinen, Estern der Chrysanthemum- und Pyrethrinsäure); peroral akut kaum lebensbedrohlich, gefährlich aber parenteral. Für Toxizität entsprechender Handelspräparate (z. B. Pyrethrin, Bertram-Insektenspray®, Zidil Insektenpulver®, häufig in Kombination mit Piperonylbutoxid z. B. als Detmolin P®) auch Begleitstoffe bzw. Lösungsmittel ausschlaggebend (s. dort); auch in medizinisch verwendeten Insektiziden (s. Abschnitt C).

Synthetische Nachbildungen und Analoga [sog. **Pyrethroide**, z. B. Allethrin (Amisia Mückenfrei Elektro®), Bioresmethrin (Detmol-safe®), Cyfluthrin (Baythroid®), Cyphenothrin (Detmol-cap®), Cypermethrin (Ripcord®), Deltamethrin (Decis®), Esfenvalerat (Sumicidin®), Fenfluthrin, Fenpropathrin (auch Fenpropanate; Rody®), Flucythrinat, Fluvalinat (Mavrik®), Permethrin (Ambush®),

Phenothrin (Globol Ameisenköder®), Tetramethrin (Flit Insekten Spray®)] gegenwärtig mit die bedeutendsten Insektizide; auch in gefährlichen, schleimhautreizenden Sprays (ggf. Meldepflicht beachten; siehe Hinweis nach Abschnitt IV). Toxische Dosis p.o. ca. 25–250 mg/kg; **LD** p.o. ca. 1–2 g/kg.
Rotenon, schwer wasserlöslicher Inhaltsstoff z.B. der (Extrakte von) *Derris elliptica* (**LD** p.o. für Extrakt etwa ab 0,2 g/kg, Rotenon dagegen p.o. relativ harmlos), mitunter auch gegen Makroparasiten der Haut.
Nicotin und **Anabasin** (Nebenalkaloid der Tabakpflanze) als Pflanzenschutzmittel in Europa teilweise im Handel.
Thuricide, biologisches Insektizid aus *Bacillus thuringensis* (Proteine); für Menschen nicht toxisch.

Insgesamt steigt die Verwendung pflanzlicher Insektizide stark an, da sie als „umweltfreundlich" gelten, was jedoch keine Aussage hinsichtlich des Vergiftungsrisikos im akuten Fall ist!

B. Zyklische Chlorkohlenwasserstoffe

Reinsubstanzen oder Formulierungen (auf Basis unterschiedlicher Lösungsmittel oder an indifferente Adsorbenzien gebunden): **DDT**-Präparate (**LD** 10–30 g p.o.) verboten, jedoch in zahlreichen Altchemikalien vorhanden; **HCH**-(Hexachlorcyclohexan-)Derivate (z.B. Gardol Ameisentod®, Lindan 800 SC®) sowie **Chlorbenzol**-Derivate mit anderen Wirkstoffen in vielen Handelspräparaten vorhanden.

C. Andere

Weitere wichtige Schädlingsbekämpfungs- und Pflanzenschutzmittel sind beispielsweise

Älchen-Bekämpfungsmittel (**Nematizide**): Carbamate (s. auch eigenes Kap.), z.B. Carbofuran (Curaterr®), Oxamyl (Vydate®); Chlorpikrin; Dithiocarbamate, z.B. Metam (Metam®); Halogenkohlenwasserstoffe; Phosphorsäureester, z.B. Triazophos (Hostathion® – in Deutschland nicht zugelassen) und Thiadiazide, z.B. Dazomet (Basamid®).
Algenvernichtungsmittel (**Algizide**): Kupfer-Verbindungen (s.u.), quartäre Ammonium-Verbindungen, z.B.: Benzalkoniumchlorid (Dimanin®), Phenoxyessigsäure-Präparate.
Antiparasitäre Mittel, Antipruriginosa: Insektizide zur medizinischen (externen) Anwendung enthalten z.B. Allethrin (synthet. Pyrethroid), Piperonylbutoxid und/oder Pyrethrum-Extrakte, in Jacutin N®, Spregal®, Goldgeist®, Permethrin, in Infectopedicul® (akut toxikologisch dem Pyrethrin nahestehend, s. Abschnitt A) oder Benzylbenzoat, in Antiscabiosum® oder Crotamiton (s. unter Anilin), in Crotamitex®, oder Lindan (s. Abschnitt B) in Jacutin®. **Cave**: Neben Pyrethrum-Extrakt in Goldgeist® forte vor allem hoher Diethylenglycolgehalt 40 % akut toxikologisch von wesentlicher Bedeutung (vgl. Kapitel Glykole)!
Baumpflege- und Wildabwehrmittel: hauptsächlich Wachse und (hoch siedende) Rohöle, Teere, Pech und sonstige Kohlenwasserstoffgemische (s. auch Kap. Holzschutzmittel).
Bodenentseuchungs- und Begasungsmittel: Methylbromid (z.B. Haltox®), Dazomet (s.o.), Methylisothiocyanat (früher in Trapex®), Blausäure (Cyanwasserstoffsäure, z.B. Cysanosil®), Calciumcyanid (früher in Calcyan®), Metam (s.o.), Phosphide (z.B. Degesch®-Strip, Detia Beutelrolle®, Polytanol®) und Phosphorwasserstoff (z.B. Degesch-Magtoxin®).
Gewächshaus-Räuchermittel: neben Phosphorsäureestern Lindan-Präparate (s. Abschnitt I A) und Mittel auf Pyrethrum-Basis.

P

Insektenabstoßungsmittel (Repellents): Ester der Carbonsäuren (z. B. Deet in Feldtosan®, früher in Autan®), Piperidin-Derivate (Bayrepel® seit 1998 in Autan®), Phthalsäureester wie Dimethylphthalat, früher z. B. in Mückol®.

Insektenanlockende Mittel (Attractants): Verwendung in „Insektenfallen", „Lockgläsern oder -beuteln" usw., vorwiegend Mischungen von Köderstoffen wie Zucker, Melasse, Stärke, Aminosäuren mit speziellen Aldehyden und Ketonen, Estern der Carbonsäuren und ätherischen Ölen.

Insektensterilisierungsmittel (Chemosterilants): spezielle Radiomimetika, noch keine Handelspräparate.

Insektenvernichtungsmittel (Insektizide): Carbamate, z. B. Benfuracarb (Oncol 20 EC®), Butoxycarboxim (Plant pin®), Carbofuran (Curaterr®); Chinazolin-Derivate, z. B. Fenazaquin (Magister 200 SC®); Chlornicotinyl-Derivate, z. B. Imidacloprid (Confidor WG 70®); Dithiophosphate, z. B. Methidathion (Ultracid 40®);

Glykolether, z. B. Piperonylbutoxid (Synergist der Pyrethroide); Harnstoff-Derivate, z. B. Diflubenzuron (Dimilin®), Flufenoxuron (Tenopa®); Pyrethroide (s. Abschnitt I A); Phosphorsäureester und organische Phosphor-Verbindungen (s. eigenes Kap.); Triazinone, z. B. Pymetrozin (Plenum®); Triazine, z. B. Cyromazin (Neporex®); Triazapentadiene z. B. **Amitraz** (Mitac®), signifikante Toxizität, jedoch keine klare Abtrennung der toxischen Wirkung der Lösungsmittel (Kohlenwasserstoffe, Xylol).

Milbenbekämpfungsmittel (Akarizide): Avermectin (= Abamectin, Vertimec®); Carbamate (s. eigenes Kap.); Phosphorsäureester (s. eigenes Kap.); -Derivat Pyrozoloximether, z. B. Fenpyroximat (Kiron®); Tetrazine, z. B. Clofentezin (Apollo®); organ. Zinnverbindungen, z. B. Azocyclotin (Peropal®). Auch Naturstoffe, z. B. Azadirachtin, knoblauchartig riechendes Samenöl, Niemöl, Neemöl, aus dem indischen Niembaum (Melia azadirachta) mit Terpenwirkung (vgl. Kap. Ätherische Öle) in Milbiol®. In ähnlicher Verwendung auch Kokosöl, z. B. Aesculo® Gel L; Kopfläusemittel.

Pilzbekämpfungsmittel (Fungizide): Kupfer-Verbindungen, z. B. Kupferoxichlorid (in Cuprasol®); organ. Zinnverbindungen, z. B. Fentinacetat (syn. Triphenylzinnazetat; in Brestan®, kombiniert mit Maneb); Thiocarbamate und Thiurame, z. B. Mancozeb (z. B. Dithane®), Maneb (z. B. Maneb®), Propineb (Antracol®), Thiram (Aatiram®); Phthalimid-Verbindungen, z. B. **Captan** (z. B. Malvin®; akute Ingestion von 7,5 g mit Kardiotoxizität assoziiert), Folpet (z. B. Folpan®); substituierte Benzol-Verbindungen, z. B. Thiophanat (z. B. Cercobin FL®); Guanidin-Verbindungen, z. B. Guazatin (z. B. Panoctin®); Organophosphor-Verbindungen, z. B. Tolclofosmethyl (z. B. Risolex®); Piperazin-Verbindungen, z. B. Triforin (z. B. Saprol Neu®); Pyrimidin-Verbindungen, z. B. Fenarimol (z. B. in Curol®); Carbamat-Verbindungen, z. B. Propamocarb (z. B. Previcur®); Triazin-Verbindungen, z. B. Triazoxide (z. B. Raxil S®); Triazol-Verbindungen, z. B. Bitertanol (Baymat®), Triadimefon (z. B. Bayleton®), Triadimenol (z. B. Bayfidan®), Propiconazol (z. B. Desmel®), Flutriafol (z. B. in Vincit®); Morpholin-Verbindungen, z. B. Tridemorph (z. B. Calixin®); Carbonsäure- bzw. Carboxanilide, z. B. Carboxin (z. B. in Abavit®), Fenfuram (z. B. in Panoctin®); Benzimidazol-Verbindungen, z. B. Benomyl (z. B. Benomyl®), Carbendazim (z. B. Bavistin®), Fuberidazol (z. B. in Baytan®); Dicarboximid-Verbindungen, z. B. Vinclozolin (z. B. Ronilan®), Iprodion (z. B. Rovral®); Acetamid- und Acylanilid-Verbindungen, z. B. Metalaxyl (z. B. Ridomil®); Imidazol-Verbindungen, z. B. Imazalil (z. B. in Aagrano®), Prochloraz (z. B. Sportak®); Harnstoff-Verbindungen, z. B. Cymoxanil (z. B. in Akutan®), Pencycuron (Monceren®); Oxathiin-Derivate, z. B. Carboxin (z. B. in Abavit®); Dithiaanthrachinon-Derivate, z. B. Dithianon (z. B. Delan®); Anilin-Derivate, z. B. Dichlofluanid (z. B. Euparen WG®); Tetrachlorisophthalonitril-Verbindungen, z. B. Chlorthalonil (z. B. Bravo®); Zimtsäure-Derivate, z. B. Dimethomorph (z. B. Acrobat®); Oxazolidindion-Derivate, z. B. Famoxadon (z. B. Charisma®); Oxim-Derivate, z. B. Pyrifenox (z. B. Dorado®); Azol-Derivate, z. B. Flutriafol (z. B. Atout®); Hydroxanilid-Derviate, z. B. Fenhexamid (z. B. Teldor®); Phenylpyrrol-Derivate, z. B. Fenpiclonil (z. B. in Arena®); Piperidin-Derivate, z. B. Fenpropidin (z. B. Zenit M®); Chinolin-Derivate, z. B. Quinoxyfen (z. B. Fortress®); Boscalid, z. B. Cantus® (kaum toxisch).

Ratten- und Mäusebekämpfungsmittel (Rodentizide):
Anorganische Rodentizide: Phosphorwasserstoff und Phosphide (hauptsächlich des Zinks); Thallium(salze).
Natürliche Rodentizide: Strychnin, auch in Vogelgiften; Meerzwiebeln.
Synthetische organische Rodentizide: Außer den auch als Insektizid verwendeten chlorierten Kohlenwasserstoffen hauptsächlich Natriumfluoracetat und andere Fluoressigsäure-Derivate, ferner blutgerinnungshemmende Substanzen, besonders Cumarin-Derivate (selbst bei Kindern kaum bedrohlicher Abfall der Quick-Werte; in bedrohlichen Fällen. Cumarin-Derivate, z. B. Brodifacoum (Klerat®, Frunax R+M®), Bromadilon (MausEx®, Contrax®), Chlorphacinon (Casit F®, Raton-Feldmausköder®), Coumatetralyl (Racumin®), Difenacoum (Epyrin®, Ratak®), Warfarin (Curattin-Granulat®, Cumarax®, Sugan-Rattenköder®); Sulfanilamide, z. B. Sulfachinoxalin (Brumolin fix®, Epyrin®, Ratak®, Frunax DS®); Vitamin-D-Abkömmlinge, z. B. Cholecalciferol (z. B. Racumin Plus®). Kalium- und Natriumchlorat.
Saatgutbeizen: s. Pilzbekämpfungsmittel.
Schneckenbekämpfungsmittel (Molluskizide): Aldehyd-Derivate, z. B. Metaldehyd (z. B. Schneckenkorn®-Präparate); Carbamate, z. B. Thiodicarb (z. B. Skipper).
Unkrautvernichtungsmittel (Herbizide): Acetanilide, z. B. Dimetachlor (z. B. Brasan®), Metazachlor (z. B. Butisan®), Metolachlor (z. B. Harpun®); Aminosäure-Derivate, z. B. **Glyphosat** (z. B. Glyfos®, Roundup®), signifikante Toxizität bei Aufnahme großer Mengen, teilweise auch durch Lösungsvermittler Polyoxyethylenamin; **Glufosinat** (z. B. Basta®), „Phosphinothricin", Totalherbizid, Glutaminsäure-Derivat, gilt auch als humantoxisch; Benzimidazole, z. B. Clorfurazol, Floromidin; Benzoesäure-Derivate, z. B. Dicamba (z. B. Banvel 4 S®), Propyzamid (z. B. Kerb 50 W®); Bipyridinium-Derivate, z. B. Paraquat (Gramoxone®); Biscarbamate z. B. Desmedipham (z. B. Betanal Progress®), Phenmedipham (z. B. Betanal®); Carbamate, z. B. Chlorpropham (z. B. Neo Stop®), Triallat (z. B. Avadex®), Prosulfocarb (z. B. Boxer®); Carbonsäure-Derivate, z. B. Quinmerac (z. B. in Rebell®), Chlorflurenol (z. B. Compo Unkrautvernichter®); Diphenylether, z. B. Fluoroglycofen-ethyl (z. B. Compete®), Nitrofen (z. B. in Tok Ultra®) (verboten!), Oxyfluorfen; Harnstoff-Derivate, z. B. Benzthiazuron, Diuron (z. B. Unkraut-Ex®; in Vorox G®); Hydroxybenzonitrile, z. B. Ioxynil (z. B. in Azur®); Phenoxycarbonsäuren, z. B. Diclofop-methyl (Illoxan®); Triazine, z. B. Cyanazin (z. B. Bladex SC®), Simazin (Gesatop®), Terbutryn (z. B. Hora-Terbutryn®); Triazinone, z. B. Metamitron (z. B. Goltix WG®), Metribuzin (z. B. Sencor WG®); Triazole, z. B. Amitrol (z. B. Rapir Neu®); Uracile, z. B. Lenacil (z. B. Venzar®, in Deutschland. nicht zugelassen).

P

II. Toxikokinetik und -dynamik

A. und B.

Resorption über Digestions- und Respirationstrakt sowie teilweise auch über die Haut möglich (HCH und Verwandte > DDT und Verwandte), besonders gefördert durch Lösungsmittel, oberflächenaktive Zusätze oder Lipoide (z. B. auch vorangehende fettreiche Mahlzeit, Milch, Rizinusöl). **Elimination** (teilweise nach Speicherung im Körperfett) durch Abbau sowie Ausscheidung vorwiegend über Nieren und Darm sehr langsam (Rest erst nach Monaten); Kumulationsgefahr.
Bei Pyrethrum und Rotenon überwiegend lokale Reizwirkung, bei Chlorkohlenwasserstoffen **Resorptivwirkung**, die im Wesentlichen durch zentral ausgelöste Krämpfe und Schädigung der Zellen von ZNS, Leber, Nieren und auch von endokrinen Drüsen charakterisiert ist.

Resorption und Wirkung werden entscheidend beeinflusst vom jeweils verwendeten Lösungsmittel, dessen Giftwirkung im Vordergrund stehen kann.

C.

Siehe jeweils zutreffende Angaben zu den Inhaltsstoffen in Abschnitt I C.

Amitraz: ZNS- und kardiale Toxizität, Verminderung von Insulinsekretion, Wärmeproduktion resultieren aus α_2-Rezeptor-Antagonismus, ähnlich Clonidin. Gastrointestinale und pulmonale Wirkungen wahrscheinlich eher durch Lösungsmittelkomponente. Extensiver hepatischer Metabolismus, renale Ausscheidung.

Glufosinat: Toxisches Prinzip unklar, chemische Ähnlichkeit zu exzitatorischem Transmitter Glutamat; schon ca. 100 ml peroral können zu bedrohlicher Vergiftung führen.

Glyphosat: Toxizität auch Ergebnis komplexer und variabler Mischungen unterschiedlicher kommerziell eingesetzter Lösungsmittel, Surfactants und Salzformen. Akzidentelle Ingestion im Allgemeinen milde, intendierte perorale Aufnahme von 85 ml der konzentrierten Lösung (360 g/l), signifikante Toxizität beim Erwachsenen. Obwohl Phosphonomethyl-Verbindung, keine Cholinesterase-Hemmung.

III. Symptomatik

A. und B.

Hautkontakt mit Pyrethroiden → vorübergehend Parästhesie, Jucken, Brennen, fleckenartige Rötungen und Blasenbildung möglich. Nach **peroraler** Aufnahme → Übelkeit, Erbrechen, evtl. Leibschmerzen, Diarrhöe (bei Pyrethrum auch Anaesthesia dolorosa der Mundschleimhaut). Bei DDT-Einwirkung auf das **Auge** → vorübergehende Erblindung möglich.

Nach enteraler oder parenteraler **Resorption** toxischer Mengen (vgl. Abschnitte I und II, A und B) sind – evtl. nach längerer Latenz – möglich: Übererregbarkeit, Angstgefühl, häufig Mydriasis, Parästhesien (fehlen gewöhnlich bei Vergiftungen mit chlorierten Kohlenwasserstoffen des Abschnitt I A), Koordinationsstörungen, Tremor, Muskelzuckungen und vielgestaltige Krämpfe (bei DDT evtl. ähnlich wie bei Picrotoxin), Bewusstlosigkeit, Hypothermie (z. B. nach Dieldrin), Lähmungen, Koma. Dyspnoe, Zyanose (Lungenödem möglich), Herzrhythmusstörungen (Gefahr des Kammerflimmerns), Kollapsneigung; Hypo- oder Hyperglykämie. Exitus durch Herzversagen oder Atemlähmung. Bei protrahiertem Verlauf der Vergiftung mit Chlorkohlenwasserstoff-Präparaten Schädigung der Leber- oder Nierenfunktion (evtl. auch der Hämatopoese und des ZNS) möglich; vgl. auch Kap. Halogenkohlenwasserstoffe. Zum Nutzen wiederholter Vergleiche von Handschriftproben siehe Allgemeiner Teil, Kap. 6.2.14.

C.

Siehe jeweils zutreffende Angaben zu den Inhaltsstoffen in Abschnitt I C. Solange Stoffzugehörigkeit nicht ermittelt werden kann, ist zunächst auf Leitsymptome zu achten (s. dazu Kapitel 6!). In jedem Fall Giftinformationszentrale konsultieren!

Amitraz: Innerhalb 30–90 min. Entwicklung von Bewusstseinsstörung, Atemdepression, Krämpfe, Bradykardie, Hypotonie, Hypothermie, Hypoglykämie.

Glufosinat: Koma, Krämpfe, Atem- und Herz-Kreislauf-Depression.

Glyphosat: Neben korrosiver gastrointestinaler Wirkung und entsprechender Schmerzsymptomatik, Schluckstörungen, Entwicklung von Leber- und Nierenschädigung, Atemnot, Bewusstseinsstörung, Lungenödem, Schock, ventrikuläre Arrhythmie, Nierenversagen, metabolische Azidose, Hyperkaliämie möglich.

IV. Therapie

A. und B.

Nach **peroraler** Aufnahme toxischer Dosen schnellstmögliche primäre Giftentfernung durch Magenspülung möglichst vor Eintritt der Resorptivwirkung und nach vorheriger Intubation (Gefahr von Aspiration, Krampfauslösung, Arrhythmien; vgl. auch Kap. 7.2.1 und „Lösungsmittel"); anschließend oder stattdessen Aktivkohle und Natrium sulfuricum (cave: Rizinusöl, Milch, Alkohol; s. Kap. 7.2.3). Falls möglich genaue Zusammensetzung ermitteln oder Konsultation einer Giftinformationszentrale und gezielte Weiterbehandlung.

Betroffene **Haut** gründlich mit Wasser und Seife waschen; Nachbeobachtung.

Nach **Inhalation** Frischluft und **symptomatische** sowie **prophylaktische** Maßnahmen:

Ruhe, Schutz vor Wärmeverlust. Bei Krämpfen Schutz vor Verletzungen, Sauerstoff(be)atmung, erforderlichenfalls zunächst langsame i.v. Injektion von Diazepam (Faustan®, Valium®); bei schweren Konvulsionen siehe Kap. 7.1.9! Kontrolle und Korrektur des Wasser- und Elektrolythaushaltes (keine unkontrollierte Infusion kaliumhaltiger Lösungen).

Cave: Sympathikomimetika (Gefahr des Kammerflimmerns), Vorsicht mit Weckmitteln und Opiaten.

P

C.

Siehe jeweils zutreffende Hinweise in den Abschnitten I–III C. Sofern Stoffzugehörigkeit nicht ermittelt werden kann, zunächst primäre Giftentfernung wie Kap. 7.2 und Behandlung der beobachten Leitsymptome wie in Kapitel 6. Giftinformationszentrale konsultieren. Die Therapie peroraler Vergiftungen mit Amitraz, Glufosinat und Glyphosat → symptomatisch und supportiv entsprechend den Standards der Intensivmedizin.; suffiziente Sedierung mit Benzodiazepin zur Risikominimierung schwerer Krämpfe, zerebraler Schädigung bei Glufosinat.

Hinweise zum Inhalt von Literaturbeispielen

Substanzen, Toxikokinetik, -dynamik, Symptomatik und Therapie: Albrecht; Daunderer; Hayes/Laws; Löser; Seyffart; Velvart; Weilemann (1992)
Besonderheiten im Kindesalter: v. Mühlendahl et al.
Toxikologie der Pestizide: Bödeker/Dümmler; Sagunski et al.
Vergiftungen mit Amitraz: Proudfoot (2003); Vergiftungen mit Glyphosat: Bradberry/Proudfoot/Vale; Vergiftung mit Glufosinat: Bergmann/Hentschel/Müller et al.; Chlorphenoxyessigsäure-Herbiziden: Bradberry/Proudfoot/Vale (2004); DDT: Ozucelik/Karcioglu/Topacoglu et al.
Gesetzliche Vorschriften und EG-Richtlinien für den Bereich des Pflanzenschutzes: Hörath; Roth/Daunderer; Welzbacher; s. auch Kap. 8.3.
Informationen über Umgang, Entsorgung, Verhalten bei Transportunfällen, Meldepflicht u.Ä.: Hörath; Welzbacher
Lagerung von Pflanzenschutzmitteln: siehe Anhang, N.15
Physikalisch-chemische und toxikologische Daten: siehe Anhang, N.16
Klinische und analytische Toxikologie: Geldmacher-v. Mallinckrodt et al. (1997, 1998)
Giftkunde der Schädlingsbekämpfungsmittel: Hörath
Schädlingsbekämpfung in Ausbildung und Praxis: Bodenschatz

Phenole

I. Substanzen

■ Einwertige Phenole, z. B.

Phenol, Hydroxybenzol, Carbolsäure, Acidum carbolicum; Phenolum cristallisatum (Phenol- oder Chlorphenolcampher auch als Chlumskysche Lösung), Phenolum liquefactum (90 % Phenol), Aqua phenolata (2 %ig); medizinisch als (Standard-)Desinfiziens und: Konservierungsmittel obsolet (höchstens ausnahmsweise noch in antitoxischen Sera zu 0,5 %; 1–2 g Phenol parenteral letal!); technisch wichtiges Ausgangsprodukt für Herstellung von Spreng-, Farb- und Kunststoffen, Pharmazeutika, Pflanzenschutzmitteln u.a. – Phenolwässer der Industrie enthalten Phenol(-Derivate) evtl. bis zu 5 %, in sog. Dickwässern bis 10 %. **LD** p.o. für Erwachsene: (1–)10(–30) g; parenteral s. oben.

Kresole, Methylphenole (o-, m-, p-; Gemisch als „Tricresola"), Cresolum crudum, Rohcresol (zu 5 % auch in Aqua cresolica) als Grobdesinfiziens. Neben Netz- und Waschmitteln mitunter noch in Desinfektionspräparaten, **LD** p.o. ca. 30–100 g. Gemisch der drei Isomeren ist wesentlicher Bestandteil des **Creosot** (gereinigter Buchenholzteer); Creosotcarbonat (Creosotum carbonicum) kaum toxisch im Gegensatz zum entsprechenden Phosphat, Trikresylphosphat (s. Phosphorsäureester). Toxikologisch nahe stehend auch Policresulen.

Xylenole, Dimethylphenole, früher in zahlreichen Desinfektionsmitteln. **Isopropylphenole** (Cumenole) und andere **Alkylphenole** verwendet als Ausgangsstoffe für Pharmazeutika, Antioxidanzien, Stabilisatoren, Farbstoffe, Insektizide, Desinfizienzien; ähnlich auch

Thymol (Isopropylmethylphenol), wesentlicher Bestandteil des Thymianöls, früher oft verwendet als Anthelminthikum, in Dermatologie, Zahnheilkunde sowie als Konservierungs- und Desinfektionsmittel (wesentlich weniger toxisch als Phenol), ebenso wie **Chlorthymol** und **Carvacrol**.

Chlorierte Phenole:
Farbstoffvorprodukte sowie für Textilhilfsmittel, in Antimykotika und Desinfizienzien, auch in der Zahnheilkunde, z. B. in Form von Chlorphenol-Campher (-Menthol), ChKM. **Dichlorphenol**, organisches Zwischenprodukt für Schädlingsbekämpfungsmittel; **Trichlorphenol**, als Natriumsalz in Konservierungsmitteln; toxikologisch ähnlich auch das Desinfiziens Triclosan. Zwischenprodukt; Urin-Metabolit des Hexachlorbenzols, harmloser als Phenol, jedoch Gefahr der Dioxinbildung beachten (siehe unten).
o-Benzyl-p-chlor-phenol (**Chlorofen**), harmloser als Phenol.
Pentachlorphenol, PCP, früher in Desinfizienzien, Holzkonservierungs- und Schutzmitteln gegen Termiten sowie Schädlingsbekämpfungsmitteln in Baumwoll- und Obstanbau; Metabolit Tetrachlorhydrochinon im Urin nachweisbar. **LD** ca. 2 g. Toxikologie vergleichbar mit Dinitrophenol, siehe daher auch dort; zur Lokalwirkung siehe auch Abschnitt II. Herstellung und Verwendung von Pentachlorphenol(-Produkten) verboten (Chemikalienverbotsverordnung); jedoch in Altchemikalien, im Altholz (ggf. als Importe) noch vorhanden; hohe Persistenz.
Hexachlorophen (Methylenbistrichlorphenol); G 11, Wirkstoff B 32), starkes, relativ gut verträgliches Desinfiziens (bzw. Desodorans, Konservierungsmittel), vor allem in Kombination mit Seifen und Waschmitteln (siehe auch dort); **LD** p. o. ca. 2–10 g.
Chlorkresol, besonders starkes Desinfektions- und Konservierungsmittel (in Bomix®, Goldgeist®), früher auch in Bacillotox® und Castellanischer Lösung.
Chlorxylenol, Chloroxylenol, als Antiseptikum früher in Bacillotox®, Gewohl Fungizid®; weniger gefährlich als Phenol.
Beachte:
Chlorierte Phenole, insbesondere Di- und Trichlorphenole sowie Hexachlorophen können je nach Herstellungsprozess sowie bei Zersetzungsreaktionen extrem giftige Dioxine bilden! Siehe eigenes Kapitel!

■ Zweiwertige Phenole (Dihydroxybenzole), z. B.:
Brenzcatechin, Pyrocatechin, o-Dihydroxybenzol; Ausgangsprodukt für Gerbstoffe, Entwickler und Pharmazeutika, toxikologisch aktivstes Dihydroxybenzol, bedeutsamer aber dessen Abkömmlinge, wie z. B. sein Methylether, das Guajacol oder das Adrenalin (siehe dort).

Resorcinol, m-Dihydroxybenzol, Resorcin(um), Resorcin verwendet in Zahnheilkunde, Dermatologie und Kosmetik (z. B. auch als Resorcinolspiritus oder -salbe); Ausgangsprodukt für Farb- und Sprengstoffe sowie Pharmazeutika; zwar am wenigsten toxisches Dihydroxybenzol, aber trotzdem große Resorptivgefahr (s. Abschnitt II), für Säuglinge und Kleinkinder 1–2 g innerlich oder äußerlich evtl. letal! Früher in Castellanischer Lösung.

Hydrochinon, p-Dihydroxybenzol (**LD** p. o. ca. 2 g), fotografischer Entwickler, Antioxidans, Farbstoffvorprodukt; in glykosidischer Bindung (Arbutin; auch in Uvalysat®) harmloser Wirkstoff der Bärentraubenblätter (Folia Uvae ursi).

■ Dreiwertige Phenole (Trihydroxybenzole), z. B.:
Phloroglucin, symmetrisches Trihydroxybenzol, fotografischer Entwickler, Reagenz, Ausgangsprodukt für Farbstoffe, Pharmazeutika; eingebaut in Filix-Wirkstoffe (siehe Kapitel Anthelminthika); relativ wenig toxisch.
Pyrogallol, Trihydroxybenzol, auch Pyrogallussäure, Pyrogallolum; Muttersubstanz älterer anthelminthischer Wirkstoffe (Filmaron, Aspidinol, siehe Kapitel

P

Anthelminthika); verwendet als Haarfärbemittel, als Antioxidans; sehr toxisch (auch Met-Hb-Bildner; **LD** p. o. etwa ab ca. 2 g).

■ Weitere Phenol-Derivate (und verwandte Verbindungen):
Bisphenole, Bis-hydroxyarylalkane, z. B. Bisphenol A (Bisphenolpropan); Kunststoffvorprodukte (u. a. für Ethoxylin-Harze und thermoplastische Polycarbonate), Alterungsschutz- und Desinfektionsmittel u. a.; weniger toxisch als Phenol.

Biphenylole, 2-Phenyl-phenole (o- und p-Hydroxy-biphenyl), als Desinfektionsmittel (Manusept®), Konservierungsmittel, Färbebeschleuniger, Stabilisatoren usw.; weniger toxisch als Phenol.

Phenolether, z. B. **Anisol** (Methylphenylether), **Phenetol** (Ethylphenylether), **Eugenol** (p-Allyl-o-methoxy-phenol; in ätherischen Ölen, s. dort; verwendet besonders auch in Zahnmedizin) dienen als Riechstoffzusätze, Stabilisatoren, Antioxidanzien, Ausgangsprodukte für Pharmazeutika usw.; relativ wenig toxisch.

Naphthol(um), α-Naphthol in Farbstoffindustrie, als Insektizid, β-Naphthol kaum noch in Dermatologie verwendet; weniger toxisch als Phenol.

Phenolphthalein(um), Dihydroxyphthalophenon; verwendet als Laxans (entsprechende Wirksamkeit auch toxikologisch im Vordergrund, siehe unter Laxanzien), Indikator und in Farbstoffindustrie.

Policresulen, medizinisch als Adstringens und Antiseptikum in Albothyl®.

Triclosan, medizinisch in verschiedenen Kombinationen als Desinfiziens, in Rutisept extra®, Sicorten Plus®.

Chrysarobin, Dioxymethylanthranol (Pflanzenprodukt) ebenso wie **Anthratriol**, Dithranol (Micanol®, Psoradexan®, Psoralon®) in Dermatologie verwendet (teilweise in Kombination mit Salicylsäure; s. dort).

Höherwertige Phenole: Toxikologisch bedeutsam vor allem Metallsalze der Humin- und Fulvinsäuren (s. z. B. Aluminiumhuminate); toxikologisch unbedenkliche höherwertige Phenole s. beispielsweise Gerbstoffe und spezielle Pflanzenfarbstoffe (s. auch Tinten).

Schieferöl- und Teerpräparate: vorwiegend in der Dermatologie angewandte Schieferöle enthalten:

Ammoniumbituminosulfonat (siehe Kapitel Ammonium-Verbindungen),

Natriumbituminosulfonat, Ichthyol®-Natrium (Aknichtol®, Crino-Cordes®, Ichthraletten®),

Teergemische, teilweise mit Zusatz von Salicylsäure. Akut toxikologisch relevant sind darin am ehesten Phenole und verwandte Verbindungen, die bei großflächiger Applikation auf der Haut (insbesondere in Kombination mit Salicylsäure) oder bei Ingestion entsprechend Abschnitt II/III beurteilt werden und Allergien sowie Fotosensibilisierung auslösen können; vgl. Kapitel Histamin und Furocumarine.

II. Toxikokinetik und -dynamik

Resorption von Phenol(-Derivaten) erfolgt im Allgemeinen rasch über die Schleimhäute, aber auch über die Haut (gefördert durch gleichzeitige Reizung oder Verätzung; z. B. großflächige Anwendung von Resorcinol, Chrysarobin, Naphthol, Hexachlorophen für Säuglinge und Kleinkinder lebensbedrohlich).

Elimination durch oxidativen Abbau, Kopplung und Ausscheidung über Urin (durch Oxidationsprodukte z.B. dunkelgrün, rot oder braun verfärbt). Hinsichtlich **Wirkung** zwischen den genannten Phenolen praktisch nur graduelle Unterschiede: lokal stark reizend (z.B. Chrysarobin) bzw. ätzend (stark tiefgreifend bei Phenol auf Schleimhäuten etwa ab 2–3 % – ähnlich bei Pentachlorphenol, schwächer z.B. bei Kresol, Trihydroxybenzolen, Thymol). Nach Resorption toxischer Dosen Schädigung des ZNS (Gefahr für Atemzentrum!), der Herz-Kreislauf-Funktion (zentral und peripher bedingte Blutdrucksenkung, bei parenteraler Applikation schon nach kleinsten Mengen, vgl. Phenol in Abschnitt I), der Nieren und der Leber (vorwiegend durch chlorierte und mehrwertige Phenole), evtl. auch des Blutes (Methämoglobinbildung und Hämolyse durch mehrwertige Phenole). Mitunter allergische Reaktionen (besonders auf Phenol, Thymol, Phenolphthalein und chlorierte Phenole). Akute Toxizität von PCP, Pentachlorphenol, durch verschiedene Wirkmechanismen ausgelöst, jedoch klinisches Bild charakterisiert durch Zeichen der Entkopplung der oxidativen Phosphorylierung.

Alle Phenole können als leicht wasserlösliche Alkalisalze (Phenolate) vorliegen, denen typischer „Phenolgeruch" fehlt und die mehr oder weniger stark alkalisch reagieren; erhöhte akute Vergiftungsgefahr (zur Lokalwirkung s. auch Kapitel Laugen)

III. Symptomatik

Allgemein, besonders aber für Phenol gültig (Hinweise über wesentliche Abweichungen s. unter I und II):
Inhalation ist wegen intensiven Geruchs nur außergewöhnliche Form der akuten, massiven Giftaufnahme (Zwangssituation) → evtl. Lungenödem. Symptome nach Resorption sinngemäß wie unten.
Nach **peroraler** Aufnahme: sehr schmerzhafte Entwicklung (zunächst) weißlicher Ätzschorfe im Bereich der betroffenen Schleimhäute; Dysphagie, starke Salivation, evtl. Glottisödem; Magenschmerzen, Übelkeit, mitunter Erbrechen (Phenolgeruch!) und Diarrhöe.
Bei foudroyantem Verlauf (schon nach einigen Schlucken Phenol-Lösung möglich) Kollaps und evtl. binnen einiger Minuten Exitus (reflektorisch oder infolge zentraler Atemlähmung), mitunter terminale Krämpfe.
Bei langsamerem Verlauf neben lokalen Reizerscheinungen Benommenheit, Kopfschmerzen, Ohrensausen, evtl. vorübergehende Schwerhörigkeit; Muskelzuckungen, mitunter Krämpfe, Erregungszustände, Delirien, auch Bewusstlosigkeit; vermehrte Schweißsekretion, Temperatursenkung; Bradykardie, Dyspnoe, Zyanose; evtl. unter zunehmender Blutdrucksenkung und Tachykardie → Kollaps, Krämpfe, Exitus (Herz- oder Atemlähmung) bei schwerer Vergiftung meist im Laufe eines Tages.
In weiterem bzw. protrahiertem Verlauf sind zu befürchten: Nieren- und Blasenschäden (Urin dunkelgrün, s. Abschnitt II; Hämaturie, Proteinurie, Strangurie → Oligurie → Anurie, Urämie); Azidose (vgl. Kap. Methanol), Bronchopneumonie, u.U. Leberschäden (pathologische Funktionsproben, Ikterus bei chlorierten

P

Phenolen), nach schweren Verätzungen des Digestionstraktes → Strikturen. Bildung von Methämoglobin (Hämiglobin) durch mehrwertige Phenole (s. Abschnitt I und II, vgl. auch Kap. Nitroverbindungen).

Vielfache Modifikation des Verlaufs durch Begleitstoffe (Detergenzien, Seife s. unter I und Kap. Seifen, → z.B. Verstärkung der Reiz- und Resorptivwirkung, Hämolyse) oder durch den Antigencharakter mancher Substanzen (vgl. Abschnitt II). Nach Aufnahme toxischer PCP-Dosen, Tachykardie, Tachypnoe, Schwitzen, Bewusstseinsstörung, Hyperthermie, Krämpfe, Rigor, auch Lungenödem, Hämolyse, Pankreatitis, Ikterus und akutes Nierenversagen möglich.

Epikutane Einwirkung: Betroffener Hautbezirk wird – oft nach vorangehenden Parästhesien und Schmerzen → lokale Anästhesie (Unterschätzung der Gefahr!) – zunächst weiß, später rot bis braun und faltig; meist gute Abstoßung und Heilung, jedoch Gefahren: bei tiefem Eindringen, besonders an Akren (hier evtl. schon nach 3 %iger Phenol-Lösung) → Gefäßschäden → „Phenol-Gangrän"; bei großflächiger Einwirkung (auch in Form phenol- oder teerhaltiger Salben) Resorptivvergiftung (s. oben), evtl. letal, besonders bei Kindern mitunter schon im Laufe einer Stunde.

Bei Spritzern ins **Auge**: starke Rötung und Schwellung der Bindehäute, mehr oder weniger intensive Hornhauttrübung (evtl. vorübergehende Aufhellung) → narbige Veränderungen möglich (Prognose quoad restitutionem ad integrum infaust).

IV. Therapie

Primäre Giftentfernung:
Nach **Inhalation** Frischluft, evtl. Sauerstoff.

Nach **peroraler** Aufnahme toxischer Mengen sofort reichlich trinken lassen (cave: Erbrechen, Aspiration). Besser aber rasche gastroskopische Magenentleerung und Magenspülung unter Sicht, insbesondere nach längerer Einwirkdauer, bei großen Mengen und/oder hohen Konzentrationen., in jedem Fall, wenn bereits im Mund- oder Rachenraum Nekrosen vorhanden sind. Anschließend oder wenn für Magenspülung bereits zu spät: Aktivkohle und isotone Natriumsulfat-Lösung; (s. Kap. 7.2.3). Cave: Alkohol.

Reichlich Flüssigkeit zuführen (ggf. als Dauerinfusion 5 %ige Lävulose- oder Dextrose-Lösung, jedoch keine unkontrollierte Anwendung kaliumhaltiger Infusionslösungen).

Bei **epikutaner** Einwirkung ggf. sofort benetzte Kleidung entfernen und Haut gründlich unter fließendem, warmem Wasser spülen, bis Nachwaschen mit Glycerol oder Polyethylenglykol (Macrogol) möglich. In schweren Fällen Nachbehandlung mit glukokortikoidhaltiger Salbe und gewissenhafte Nachbeobachtung wegen möglicher Resorption (vgl. Abschnitte II/III). Infektionsschutz (ggf. auch Tetanusprophylaxe). Bei großflächiger Verätzung an Ausfall von Hautfunktion denken (Neuner-Regel!).

Bei Spritzern ins **Auge**: Schnellstmöglich und gründlich bei gut geöffnetem Lidspalt mit Polyethylenglykol für Augenspülungen (bis zur Beschaffung behelfsmäßig sofort unter fließendem Wasser) spülen; 3 min mit Wasser nachspülen. Überweisung in augenärztliche Behandlung.

Symptomatisch und prophylaktisch:
Schock- und Schmerzbekämpfung, Infektionsprophylaxe, Warmhaltung usw., sinngemäß wie in Kap. Säuren. Aggressive Therapie der Hyperthermie bei PCP-Vergiftung. Bei rasch einsetzendem Koma bzw. drohender Atemlähmung, Sauerstoffbeatmung. Bei Krämpfen zusätzlich Diazepam (Faustan®, Valium®) i. v. Bei Kreislaufinsuffizienz auch rechtzeitig 10%ige Glukose-Lösung, ggf. Blut(ersatzflüssigkeit); s. auch Kap. 7.1.4. Kontrolle, ggf. Korrektur des Säuren-Basen-Gleichgewichtes (s. Kap. 7.1.17), der Diurese (ggf. Hämodialyse) und der Leberfunktion (insbesondere bei chlorierten Phenolen). Bei Strangurie während Rekonvaleszenz Harn alkalisieren (vgl. Kap. Methanol); erforderlichenfalls Spasmolytika und Analgetika.

Hinweise zum Inhalt von Literaturbeispielen

Substanzen, Toxikokinetik, -dynamik, Symptomatik und Therapie: Daunderer; Löser; Seyffart; Weuffen
Besonderheiten im Kindesalter: v. Mühlendahl et al.
Pentachlorphenol-Intoxikation: Proudfood (2003a); Seyffart
Anwendung, Pharmakologie und Toxikologie phenol(-derivat)haltiger Desinfizienzien: Estler; Heeg et al.
  (mit umfangreichem Quellennachweis)
Toxikologie der Phenole: Marquardt/Schäfer
Chemie und Verwendung einzelner Verbindungen, teilweise mit Hinweisen zu Toxizität, Nachweis und gesetzlichen Vorschriften über den Umgang: Römpp und Kap. 8.3
Physikalisch-chemische und toxikologische Daten: N.16 im Quellenverzeichnis

Phenothiazine

P

und Thioxanthene (trizyklische Neuroleptika)

I. Substanzen

Vorwiegend als Neuroleptika, Anxiolytika, Antidepressiva, Antiemetika, Antihistaminika eingesetzt:
Alimemazin, Trimeprazin (HWZ ca. 8 h), Repeltin®; Antihistaminikum.
Chlorpromazin (HWZ ca. 15–30 h, PB ca. 95–99%), Propaphenin®; **LD** ab etwa 2 g, Kinder ca. ab 20 mg/kg KG.
Chlorprothixen (HWZ ca. 8–12 h), Chlorprothixen Holsten®, Chlorprothixen neuraxpharm®, Truxal®; **KD** 0,75 g (Koma), **LD** ab ca. 2 g, bei Kindern evtl. auch darunter.
Clopenthixol (HWZ ca. 24–31 h), früher Ciatyl®.
Flupentixol (HWZ ca. 30 h, PB 99%), Fluanxol®.

Fluphenazin (HWZ ca. 15 h, PB 99%), Dapotum®, Lyogen®, Lyorodin®, Omca®.

Levomepromazin, Methotrimeprazin (HWZ ca. 17 h, PB 98%), Levium®, Levomepromazin neuraxpharm®, Neurocil®, früher Tisercin®; **KD** 2,5 g (Koma, Krämpfe).

Metofenazat, Methophenazin, früher Frenolon®.

Perazin (HWZ ca. 8–16 h, PB 95%), Taxilan®.

Perphenazin (HWZ ca. 8–12 h), Decentan®.

Promazin (HWZ ca. 4–29 h), Proactyl®, früher Sinophenin®.

Promethazin (HWZ ca. 8–15 h, PB 95%), Atosil®, Closin®, früher Eusedon®, Proneurin®, Promethazin neuraxpharm®; **KD** 15 mg/kg (toxisches Delirium); bis 2,5 g oft auch ruhige Verlaufsform des anticholinergen Syndroms (s. u.).

Prothipendyl (HWZ 2–3 h), Dominal®; Azaphenothiazin, in Verwendung als schwach wirksames Neuroleptikum.

Thioridazin (HWZ 10–30 h, PB ca. 97–99%), Melleril®, Thioridazin neuraxpharm®; **KD** 2,0 g; Koma, Kardiotoxizität, inkl. Rhythmusstörungen (auch Typ Torsade de Pointes); verwendet als „atypisches Neuroleptikum".

Trifluoperazin (HWZ ca. 12 h, PB 90–99%), früher Jatroneural retard®, in Deutschland nicht mehr zugelassen.

Triflupromazin (HWZ ca. 6 h, PB hoch), früher Psyquil®; in Deutschland nicht mehr zugelassen.

Zuclopenthixol, cis-Clopenthixol (HWZ ca. 15–25 h), Ciatyl-Z®.

Ebenfalls zugehörig **Butaperazin, Chlorphenethazin, Dixyrazin, Mesoridazin** (PB 75–91%; auch aktiver Metabolit von Thioridazin, s.o.), **Periciazin** (HWZ ca. 7 h), **Prochlorperazin** (HWZ 8–9 h), **Sulforidazin**.
Phenothiazine in der Verwendung als Neuroleptika: s. dort.

II. Toxikokinetik und -dynamik

Nach peroraler Aufnahme toxischer Dosen in der Regel fast vollständige enterale **Resorption** und **Anreicherung** in parenchymatösen Organen. **Elimination** nur in geringem Maß in unveränderter Form über die Nieren und hauptsächlich durch Verstoffwechselung in der Leber. Bioverfügbarkeit infolge First-Pass-Effekt oft unter 50%. Zu den Halbwertszeiten vgl. Abschnitt I.

Wirkung toxischer Dosen (spasmolytisch, antiemetisch, lokalanästhetisch, chinidinartig, antihistaminerg, anticholinerg, antidopaminerg, schwach adrenolytisch) durch Hypotension, Herzrhythmusstörungen, zentrale und periphere Zeichen eines anticholinergen Syndroms (s. Kap. 6.1.10), Erniedrigung der Krampfschwelle und extrapyramidal-motorische Störungen.

Toxische Plasmaspiegel siehe Anhang.

III. Symptomatik

Typisches Bild einer **schweren** Vergiftung mit Phenothiazinen beinhaltet Koma, Miosis, Hypotonie, Herzrhythmusstörungen (supraventrikuläre, ventrikuläre Tachykardie, Kammerflimmern) und ähnelt dem der Antidepressiva oder Neuroleptika (vgl. diese Kapitel).

Sonst überwiegend zentrale Dämpfung und Sedierung, je nach Substanz Überwiegen anticholinerger oder (besonders bei Kindern) extrapyramidaler Symptome (frühzeitig in typischen Veränderungen der Handschrift erkennbar). In schweren Fällen Ateminsuffizienz, Lungenödem und Kreislaufschock möglich. Zum Nutzen wiederholter Vergleiche von Handschriftproben siehe Allgemeiner Teil, Kap. 6.2.14.

IV. Therapie

Nach peroraler Aufnahme toxischer Dosen von Phenothiazin-Tabletten **Röntgen**-Abdomenübersichtsaufnahme hilfreich, da viele Derivate radiopak. Primäre Giftentfernung bei hohen Dosen (wegen z.T. starker antiemetischer Wirkung) auch noch ca. 1–4 h nach Aufnahme (insbesondere bei fehlender Darmperistaltik) durch **Magenspülung** sinnvoll (s. Kap. 7.2.1). Danach Instillation bzw. in anderen Fällen Gabe von Aktivkohle, in schweren Fällen auch wiederholt (z.B. in vierstündlichen Abständen ca. 20–50 g, Intubation als Aspirationsschutz) und anschließend isotonische Natriumsulfat-Lösung (s. Kap. 7.2.3).

Symptomatische Behandlung sinngemäß wie im Kap. Antidepressiva.

Bei Hypotension Substitution von Flüssigkeit, bei Phenothiazinen mit starker alpha-adrenolytischer Wirkung nur Noradrenalin als Katecholamin empfohlen (Cave: Adrenalin-Umkehr bei Adrenalin, Dopamin).

Bei extrapyramidalem Syndrom (s. Kap. 6.1.11) meist sofortige Durchbrechung mit **Biperiden**, Akineton®, möglich:

Dosierung: Verdünnt (z.B. in Glukose 5%) sehr langsam i.v. oder i.m., Erwachsene 2,5–5–(10) mg; Kinder 0,05 mg/kg KG (sehr langsam i.v.!).

Wirkung: Herabsetzung der verstärkten cholinergen Einflüsse auf Neurone des Striatums, dadurch Relativierung des Dopamin-Mangels. Überwiegend zentrale, dosisabhängig periphere Wirkungen.

Nebenwirkungen: Blutdruckabfall, Bradykardie, Schwindel, Miktionsstörungen, psychotische Reaktionen.

Kontraindikationen: Engwinkelglaukom, Tachyarrhythmie, Schwangerschaft (3. Trimenon) und Stillzeit.

Interaktionen: Verstärkung der anticholinergen Wirkung von Amantadin, Chinidin, zyklischen Antidepressiva, Neuroleptika, Antihistaminika, Spasmolytika.

Ruhige und unruhige Verlaufsform des zentralen *anticholinergen Syndroms* lassen sich mit Physostigmin, Anticholium° (vgl. Kap. Antidepressiva und Kap. 6.1.10) gut beeinflussen. Bei Ateminsuffizienz Intubation und Beatmung mit zunächst hoher inspiratorischer Sauerstoffkonzentration (Hypoxie als Risikofaktor für kardiale Arrhythmien).

Herz-Kreislauf-Monitoring, Kontrolle von Elektrolyten, Blutgasen, Flüssigkeits-bilanz, neurologischem Befund (bei parkinsonartigen Symptomen lassen wieder-holte Handschriftvergleiche Verlauf und Behandlungseffekt erkennen); evtl. Bla-senkatheterisierung.

Hinweise zum Inhalt von Literaturbeispielen

Sachgerechte Anwendung von Phenothiazinen: Laux et al.
Toxikologie und Behandlung von Vergiftungen: Albrecht; Kern; Philipp
Speziell zu Promethazin: Berchthold
Früherkennung und Verlaufskontrolle extrapyramidaler Störungen durch chronologischen Schriftvergleich
   (mit Quellennachweis): Ludewig (1999); Ludewig et al.; Wildt
Toxikologische Nachweisverfahren: Degelet al./Steiner/Birkhahn et al.

Phosgen und Analoga

I. Substanzen

Phosgen, Carbonylchlorid; bei Zimmertemperatur gasförmig (Sdp. 8 °C), wichti-ges Vorprodukt der chemischen und pharmazeutischen Industrie sowie im Labor (in Stahlbomben oder als 20%ige Lösung in Toluol); entsteht auch beim Überhit-zen von Chlorkohlenwasserstoffen, z. B. bei Benutzung von Tetrachlorkohlenstoff enthaltenden Feuerlöschern; früher auch als chemischer Kampfstoff („Grün-kreuz"; Lungengift; heute noch akute Gefährdung bei Funden von Kampfstoff-munition der beiden Weltkriege).
Wahrnehmbarkeitsgrenze ab etwa 0,5–1 ppm; **LD** 3–5 ppm über ca. ½–1 h oder 50–100 ppm über wenige Minuten.
Diphosgen (Chlorameisensäuretrichlormethylester), Perstoff; flüssig, spaltet sich leicht in zwei Moleküle Phosgen. Verwendung und Giftigkeit analog Phosgen.
Triphosgen (Hexachlordimethylcarbonat), kristallin, spaltet sich leicht in drei Moleküle Phosgen. Verwendung und Giftigkeit analog Phosgen.
Phosgenoxim, Hauptvertreter sog. Nesselstoffe, obsoleter chemischer Kampf-stoff (der „Rotkreuzgruppe"). Wirkung bei Inhalation ähnlich wie Phosgen (s. un-ten), bei Hautkontakt wie Lost (geringere Latenz, günstigere Heilungstendenz).

II. Toxikokinetik und -dynamik

Inhalation heimtückisch und sehr gefährlich, da keine rechtzeitige Warnwirkung und da die Dämpfe infolge geringer Wasserlöslichkeit bis in feinste Alveolen vor-dringen; dort auch intra- und extrazelluläre Freisetzung von Salzsäure → Verät-zung → im Laufe der folgenden Stunden zunächst unbemerkt Entwicklung eines toxischen Lungenödems → Hypoxämie, Hämokonzentration usw.

III. Symptomatik

Nach Inhalation von Phosgen im Allgemeinen **mehrstündiges beschwerdefreies Intervall** (bis 24 h; kann in schweren Fällen fehlen), dann je nach Konzentration und Einwirkungsdauer neben Reizerscheinungen an betroffenen Schleimhäuten (Augen, Nasen-Rachen-Raum) vor allem Anzeichen toxischer Lungenschädigung (kann bei rasch tödlichem Verlauf unbemerkt bleiben): Allmählich zunehmende Atemnot, quälender Husten mit reichlich schaumigem, rotbraunem Auswurf, Zyanose; auskultativ und röntgenologisch massives Lungenödem (erste Anzeichen: Anstieg von Puls- und Atemfrequenz sowie der Thrombozytenzahl) sowie evtl. Bluteindickung infolge Plasmaverlust (Hämatokritwerte!) nachweisbar → Exitus infolge Asphyxie oder Kreislaufversagen evtl. binnen 24 h. Nach Überleben schwerer Vergiftungen vorwiegend Bronchopneumonie, Asthma bronchiale, Emphysem, Myokardschäden, Embolien, Enzephalosen und Neuritiden möglich.

IV. Therapie

Bei Einwirkung auf die (bekleidete) **Haut**: Sofort benetzte Kleidung entfernen, Waschung mit 2–5 %iger Natriumhydrogencarbonat-Lösung, Schutz vor Wärmeverlust.
Nach **Inhalation** sofort absolute Körperruhe (**cave**: Bagatellisierung, Dissimulation); ggf. Sedierung und Lungenödem-Prophylaxe bzw. -Behandlung mit inhalierbaren und injizierbaren Glukokortikoiden usw. (siehe Kap. Nitrose Gase und Kap. 7.1.16).
Symptomatische Maßnahmen siehe unter „Nitrose Gase".
Nachbeobachtung gefährdeter Organfunktionen (s. Abschnitt III).

Hinweise zum Inhalt von Literaturbeispielen

Toxikokinetik, -dynamik, Symptomatik und Therapie: Albrecht; Daunderer; Löser
Toxikologie des Phosgens: Marquardt/Schäfer
Chemie und Verwendung: Römpp

P

Phosphor
und phosphorhaltige Verbindungen

I. Substanzen

A.

Weißer (gelber) Phosphor, wachsweiche, an der Luft leicht entzündliche, sehr giftige Substanz (**LD** p. o. 0,05–0,5 g; Toxizität durch Alkohol noch gesteigert); verwendet zur Herstellung von Düngemitteln, Feuerwerkskörpern, militärischen Brandmitteln und „Phosphor-Latwerge" zur Nagetier- und Krähenbekämpfung; medizinisch als Phosphorus solutus (0,5 % in Paraffinöl und Ether) oder Phosphor-Lebertran (obsolet).

Roter (violetter) Phosphor, nicht selbstentzündliches, p. o. ungiftiges Pulver; verwendet zur Darstellung von Phosphorhalogeniden (s. unten) und als Halogenüberträger in organischer Synthese, hauptsächlich zur Herstellung der Reibeflächen von Zündholzschachteln und von Streichholzköpfen (s. auch bei Antimon und Kaliumchlorat).

Schwarzer Phosphor, metallisch glänzende, ungiftige Kristalle, nicht selbstentzündlich; wissenschaftliche Verwendung.

B.

Phosphorwasserstoff, Phosphin, Monophosphin, „knoblauchartig" riechendes, sehr giftiges Gas (minimale Warnkonzentration 0,02–3 ppm; **LD**: 1 000–2 000 ppm über etwa 10 min). Verwendung s. unter Phosphiden.

Phosphide entwickeln durch (Spuren von) Feuchtigkeit Phosphorwasserstoff; technisch wichtig vor allem Calcium-, Zink- und Aluminiumphosphid (**LD** p. o. 3–6 g). Hauptsächliche Verwendung als Phosphorwasserstoff-Lieferanten zur Insekten-, Nagetier- und Kornkäferbekämpfung, z. B. Detia®-Beutelrolle; Phostoxin®- und Polytanol®-Präparate u. a. als Pellest und Tabletten. Calciumphosphid für Düngezwecke verwendet, ferner als Verunreinigung von technischem Calciumcarbid.

Phosphane (höhere Phosphorwasserstoffe): Diphosphin (flüssiger Phosphorwasserstoff), sehr giftige, selbstentzündliche Flüssigkeit (toxikologisch etwa wie Phosphin). Sog. fester Phosphorwasserstoff, ein Adsorptionsprodukt von Phosphorwasserstoff an amorphen Phosphor.

C.

Phosphoroxide: Phosphortrioxid (unbeständig, an Luft →) Phosphorpentoxid (Anhydrid der Phosphorsäure, s. daher Kap. Säuren), stark hygroskopisches Pulver, entsteht beim Abbrennen des weißen Phosphors („künstlicher Nebel"). Verwendung als Trockenmittel sowie für Synthesezwecke.

Phosphorsulfide: Phosphor-III-sulfid (Tetraphosphortrisulfid, Phosphorsesquisulfid); technisch bedeutsamer das Phosphor-V-sulfid, zur Herstellung von Zündmassen, Sicherheitszündhölzern, Flotationsmitteln, Insektiziden und speziellen Synthesearbeiten; entzündet sich an Luft bei 100 °C; in feuchter Luft bzw. durch Wasser wird Schwefelwasserstoff freigesetzt, s. daher Kap. Schwefel.

Phosphorhalogenide: Technisch bedeutsam sind Phosphortrichlorid, Phosphortribromid, Phosphorpentachlorid, Phosphorpentabromid, Phosphoroxychlorid und Phosphorthiochlorid (Phosphorsulfochlorid); sehr aggressive, an feuchter Luft bzw. Schleimhaut sich unter Halogenwasserstoff-Entwicklung zersetzende Chemikalien (siehe daher z.B. bei Chlor und Salzsäure). Verwendung in chemischer Industrie für Synthesezwecke.

Phosphorsäure und **Phosphate**. mit Phosphorpentoxid angereicherte Phosphorsäure als „Phospholeum" (Trockenmittel) bzw. als „Polyphosphorsäure" in synthetischer Chemie.

Polyphosphate, insbesondere Alkaliphosphate, verwendet als Enthärtungsmittel für Wasser, Waschmittelzusätze, bei Käse- und Wurstherstellung, als Lebensmittelzusatzstoff E339–341, als Zusatz zu Kosmetika u. a., z. B.: Calgon®, Grahamsches Salz, Kurrolsches Salz, „Natriumhexametaphosphat". (Hinsichtlich Struktur sind Handelsnamen meist irreführend.) Toxikologisch ebenso harmlos wie Phosphate (ggf. s. Kationenanteil oder osmotischer Effekt).

Phosphorsäure- und **Phosphonsäureester** s. eigenes Kapitel.

Phosphorige Säure und ihre Salze (Phosphite sowie Metaphosphorsäure und ihre Salze; industriell für Synthesezwecke) sind nicht giftig (ggf. s. Kationenanteil).

II. Toxikokinetik und -dynamik

A.

Resorbiert wird weißer **Phosphor**– im Gegensatz zum roten – über Digestions- und Respirationstrakt (roter Phosphor nur bei Inhalation in der Lunge retiniert → chronische Vergiftung), langsam auch von intakter oder verletzter Haut in starker Abhängigkeit von Verteilungsgrad oder Lösungsmittel, im Organismus wird er nur sehr langsam oxidiert bzw. längere Zeit unverändert retiniert und vorwiegend über die Nieren ausgeschieden (als phosphorige Säure bzw. deren Salze). **Wirkung** durch Beeinflussung zahlreicher fermentativ gesteuerter (Stoffwechsel-)Prozesse → vorwiegend Leber- (und Nieren-)Schädigung mit entsprechenden Folgen.

B.

Phosphorwasserstoff (wird aus Phosphiden freigesetzt) wirkt ähnlich wie Arsenwasserstoff, jedoch kaum hämolysierend (vgl. Kap. Arsen); pulmonale Resorption sehr schnell; Resorption über die Haut nicht möglich; nach sehr hohen Dosen Met-Hb-Bildung (toxikologisch nicht relevant). Zur LD: s. Abschnitt I B.

C.

Die in Abschnitt I C genannten Phosphor-Verbindungen haben praktisch keine Beziehung zu Phosphor oder Phosphorwasserstoff (siehe jeweils Hinweis in Abschnitt I C).

III. Symptomatik

A.

Nach **peroraler** Aufnahme von **weißem Phosphor** zunächst Magenschmerzen, Aufstoßen, Erbrechen (evtl. mit Blut und Schleimhautfetzen; Knoblauchgeruch, Phosphorlumineszenz), evtl. Diarrhöe; frühzeitig Schock bzw. Kreislaufkollaps möglich. Meist Übergang in kurzes Stadium relativen Wohlbefindens, dann Nausea, (blutige) Brechdurchfälle, Leibschmerzen, Druckempfindlichkeit der anfangs deutlich vergrößerten Leber, allmählich zunehmender Ikterus (je früher, umso schlechtere Prognose), hämorrhagische Diathese (Haut, Schleimhaut, innere Organe), Muskelschmerzen, evtl. Somnolenz (bei Kindern frühzeitig) oder Erregungszustände mit Delirien, Krämpfe (teils infolge Elektrolyt- und Wasserverlust, Hypoglykämie usw.); Oligurie und andere renale Symptome (s. Laborbefunde). Exitus in den ersten Tagen meist infolge akuter Herz-Kreislauf-Insuffizienz, später im Leberkoma (oder Urämie).

Laborbefunde:
Blut: niedrige Zucker- und Prothrombinwerte, positiver Ausfall der verschiedenen Flockungsreaktionen.
■ Harn: reichlich Gallenfarbstoffe, Eiweiß(zylinder), Erythrozyten, Hb; im terminalen Stadium auch Aminosäuren (z.B. Tyrosin, Leucin).
Stuhl: fettig, acholisch, evtl. blutig und phosphoreszierend.

Nach **Inhalation** von Dämpfen weißen Phosphors → im Verlaufe von 1–2 Tagen Entwicklung ähnlicher Resorptiverscheinungen wie oben. Nach massiver Inhalation von rotem Phosphor(staub) → akute Pneumonie möglich (Retention in Lunge).
Auf der **Haut** verursacht weißer Phosphor Wunden wie bei Verbrennungen (2. oder 3. Grades; bei großflächiger Verbrennung Ausfall der Hautfunktion nach Neuner-Regel beachten!); Resorptivwirkung möglich (vgl. oben und Abschnitt II).

B.

Nach **Inhalation** von **Phosphorwasserstoff** → Kopfschmerzen, Schwindelgefühl, Erbrechen, Durchfall (in leichten Fällen mit Lebensmittelvergiftung verwechselbar, Spontanrückgang), Husten, Foetor ex ore, → Blutdrucksenkung, Herzrhythmusstörungen, Bewusstlosigkeit, Dyspnoe, evtl. Krämpfe. Frühzeitig Exitus infolge akuter Herz-Kreislauf-Insuffizienz oder Lungenödems; sonst nach 1- bis 2-tägiger Latenz Folgen von Leber- und Nierenfunktionsstörungen möglich (vgl. auch Hinweis Abschnitt II B). Selten auch Met-Hb-Bildung.
Nach **peroraler** Aufnahme von **Phosphiden** sind neben gastrointestinalen Beschwerden (und ggf. Kationenwirkung) u.U. Symptome wie bei Phosphorwasserstoff-Vergiftung zu erwarten (s. oben).

C.

Bei allen in Abschnitt I C zusammengefassten Phosphor-Verbindungen siehe jeweils Hinweise in diesem Absatz.

IV. Therapie

A.

Nach **peroraler** Aufnahme von **weißem Phosphor** Magenspülung (besonders nach Aufnahme von Stückchen auch noch nach mehr als 2–3 h sinnvoll) mit 300–500 ml 0,02–0,05%iger Kaliumpermanganat-, 1–2%iger Wasserstoffperoxid- oder 1%iger Kupfersulfat-Lösung bis Spülflüssigkeit nicht mehr knoblauchartig riecht. Anschließend Aktivkohle und isotone Natriumsulfat-Lösung. Cave: Rizinusöl oder Milch (s. auch Kap. 7.2.1 und 3).
Weiter **symptomatisch**: Bei Schock bzw. drohendem Kreislaufkollaps Infusion von Blut(ersatzflüssigkeit), ggf. Noradrenalin (4–8 mg/250 ml unter Blutdruckkontrolle, vgl. auch Kap. 7.1.4), Korrektur des Wasser- und Elektrolythaushaltes (keine unkontrollierte Infusion kaliumhaltiger Lösungen) sowie des Säuren-Basen-Gleichgewichtes (bei Azidose s. auch Kap. 7.1.17). Bei hämorrhagischer Diathese Vitamin K_1 (Phytomenadion; vgl. auch Kap. Antikoagulanzien). Bei stärkeren Schmerzen Analgetika (Vorsicht mit Opioiden, s. dieses Kapitel). Erforderlichenfalls Sauerstoffatmung. Infektionsprophylaxe. Kohlenhydratreiche, fettarme Kost, Nachbeobachtung gefährdeter Organfunktionen. Von weißem Phosphor betroffene **Haut** sofort mit Wasser, möglichst 1–2%iger Kupfersulfat-Lösung abspülen; ggf. Wundexzision nekrotischer Bezirke bzw. offene Behandlung wie Verbrennung. Nachbeobachtung hinsichtlich Resorptivwirkung.

B.

Nach **Inhalation** von **Phosphorwasserstoff** Frischluft, Sauerstoff(be)atmung, sofort Inhalation eines Glukokortikoids (vgl. Kap. 7.1.16) und symptomatische Maßnahmen; insbesondere auf Kreislauf, Lungenfunktion, dann auf Leber- und Nierenfunktion achten, evtl. Acetylcystein zur Prävention von Lungenödem und Leberversagen; erforderlichenfalls Hämodialyse (vgl. Kap. 7.3.2). Maßnahmen sinngemäß wie unter Abschnitt A, s. auch Hinweise in den Abschnitten I–III.

P

Nach **peroraler** Aufnahme von **Phosphiden** sofort 0,1%ige Kaliumpermanganat-, Wasserstoffperoxid- oder Kupfersulfat-Lösung (Konzentrationsangaben stoben) trinken und wieder erbrechen lassen bzw. Magenspülung mit 1–1,5%iger Natriumhydrogencarbonat-Lösung (s. Kap. 7.2.1) bis Spülflüssigkeit nicht mehr knoblauchartig riecht. Weiter symptomatisch (s. oben sowie Abschnitte I–III).

Bei allen übrigen Phosphor-Verbindungen siehe jeweils Hinweise in Abschnitt I

C.

Hinweise zum Inhalt von Literaturbeispielen

Substanzen, Toxikokinetik, -dynamik, Symptomatik und Therapie: Daunderer; Gloxhuber; Seyffart
Besonderheiten im Kindesalter: v. Mühlendahl et al.
Symptomatik und Therapie der Phosphorwasserstoff-Intoxikation: Albrecht
Phosphin-Vergiftungsfall: Popp/Mentfewitz/Götz et al., Stephenson
Chemie und Verwendung einzelner Verbindungen, teilweise mit Hinweisen zu Toxizität, physiologischer Bedeutung und Nachweisverfahren: Römpp

Phosphorsäure- und Phosphonsäureester

(Organo- oder Alkylphosphate)

I. Substanzen

A. Pflanzenschutz- und Schädlingsbekämpfungsmittel (Pestizide)

Als Atem-, Fraß- und Kontaktgifte teilweise auch noch in Altbeständen bedeutsam, als Therapeutika obsolet, beispielsweise:

Azinphos, früher in Gusathion®; geringer toxisch als Parathion (E 605).

Bromophos, früher in Omexan®, Nexion EC 40®, ganz wesentlich geringer toxisch als Parathion (E 605).

Butonat, früher in Fekama AT 25®, Fekama-tribuphon®, Fekama-Tribudan®, Flibol PE 70®; mindertoxischer Phosphonsäureester.

Chlorfenvinphos, in Brilane®, früher auch in Pol-Enolofos®, Birlane®.

Chlorpyrifos, in Ameisenmittel Hortex ®, Insektenstreumittel Nexion®.

Chlorthiophos, früher in Celathion®.

DDVP [O,O-Dimethyl-O-(2,2-dichlor-vinyl)-phosphat], **Dichlorvos**, in Detia Insekten Strip®, Detmolin F®, Detmaol-fum®, Globol-Insektenstrip®, Insektenil DCV®, Insektenil DDVP®, mikrosol-vos®, auch in Kombination mit anderen P-estern (Chlorpyrifos, s. dort!) in Hyganol DD® und Schwabex-Spray®; wesentlich geringer toxisch als Parathion (E 605).

Demephion, früher in Tinox®; weniger toxisch als Parathion; nach längerer Lagerung Toxizitätssteigerung möglich.

Demeton, Gemisch aus Demeton-O bzw. Demeton-S, in Mercaptophos®, Systox® (überholt, aber historisch bedeutungsvoll); Toxizität analog Parathion (E 605). Nach längerer Lagerung beträchtliche Toxizitätssteigerung zu erwarten.

Demeton-O-methyl, Oxydemetonmethyl (s. unten); geringer toxisch als Parathion (E 605).

DFP (O,O-Diisopropyl-fluor-phosphat), **Fluostigmin**, stärker toxisch als Parathion (E 605), Flüchtigkeit und Penetrationsvermögen. Im 2. Weltkrieg als Kampfstoff vorgesehen; **LD** ca. 2,1 mg/kg p. o.

Dimefox, früher in Pestox®, Terra Sytam®; stärker toxisch als Parathion (E 605).

Dimethoat(e), in Bi 58®, Combo Zierpflanzenspray®, Danadim Dimethoat®Perfekthion®, Rogor®; wesentlich geringer toxisch als Parathion (E 605).

EMPTA siehe Abschnitt B.

Ethephon, mindertoxisch, aber stark schleimhautreizend; Wachstumsregulator/Halmstabilisator (in Camposan®, Cerone®, Flordimex®, Sartax®, Terpal C®).

Fenthion, in Lebaycid®.

Malathion, früher in Karbofos® (auch in Fosfotion® und Delicia-Milon®-Präparaten); ganz wesentlich geringer toxisch als Parathion (E 605), evtl. wirkungsverwandt mit o-Trikresylphosphat (s. Abschnitt C).

Methamidophos, in Tamaron®; kasuistisch erfolgreicher Einsatz von kontinuierlicher veno-venöser Hämofiltration über Aktivkohlefilter neben Antidot-Therapie bei Ateminsuffizienz, Multiorganversagen.

Methidathion, in Ultracid 40®.

Methyl-Parathion bzw. Parathion-Methyl, in ME 605 Spritzpulver®, früher in Wofatox®-Präparaten und Kombinationen. Etwas geringer toxisch als Parathion (E 605).

Mevinfos, Mevinphos (früher in PD 5®, Phosdrin®). Toxizität etwa wie Parathion (E 605), hohe Flüchtigkeit und starkes Penetrationsvermögen.

Naled (früher Dibrom); mindertoxisch (früher in Fekama-Naled®, Flobol-Ex®).

OMPA (Octamethyl-tetramino-pyrophosphat), Schradan, Systam; toxischer als Parathion (E 605), wirkungsanalog dem Tabun (s. dort), jedoch weniger toxisch. Früher in Kombination mit Dimefox (s. oben), in Terra-Sytam®.

Omethoat, in Compo Zierpflanzen Spray®, Folimat Rosenspray®, Lizetan®.

Oxydemetonmethyl, in Dipterex MR®; Metasystox R®.

Paraoxon, früher auch als Miotikum verwendet. Toxischer als Parathion (E 605)!

Parathion, Nitrostigmin, in E 605 forte®, Ecombi®, P-O-X®; obsoletes Parasympathomimetikum (nephrotoxisch). **LD** 0,02–0,1 g (reiner Wirkstoff), handelsübliche Formulierungen (als Emulsion, Lösung oder Staub) entsprechend geringer toxisch.

Phosmet, weniger toxisch als Methylparathion.

Phoxim, in Ameisenmittel Bayer®, Baythion EC®.

Pirimiphosmethyl, in Actellic 50®.

Sulfotep, in Bladafum II®; Toxizität ähnlich Parathion (E 605).

Thio-Demeton bzw. **Disulfoton**, Toxizität etwa wie Parathion (E 605).

Trichlorphon, Trichlorfon, (z.B. in Ameisenköder Spiess Urania®, Ameisenköderdose®, Ameisenpräparat®, Combo Ameisenköder®, Loxiram-Ameisenfallen®, Recozit Ameisenbär® sowie in Kombination mit Oxydemetonmethyl in Dipterex MR®). Viel weniger toxisch als Parathion (E 605).

P

B. Chemische Kampfstoffe

Verwendet wurden z.B.:

Tabun, Gelan, Trilon 100; extrem toxisch (> 1 ppm innerhalb kurzer Zeit letal).

Sarin, Trilon 46, noch toxischer als Tabun (s. oben); **LD** ca. 0,28 mg/kg p.o. bzw. 0,05 mg/kg bei Augenkontakt.

Soman, toxischer als Sarin (s. oben).

V-Stoffe, auch VX-Stoffe, bis zu 10-mal toxischer als Tabun (s. dort); gelegentlich auch als Tammelinsche Ester bezeichnet; V-Stoffe und Sarin vornehmlich in sog. Binärkampfstoffen. EMPTA (O-Ethylmethylphosphonothiosäure), Ausgangsstoff zur Herstellung von VX-Kampfstoffen.

C. Lösungsmittel und Weichmacher

Verwendet werden zahlreiche unsubstituierte organische Phosphite und Phosphate sowie Phosphonate (Phosphorigsäureester, Phosphorsäureester, Phosphonsäureester z. B. Disflamoll®-Typen); akut toxisch am ehesten o-Trikresylphosphat, TOP (z. B. in PVC, Igelit®), p. o. ca. 2 g toxisch (Spätwirkungen! s. Abschnitte III und IV).

Trixylenylphosphat als Isomerengemisch z. B. in Hydraulikflüssigkeit für Turbinen (s. eigenes Kapitel).

II. Toxikokinetik und -dynamik

A. und B. Pestizide und Kampfstoffe

Resorption erfolgt ohne nennenswerte lokale Reizerscheinungen rasch über Verdauungstrakt, Atemwege (Inhalation bei fehlerhaftem Umgang mit Spritzmitteln) und Konjunktiva, etwas langsamer aber auch über die Haut (bei Kampfstoffen meist rasch!).

Elimination – teilweise durch hydrolytische oder fermentative Spaltung – im Allgemeinen langsam (Zunahme der Toxizität kann Folge metabolischer Prozesse sein).

Wirkung (teilweise erst nach metabolischer „Giftung") vorwiegend durch (unterschiedlich) lang anhaltende Hemmung (Phosphorylierung) der Cholinesterase → „endogene Acetylcholin-Vergiftung"; muscarin- und nicotinähnliche Wirkungen). Daneben teilweise noch direkte toxische Wirkungen auf ZNS (→ z. B. Hypothermie), Herz-Kreislauf, Lungen, Leber und/oder Nieren sowie unspezifische Folgeerscheinungen (z. B. von Azidose und Hypoxie auf Leber- oder Herzfunktion) möglich. Gefährlichkeit u. U. gesteigert durch Lösungsmittel, Netz- oder Haftmittelzusätze sowie Kombination mit anderen Wirkstoffen.

C. Trikresylphosphat

Resorption von Trikresylphosphat wie bei anderen Phosphorsäureestern (s. oben). Elimination durch Ausscheidung über die Nieren; vorwiegend neurotoxische Wirkung (Schädigung der Vorderhörner des Rückenmarks, der Myelinhüllen u. a.).

III. Symptomatik

A. und B. Pestizide und Kampfstoffe

Beginn (nach einigen Minuten bis mehreren Stunden), Art und Reihenfolge der Vergiftungserscheinungen in Abhängigkeit von vielen Faktoren (z. B. Substanz, Dosis, Lösungsmittel, Resorptionsweg) sehr variabel; in schweren Fällen lebensbedrohliche Situation evtl. schon etwa innerhalb der ersten Viertelstunde.

Typische Symptome (vgl. Abschnitt II und Kap. Parasympathomimetika): vermehrte Speichel-, Tränen-, Schweiß-, Nasen- und Bronchialsekretion; Miosis, Sehstörungen, Kopfschmerzen, Angstgefühl, Nausea, Erbrechen, Darmkoliken, Diarrhöe, Bradykardie (evtl. AV-Block), Blutdrucksenkung, Dyspnoe und Zyanose (Laryngo-, Bronchospasmus, „Lungenödem" – als Folge starker Bronchialsekretion – möglich); Ataxie, Muskelschwäche, Erregungszustände, fibrilläre Muskelzuckungen (Augenlider, Zunge → Gesichts- und Nackenmuskulatur →), evtl. tonisch-klonische Krämpfe, Lähmung, Koma; Exitus an zentral oder peripher bedingter Atemlähmung (weitere Organfunktionsstörungen s. auch Abschnitt II).

Paraklinische Befunde: Frühzeitig Serum-Cholinesteraseaktivität vermindert (bei leichter Intoxikation auf 60–40% d. N., bei mittelschwerer Intox. auf 40–20% d. N., bei schwerster Intox. <20% d. N.; muss nicht der Enzymaktivität in ZNS und anderen Strukturen entsprechen), mitunter noch wochenlang gestört.
Hyperglykämie. Blutbild: Leukozytose, evtl. Lympho- und Eosinopenie, Hämokonzentration. Harn: evtl. mäßige Albuminurie, Glykosurie, Acetonurie.

Symptomarmer Verlauf mit gastrointestinalen Reizerscheinungen und mäßiger Beeinträchtigung des Allgemeinbefindens in leichten Fällen (z.B. nach Aufnahme der im Haushalt zur Fliegenbekämpfung verwendeten Mittel wie DDVP bzw. Dichlorphos, Trichlorphon) oder
paradoxe Symptome wie Mydriasis (initial, final oder ebenso wie) Tachykardie und Hypertonie als Zeichen besonders schwerer Intoxikation.
Zusätzliche (evtl. überwiegende) Intoxikationserscheinungen durch weitere Bestandteile des Präparates wie Lösungsmittel (z.B. Tetralin), Halogenkohlenwasserstoffe (s. Abschnitt I) usw. möglich.
Komplikationen wie Hypoxämie, Ateminsuffizienz, ARDS, Schock, toxische Leberschädigung, Pankreatitis, respiratorische oder metabolische Azidose, Hypokaliämie, kardiale und renale Funktionsstörungen usw.

C. Trikresylphosphat
Zunächst symptomarmer, relativ uncharakteristischer Verlauf (s. oben); nach etwa 7–20 Tagen → schmerzhafte, schwer beeinflussbare Polyneuritis mit Lähmungserscheinungen (bei erhaltener Sensibilität; s. Abschnitt IV.)

IV. Therapie

A. und B. Pestizide und Kampfstoffe

Stets Intubationsbereitschaft. Atemwege frei halten, erforderlichenfalls Atemspende (**Selbstschutz:** keine unmittelbare Mund-zu-Mund- oder -Nase-Beatmung) bzw. Intubation, Absaugung von Bronchialsekret; Beatmung mit Sauerstoffgemisch (initial hohe O_2-Konz.); Venenkatheter legen.

Giftentfernung (bei hochtoxischen Phosphorsäureestern schon erste Minuten lebensentscheidend):
Vor Eintritt bedrohlicher Resorptiverscheinungen, jedoch spätestens 1 Stunde nach **peroraler** Giftaufnahme Erbrechen auslösen bzw. Magenspülung (mit mindestens 30–40 l Wasser und reichlich Aktivkohle möglichst unter Intubation; anschließend je 20–30 g Natriumsulfat und Aktivkohle instillieren. Cave: Rizinusöl, Magnesiumsulfat, Milch, Alkohol; s. Kap. 7.2. In schweren Fällen Magenspülung und Aktivkohle-Gaben im Abstand von 4–6 h wiederholen). Selbstschutz durch Gummihandschuhe.
So schnell wie möglich (**noch vor primärer Giftentfernung**) **Atropin** (u. a. Antidote, s. u.)!
Bei Einwirkung auf die (bekleidete) **Haut**: Sofort Kleidung vollständig entfernen (cave: Berührung benetzter Stellen; diese abtupfen, Tupfer verbrennen) und gründliche wiederholte Körperwaschung mit warmem Wasser (günstig mit 30 %igem Ethanol-Zusatz), alternativ alkalische Seife (oder ca. 5 %iger Natriumhydrogencarbonat-Lösung).
Bei Einwirkung auf das **Auge**: Sofort bei gut geöffnetem Lidspalt gründliches Spülen unter fließendem Wasser; anschließend in jedes Auge 1–2 Tropfen eines geeigneten Mydriatikums (z. B. Tropicamid, Mydrum®), evtl. anästhesierender Zusatz. Wiederholung nach Bedarf.
Nach Atropin-Gabe (s. unten) und Elementarhilfe so rasch wie möglich **Klinikeinweisung** (auch bei scheinbar leichten Resorptiverscheinungen, die z. B. infolge Nachresorption möglicherweise in schwere übergehen).
Unterschiedlich, jedoch meist verhältnismäßig wenig effektiv wirksam sind Hämodialyse und Hämoperfusion (vertretbar z. B. bei Demeton-S-methylsulfoxid und Dimethoat). Vgl. Kap. 7.3.2 und 3.

Antidote: In jedem Fall **Atropin:** In sehr leichten (Verdachts-)Fällen genügt zunächst 1 mg, sonst (nach Beseitigung der Hypoxämie!) initial 2(–5) mg (in 10 ml physiologischer Kochsalzlösung) i. v.; gleiche Dosis in Abständen von 10 min wiederholen, bis Atmung normalisiert und Atropinwirkung über 24–48 h leicht dominiert (Peristaltik eben noch auskultierbar) bzw. Speichel- und Bronchialsekretion annähernd normalisiert! Pupillenreaktion unzuverlässig; leichte Tachykardie anstrebenswert. In schweren Fällen zusätzlich Sauerstoff(be)atmung nötig und Wiederholung der Atropin-Gaben (s. c., p. o. über Tage; oft außergewöhnlich hohe Gesamtdosis nötig). Vgl. auch Kap. Parasympathomimetika.
So bald als möglich (innerhalb der ersten 24–48 h, ca. 5 min nach Atropin-Gabe) außerdem „Cholinesterase-Reaktivatoren" (nur dann, wenn humantoxikologische Erfahrungen vorhanden, z. B. bei Parathion nur bei frühem Einsatz, wirksam auch bei Dimethoat, Oxydemetonmethyl, Endothion, Fenothion, Formothion, Mevinphos, und Trichlorphon; auch bei Kampfstoffen Sarin, Tabun, VX, nicht bei Soman: **Obidoxim**, Toxogonin®, initial als Bolus 4 mg/kg KG i. v., Erhaltungsdosis als Dauerinfusion 750 mg/die über 1.–3. Tag. Neben- bzw. Überdosierungserscheinungen s. Kapitel Hydroxylamin und Oxime und Antidote im Allgemeinen Teil).

II. und III.   Toxikokinetik, -dynamik und Symptomatik

A.

Vorwiegend nur **lokale** Wirkung: Am stärksten bei Phthalsäureanhydriden (in verflüssigter Form) → oberflächliche Verätzungen und schlecht heilende Wunden auf Haut und ggf. Schleimhäuten, am schwächsten bei Estern und Salzen (Phthalate) der Phthalsäure.

Nach **Inhalation** von Dampf bzw. Staub → Missempfindungen in Nasen- und Rachenraum, Bronchitis, besonders bei techn. Phthalsäureanhydrid sowie bei TCPA auch bronchiale Obstruktion möglich; an betroffenem Auge → (Kerato-)Konjunktivitis.

Nach **peroraler** Aufnahme allenfalls Übelkeit, Erbrechen, Diarrhöe. Nur in Extremfällen Nierenfunktionsstörungen zu erwarten.

B.

Phthalimid(-Derivate) und noch stärker Phthalodinitril haben zentralnervöse Wirkungen (s. Nitrile im Kap. Cyanverbindungen sowie Hinweise in Abschnitt I).

IV.   Therapie

Nach **Inhalation** Mundspülung und Gurgeln mit Wasser, erforderlichenfalls Hustensedativa (s. Kap. Hustenmittel) und Sauerstoffatmung. Nach **peroraler** Aufnahme reichlich trinken lassen und durch Gastroenterologen endoskopische primäre Giftentfernung.(cave: Schleimhautschädigung überwiegt meist systemische Wirkung); anschließend Aktivkohle und isotone Natriumsulfat-Lösung (s. Kap. 7.2.3). Phthalsäureanhydrid von der **Haut** mit Seife und viel Wasser entfernen; ggf. fachdermatologische Konsultation. Betroffenes **Auge** ca. 15 min unter fließendem Wasser bei gut geöffnetem Lidspalt spülen, ggf. Überweisung zum Augenarzt.

Nach Giftentfernung **symptomatische Behandlung** (s. auch entspr. Hinweise in den Abschnitten I–III B!).

P

Hinweise zum Inhalt von Literaturbeispielen

Substanzen, Toxikokinetik, -dynamik, Symptomatik und Therapie: Daunderer; Löser
Chemie und Verwendung einzelner Verbindungen: Römpp

Picrotoxin/Strychnin und vergleichbare Pflanzeninhaltsstoffe

I. Substanzen

Picrotoxin (zu 1,5–5 % in Kokkelskörnern, den Früchten von *Anamirta cocculus*; 2–3 g Körner evtl. letal); obsoletes Antidot bei Vergiftungen mit Narkotika, Hypnotika u. Ä.; **LD** etwa ab 20 mg Picrotoxin.

Akut toxikologisch ähnlich zu beurteilen sind
Buxin und andere Buchs(baum)alkaloide (Steroid-Alkaloide der Pregnan-Reihe) aus dem bekannten immergrünen Zierstrauch (*Buxus sempervirens*) ebenso wie
Cicutoxin (kein Alkaloid, sondern Polyin = Polyacetylen) aus dem (Gift-)Wasserschierling, Wüterich, „Kuhtod", „Altsitzer-Kraut" (*Cicuta virosa*; nicht verwechseln mit dem gefleckten Schierling, s. unter Coniin); Wurzelstock besonders giftig, aber auch noch im Heu.

Strychnin (HWZ ca. 10–16 h), [zu ca. 1,25 % in der Brechnuss, *Strychnos nuxvomica* bzw. in Samen zahlreicher Strychnos-Arten neben dem weniger toxischen (Indol-Alkaloid) Brucin u. a.]; **LD** etwa 0,75–3 g Brechnüsse oder „Krähenaugen" (für Strychnin: 5–15–30 mg für Kinder und 50–100–300 mg für Erwachsene); früher als Stomachikum, Tonikum, Roborans, vorwiegend in Form der Tinctura Strychni (enthält ca. 0,25 % Alkaloide) und als Analeptikum (Strychninum nitricum); mitunter noch (nicht in Deutschland) als Rodentizid verwendet. **LD** ca. ab 1 mg/kg; Herz-, Leber- und Nierenkranke sowie Kinder besonders gefährdet.

Im Extremfall konvulsiv:
Campher, Camphora, schlecht wasser-, gut lipidlösliches Keton aus *Cinnamomum camphora* (Campherbaum); auch synthetisiert. Oleum camphoratum (mit 10 %, – forte mit 20 % Campher) obsoletes Analeptikum; 1 Teelöffel Campheröl für Kinder evtl. schon letal. Campherspiritus (10 %ig) und Campherliniment (z. T. seifenhaltig) wegen mild (schleim-)hautreizender Wirkung und des Geruchs vorwiegend verwendet für Kosmetika, als Rubefaziens, Analeptikum und Expektorans (z. B. in Opodeldok, Camphoderm®, Mulmicor®, Pectocor®, Rheunervol®, Vaopin®). Technisch, auch bei Zelluloidherstellung, in Desinfektions- und „Mottenmitteln" (auch Inhalationsgefahr). **LD** p. o. für Erw. mitunter schon ab 2–6 g, für Kleinkinder etwa bei 1 g.

II. Toxikokinetik und -dynamik

Resorption aus Gewebe und über Magen-Darm-Schleimhaut im Allgemeinen rasch (schlecht bei Picrotoxin, bei dem aber selbst nach i. v. Injektion Wirkung erst nach ca. ½ h eintritt). Bei Säuglingen und Kleinkindern Resorption von Campher(-haltigen Präparaten) über Haut und Respirationstrakt toxikologisch bedeutsam.
Elimination prinzipiell durch Entgiftung in Leber und (teilweise unverändert) Ausscheidung über Nieren, Großteil verhältnismäßig schnell, Rest jedoch oft

langsam; bei Campher auch Exhalation (Wirkung bei Erkrankung der Eliminationsorgane erheblich verlängert!).
In toxischen Dosen wirken die angeführten Pharmaka bzw. Pflanzeninhaltsstoffe als **Krampfgifte**, die je nach Angriffspunkt, zu vorwiegend tonischen (typisch: Strychnin → Lähmung hemmender Interneuronen besonders im Rückenmark) oder zu tonisch-klonischen Krämpfen führen (s. Abschnitt III). Infolge der Krämpfe und durch Erregung (→ Lähmung!) kortikaler und subkortikaler Zentren gleichzeitig Störungen der Kreislauf- und Atemfunktion, der Temperaturregulation, des vegetativen Gleichgewichts (z. B. Erregung des Parasympathikus durch Picrotoxin).

III. Symptomatik

Lokale Reizerscheinungen in Digestions- bzw. Respirationstrakt. Nach **Resorption** toxischer Mengen (s. Abschnitt I) treten im Allgemeinen etwa auf: Ruhelosigkeit, Hyperreflexie; Nausea, evtl. Erbrechen; teilweise starke *Erregung* (evtl. mit Halluzinationen, manischen und deliranten Zuständen) sowie Stupor, Bewusstlosigkeit möglich. *Herz-Kreislauf*: Meist zunächst Anstieg, später evtl. Abfall des Blutdrucks bis zum Kollaps, Tachykardie (nach Picrotoxin meist Bradykardie), evtl. Arrhythmie, Palpitationen → Asystolie(gefahr).
Atmung gewöhnlich beschleunigt; vorwiegend bei Strychnin und Picrotoxin infolge Krampf der Atemmuskulatur behindert oder zeitweilig unmöglich → Zyanose, Asphyxie; Gefahr von Lungenödem oder zentraler Atemlähmung.
Pupillen je nach Sauerstoffversorgung (Mydriasis schon frühzeitig bei Asphyxie) und dem vegetativen Tonus (z. B. Miosis bei Picrotoxin).
Körpertemperatur gewöhnlich deutlich erhöht (bis > 42 °C), in Extremfällen sowie nach Campher und Picrotoxin u. U. niedriger. Miktions- und Defäkationsstörungen möglich.
Säuren-Basen-Haushalt: Am ehesten Azidose zu erwarten.

P

Krämpfe

Bei **Strychnin** meist eingeleitet durch Ziehen, Steifheit, Zuckungen in einzelnen Muskelpartien (zunächst vorwiegend Kau- und Nackenmuskulatur) → rasch einsetzende generalisierte tonische Krampfanfälle mit Opisthotonus (Gefahr von Wirbelbrüchen), gestreckten Extremitäten (Strecker überwiegen; Gefahr von Muskelrissen), Trismus, Risus sardonicus, Protrusio bulbi. Gewöhnlich erhaltenes Bewusstsein. Qualvoller Krampfanfall (mit Zyanose des Gesichts, Dyspnoe, evtl. kurzzeitigem Aussetzen der Atmung) meist nach einigen Minuten abklingend, jedoch schon durch kleinste (sensorische) Reize erneut ausgelöst. Exitus bei jedem Anfall durch Erstickung (muskulär, nach großen Dosen auch zentral bedingt) oder nach mehreren Attacken infolge Erschöpfung bzw. Herz-Kreislauf-Versagen möglich.

Bei **Picrotoxin** und vergleichbaren Alkaloiden (s. Abschnitt I) in schweren Fällen vergleichbar mit Strychnin, häufig aber mit epileptiformen Anfällen kombiniert; nicht so leicht durch äußere Reize auszulösen; ähnlich wie auch bei **Campher** evtl. in Lähmung übergehend. (curariforme Wirkung von Brucin, N-Methyl-Strychnin und extremen Strychnin-Dosen praktisch weniger bedeutsam.) Nach Campher evtl. auch Nierenreizung (s. Kapitel Ätherische Öle).

IV. Therapie

Nach peroraler Aufnahme toxischer Dosen (s. Abschnitt I) wegen Gefahr der Krampfauslösung keine Magenspülung (→lebensbedrohliche Krampfanfälle); Spülung unter Narkose mit 0,2%iger Kaliumpermanganat-Lösung zumindest in bedrohlichen Fällen zweckmäßig. In früher Phase perorale Gabe von Aktivkohle (bis 1 g/kg) und isotoner Lösung von Glaubersalz (s. Kap. 7.2.3). Im Vordergrund steht die **Sicherung der Atemwege** durch frühzeitige Intubation, **Kontrolle der Krampfaktivität** (s. u.), Prävention von Rhabdomyolyse und Nierenversagen. Zum Nutzen wiederholter Vergleiche von Handschriftproben siehe Allg. Teil, Kap. 6.2.14.

Weiter symptomatisch: **Ruhe** und Fernhalten äußerer Reize (dunkles Zimmer). Bei starker Erregung oder **Krampfbereitschaft** frühzeitig zunächst Diazepam (Faustan®, Valium®; 0,2 mg/kg i. v.; Vorsicht insbesondere bei Hypotonie und tonischen Krämpfen). Bei epileptiformen Krämpfen sofort Gummikeil oder geeigneten Ersatz zwischen Zähne (Zungenbissgefahr!) und Antikonvulsiva wie in Kap. 7.1.9. Bei Erfolglosigkeit Narkotisierung oder Analgosedierung unter Muskelrelaxation (Vecuronium, Pancuronium) und kontrollierter Beatmung (s. auch Kap 7.1.9).

Hauptgefahr im Allgemeinen nach 3–4 h überwunden.

Bei schwerer Vergiftung mit Picrotoxin oder Strychnin muss leichte Narkose evtl. 2–3 Tage aufrechterhalten werden (absteigende Dosen!); bei unzureichender Beseitigung des pathologischen Tonus zusätzlich kurzwirksame Muskelrelaxanzien unter üblichen Kautelen. Wichtig ist bei schweren Vergiftungen Überbrückung der Atemstörung (rechtzeitig Intubation oder Tracheotomie, Bronchialtoilette, künstliche Atmung, Sauerstoff mindestens während der Anfälle!). Vgl. auch Kap. 7.1.10.

Dauerinfusionen von 5%iger Traubenzuckerlösung (auch zur Förderung der Ausscheidung; hinreichende Diurese beachten). In protrahierten Fällen (s. Abschnitt II!) Kontrolle und ggf. Korrektur des Säuren-Basen-Gleichgewichtes (cave: Azidose; s. dazu auch Kap. 7.1.17).

Bei Hyperpyrexie kalte Packungen, Alkoholumschläge usw.

Cave: andere zentrale Analeptika sowie Opioide, langwirkende Barbiturate, Phenothiazine, Physostigmin.

Sekundäre Detoxikation: Diureseförderung wie in Kap 7.3.1; bei Campher-Intoxikation Hämodialyse oder Hämoperfusion im Extremfall möglicherweise erfolgreich (s. Kap. 7.3.2 und 7.3.3).

Hinweise zum Inhalt von Literaturbeispielen

Toxikokinetik, -dynamik, Symptomatik, Therapie der Strychnin- und/oder Picrotoxin-Vergiftung: Albrecht; Daunderer; Flood; Moeschlin; Scheffold/Heinz/Albrecht et al.; Seeger
Toxikologie und Wirkung der Alkaloide aus Buchsbaum: Frohne/Pfänder; Hegnauer
Toxizität von Strychnos-Arten: Philippe/Angenot/Tits et al.
Nachweis von Strychnin: Duverneuil/de la Grandmaison/Mazancourt ; Pragst/Hallbach/Geldmacher-v. Mallinckrodt et al.
Toxikologie der Polyine (z. B. aus Wasserschierling): Frohne/Pfänder; Heywood; Liebenow/Liebenow; Teuscher/Lindequist; Theus; Wittstock
Verwendung des Strychnins aus afrikanischen Arzneipflanzen zu Pfeil- und Jagdgiften: Neuwinger

Pilze

I. Substanzen

A. Rasch (nach ca. ¼–2 h) wirksame Pilze

Wichtig sind: **Falten-Tintling**, **Knoten-Tintling** (*Coprinus atramentarius*), allein harmlos, toxisch aber (Coprin-Gehalt) bei gleichzeitigem Alkoholgenuss (s. Kap. Thiurame) – möglicherweise sind auch andere Tintlinge (z. B. Glimmer-Tintling, *C. micaceus*) ähnlich wirksam. Vorkommen: Mai–November, auf Wiesen, Feldern und Gartenland. Siehe Abb. 13.

Fliegenpilz (z. B. **Amanita muscaria**, aber auch gelb- oder braunhütige Formen); toxikologisch bedeutsam sind darin unter anderem neben wenig Muscarin vor allem die psychotropen Isoxazole (Ibotensäure → Muscimol, Muscazon) und das „Muscaridin" bzw. „Pilzatropin", „Myko- oder Myzetoatropin" (Gehalt und Relation regional und temporär unterschiedlich). Brauner Fliegenpilz (Königs-Fliegenpilz, *Amanita regalis*) wahrscheinlich etwas toxischer. Vorkommen: Juli–November besonders in Nadelwäldern. Verwechslungsmöglichkeiten mit dem Perlpilz („Waldchampignon", *Amanita rubescens*); Parasolpilz (*Macrolepiota procera*). Siehe Abb. 3.

Gelbgrüner Wulstling, gelblicher Knollenblätterpilz (*Amanita citrina*), verwechselbar mit Champignons und Grünling (Echter Ritterling). Vorkommen: August–November, besonders in sandigen Nadelwäldern. Unbekannte, hitzelabile Wirkstoffe. In Extremfällen hepatotoxische und neurotoxische Spätwirkung möglich.

Grünblättriger Schwefelkopf (*Hypholoma fasciculare*); neben toxischen Triterpenen noch mehrere Zytotoxine; möglicherweise hepatotoxisch (s. daher auch Abschnitt B). Vorkommen: fast das ganze Jahr, an Laub- und Nadelholzstümpfen; sehr häufig. Verwechslungsmöglichkeiten: Hallimasch, Graublättriger Schwefelkopf, Stockschwämmchen. Siehe Abb. 5.

Kahler Krempling (*Paxillus involutus*); enthält Hämolysine und unbekannte Gifte, die mitverantwortlich sind für vegetative bzw. Kreislaufstörungen und toxi-

P

sche Hämolyse („Paxillus-Syndrom"). Selbst bis zu 20 min gekochte Pilzgerichte können toxisch wirken. Vorkommen: Juni–Oktober, in Nadel- und Laubwäldern; sehr häufig. Allenfalls mit braunen Milchlingen verwechselbar. Siehe Abb. 7. Inhaltsstoffe mitunter als Antigene wirksam → immunhämolytische Anämie möglich.

Karbol-Champignon, Gift-Egerling (*Agaricus xanthoderma*), auch Karbol- oder Tinten-Egerling oder weißer Giftchampignon genannt. Kann von essbaren Champignons nur dadurch unterschieden werden, dass er beim Anschneiden stark gilbt und beim Kochen nach Karbol riecht. Vorkommen: Juli–Oktober, in Gebüsch, auf Wiesen und Weiden.

Kartoffel-Bovist (*Scleroderma citrinum*); verwechselbar mit essbaren Bovisten und Trüffeln. Vorkommen: Juli–November, in Wäldern; sehr häufig. Unbekannte Wirkstoffe.

Kronen-Becherling (*Sarcosphaera crassa*); unbekannte Wirkstoffe; möglicherweise auch hepatotoxisch. Verwechslung mit essbaren Becherlingen möglich.

Milchlinge (Lactarius-Arten), z. B. Gift- oder Birken-Reizker (*L. torminosus*). Terpenoide Substanzen; Toxizität auch nach Abkochen vorhanden. Bruch-Reizker, Maggipilz (*L. helvus*) wird als Gewürzpilz verwendet.

Pantherpilz (*Amanita pantherina*), toxikologisch wie Fliegenpilz (s. oben), aber giftiger als dieser. Vorkommen: Juli–Oktober, in Laub- und Nadelwäldern. Verwechslungsmöglichkeiten: Perlpilz („Waldchampignon"), Grauer Wulstling. Siehe Abb. 4.

Riesen-Rötling (*Entoloma sinuatum*); neben Giftwirkung auf den Magen-Darm-Trakt möglicherweise auch hepatotoxisch. Verwechselbar mit Champignon.

Risspilz (Inocybe-Arten), z. B. Ziegelroter oder Mai-Risspilz (*I. patouillardii*; s. Abb. 1); verwechselbar mit Maipilz (Mai-Ritterling) und Champignon. Vorkommen: Mai–Juni, besonders in Laubwäldern und Parkanlagen. Risspilze enthalten Muscarin, u. U. auch Halluzinogene.

Satanspilz, **Satans-Röhrling** (*Boletus satanas*); möglicherweise muscarinartige und hepatotoxische Inhaltsstoffe. Durch Abkochen Toxizitätsminderung. Vorkommen: August–September, besonders unter Buchen auf Kalkboden. Verwechslungsmöglichkeiten: Hexenpilz, Steinpilz. Siehe Abb. 6. Ähnlich auch Netzstieliger **Hexen-Röhrling** (*Boletus luridus*). In Verbindung mit Alkohol evtl. ähnlich wirksam wie Falten-Tintling (siehe oben).

Täublinge (Russula-Arten), z. B. Speitäubling, Speiteufel (*R. emetica*); möglicherweise leicht hepato- und nephrotoxisch sowie muscarinartig wirksam.

Tiger-Ritterling (*Tricholoma pardinum*); enthalten Terpen-Abkömmlinge, verwechselbar mit grauen und braunen Ritterlingen. Vorkommen: August–Oktober, in Laub- und Nadelwäldern, besonders auf Kalkboden. Siehe Abb. 8.

Trichterlinge (Clitocybe-Arten), z. B. Feld-Trichterling (*C. dealbata*), Gift-Wiesen-Trichterling (*C. rivulosa*); enthalten Muscarin (gleiche Giftwirkung wie Risspilze, s. o.), Verwechslungsmöglichkeiten: Mehlpilz (Rasling), Nelken-Schwindling. Vorkommen: Juli–November, in Wäldern und auf Wiesen. Siehe Abb. 2.

B. Langsam (nach ca. 5–12–48 h) wirksame Pilze

Knollenblätterpilze, vorwiegend verwechselt mit Champignons. Beachte: Lamellenfarbe bei Champignons rosa bis schokoladenbraun, bei Knollenblätterpilzen weiß (bis grüngelblich!).
Sehr giftig sind:
Grüner Knollenblätterpilz, Knollenblätterschwamm (*Amanita phalloides*); wichtigste Merkmale: knollig verdickte Stielbasis, oft tief im Boden steckend, manschettenartiger Ring am oberen Drittel des Stiels (s. Abb. 9!). Vorkommen: Juli–September, besonders unter Eichen (Parkanlagen). Gefährlichster Giftpilz (bis zu 70 % d. F. letal), enthält u. a. teilweise hitzeresistente, wasserlösliche, sehr toxische Zyklopeptide (Phalloin, Phalloidin sowie die noch wesentlich giftigeren, erst später wirksamen Amanitine; auch in Dickdarminhalt und Urin nachweisbar; siehe auch Hinweis am Ende von Abschnitt IV!). **LD** für Erwachsene etwa 30–50 g des frischen Pilzes. (Möglicherweise mindert gleichzeitig aufgenommener Alkohol die Toxizität.) Neben Champignons auch verwechselbar mit dem Grünling (Echter Ritterling) und Grünen Täubling.
Weißer Knollenblätterpilz, Frühlingsknollenblätterpilz (*Amanita verna*); Vorkommen und Toxikologie etwa wie Grüner Knollenblätterpilz (s. oben und Abb. 10).
Spitzhütiger Knollenblätterpilz, Kegeliger Wulstling (*Amanita virosa*); toxikologisch etwa wie Grüner Knollenblätterpilz (s. oben und Abb. 11). Vorkommen: Juli–September, besonders im Nadelwald.
Frühjahrs-Lorchel (*Gyromitra esculenta*, enthält Gyromitrin = N-Methyl-N-formylhydrazon des Acetaldehyds), auch bezeichnet als falsche Morchel, Stockmorchel, Hasenmauroche, Lauerchen, Laurich, Früh- oder Speise-Lorchel; häufig verwechselt mit der Speise-Morchel (*Morchella esculenta*. Beachte: Im Gegensatz zu dieser ist Hut der Lorchel charakterisiert durch hirnartig gewundene Falten, wulstig verbogene Lappen, regelloses Aussehen). Vorkommen: März–Mai, besonders in sandigen Kiefernwäldern (im Gegensatz zur Speise-Morchel). Toxizität je nach Pilzstandort und -alter sowie individueller Empfindlichkeit, gemindert durch gründliches Kochen (und Verwerfen des Kochwassers) oder Trocknen. (etwa 10–50 % d. F. letal.) Siehe Abb. 12.

P

Orangefuchsiger Hautkopf (*Cortinarius orellanus*) und andere Cortinarien, (Haar-)Schleierlinge vorwiegend nephrotoxisch (hitzestabile Orellanine), verursacht nach 3–14 Tagen das „Orellanus-Syndrom" (gastroenteritische, neuralgische, anurische Symptome).
Lärchenschwamm (*Fomitopsis –, Polyporus officinalis = Agaricus albus*), an Lärchenbäumen schmarotzender Pilz, enthält Agaricin: u. a. drastisch wirkendes Harz (s. Kap. Laxanzien) und Agaricinsäure (= Cetylcitronensäure), Acidum agaricinicum (früher gern als Antihidrotikum verwendet).

Speisepilze und andere essbare Pilze können in rohem Zustand giftig sein. Siehe auch Hinweis in Abschnitt II und im Kap. Nahrungsmittel.
Selektive Speicherung radioaktiver Spaltprodukte bzw. von Schwermetallen in einigen Speisepilzen (bes. Champignon-Wildpilzarten) akut toxikologisch kaum bedeutsam.

Beachte: Bei Aufnahme zunächst nicht definierter (Gift-)Pilze ist Identifikation durch Analyse der Sporen, die sich auch im Magensaft nicht (teilweise aber beim Kochen) verändern, sinnvoll.

II. Toxikokinetik und -dynamik

Resorption von Pilzinhaltsstoffen über Magen-Darm-Trakt nur teilweise und ebenso wie **Elimination** (zum Großteil durch Ausscheidung über die Nieren) unterschiedlich rasch. Verschiedentlich auch tubuläre Rückresorption und enterohepatischer Kreislauf (z.B. Zyklopeptide des Knollenblätterpilzes).

Wirkung: Giftigkeit nicht bei allen Pilzen durch Zusätze, Kochen oder Trocknen zu beseitigen (s. Hinweise in Abschnitt I) und nicht mit einfachen Methoden (z.B. Blaufärbung eines Silberlöffels) zu beurteilen. Auch essbare Pilze sind mitunter giftig, wenn sie nicht sachgemäß zubereitet wurden oder wenn durch unzweckmäßige Aufbereitung Gelegenheit zur Bildung von Bakterientoxinen (s. Kap. Nahrungsmittel) oder Zersetzungsprodukten (Phenylethylamin u.a.) bestand oder wenn sie durch Pestizidrückstände verunreinigt sind. Typisch für **Pilze des Abschnitts I A:** rascher Wirkungseintritt, Gastroenteritis mit Folgen starken Wasser- und Elektrolytverlustes. Muscarin enthaltende Pilze (s. Abschnitt I A) → „Muscarin-Syndrom" (s. Abschnitt III); Wirkung von Fliegen- und Pantherpilz je nach Relation Muscarin-:Muscaridin-Gehalt gewöhnlich starkes Überwiegen der zentralen atropinartigen Wirkung (s. Kap. Parasympatholytika), die vorwiegend beim Fliegenpilz und Pantherpilz durch psychotrope Inhaltsstoffe (z.B. Isoxazole, s. Abschnitt I A) modifiziert werden kann.

Zu spezifischen Eigenheiten siehe jeweils auch Hinweise in Abschnitt I A!

Pilze des Abschnitts I B: Wirkungsbeginn erst nach Latenz (deutet im Allgemeinen auf schlechte Prognose!); in 1. Phase der Vergiftung → Wasser- und Elektrolytverlust (Kalium, Natrium, Chloride) als Folge der Gastroenteritis; in 2. Phase zusätzlich Organwirkung der Toxine (besonders auf Leber, aber auch Herz, Nieren, Lunge, ZNS, Skelettmuskulatur) lebensbedrohlich. Kinder und Leberkranke besonders gefährdet.

Bei allen Pilzen sind (pseudo-)allergische Reaktionen möglich, z.B. auch durch Einatmung von Pilzsporen (→ Pilzzüchter-Lunge).

Beachte: Bei gleichzeitigem Genuss bestimmter Pilze (z.B. Tintlinge) und Alkohol → Acetaldehyd-Syndrom möglich, vgl. Kap. Thiurame.

III. Symptomatik

A.

Nach Aufnahme von **Pilzen des Abschnitts I A:** rasch (binnen ¼–2 h) einsetzend: gastrointestinale Symptome wie Übelkeit, Erbrechen (bleibt häufig aus, z.B. bei Pantherpilz-Vergiftung), Leibschmerzen, starke Diarrhöe; evtl. Kollapsneigung. In leichten Fällen Rückbildung im Laufe eines Tages, bei stärkerem Brechdurchfall erheblicher Wasser- und Elektrolytverlust → Wadenkrämpfe, Oligurie, Anurie, Kreislaufkollaps und später Lungenkomplikationen möglich. „Muscarin-Syndrom" (s. Abschnitt I, II sowie Kap. Parasympathomimetika und Nicotin): rasch einsetzendes Hitzegefühl, Schweißausbrüche, vermehrte Speichel- und Tränensekretion; Darmkoliken; Bradykardie, leichte Miosis(!), evtl. Blutdrucksenkung, Kollaps, Lungenödem. Meist Rückbildung binnen 12 Stunden, in schwersten Fällen u. U. letal.

„Pilzatropin"-Wirkung (s. Abschnitte I und II): zentrale Erregungszustände ähnlich wie bei Atropin-Vergiftung (s. Kap. Parasympatholytika), meist Mydriasis, daneben aber u. U. auch Salivation, Bradykardie usw. (s. oben) sowie psychotische Symptome möglich. „Antabus-artige" Wirkung (vgl. S. 673–674) und andere Effekte siehe jeweils auch im Abschnitt I A.

B.

Nach Aufnahme von **Pilzen des Abschnitts I B**: Latenz (ca. 5–8–48 h, s. Abschnitte I und II), dann Gastroenteritis-Symptome → Folgen wie unter A. In leichten Fällen Rückbildung im Verlauf von etwa 2 Tagen, allenfalls rasch vorübergehende, wenig auffallende Leberbeteiligung. In schweren Fällen Koliken, Erbrechen und wässrig-blutige Durchfälle etwa eine Woche anhaltend → Exsikkose, Elektrolytverlust (s. Abschnitt II), → Wadenkrämpfe, Oligurie, Albuminurie, Ketonurie, Anurie (Urämiegefahr); Blutdrucksenkung, akute Herz-Kreislauf-Schwäche, Zyanose, Kollapstemperatur, Exitus letalis (etwa bis zum 4. Tag) oder scheinbare Besserung möglich; etwa ab 2.–5. Tag Manifestation des Leberschadens: Ikterus; Leber vergrößert, druckschmerzhaft, pathologische Leberfunktionsproben (Erhöhung der Transaminasenwerte hinken evtl. nach; Prothrombin stark gesenkt →), hämorrhagische Diathese bei Verbrauchskoagulopathie. Hypoglykämie; besonders terminal auch tetaniforme Krämpfe (bevorzugt bei Kindern), Lähmungen, Stupor. Exitus infolge rasch entstehender akuter gelber Leberdystrophie im Coma hepaticum bzw. durch Kreislaufversagen. Ausnahmsweise weitere Folgen von Organschäden (s. Abschnitt II) ausschlaggebend. Zur Einschätzung des Schweregrades/der Prognose der Vergiftung mit Knollenblätterpilzen siehe auch Hinweise in Abschnitt IV B.

IV. Therapie

A.

Nach Aufnahme von **Pilzen des Abschnitts I A**: falls noch lohnend und weder Erregungszustände noch pathologische Kreislaufreaktionen erkennbar sind, primäre Giftentfernung durch induziertes Erbrechen und/oder Magenspülung (dicker Schlauch, Zusatz von Aktivkohle; auch übrige Teilnehmer der Mahlzeit u. U. rechtzeitig erfassen), anschließend Aktivkohle und isotone Natriumsulfat-Lösung (s. Kap. 7.2.1–3).

Weiter **symptomatisch**: Besonders bei schweren Brechdurchfällen kontrollierter Wasser- und Elektrolytersatz (Normalwerte s. Kap. Wasser), evtl. mit Lävulose oder Dextrose. Bei bedrohlicher Blutdrucksenkung siehe Hinweise in Kapitel 7.1.4. Bei „Muscarin-Syndrom" (s. Abschnitt III A): Atropin wie im Kap. Parasympathomimetika, jedoch nicht bei Fliegenpilz- oder Pantherpilz-Vergiftung. Bei tetanischen Symptomen ein injizierbares Calciumsalz (z. B. Calcium gluconicum 10%ig) langsam i. v. Bei immunhämolytischer Anämie u. U. Plasmapherese (ohne Blutaustausch) sinnvoll. Gastroenteritis-Diät! Zum Nutzen wiederholter Vergleiche von Handschriftproben siehe Allgemeiner Teil, Kap. 6.2.14.

B.

Nach Aufnahme von **Pilzen des Abschnitts I B**:
Bei Verdacht auf Amatoxin-Vergiftung sofortiger Behandlungsbeginn auf Intensivstation, unabhängig vom Vorliegen eines Urinnachweises.
Primäre Dekontamination: Auslösen von Erbrechen und Magenspülung (in der Latenzphase immer, in der gastrointestinalen Phase bei Verdacht auf verbliebene Pilzreste, individuell prüfen bis 36 h nach Aufnahme) und/oder anschließende Gabe von reichlich Aktivkohle sowie Natriumsulfat (vgl. Kap. 7.2.3).Gleiche Maßnahmen prophylaktisch bei noch symptomfreien Pilzmahlzeit-Teilnehmern. Erbrochenes bzw. erste Spülflüssigkeitsportion asservieren, Abnahme von Urin- und Blutproben (auch bei Pilzmahlzeit-Teilnehmern) zur enzymimmunologischen Bestimmung/Ausschluss von Amanitin (Amatoxin-Spiegel korrelieren nicht mit klinischem Verlauf). In Frühphase großzügige Flüssigkeitszufuhr (forcierte Diurese (bis 48 h nach Pilzmahlzeit, Elektrolytverluste substituieren).
Bei erhärtetem Verdacht auf (schwere gastrointestinale Symptomatik, Latenzzeit länger als 4 h und Essen unkontrollierter Pilze) oder bei nachgewiesener Amanitin-Vergiftung (Pilzbestimmung und/oder Giftnachweis): Antidot-Therapie!
Antidot: Silibinin, Legalon®, [4 × 2 h Infusionen; Gesamtdosis 20(–50) mg/kg × d)] in 5% Glukose-Lösung oder physiologische Natriumchloridlösung über 3–5 Tage.
Sekundäre Dekontamination durch beschleunigte Elimination des Amatoxins aus enterohepatischem Kreislauf: bei fehlendem Erbrechen, Duodenalsonde oder wiederholte Gabe von Aktivkohle; bei spontanem Erbrechen Duodenalsonde (evtl. nasobiliäre Sonde) zum Absaugen der Galle; evtl. auch orthograde Darmspülung bzw. hohe Einläufe. Sind nach Anamnese und Klinik schwere Leberschäden zu erwarten bzw. bei beginnender Leberschädigung: Leberkomaprophylaxe und supportive Therapie: Prophylaxe eines Coma hepaticum (z. B. 6 × 1 g Paromomycin über Duodenalsonde; 50 mg/kg × d Neomycin p. o.; 3–4 × 15–50 ml/d Lactulose), bei Gefahr der Entwicklung einer hepatischen Enzephalopathie (leicht und frühzeitig an Störungen der Graphomotorik erkennbar) sofort Konsultation eines Transplantationszentrums. Indikation zur Lebertransplantation kann nur individuell gestellt werden.
Hämodialyse nur bei Nierenversagen (Hämoperfusion nicht wirksamer und risikoreicher, deshalb nicht empfohlen).

Prognose: schlecht bei kurzer, asymptomatischer Latenz, spätem Therapiebeginn, tiefem Abfall des Quick-Wertes (10%: infaust; > 20–40% Überleben wahrscheinlich), jungem Alter (< 10 Jahre).
Experimentelle Therapien und anekdotische, unwirksame Methoden: Cimetidin, Cytochrom C, Taurolin, bestimmte Choleretika oder Vitamine, Insulin, Wachstumshormon, Kortikosteroide, Thioctsäure, hyperbarer Sauerstoff.

Penicillin aufgrund der Datenlage bei Enjalbert (vgl. Literaturbeispiele) nicht mehr empfohlen. Der Wert von N-Acetylcystein (Fluimucil®) in analoger Anwendung wie bei Paracetamol (s. dort) ist nicht gesichert.

Bei negativem Amatoxin-Nachweis sowie bei Pilzarten, die andere Toxine enthalten, wiederholte Gabe von Aktivkohle und **symptomatische Therapie**.

Symptomatisch: Korrektur des Wasser- und Elektrolythaushaltes, aufgrund Kontrolle bzw. Korrektur von Hämatokrit, Serumeiweiß, Blutzucker, EKG; evtl. auch Korrektur des Säuren-Basen-Haushaltes erforderlich.
Bei Schock bzw. Kollaps kontrollierte Infusionsbehandlung wie Kap. 7.1.5 (bei Hyperkaliämie und Diuresehemmung → cave: Kaliumzusatz), erforderlichenfalls Gabe von Vasopressoren.
Bei Erregungs- und Angstzuständen vorsichtige Sedierung mit Tranquillizern wie z. B. Diazepam oder Lorazepam Bei Hypoprothrombinämie bzw. hämorrhagischer Diathese Vitamin K_1 (nicht gleichzeitig Vitamin C zusetzen), Gerinnungsfaktoren (s. Kap. Hämostyptika), Fresh-frozen-Plasma (FFP), Plasmatransfusion und/oder Frischblut entsprechend aktuellen Werten. Bei Verbrauchskoagulopathie neben Volumen- und Elektrolytsubstitution möglichst frühzeitig Heparin, evtl. zusätzlich Gerinnungsfaktor.
Bei (pseudo-)allergischen Reaktionen Maßnahmen sinngemäß wie in Kapiteln Analgetika/Antipyretika oder Histamin.

Diät: Bis zum Sistieren des Erbrechens nur Tee, dann bis zur Besserung der Leberfunktion kohlenhydratreich, eiweißarm, fettfrei; später vorsichtiger Übergang zu eiweißreicher, fettarmer Kost. Striktes Alkoholverbot.

P

Hinweise zum Inhalt von Literaturbeispielen

Toxikokinetik, -dynamik, Symptomatik, Therapie: Albrecht; v. Mühlendahl et al.; Seeger; Seeger/Neumann
Knollenblätterpilz-Intoxikation: Enjalbert et al.; Seyffart
Systematik, Pilzbestimmung mit umfassendem Bildmaterial, z. T. Diagnostik, Symptomatik und Therapie: Bresinsky/Besl; Cetto; Flammer/Horak; Michael/Henning; Dähncke
Pilztoxine: Roth/Frank et al.; Liebenow/Hahn; speziell *Amanita phalloides*: Vetter
Nachweis von Pilzgiften: Degel/Maurer
Schimmelpilze: Reiß
Radioaktive Spaltprodukte und Schwermetalle in Pilzen: Flammer/Horak
Gesetzliche Regelungen des Verbraucherschutzes: Roth/Frank et al.
Geeignete Infusionslösungen: Hartig
Graphomotorische Störungen in Frühstadien und Verlauf hepatischer Enzephalopathien (mit Quellenverzeichnis): Ludewig (1999); Ludewig et al.; Wildt

Plasmaexpander, Volumenersatzmittel

I. Substanz

Dextrane (Glukopolysaccharide; Zahl hinter Kurzbezeichnung gibt mit 1 000 multipliziert mittleres Molekulargewicht an, von dem die spezielle Indikation und das Risiko abhängen):

■ Dextran 1 (HWZ 1,9 h),

■ Dextran 40 (HWZ 3–4 h),

■ Dextran 60 und 75 (HWZ 6– > 8 h).

In Deutschland als Infusionslösung nicht mehr gebräuchlich, teilweise in Kombination mit Hypromellose als Filmbildner lokal angewandt, z. B. in Isopto-Naturale®.

Hydroxyethylstärke (MG zwischen 70 000 und 450 000), in Expafusin®, Haemofusin®, HAES-Rheopond 70, HAES-steril,®, Hemohes®, HyperHAES®, Infukoll HES®, Plasmafusin® HES 450, Rheohes®, Serag-HAES, VitaHES®, Voluven®.

Gelatine-Präparationen (polymerisierte Polypeptidfragmente aus tierischen Kollagenen). Elektrolytlösungen werden zugesetzt:

■ succinylierte Gelatine (in Deltagelin in Ringeracetat, Gelafundin®, Gelafusal®),

■ Harnstoff-Gelatine-Polymerisat (in Haemaccel®).

Humanalbumin, bis zu 20 % in Infusionslösungen.

Kristalloide Volumenersatzmittel, wie Ringer-, Tyrode- und andere Elektrolytlösungen, vorwiegend bei geringem Volumenverlust indiziert, besonders zur Korrektur von Störungen im Mineralhaushalt oder Säuren-Basen-Gleichgewicht (s. daher auch in Kapiteln 6.1.17; 7.1.18 und „Wasser" unter entsprechendem Kation und in ROTE LISTE®)

II. Toxikokinetik und -dynamik

Zu den unterschiedlichen Halbwertszeiten der **Dextrane** im Blut s. Abschnitt I. Ausscheidung der Dextrane 1–40 vorwiegend über Nieren; nach vorübergehender Speicherung der (restlichen) Dextrane im RES langsamer Abbau zu H_2O und CO_2. D 40 vermindert Viskosität des Blutes, hemmt Aggregation von Thrombozyten und Erythrozyten, die dagegen von D 60 eher begünstigt wird.

Dauer des Volumeneffektes der **Hydroxyethylstärke** etwa wie bei Dextranen. Langsamer Abbau durch Serumamylase (abhängig von Molekulargewicht und Substitutionsgrad); ähnliche rheologische Eigenschaften wie Dextrane.

Verweildauer der **Gelatine** in Blutbahn kürzer als bei Dextranen (bis zu 50 % im Verlaufe der Infusion eliminiert), innerhalb weniger Stunden Ausscheidung vorwiegend über Nieren, Rest wahrscheinlich metabolisiert.

Humanalbumin hat hohe Wasserbindungskapazität (ca. 18 ml/g), lange intravasale Verweildauer (Volumenwirksamkeit bei ungestörter Kapillarpermeabiltät ca. 4 h) → Volumen- und kolloidosmotischer Effekt. Für unerwünschte Wirkungen der Präparationen können neben Mono- und Dimeren auch höhermolekulare Polymere des Albumins sowie ein herstellungsbedingter Aluminiumgehalt (max. 200 µg/l zulässig) mitverantwortlich sein (s. ggf. Kap. Aluminium).

III. Symptomatik

Gefährdung am ehesten durch allergische bzw. anaphylaktoide Reaktionen (s. Kap. Histamin), Hypervolämie, Hyperhydratation, schwere Herzinsuffizienz, hämorrhagische Diathese sowie durch Nichtbeachtung jeweils spezifischer Gegenanzeigen oder Anwendungsbeschränkungen. Schwer spaltbare Hydroxyethylstärke in höheren Konzentrationen neben Verdünnungseffekt → Blutungsneigung vom Typ des „von-Willebrand-Defektes" und „erworbene Dysfibrinogenämie". Bei unsachgemäßem Einsatz von kristalloiden Lösungen vor allem Störungen im Wasser- und Elektrolythaushalt zu erwarten (s. Kap. Wasser).

Komplikationen in Diagnostik und Behandlung auch durch pharmazeutische, pharmakologische und klinisch-chemische Wechselwirkungen möglich (s. u.).

IV. Therapie

Behandlung allergischer Reaktionen sinngemäß wie im Kap. Histamin. Hämostaseologische Maßnahmen aufgrund engmaschiger Laborkontrollen (zunächst Hämatokritwert; siehe auch Abschnitt II). Zur symptomatischen Behandlung weiterer im Abschnitt III aufgeführter Störungen siehe im Kap. 7.1.

Hinweise zum Inhalt von Literaturbeispielen

Pharmakologie und optimaler Einsatz der Volumenersatzmittel: Hartig; Seifen
Pharmakokinetik, Haupt-, Neben- und Wechselwirkungen: Kurz
Beeinflussung von Laborwerten: Hagemann et al.; Böhme et al.
Störungen und Korrektur von Wasser- und Elektrolythaushalt: Hartig; Seeling/Ahnefeld
Hämodilution in der Behandlung von Durchblutungsstörungen: Koscielny et al.

P

Platin; Palladium

I. Substanzen

A.

Platin und einige **Platin-Komplexsalze** technisch bzw. industriell bedeutsam, z. B. Ammoniumhexachloroplatinat („Platinsalmiak") und Natriumhexachloroplatinat zur Herstellung von „Platinschwamm" oder in fotografischen Betrieben; als Katalysatoren in der chemischen Industrie; besonders weite Verbreitung durch Verwendung in Autoabgaskatalysatoren. **Platinchlorid** (Kaliumreagens). **Cisplatin** und **Carboplatin** siehe Kapitel Zytostatika.

B.

Palladium technisch bzw. industriell bedeutsam als Kontaktmetall (z. B. in Relais), als Katalysator und in hochwertigen Legierungen mit Platin, Gold, Silber und Nickel, z. B. für Schmuck (Weißgold u. Ä.) oder Zahnersatz. Palladium-Verbindungen ähnlich zu beurteilen wie Platin-Analoga (s. dort).

II. und III. Toxikokinetik, -dynamik und Symptomatik

A.

Platinsalze am ehesten durch Inhalation in Form von Tröpfchen, Dampf oder Staub gefährlich, da stark sensibilisierend (IgE; evtl. über Histamin-Freisetzung → Platinose) → ggf. Ödeme der Augenlider, Fotophobie, Rhinitis, Dyspnoe, Zyanose, asthmatische Anfälle, evtl. Urtikaria; Spontanrückgang.

B.

Palladium akut wirksam am ehesten bei entsprechender Disposition durch Inhalation bei der Metallverarbeitung und Kontaktallergien, ähnlich wie bei Platin oder dem entsprechenden Anteil der Legierung (s. o.). Wasserlösliche Palladium-Verbindungen können lokal nekrotisierend und als Enzymgifte systemisch offenbar kardiotoxisch und hämolysierend wirken.

IV. Therapie

Erforderlichenfalls antiallergische bzw. symptomatische Maßnahmen, sinngemäß wie in Kapiteln Histamin und 7.1.5, zusätzlich evtl. vasokonstriktorische und antiallergische Augen- und Nasentropfen. Nach Ingestion von Palladium-Verbindungen primäre Giftentfernung wie in Kap. 7.2 und symptomatische Behandlung.

Hinweise zum Inhalt von Literaturbeispielen

Toxikokinetik, -dynamik, Symptomatik und Therapie: Daunderer; Fridberg et al. Schäfer et al.
Chemie und Verwendung der Metalle und Verbindungen: Römpp

Polypeptid-Antibiotika

I. Substanzen

Vorwiegend zur lokalen Behandlung oberflächlicher Haut- und Schleimhautinfektionen werden eingesetzt:
Bacitracin, neben Neomycin u.a. in Batrax®, Bivacyn®, Ciatrex®, Nebacetin®, Neobac®, Neotracin®.
Tyrothricin (Gemisch basischer Tyrocidine und neutraler Gramicidine), Tyrosur® Gel/Puder, u.a. in Dorithricin® original Halstabletten, Lemocin®.

Polymyxine (basische Dekapeptide) wie
Colistin, Colistin®, Diarönt®.
Polymyxin B, Polymyxin B®, auch in Terracortril®, Terramycin®.

II. und III. Toxikokinetik, -dynamik und Symptomatik

Resorption aus Gastrointestinaltrakt gering, nur im Extremfall toxikologisch relevant; dann sowie nach parenteraler Applikation zögernde Verteilung in Geweben. **Elimination** zum Großteil über die Nieren.
Wirkung: charakterisiert durch Nephrotoxizität (besonders Tubuli, insbesondere bei vorgeschädigter Niere; Kumulationsgefahr), Neurotoxizität (z.B. Parästhesien, Ataxie, Seh- und Sprachstörungen, allenfalls auch neuromuskuläre Blockade mit Gefahr der Atemdepression). Dauer und Ausmaß der Symptomatik stark abhängig von Nierenfunktion, neurologischem Status und möglichen Interaktionen (z.B. mit anderen potenziell nephrotoxischen Substanzen). Verlauf ähnlich wie bei Aminoglykosid-Antibiotika (vgl. eigenes Kapitel), jedoch offenbar keine Ototoxizität. Allergische Reaktionen, auch Kreuzallergie (z.B. zwischen Polymyxinen) möglich.

IV. Therapie

Symptomatische Maßnahmen sinngemäß wie bei Intoxikationen durch Aminoglykoside (s. eigenes Kapitel). (Nach)Beobachtung der Nierenfunktion und des neurologischen Status.

Hinweise zum Inhalt von Literaturbeispielen

Therapeutische Anwendung, Nebenwirkungen und Toxizität: Simon/Stille
Interaktionen: Estler (in Ammon)

Prostaglandine und Prostazyklin

I. Substanzen

Wichtigste Prostaglandine (PG) sind PGD_2, $PGF_2\alpha$, und PGE (PGE_1 und PGE_2), die ihre außerordentlich vielseitigen und komplexen Wirkungen durch Interaktion mit spezifischen Rezeptoren auslösen. Physiologische Bedeutung der PG noch weitgehend ungeklärt, jedoch Beteiligung an der Steuerung vieler physiologischer (z. B. Gefäßtonus, Thrombozytenaggregation), und teilweise pathophysiologischer Vorgänge (z. B. Bronchokonstriktion, Auslösung von Entzündungsreaktionen, Schmerzentstehung, evtl. Fieberentstehung).

Therapeutische Bedeutung von synthetischen, metabolisch stabileren PG- bzw. Prostazyklin (Epoprostenol)-Analoga noch gering.

In Verwendung, überwiegend zur systemischen Applikation, beispielsweise als Uterotonika, Vasodilatanzien oder Ulkustherapeutika sind:

Alprostadil, PGE_1 (HWZ 5–10 min, intraarteriell), Caverject®, Minprog®, Prostavasin®, Virilan®, Viridal®, zur i. a. bzw. i. v. Gabe bei chronischer arterieller Verschlusskrankheit bzw. erektiler Dysfunktion oder Offenhaltung des Ductus Botalli bei angeborenen Herzvitien im Neugeborenenalter.

Bimatoprost, Lumigan®; Prostaglandin-Analogon, ähnlich Latanoprost (s. u.), bei Offenwinkelglaukom.

Dinoprost, $PGF_2\alpha$, Minprostin®$F_2\alpha$; z. B. bei atonischen Nachblutungen nach Uterusausräumung, post partum bzw. zur Prophylaxe von Uterusatonie nach Mehrlingsschwangerschaft.

Dinoproston, PGE_2 (HWZ ca. 0,5 min), Cerviprost®, Minprostin®E_2, Prepidil®; verwendet zur Geburtseinleitung.

Gemeprost, PGE_2-Analogon, Cergem®; ähnlich Dinoproston, als Vaginalzäpfchen zur Vorbereitung von Uterusausräumung und bei Schwangerschaftsabbruch (komb. mit Mifepriston, Mifegyne®, synth. Progesteronrezeptor-Antagonist).

Iloprost, PGI_2, synthetisches Prostazyklin-Analogon (HWZ ca. 30 min), Ilomedin®; zur Behandlung schwerer peripherer arterieller Durchblutungsstörungen; ähnlich Alprostadil.

Latanoprost, $PGF_2\alpha$-Analogon, Prodrug (HWZ 17 min), Xalatan®; Glaukommittel; bislang (bereits bei therapeutischer Anwendung) durch häufige Melanin-Einlagerung in Iris, intraokuläre Entzündungen und Hypertrichose auffällig.

Misoprostol, PGE_1-Derivat (HWZ aktiver Metabolit Misoprostolsäure 20–40 min, PB 90 %), Cytotec®; z. B. zur Prophylaxe und Behandlung spezieller Formen von Magen- und Duodenalulzera.

Sulproston, PGE_2-Derivat (HWZ ca. 1–2 h), Nalador®; ähnlich eingesetzt wie Dinoproston.

Travoprost, Travatan® hinsichtlich Sicherheit und Wirksamkeit vergleichbar Latanoprost (s. o.)

Alprostadil-**ähnliche** vasodilatatorische Wirkungen auch bei Phosphodiesterase-Hemmstoffen Typ 5, wie z. B. Sildenafil, Viagra® (s. Kapitel Spasmolytika). Zu **Prostaglandinsynthese-Hemmstoffen** (Cyclooxygenase-Hemmstoffe, COX-Hemmer) wie z. B. nichtsteroidale Analgetika/Antiphlogistika, Salicylsäure-Derivate und Glukokortikoide siehe jeweils entsprechendes Kapitel.

II. Toxikokinetik und -dynamik

Resorption der Prostaglandin-Analoga nach peroraler (auch versehentlicher) Aufnahme im Allgemeinen schnell, jedoch unterschiedlich gut (z. B. Misoprostol fast vollständig; deutlich geringer bei den anderen Substanzen des Abschnitts I); langsamer bei lokaler (z. B. intravaginaler) Anwendung.

Verteilung im Organismus relativ schnell und ubiquitär. **Elimination** vorwiegend durch Biotransformation, teilweise bereits im Plasma beginnend (z. B. Esterspaltung von Misoprostol zum aktiven Metaboliten), sonst durch Lunge (z. B. bei systemischer Anwendung von Alprostadil, 70 % oxidativ) und Leber, geringer auch durch Niere und Milz (z. B. bei Dinoproston). Ausscheidung vorwiegend in Form der Metabolite im Urin, in geringerem Umfang (ca. 10–20 %) auch mit Fäzes.

Akut toxikologisch relevante (Neben-)**Wirkungen** (großenteils über System der zyklischen Nukleotide) in Abhängigkeit von Präparat, Dosis, Applikationsform, Ausgangssituation vorwiegend: Vasodilatation (z. B. Alprostadil, Iloprost) oder Vasokonstriktion (z. B. Dinoprost), Bronchokonstriktion (z. B. Dinoprost), Druckerhöhung im kleinen Kreislauf; Hyperthermie, lokale Entzündungsreaktionen (z. B. Latanoprost, s. Abschnitt I), Funktionsänderungen im Bereich des Gastrointestinaltraktes, des Uterus und der Thrombozytenaggregation.

Toxizitätssteigernd, z. B. Insuffizienz von Herz-Kreislauf oder Eliminationsorganen; metabolische, immunologische oder neurologische Prädisposition sowie synergistische Komedikation (z. B. Oxytocin, Antihypertensiva, Thrombozytenaggregationshemmstoffe). Erhöhtes Blutungsrisiko bei gleichzeitiger Anwendung von Iloprost und Heparin bzw. Cumarin-Derivaten.

III. Symptomatik

Bei Prädisposition und unsachgemäßer Infusion oder Überdosierung oral wirksamer Prostaglandin-Analoga sind nach derzeitigem Erkenntnisstand toxische Wir-

P

kungen vorwiegend im Sinne der Verstärkung bzw. Verlängerung von Nebenwirkungen zu erwarten. wie:

gastrointestinale Beschwerden, z. B. Übelkeit, Erbrechen, Diarrhöe, kolikartige Bauchschmerzen; **Blutdrucksenkung** bis Kollaps, daneben zeitweilig auch Blutdrucksteigerung möglich (z. B. Dinoprost, wenn > 200 µg/min infundiert); überwiegend **Bradykardie**, aber auch Tachykardie, Arrhythmie und Extrasystolie (z. B. Iloprost). Weiter Schüttelfrost, **Bronchokonstriktion** (z. B. Dinoprost, Sulproston), Laryngospasmus, pektanginöse Beschwerden, Entwicklung von **Herzinsuffizienz** und/oder **Lungenödem** sowie **neurologische** Symptome, beispielsweise Parästhesien, Schmerzen, Müdigkeit, Schwindel, Verwirrtheit, Sedation, Apathie, Agitation (z. B. Iloprost) möglich. Selten Auftreten von Krämpfen, Priapismus, zerebraler Blutung, disseminierter intravasaler Gerinnung (z. B. Alprostadil). An Injektionsstelle alle Symptome einer akuten Entzündung möglich. Entwicklung von Störungen der Wasser- und Elektrolytausscheidung und evtl. Hyperglykämie beachten.

Nur relativ gering ausgeprägte Symptomatik bei Misoprostol (z. B. Benommenheit, Bauchschmerz, Menstruationsstörungen, Zwischenblutungen) bei Überdosierung oder Intoxikation zu erwarten.

IV. Therapie

Nach Aufnahme übertherapeutischer Dosen von peroral wirksamen Prostaglandin-Analoga Erbrechen und/oder Magenspülung unter üblichen Kautelen nur innerhalb 1 h und nur bei extremen Dosen (schnelle Resorption und Metabolismus) sinnvoll (s. Kap. 7.2.1 und 2).

Bei Überdosierung von parenteral anwendbaren PG-Analoga Infusion abbrechen und stützende **symptomatische** Behandlung, einschließlich maschineller Beatmung (z. B. Apnoe bei Neugeborenen). Verminderung der Infusionsrate bei Hypotonie und Fieber. Einsatz von **Gegenmitteln** wie Fenoterol, z. B. Partusiten®, als Tokolytikum (z. B. bei Dinoprost bzw. Dinoproston-Überdosierung) oder Etilefrin, z. B. Effortil®, Methylenblau, (Methylthioniniumchlorid), z. B. Methylenblau Vitis® bei High-Flow-Priapismus (z. B. nach SKAT, intrakavernöse Anwendung von Alprostadil durch **S**chwell**k**örper-**A**uto-Injektions-**T**herapie) möglich.

Hinweise zum Inhalt von Literaturbeispielen

Pharmakologie von Prostaglandinen: Mutschler; Schrör
Pharmakokinetik, Haupt-, Neben-, und Wechselwirkungen (mit Nachweis von Originalliteratur): Ammon

Pyridin und -Derivate

I. Substanzen

Pyridin, farblose, alkalische (!), typisch riechende Flüssigkeit (ab 30 ppm bereits unerträglich; Nachlassen der Geruchsempfindung), ebenso wie zahlreiche seiner meist kristallinen Derivate. Lösungsmittel bzw. Ausgangsprodukt für organische Synthesen, besonders für Arzneimittel, Farbstoffe und Pestizide. Techn. Pyridin-Fraktionen („Rohpyridin" s. unten) auch zum Denaturieren („Vergällen") von Ethylalkohol. **LD** p. o. ca. 0,5–5 g/kg; 1–2 g p. o. relativ harmlos.

Pyridinium-Verbindungen, Anlagerungsprodukte von Halogenalkylen, -aralkylen und -arylen, auch von Säurechloriden, Estern u. a. an Pyridin (sog. quartäre Pyridinium-Verbindungen, analog quartären Ammonium-Verbindungen, s. dieses Kapitel), verwendet als Invertseifen bzw. kationenaktive Verbindungen; bedeutsam auch als Herbizide. Cetylpyridiniumchlorid als Mund- und Rachendesinfiziens in Dobendan®.

Aminopyridine (besonders 2-A.), verwendet zur Herstellung von Sulfonamiden, Antihistaminika, Farbstoffen.

Pyridinketone, Zwischenprodukte, besonders in der pharmazeutischen Industrie, z. B. für Antihistaminika.

Alkylpyridine, wichtige Ausgangsprodukte für zahlreiche technisch bedeutsame Verbindungen wie

Methylpyridine (Picoline), **Dimethylpyridine** (Lutidine), **Trimethylpyridine** (Kollidine); auch als Verunreinigung im „Rohpyridin" (toxischer als Pyridin).

Dimethylbipyridinium, Paraquat, sowie Ethylenbipyridiniumdibromid, Diquat sind toxikologisch teilweise unterschätzte Herbizide!

Pyridincarbinole (Hydroxymethylpyridine), medizinisch bedeutsam deren Derivate wie Vitamin B_6, Pyridoxin (Hexobion®); Pyridylmethanol (Nicotinylalkohol); toxikologisch etwa wie Natriumnicotinat (s. Kap. Nicotin).

Pyridincarbonsäuren bzw. Nicotin- und Isonicotinsäure (siehe dort).

Phenazopyridin, Azofarbstoff, kaum noch als Harndesinfiziens; toxikologisch in massiven Dosen ähnlich wie Nitrobenzol (siehe dort)!

II. und III. Toxikokinetik, -dynamik und Symptomatik

Akute Gefährdung durch die meisten Substanzen relativ gering; vorwiegend **lokale** Reizerscheinungen an Haut und Schleimhäuten (Schäden nach Alkylpyridinen tiefer greifend als nach Pyridin) → z. B. Konjunktivitis, Hustenreiz, Erbrechen.

Nach **Resorption** (per inhalationem, enteral, u. U. aber auch perkutan) größerer Mengen sind möglich: Schwindel, Kopfschmerzen, Nausea, Erbrechen; Dyspnoe, Bronchitis, Emphysem, evtl. Ausbildung eines (hämorrhagischen) Lungenödems; Tachykardie, vorübergehende Blutdrucksteigerung oder -senkung bis zum Kreis-

577

laufkollaps; Bewusstlosigkeit bzw. komatöse und narkoseartige Zustände; besonders nach Aminopyridinen lang anhaltende epileptiforme Krämpfe möglich. Spätschäden im Bereich von ZNS (Hirnnerven), Myokard, Leber (→ Ikterus) und Nieren möglich. Siehe Seitenhinweise in Abschnitt I.

IV. Therapie

Nach **peroraler** Aufnahme größerer Dosen reichlich trinken lassen und frühzeitige primäre Giftentfernung durch Erbrechen und/oder Magenspülung (cave: Reizwirkung, mögliche Bewusstseinseinschränkung); später evtl. kontraindiziert (Krampfbereitschaft); reichlich Aktivkohle sowie isotone Natriumsulfat-Lösung (s. auch Kap. 7.2.1 und 3). In Extremfällen Versuch mit forcierter Diurese und Hämodialyse (s. Kap. 7.3.1 und 2).

Benetzte **Haut** oder betroffenes Auge gründlich unter fließendem Wasser spülen (s. z.B. auch Kap. Laugen). Nach **Inhalation** evtl. Sauerstoff(be)atmung nötig. Weiter symptomatisch (s. auch Hinweise in Abschnitt I).

Hinweise zum Inhalt von Literaturbeispielen

Symptomatik und Therapie der Pyridin-Vergiftung: Daunderer; Löser
Chemie einzelner Verbindungen und deren Verwendung: Römpp

Pyrotechnika, Brandstoffe, Feuerungsmittel

I. Substanzen

Pyrotechnika, Pulvergemische oder (seltener) pastöse Massen aus leicht brennbaren Stoffen (Kohlepulver, Schwefel), Oxidationsmittel (siehe unter Ammonium, Chloraten, Kalium, Peroxide, Salpeter) und flammenfärbenden Zusätzen (siehe z.B. unter Salzen von Barium, Kupfer, Strontium), sog. Bengalische Feuer.

Brandstoffe, vorwiegend für militärische Verwendung in Brandmischungen, -bomben, -blättchen, -flaschen usw.; in Betracht kommen:

■ leicht entzündliche technische Lösungsmittelgemische (Benzine, Benzol), denen unterschiedliche Zusatzstoffe zur Regulierung der Brenndauer und der Brenntemperatur zugesetzt sind. Bekanntestes Beispiel Napalm → ein Benzin und/oder Benzol-Gemisch mit Geliermittelzusatz auf der Basis von Aluminiumsalzen (-seifen) der Naphthensäuren und höheren Fettsäuren (insbesondere Palmitin-, Stearin- oder Ölsäure). Als Zusätze kommen weißer Phosphor, fein verteiltes metallisches Natrium, Chlorate und Peroxide infrage.

- Aluminium-Magnesium(metall)-Mischungen oder -Legierungen, ggf. mit Sprengstoffzusätzen.
- Zelluloid bzw. Kunststoffblättchen mit weißem Phosphor.
- Lösungen von weißem Phosphor und/oder Schwefel in Schwefelkohlenstoff; sog. Molotow-Cocktail.
- Flächenfeuerungsmittel, FAE, Fuel Air Explosives, extrem wirksame explosive Brandmittel auf Ethylenoxid-Basis (toxikologische Gefährdung in Munitionslagern sowie bei Blindgängern; Fundmunition!).

Feuerungsmittel (auch Feuerungshilfsmittel, Feueranzünder u. Ä. genannt) zur Verwendung im Haushalt oder beim Camping.

Haushaltsfeueranzünder, „Kohlenanzünder" und ähnliche Haushaltsbrandmittel meist feste Gemische aus Bitumen (s. dort), Holzmehl, Pech, (Kunst-)Harzabfallen; Zusätze von Chloraten obsolet.

Grillkohlenanzünder: flüssige oder feste Kohlenwasserstoffgemische.

II. und III. Toxikokinetik, -dynamik und Symptomatik

Nach **peroraler** Aufnahme von Pyrotechnika, Brandstoffen sowie Hartspiritus sind zu erwarten sowohl lokale Schädigungen des Gastrointestinaltraktes (evtl. Verätzungen mit Ulzera) als auch die unterschiedlichsten Resorptivwirkungen (am ehesten Met-Hb-Bildung, zentralnervöse oder kardiale Symptome, später auch hepato-nephrotoxische Komplikationen); vgl. jeweils Hinweise auf Inhaltsstoffe in Abschnitt I). Die perorale Aufnahme von Haushaltsfeueranzündern (vgl. Abschnitt I) ist dagegen harmlos, nur im Extremfall ist mit Met-Hb-Bildung oder mechanischer Wirkung (z. B. bei Kleinkindern) zu rechnen.

Nach **Inhalation** von Brandgasen, die sich aus den in Abschnitt I genannten Substanzen entwickeln können, sind vorwiegend Wirkungen bzw. Symptome einer Kohlenmonoxid-Vergiftung (vgl. Kap. Kohlenoxide) zu erwarten, die begleitet oder im Extremfall überdeckt (!) sein können von Reaktionen auf Begleitstoffe (z. B. Blausäure, Salzsäure, Schwefeloxide, nitrose Gase, Lösungsmitteldämpfe, Aldehyde) → Schleimhautreizung (besonders Augen), Lungenödem usw. möglich.

Im Falle von Napalm(mischungen) können durch (beim Brand verspritzte Zusätze wie z. B. Natrium) schwere Laugenverätzungen auftreten.

P

IV. Therapie

Nach **peroraler** Aufnahme der oben angeführten Substanzen je nach aufgenommener Menge und unter Beachtung der jeweils zutreffenden Hinweise in Abschnitt I Gabe von Flüssigkeit, Aktivkohle und isotone Natriumsulfat-Lösung (vgl. Kap. 7.2.1–3); anschließend Gastroenteritis-Diät. Weiter symptomatische Behandlung nach sorgfältiger Untersuchung des Patienten (s. Hinweise in den Abschnitten I–III!).

Nach **Inhalation** von Brandgasen bis zur Klärung der Situation (Ausgangsstoffe, Expositionszeit, Konzentration; klinische und paraklinische Untersuchungsergebnisse usw.) absolute Ruhigstellung (Flachlagerung) des Patienten. Bei starken Reizerscheinungen Glukokortikoid-Dosieraerosole (z. B. Aerobec®, Ventolair®); Lungenödem ausschließen bzw. behandeln (s. Kap. 7.1.16), in Extremfällen Schockbehandlung. Bei Mitbeteiligung von Augen und Haut nach schnellstmöglicher und ausgiebiger Spülung symptomatische Maßnahmen unter Beachtung der Hinweise in den Abschnitten I–III!

Hinweise zum Inhalt von Literaturbeispielen

Pyrotechnika, Feuerungsmittel und Grillkohlenanzünder: Velvart
Therapie nach Inhalation von Brandgasen: Albrecht; Daunderer
Besonderheiten im Kindesalter: v. Mühlendahl et al.
Zusammensetzung und Verwendung von Brandstoffen und Pyrotechnika: Römpp

Quecksilber

I. Substanzen

A. Quecksilber und seine anorganischen Verbindungen

Metallisches Quecksilber, Hydrargyrum; akute Vergiftungsgefahr bei Inhalation konzentrierter Dämpfe (z.B. bei Amalgam-Bereitung, verschüttetes, feinst verteiltes Quecksilber, beim Zerspringen heißer Hg-Dampf-Lampen, evtl. beim Abbrennen von Scherzartikeln wie „Pharaoschlangen"; s. auch unten), durch p.o. Aufnahme größerer Volumina (ca. ab 10 ml; Menge eines „Fieberthermometer" dagegen nicht akut bedrohlich) oder durch großflächige, epikutane Applikation fein verteilten Quecksilbers, früher beliebt als Unguentum Hydragyri cinereum („Graue Salbe", „Zugssalbe") oder in chemischen Produktionsbereichen sowie angrenzender Umwelt (z.B. Chloralkali-Elektrolyse, Acetaldehyd-Synthese). Durch Freisetzung aus Amalgamfüllungen akute Vergiftungen nicht möglich, am ehesten allergische Reaktionen.

Quecksilberoxid (rote und gelbe Form) als Hydrargyrum oxydatum rubrum (flavum) früher zu 1–10% in ophthalmologischen und dermatologischen Salben; ferner als Saatbeizmittel, in Farben für Unterwasserbauten und Schiffsböden, als Depolarisator in Trockenbatterien (auch in sog. Knopfzellen), Hilfsstoff in Porzellanmalerei.

Quecksilber-II-iodid, rotes Kristallpulver, Hydrargyrum biiodatum, in Kaliumlösung löslich; diese Lösung dient als Neßlers Reagenz zum Ammoniak-Nachweis. Verwendung auch in Fotografie.

Quecksilber-I-chlorid, Mercurochlorid, Kalomel, Hydrargyrum chloratum (Hg_2Cl_2); obsoletes Laxans (gefährlich, wenn abführende Wirkung ausbleibt, jedoch wesentlich weniger toxisch als Sublimat, s. unten), bei Überempfindlichkeit möglicherweise Ursache der Feerschen (Kalomel-)Krankheit. Verwendung als Fungizid, Insektizid (obsolet), in Porzellanmalerei und Pyrotechnik („Bengalisches Feuer").

Quecksilber-II-chlorid, Mercurichlorid, **Sublimat,** Hydrargyrum bichloratum. **LD** p.o. ab etwa 0,2–1,0 g. Noch verwendet als Desinfiziens (mit NaCl in Pastilli Hydrargyri bichlorati, durch Eosin-Zusatz gekennzeichnet), zur Holzkonservierung, Tintenfabrikation, zum Ätzen und Brünieren von Stahl, zur Konservierung anatomischer Präparate, als Negativverstärker in Fotografie, als Fungizid und Saatbeizmittel.

Quecksilber-II-amidochlorid, weißes (Quecksilber-)Präzipitat. Hydrargyrum praecipitatum album; z.B. früher in weißer Quecksilbersalbe (10%), Sommersprossensalbe, auch in Veterinärmedizin gegen parasitäre Hauterkrankungen.

Quecksilbersulfid, rote Form (Zinnober oder Patentrot ungiftig) oder schwarze Form (Quecksilbermohr, evtl. lokalreizend); am wenigsten giftige anorganische Quecksilber-Verbindung.

Q

Quecksilber-II-nitrat, verwendet in Pelz- und Filzindustrie zum Beizen von Tierhaaren, industrielles Ausgangsprodukt. Toxizität etwa wie Sublimat (s. oben). **Quecksilber-II-(oxi)cyanide**, Hydrargyrum oxycyanatum (Pastilli Hydrargyri oxycyanati, blau gefärbt, zur Herstellung von Lösungen) früher als Haut- und Schleimhautdesinfiziens, sowie in Saat- und Holzbeizmitteln. LD etwa wie Sublimat (s. oben). Zusätzlich Cyanidwirkung möglich (s. Kap. Cyanverbindungen). **Quecksilber-II-rhodanid**, Quecksilberthiocyanat; Hauptbestandteil der „Pharaoschlangen" (s. oben unter metallischem Hg); obsoletes Holzschutzmittel. **Quecksilberfulminat**, Quecksilbercyanat, Knallquecksilber, Initialsprengstoff in Zündhütchen, Sprengkapseln usw. **Quecksilberarsenat**, früher in Farben für Schiffsanstriche.

Hg-Nachweise durch Röntgenaufnahme, Prüfröhrchen.

B. Organische Quecksilber-Verbindungen

Alkyl-, Aryl-, Alkylaryl-, Alkyl- bzw. Aryl-Halogenquecksilberverbindungen teilweise sehr toxisch und infolge Umweltverschmutzung (Gewässer) – in Form von Altchemikalien/Altlasten – bedeutsam (beachte Chemikalien-Verbotsverordnung).

Saatbeiz- und Schädlingsbekämpfungsmittel: Besonders gefürchtet sind die flüchtigen und lipidlöslichen Dimethyl- und Diethylquecksilber-Verbindungen, sowie

Desinfizienzien und Antikonzipienzien: Phenylquecksilberacetat (PMA) und -borat, -chlorid, -salicylat, Ethylmercurichlorid sowie Thiomersal, Merbromin u. a.

II. Toxikokinetik und -dynamik

Toxikologisch bedeutsame **Resorption** von metallischem Quecksilber (in feiner Verteilung) und seinen Verbindungen über Schleimhäute des Digestions-, Respirations- und Urogenitaltraktes sowie über Haut je nach Resorptionsbedingungen unterschiedlich rasch möglich. Starke Eiweißbindung.

Ausscheidung erfolgt langsam, vorwiegend über die Nieren, den Darm (entsprechende Organschäden!), wenig mit Speichel, Stuhl, Atemluft und Schweiß; teilweise lange Retention. Bei Nierenfunktionsstörung steigt Ausscheidung über Dickdarm an.

Wirkung: Gewebsunverträglichkeit (anorganische lösliche Salze → organische Hg-Verbindungen) → z. B. Verätzungen durch Sublimat (u. U. tiefgreifend); Hg-Ionen (aus entsprechenden anorganischen Salzen) blockieren vor allem Sulfhydryl-Gruppen von Eiweißen bzw. Fermenten. Bei organischen Verbindungen, die Hg nur langsam abspalten, überwiegt zentralnervöse bzw. kapillartoxische Wirkung (Schädigung von Groß- und Kleinhirn, Hirnödem, Nieren- und Leberschäden). Metallisches Quecksilber (nicht fein verteilt) ist peroral und sogar i. v. injiziert im Allgemeinen akut nicht toxisch (Spätschäden allenfalls in Extremfällen zu erwarten). Nach subkutaner Injektion metallischen Quecksilbers lokal Gewebsnekrose und systemische Toxizität (erhöhte Quecksilber-Spiegel in Blut und Urin) durch Absorption aus Depot möglich.

III. Symptomatik

A.

Nach **peroraler** Aufnahme von Sublimat oder anderen löslichen **anorganischen Quecksilbersalzen** → anhaltendes Erbrechen (weißlich → hämorrhagisch), Schmerzen und Verätzungen im Bereich betroffener Schleimhäute (Rötung, Schwellung, grauweiße → hämorrhagische Beläge; Magenperforation nach Verschlucken einer Sublimat-Pastille möglich!), schmerzhafte, später auch blutige Durchfälle (Colitis mucomembranacea → Exsikkose auch als Spättodesfolge), Metallgeschmack, profuse Salivation, Blutdrucksenkung, Tachykardie, Gefahr von Kreislaufkollaps oder Glottisödem (im Laufe der ersten 24 h). Im weiteren Verlauf (Polyurie →) Oligurie, Albuminurie → Anurie (auch als prognostisch ungünstiges Frühsymptom), Urämie. Etwa ab 2. Tag ulzeröse Stomatitis, Quecksilbersaum. Bei protrahiertem Verlauf auch zentralnervöse Erscheinungen (s. Abschnitt III B). Perorale Aufnahme von metallischem Quecksilber ist akut relativ harmlos (s. Abschnitte I und II).

Nach massiver **Inhalation** von Dampf bzw. Staub metallischen Quecksilbers oder seiner anorganischen Verbindungen → meist bald wieder abklingende Beschwerden vonseiten des Respirationstraktes (ggf. auch Metalldampf-Fieber, vgl. Kap. Zink), möglich jedoch Komplikation durch Pneumonie oder Übergang in chronische Quecksilber-Vergiftung mit gastrointestinalen, renalen und zentralnervösen Symptomen (s. unter III B).

Nach anderweitiger parenteraler Zufuhr, wie großflächiger Anwendung von Quecksilbersalben, Verwendung von Quecksilbersalz-Lösungen zu Klysmen, Spülungen des Urogenitalbereiches oder Injektionen → sinngemäß entsprechende Resorptiverscheinungen wie nach peroraler Aufnahme (s. oben).

B.

Nach enteraler oder parenteraler Resorption toxischer Mengen von **organischen Quecksilber-Verbindungen** vorwiegend zentralnervöse Symptome wie Erregungszustände, Tremor und Ataxie (in Handschriftproben frühzeitig erkennbar); Sprach-, Schluck-, Seh- und Gehörstörungen neben (milderen) gastrointestinalen und renalen Symptomen (→ evtl. Störungen im Elektrolythaushalt, z.B. Hypokaliämie-Folgen), ähnlich wie unter A (evtl. als Spätfolge). Bei intravenöser Injektion von Quecksilber-Präparaten evtl. zudem sofortige anaphylaktische Reaktion oder Auslösung von Kammerflimmern am bedrohlichsten.

Spätstörungen: Minamata-Krankheit (im Vordergrund neurologische Symptome, Tremor, Ataxie, darüber hinaus Polyurie, Anurie). Zum Nutzen wiederholter Vergleiche von Handschriftproben siehe Allgemeiner Teil, Kap. 6.2.14.

Bei bestimmten organischen Quecksilber-Verbindungen (z.B. Dimethylquecksilber) ist unter Komplexbildnern eine Zunahme der zentralnervösen Symptomatik möglich!

IV. Therapie

Verschüttetes, feinst verteiltes Quecksilber(metall) ist durch Iodkohle oder Mercurisorb® zu inaktivieren.

Nach **peroraler Aufnahme** von **metallischem** Quecksilber im Allgemeinen keine massive Therapie erforderlich; allenfalls Aktivkohle und isotone Natriumsulfat-Lösung; ggf. Verletzung durch Fieberthermometer behandeln. In Extremfällen Hg-Ausscheidung im Urin kontrollieren.

Nach peroraler Aufnahme von **Quecksilber-Verbindungen** sofort reichlich trinken lassen; bei Verätzungsgefahr, z.B. anorganische Quecksilbersalze, (s. Abschnitt II/III) kein Erbrechen und keine Magenspülung. Gastroenterologen konsultieren. Weiter wie in Kap. 7.2.1–3. Gabe von Aktivkohle und Natriumsulfat, wenn keine tiefen Schleimhautläsionen vorliegen.

In Gewebe inkorporiertes Quecksilber (z.B. eines zerbrochenen Glasthermometers) sollte wegen der Gefahr von Fremdkörpergranulomen, Nekrosen möglichst bald chirurgisch entfernt werden. Sonst Hg-Bestimmung im Vollblut, Urin und Antidot-Gabe.

Als **Antidot** gegen (vorzugsweise anorganische) Quecksilber-Verbindungen so schnell wie möglich (für Prognose ausschlaggebend!) DMPS (**Di**mercapto**pro**pansulfonsäure) als Mercuval®-, Dimaval®-Kapseln und/oder DMPS-Heyl® (initial 5 mg/kg ganz langsam i.v., bzw. nach Gebrauchsinformation des Herstellers, vgl. auch Antidote, Allg. Teil). Allenfalls Penicillamin (Metalcaptase®, Triscorcin®); evtl. auch Tiopronin (Captimer®-Kapseln) hilfreich. Nebenerscheinungen (vgl. auch Kap. Chelatbildner) durch 25–30 mg Ephedrin ½ h vor DMPS-Injektion möglicherweise zu unterdrücken. Behelfsmäßig allenfalls Natrium- oder Calciumthiosulfat (10%ig) langsam i.v. Beachte: Chelatbildner nur solange wie renale Exkretion gesichert (sonst Nierenschädigung); siehe auch Hinweise am Ende von Abschnitt III B und Kap. 7.3 und 4.

Hämodialyse und/oder Hämoperfusion:
In Kombination mit Antidot-Gabe nach Aufnahme potenziell tödlicher Dosen bei Nierenversagen.

Weiter symptomatisch (vgl. Abschnitt III): Bei Schock bzw. starker Blutdrucksenkung Infusion von Blut(ersatzflüssigkeit), ggf. mit Noradrenalin (4–8 mg/ 250 ml unter Blutdruckkontrolle; vgl. Kap. 7.1.4 und 5!). Gegen Schmerzen z.B. Opioide, jedoch nicht Pethidin oder Pyrazolon-Derivate.

Sorgfältige Kontrollen von Urinmenge (weniger als 300 ml/d trotz ausreichender Flüssigkeitszufuhr und Kreislauffunktion prognostisch ungünstig; ggf. Hämodialyse erforderlich; siehe oben). Harnpflichtige Substanzen, Säuren-Basen- sowie Elektrolytgleichgewicht, später evtl. Konzentrierungsfähigkeit der Niere (Hyposthenurie oft lang anhaltend) und Hg-Ausscheidung im Urin (normalerweise bis ca. 10 µg/d) prüfen. Nachbeobachtung gefährdeter Organfunktionen (vgl. Abschnitte II, III). Bei Kolitis evtl. Entocort® rektal Tabletten, Klysma.

Hinweise zum Inhalt von Literaturbeispielen

Substanzen, Toxikokinetik, -dynamik, Symptomatik und Therapie: Daunderer; Gloxhuber; Seeger/Neumann; Seyffart
Vergiftungen durch Amalgam und andere Quecksilber-Verbindungen: Daunderer; Henschler (1996); Wegner
Graphomotorische Reaktionen des zentralen und vegetativen Nervensystems auf Quecksilber: Ludewig (1999); Ludewig et al.; Wildt
Verhütung von Hg-Vergiftungen und Vorschriften: Kap. 8.3

Q

Radioaktive Stoffe und ionisierende Strahlung

I. Substanzen

Radionuklide

Bekannt sind über 2 500 Radionuklide, die in diversen chemischen Substanzen enthalten sein können. Sie werden durch die Energie der ausgesandten Strahlung, Halbwertszeit (Zeitraum, in dem die Hälfte der Kerne einer vorgegebenen Menge von Radionukliden zerfällt) und Art der ausgesandten Strahlen (α-, β- oder γ-Strahlen) charakterisiert.

Arten der radioaktiven Stoffe

Die oben genannten 2 500 **Radionuklide** werden einerseits je nach ihrer Vorgeschichte bzw. Art des Entstehens in **natürlich oder künstlich radioaktive Stoffe** eingeteilt. Andererseits unterscheidet das Atomgesetz zwischen *Kernbrennstoffen* wie U-235 oder Pu-239 und *sonstigen radioaktiven Stoffen* wie z.B. C-14 oder Co-60. Da in diesem Buch keine rechtlichen Fragen zum Strahlenschutz abgehandelt werden, wird der **Begriff *„sonstige radioaktive Stoffe"* kurz durch *„radioaktive Stoffe"* ersetzt.**

Natürlich radioaktive Stoffe sind entweder seit Milliarden Jahren auf der Erde vorhanden (primordiale Radionuklide, z.B. K-40, U-235, U-238, Rb-87, Th-232) oder werden ständig durch die kosmische Strahlung nachgebildet (z.B. C-14). Sie sind für die natürliche Strahlenexposition des Menschen verantwortlich, die in unseren Breiten bei 2,4 mSv/Jahr (Milli-Sievert/Jahr) liegt.

Künstlich radioaktive Stoffe werden in Zyklotronen, in Kernreaktoren oder an Beschleunigern erzeugt bzw. entstehen als unerwünschte Aktivierung von Materialien aller Art. Im Wesentlichen entstehen sie durch Beschuss von Atomen mit Neutronen. Kernbrennstoffe können natürlich radioaktiv sein (z.B. U-235) oder künstlich radioaktiv sein (z.B. Pu-239). Bei Vorhandensein einer kritischen Masse an Kernbrennstoff kann in diesem eine sich selbst erhaltende Kettenreaktion ausgelöst werden. Geschieht dies gesteuert, kann die Kernenergie in nutzbare Wärme umgewandelt werden (Kernreaktor). Ungesteuert führt dies zu einer nuklearen Explosion (Kernwaffe), bei der eine Unmenge künstlich radioaktiver Stoffe in die Umwelt freigesetzt werden.

Arten der ionisierenden Strahlung

Radioaktive Stoffe senden **ionisierende Strahlung** aus; je nach **Radionuklid** kann dies α-, β-, γ-**Strahlung** sein. Anlagen, die ionisierende Strahlung aussenden, emittieren vorwiegend Röntgen-, Neutronen- und Elektronenstrahlung. Die Energie der ionisierenden Strahlung wird in eV (1 eV = 1,602 E-19 J) gemessen.

Es kommen Energien zwischen einigen Dutzend keV und einigen Dutzend MeV vor; die häufigsten Energien der Radionuklide liegen zwischen 0,5 und 3 MeV.

α-Strahlen: Positiv geladene Teilchen aus zwei Neutronen und zwei Protonen (He^{++}-Atomkerne), besitzen nur geringes Eindringvermögen, geben ihre Energie in Wasser und Gewebe auf einer Wegstrecke von wenigen Mikrometern ab. In Luft haben α-Teilchen eine Reichweite von wenigen Zentimetern; sie können die oberste Hautschicht nicht durchdringen. Lediglich die Hornhaut des Auges kann durch α-Teilchen geschädigt werden. Die hohe Radiotoxizität vieler Alphastrahler (meistens Schwermetalle) beruht auf deren großer biologischer Halbwertszeit und der totalen Absorption der Strahlung in kleinsten Gewebebereichen.

β-Strahlen: Negativ geladene Elektronen unterschiedlicher Energien (β⁻), dringen je nach Energie bis zu einigen Zentimetern (z. B. bei 2 MeV unter 1 cm) in Gewebe ein. Positronen (β⁺) reagieren mit einem β⁻ aus der Umgebung, wobei sich ihre gesamte Masse in Energie umwandelt (Vernichtungsstrahlung), d. h. in je 2 Quanten mit je 511 keV, die in einem Winkel von 180° emittiert werden. In Luft haben β-Teilchen eine Reichweite von wenigen Metern; sie dringen in die oberste Gewebeschicht unter der Haut ein und rufen bei hohen Energiedosen Verbrennungen hervor. Diese können äußerst großflächig sein, wenn der ganze Körper bestrahlt wurde (wie z. B. bei Feuerwehrleuten von Tschernobyl).

γ-Strahlen und **Röntgenstrahlen**: Hochenergetische, elektromagnetische Strahlen, erstere von Atomkernen beim radioaktiven Zerfall, letztere bei Elektronenübergängen in der Elektronenhülle oder durch Elektronenbremsung in Materie ausgestrahlt. Gamma- und Röntgenstrahlen sind sehr durchdringend (im Wasser und Gewebe Dezimeter bis Meter). In Luft hat γ-Strahlung theoretisch eine unendliche Reichweite; praktisch muss man mit 10–100 m rechnen (je nach Aktivität und Geometrie der Strahlenquelle). Der Körper wird von der Strahlung durchquert und nur ein geringer Teil der Strahlungsenergie trägt zur Energiedosis bei. Das ist auch bei radioaktiven Stoffen der Fall, die inkorporiert wurden.

Weitere Arten ionisierender Strahlung: Neutronen, beschleunigte Protonen, Deuteronen, schwere Kerne.

Radioaktive Stoffe werden unterteilt in:

■ **umschlossene radioaktive Stoffe** (von einer allseitig dichten, festen, inaktiven Hülle ständig umgebene radioaktive Stoffe), Einsatz in Bestrahlungsanlagen in Medizin (Blutbestrahlung, Strahlentherapie), Forschung und Industrie (Mess- und Prüfquellen, Quellen hoher Aktivität für Großbestrahlungsanlagen: Sterilisation von Medizinprodukten, Kunststoffvernetzung usw.) und

■ **offene radioaktive Stoffe** (fest, flüssig oder gasförmig; keine Hülle), angewendet vor allem in naturwissenschaftlicher Forschung (H-3, C-14, P-32, S-35), medizinischer Diagnostik (Tc-99 m, I-125, F-18) und Therapie (I-131, Y-90) sowie für Verweilzeitmessungen in chemischen Reaktoren.

Umschlossene oder offene radioaktive Stoffe können in allen drei Aggregatzuständen auftreten, jedoch sind die umschlossenen radioaktiven Stoffe eher fest und flüssig und die offenen radioaktiven Stoffe eher flüssig und gasförmig.

R

Radioaktive Gase und Dämpfe: Uranylhexafluorid, I_2, Schwefeldämpfe, Radon, Krypton oder Xenon.

Radioaktive Flüssigkeiten: Tritiumhaltiges Wasser, C-14-markierte organische Lösungsmittel oder Lösungen radioaktiver Verbindungen.

Radioaktive Feststoffe: Stäube, feinste Partikel, Dämpfe, Aerosole können radioaktive Nuklide nahezu aller chemischen Elemente enthalten.

Der **Begriff** der **Radiotoxizität** kommt heute in den gesetzlichen Vorschriften nicht mehr vor. In der Strahlenschutzverordnung wird gemäß Anlage VII Tabellen 4 (Ingestion) und 5 (Inhalation; Gase) für jedes einzelne Nuklid eine Aktivitätskonzentration Ci in Bq/m^3 für deren Entlassung aus Strahlenschutzbereichen festgelegt. Bei Einhaltung dieses Grenzwertes kann es zu keiner schädigenden Wirkung nach einer Inkorporation kommen. Bei der Festlegung des Grenzwertes wurde die 70- bzw. 50-Jahre-Folgedosis ermittelt (worin die Strahlenart, ihre Energie, die biologische und physikalische Halbwertszeit und das chemische und biologische Verhalten des Stoffes eingehen; 70 Jahre: für Kinder; 50 Jahre: für Erwachsene) und mit dem jeweiligen Grenzwert der Äquivalentdosis verglichen. Den verschiedenen **Niveaus der Radiotoxizität** lassen sich ungefähre **Bereiche der Aktivitätskonzentrationen** Ci nach Strahlenschutzverordnung zuordnen (siehe unten).

■ **Stoffe sehr hoher Radiotoxizität (Grenzwert der Aktivitätskonzentration Ci: 10–1 000 Bq/m^3 in Wasser)**: Radioaktive Stoffe, die aufgrund der von ihnen ausgesandten Strahlung (vor allem α-Strahlung), ihrer langen Halbwertszeit, der bei ihrem Zerfall entstehenden Tochternuklide, ihrer Ablagerung im Körper und ihrer schwierigen Dekorporation besonders starke Schädigungen bewirken, z. B. Americium (Am–241, Am-242 und Am-243), Californium (Cf–250, Cf-251, Cf-252 und Cf-254), Radium (Ra–223, Ra-226 und Ra-228), Thorium (Th–227, Th-228 und Th-230) sowie Uran (U–230, U-232, U-233 und U-234). In Bezug auf das natürlich vorkommende Uran ist zu vermerken, dass dieses zu fast 100 % aus den weniger toxischen Nukliden U-238 und U-235 (3 000 Bq/m^3 in Wasser) besteht.

■ **Stoffe hoher Radiotoxizität (Grenzwert der Aktivitätskonzentration Ci: 1 000–10 000 Bq/m^3 in Wasser)**: α-Strahler wie Cf-253, Ra-224, Th-234, U-236, β-Strahler wie Calcium-45, Chlor-36, Iod-131, Natrium-22, Strontium-90, sowie γ-Strahler wie Kobalt-60, Cäsium-137 und Europium-154.

■ **Stoffe mittlerer Radiotoxizität** (Grenzwert der Aktivitätskonzentration Ci: 10 000–100 000 Bq/m^3 in Wasser): Hierzu gehören die meisten radioaktiven Stoffe wie B-10, C-14, S-35, Mn-54, Fe-55, Ir-192, von denen einige in der medizinischen Diagnostik und Therapie angewandt werden.

■ **Stoffe geringer Radiotoxizität (Grenzwert der Aktivitätskonzentration Ci: 10^6–10^7 Bq/m^3 in Wasser; 1 000–10 000 Bq/m^3 in Luft)**: Nur geringes Gefährdungspotenzial aufweisend aufgrund kurzer Halbwertszeit (z. B Sauerstoff-15, Technetium-99 m), geringer Retention (z. B. Edelgase wie Krypton-85, Xenon-133) oder relativ leichter Eluierbarkeit aus dem Körper (z. B. Tritium).

II. Toxikokinetik und -dynamik

Zu unterscheiden ist zwischen Einwirkung ionisierender Strahlung von außen und Inkorporation radioaktiver Stoffe, die Radiotoxizität wird ausschließlich durch die Inkorporation bestimmt.

Äußere Kontamination: Haut und sichtbare Schleimhäute (einschl. Lippen, Mundschleimhaut und Augenbindehäute); Strahlenexposition der kontaminierten Bezirke; potenzielle Gefahr einer Inkorporation; lokale Hautrötungen ab2 Gy.

Innere Kontamination: Schleimhäute der Atemwege und des Magen-Darm-Traktes. Strahlenexposition des kontaminierten Schleimhautareals; z.T. schnelle Resorption der Radionuklide.

Inkorporation: Aufnahme und Verteilung der Radionuklide im Organismus mit nachfolgender Strahlenexposition der kritischen Organe bzw. des Gesamtkörpers (diese Strahlenexposition kann sich unter Umständen über die Restlebensdauer hinziehen). Abhängig vom Nuklid oder der markierten Verbindung werden einzelne Organe durch Stoffwechsel-, Speicherungs- oder Ausscheidungsprozesse besonders belastet (kritische Organe). Strahlenart, Strahlenenergie, Resorption im Organismus, Verweildauer im Körper (effektive Halbwertszeit) beeinflussen Grad der Radiotoxizität eines Radionuklids und sind für die zu erwartende 50- bzw. 70-Jahre-Folgedosis entscheidend.

Eine Kontamination der **Haut** kann zu örtlichen Strahlenschäden und, vor allem bei Wunden, zur Inkorporation der radioaktiven Stoffe führen.

Wesentliche Inkorporationswege sind **Inhalation** und **Ingestion**.

Bei gasförmigen Radionukliden und Aerosolen rasche Absorption über die **Lunge** bei allen Verbindungen von Natrium, Kalium, Rubidium, Iod, Cäsium, Selen und Thallium; bei Fluor, Chlor, Brom wird Absorption durch das jeweilige Kation bestimmt.

Gute bis sehr gute Resorption über den **Darm** bei Tritium (als Wasser oder organisch gebundenes Tritium), Kohlenstoff (markierte organische Verbindungen), sowie bei allen Verbindungen von Fluor, Natrium, Phosphor, Chlor, Schwefel (außer elementarem Schwefel), Brom, Rubidium, Iod, Cäsium und Thallium.

Zur **Beurteilung der Toxikodynamik** dient neben Inhalation und Ingestion die **effektive** Halbwertszeit $T_{1/2\,eff}$, die sich aus der physikalischen Halbwertszeit $T_{1/2\,ph}$ des jeweiligen Radionuklids und der biologischen **Halbwertszeit** $T_{1/2\,biol}$, d.h. Geschwindigkeit der Ausscheidung aus dem Organismus, wie folgt ergibt:

$$1/T_{1/2\,eff} = 1/T_{1/2\,ph} + 1/T_{1/2\,biol}$$

R

Kritisches Organ für verschiedene Radionuklide

Knochen: P-32, Ca-47, Sr-90, Sn-113, Ba-140, Ra-226, Pu-239.

Lunge (nur bei Aerosolen): Be-7, Na-22, P-32, S-35, Ca-45, Se-75, Sr-90, Tc-99, I-131, U-235, Pu-239.

Nieren: Se-75, Pd-103, Cd-109, Eu-152, Ir-192, Hg-197, Hg-203, Tl-204, U-235

Leber: Sc-46, Zn-65, Cd-109, Cd-115 m, Cs-137, Ce-144.

Schilddrüse: alle Iodisotope.

Haut: H-3, Ar-37.

Magen-Darm-Kanal: alle radioaktiven Stoffe.

Sowohl bei Inkorporation als auch bei Einwirkung ionisierender Strahlung von außen ist zur Abschätzung der Prognose die Ermittlung der effektiven Äquivalentdosis H wichtig (Einheit: 1 Sievert; kurz Sv). Die **Äquivalentdosis der von außen einwirkenden Strahlung H$_{außen}$** wird aus der gemessenen oder berechneten Energiedosis D (in Gray; kurz Gy) bestimmt, indem diese mit dem für die Strahlung charakteristischen Qualitätsfaktor QF (in Sievert/Gray; kurz Sv/Gy) multipliziert wird: H$_{außen}$ = D × QF. Der Qualitätsfaktor beträgt für Röntgen-, Gamma- und Betastrahlung 1; für Alphastrahlung jedoch 20 (vgl. Strahlenschutzverordnung, Anlage VI, Teil C). Die **Äquivalentdosis der von innen durch Inkorporation einwirkenden Strahlung H$_{innen}$** wird als effektive Dosis aus den einzelnen Organdosen H$_T$ berechnet, indem diese mit dem jeweiligen Wichtungsfaktor des betroffenen Organs $_{WT}$ multipliziert werden; alle Produkte sind zu addieren: H$_{innen}$ = Σ$_T$ (H$_T$ × $_{WT}$). Die Wichtungsfaktoren sind in der Strahlenschutzverordnung Anlage VI, Teil C aufgeführt. Die **effektive Äquivalentdosis H** ist dann: H = H$_{außen}$ + H$_{innen}$. Es ist zu bemerken, dass mit ihr auch das Risiko für Strahlenspätschäden durch einen weiteren Dosisaufbau (radioaktive Stoffe verbleiben im Körper) bewertet ist.

III. Symptomatik

Deterministische Strahlenschäden

Kurzzeitige Ganz- oder Teilkörperbestrahlungen führen zu deterministischen Strahlenschäden, deren Symptome von der applizierten Äquivalentdosis abhängen. In jedem Fall muss eine bestimmte Schwellendosis erreicht werden.

■ Bis 0,25 Sv: keine nachweisbaren Wirkungen; geringfügige Blutbildveränderungen.

■ 0,25–1 Sv: etwa 1 Tag lang Erbrechen, Übelkeit und Müdigkeit bei ca. 10% der Exponierten.

■ 1–2,5 Sv: etwa 1 Tag Nausea und Erbrechen, Lymphozyten ca. 1 500/mm^3, vorübergehendes Absinken von Granulozyten und Lymphozyten in der 4. bis 5. Woche. Ohne Behandlung einzelne Todesfälle.

■ 2,5–4,5 Sv: ab 1. Tag Nausea und intermittierendes Erbrechen, 2–4 Tage anhaltend; Lymphozyten ca. 500/mm^3; 3.–5. Woche hämorrhagische Diathese; Granulozytenabfall, Thrombopenie; ca. 50% Todesfälle innerhalb 2–6 Wochen.

■ 4,5–6 Sv: unstillbares Erbrechen und Nausea innerhalb von 4 Stunden nach Exposition, schwere Durchfälle, Infektion, Blutungen, Epilation, Eryteme; ab 5. Tag Granulozytopenie, Thrombopenie; wenige Überlebende.

■ 6–10 Sv: Nausea und Erbrechen innerhalb 1–2 Stunden; Benommenheit, Schock, Fieber; bis zu 100% Todesfälle innerhalb von 10 Tagen.

■ Über 10 Sv: rasches Eintreten der o. g. Symptome; ZNS-Schäden bis zum Koma; Tod innerhalb weniger Tage.

Stochastische Strahlenschäden

Bei stochastischen Strahlenwirkungen hängt die Wahrscheinlichkeit des Auftretens eines biologischen Effekts von der Größe der Äquivalentdosis ab, ein Schwellenwert existiert nicht. Bei Inkorporation radioaktiver Stoffe besteht ebenfalls Gefahr stochastischer Strahlenspätschäden. Das klinische Erscheinungsbild der stochastischen Strahlenschäden sind alle Arten von Tumoren, wobei die Kausalität zwischen Strahlenexposition und Tumor nur in wenigen Einzelfällen nachweisbar ist (etwa bei früheren Bergarbeitern im Uranbergbau). In der nächsten Generation können weiterhin gut- oder bösartige Veränderungen des Erbgutes (Mutationen) auftreten.

IV. Therapie

Akuter Handlungsbedarf besteht, wenn innerhalb von 2 Tagen folgende Strahlendosen erreicht werden: Fötus 0,1 Sv; Ganzkörper, Knochenmark 1 Sv; Augenlinse 2 Sv; Gonaden 3 Sv; Haut 3 Sv; Schilddrüse 5 Sv; Lunge 6 Sv.

Einwirkung ionisierender Strahlung von **außen**: Erste Maßnahme jeder effektiven Hilfe ist die Bergung betroffener Person aus dem Strahlenfeld, ruhige Lagerung und Schutz vor Überwärmung oder Abkühlung. Ständige Beobachtung des Patienten mit exakter zeitlicher Erfassung subjektiver und objektiver Befunde (Übelkeit, Brechreiz, Erbrechen, Unruhe, Müdigkeit, Durchfall und hämatologischer Parameter). Möglichst genaue Rekonstruktion des Aufenthalts im Strahlenfeld (Dauer, Abstand zur Strahlenquelle) zur Berechnung der Strahlendosis wichtig. Einsatz der biologischen Dosimetrie. Sammlung aller Daten über den Ablauf der Strahlenexposition (Strahlenquelle, Position der Person im Strahlungsfeld, Dauer, Abschirmungen).

Maßnahmen bei äußerer Kontamination: Wichtig sind sorgfältige, schonende Maßnahmen zum Entfernen der Kontaminationen (Abtupfen mit Wattetupfern, Reinigen mit fließendem lauwarmen Wasser, milder Seife, weicher Bürste). Kontaminierte Haare entfernen (nicht rasieren wegen Gefahr von Hautläsionen). Handlungen, die Durchblutung der Haut fördern oder zu Mikroläsionen der Haut führen könnten, wegen damit verbundener Förderung der Inkorporation vermeiden. Fest haftende Restaktivitäten mit speziellen Dekontaminationsmitteln entfernen (gesättigte $KMnO_4$-Lösung, 3 %ige Zitronensäure, Polyphosphat-Lösung, Na_2EDTA). Kontrollmessungen mit Kontaminationsmonitor (vorbeugend sind Kontaminationsmessstellen zu errichten und Dekontaminationsmittel vorzuhalten). Mit Dekontaminationsarbeiten ist nur Personal zu betrauen, das dafür die erforderlichen Kenntnisse hat!

Bei Augenbindehautkontamination: Spülrichtung vom nasalen Augenwinkel zur Schläfenseite zur Verhinderung einer Kontamination des Tränengangsystems.

R

Beseitigung oder Verminderung innerer Kontamination:
Atmungsorgane: Abhusten (Bronchialsekret nicht Verschlucken!), Ausschnauben, ausgiebig spülen (3 % Zitronensäure), Auswischen. Sekret- und Spülmaterialien für Messungen sicherstellen.

Verdauungsorgane: Mundhöhlen- und Zahnreinigung; primäre Giftentfernung und sekundäre Detoxikationsmaßnahmen sinngemäß wie in Kap. 7.2 und 7.3 hier noch hilfreich; rasche Magenentleerung durch provoziertes Erbrechen; Verabreichung absorptionsmindernder Stoffe (0,5 l einer 10%igen $BaSO_4$-Aufschwemmung trinken; bei radioaktivem Iod: inaktives Iod als Kaliumiodid). **Kontaminierte Wunden**: venöse Stauung, Wunddekontamination, Wunde bluten lassen, Ausspülen, ggf. operative Maßnahmen (in Abhängigkeit von der Aktivitätsmenge).

Maßnahmen zur Dekorporation sind angezeigt, wenn mehr als 50 % des für das jeweilige Radionuklid vorgegebenen Richtwerts für maximal zulässige Körperbelastung inkorporiert sind. Anwendung möglichst frühzeitig, Dekorporation des Radionuklids vor seiner Organeinlagerung und über längere Zeit.

Antidote zur Resorptionsverminderung oder Eliminationsförderung (Dosierung nach Angaben des Herstellers):
Sr, Ba, Ra: Bariumsulfat (100 g, p. o.) + Natriumsulfat (bis 30 g, p. o.), Aluminiumphosphat (Phosphalugel®), Calciumgluconat (1 Amp. 10%, i. v.), Ammoniumchlorid (bis 9 g/d, p. o.); **Cs, Tl**: Eisen(III)hexacyanoferrat(II) (Radiogardase-Cs®, Antidotum Thallii Heyl®); **^3H** (als HTO): Trinkwasser (bis 12 l/d); **I**: Kaliumiodid (Kalium jodatum 0,1 g; initial 0,2 g, anschließend 0,1 g alle 8 h p. o.), Natriumperchlorat (Irenat®); **Lanthanide, Transurane, Cd, Cr, Mn, Fe, Zn, Pb**: DTPA (Ditripentat-Heyl®); **Fe, Pu**: Deferoxamin (Desferal®); **Cu, Po, Pb, Hg, Au**: D-Penicillamin (Metalcaptase®); **As, Hg, Au, Bi, Sb**: Chelatbildner (BAL) – jeweils in den Kapiteln (Abschnitt IV) angegeben; **Po**: DMPS (Dimaval®), Tiopronin (Captimer®). Zu weiteren Chelatbildnern und deren Eigentoxizität siehe eigenes Kapitel.

Symptomatische Maßnahmen: Schockbehandlung (s. Kap. 7.1.5), Infektionsbehandlung und -schutz, ggf. Unterbringung in einer Sterilpflegeeinheit; bei Blutungsgefahr Thrombozytentransfusion. Spezifische Behandlung des akuten Strahlensyndroms nur durch Knochenmarkstransplantation. Als Antiemetika hier Dopamin-Antagonisten und 5-HT_3-Antagonisten (s. Präparate in diesen Kapiteln) bewährt, z. B. Alizaprid, Vergentan®, oder Ondansetron, Zofran®; ggf. Kombination mit Dexamethason.

In **Nachbehandlung** therapieresistenter Röntgenulzera nach lokaler Einwirkung sehr hoher Strahlendosen kann wiederholte Spülung mit Wasserstoffperoxid-Lösung (3–5%ig) oder hyperbare Sauerstofftherapie heilungsfördernd wirken. Weiter siehe auch jeweils Abschnitt IV des betreffenden Stoffkapitels. Zur Beurteilung der Prognose: (Verlaufs-)Kontrolle der Lymphozyten, Granulozyten und Retikulozyten (erlauben in den ersten Tagen nach der Exposition Abschätzung der empfangenen effektiven Äquivalentdosis).

Beachte generell: Strahlenunfälle, Kontamination oder Inkorporation bei Personen gelten als sicherheitstechnisch bedeutsame Ereignisse!

■ Gemäß § 51 Strahlenschutzverordnung diese der zuständigen atomrechtlichen Aufsichtsbehörde und ggf. der für öffentliche Sicherheit und Ordnung und für Katastrophenschutz zuständigen Behörde unverzüglich anzeigen.

■ Sekrete und Ausscheidungen kontaminierter Personen für Kontrollmessungen sammeln. Achtung! In schweren Fällen ggf. als radioaktiven Abfall entsorgen.

■ Kontaminierte Bereiche gegen Zutritt sichern, gleichfalls Bereiche unter erhöhter Einwirkung ionisierender Strahlung.

■ Nach erster Versorgung betroffene Personen Spezialkliniken zuführen.

Hinweise zum Inhalt von Literaturbeispielen

Anwendung, Toxikologie radioaktiver Stoffe und ionisierender Strahlungen sowie Grundlagen therapeutischer Maßnahmen (einschließlich Nachweis von Originalliteratur): Hagen; Kallenberger; Gloxhuber
Erstmaßnahmen bei Strahlenunfällen: Gumprecht; siehe N.22 sowie Messanleitung für die Überwachung der Radioaktivität in der Umwelt und zur Erfassung radioaktiver Emissionen aus kerntechnischen Anlagen im Leitfaden sowie im Loseblattwerk des Bundesministeriums für Umwelt, Naturschutz und Reaktorsicherheit (Anhang)
Strahlenschutzverordnungen siehe im Quellenverzeichnis, N.18–N.20
Endlagerung radioaktiver Abfälle: Bastian/Bonhoeffer
Chemie und Verwendung mit Hinweisen zu gesetzlichen Bestimmungen: Römpp
Hinweise zu Transport, Entsorgung, Messdienstleistungen und Dekontamination, Informationen und Service bei den regional jeweils zuständigen Beratungs- und Behandlungseinrichtungen (Anschriften im Anhang)

Rauwolfia-Alkaloide

I. Substanzen

Unter den etwa 50 bisher aus *Rauwolfia serpentina* (Fam. Apocynaceae) isolierten, großenteils Indol-Alkaloiden, die strukturelle Verwandtschaft zu Yohimbin, LSD und biogenen Aminen zeigen, sind am wichtigsten **Reserpin**, Rescinamin, Deserpidin, Raubin, Raubasin (Ajmalicin) und **Ajmalin** (vgl. auch Kap. Antiarrhythmika).

Therapeutisch als indirekte Sympatholytika bzw. Antihypertensiva nur noch selten eingesetzt:

Rauwolfia-Gesamtalkaloide, z.B. früher Arte Rautin® (7% Gesamtalkaloide), in homöopathischen Präparaten z.B. Homviotensin®, Antihypertonikum forte Hevert-Tropfen.

Reserpin, nur noch Bestandteil antihypertensiver Kombinationspräparate, z.B. mit Thiazid-Diuretika (vgl. Kap. Diuretika) als Barotonal®, Bendigon®N, Briserin®, Darebon®, Disalpin®, Durotan®, Modenol®, Resaltex®, Tri-Thiazid® (Hydrochlorothiazid und Triamteren) bzw. in Kombination mit Diuretikum und Dihydralazin (Vasodilatator), Triniton®.

Früher vereinzelt auch in Kombinationspräparaten mit **Herzglykosiden**, als bestimmendes Ingredienz (Raufunction®) oder Weißdorn-Extrakt (Rauwoplant®) oder in homöopathischen Kombinationen wie z.B. Rauwolfia Viscomp (D2), Rauwolsan®H, Repowinon Truw®.

R

593

II. Toxikokinetik und -dynamik

Resorption über Magen-Darm-Trakt möglich, Wirkungseintritt aber erst nach Latenzzeit von mehreren Stunden (evtl. 2–3 Tagen), bei parenteraler Gabe nach Minuten (bis ca. 6 h). **Elimination** nur sehr langsam (Halbwertszeit von mehreren Tagen; Kumulationsgefahr!).

Wirkung zentral und peripher, vorwiegend infolge Abnahme des Gehaltes an Noradrenalin, Dopamin und Serotonin (→ Sedierung, jedoch keine Narkose; verminderter Sympathotonus → Überwiegen des Parasympathotonus → Reaktionen vor allem an Herz-Kreislauf, Darm und Nasenschleimhaut; vgl. Abschnitt III). Problematische **Interaktionen**, vor allem mit zentral wirksamen Pharmaka wie Sedativa, Hypnotika, Narkotika, Psychopharmaka, MAO-Hemmstoffen, Antihistaminika, Morphin(oiden), Analgetika sowie mit Alkohol.

III. Symptomatik

Am ehesten zu erwarten sind: Bradykardie (oder Tachykardie), **Blutdrucksenkung** (besonders rasch und bedrohlich bei i. v. Injektionen), besonders initial, evtl. auch Blutdrucksteigerung; Miosis, Ptosis; Rötung der Haut, typische Schleimhautschwellung in Nase (Rhinitis reserpina) und Auge; Sialorrhöe (oder Mundtrockenheit), verstärkte Darmperistaltik, Diarrhöe; verlangsamte, oberflächliche Atmung, evtl. Bronchospasmus; Somnolenz (→ Koma), Hypothermie, parkinsonähnliche Erscheinungen (vgl. auch Kap. 6.1.11) und allenfalls auch tonisch-klonische Krämpfe (bei Kindern oder Disponierten).

IV. Therapie

Nach peroraler Überdosierung entsprechender Präparate (Aufnahme toxischer Dosen von Rauwolfia finden praktisch kaum statt) einmalige Gabe von Aktivkohle ausreichend.

Weiter symptomatisch: Nur bei bedrohlicher Blutdrucksenkung Volumensubstitution (vgl. Kap. 7.1.4) mit Zusatz von Dopamin bzw. Noradrenalin, Norepinephrin (evtl. erhöhte Empfindlichkeit) unter Blutdruck- und EKG-Kontrolle. Vorsicht mit Herzglykosiden, trizyklischen Antidepressiva, MAO-Hemmstoffen, und Betablockern. Bei schweren parkinsonartigen Symptomen Biperiden, Akineton®, indiziert. Erforderlichenfalls schleimhautabschwellende Nasentropfen, z. B. Xylometazolin, Imidin®; bei ungenügender Wirkung Versuch mit Atropin (0,2–1 mg s. c.). Kontrolle von Kreislauf, Miktion, Körpertemperatur.

Hinweise zum Inhalt von Literaturbeispielen

Haupt-, Neben-, Wechselwirkungen von Rauwolfia-Alkaloiden: Seeger/Naemann
Pharmakologie und klinische Pharmakologie von Reserpin: Dollery
Früherkennung und Verlauf parkinsonartiger Effekte: Ludewig (1999); Ludewig et al.; Wildt

Reinigungsmittel für Spezialzwecke

I. Substanzen

(Prinzipielle Zusammensetzung)

Abfluss-, **Becken-** und **Rohrreiniger** bzw. **Toilettenreinigungsmittel** können Natriumhydrogensulfat (z.B. Florit®) oder starke Laugen (s. dort; z.B. Laxyl®, Abflussfrei Yankee Polish®, Drano Abflussreiniger®), Natriumnitrit, ggf. noch Natriumchlorid enthalten. Sanitärreiniger wie Domestos® und Dan Klorix® siehe unter Natriumhypochlorit im Kap. Chlor.

Backofenreiniger/Grillreiniger in flüssiger Form oder als Spray, enthalten meist stark alkalisch reagierende Verbindungen wie Natriumhydroxid (bis 13%), Ethanolamin, Metasilikate (Wasserglas) und Polyphosphate.

Flaschenreiniger (auch für Waschbecken, Toiletten usw. angewendet): 40–80% Natriumhydroxid, 10–20% Natriumpolyphosphate oder Natriumsilicat- (ca. 50%) -ortho- und -polyphosphat-Gemische; mitunter waschaktive Substanzen (vgl. Kap. Seifen) bis zu 5% zugesetzt (z.B. Calgonit®-Präparate).

Gerätereiniger (hauptsächlich für ölige und fettige Materialien): analog Flaschenreiniger, evtl. anstelle der Natronlauge 50% Soda, auch Chlorbleichlauge oder Chlorkalk (bis 30%), seltener Chloramin T (s. Kap. Chlor), aber auch Salpetersäure (z.B. in Cekapur®, Clarin®; s. unter Säuren).

Glas- und **Fliesenreiniger** s. Kapitel Fensterreinigungsmittel.

Kontaktlinsenreiniger enthalten Polyethylenazid, Polyvinylpyrrolidon, Hydroxyethylcellulose, Polyvinylalkohol, Thiomersal, Benzalkoniumchlorid, Wasserstoffperoxid, Stabilisator, Dinatriumedetat, Natriumchlorid; toxische Gefährdungen sind infolge der geringen Zusätze nicht zu erwarten.

Metallreiniger (für Chrom, Kupfer, Silber und Legierungen) enthalten Seifen, Tenside, Ammoniak, Triethanolamin, Ammoniumoxalat, Phosphorsäure, Weinsäure, Isopropyl- und Cetylalkohol, Thioharnstoff, Bimsstein, Kreide in unterschiedlichen Kombinationen.

Münzreiniger bestehen aus Soda (Natriumcarbonat) und Wasser, Gefahr durch alkalische Reaktion (s. Kap. Laugen).

Ofenreiniger sind Gemische aus Benzin, Kalilauge, Natronlauge und Terpentin(-ersatzstoffen), z.B. Cilit®; Gefahr durch Laugenwirkung.

Ölofenreiniger Rußentferner; meist Natrium- oder Ammoniumsalze als Chloride, Carbonate, Sulfate sowie Zinkstaub, Zinkchlorid, Kupferchlorid, Schwefel, Talkum und organische Bestandteile wie Stärke, Ethanol, Triethylenglykol (z.B. Russol®, Russetten®); Säurewirkung steht im Vordergrund.

Pinselreiniger: Gemische aus aliphatischen und aromatischen Kohlenwasserstoffen, Tensiden, ggf. Dimethylformamid, Ethyl- und Butylacetat; Gefährdung durch Lösungsmitteldämpfe (s. Kap. Lösungsmittel).

R

Reiniger für die Milchwirtschaft: Natriumtripolyphosphat, Kaliumdichlorisocyanurat, Soda (bis zu 30%), Natriummetasilicat, Natriumsulfat; gefährlich durch alkalische Reaktion! (s. Kap. Laugen).

Reinigungsöle für elektrische Kontakte: Vaselinöl (60%), Olein, Ethylacetat, Polyacrylat; Spray: Isopropylalkohol und Leichtbenzin.

Sanitärreiniger: Hauptwirkstoff meist Natriumhypochlorit.

Schallplattenreiniger: Alkohole, hauptsächlich Ethanol, Isopropylalkohol, Methanol (max. 5%), quartäre Ammoniumsalze, Glycerin und Propylenglykol in wechselnden Kombinationen.

Scheuermittel: 90–95% Quarzsand, bis 5% Alkalien und Polyphosphate, bis 5% waschaktive Substanzen, seltener bis 0,5% aktivchlorhaltige Desinfektionsmittel, evtl. auch Ammoniumchlorid-Zusätze.

Allzweckreiniger wie z.B. Ajax®, Vim®, Der General®, Meister Proper® ohne nennenswerte Ätzwirkung.

Teerentferner enthalten Trichlorethylen, (Mono)dichlorbenzol, White Spirit (Lösungsmittelnaphtha, meist Mischung gesättigter aliphatischer, nichtzyklischer und aromatischer Kohlenwasserstoffe), z.T. Isopropylalkohol, waschaktive Substanzen.

Teppichreiniger, Polsterreiniger, Teppichshampoo, Reinigungsschaum (z.B. Teppich-Rein®, Sapur®, Tuba-Teppichschaum® u.a.), flüssige Produkte (pH meist 7,5–8,3) enthalten anionische Tenside, Natriumhydroxid, Kaliumchlorid, Salmiak, Amide, Alkohole, Natriumsulfat; Spray: Laurylglykolether (und -Derivate), Isopropanol.

WC-Reiniger enthalten Natriumhydrogensulfat oder Amidosulfonsäure oder Salzsäure plus Tenside. Nach gemeinsamer Anwendung von WC-Reinigern und -Sanitärreinigern → Explosionsgefahr! Freisetzung von Chlor (aus Hypochlorit der Sanitärreiniger) → Inhalationsgefahr durch Chlor oder nitrose Gase, nach Latenzzeit Lungenödem möglich.

Zahnprothesenreiniger s. Kapitel Zahnpasten.

Weitere Reinigungsmittel (z.B. für Fußböden usw.) siehe Kapitel Lösungsmittel und im Sachregister.

II. und III. Toxikokinetik, -dynamik und Symptomatik

Bei Einwirkung der oben angeführten Spezialreinigungsmittel Verlauf am ehesten wie in Kapiteln Laugen, Säuren, Lösungsmittel oder Seifen beschrieben (siehe jeweils zutreffende Angaben).

IV. Therapie

Sofort nach Ingestion in jedem Falle zunächst reichlich trinken lassen. Weiter je nach pH bzw. Schleimhautreaktion wie in Kapiteln Säuren bzw. Laugen oder Lösungsmittel (Geruch!) unter Beachtung der speziellen Angaben in Abschnitt I. Giftinformationszentrale konsultieren! Sofern Zusammensetzung nicht schnellstens zu ermitteln ist, zunächst Maßnahmen nach Leitsymptomen (s. Kapitel 6).

Hinweise zum Inhalt von Literaturbeispielen

Einzelne Reinigungsmittel, Symptomatik und Therapie: Daunderer; Ellenhorn/Barceloux; Velvart
Besonderheiten im Kindesalter: v. Mühlendahl et al.
Einteilung, Zusammensetzung, Verwendung: Römpp; Vollmer et al. (1994)

Rostschutz- und Entrostungsmittel

I. Substanzen
(Prinzipielle Zusammensetzung)

Entrostungsmittel: vorwiegend verdünnte Mineralsäuren, z.B. Salz-, Schwefel-, Salpeter- oder Phosphorsäure oder 2%ige Flusssäure, seltener Laugen; gelegentlich als Emulsion (vorwiegend mit Benzin).

Rostlockerungsmittel: vorwiegend Mineralöle mit Zusätzen an Netzmitteln, Silikonölen, Cyclohexanon, allenfalls im Gemisch mit Petroleum oder organischen Lösungsmitteln.

Rostschutzfette und -öle: pflanzliche und mineralische Öle sowie Silikonöle, die den Zutritt von Wasser hemmen sollen (z.B. Sprühöl „Hansa"). Kaum akut toxisch.

Sparbeizen (zur Entfernung von Korrosionsprodukten und Kesselsteinschichten von Metallen): hauptsächlich verdünnte Salzsäure mit Zusätzen (bis zu 1%) von Metallchloriden (z.B. Antimon-, Kupfer-, Quecksilber-, Zinkchlorid) oder organischen Inhibitorsubstanzen (z.B. Thioharnstoff-Derivate, Diphenylsulfoxid-Derivate, Hexamethylentetramin), möglicherweise auch verd. Phosphorsäure oder Lösungen von Seignettesalz, Natriumcarbonat, -sulfat, -dithionit(-Gemischen) oder aliphatischen und aromatischen Aminen.

R

II. und III. Toxikokinetik, -dynamik und Symptomatik

Bei peroraler Aufnahme von Präparaten unbekannter Zusammensetzung Verlauf nicht abzusehen. Am ehesten zu fürchten sind Verätzungsfolgen (s. Kap. Säuren und Laugen) und Resorptivwirkung organischer Lösungsmittel (s. dieses Kapitel).

IV. Therapie

In jedem Falle sofort nach Ingestion reichlich trinken lassen; dann Schleimhautinspektion und grobe Information über pH mit Indikatorpapier; dann zunächst ggf. entsprechende Maßnahmen wie bei Vergiftung mit Säuren oder Laugen (vgl. diese Kapitel). Bei annähernd neutraler Reaktion und aromatischem Geruch Behandlung zunächst sinngemäß wie im Kap. Lösungsmittel. Kein provoziertes Erbrechen, keine Magenspülung (Aspirations- und zusätzliche Verätzungsgefahr; vgl. Kap. 7.2.1 und 2). Wegen großer Heterogenität der Produkte, in jedem Fall Giftinformationszentrale bezüglich Zusammensetzung und Behandlungsempfehlung konsultieren! In schweren Fällen zunächst Sicherung vitaler Funktionen (Atmung, Kreislauf, ZNS), symptomatische Therapie, später auch Kontrolle/Korrektur von Nieren- und Leberfunktion. Siehe auch Hinweise in Abschnitt I.

Hinweise zum Inhalt von Literaturbeispielen

Substanzen, Toxikokinetik, -dynamik, Symptomatik und Therapie: v. Mühlendahl et al.; Velvart
Zusammensetzung, Verwendung und Wirkungsweise: Römpp, Vollmer et al. (1991)

Säuren, anorganische

I. Substanzen

Vielseitige technische Anwendung, medizinisch vorwiegend als Ätzmittel. Toxikologisch vor allem von Bedeutung:

Salzsäure (Chlorwasserstoffsäure), konzentrierte 33%ig (handelsüblich; verbotenerweise auch im Haushalt zu Reinigungszwecken). **LD** etwa 5–20 ml. Offizinell als Acidum hydrochloricum (25%ig) bzw. A. dilutum (12,5%ig), verdünnt zur (wenig effektiven) Magensäure-Substitution. Inhalation der Dämpfe: siehe Kap. Chlor; Thenardsche Säure: Gemisch aus konz. Salzsäure + Wasserstoffperoxid. Neben Zinkchlorid (s. dort) wesentlicher Bestandteil von „Lötwasser", „Lötessenz" (in älteren Produkten evtl. auch Salpetersäure, siehe unten)
Chloride s. unter jeweiligem Kation. Unterchlorige Säure bzw. „Chlorwasser" und Perchlorsäure (explosibel!) s. auch unter Chlor.

Schwefelsäure, „Vitriolöl", konzentriert, offizinell als Acidum sulfuricum (94–98%ig), davon **LD** ca. (1–)5 ml. Acid. sulf. crudum = rohe Schwefelsäure (über 94%ig), Acid. sulf. dilutum (16%ig). Konzentrierte Schwefelsäure (z. B. 32%ig in Autobatterien als Elektrolyt) auch in Gemischen wie: Chromschwefelsäure (zusammen mit Alkalichromat), Oleum (zusammen mit Schwefeltrioxid → SO_3-Nebel), Nebelsäure (zusammen mit Chlorsulfonsäure, evtl. Schwefeltrioxid).

Perschwefelsäure (Carosche Säure), ihre Salze (Persulfate) wie Ammonium- oder Kaliumperoxidisulfat als Bleichmittel in Textil-, Pelz-, Waschmittel- und Metallindustrie sowie Friseur- und Fotohandwerk, stark sauer; häufig allergisierend.
Sulfate s. unter jeweiligem Kation. (Alkali-)Bisulfate reagieren stark sauer, siehe daher Abschnitte II–IV.

Schweflige Säure siehe unter Schwefeldioxid.

Salpetersäure, rauchende Salpetersäure, offizinell als Acidum nitricum fumans (ab 86% + Stickoxide), Acidum nitricum crudum = rohe Salpetersäure (65%ig; meist industriell verwendet), Acidum nitricum (25%ig), davon **LD** ca. 5–10 ml. Siehe auch unter „Nitrose Gase". Konzentrierte Salpetersäure (auch „Scheidewasser") in Gemischen wie „Königswasser" (zusammen mit konzentrierter Salzsäure), Bildung von nitrosen Gasen und Nitrosylchlorid, Nitriersäure (zus. mit Schwefelsäure).
Nitrate s. eigenes Kapitel.

Salpetrige Säure, in freier Form nicht existent, toxikologisch bedeutsam ihre Salze (s. Nitrite) bzw. ihr Anhydrid (s. Kapitel Nitrose Gase).

Phosphorsäure, Acidum phosphoricum; offizinell 25%ige Orthophosphorsäure (z. B. in Phosphatiermittel Phosfix®); Stärke: Ortho- > Meta- > Polyphosphorsäuren (Chlorethylphosphonsäure in Ethephon®, Camposan®); **LD** einer 85%igen Phosphorsäure bei etwa 1 ml/kg.

S

Phosphate s. unter jeweiligem Kation.

Osmiumsäure(-Dämpfe), toxikologisch ähnlich wie Salzsäure (s. oben).

Arsenige Säure (s. Kap. Arsen), Borsäure (s. Kap. Bor), Blausäure (s. Kap. Cyan), Chromsäure und (Di-)Chromate (s. Kap. Chrom), Fluorwasserstoffsäure (s. Kap. Fluor), Kohlensäure bzw. Carbonate s. unter jeweiligem Kation.

II. Toxikokinetik und -dynamik

Ausmaß der **Ätzwirkung** wird vorwiegend bestimmt von Dissoziationsgrad, Konzentration, Reaktionsvermögen und Lipidlöslichkeit der Säure. Durch Eiweißfällung ($\rightarrow$ Säurealbuminate; Koagulationsnekrosen; Salpetersäure bildet z. B. gelbes Xanthoprotein) zunächst $\rightarrow$ geschlossener Ätzschorf (meist kein so tiefes Eindringen wie bei Laugen). Konzentrierte Säuren allerdings lösen Säurealbuminate (Perforationsgefahr) und entziehen dem Gewebe Wasser (konz. H_2SO_4 so schnell $\rightarrow$ Karbonisation $\rightarrow$ Gewebe schwarz). Nach peroraler Aufnahme zunächst Gefahr des reflektorischen Kardiaschlusses $\rightarrow$ Arrosion von Gefäßen $\rightarrow$ Blutungen, Hämatinbildung und/oder Glottisödem $\rightarrow$ akute respiratorische Insuffizienz, (sub)akute Lungenschädigung; besonders bei leerem Magen auch reflektorischer Herzstillstand, später **Komplikation** möglich durch Magen- oder Ösophagusperforation(sfolgen). Bei epikutaner Einwirkung evtl. Ausfall von Hautfunktion bedeutsam (ähnlich wie bei Verbrennungen, Neuner-Regel!).

Da anorganische Säuren im Organismus praktisch nicht verändert werden, trotz relativ guten Säurepufferungsvermögens bei massiver Intoxikation auch Gefahr der „Mineralsäure-Azidose" oder Laktazidose als Folge der Gewebezerstörung $\rightarrow$ Hämolyse(folgen) $\rightarrow$ Kreislaufschock mit Verbrauchskoagulopathie und akutem Nierenversagen, evtl. Leberzellnekrosen.

III. Symptomatik

Nach **peroraler** Aufnahme (evtl. unter heftigen Schmerzen und Schocksymptomatik) im Bereich betroffener Schleimhäute Ausbildung akuter Entzündungssymptome $\rightarrow$ Ätzschorfe (weißlich bei HCl, schwärzlich bei H_2SO_4, gelblich bei HNO_3; braunschwarze Beläge bei Essigsäure, s. Abschnitt II) $\rightarrow$ wiederholt Erbrechen kaffeesatzartiger Massen, Diarrhöe; später evtl. Narbenbildung $\rightarrow$ Strikturen (am ehesten Pylorusstenose etwa ab 3.–6. Woche. Verätzungsfolgen an Ösophagus und Magen können diametral voneinander abweichen). In schweren Fällen Verlauf ähnlich wie unter Laugenvergiftung (s. in diesem Kapitel) und Komplikationen wie in Abschnitt II (s. o.).

Bei **Inhalation** von Säuredämpfen s. jeweils zutreffenden Hinweis in Abschnitt I.

Bei **epikutaner** Einwirkung $\rightarrow$ Symptome akuter Entzündung, evtl. Ätzschorfe (s. oben).

Nach Säurespritzern ins Auge $\rightarrow$ schmerzhafte Konjunktivitis und Hornhautverätzung.

IV. Therapie

Zur Abschätzung der Ingestionsmenge nach Aufnahme eines „Schluckes" siehe S. X.

Nach versehentlicher **peroraler** Aufnahme je nach schnellstmöglicher Verfügbarkeit sofort Wasser, Saft, Tee o.ä. nachtrinken lassen. Cave: Carbonate, Aktivkohle, Alkohol, „Neutralisation" (auch Milch nur geringe Pufferkapazität), Erbrechen. Nach peroraler Aufnahme **größerer Mengen** (z.B. suizidal intendiert, geistige Behinderung, verwirrte alte Patienten) Verdünnungstherapie wirkungslos; Gefahr provozierter Aspiration oder rascher Verschiebung der ätzenden Substanz in tiefere Darmabschnitte; hier frühzeitige Absaugung und anschließende Spülung unter gastroskopischer Sicht. Nach Stabilisierung vitaler Funktionen → innerhalb der ersten 12 h endoskopische Klärung (Ösophagogastroduodenoskopie; nicht bei Perforationsverdacht) des Ausmaßes der Verätzung (ggf. nach Sedierung); ggf. radiologische Diagnostik mit wasserlöslichem Kontrastmittel (cave: Aspiration).

Betroffenes **Auge** bei gut geöffnetem Lidspalt ca. 10–15 min unter fließendem Wasser, besser mit Ringer-Laktat-Lösung oder Previn®-Spüllösung (nicht bei Flusssäure!; mit wässriger Lösung, enthaltend Diphoterine als amphoteren Chelatbildner), oder physiologischer Kochsalzlösung bzw. 4%iger Trometamol-Lösung spülen. Keine „Neutralisations"-Versuche, sondern sofort nach Spülung Überweisung zum Augenarzt (dort evtl. zusätzlich Vorderkammerspülung; siehe auch Kap. Laugen).

Bei **Inhalation** siehe Hinweise in Abschnitt I und unter Chlor. Betroffene **Haut** (ggf. nach Entfernung kontaminierter Kleidung) sofort gründlich unter fließendem Wasser abspülen (konzentrierte Säure vorher sorgfältig abtupfen), evtl. mit Milch oder Wasser und Seife nachwaschen. Keine „Neutralisations"-Versuche; ggf. Schock- und Tetanus-Prophylaxe. Lokalanästhesierende Gele oder Salben nicht großflächig. Bei Flusssäureeinwirkung siehe Kap. Fluor.

Weiter **symptomatisch** unter **Beachtung** von Abschnitt II und III sowie der jeweils zutreffenden Hinweise im Kap. 7(!):
- Schockbehandlung;
- Kontrollen und Korrektur des Säuren-Basen-Haushaltes, frühzeitige und engmaschige Blutgasanalysen;
- bei Schmerzen evtl. Procain-Lösung ausreichend (1%ig, teelöffelweise); falls starke Analgetika erforderlich an Gefahr der Verschleierung von Perforationssymptomatik denken;
- bei Glottisödem und respiratorischer Insuffizienz Glukokortikoide; evtl. (frühzeitig) Tracheotomie erforderlich;
- Prophylaxe von
  - akutem Nierenversagen (freies Hb im Serum als Hämolysemaß) durch Azidose- und Schockbehandlung, Diureseförderung (Harn alkalisch halten); bei Oligo-Anurie Hämodialyse;
  - disseminierten intravasalen Gerinnungsvorgängen mit Verbrauchskoagulopathie und entsprechenden Organkomplikationen (evtl. frühzeitig Heparinisie-

S

rung; Substitution von Gerinnungsfaktoren in hämostaseologischer Konsultation); besonders Fibrinogen, Thrombozyten und Quickwerte kontrollieren;
- lokalen Verätzungsfolgen (Stenoseprophylaxe mit Glukokortikoiden innerhalb von 36 Stunden unter Antibiotikaprophylaxe; siehe auch im Kap. Laugen).

Hinweise zum Inhalt von Literaturbeispielen

Symptomatik, Diagnostik und Therapie: Albrecht; Daunderer; Gloxhuber; Micromedex; Seyffart; Wirth et al.; speziell zu Augenverätzungen: Kuckelkorn/Schrage/Redbrake
Vergiftungen im Kindesalter: v. Mühlendahl et al.
Chemie und Verwendung einzelner Substanzen: Römpp

Säuren, organische

I. Substanzen

Vielseitige technisch-industrielle Verwendung, medizinisch z. B. als Kaustika und Adstringenzien. Toxikologisch bedeutsam sind:

■ Aliphatische Monocarbonsäuren

Ameisensäure, Acidum formicicum (25 %ig); stärkste örtliche Reizwirkung in dieser Gruppe (große Flüchtigkeit; Inhalationsgefahr); Ätzwirkung vergleichbar den Mineralsäuren, Durchwanderungsneigung noch größer als bei diesen! **LD** p. o. ca. 30 ml Ameisensäurespiritus, Spiritus formicarum (1,25 %ig, siehe auch unter Ethanol).
Formiate (z. B. Natriumformiat) nicht akut toxisch, auch Ameisensäureester als Formiate bezeichnet. Ameisensäure kann toxikologisch relevanter Bestandteil von Entkalkungsmitteln (z. B. Kalkex®; s. u.) sein (vgl. aber analoge Präparate im Kap. Chelatbildner).
Essigsäure (u. a. auch als Ethansäure, Acetylsäure, Holzsäure bezeichnet), Acidum aceticum (96 %ig), Acid. acet. glaciale (Eisessig, 96–100 %ig; **LD** ca. ab 20 ml), Acid. acet. dilutum (30 %ig); „Essigessenz" des Haushaltes (meist 25 %ig, aber bis 80 %ig möglich); Essig, Acetum bzw. Speise- und Holzessig (5–10 %ig). Hautverätzungen etwa ab 30 %ig, Schleimhautreizung durch größere Mengen etwa ab 4 %ig. Acetate s. unter jeweiligem Kation, Ester. Essigsäureanhydrid, technisch wichtiges Acetylierungsmittel, toxikologisch etwa wie Essigsäure.

Peressigsäure (4 %ig neben H_2O_2 in Peresal®), stark mikrobizid, aber auch besonders gefährlich (Kombinationswirkung von Essigsäure und Wasserstoffperoxid, s. Kap. Sauerstoff!).

Monochlor- und **Monobromessigsäure**, Zwischenprodukte (z. T. als Konservans in Bier und Wein), Monochloressigsäure als Keratolytikum in Acetocaustin®; **Trichloressigsäure**, Acidum trichloraceticum, kristallin, stark ätzend, Eiweißfällungsmittel (Reagenz), medizinisch als Ätzmittel, Natriumsalz (TCA) als Herbizid; **Iodessigsäure** als Reagenz; **(Mono-)Fluoressigsäure** und Derivate s. Kap. Fluor.

Chlorphenoxyessigsäuren s. Kap. Chlorphenoxycarbonsäuren.

Propionsäure, z. B. als Konservierungsmittel (in Spuren verwendet). Salze: Propionate, s. unter jeweiligem Kation; Chlorpropionsäure, Zwischenprodukt. Dichlorpropionsäure-Derivate (Herbizide, Bodenentseuchungsmittel, z. B. Basagran DP®, Duplosan DP®), als Natriumsalz Dalapon; entsprechender Ethylester starkes Hautgift analog Lost (s. eigens Kapitel), wahrscheinlich in vivo Bildung von Chloracrylsäure.

Glyoxylsäure, auch in unreifen Früchten, besonders Stachelbeeren (wird im Organismus zu Oxalsäure abgebaut, s. unten!).

■ Aliphatische Dicarbonsäuren

Oxalsäure, Acidum oxalicum (früher: Kleesäure, Zuckersäure), evtl. in Fleckenentfernungs-, Bleich- und Putzmitteln. Ätzend. **LD** p. o. ca. ab 5 g. Toxikologisch bedeutsam auch Salze, Oxalate [wie Kaliumoxalat (Oxalium, Kleesalz)], enthalten (bis zu ca. 1 %) in Sauerampfer (*Rumex acetosa*), Sauerklee (*Oxalis acetosella*), Rhabarber (*Rheum undulatum*; s. auch Kap. Laxanzien!), gefährlich evtl. in größeren Mengen als „Spinat" (besonders für Kinder) oder in Spezialtinten (s. Kap. Tinten); Natriumoxalat: **LD** p. o. etwa bei 15 g, i. v. bei 1 g. Oxalylchlorid, leicht verdampfende Flüssigkeit (bezüglich Inhalationsgefahr mit Phosgen vergleichbar, s. dort).

Maleinsäure, cis-Ethylendicarbonsäure sowie ihr Anhydrid, Dioxo-2,5-dihydrofuran, technisch wichtiges Zwischenprodukt für Polyester und Mischpolymerisate, Schädlingsbekämpfungsmittel, Lacke usw. **LD** ca. ab 10 g. Stereoisomere Fumarsäure (trans-Ethylendicarbonsäure) dagegen untoxisch.

Bernsteinsäure, Salze: Succinate (z. B. Natrium- oder Magnesiumsuccinat) wie salinische Laxanzien zu beurteilen; (vgl. dieses Kapitel).

Azelainsäure, Nonandinsäure (in Skinoren®) als haut- und schleimhautreizendes Aknemittel, das nach Resorption am ehesten zur Hypokaliämie führt.

■ Aliphatische Hydroxycarbonsäuren

Apfelsäure, Äpfelsäure, 2-Hydroxybernsteinsäure, Hydroxybutandisäure (L-Form kristallin), z. B. in unreifen Äpfeln, Quitten, Stachel-, Vogel- und Berberitzenbeeren und Trauben; medizinisch in Infusionslösungen.

Zitronensäure, Acidum citricum (kristallin), medizinisch z. B. zur „Magensäuresubstitution" (z. B. in Citropepsin®). Nur in Extremfällen bzw. nach Injektion Resorptivwirkung wie Oxalsäure (s. Abschnitte III/IV). **LD** über 20 g. Salze: Citrate, z. B. Natrium citricum als In-vitro-Antikoagulans (versehentliche i. v. Injektion von 0,2 ml der üblichen 3,8 %igen Lösung ist kaum gefährlich), zur Harnalkalisierung; Magnesium citricum evtl. als Laxans, auch als „Schnellentkalker" wirksam.

Glykolsäure, Hydroxyessigsäure (als Desinfektionsmittel Sekumatik®).

Mandelsäure, Phenylglykolsäure, Acidum phenylglycolicum, verwendet zur Harnsäuerung (in Tagesdosen von ca. 12 g); entsprechend auch Mandelate; toxikologisch ähnlich Ammoniumchlorid (s. Kap. Ammonium-Verbindungen).

S

Milchsäure, 2-Hydroxypropionsäure, Acidum lacticum (bis 90%ig; ätzend: 20–50%ig), **LD** p. o. etwa bei 100 ml 33%ig; Salze: Laktate s. unter jeweiligem Kation.

Weinsäure, Acidum tartaricum (kristallin), erst ca. 20–30 g (besonders in Pulverform) oberflächlich schleimhautätzend; ebenso wie Tartrate schlecht enteral resorbiert, daher wirksam wie gebräuchliche salinische Laxanzien (z. B. Weinstein, saures weinsaures Kalium, Tartarus depuratus; weinsaures Kalium, Kalium tartaricum; Kaliumnatriumtartrat, Seignette- oder Rochellesalz, Tartarus natronatus, toxische Dosis etwa ab 20 g). Nur in Extremfällen oder nach i. v. Injektion ähnlich wie Oxalsäure wirksam (s. Abschnitte III/IV).

■ **Aminosäuren**, (semi)essenzielle
Vorwiegend als Bestandteile von Infusionslösungen, teilweise von Lebertherapeutika (z. B. aminomel®, Aminoplasmal®, Aminosteril®, Dipeptamin®, Glamin®, Intrafusin®, Parentamin®, Thomaeamin®) sind in Gebrauch: Alanin, Arginin, Cystein, Cystin (in Pantovigar®), Glutaminsäure (auch in Gluti-Agil®, Pepsaletten®), Glutamin (Levoglutamid), Glycin (Glykokoll), Histidin, Isoleucin, Leucin, Lysin, Methionin (auch in Acimethin®), Phenylalanin, Prolin, Serin, Threonin, Tryptophan (s. Kapitel Serotonin), Tyrosin, Valin.

■ Weitere
Orotsäure (1,2,3,6-Tetrahydro-2,6-dioxo-4-pyrimidin-carbonsäure), mitunter als Lebertherapeutikum, Derivate als Geriatrika (z. B. in Vigodana N®) und Antisklerotika. Akut toxikologisch harmlos, Anion höchstens als Schlepper bei Resorption bedeutsam. Siehe daher unter jeweiligem Kation.
Alginsäure, Polyuronsäure-Derivat, aus Braunalgen gewonnen, vielfältige Verwendung als Verdickungsmittel und Schutzkolloid, z. B. in Nahrungsmitteln und Kosmetika; medizinisch als Mucilaginosum (z. B. in Gaviscon®). Akut toxikologisch harmlos.
Entkalkungsmittel (für Haushaltsapparate, z. B. in Cellit®, Kalk-frei®, Kalklöser MC 100®). Flüssige E. können Salzsäure, Phosphorsäure, Amidosulfonsäure, Alkylphenolpolyglykolether (s. nichtionogene Tenside) oder Ameisensäure enthalten (s. jeweils dort). Feste E. bestehen meist aus Zitronensäure, Milchsäure, Apfelsäure, Weinsäure, Amidosulfonsäure und/oder Tensiden (akut weniger gefährlich als flüssige E). Wenn keine klare Deklaration der Produktzusammensetzung → Konsultation eines Giftinformationszentrums.

Weitere Säuren s. Register.

II. Toxikokinetik und -dynamik

Lokale Ätzwirkung organischer Säuren sehr unterschiedlich, großenteils geringer als bei anorganischen Säuren (s. Hinweise in Abschnitt I). Lipidlösliche Säuren wie Ameisen-, Essig-, Milch- und Trichloressigsäure für Haut und Schleimhaut wegen größerer Tiefenwirkung aber gefährlicher als Säurestärke erwarten lässt.
Nach **Resorption** werden organische Säuren fast vollständig (z. B. Ameisen-, Zitronen- und Bernsteinsäure) oder nur teilweise (z. B. Mandelsäure) verbrannt, Rest über Nieren **ausgeschieden**. Nach großen Dosen zudem Nierenschäden, evtl. auch Hämolyse(folgen) wie nach Essig-, Glyoxyl- und Oxalsäure. Zusätzli-

che Resorptivwirkung am ehesten durch Oxalsäure (u. U. auch durch Zitronen-
und Weinsäure) und ihre Salze infolge Ausfällung von ionisiertem Calcium als
unlösliches Calciumoxalat sowie durch Chlorphenoxyessigsäuren (vgl. Abschnitte I und III). Besonders bei schwerer Essigsäure-Intoxikation hämorrhagische Diathese (infolge Verbrauchskoagulopathie) und offenbar am ehesten bei
Ameisensäure-Intoxikation auch ZNS-Schäden (Hirnödem und Blutungen).

III. Symptomatik

Reizerscheinungen bzw. **Verätzungen** an betroffenen Schleimhäuten (Essigsäure → schwarzbraune Beläge, Oxalsäure → samtartige Rötung und kleieartige
Spritzer; vgl. auch Kap. anorganische Säuren). Verlauf und Komplikationsmöglichkeiten bei schwerer Vergiftung siehe Abschnitt II und sinngemäß unter „Säuren, anorganische".
Nach **Resorption** calcipriver Säuren oder ihrer Salze (vgl. Abschnitt II) zusätzlich tetaniforme (oder urämische) Krämpfe, frühzeitig akutes Herz-Kreislauf-
Versagen (auch bei Oxalylchlorid) und später vorübergehende oder in Anurie und
Urämie endende Nierenfunktionsstörungen möglich (ggf. typische Oxalatkris-
talle im Harn!). Evtl. Übergang in Polyurie.
Bei Überdosierung von Aminosäuren (s. Abschnitt I) bzw. bei Nichtbeachtung
der Kontraindikationen und Anwendungsbeschränkungen Azidose sowie Störungen des Wasser- und Elektrolythaushaltes möglich.

IV. Therapie

Prinzipielle Maßnahmen wie im Kap. über anorganische Säuren!
Spezielle Eigenschaften der Säuren beachten (vgl. Abschnitte II und III).
■ Nach peroraler Aufnahme calcipriver Säuren oder ihrer Salze (vgl. Ab-
schnitt II) sofort reichlich Wasser, so schnell wie möglich anschließend Milch
und dann Magenspülung. Viel Milch(produkte) nachgeben. Bei tetaniformen
Symptomen sofort injizierbares Calciumsalz sehr langsam i. v.
■ Bei Hämolyse rechtzeitig Blutaustauschtransfusion (vgl. Kap. 7.3.6).
■ Kontrollen und Korrektur des Blutgerinnungsstatus (s. Kap. Säuren, anorgani-
sche).
■ Bei schwerer Ameisensäure-Intoxikation (mit Hämolyse) vermehrtes Flüssig-
keitsangebot und Alkalisierung des Urins zweckmäßig; bei nicht beherrschbarer
Azidose bzw. beginnendem Nierenversagen Hämodialyse (s. Kap. 7.1.17 und
7.3.2). Folsäure als Adjuvans möglicherweise sinnvoll.

S

Hinweise zum Inhalt von Literaturbeispielen

Organische Säuren, Symptomatik und Therapie: Albrecht; Daunderer; Löser; Seyffart
Vergiftungen im Kindesalter: v. Mühlendahl et al.
Volkstümliche Namen von organischen Säuren: Arends

Optimaler Einsatz von Aminosäuren in Infusionslösungen: Hartig
Neben- und Wechselwirkungen therapeutisch genutzter organischer Säuren: Ammon
Chemie und Verwendung einzelner organischer Säuren: Römpp

Salicylsäure(-Derivate)

I. Substanzen

Acetylsalicylsäure, Acidum acetylosalicylicum, ASS (HWZ ca. 15 min, PB ca. 50–80%), Acesal®, Alka-Seltzer®, Aspirin®, Aspro®, Godamed® 100 TAH, HerzASS®, Micristin®, Miniasal®, Romigal® ASS, Santasal®, Togal® ASS; wenig wasserlöslich, Analgetikum, Antipyretikum, Antiphlogistikum, Thrombozytenaggregationshemmer, Antithrombotikum und wesentlicher Bestandteil vieler Kombinationspräparate; **LD** etwa ab 10 g.

Diethylaminsalicylat, als Bestandteil von antirheumatischen Kombinationspräparaten wie Algesal®, Dolo-Menthoneurin® Gel, Reparil® Gel; perkutan 3fach stärker resorbiert als Methylsalicylat.

Balsalazid, Colazide®; ähnlich Mesalazin.

Bornylsalicylat, u. a. in Forapin® E, F.

Cholinsalicylat, z. B. zur lokalen Anwendung in Audax®, Givalex®, Mundisal® Gel, Rheumavincin®.

Ethenzamid, Ethylsalicylsäureamid, Bestandteil von Kombinationspräparaten wie Antiföhnon®, Glutisal®, Kolton grippale®N; geringer toxisch als Salicylsäure.

Hydroxyethylsalicylat, Dolo-Arthrosenex®, Etrat® Sportgel HES Gel, Mobilat® akut HES Gel, Phardol® mono Gel, Salhumin® Gel, Traumasenex® Gel, zuk® Schmerzgel.

Lysinactetysalicylat (HWZ 8 min), Aspisol®; i. v. anwendbares Acetylsalicylsäure-Präparat, Analgetikum, Antipyretikum.

Methylsalicylat, Salicylsäuremethylester, Methylium salicylicum; praktisch identisch mit Wintergrünöl (Gaultheriaöl, Oleum Gaultheriae), wesentlich toxischer als Salicylsäure, **LD** für Erwachsene ab 5–30 ml; aufgrund hyperämisierender und analgetischer Wirkung zur lokalen Anwendung als Bestandteil zahlreicher antirheumatischer Linimente und Salben, z. B. Hewedolor® Einreibung N; in Gesundheitspflegemitteln (z. B. Listerine® Mundspülung), in Badezusätzen (z. B. Rheumax®).

Mesalazin (HWZ 0,5–2,5 h, Metabolit 6–9 h), 5-Aminosalicylsäure, Asacolitin®, Claversal®, Pentasa®, Salofalk®; Antiphlogistikum, Darmmittel; vorwiegend lokal wirksam.

Olsalazin (HWZ ca. 1 h), Dipentum®; Azoverbindung aus 2 Molekülen Mesalazin.

Phenylsalicylat, in Parodontal F5® Lösung; Antiseptikum, Desinfiziens; im Darm nur langsam in Salicylsäure und Phenol gespalten.

Salicylsäure, Acidum salicylicum, Spiroylsäure, Spirsäure; (HWZ dosisabhängig, z. B. 3 h nach 1 g, 9 h nach 5 g, PB 70–90 %), gut lipidlöslich, **LD** für Erwachsene etwa ab 10–40 g; peroral kaum noch verwendet, jedoch zur äußerlichen lokalen Anwendung in zahlreichen alkoholischen oder öligen Lösungen (Aknefug® liquid, Psorimed®, Squamasol®, Verrucid®), Pudern und Salben (Lygal® Kopfsalbe N, Schrundensalbe-Dermi-cyl®,) als Badezusatz (Humopin®N), in Pflastern und Pasten als Keratolytikum (auch in sog. Hühneraugen-, Warzen-, oder Hornhautmitteln), efasit®, GEHWOL® Schälpaste, Guttaplast® Pflaster, Hansaplast® Hühneraugen-Pflaster, URGOCOR Hühneraugenpflaster u. a.

Salicylamid, Salicylsäureamid, z. B. in Kombinationspräparaten wie Coffalon®, Glutisal® oder als Salistoperm® Lösung bzw. Gel; geringe Toxizität da nicht zu Salicylsäure hydrolysiert!

Ähnlich einzuschätzen auch β-Glukoside der Salicylsäure (**Salicoside**) enthaltende pflanzliche Weidenrindenextrakte, aus Cortex Salicis wie z. B. Assalix®.

Diflunisal (HWZ 9–13 h, PB 98–99,8 %), Difluorphenylsalicylsäure, nur bedingt hier einzuordnen, nicht zu Salicylsäure metabolisiert, kann aber toxikologisch ähnliche Symptomatik, einschließlich Koma, hervorrufen.

Natriumsalicylat, Natrium salicylicum, selten noch angewandt, LD ähnlich Salicylsäure.

Die ebenfalls antirheumatisch wirksame, beim Salicylsäure-Abbau im Organismus entstehende **Gentisinsäure**, Acidum gentisicum bzw. Natriumgentisat, weniger toxisch als Salicylsäure.

p-Aminosalicylsäure, **PAS**, weitgehend verlassenes Tuberkulostatikum; LD durch einmalige perorale Aufnahme bei Gesunden kaum zu erreichen, gefährlich aber unreine oder zersetzte Lösungen, die u. U. 3-Aminophenol in toxischer Menge enthalten (s. Kap. Amine, aromatische).

Sulfasalazin, Verbindung aus Sulfonamid und Salicylsäure (Azulfidine®, Colo Pleon® u. a.), im Wesentlichen nur lokal wirksam.

II. Toxikokinetik und -dynamik

Enterale **Resorption** von Acetylsalicylsäure, Salicylsäure und Methylsalicylat als Wintergrünöl relativ rasch und vollständig (rel. Bioverfügbarkeit von Methylsalicylat aus Creme ca. 50 %); unter Umständen verzögert, falls granulierte oder mikronisierte Galenik bzw. bei Konglomeratbildung (Verklumpung bei großen Tablettenmengen infolge relativ geringer Wasserlöslichkeit) und Hemmung der Magen-Darm-Motorik (lokale Schleimhautreizung); bei den anderen Substanzen des Abschnitts I langsam und unvollständig.

Resorption auch über intakte Haut gut (bei entzündeter Haut ASS bis 60 %). Rasche Verteilung in alle Gewebe, bei Azidose Gewebegängigkeit und Toxizität der Salicylsäure erhöht.

Elimination, durch Biotransformation (→ Salicylursäure, Gentisinsäure, Konjugation zu Salicylatglukuronid in der Leber) und renale Ausscheidung (bei alkalischem Urin bis 85 %, bei saurem Urin ca. nur 10 % der unveränderten Salicylsäure) in gekoppelter Form oder als Salz zum Großteil rasch (gefährlich verzögert bei Nierenfunktionsstörung), wenig über Speichel, Darm (Ausnahme 5-Aminosa-

S

licylsäure-Präparate) und Schweiß; infolge langsamer Elimination des verbleibenden Restes Kumulationsgefahr.
Metabolisierung unterliegt Sättigungskinetik. Bei Überschreiten der Sättigung überproportionaler Anstieg von Salicylat-Blutkonzentration und Halbwertszeit (z. B. bis 18–36 h).

Toxische Serumkonzentration beim Erwachsenen etwa ab 200–300 mg/l, potenziell letal ab 750 mg/l; für Kinder toxisch ab etwa 150 mg/l, potenziell letal ab 500 mg/l. Serumkonzentration von Salicylat prognostisch verwertbar, wenn Bestimmung 6–12 h nach Aufnahme erfolgt → Abschätzung des Schweregrades der Vergiftung mittels Nomogramm nach DONE (siehe Anhang).

Lokale Wirkung auf Haut und Schleimhaut, besonders ausgeprägt bei Methylsalicylat (hyperämisierend) und Salicylsäure (etwa ab 5 % keratolytisch).

Systemische Wirkung der Salicylsäure gekennzeichnet durch zahlreiche Störfaktoren, die miteinander in Wechselbeziehung stehen und in unterschiedlichem Maß prävalieren können.

Im Vordergrund stehen:

■ direkte und indirekte **Stimulation der Atmung** → Hyperventilation → respiratorische Alkalose (anfangs Kompensation durch vermehrte renale Ausscheidung von Hydrogencarbonat, Kalium und Natrium).
Depression des Atemzentrums (insbesondere bei gleichzeitiger Einwirkung ZNS-dämpfender Pharmaka oder Gifte) → evtl. respiratorische Azidose (korreliert u. U. mit neurologischer Symptomatik).

■ **Störung von Stoffwechselprozessen** [großenteils dosisabhängig; Mercaptosalicylsäure > Salicylsäure(salze), Salicylanilide; aber nicht Salicylamid], insbesondere Störungen im Kohlenhydrathaushalt (→ Hyper- oder Hypoglykämie) bzw. Entkopplung der oxidativen Phosphorylierung → Steigerung des O_2-Verbrauchs (→ Hyperpyrexie); in Verbindung mit Hemmung der Ausscheidung von Säuren und metabolischem Anfall von Brenztraubensäure, Milchsäure, Acetessigsäure → metabolische Azidose (→ Gefahr der Dekompensation des intermediären Stoffwechsels, besonders bei Kindern und Prädisponierten).

■ **Störungen im Säuren-Basen-Haushalt** (respiratorische und metabolische Azidose, Alkalose; s. o.) sowie im Wasser- und Elektrolytgleichgewicht, besonders Kalium-, Natrium- und Wasserverlust über Nieren, in Verbindung mit Hyperhidrosis auch Wasserverlust über die Haut (→ Dehydratation, Hypernatriämie, Hyperkaliämie).

■ **Hemmung der Blutgerinnung** (bzw. der Thrombozytenaggregation; Hypoprothrombinämie u. a.).

■ **Interaktionen**, z. B. mit nahezu allen Analgetika und Antirheumatika, oralen Antikoagulanzien und Antidiabetika.

■ **Beeinflussung des Herz-Kreislauf-Systems** direkt (z. B. auf Myokard oder Gefäßmuskulatur) oder indirekt (s. o.).

■ **(pseudo)allergische Reaktionen** über Prostaglandinsynthese bzw. Cyclooxygenasehemmung oder Histaminfreisetzung.

III. Symptomatik

Nach peroraler Aufnahme von Salicylsäure(-Derivaten) zunächst oder nur gastro-enteritische Beschwerden wie Übelkeit, abdominelle Schmerzen, Erbrechen (vermindert Resorptionsgefahr), Diarrhöe.
Typische Symptome nach Resorption von Salicylaten – siehe hierzu Blutspiegel-Nomogramm nach DONE (im Anhang) als Grobinformation und Abschnitt III. (Bei Zuordnung und Einschätzung sind Symptome meist sicherer als Blutspiegel.):

■ **leichte Vergiftung**: neben lokalen Reizerscheinungen (s. o.) leichte Hyperpnoe, Müdigkeit, Schwindel, Ohrensausen;

■ **mittelschwere Vergiftung**: Ausgeprägte Hyperventilation, Hyperthermie, Hyperhidrosis, Müdigkeit, Reizbarkeit, Erregungszustände, Dehydratation(sfolgen), allenfalls Blutungsneigung;

■ **(pseudo)allergische Reaktionen möglich**;

■ **schwere Vergiftung**: Weiterentwicklung obiger Symptomatik bis Zyanose, Lungenödem, Somnolenz, Koma, Krämpfe, Kreislaufkollaps, Oligo-, Anurie. Tod durch direktes oder indirektes Herz-Kreislauf-Versagen;

■ **paraklinisch** stehen im Vordergrund: Alkalose oder Azidose; Hyper- oder Hypokaliämie, Hyper- oder Hypoglykämie; Störungen im Gerinnungsstatus.

Im Urin (evtl. grünlich) in schweren Fällen Eiweiß(zylinder), Erythrozyten, Aceton und Salicylsäure (Nachweis: Violettfärbung des nativen bzw. gekochten und wieder erkalteten Urins durch tropfenweisen Zusatz von 10%iger Eisenchlorid-Lösung; Reaktion nicht spezifisch).

IV. Therapie

Nach peroraler Aufnahme toxischer Dosen (ab 100 mg/kg bei Patienten aller Altersgruppen) primäre **Giftentfernung** durch Gabe von Aktivkohle. Magenspülung nur sinnvoll bei großen Mengen bzw. bei Retardpräparaten bis 1–2 h nach Aufnahme. Danach weitere, wiederholte Gabe von Aktivkohle (1 g Aktivkohle bindet ca. 550 mg Salicylsäure) und Laxans z. B. Natriumsulfat-Lösung; siehe hierzu auch Kap. 7.2.1–3.
Zur **Beschleunigung der Ausscheidung** kontrollierte Zufuhr von ausreichend Flüssigkeit sowie stationäre Überwachung für 6–12 h mit Kontrolle von Elektrolyten, Säuren-Basen-Haushalt und Blutzucker (cave: Dehydratation). Bestimmung der Salicylat-Konzentration im Serum möglichst wiederholt 6–12 h nach Aufnahme, ggf. Ausgleich einer Dehydratation, Kaliumsubstitution und Glukosezufuhr.
Nur bei deutlicher Symptomatik oder Serumspiegeln über 500 mg/l (350 mg/l für Kinder) zusätzlich **forcierte alkalische Diurese**. Initial innerhalb der ersten Stunde ca. 1 mval/kg Natriumhydrogencarbonat oder Trometamol bei laufender Überwachung des Säuren-Basen-Haushalts (medikamentöse Provokation einer Alkalose vermeiden); vgl. Kap. 7.1.17.

S

Zusätzliche Laborkontrollen wie Blut-pH, Blutbild, Kreatinin, Thrombozyten, Gerinnungsstatus (ggf. Vitamin-K-Gabe), Transaminasen, Calcium.

In schweren Fällen **früher Einsatz von Hämodialyse** als sehr effektives Eliminationsverfahren erwägen.

Indikationen:

- Serumspiegel etwa ab 500–800 mg/l (3,6–5,8 mmol/l),
- Koma bzw. schwere ZNS-Symptomatik,
- ausgeprägte Azidose,
- wesentliche Verminderung der Prothrombinzeit,
- akutes toxisches Nierenversagen,
- zur sekundären Detoxikation beachte auch Kap. 7.3.
- Bei Kontraindikationen oder hämodynamischer Instabilität auch kontinuierliche veno-venöse Hämodiafiltration (CVVHDF) erfolgreich eingesetzt.

Weiter symptomatisch. Hyperpyrexie-Behandlung nur physikalisch. Vorsicht mit Opiaten, Barbituraten, Antikoagulanzien, Herzglykosiden, Analeptika und anderen Pharmaka (siehe Interaktionen in Abschnitt II). Nachbeobachtung gefährdeter Organfunktionen (bes. Nieren, Leber).

Hinweise zum Inhalt von Literaturbeispielen

Anwendung, Pharmakokinetik, Haupt-, Neben- und Wechselwirkungen von Salicylsäure(-Derivaten): Verspohl

Dosierung, relative und absolute Kontraindikationen, Interaktionen: ROTE LISTE®, Alphabetisches Verzeichnis der Fertigarzneimittel, Signaturverzeichnis A 5

Pharmakologische Wirkung, Anwendung und Toxikologie von Acetylsalicylsäure: Schrör

Toxikokinetik, Symptomatik und Therapie von Salicylat-Vergiftungen: Seyffart; Ellenhorn; speziell zur Urin-Alkalinisierung: Proudfoot et al. (2003)

Wirksamkeit der Hämodiafiltration: Wrathall et al.

Bioverfügbarkeit von Methylsalicylat aus Creme: Wolowich et al.

Nachweis mittels Immunoassay: König et al.

Sauerstoff/Ozon/Peroxide

I. Substanzen

A.

Sauerstoff, Gas, unter Überdruck in Stahlflaschen im Handel für technische und medizinische Zwecke (z. B. für Beatmung oder negative Kontrastdarstellung von Gehirn- und Rückenmarksliquorräumen).

B.

Ozon, starkes, gasförmiges Oxidationsmittel (etwa ab 0,01 ppm geruchlich wahrnehmbar); technisch auch zum „Altern" von alkoholischen Getränken, zum Desinfizieren und Desodorieren von Luft und Wasser, zur Konservierung von Lebensmitteln u. a.; u. U. bedrohlich bei Langstreckenflügen in Höhen > 11 000 m; entsteht in toxikologisch beachtlicher Konzentration z. B. beim elektrischen Schweißen, bei starker UV-Bestrahlung, bei elektrischen Entladungen; gelegentlich zugleich auch nitrose Gase (s. dort).

C.

Wasserstoffperoxid, med. als Solutio Hydrogenii peroxydati diluta (3%ig) bzw. – concentrata (30–35%), als Harnstoff-Additionsverbindung auch in verschiedenen Formulierungen (z. B. Carbamid-Perhydrat in Elawox®); verwendet vorwiegend zur Wund- und Schleimhautdesinfektion sowie zur Sauerstoff-Therapie (in 10%igen Zubereitungen auch zur epikutanen Anwendung bei lokaler Hypoxie). Technisch hochkonzentriert als Raketentreibstoff, als industrielles Bleichmittel (z. B. bis 60%) u. Ä., auch verdünnt zum Bleichen von Federn, Seide, Elfenbein, Knochenpräparaten sowie Haaren (z. B. in Haarfärbe- oder -bleichmitteln; s. eigenes Kapitel); Bestandteil vieler Haushaltsprodukte. Bei unsachgemäßer Aufbewahrung (Gefäß, Wärme) oder unzureichender Stabilisierung hochprozentiger Lösungen besteht Explosionsgefahr!

Metallperoxide, medizinisch bedeutsam vor allem Magnesiumperoxid, Magnesium peroxydatum (15 bzw. 25% MgO_2) als Antazidum (s. unter Magnesium), evtl. auch in Zahnpasten; mitunter noch Natriumperoxid in Komedonenpasten; Zinkperoxid als Wundstreupuder u. für Gummierzeugnisse (s. auch unter Zink); Bariumperoxid in Feuerwerkskörpern, als Sauerstoff-Lieferant im Laboratorium (s. auch unter Barium).

Stickstoffperoxid, sehr unbeständiger Stoff, der bei sehr tiefen Temperaturen (−142 °C) existiert.

Organische Peroxide, technisch in Verwendung z. B. als Polymerisationskatalysatoren, großenteils hochexplosiv.
Benzoylperoxid, Dibenzoylperoxid, Keratolytikum und Antiseptikum, z. B. in Aknederm®, Aknefug®, Akneroxid®, Benzaknen®, Cordes BPO®, PanOxyl®, Sanoxit®.

II. und III. **Toxikokinetik, -dynamik und Symptomatik**   **S**

A.

Inhalation reinen **Sauerstoffs** bei Normaldruck mindestens über 5 h (meist noch wesentlich länger) ohne schädliche Folgen, später oder unter Überdruck Vergiftungserscheinungen wie Gesichtsblässe, Lippenzittern, Schweißausbruch und Bradykardie (als typische Frühzeichen); Nausea, Herzklopfen, Oberbauchdruck, Enthemmung oder Schläfrigkeit, Seh-, Hör- und Gleichgewichtsstörungen (als Warnzeichen), dann aber auch Erbrechen, Dyspnoe (u. U. ähnliche Symptome wie bei Phosgen, s. dort), Bewusstlosigkeit, Gesichtszuckungen → epileptiforme Krampfanfälle, evtl. Azidose. Exitus möglich (z. B. 6–8 bar etwa ab 30 min oder

14 bar über 5 min u. U. lebensbedrohlich; Kinder, insbesondere Neugeborene besonders empfindlich). *Interaktionen* mit Arzneimitteln möglich (z. B. Analeptika, Katecholamine). Azidotische Stoffwechsellage steigert Sauerstoff-Toxizität. Röntgenologisch nachweisbare Lungenveränderungen bilden sich meist innerhalb mehrerer Tage zurück. Nach *intravasaler* Sauerstoff-Insufflation Gefahr der zentralen, peripheren oder pulmonalen Gasembolie.

B.

Inhalation von **Ozon** verursacht (evtl. schon < 0,5–1 ppm über 15 min) Reizerscheinungen im Bereiche von Augen und Respirationstrakt (zunächst z. B. heftige Schmerzen im Thoraxbereich), bei Einwirkung höherer Konzentrationen alsbald zentralnervöse Erscheinungen (zunächst z. B. Kopfschmerzen, Schwindel, Übelkeit) sowie intrapulmonale Entzündungsvorgänge (mit Epithelläsionen und Permeabilitätsstörungen) → Entwicklung eines Lungenödems ähnlich wie durch nitrose Gase (diese u. U. auch als Verunreinigung beteiligt; s. eigenes Kapitel); Senkung der Körpertemperatur und vorübergehende Nierenfunktionsstörungen möglich. Etwa 50 ppm über 30 min letal. Erhöhte Empfindlichkeit und längere Nachbeschwerden bei vorbestehender Erkrankung betroffener Organe.

C.

Wasserstoffperoxid verursacht auf Schleimhäuten (etwa ab 5 %iger Lösung) und Haut (etwa ab 10 %ig) Ausbildung von Sauerstoff-Emphysemen (Weißfärbung, „white burns" bzw. Hyperämie oft mit „Verätzung" verwechselt; Tiefenwirkung! Unter extremen Bedingungen lokale Schäden durch Vasokompression und Gewebszerreißung möglich); im Allgemeinen rascher Spontanrückgang ohne nachteilige Folgen. Exposition der Augen gegenüber 3 %igen Lösungen verursacht Brennen, Lakrimation, verschwommenes Sehen, jedoch kaum Schädigung. Konzentriertere Lösungen (> 10 %) können Kornea-Ulzeration oder -Perforation verursachen. Echte Verätzungen nur durch stark säurehaltiges H_2O_2 (s. dann Kap. Säuren). Nur in Extremfällen, z. B. unsachgemäße intraorale Anwendung, oder Injektion, Instillation in Körperhöhlen oder perorale Aufnahme **konzentrierter Lösungen** (> 30–35 %) und bei enteraler Applikation auch von verdünnten Lösungen → neben lokaler Reizung bis Ätzung (Lipidperoxidation), venöse/arterielle Gasembolie und deren Folgen zu fürchten (z. B. Lunge, Leber, Hirn, u. U. auch im großen Kreislauf).

Organische Peroxide meist wenig (haut-) und schleimhautverträglich, kontaktsensibilisierend; in höheren Konzentrationen ähnlich wie Wasserstoffperoxid. Bei Alkaliperoxiden auf Schleimhaut oder feuchter Haut Laugenverätzungen möglich. Metallperoxide s. Hinweise in Abschnitt I.

IV. Therapie

A. und B.

Leichte Folgen der akuten Überdosierung von **Sauerstoff** oder **Ozon** klingen unter Ruhe von selbst ab. In schweren Fällen symptomatische Maßnahmen, Nachbeobachtung hinsichtlich Lungenödem (bei Ozon-Intoxikation zunächst Cromoglycinsäure, z. B. acecromol®-Inhalation, dann weiter wie bei „Nitrose Gase", s. dort). Ggf. Sedativa oder Antikonvulsiva (zunächst Diazepam, Faustan®, Valium®, sonst wie Kap. 7.1.9); evtl. auch Sauerstoff(be)atmung erforderlich. Körperruhe einhalten lassen. Möglicherweise hat Vitamin E eine gewisse (Schutz-)Wirkung. Hinweise in den Abschnitten II/III beachten.

C.

Nach peroraler oder rektaler Aufnahme großer Mengen bzw. konzentrierter Lösungen von **Wasserstoffperoxid** offene Sonde/Magensonde legen und Kopf tieflagern, um entstehende Gasmengen entweichen zu lassen. Erbrechen oder Magenspülung nicht indiziert; Gefahr der Schaumaspiration!. Betroffene Schleimhäute oder Haut nur mit Leitungswasser (ohne Druck) spülen. Bei (Verdacht auf) Gasembolie (sofort Flachlage, Kopf tief, Becken erhöht) oder Larynxödem, ggf. frühzeitige Intubation und Beatmung. Bei anhaltendem Erbrechen, Hämatemesis, starken gastrointestinalen Schmerzen, Schluckstörungen oder Stridor → Endoskopie erwägen. Behandlung von Hautschädigungen wie bei Verbrennung. Exponierte Augen 10–15 min mit physiologischer NaCl-Lösung spülen, ggf. lokale Anästhesie. Nach Inhalation konzentrierter Wasserstoffperoxid-Lösungen symptomatische Therapie von lokaler Irritation, Inflammation, Husten, Dyspnoe, Schock, Koma, Krämpfe (Cave: Lungenödem auch bis 24–72 h nach Exposition möglich). Nachbeobachtung. Bei Vergiftung mit Metallperoxiden Hinweise in Abschnitt I beachten.

Hinweise zum Inhalt von Literaturbeispielen

Symptomatik und Therapie der Sauerstoff-Vergiftung: Daunderer; Wirth/Gloxhuber
Besonderheiten im Kindesalter: v. Mühlendahl et al.
Umwelttoxikologische Probleme: Chivian et al.
Anwendung, Pharmakologie und Toxikologie hochprozentiger Zubereitungen von Wasserstoffperoxid: Ludewig (1987); Weuffen et al.; Watt/Proudfoot/Vale
Chemie und Verwendung von Sauerstoff mit Hinweisen zur Physiologie und Toxizität: Römpp
Sauerstoff-Insufflation zur negativen Kontrastdarstellung: Ammon

S

Schilddrüsen(wirksame) Hormone, Nebenschilddrüsenhormone
und Releasing Hormone

I. Substanzen

A. Schilddrüsen(wirksame) Hormone

Levothyroxin, L-Thyroxin, Tetraiodthyronin, T_4, Thyroxin (HWZ 6–8 d; PB 99,96%), Berlthyrox®, Eferox®, Euthyrox®, Lixin®, L-Thyroxin Henning Tabletten, L-Thyrox® HEXAL, Thevier® u.a., mit Kaliumiodid auch in Jodthyrox®, Thyronajod® (**TD** ≥ ca. 10–12 mg, Kinder ≥ ca. 3 mg).

Liothyronin Triiodthyronin, T_3, [HWZ 1–2 (bei Überdosierung)–6 d]; PB 99,6%, Thybon®, Thyrotardin® inject, Triiodthyronin BC®, (**TD** Kinder ≥ ca. 0,5 mg).

Protirelin, Thyroliberin, TRH, Antepan®, Relefact® TRH, Thyroliberin TRH Merck, TRH Ferring Injektionslösung; Releasing Hormon.

Thyrotrophin, Thyreotropes Hormon (des Hypophysenvorderlappens), **TSH**, Thyreostimuline Endo®, Thyrogen® Pulver.

Kombinationspräparate von T_3 und T_4, z.B. Novothyral®, Prothyrid®, Thyreocomb®, Thyreotom®.

Dextrothyroxin (früher auch Lipidsenker), z.B. Dynothel®; nur bei massiver Überdosierung mit deutlicher Schilddrüsenhormonwirkung.

Diiodtyrosin, Stumedical®; Zwischenprodukt bei der Thyroxin-Biosynthese, verwendet als Thyreostatikum, in Überdosierung ähnlich Thyroxin.

Schilddrüsenhormon-Präparate teilweise Bestandteil in sog. „Abmagerungs"- oder „Schlankheitsmitteln".

B. Nebenschilddrüsen(wirksame) Hormone

Parathormon, Parathyrin, **PTH** (neben Vitamin D und Calcitonin für Regulation des Calcium- und Phosphatstoffwechsels verantwortlich); z.B. **PTH 1-84**, Preotact®; als **Teriparatid** (rekombinantes humanes Parathormon-Fragment **PTH 1-34**), Forsteo®, Osteoporosemittel; E.K. Bürger®(enth. Glandula parathyreoidea); wirkungsverwandt **Dihydrotachysterol**, A.T. 10® Lösung, Tachystin® (**TD** > 0,25 mg/d).

Calcitonin (HWZ ca. 40–90 min), Azucalcit®, Calci®, Calsynor®, Casalm®, Cibacalcin®, Karil®, Osteos®, Osteostabil®; **Parathormon-Antagonist**.

Als funktioneller Parathormon-Antagonist wirksam, Calcimimetikum **Cinacalcet** (HWZ 30–40 h), Mimpara®; senkt Parathormon-Konzentration ohne Beeinflussung von Serumcalcium, bei sekundärem Hyperparathyreoidismus (Hämodialysepatienten); dosisabhängig häufig Nausea, Erbrechen, Schwindel, Parästhesien, Exanthem, Myalgie, Hypokalzämie, gelegentlich Krampfanfälle.

Zu weiteren Parathormon-Antagonisten siehe auch „Biphosphonate", Osteolysehemmstoffe.

II. und III. Toxikokinetik, -dynamik und Symptomatik

A. Schilddrüsenhormone

Durch einmalige *massive* Überdosierung [u. U. erst nach Latenz von 4–24(–48) h, $T_3 < T_4$] toxische T_3/T_4-Spiegel und Hyperthyreosis factitia mit sympathischer Prävalenz (Angst, Tremor → Zitterschrift auch zur Verlaufskontrolle, vgl. Kap. 6.2.14),Tachykardie, tachykarde Herzrhythmusstörungen, Blutdrucksteigerung, Hyperhidrosis, Hyperthermie, Diarrhöe, psychomotorische Unruhe usw. möglich. Störungen des Wasser- und Elektrolythaushalts, im extremen Einzelfall auch der Blutgerinnung. Thyreotoxikose, Koma, Krämpfe (Kinder) möglich. Gefährdung am ehesten durch Herz-Kreislauf-Komplikationen (bei Prädisposition). Wirkungsdauer bis zu 10 Tagen. Überempfindlichkeitsreaktionen möglich.

B. Nebenschilddrüsenhormone

Wirkungseintritt verzögert, maximal nach 12–24 h. Metabolisierung in Leber und Ausscheidung über die Niere. *Nebenschilddrüsenhormon* bzw. entsprechende Präparate oder Kombinationsbehandlungen führen zur Calciummobilisation mit Hyperkalziämie-Syndrom; nach einmaliger Überdosierung sind u. U. möglich: Übelkeit, Erbrechen, Diarrhöe, Adynamie, Somnolenz, Apathie, Psychosyndrom, Störungen des Elektrolyt- und Wasserhaushalts (besonders bei Niereninsuffizienz) mit entsprechenden Folgeerscheinungen; im Extremfall Exitus an Herzversagen bzw. im Koma. Wegen Hyperkalziämie und Hypokaliämie u. U. gefährliche Empfindlichkeitssteigerung gegenüber Herzglykosiden. Nach i. v. Injektion u. U. anaphylaktische Reaktion.

Nach Überdosierung von *Calcitonin* zu erwarten: neben Übelkeit und Erbrechen, Flush, Diarrhöe, Blutdruckabfall bis Kollaps, Tachykardie, evtl. anaphylaktische Reaktionen mit Schüttelfrost; Hypophosphatämie, -magnesiämie, -kalziämie; auch alkalische Phosphatase kann vermindert sein.

IV. Therapie

A. Schilddrüsenhormone

Zur symptomatischen Therapie (z. B. Diazepam, evtl. auch Schlafmittel), ß-Blocker (z. B. Propranolol, initial 25–40 mg), evtl. Prednisolon, ggf. Herzglykosid. Cave: Sympathomimetika. Forcierte Diurese und Hämodialyse ohne Effekt. Potenziell sinnvoll wiederholte Gabe von Cholestyramin bei suizidal intendierten massiven Dosen. Hämoperfusion nur bei extremen Hormonkonzentrationen.

B. Nebenschilddrüsenhormone

Bei extremer Überdosierung von *Dihydrotachysterol*: Infusion von physiologischer Natriumchlorid-Lösung (3–6 l/24 h) mit Zusatz von Furosemid, evtl. Natriumedetat unter Calcium-/EKG-Kontrolle. Hämodialyse bei Oligo-Anurie (s.

S

Kap. 7.3.2). Evtl. versuchsweise Glukokortikoide bzw. Einsatz von Calcitonin sinnvoll.

Bei *Calcitonin*-Überdosierungen vorwiegend symptomatische Behandlung, Überwachung von Leber- und Nierenfunktion sowie Elektrolyte (Calcium).

Hinweise zum Inhalt von Literaturbeispielen

Sachgerechte Anwendung von Schilddrüsenhormonen: Meng/Ziegler; Seif

Einsatz, Pharmakokinetik, Haupt-, Neben- und Wechselwirkungen von TSH, Schilddrüsen- und Nebenschilddrüsenhormonen: Ammon; Weetman/Grossman

Vergiftungen mit Schilddrüsenhormonen: Albrecht; speziell im Kindesalter: v. Mühlendahl et al.; speziell zum Einsatz von Cholestyramin: de Luis/Duenas/Martin et al.; speziell zu Toxikokinetik: Shilo/Kovatz/Hadari et al.

Wirkungen und Nebenwirkungen von Calcitonin: Keck

Graphomotorische Reaktionen auf Schilddrüsenhormone (einfache Verlaufskontrolle): Ludewig (1999); Ludewig et al.; Wildt

Schmiermittel

I. Substanzen

(Prinzipielle Zusammensetzung)

Mineralöle (unterschiedlichsten Reinheitsgrades) auf der Basis höherer Kohlenwasserstoffe, denen kleinste Mengen Additive zugesetzt sein können, z. B. Anlass-, Getriebe-, Härte-, Hydraulik-, Kompressoren-, Maschinen-, Rostschutz-, Schleif-, Schneid-, Turbinen-, Uhren-, Vakuum-, Walz- und Ziehöle. Reinstes Paraffinöl (Weißöl) als Schmiermittel für Uhren, Nahrungsmittelmaschinen und -geräte sowie medizinisch als Laxans und Salben- bzw. Emulsionsgrundlage (Paraffinum perliquidum, -subliquidum, -molle, -durum) verwendet (nicht akut toxisch).

Synthetische Schmieröle, wie z. B.:

Kohlenwasserstofföle (z. B. Olefin-Polymerisatöle, Öle aus partiell dechlorierten Chlorparaffinen oder Kondensationsprodukte aus Aromaten mit Olefinen und Chlorparaffinen, Hydrieröl);

Esteröle (Flugzeugmotoren- und Instrumenten- sowie Waffenöle), toxikologisch besonders wichtig Trikresylphosphat u. a. Phosphorsäureester (vorwiegend als Zusätze);

Silikonöle (nicht akut toxisch), Polyglykole und Halogenkohlenwasserstoffe (s. dort).

Schmierfette (für Gleit- und Wälzlager sowie Getriebe) bestehen zu 75–90 % aus Schmierölen (s. oben) bzw. Mineralölen als sog. Grundöl, dem bis zu 20 % Seifen als Eindickungsmittel zugesetzt sind. Unter der Vielzahl möglicher Zusätze am ehesten Nitrite bedeutsam, vor allem in Kühlschmiermitteln.

Feststoffschmiermittel, insbesondere Graphit, Molybdändisulfid, seltener (teils als Zusätze) Cadmiumchlorid, Bleiiodid, Cobaltchlorid, Phthalocyanine sowie Zinkstearat und Indanthren-Farbstoffe (harmlos).

II. und III. Toxikokinetik, -dynamik und Symptomatik

Durch **perorale** Aufnahme kleiner Mengen kaum akute Intoxikation zu erwarten; nach größeren Mengen voraussichtlich spontan Erbrechen (Aspirationsgefahr, insbesondere für Kinder sowie alte oder geschwächte Patienten). In Extremfällen Allgemeinerscheinungen am ehesten durch Phosphorsäureester- oder Halogen-kohlenwasserstoff(anteil): s. dann Hinweise in Abschnitt I.
In **Gewebe** eingebrachte Öle (z. B. durch Überdruck) können ausgedehntere Ge-websschäden hervorrufen, als anfangs vermutet wird.

IV. Therapie

Nach **peroraler** Aufnahme geringer Mengen (z. B. wenige Milliliter) zunächst abwartende Haltung. Wegen großer Heterogenität der als Schmiermittel einge-setzten Stoffe → Konsultation einer Giftinformationszentrale und Behandlung nach deren Empfehlung. Weiter symptomatisch unter Beachtung der Hinweise in Abschnitt I. Während Nachbeobachtung klinische und/oder röntgenologische Kontrolle des Lungenbefundes
Bei **Verletzungen** mit Schmierölen rechtzeitig chirurgische Wundversorgung (bi-laterale Inzision und Drainage).

Hinweise zum Inhalt von Literaturbeispielen

Substanzen, Symptomatik und Therapie: Daunderer
Begriffsbestimmung, Einteilung und Verwendung: Römpp

Schnüffelstoffe

S

I.   Substanzen

Zunehmend als „Ersatz-Rauschdrogen" benutzte leichtflüssige Lösungsmittel und auf Lösungsmittelbasis aufbauende Reinigungs-, Verdünnungs-, Fleckenent-fernungs- sowie Klebemittel, Flüssiggase in Gasfeuerzeugen, Treibgase aus Sprühdosen und Aromen unterschiedlichster Verwendungsbereiche; hauptsächli-che **Lösungsmittel** sind hierbei Aceton, Benzol, Butan, Propan, Benzin(-Gemi-sche), Ether, Ester (hauptsächlich Essigsäureethyl-, -butyl- und -amylester), Halo-genkohlenwasserstoffe (vornehmlich Dichlormethan, Trichlorethan, Trichlor-

617

ethylen, Chloroform, Tetrachlorkohlenstoff), seltener Alkohole (hier vornehmlich Isopropylalkohol, Butyl- und Amylalkohole); Toluol, Xylol und Terpen(-Gemische); s. auch Kapitel Lösungsmittel und ätherische Öle. Häufig jedoch auch **pharmazeutische Spezialitäten** wie z. B. Hoffmannstropfen, Klosterfrau Melissengeist®, Dreierleitropfen usw.
Gelegentlich Anilin, Nitrobenzol, Chlorbenzol. Neuerdings auch Distickstoffmonoxid (Stickoxydul, Lachgas), z. B. als Treibmittel in Patronen für Sahnesyphon, ggf. auch als „Partydroge"; Abusus kann zu Polyneuropathie, Myelopathie führen.

II. Toxikokinetik und -dynamik

Der chemisch sehr heterogenen Palette von „Schnüffelstoffen" sind gute Lipidlöslichkeit, hohe Flüchtigkeit, rasche **Resorption** über den Respirationstrakt (im Extremfall z. B. auch über die Haut) sowie missbräuchlich angestrebte **Wirkungen** auf das ZNS und unerwünschte Effekte, vorwiegend auf die Eliminationsorgane und das Herz-Kreislauf-System, gemeinsam (s. besonders Kapitel Lösungsmittel!). Spezielle Angaben erst nach Identifikation möglich (s. jeweils Sachregister).

III. Symptomatik

Euphorie → Rauschwirkung (durch Erstkonsumenten oft kaum steuerbar); Agitation, Halluzination, Krämpfe (→ psychopathologische, neurologische Dauerschäden), nicht selten zentralnervöse **Komplikationen** wie verlangsamte psychomotorische Abläufe, Koordinationsstörungen (auch Dysarthrie); in schweren Fällen (hohe Konzentration, z. B. Einatmen aus Plastiktüte) schnell einsetzende **Bewusstseinstrübung** bis narkotischer Zustand (Bewusstlosigkeit, DD bei Koma unklarer Genese!); durch Verdrängung von Sauerstoff, **Atemstillstand**, evtl. Laryngo- und Bronchospasmen → **Hypoxie** zu erwarten; Herz-Kreislauf-Zwischenfälle (z. B. durch Schädigung des Reizleitungssystems **lebensbedrohliche Herzrhythmusstörungen**, **Sekunden-Herztod**, „sudden sniffing death syndrome") sowie Blut-, Nieren- oder Leberschäden (vgl. auch Kapitel Lösungsmittel); Erbrechen (**Aspirationsgefahr**); konjunktivale Injektionen, Reizerscheinungen im Mund-Nasen-Rachen-Raum sowie im Respirationstrakt (im Extremfall → Lungenödem) und periorale Hautveränderungen; Foetor ex ore. Nach längerem Missbrauch → psychische Abhängigkeit, Toleranzentwicklung, evtl. psychotische Erkrankung, Alkoholintoleranz, Gewichtsabnahme und allgemeiner körperlicher Verfall. Zum Nutzen wiederholter Vergleiche von Handschriftproben siehe Allg. Teil, Kap. 6.2.14.

IV. Therapie

Zunächst nur Abbruch des Missbrauchs, Sicherung der Vitalfunktionen, Sauerstoffzufuhr (Oxygenierung). Körperliche Ruhigstellung, ggf. Sedierung mit Benzodiazepin zur Prophylaxe akuten Kammerflimmerns. Symptomatische Behandlung (Zahlreiche Interaktionen mit ZNS- und Herz-Kreislauf-Pharmaka möglich. Vermeidung der Zufuhr von Katecholaminen!). Bei Rhythmusstörungen s. Kap. 7.1.12; bei Krämpfen s. Kap. 7.1.9.

Möglichst Identifikation des verwendeten Stoffes, erforderlichenfalls Konsultation eines Giftinformationszentrums. Ausschluss bzw. Gruppennachweis der gefürchteten Lösungsmittel wie Halogenkohlenwasserstoffe (vgl. dieses Kapitel), Nitrobenzol, Amyl-, Isobutylnitrit („Poppers") und anderer Met-Hb-Bildner (vgl. Kap. 6.1.4), erst danach gezielte Maßnahmen möglich (s. jeweils Index). Aspirationsgefahr bei Erbrechen beachten. Bei akutem Nierenversagen rechtzeitig Hämodialyse einleiten (s. Kap. 7.3.2).

Hinweise zum Inhalt von Literaturbeispielen

Substanzen, Symptomatik und Therapie: Albrecht; Daunderer; v. Mühlendahl et al.; Greyer/Hentschel/Bergmann et al.

Analytik und klinisch toxikologische Interpretation: Degel et al.

Informationen für Bezugspersonen von Kindern und Jugendlichen: Elsner/Hendricks/Sodenkamp

Schwefel, Schwefelwasserstoff, Schwefelhalogene

I. Substanzen

A. Elementarer Schwefel

Sublimierter Schwefel, Schwefelblüte, Sulfur sublimatum, evtl. durch Arsen oder Selen verunreinigt; verwendet in Dermatologie, z. B. auch (neben Birkenteer und Kaliseife, s. dort) in Ungt. contra Scabiem (Krätzesalbe), als Zusatz zu Haarkosmetika.

Gereinigter Schwefel, Sulfur depuratum, früher als Laxans (neben Sennesblättern u. a. in Kurellas Brustpulver) oder in Öl bzw. Glycerin suspendiert zur i. m. Reiztherapie. Harmloser als

Gefällter Schwefel, Sulfur praecipitatum, Schwefelmilch, Lac sulfuris; toxikologisch am wirksamsten, daher medizinisch weitgehend verlassen (evtl. noch in „Lassars Akne-Schälpaste" und in „Wilkinsonschen Salben"). **LD** p. o. ca. ab 12 g. Technisch z. B. zur Herstellung von Schwefeldioxid (siehe dort), Schießpulver, Feuerwerkskörpern, Zündhölzern, zum Vulkanisieren von Kautschuk, als Insektizid.

S

Schwefelwasserstoff(gas), entsteht bei Fäulnis pflanzlichen und tierischen Materials; schwerer als Luft, erreicht toxische Konzentrationen (evtl. neben anderen Fäulnisgasen), z. B. in Senk-, Jauchen- und Kohlengruben, in Lohgruben (8–13 %), in Kloaken (2–8 %), in Gips- und Schwefelminen, in Abwässern (besonders von Gerbereien, Zucker- und Gelatinefabriken), als industrielles Nebenprodukt (z. B. in Hochöfen, Viskose- und Zellstoffindustrie, Petrolraffinerien). Aus Intensität des Geruchs (nach faulen Eiern) kann nicht auf Konzentration geschlossen werden, da nur niedrige Konzentrationen wahrgenommen werden (Geruchsschwelle individuell sehr unterschiedlich, etwa zwischen 0,025 und 8 ppm), in höheren Konzentrationen Lähmung des Nervus olfactorius (ca. 100–150 ppm)!
Sulfide und **Hydrogensulfide** der (Erd-)Alkalimetalle, z. B. Calciumsulfid (Calcium sulfuratum, Kalkschwefelleber); Bariumsulfid, Barium sulfuratum; Kalium- und Natriumsulfid (siehe auch unter Polysulfiden) und Strontiumsulfid; industriell genutzt als Laborchemikalien, zur Immobilisierung von Schwermetallen in Umwelttechnik, als Enthaarungsmittel (Depilatoria) in Leder verarbeitendem Gewerbe (z. B. 2–10 %ig) – in kosmetischem Bereich heute jedoch weitgehend durch Thioglykolsäure ersetzt. Natriumsulfid (in Kombination mit Natriumhydroxid) im sog. Sulfatverfahren zur Papierherstellung. Ammoniumsulfid, Reagenz, u. a. in „Stinkbomben".
Polysulfide, Schwefelleber, Kalium sulfuratum, Hepar sulfuris, Gemisch von Polysulfiden des *Kaliums* und etwas Kaliumthiosulfat, z. B. zur Bereitung medizinischer Schwefelbäder (Gefahr der H_2S-Entwicklung in Metallwannen). Alkyl- und Arylderivate des Schwefelwasserstoffs sind die Mercaptane (vgl. dazu eigenes Kapitel). Ggf. siehe auch unter dem Kation (z. B. bei Bariumpolysulfid). *Organische* Polysulfide als polymere Kleb- und Dichtmassen u. a. in der Bauchemie.
Thiosulfate, bedeutsam insbesondere Natriumthiosulfat, u. a. als Fixiersalz in Fotografie, Entgiftungsmittel für Stickstoff-Lost; medizinisch als Antidot bei einigen Schwermetallvergiftungen und HCN; gering toxisch.
Natriumtetrathionat, als Antidot bei CO- und HCN-Vergiftung weitgehend verlassen; gering toxisch.

B. Schwefelhalogenverbindungen

Technisch bedeutsam **Schwefelhexafluorid** als Trägergas, akut toxikologisch harmlos, falls nicht unter extremen Bedingungen Abspaltung von Fluorwasserstoffsäure (s. dort) oder Verunreinigung mit (stark schleimhautreizendem) Schwefelmono-, -tetra-, -penta- oder -decafluorid. **Schwefelmonochlorid**, Schwefelchlorür, Chlorschwefel, als Lösungsmittel für Schwefel (bei Vulkanisation). **Schwefeldichlorid, Thionylchlorid** und -bromid (s. auch unter Brom) und **Sulfurylchlorid** für technische Chlorierungen und als Zwischenprodukte.

II. Toxikokinetik und -dynamik

A.

Resorption von **Schwefelwasserstoff** toxikologisch bedeutsam bei Inhalation (sehr schnell → apoplektiformer Verlauf), jedoch auch bei peroraler Aufnahme von (Poly-)Sulfiden, extremen Mengen von (kolloidalem oder gefälltem) Schwefel sowie bei großflächiger Anwendung schwefelhaltiger Salben auf der Haut von Säuglingen oder Kleinkindern.

Ausscheidung peroral aufgenommenen Schwefels mit Fäzes; gebildeter H_2S wird nach Resorption in Leber rasch entgiftet und als Sulfat renal ausgeschieden. Parenteral resorbierter Schwefelwasserstoff wird über Lunge, Haut und Nieren (zum Großteil nach Oxidation und Koppelung) ausgeschieden.

Wirkung von Schwefelwasserstoff: Neben geringer lokaler Reizung von Schleimhäuten komplexer, bisher nur unzureichend geklärter Eingriff in Stoffwechselvorgänge, z. B. durch Hemmung schwermetallhaltiger, Sauerstoff übertragender Fermente (ähnlich HCN, siehe dort) und Hemmung von Monooxigenasen. Bindung an Methämoglobin unter Bildung von Sulfmethämoglobin.

Schwefel wenig toxisch, bildet auf Haut und Schleimhaut H_2S, bei parenteraler Applikation pyrogen.

(Erd-)Alkalisulfide peroral gefährlicher (intensivere H_2S-Bildung, ggf. Kationenwirkung), lokal wie schwache Laugen wirksam (vgl. eigenes Kapitel).

Notabene: Moderne Depilationsmittel auf Basis von Thioglykolsäure generieren nach peroraler Aufnahme keinen Schwefelwasserstoff!

B.

Schwefelhalogenverbindungen meist stark schleimhautreizend, da durch Feuchtigkeit Abspaltung von Schwefeldioxid und Halogen(wasserstoff), z. B. Chlor bzw. Salzsäure.

III. Symptomatik

A.

Perorale Aufnahme von **Schwefel** im Allgemeinen harmlos, allenfalls Diarrhöe; erst nach relativ großen Dosen (vgl. Abschnitte I/II) oder nach wesentlich kleineren Mengen von (Poly-)Sulfiden sowie nach großflächiger epikutaner Anwendung von Schwefel(salben) Resorptiverscheinungen (s. unten) möglich.

Durch **Inhalation** von **Schwefelwasserstoff** in niedrigeren Konzentrationen (ca. ab 100 ppm) zunächst nur geringe Schleimhautreizung; Übelkeit, Erbrechen; in schweren Fällen: Konjunktivitis mit Lakrimation, Fotophobie, Blepharospasmus; Rhinitis, Bronchitis mit schleimigem, mitunter blutigem Auswurf. Bei Einwirkung höherer Konzentrationen (500 ppm etwa innerhalb ½ h letal) → Allgemeinerscheinungen wie Kopfschmerzen, Schwindel, Ataxie, Dyspnoe (toxisches Lungenödem), Tachykardie, Blutdruckabfall, (vorwiegend asphyxiebedingte)

S

Krämpfe, Bewusstlosigkeit → Atemstillstand (vor Herzstillstand). Unter massiver Inhalation (etwa ab 1000 ppm) „apoplektiformer" Verlauf: (reflektorisch oder zentral bedingter) Atemstillstand binnen weniger Minuten oder Sekunden. Pulmonale, kardiale und (zentral)nervöse Komplikationen bzw. Spätfolgen (ähnlich wie bei CO, s. Kap. „Kohlenoxide") einschließlich Erblindung in schweren Fällen möglich.

B.

Inhalation von schleimhautreizenden **Schwefelhalogenverbindungen**: Verlauf etwa wie bei SO_2 bzw. Chlor (vgl. diese Kapitel).

IV. Therapie

A.

Nach **peroraler** Aufnahme von **Schwefel** oder (Poly-)Sulfiden primäre Giftentfernung durch induziertes Erbrechen und/oder Magenspülung und/oder Gabe von Aktivkohle und Natrium sulfuricum (s. auch Kap. 7.2.1–3). Bei (Erd-)Alkalisulfiden siehe Kap. Laugen! Weiter symptomatisch (s. unten).
Inhalation von **Schwefelwasserstoff**: Bei Bergung auch an Selbstschutz denken (Anseilen, Atemschutz, Feuerwehr hinzuziehen) und schnellstens Beatmung mit reinem Sauerstoff (zusätzliche hyperbare Sauerstoff-Therapie offenbar Erfolg versprechend, u. U. aber paradoxer Effekt möglich), Kleidung vollständig entfernen, Dekontamination mit Wasser und Seife (Handschuhe tragen!), Therapie eines toxischen Lungenödems durch inhalative und i. v. Gabe von Glukokortikosteroiden, kontrollierte Beatmung, negative Flüssigkeitsbilanzierung; ggf. weiter wie bei Blausäure-Vergiftung (s. Kapitel Cyanverbindungen); erforderlichenfalls Augen spülen, Infektionsschutz, Überweisung zum Augenarzt.
Weiter **symptomatisch**, insbesondere Kreislauf- und Lungenfunktion kontrollieren (bei Lungenödem sinngemäß wie Kap. 7.1.16. Pneumonieprophylaxe; Nachbeobachtung.

B.

Nach Inhalation von **Schwefelhalogenverbindungen** sinngemäß wie im Kapitel Chlor.

Hinweise zum Inhalt von Literaturbeispielen

Substanzen, Toxikokinetik, -dynamik, Symptomatik und Therapie: Daunderer; Gloxhuber
Schwefelwasserstoff-Intoxikation: Albrecht; Ellenhorn/Barceloux; Seeger/Neumann; Snyder/Safir/Summerville et al.; Knight/PresnellAnwendung, Haupt- und Nebenwirkung schwefelhaltiger Dermatika: Kallenberger
Toxikologie von Schwefelwasserstoff: Eyer; Milby/Baselt; Chemie und Verwendung einzelner Substanzen: Römpp

Schwefelkohlenstoff

I. Substanzen

Schwefelkohlenstoff, Kohlenstoffdisulfid, Carbondisulfid, Carbonicum sulfuratum, Alcohol sulfuris: Wenig wasser-, gut lipidlösliche, leicht flüchtige Flüssigkeit; bildet mit Luft explosible Gemische(!). Trotz großer Giftigkeit industriell bedeutsames Lösungsmittel, z. B. in der Kunstseiden- und Zellwollindustrie; ferner verwendet als Extraktions-, Bodendesinfektions-, Schädlings- und Unkrautbekämpfungsmittel sowie zur Herstellung von Vulkanisations- und Flotationsmitteln; auch Metabolit von Disulfiram (siehe dort). **LD** für Erwachsene ca. ab 10 g p. o. bzw. etwa ab 2 000 ppm binnen weniger Minuten.

Kohlenoxidsulfid (Kohlenoxysulfid, Carbonylsulfid), Nebenprodukt der Schwefelkohlenstoff-Herstellung und der Crackung (schwefelhaltiger) Erdöle, wesentlichste Verunreinigung des „Synthesegases", Zwischenprodukt für Synthese von Thioverbindungen. Bereits ab 1 000 ppm toxisch, höhere Konzentrationen in kurzer Zeit tödlich. Toxikologisch wie Schwefelwasserstoff (besonders gefährlich da geruchlos!), siehe daher Kap. Schwefel.

II. Toxikokinetik und -dynamik

Resorption erfolgt über Respirations- und Digestionstrakt, aber auch über die Haut. Elimination vorwiegend durch Abatmung, teilweise auch durch oxidativen Abbau und Ausscheidung über die Nieren. Aufgrund guter Lipidlöslichkeit vorwiegend (zentral)nervöse Wirkung. Hemmung von Monooxigenasen, Dopa-β-Oxidase und Dopadecarboxylase ($\rightarrow$ Störungen im Arzneimittel- und Fremdstoffmetabolismus).

III. Symptomatik

Inhalation $\rightarrow$ Rötung des Gesichts, Euphorie, Erregungszustände, mitunter Krämpfe, (bei Einwirkung hoher Konzentration rasch eintretende) Bewusstlosigkeit mit Gefahr der Atemlähmung. Mögliche postnarkotische Erscheinungen: starke Kopfschmerzen, Seh-, Hör- und Gleichgewichtsstörungen, Parkinson-Symptome, Polyneuritis, Verwirrtheitszustände, Schlafstörungen, verminderte Merkfähigkeit (zum Nutzen wiederholter Vergleiche von Handschriftproben siehe Allg. Teil, Kap. 6.2.14), Störungen der Nierenfunktion. Bei gleichzeitiger Alkoholeinnahme $\rightarrow$ „Antabus-Syndrom" (s. Kap. Thiurame!) möglich.

Nach **peroraler** Aufnahme $\rightarrow$ (wiederholtes) nach faulem Rettich riechendes Erbrechen, blutig-schleimige Durchfälle und Resorptiverscheinungen wie oben. Bei längerer Einwirkung auf **Haut** $\rightarrow$ Symptome wie Verbrennung 2. Grades; u. U. Resorptivwirkung möglich (s. oben).

S

IV. Therapie

Bei **Inhalation**: Gefahr für Helfer beachten; Frischluft, Sauerstoff(be)atmung. Schutz vor Wärmeverlust. Weiter symptomatisch (s. Abschnitt III, in schweren Fällen vgl. auch Kapitel 6).

Nach **peroraler** Aufnahme größte Vorsicht bei Erbrechen und Magenspülung (Aspirationsgefahr, s. auch Kap. 7.2.1–3). Zusatz von $NaHCO_3$ zur Spülflüssigkeit sinnvoll; isotone Natriumsulfat-Lösung nachgeben. Cave: Rizinusöl, Alkohol, Milch, zentral lähmende Pharmaka. Erforderlichenfalls symptomatische Maßnahmen. Nachbeobachtung gefährdeter Organfunktionen.

Bei **Haut**kontakt sofortiges Abwischen und Spülung, ggf. Kleiderentfernung, erforderlichenfalls weiter wie bei Verbrennungen. Hinweise in den Abschnitten I–III beachten.

Zur **Diureseförderung** siehe Kap. 7.3.1.

Hinweise zum Inhalt von Literaturbeispielen

Toxikokinetik, -dynamik, Symptomatik und Therapie: Ellenhorn/Barceloux; Daunderer; Löser
Chemie, Toxizität, Nachweis und Verwendung: Römpp

Schwefeloxide

I. Substanzen

A.

Schwefeldioxid, schweflige Säure, Schwefelessigsäureanhydrid, Schwefelgeist, Acidum sulfurosum, Schwefel(IV)oxid. In komprimierter Form in Kühlanlagen, handelsüblichen Stahlflaschen. Vielseitige technische Verwendung, z.B. in Gummi-, Zellulose- und Nahrungsmittelindustrie (Desinfektions-, Konservierungs-, Entwesungsmittel sowie in „Entfärbern" und Grob-Bleichmitteln); freigesetzt aus handelsüblichen, reduzierenden Entfärbern, die Natriumdithionit enthalten; kann auch bei Unfällen mit Schwefelsäure oder schwefliger Säure frei werden. „Ungezieferkerzen" oder „Räucherpatronen" können SO_2 entwickeln. (Reizschwelle bei 2 ppm).

Schwefeltrioxid, Schwefelsäureanhydrid, festes Oleum, Acidum sulfuricum anhydricum, Schwefel(V)oxid, Sulfan; bei normaler Temperatur weiße, faserige Masse, bei Erwärmen dichter weißer Rauch; ebenso wie Chlorsulfonsäure zur künstlichen Nebelbildung verwendet; technisches Zwischenprodukt. Mit Wasser (bzw. auf Schleimhaut) sofort Bildung von Schwefelsäure, daher toxischer als SO_2 (s. oben): Reizschwelle 0,1 ppm.

B.

Sulfite, z. B. Natriumsulfit als Präserversalz zur Konservierung; Natriumhydrogensulfit (Natriumbisulfit) in 40–50%iger Lösung als „Bisulfit-Lauge" im Handel, auch zur Konservierung von Lebensmitteln; Calciumhydrogensulfit zur Sulfit-Zellstoffherstellung verwendet. Analog Schwefeldioxid in Entfärbern (s. oben) und Fleckenentfernern.

Sulfate siehe jeweils unter zugehörigem Kation bzw. Register.

II. und III. Toxikokinetik, -dynamik und Symptomatik

Schwefeltrioxid > **Schwefeldioxid**: Vorwiegend Schädigung der (feuchten) Schleimhaut durch Bildung von H_2SO_3 bzw. H_2SO_4 → starke lokale Reizerscheinungen (etwa ab 10–100 ppm relativ rasch, besonders beim Ungewohnten; 400–500 ppm SO_2 über einige Minuten lebensbedrohlich): schmerzhafte Konjunktivitis, durch verflüssigte Gase auch Chemosis und Hornhauttrübung sowie Erfrierungsschäden an Haut und Schleimhäuten. Nach Inhalation Symptome und Verlauf etwa wie im Kap. Chlor. Siehe auch Hinweise in Abschnitt I.

Sulfite können u. a. pseudoallergische Reaktionen auslösen (s. unter Cyclooxygenasehemmung, Kap. Prostaglandine); Hydrogensulfite verursachen auf Schleimhäuten ebenfalls vorwiegend lokale Reizerscheinungen durch Bildung von H_2SO_3; nach peroraler Aufnahme → Nausea, Magenschmerzen, Erbrechen, Diarrhöe usw. (vgl. sinngemäß auch Kap. Säuren).

Resorptivwirkung im Allgemeinen nicht zu erwarten, da rasch Oxidation zu Sulfaten und renale Ausscheidung; lediglich in Extremfällen Stupor. Blutdrucksenkung, Diuresestörung, Kreislaufkollaps sowie Kationenwirkung möglich.

IV. Therapie

Bei **Inhalation** von **Schwefeloxiden** Maßnahmen sinngemäß wie im Kap. Chlor. Nachbeobachtung der Lunge und des Blutbildes. Von verflüssigtem Schwefeldioxid betroffene **Haut** sowie **Auge** sofort ca. 15 min unter fließendem Wasser spülen (ggf. siehe auch Kap. Säuren).

Nach **peroraler** Aufnahme von **Sulfiten** erforderlichenfalls Maßnahmen wie bei (schwacher) Säurevergiftung und symptomatisch (s. Abschnitte II/III).

S

Hinweise zum Inhalt von Literaturbeispielen

Vorkommen, Symptomatologie und Behandlung akuter Schwefeloxid-Intoxikationen: Albrecht; Daunderer; Gloxhuber
Verhalten bei Sulfit-Intoxikationen: Daunderer
Toxikologie von Schwefeloxiden und Sulfiten: Marquardt/Schäfer
Chemie und Verwendung einzelner Verbindungen: Römpp

Sedativa, Hypnotika, Narkotika

Vergiftungen durch Sedativa, Hypnotika kommen meist infolge suizidaler Handlungen vor, Vergiftungen mit Narkotika praktisch nur als Folge von Überdosierungen bei therapeutischer Anwendung und nur ausnahmsweise in suizidaler Absicht.

I. Substanzen

Bromcarbamide, bromierte (Mono-)Ureide (und ihre Metaboliten; kardiotoxisch) sind als obsolet zu betrachten und weitgehend vom Arzneimittelmarkt verschwunden. Akute (chronische) Vergiftungen können durch noch vorhandene Restbestände bzw. Acecarbromal (s. u.) vorkommen. Bei massiver Aufnahmme u. U. Konglomeratbildung und röntgenologischer Nachweis möglich. **LD** offenbar in besonderer Abhängigkeit vom Therapiebeginn ab etwa (3–)10 g. Bedeutsam noch:

Acecarbromal (HWZ siehe Carbromal), enthalten in Afrodor 2 000®.

Bromisoval (HWZ ca. 4 h), **LD** ca. 10 g, **Carbromal** (HWZ 7–15 h), **LD** ab (3)–10–20 g; bei akuter Vergiftung mit hohen Dosen abweichend von Barbituraten und wegen pulmonaler Veränderungen (Schocklunge) rel. hohe Letalität.

Piperidindione wie **Glutethimid** (HWZ 5–22(–40) h, PB 54%); **LD** ca. (5–)10–20 g; **Methyprylon** (HWZ 4–9 h, PB 38% für Dihydro-Metabolit); **LD** ab ca. 6 g; **Pyrithyldion** (HWZ 11–20 h), **LD** ca. ab (6–)10 g als Sedativa/Hypnotika weitgehend verlassen und nur noch von historischem Interesse.

Thalidomid (HWZ 9 h, PB hoch), ehemals als „Contergan" auf dem Markt und wegen teratogener Wirkung als Ursache einer der größten Arzneimittelkatastrophen bekannt geworden, steht in einigen Ländern zur Behandlung der Lepra zur Verfügung, auch als Angiogenese-Hemmstoff von potenziellem Interesse in der Tumortherapie. Akute Toxizität sehr gering, **LD** in suizidaler Absicht praktisch peroral nicht zu erreichen.

Chinazolin-Derivat **Methaqualon** (HWZ 19–35 h, PB 80%) als Hypnotikum früher viel missbraucht und der BtMVV unterstellt, kann weiter missbräuchlich in der Drogenszene verwendet werden und Vergiftungen bei Toxikomanen, illegal Drogensüchtigen in Kombination mit z. B. Ethanol, Diphenhydramin oder Heroin verursachen. **LD** in Verbindung mit Ethanol schon ab ca. 3–4 g.

Chloralhydrat, Chloralum hydratum (HWZ 4–12–30 h für Trichlorethanol, PB 40%), Prodrug von Trichlorethanol; **LD** ca. schon ab (2–)5–10 g; Chloraldurat®. Vergiftung ähnelt Barbiturat-Vergiftung.

Clomethiazol, Chlormethiazol, Thiazol-Derivat (HWZ 3–5 h, PB > 60%), Distraneurin®; zur Behandlung von Agitiertheit bei Delirien alkoholischer u. a. Genese; vor allem in Verbindung mit Ethanol häufig schwere Vergiftungen schon ab 40 mg/kg KG.

Zolpidem, Imidazopyridin-Derivat (HWZ 0,7–3,5 h, PB > 90%), Bikalm®, Stilnox®, Zoldem®, Zolpi-Lich®, Zolpi-Q®, zodormdura® u. a.; Benzodiazepin-Analogon, **KD** 200 mg (Koma), Wirkdauer bei Überdosierung > 10 h.; nach intraarterieller Injektion von Zolpidem-Puder irreversible Ischämie, Mikroembolisation, Gangrän.

Zopiclon, Cyclopyrrolon-Derivat (HWZ 3–7 h, PB 45%), Optidorm®, Somnosan®, Ximovan®, Zopi-Puren®, Zodurat®, Zopicalm® u. a.; Benzodiazepin-Analogon, **KD** 450 mg (Koma), Wirkdauer ca. 24 h..

Injektionsnarkotika:
Etomidat (HWZ 3–5(–11) h, PB 76%) Etomidat®-Lipuro, Hypnomidate®, Radenarcon®.

Hydroxybuttersäure, 4-Hydroxybutansäure, γ-Hydroxybuttersäure, **Gamma-Hydroxybuttersäure (GHB)**, engl. Sodium Oxybate; Somsanit®, Xyrem®. Missbräuchlich verwendet in Bodybuilder-Kreisen (anabole, Wachstumshormon freisetzende Wirkung) und in Techno-/Rave-/Clubszene wegen berauschend-euphorisierender, entspannend-sedierender, enthemmend-aphrodisierender Wirkung in Pulverform oder GHB-Fläschchen (meist 5 ml, enthaltend variabel bis max. 3 g Natriumhydroxybutyrat) als „date rape drug" (unter Ausnutzung der amnestischen Wirkung nach Verabreichung Straftaten wie Raub, Vergewaltigung). **KD** ca. 50–70 mg/kg (Hypnose, Bradykardie, Blockbilder, Hypoventilation, Koma).

Synonyma/Slangs: Liquid-Ecstasy, Liquid E, Liquid XTC, Liquid (obwohl chemisch und pharmakologisch andersartig), Caps, Cherry Meth, Easy Lay, Everclear, Fantasy, Flüssiges, G, G-riffic, Gamma Oh, Georgia home boy, Goop, Great hormones at bedtime, Grievous bodily harm, Growth Hormone Booster, Jib, Natural Sleep-500, Organic quaalude, Oxy-Sleep, Salty water, Scoop, Sleep2, Sleep-500, Soap, Somatomax, Vita-G, Water.

Als GHB-Analoga und Präkursoren alternativ missbraucht, metabolisch zu GHB konvertiert und damit toxikologisch vergleichbar: GBL, γ-Butyrolacton; 1,4-BD, 1,4-Butandiol; seltener Tetrahydrofuran.

GBL-Synonyma: Blue Nitro, Blue Nitro Vitality, Gamma G, GH Revitalizer, Remforce, Renewtrient, Revivarant G; BD(BDL)-Synonyma: Enliven, GHRE, NRG3, Revitalize Plus, Serenity, SomatoPro, Thunder Nectar, Weight Belt Cleaner.

Ketamin (HWZ 2–4 h, PB 47%), Ketamin Curamed®, Ketamin Hexal®, Ketamin 50-Rotexmedica®, Ketanest®, Velonarcon®; Kurzzeitnarkotikum, als „Special-K", „Kate", „Vitamin K" zur Erzielung optischer, akustischer Halluzinationen, Nahtod-, oder dissoziativer Erlebnisse missbräuchlich als kristallines Pulver peroral oder geschnüffelt. **Esketamin** (HWZ 80–190 min), Ketanest S®; med. verwendetes Enantiomer.

Methohexital (HWZ 2–4 h, PB 80%), Brevimytal®; methyliertes Barbiturat.
Propofol (HWZ 5–12 h, PB 97–99%), Disoprivan®, Propofol Lipuro®, Propofol ratiopharm®, Recofol®.
Thiopental (HWZ 3–11 h, PB 60–97%), Thiopental Rotexmedica®, Thiopental Nycomed®, Trapanal®; Thiopentobarbital.

Barbiturate: s. eigenes Kapitel.
Sedierend wirkende Antihistaminika: s. eigenes Kapitel.
Als Sedativa/Hypnotika verwendete Benzodiazepine: s. Kap. Tranquillizer.
Sedativ-hypnotisch wirksame Phenothiazine: s. eigenes Kapitel.

S

Neuroleptika, (insbesondere Butyrophenone): s. eigenes Kapitel.
Inhalationsnarkotika, spezielle: s. Sachregister.

Pflanzliche Sedativa in Pulvern, Tinkturen, Extrakten z.B. aus Baldrian, *Valeriana officinalis* (Lignan-Verbindungen docken an Adenosin-A_1-Rezeptor an), *V. sambucifolia, V. dioica*; Hopfen, *Humulus lupulus*; Lavendel, *Lavandula*; Passionsblume, *Passiflora*; Melisse, *Melissa*; Johanniskraut, *Hypericum*; Kava-Kava, *Piper methysticum* (Kava-Kava-Produkte wegen hepatotoxischer Nebenwirkungen der Kavapyrone außer Handel); Lerchensporn; Goldmohn; Escholtzia-Arten weitgehend harmlos. In Extremfällen am ehesten Ethanolgehalt von Bedeutung.

II. Toxikokinetik und -dynamik

Resorption der oral bzw. rektal angewandten Sedativa/Hypnotika aus dem Gastrointestinaltrakt relativ rasch, bei GHB und Analoga bereits nach 15–20 min. Meist umfangreiche Verteilung im Organismus und intensive Verstoffwechselung, vorwiegend in der Leber mit Bildung teilweise aktiver bzw. toxischer Metabolite. **Elimination** überwiegend in Form der Metabolite hauptsächlich renal, bei Zolpidem wesentlich unverändert auch biliär. Wirkungseintritt meist frühzeitig, innerhalb 1–2 h. **Wirkung** bei Aufnahme toxischer Dosen vorwiegend durch unterschiedlich stark ausgeprägte zentrale (Koma), respiratorische und Herz-Kreislauf-Depression mit Gefahr zentral ausgelösten Atemstillstands bzw. Herz-Kreislauf-Versagens. Wirkungsverstärkung bei Kombination mit Ethanol und anderen zentral depressiv wirkenden Arzneimitteln zu erwarten. Bei *Injektionsnarkotika* im Fall der iatrogenen Überdosierung aufgrund kurzer HWZ und anästhesiologischer Überwachung kaum vital bedrohliche Situationen zu erwarten, jedoch bei missbräuchlicher Verwendung. Medizinisch bedeutsam, teilweise tödliches, sog. „Propofol-Infusionssyndrom" (schwere metabolische Azidose, Rhabdomyolyse, Nieren-, Herzversagen) eher bei längerfristiger Anwendung beatmeter, sedierter Patienten in der Intensivtherapie.

Bei *Chloralhydrat* häufig schwere Vergiftungen, besonders in Kombination mit Ethanol, gefährlich ab Serumspiegel von 250 mg/l. *Chlomethiazol*-Vergiftungen gefährlich bei Serumspiegel > 8 mg/l. Nieren- und Leberschädigung möglich. Monointoxikationen mit *Zolpidem* bis 600 mg eher milder Verlauf, jedoch in Kombination mit Alkohol schon ab 100–150 mg komatöse Verläufe! Ähnlich zu beurteilen Vergiftungen mit *Zopiclon*.
Toxische Plasmaspiegel siehe Anhang.

III. Symptomatik

Im Vordergrund und beginnend meist zentrale Bewusstseinstrübung, Somnolenz bis Koma; Hypotonie, Atemdepression bis -insuffizienz bzw. -stillstand möglich.
Chloralhydrat häufig auch Hypothermie und Ataxie, evtl. ventrikuläre Arrhythmien.

Clomethiazol zusätzlich zu allgemeiner Symptomatik (s. o.) extensive Steigerung der Speichel- und Bronchialsekretion. Bei abruptem Entzug Krampfauslösung möglich.

Methaqualon: Im Vergleich zur akuten Barbiturat-Vergiftung stehen hier (besonders in Kombination mit Alkohol) Bewusstlosigkeit oder Erregungszustände, Hyperreflexie, Erbrechen (Aspirationsgefahr), Hypermotorik, Myoklonien und Krämpfe im Vordergrund. Prognose bei Aufnahme hoher Dosen schlechter als bei Barbituraten.

Injektionsnarkotika: Auch schon in therapeutischer Dosierung transiente Bradykardie möglich (Propofol), akute Porphyrie-Attacke (Thiopental), transiente Hypotonie (Etomidat). Versehentliche intraarterielle Injektionen (Methohexital, Thiopental) führen zu schweren Durchblutungsstörungen bis Gangrän. Hydroxybuttersäure in Kombination mit Ethanol euphorisierend, antriebssteigernd, in höheren Dosen jedoch unvermittelt Myalgien, Myoklonien, Nausea, Erbrechen, Atemnot, Bewusstlosigkeit, Koma.

Zolpidem: Neben Bewusstseinstrübung und evtl. Atemdepression auch Agitiertheit, Amnesie, Halluzinationen möglich.

Zopiclon: Symptomatik ähnlich Zolpidem, möglich auch milde Hyperglykämie, Hypokaliämie und Hyperbilirubinämie.

IV. Therapie

Nach peroraler Aufnahme toxischer Dosen der unter Abschnitt I aufgeführten Substanzen **primäre Giftentfernung** durch Magenspülung (nach Intubation) und/oder Gabe von Aktivkohle erwägen (s. Kap. 7.2.1 und 3), jedoch bei GHB und Analoga wegen schneller Toxikokinetik kaum sinnvoll.

Weitere Therapie unterstützend und **symptomorientiert**. Bei **leichten** Vergiftungen Vorgehen sinngemäß wie im Kapitel Barbiturate. Falls erforderlich, frühzeitig Beatmung und Volumensubstitution. Bei Hypotonie Einsatz von Dopamin, gegebenenfalls Noradrenalin (Vorsicht bei Chloralhydrat wegen Myokardsensibilisierung), bei Bradykardie Atropin, bei Krämpfen Diazepam. Bronchialtoilette bei Clomethiazol-Vergiftung.

Beschleunigung der Ausscheidung durch **forcierte Diurese** meist wenig sinnvoll (Ausnahme Bromcarbamide! – Hier zusätzlich NaCl-Zufuhr notwendig). In bedrohlichen Fällen **Hämodialyse** oder **Hämoperfusion** bei Chloralhydrat-Vergiftungen (vgl. Abschnitt II) effektiv. Bei übrigen Substanzen extrakorporale Verfahren nicht sinnvoll (z. B. Clomethiazol, Zolpidem, Zopiclon) bzw. Effekt nicht ausreichend geprüft und nur als Ultima ratio möglich (Methaqualon); vgl. auch Kap. 7.3.

Flumazenil (Anexate®) als **Antidot** einsetzbar bei schnell einsetzender Atemdepression, z. B. 0,2 mg i. v. bei Chloralhydrat, Zolpidem, Zopiclon (weniger zuverlässig). Anticholinergika bei Überdosierung mit Propofol möglich, falls erforderlich. Kasuistisch erfolgreiche Antagonisierung der GHB-Wirkung mit Physo-

S

stigmin, jedoch unsichere Therapieoption, ebenso Einsatz von Fomepizol als Alkoholdehydrogenase-Hemmer bei GHB-Analoga induziertem Koma.

Kontrolle von Atmung, Kreislauf, Körpertemperatur, Gerinnungsstatus, Leber- und Nierenfunktion, Elektrolyt- und Flüssigkeitsbilanz. Veränderungen der Handschrift ggf. zu Verkaufskontrolle und Dokumentation (s. Kap. 6.2.14). In der Nachbetreuung auf Durchgangssyndrom als leichte Form eines hirnorganischen Psychosyndroms achten!

Hinweise zum Inhalt von Literaturbeispielen

Pharmakokinetik, Haupt-, Neben- und Wechselwirkungen: Ammon
Therapeutischer Einsatz von Sedativa/Hypnotika: Büch et al.; Narkotika: Olthoff
Vergiftungen mit Sedativa/Hypnotika: Ellenhorn; speziell zu Zolpidem und Zopiclon: Wyss et al.; Chloralhydrat: Stäheli; speziell GHB: Liechti/Mathys; Hahne/Weinmann/Nebel; speziell 1,4-Butandiol: Lora-Tamayo/Tena/Rodriquez et al; Magarbane/Fomepeydie/Garnier et al.
Toxikologie, Neurobiologie, Entzugsphänomene, Analytik von GHB und Analoga: Guin Tin Wong/Chan/ Gibson et al; Palmer; Morris-Kukoski; Tarabar/Nelson; Villain/Cirimele/Ludes et al.
Anwendung und Wirkung pflanzlicher Sedativa (mit Originalliteratur): Gessner/Orzechowski; Schulz/Hänsel; speziell in Kinderheilkunde: Schilcher (1992 a)
Nachweismethoden für Hypnotika: König; Brandenberger/Maes

Seifen und Waschmittel

I. Substanzen

Seifen und Seifenprodukte

Gemische von Natrium- bzw. Kaliumsalzen höherer Fettsäuren unter Zusatz von Korrigenzien und Streckmitteln (davon toxikologisch allenfalls Soda, Pottasche und Alkalisilicate bedeutsam).

Deodorantseife, Deoseife, als Deodoranzien TCC (Trichlorcarbanilid) u. a., toxikologisch wie

Feinseifen, vorwiegend feste, neutral bis schwach alkalisch (max. pH 10) reagierende „Natronseifen" mit relativ unbedeutendem Streckmittelanteil. Kinderseifen, Cremeseifen.

Flüssigseifen enthalten natürliche Öle oder Fette (Kokosöl, Rizinusöl, Palmkernöl), Alkylsulfate, Betaine u. a.

Hautreinigungsgelee, 5%ige wässrige Syndet-Lösung mit Verdickungsmittel oder wässrige Emulsionen organischer Lösungsmittel.

Handreinigungsmittel, als Pulver wie Feinseife, Zusatz von z. B. Polyphosphaten, Phosphaten, Tensiden; als Pasten wie Schmierseife, Zusatz von z. B. Feuchthaltemittel (Glycerin, Glykol, Sorbit), Scheuermittel, ggf. organische Lösungsmittel; als Flüssigkeiten wie Flüssigseifen, ggf. Zusatz von organischen Lösungsmitteln. Ölbasierende Handreinigungsmittel: Paraffinkohlenwasserstoffe (Vaseline, Mineralöle, Mineralwachse), Tenside, Polyethylenglykol.

Kernseifen, toxikologisch wie Feinseifen (s. oben).

Lösungsmittelseifen, „Benzinseife", Spezialseifen, vorwiegend in Textilindustrie verwendet, enthalten organische Lösungsmittel (bis max. 10%).

Medizinische Seifen, z. B. Sapo medicatus (wie Feinseife, s. oben), Sapo kalinus (wie Schmierseife, s. unten; zu ca. 35% in Spiritus saponatus); Seifen mit geringen desinfizierenden Zusätzen wie Hexachlorophen, Formaldehyd, Chloramin, Schwefel, Phenol(-Derivaten), ggf. Teerzusätze (s. Kapitel Phenole).

Rasierseifen (in Stangen-, Pasten- oder Cremeform); Gemisch aus Natrium- und Kaliumseifen (s. unter Schmierseife) im Verhältnis 1:1 bis 1:2 unter Zusatz von Glycerin(-Ersatzstoffen), bis zu 8% (s. auch unter Glykolen).

Schmierseife, Kaliseife; stärker alkalisch aufgrund des Kaliumanteils (evtl. noch vergrößert durch kaliumhaltige Streckmittel), toxischer als Feinseifen (s. oben und Kap. Kalium).

Toilettenseife s. unter Feinseifen.

Waschpulver auf reiner Seifenbasis heute relativ selten, als „Seifenflocken" eine Art getrockneter Kernseife (s. oben).

Waschmittel

Waschrohstoffe und oberflächenaktive bzw. waschaktive Substanzen, **Tenside** (WAS; Detergenzien, Syndets, großenteils „Schaumbildner"):

■ **Aniontenside**, anionenaktive Substanzen, derzeit am häufigsten verwendete wasch- und oberflächenaktive Substanzen; in unbedenklicher Konzentration auch als Emulgatoren (unter vielen anderen z. B. Emulgade, Ditalen, Ariel®, Metaupon®, Monobrillentöl, Ospan®, Texapon®, Türkischrotöl); am bedeutsamsten Fettalkoholsulfate bzw. Alkylschwefelsäureester, Alkylsulfonate (Mersolate) bzw. Aryl- und Alkylarylsulfonate; beispielsweise (neben alkalischen Streckmitteln) enthalten in:

Feinwaschmittel („light duties") in Produkten wie Dash®, Dessous®, Fewa®, Fewamat®, Laneu®, Linda neutral®, Netti®, Omo®, Persil®, Schauma®, Sunil®, Trikopan®, Weißer Riese®; bis zu 50% waschaktive Substanzen.

Grobwaschmittel („heavy duties") bis zu 20% waschaktive Substanzen. Ähnlich wie Einweichmittel, meist relativ stark alkalisch.

Schnellwaschmittel und **Waschmittel für maschinelle Waschprozesse** evtl. mit zusätzlichem Seifenanteil.

■ **Kationtenside**, kationenaktive Substanzen als eigentliche Waschmittel ungeeignet, vorwiegend verwendet als Emulgatoren (in geringer Konzentration; max. 1% in Pudern, Salben, Tinkturen), Textilhilfsmittel, neben nichtionogenen Detergenzien auch in Weichspülern; evtl. Zusätze von Desinfektionsmitteln. Bekannt als **Invertseifen** oder Quats, cave: Verwechslung mit Bipyridinium-Salzen (vgl. eigenes Kapitel) bzw. Totalherbiziden; vorwiegend quaternäre Ammonium-Verbindungen (z. B. Benzethonium, Benzoxonium, Cetrimonium, Mecetronium; s. auch Kap. Ammonium; Toxizität unverdünnter Präparate nicht unterschätzen).

■ **Amphotenside, Ampholytseifen**, quaternäre, elektrisch neutrale Ammonium-Verbindungen (Betaine, Sulfobetaine, Sulfatbetaine) mit guten waschaktiven und desinfizierenden Eigenschaften, mit anionenaktiven Substanzen kombinierbar;

S

verwendet als entsprechende Zusätze zu Wasch- und Desinfektionsmitteln, medizinische Seifen und Desinfizienzien (z. B. Benzethonium, Benzoxonium, Cetrimonium, Mecetronium).

■ **Nichtionogene Tenside** (Nonionics): Gruppe waschaktiver Substanzen (vorwiegend im Gemisch mit anderen WAS) und Emulgatoren, vorwiegend Ethylenoxid-Addukte bzw. Polyoxyethylen-Fettalkoholether und -Fettsäureester, z. B. Dodecyloctaethylenglykolether, Alkyldiethylenglykolether u. Ä. (z. B. die sog. Tween®-Typen; Olamin® K – Kombinationsprodukt zur Herstellung auch für Kaltwellen). Tyloxapol in Kombinationen medizinisch als Mukolytikum und Tensid, z. B. Tacholiquin®. In Kochfeldpflegereinigern in Kombination mit organischen Säuren (z. B. ako®-Glas-Ceramikreiniger).

Zusatzstoffe (Builders), den Detergenzien zur Anpassung an den jeweiligen Verwendungszweck zugesetzt; vorwiegend:

■ **Bleichmittel**, meist Natriumperborat (ca. 8–15%) und Perborat-Aktiviatoren, wie Tetraacetylethylendiamin (TAED); „physikalische Bleichmittel" = **optische Aufheller** in verwendeter Konzentration (unter 1%), allenfalls fototoxisch (vgl. Kapitel Furocumarine).

■ **Streckmittel** s. Absatz Seifen und Seifenprodukte.

■ **Wasserenthärter**: Kondensierte Phosphate (bis 20%) und Komplexone, Chelaplexe®, Trilon® bzw. EDTA in kaum akut toxischer Konzentration (bis max. 1%); wichtigste Phosphat-Ersatzstoffe sind Natriumaluminiumsilicate vom Typ Zeolith 4 A (Sasil®).

■ **Weitere Zusätze** unterliegen starken, oft nur mode- und reklamebedingten Veränderungen, zumeist aber für akut toxische Wirkung ohne wesentliche Bedeutung.

II. und III. Toxikokinetik, -dynamik und Symptomatik

Seifen und Waschmittel (vgl. Abschnitt I) verursachen vorwiegend **lokale** Reizerscheinungen (u. U. Laugenverätzungen durch Substanz oder konzentrierte Lösung) an betroffenen Schleimhäuten:

Nach **peroraler** Aufnahme → Gastroenteritis (evtl. hämorrhagisch) mit Erbrechen (Gefahr der Schaumaspiration) und Diarrhöe. Bei Einwirkung auf das Auge (besonders empfindlich) → Konjunktivitis, Chemosis, durch Pulver oder hohe Konzentration auch Hornhauttrübung und Iritis möglich.

Bei massiver **Inhalation** von Seifen- oder Waschmittelstaub → Laryngospasmus (besonders bei Kindern), Verätzung und Pneumonie möglich.

Nach **Injektion** in Gewebe neben Resorptivwirkung (s. unten) evtl. schmerzhafte Nekrosebildung; nach intrauteriner Anwendung zudem Peritonitis(folgen).

Allgemeinwirkung nach peroraler Aufnahme nur in Extremfällen zu erwarten, da im Allgemeinen schlechte enterale Resorption und zudem Erbrechen sowie Diarrhöe (allenfalls mit Wirkung von Begleitsubstanzen zu rechnen, deren Resorption durch Detergenzien beeinflusst werden kann; vgl. jeweils speziellen Hinweis in Abschnitt I!). Gefährlich aber parenterale Applikation → Hämolyse (evtl. auch Met-Hb-Bildung) → meist vorübergehend Hämoglobinurie, Oligurie → Anurie; (Sub-)Ikterus, Zyanose, Dyspnoe, evtl. Krämpfe; in schweren Fällen Blutdrucksenkung und akutes Kreislaufversagen; ggf. auch muskellähmende und zentralnervöse Wirkungen quaternärer Ammonium-Verbindungen (s. Abschnitt I). Kaliumwirkung (s. Abschnitt I) und Blutcalcium-senkender Effekt von Begleitstoffen können an Symptomatik beteiligt sein.

Toxizität der Tenside nimmt etwa in folgender Reihenfolge ab: Ampholyte > kationenaktive > anionenaktive > nichtionogene Substanzen (vgl. Abschnitt I).

IV. Therapie

Atemwege freihalten! Kein induziertes Erbrechen (Schaumaspiration!); Magenspülung bei den wenig toxischen Waschmitteln (s. Abschnitte II/III) im Allgemeinen überflüssig oder nur sehr vorsichtig (bei Dosen > 5 g/kg; cave: Schaumaspiration), kontraindiziert (vgl. Kap. 7.2.1) bei stärker alkalisch reagierenden Präparaten (Schleimhautinspektion, grobe Information rasch mit Indikatorpapier).

Nach **peroraler** Aufnahme fester oder hochkonzentrierter Präparate sofort reichlich trinken lassen, Verabreichung von Schleimstoffen, bei Detergenzien auch Aktivkohle; cave: Alkohol. Gegen Schaumbildung Dimethylpolysiloxan-Präparat verabreichen (z. B. Dimeticon bzw. Simethicon; in Espumisan®, sab simplex flüssig®, Lefax®).

Betroffenes **Auge** bei gut geöffnetem Lidspalt gründlich unter fließendem Wasser spülen, ggf. fachärztliche Nachbehandlung; in schweren Fällen sinngemäß wie im Kap. Laugen.

Nach **parenteraler** Applikation Infusionstherapie (z. B. mit 5%iger Lävulose-Lösung), allenfalls Sauerstoff(be)atmung, jedenfalls Diuresekontrolle nötig. In schweren Fällen Hämodialyse (vgl. Kap. 7.3.2), als ultimum refugium partielle Blutaustauschtransfusion.

Weiter **symptomatisch** (besonders Kreislauf, Wasser- und Elektrolythaushalt; s. Hinweise in den Abschnitten II/III und Kapitel 7).

Erforderlichenfalls lokale und allgemeine Infektionsprophylaxe.

Bei (Verdacht auf) Schaumaspiration Nachbeobachtung der Lunge!

S

Hinweise zum Inhalt von Literaturbeispielen

Substanzen, Toxikokinetik, -dynamik, Symptomatik und Therapie: Gloxhuber; Velvart
Besonderheiten im Kindesalter: v. Mühlendahl et al.
Inhaltsstoffe, Hilfsstoffe und deren Wirkungen: Blaue Liste; Fey/Otte; Fiedler; Heymann; Ziolkowsky
Kosmetika-Gesetzgebung: Ziolkowsky

Selen

I. Substanzen

A.

Elementares Selen (ähnlich dem Schwefel in mehreren Modifikationen) und seine Verbindungen verwendet als Legierungsbestandteil; zur Herstellung von Gleichrichtern, Fotozellen, Halbleitern; auch in Glas-, Gummi- und Kunststoffindustrie; in Keramik, als Dünge- und Schädlingsbekämpfungsmittel und selenhaltige Farbstoffe.

Selendioxid und **-trioxid**, Anhydride der **selenigen Säure** und der **Selensäure** (stärker als Schwefelsäure; vgl. auch Kap. Säuren), deren Salze: **Selenite** und **Selenate** (z. B. Natriumtetraoxoselenat) toxischer als Arsenate; **LD** p. o. ca. 0,5–1,0 g; Natriumselenit med. als Spurenelement (z. B. SELEJECT®, Seleject®-Loges, Selemun®, Selenase®, Seltrans®; in homöopathischen Konzentrationen auch in Auroplatin®, Heweselen®, Infi-China-Injektion, Schwörocor®, Sedaselect® toxikologisch harmlos.

Selenige Säure humantoxikologisch relevant vor allem in Bläuungsmittel (unter Zusatz von Metallsalzen, häufig des Kupfers), meist als Pariser Oxyd bezeichnet.

Selenoxychlorid, einziges praktisch wichtiges Selenhalogenid, Speziallösungsmittel.

B.

Selenwasserstoff, H_2Se, toxischer als Schwefelwasserstoff; kann bei metallurgischen Prozessen (Kupfer-, Blei- oder Zinkverhüttung), beim Rösten von Pyrit sowie in Gummi-, Keramik- und Zementindustrie auftreten. Alkylsubstitutionsprodukte (Selenalkane) gelegentlich als Spezial-Benzinzusätze.

Selenide, in Mineralien, als Halbleiter verwendet; können (bei Säurezugabe) Selenwasserstoff freisetzen.

Selen(IV)sulfid bzw. **Selendisulfid** (als Antiseborrhoikum in Ellsurex®, Selsun®, Selukos®) und Selenpolysulfide auch als Zusatz zu speziellen Haarwässern und Shampoons (vgl. auch Sulfide, Kap. Schwefel).

C.

Organische Selen-Verbindungen, wie z. B. Selenomethionin, Selenocystein vor allem in Zerealien, Gemüse und einigen Wildpflanzen; evtl. für chronische Selenose von Bedeutung. Medizinisch als Selenhefe in SELENMINERASE®, Selen-POS®.

II. Toxikokinetik und -dynamik

Resorption von Selen-Verbindungen erfolgt über Respirations- und Digestionstrakt gut (Ausnahme elementares Selen und Selensulfide), nur wenig über die Haut.

Elimination: Selen und Selenite werden zu Selenaten oxidiert. Ausscheidung von Selenat und Methylselenonium-Ionen vorwiegend über Harn (dort nachweisbar) sowie Darm und das flüchtige, knoblauchartig riechende Dimethylselenid über die Lunge.

Wirkung: Staubinhalation von Selen ist gefährlicher als perorale Aufnahme. Selen-Verbindungen sind hochtoxisch durch Verdrängung des Schwefels aus Sulfhydryl-Verbindungen bzw. Hemmung mehrerer Enzymsysteme, Störung des Porphyrin- und Kreatinin-Stoffwechsels, von Methylierungsvorgängen u. a.; zudem lokale Unverträglichkeit. Allergische (und pseudoallergische?) Reaktionen möglich. Akute Toxizität der meisten Selen-Verbindungen relativ gering, jedoch stark abhängig von der chemischen Form (**cave**: akute Ingestion von seleniger Säure fast immer fatal!); dabei organische Selen-Verbindungen im Allgemeinen geringer toxisch als anorganische. Wegen zunehmender Überschätzung von Selen (z. B. als Krebsprophylaktikum) und Selbstmedikation toxikologisch besonders zu beachten.

III. Symptomatik

A.

Nach **peroraler** Aufnahme von **(anorganischen) Selen-Verbindungen** oder **Inhalation** (auch von Selenstaub oder -dampf) → durch lokale Schädigungen (schwere Gastroenteritis, korrosive Ulzerationen) an betroffenen Schleimhäuten (bei Inhalation von Selenoxiden vgl. auch Kap. Nitrose Gase) vorwiegend Übelkeit, Hypersalivation, (Hämat-)Emesis, gastrointestinale Beschwerden; daneben (bedrohliche) Blutdrucksenkung → (evtl. schon nach einmaliger Inhalation von Selenwasserstoff), (möglicherweise hämorrhagisches) Lungenödem bzw. ARDS und zentralnervöse Störungen sowie Bewusstseinsstörungen bis Koma zu erwarten (Verlauf ähnlich Arsenik-Vergiftung, s. Kap. Arsen). Insbesondere auch nach Ingestion seleniger Säure Herzrhythmusstörungen (Brady-/Sinustachykardie, Asystolie), schnelles Herz-Kreislauf-Versagen möglich (Kardiomyopathie mit typischen Veränderungen der ST-Strecke im EKG). Typischer Knoblauchgeruch von Schweiß und Exspirationsluft durch Dimethylselenid (monate)lang anhaltend. Toxische Hepatose, selten mit Leberkoma sowie Nierenschädigungen und Myopathien möglich. Im weiteren Verlauf periphere Neuropathien, Gereiztheit, Müdigkeit; vermehrter Ausfall und Brüchigkeit der Haare, weiße Flecken und Streifen auf Fingernägeln.

S

Schädigungen von **Haut**(-Anhangsgebilden) durch Selenoxide (Verätzungen, Hämatome) und Selenoxychlorid (sehr starke Blasenbildung, schmerzhafte Verätzung → schlecht heilende Ulzera).

B.

Inhalation von **Selenwasserstoff** verursacht (bereits etwa ab 1 ppm) starke lokale Reizerscheinungen im Bereich der Atemwege (nach 1 Atemzug schon tagelang anhaltender „Selen-Schnupfen" möglich), in schweren Fällen nach 4–5-stündiger Latenz Symptome eines toxischen Lungenödems (vgl. Kap. Nitrose Gase); evtl. Hämolyse(folgen). Daneben auch gastrointestinale Symptomatik, Konjunktivitis, Nageldeformierungen, Zahnkaries möglich. Bei Überleben Gefährdung durch Bronchopneumonie, Leber-, Milz- und Nierenschäden, auch sekundäre Anämie und Porphyrie.

IV. Therapie

Nach **Inhalation** Maßnahmen sinngemäß wie im Kap. Nitrose Gase; weiter symptomatisch (s. unten). Betroffenes **Auge** sofort bei gut geöffnetem Lidspalt ca. 15 min unter fließendem Wasser spülen, erforderlichenfalls ophthalm. Lokalanästhetikum (z. B. Oxybuprocain) in den Bindehautsack; augenärztliche Konsultation.

Nach **peroraler** Aufnahme sofort reichlich trinken und wieder erbrechen lassen (Rachenwandreizung); nur bei stabiler Kreislauflage innerhalb 1 h Magenspülung (vgl. Kap. 7.2.1–3) und/oder Gabe von Aktivkohle und isotoner Natriumsulfat-Lösung. Ösophagogastroskopie zur Befund- und Verlaufsbeurteilung sowie zum Ausschluss einer Perforation.

Weiter **symptomatisch** (s. Abschnitt III und Kap. Arsen). Nicht ungefährlich sind hier Komplexbildner wie BAL (kontraindiziert) oder Na$_2$[CaEDTA] als „Antidote" (Erhöhung der Nephrotoxizität möglich). Neben Volumentherapie und Stimulation der renalen Ausscheidung kann Vitamin C (z. B. Ascorell®, Synum®) möglicherweise die Elimination fördern und Geruchsbelästigung mindern; allenfalls Vitamin-E-Gaben berechtigt. Hämodialyse bei Zusatzindikation erwägen. Nachbeobachtung und Schutz gefährdeter Organfunktionen.

Betroffene **Haut** sofort unter fließendem Wasser, bei Selenoxiden möglichst mit 10%iger Natrium- oder Calciumthiosulfat-Lösung, bei Selenoxychlorid mit 5%iger Natriumhydrogencarbonat-Lösung spülen. Bei (pseudo)allergischen Reaktionen Maßnahmen sinngemäß wie in den Kapiteln Histamin und Prostaglandine, Cyclooxygenase-Hemmstoffe beschrieben.

Hinweise zum Inhalt von Literaturbeispielen

Toxikokinetik, -dynamik, Symptomatik und Therapie: Daunderer; Gloxhuber; Oster et al.; Seeger/Neumann; speziell zu Selendioxid: Kise/Yoshimura/Umezawa et al.; Köppel/Baudisch/Beyer et al., speziell zu Intoxikationen mit seleniger Säure: Hunsacker/Spiller/Williams

Bedeutung von Selen für Gesundheit und Krankheit des Menschen: Oster; Schrauzer; Reichlmayr-Lais/Windisch; Ekmekcioglu/Marktl
Anwendung, Haupt- und Nebenwirkungen von Selendisulfid: Kallenberger
Physiologie und Toxikologie des Selens (auch als Spurenelement): Aktories/Förstermann/Hofmann et al.; Barceloux (1999)
Akute und chronische Toxizität als Spurenelement: Dörner; Lombeck
Bedeutung von Metallen in der klinischen Chemie: Geldmacher-v. Mallinckrodt et al.

Serotonin- (5-HT$_1$-)Agonisten

I. Substanzen

Serotonin (Enteramin, 5-Hydroxytryptamin, 5-HT), wichtiger Neurotransmitter (vgl. auch Abschnitt III); als Arzneimittel selbst nicht gebräuchlich.

Vorzugsweise als **Migränemittel** in Gebrauch:
Almotriptan (HWZ 3–4 h), Almogran®.
Eletriptan (HWZ 4–5 h), Relpax®.
Frovatriptan (HWZ ca. 26 h, PB 15 %), Allegro®.
Naratriptan (HWZ ca. 6 h), Dolcan®, Naramig®.
Rizatriptan (HWZ 2–3 h), Maxalt®.
Sumatriptan (HWZ ca. 2 h, PB 10–20 %), Imigran®.
Zolmitriptan (HWZ 2,5–3 h), AscoTop®, Ascotop Nasal®, Zomig®.

Zu weiteren toxikologisch ähnlichen, auch serotoninagonistisch wirksamen Substanzen, **selektiven Serotonin-Wiederaufnahmehemmstoffen** und **Antidepressiva** s. eigene Kapitel.
Buspiron, Bespar®, s. Tranquillizer (eigenes Kapitel).
Dexfenfluramin (Appetitzügler) s. Kap. Analeptika, Anorexika.
Oxitriptan (5-HTP) und Tryptophan s. Kap. Antidepressiva.
Mutterkorn-Alkaloide (als Migränetherapeutika nur teilweise serotoninagonistisch) s. eigenes Kapitel.

II. Toxikokinetik und -dynamik

S

Resorption über Gastrointestinaltrakt im Allgemeinen relativ schnell (max. Plasmaspiegel meist 60–180 min), jedoch mit eingeschränkter Bioverfügbarkeit (z.B. Sumatriptan 14 %, Frovatriptan 20–30 %) infolge First-Pass-Metabolismus; besser (ca. 40–70 %) bei den anderen Substanzen des Abschnitts I. Nach nasaler Applikation Plasmaspiegelmaximum bereits nach 15–20 min. **Elimination** der 5-HT$_{1B/1D}$-Rezeptoragonisten vorwiegend über Biotransformation in Leber (Ausnahme: Rizatriptan hauptsächlich über Monoaminoxidase A) → Metabolite nur teilweise aktiv und Ausscheidung dieser Pharmaka und ihrer Metabolite über die Nieren. Zu den Halbwertzeiten s. Abschnitt I bzw. Kapitelverweise. **Wirkung** des Serotonins bzw. der Agonisten insbesondere auf glatte Muskulatur (überwiegend

Kontraktion in Gastrointestinaltrakt und Bronchien sowie der Arteriolen in Herz-Kreislauf, auch in Nieren und Hirnhäuten), auf zentrales, enterisches und vegetatives Nervensystem. Almo-, Ele-, Naratriptan und Zolmitriptan passieren im Unterschied zu anderen Triptanen (Rizatriptan, Sumatriptan) die Blut-Hirn-Schranke in größerem Ausmaß (→ zentrale Wirkung). Bei Überdosierungen bzw. Monointoxikationen mit 5–10(–20)fachen therapeutischen Dosen im Allgemeinen limitierte Toxizität (vorwiegend Verstärkung typischer Nebenwirkungen), jedoch in Einzelfällen und theoretisch bei Kombination mit Monoaminoxidase-Hemmern, Johanniskraut und selektiven Serotonin-Wiederaufnahmehemmern (s. entsprechende Kapitel) schwerwiegende kardiovaskuläre Symptome möglich.

III. Symptomatik

Akut toxische (Neben-)Wirkungen zu erwarten bei erheblicher Überdosierung, insbesondere bei Nichtbeachtung der *Kontraindikationen* (z. B. Koronar-, Leber- und Nierenfunktionsstörungen oder gleichzeitige Aufnahme von Alkohol sowie durch **Interaktionen** mit Antidepressiva, MAO-Hemmern, Mutterkorn-Alkaloiden, oralen Antikoagulanzien, Antikonvulsiva, Propranolol, Sibutramin u. Ä.).
Bei Triptanen am ehesten Erbrechen, Schläfrigkeit, Schwindel, Vasospasmen an vorgeschädigten (Koronar-, Zerebral-)Gefäßen, evtl. auch Herzrhythmusstörungen (AV-Block, Bradykardie/Tachykardie, Asystolie). Sonst am wahrscheinlichsten das **Serotonin-Syndrom** (i. w. S.): gastrointestinale Beschwerden (z. B. Mundtrockenheit, Übelkeit, Erbrechen, Kolik) sowie zentrale, vegetative und muskuläre Störungen (z. B. Müdigkeit, Somnolenz, Sedierung, Unruhe, Verwirrtheit, Schwindelgefühl, Tremor, Parästhesien, Hyperreflexie, Myoklonus, Gelenk- und Muskelschmerzen, in schweren Fällen auch Krämpfe, malignes neuroleptisches Syndrom – s. Kap. 6.1.12 – sowie u. U. Dysregulationen in Herzrhythmus und Blutdruck möglich). Vereinzelt auch Dysphonie, Schluckbeschwerden und Engegefühl im Kehlkopfbereich beobachtet.

IV. Therapie

Nach Ingestion mehrfacher maximaler therapeutischer Dosen reichlich trinken, evtl. sofort wieder erbrechen lassen; Magenspülung nur innerhalb 1 h sinnvoll, dazu und zur Eliminationsbeschleunigung siehe Kap. 7.2 und 7.3). **Symptomatische** supportive Maßnahmen und engmaschige Überwachung entsprechend den Halbwertszeiten (vgl. Abschnitt I) über 10–48 h unter besonderer Berücksichtigung der Herz-Kreislauf-, Leber- und Nierenfunktion, des Blutzuckers, der Blutgerinnung, der Eosinophilen. Mögliche Interaktionen beachten; siehe auch Kapitel MAO-Hemmer. In schweren Fällen (Serotonin-Syndrom) Einsatz von Serotonin-Antagonisten diskutabel (s. nachfolgendes Kapitel).

Hinweise zum Inhalt von Literaturbeispielen

Pharmakologie von Serotonin(-Agonisten): Göthert et al.; Giertz et al.
Einsatz von Triptanen als Migränetherapeutika: Diener et al.; Verspohl

Serotonin- (5-HT$_1$-)Antagonisten

I. Substanzen

■ Von praktischer Bedeutung zur prophylaktischen Behandlung der Migräne, der Therapie des Karzinoids, des Dumping-Syndroms sowie als Orexika und Antiemetika sind z. B.:

Cyproheptadin (HWZ ca. 6–9 h), Peritol®; Methylpiperidin-Derivat, Trizyklikum, chemisch ähnlich Amitriptylin, Migräneprophylaktikum der 3. Wahl; meist nur noch als Antihistaminikum und Appetitanreger eingesetzt.

Iprazochrom (HWZ ca. 2–3 h), Divascan®; Migräneprophylaktikum, Indol-Derivat mit Semicarbazon-Seitenkette, auch gefäßpermeabiltitäts- und -fragilitätsmindernder Effekt, kaum toxisch.

Lisurid (HWZ 2–4 h, Metabolit 10–24 h), Cuvalit®, Dopergin®; auch dopaminagonistisch wirksam, auch Prolaktin-Hemmer.

Methysergid (HWZ ca. 10 h), Deseril®; halbsynthetisches Ergotaminamid-Alkaloid (vgl. Kap. Mutterkorn-Alkaloide), Migräneprophylaktikum der letzten Wahl.

Pizotifen, Mosegor®, Sandomigran®; Methylpiperidin-Derivat, ähnlich wie Cyproheptadin (s. o.).

Ketanserin (HWZ 12 h) und **Ritanserin** haben als relativ selektive Serotonin-Antagonisten nur begrenzt, z. B. als Antihypertensiva, jedoch vielfach experimentell Anwendung gefunden; in toxischen Dosen vorwiegend arterielle und venöse Gefäßweitstellung mit starker Blutdrucksenkung (z. B. auch α_1-; histamin- und dopaminantagonistisch).

■ In therapeutischer Verwendung als **Antiemetika** bevorzugt peripher und zentral relativ **selektiv** 5-HT$_3$-antagonistisch wirksam (zytostatika- oder strahlenbedingtes akutes Erbrechen):

Dolasetron (HWZ 10 min, Metabolit 7–9 h, PB 69–77%), Anemet®; Indol-Derivat mit Hydrochinolizin-Struktur, sonst vergleichbar Tropisetron (s. u.).

Granisetron (HWZ ca. 9–11 h), Kevatril®; Indazol-Derivat mit zusätzlichem Tropan-Gerüst.

Ondansetron (HWZ ca. 4–8 h, PB 70–76%), Zofran®; Carbazol-Derivat; bei Überdosierung mit 10facher therapeutischer Dosis ohne gravierende Symptomatik.

Ähnlich auch **Palonosetron** (HWZ ca. 40 h), Aloxi®; Oncit®.

Tropisetron (HWZ ca. 8–9 h, PB 71%), Navoban®; Indol-Derivat, vergleichbar Granisetron (s. o.).

S

In Entwicklung und ähnlich auch **Bemesetron**, **Ramosetron**, **Nazasetron**, **Zatosetron**.
Kein Serotonin-Antagonist jedoch in gleicher Indikation als antiemetischer Kombinationspartner: **Aprepitant** (HWZ 9–13 h), EMEND®; Neurokinin-1-Rezeptorantagonist ohne Affinität zu 5-HT$_3$-, Dopamin- und Kortikoidrezeptoren; bisher keine toxikologischen Erfahrungen.

Weitere Pharmaka mit serotoninantagonistischer (Neben-)Wirkung:
Risperidon, Ziprasidon, siehe Kap. Neuroleptika.
Nefazodon, siehe Kap. Antidepressiva.
Ergotamin-Derivate, siehe Kap. Mutterkorn-Alkaloide.

II. Toxikokinetik und -dynamik

Bei allen Substanzen des Abschnitts I gute enterale **Resorption** (Ausnahme: Ondansetron nur parenteral) und relativ breite Verteilung im Organismus. **Elimination** überwiegend durch (teilweise extensive) Biotransformation und Ausscheidung, überwiegend in Form der Metaboliten (Ausnahme: Iprazochrom unverändert) über die Nieren, geringer auch über den Darm.
Wirkung durch Hemmung der Serotonin-Reaktionen und (-Bildung), in toxikologisch bedeutsamen Dosen z. T. die Symptomatik bestimmend, auch anderer biogener Amine (z. B. Histamin, Dopamin). Cyproheptadin (ähnlich auch Pizotifen) relativ stark antihistaminerg und mild atropinähnlich wirksam; Ausbildung von Retroperitoneal- bzw. Lungenfibrose unter therapeutischen Dosen von Methysergid (> 3 Monate) akut toxikologisch ohne Bedeutung.
Interaktionen im Sinne der Wirkungsverstärkung z. B. mit Alkohol, zentralwirksamen Pharmaka, insbesondere Sedativa, Hypnotika, Antihistaminika.

III. Symptomatik

Im Vordergrund stehen zunächst **gastrointestinale** Beschwerden (z. B. Inappetenz, Magenkrämpfe, Erbrechen, Diarrhöe – am ehesten nach Methysergid). **Neurologische** Symptome, z. B. im Sinne von ZNS-Depression wie Sedierung, Einschränkung mentaler Leistungen, Apnoe → Herz-Kreislauf-Kollaps (vor allem bei Cyproheptadin) bzw. Schwindel, Verwirrung, Lethargie, Sehstörungen (Methysergid) oder im Sinne der ZNS-Stimulation mit Hyperaktivität, Insomnie, Euphorie, Tremor, evtl. dystone Reaktionen oder Ataxie, Halluzinationen, Krämpfe (Cyproheptadin, geringer bei Pizotifen) werden teilweise durch **anticholinerge** und antihistaminerge Effekte überlagert. Bei Methysergid auch psychische Störungen wie nach LSD möglich, daneben peripherer Vasospasmus (vgl. Kap. Mutterkorn-Alkaloide) von Bedeutung. Gelegentlich möglich allergische Reaktionen (unter Beteiligung der Haut) und passagere Leberschäden (z. B. Ondansetron). Bei Antiemetika des Abschnitts I eher geringer ausgeprägte Symptomatik wie Müdigkeit, Sedierung, Diarrhöe; in schweren Fällen evtl. auch Tachykardie, EKG-Veränderungen, Angina pectoris, generalisierte Krämpfe, Hypokaliämie (Ondansetron) möglich.

Rotbraune Verfärbung des Urins durch Iprazochrom toxikologisch ohne Bedeutung.

IV. Therapie

Nach primärer und sekundärer **Giftentfernung** (s. Kapitel 7.2 und 7.3) vorwiegend **symptomatische Maßnahmen**.

Bei vorwiegender anticholinerger Symptomatik sinngemäß wie in Abschnitt IV der Kapitel Parasympatholytika bzw. Antihistaminika. Bei Überdosierung von Lisurid in leichten Fällen Versuch mit Metoclopramid (z. B. Paspertin®-Tropfen) oder Domperidon (Motilium®), in schweren Fällen Sulpirid (z. B. Dogmatil®).

Bei Methysergid-Vergiftung und dominierendem Vasospasmus Gabe von Vasodilatatoren und Wärmeapplikation, vgl. Kap. Mutterkorn-Alkaloide.

Vorsicht mit anderen Pharmaka, die das zentrale oder periphere Nervensystem beeinflussen (vgl. Abschnitt II).

Hinweise zum Inhalt von Literaturbeispielen

Anwendung, Pharmakokinetik, Haupt-, Neben- und Wechselwirkungen von Serotonin-Antagonisten: Ammon

Indikationen und Klinische Pharmakologie von 5-HT$_3$-Antagonisten: Gregory/Ettinger

Serotonin-Wiederaufnahme-hemmer, selektive (SSRI)

I. Substanzen

Citalopram (HWZ ca. 33 h, Metabolit 48–96 h; PB 50%), Cipramil®, Futuril®, Sepram®; schwere Vergiftungen schon > 400 mg, **KD** 0,6 g (Krämpfe, Kardiotoxizität), in Kombination mit Moclobemid (vgl. MAO-Hemmstoffe) auch fatales Serotonin-Syndrom.

Escitalopram (HWZ ca. 30 h, PB), Cipralex®; etwa doppelt stark wirksames S-Enantiomer des Citalopram; isolierte Ingestionen von bis 0,6 g bislang nur Minor-Effekte ohne sicheren Dosisbezug (Bewusstseinstrübung, Lethargie, Erregbarkeit, Tachykardie).

Fluoxetin (HWZ ca. 2–4 d, PB 94%), Fluctin®; schwere Vergiftungen ab ca. 1,8 g.

Fluvoxamin (HWZ ca. 15 h, PB 77%), Fevarin®; **KD** 1,5 g (Koma, Krämpfe, Sinusbradykardien).

Paroxetin (HWZ ca. 24 h, PB ca. 93–95%), Seroxat®, Tagonis®.

S

Sertralin (HWZ ca. 26 h, Metabolit 72 h; PB 98 %), Gladem®, Zoloft®; bei Monointoxikationen mit bis zu 8 g, keine irreversiblen Schäden.

Vergleichbar bzw. in therapeutischer und toxikologischer Hinsicht den SSRI ähnlich sind **Selektive Serotonin-Noradrenalin-Wiederaufnahmehemmer (SSNRI)** wie:

Duloxetin (HWZ 8–17 h, PB ca. 96), Cymbalta®; Yentreve® bei Belastungsinkontinenz.

Milnacipran (HWZ ca. 5–9 h, PB gering), Ixel®; tertiäres Amin.

Venlafaxin (HWZ ca. 5–11 h, PB ca. 30 %), Trevilor®; **KD** 7–20 g; bizyklisches Antidepressivum, tertiäres Amin; verursacht im Grammbereich u. a. Sedierung, Sinustachykardie, QT-Zeit-Verlängerung, QRS-Verbreiterung und generalisierte Krämpfe.

■ **Dual Serotonerge Antidepressiva (DAS)** wie:

Nefazodon (HWZ ca. 3,5 h, PB 99 %), Nefadar®; duales serotonerges A. mit in toxischen Dosen (z. B. 2 g) bradykardisierender, hypotensiver, zentral eintrübender, aber auch potenziell kardiotoxischer Wirkung (QT-Verbreiterung).

Vorerst bedingt hier einzuordnen auch **Sibutramin**, (HWZ 1–2 h, Metaboliten 14–16 h), Meridia®, Reductil®; zentral wirksamer Appetitzügler und Hemmstoff der Wiederaufnahme von Noradrenalin und Serotonin, auch sog. Lifestyle-Medikament und teilweise Bestandteil „chinesischer Schlankheitspillen"; in therapeutischen Dosen nur extrazellulär wirkend, bei Überdosierung Blutdruck- und Herzfrequenzanstieg, evtl. Hyperthermie und Serotonin-Syndrom möglich (vgl. Kap. Serotonin-Agonisten und Analeptika, Anorexika).

II. Toxikokinetik und -dynamik

Resorption aus dem Magen-Darm-Trakt zumeist fast vollständig und relativ rasch (bedeutsamer First-Pass-Effekt bei Paroxetin und Fluvoxamin). Bioverfügbarkeit bei ca. 50–80 %. Halbwertszeiten relativ lang (s. o.). Meist hohes Verteilungsvolumen und hohe Proteinbindung (vgl. Abschnitt I). **Elimination** überwiegend nach bedeutsamer hepatischer mikrosomaler CYP-abhängiger Metabolisierung und Konjugation zum größten Teil über die Nieren; aktive Metabolite z. T. länger wirksam als Muttersubstanz, z. B. bei Fluoxetin, Venlafaxin. Serumspiegel weisen stärkere interindividuelle Variabilität auf (cave: genetisch determinierter Polymorphismus, z. B. Langsam-Metabolisierer von CYP2D6; Kumulationstendenz bei langer HWZ; Arzneimittelinteraktionen durch Inhibition von Cytochromen, z. B. CYP1A2, 2D6, 2C9/19, 3A4, insbesondere bei Fluoxetin, Fluvoxamin).

Wirkung durch qualitativ und quantitativ unterschiedlich ausgeprägte zentrale und periphere Hemmung der präsynaptischen Wiederaufnahme der Neurotransmitter Serotonin, Noradrenalin, teilweise Dopamin, sowie durch Erhöhung der Transmitterkonzentration im Kortex und verschiedenen Zielkerngebieten. Wirkungsverstärkung und -verlängerung von Serotonin an postsynaptischen Rezeptoren. In toxischen Dosen vorwiegend ZNS dämpfend, teilweise auch erregend jedoch deutlich geringer kardiotoxisch als trizyklische Antidepressiva (s. dort).

Praktisch keine anticholinergen Wirkungen. Therapeutische Wirkunterschiede (Spezifität) verschwinden mit zunehmender Schwere der Intoxikation. Kinder besonders empfindlich.

Bei therapeutischem Einsatz von SSRI und verwandten Substanzen muss ein Risiko für suizidale Handlungen grundsätzlich angenommen werden.

Toxizität erheblich gesteigert bei gleichzeitiger Einwirkung von Alkohol, Opiaten, Narkotika, Hypnotika, Sympathomimetika, Klasse-I-Antiarrhythmika, Anticholinergika (z. B. Antihistaminika, Phenothiazine), MAO-Hemmstoffen, Neuroleptika oder durch vorbestehende Erkrankungen von ZNS, Leber, Niere, Schilddrüse und Herz-Kreislauf-System bzw. durch höheres Lebensalter. Bei Monointoxikationen kaum Todesfälle und selten vital bedrohlich. **Arrhytmogenität** des Venlafaxins bei massiver Überdosis beachten (dann offenbar Eigenschaften eines Klasse-I- und Klasse-III-Antiarrhythmikums. Zu **KD** siehe Abschnitt I. **Toxische Plasmaspiegel** siehe Anhang.

III. Symptomatik

Bei **leichter** bis **mittelschwerer** Überdosierung/Intoxikation: **ZNS-Symptome** mit Benommenheit, Somnolenz, selten komatöse Zuständen; gastrointestinale Symptome (Übelkeit, Erbrechen, Diarrhöe), Tremor, Hypo- oder Hypertension, Tachykardie, häufig selbstlimitierend.

Bei **schweren** Intoxikationen Übergang der Symptomatik in **Koma** mit tonisch-klonischen **Krämpfen. Kardiotoxische Effekte** wie QRS-Verbreiterung, Anstieg QTc-Intervall, Sinusbradykardie, selten späte Torsade-de-Pointes-Arrhythmien möglich (z. B. Venlafaxin!, Citalopram, Fluvoxamin). Bei hohen Dosen auch respiratorische Insuffizienz (ARDS z. B. bei Citalopram), schwere Hyponatriämie, Rhabdomyolyse (Citalopram), Oligo-Anurie und Nierenversagen, Hypoxie, metabolische Azidose und kardiovaskulärer Schock möglich. **Serotonin-Syndrom** (gewöhnlich innerhalb 24 h rückläufig, jedoch auch dramatische Progression möglich) bei massiven Dosen und häufiger bei **Kombinationsvergiftungen** mit zyklischen Antidepressiva, MAO-Hemmern, Amphetaminen, Bupropion, Buspiron, L-Tryptophan, Lithium, Opioiden (Tramadol, Dextromethorphan, Pethidin), Migränemitteln (Dihydroergotamin, Sumatriptan u. a.) infolge Hyperstimulation der $5-HT_{1A}$-Rezeptoren (Schweißausbruch, Hyperthermie, Unruhe, Tachykardie, Agitation, Verwirrtheit, Delir, Tremor, Rigor, Rhabdomyolyse). Zusätzlich möglich disseminierte intravasale Gerinnung.

S

IV. Therapie

Bei Monointoxikationen mit geringeren Dosen klinische Überwachung ausreichend. Bei höheren Dosen **primäre Giftentfernung** durch Gabe von Aktivkohle und symptomorientierte Therapie (z. B. Benzodiazepine bei Krämpfen, Standardmaßnahmen bei Rhythmusstörungen, Bicarbonat oder hypertone Elektrolytlösung bei QRS-Verbreiterung). Bei Kombinationsvergiftungen evtl. Begleitnoxe richtungsweisend. Behandlung eines Serotonin-Syndroms mit z.B. Betarezeptorenblocker (z.B. Propranolol, Metoprolol) oder Serotonin-Antagonisten (z.B. Cyproheptadin, Methysergid), vgl. S. 269, ggf. Kühlungsmaßnahmen bei starker Hyperthermie.

Hinweise zum Inhalt von Literaturbeispielen

Klinische Pharmakologie und sachgerechte Anwendung von klassischen Antidepressiva: Breyer-Pfaff/Gaertner; Müller-Oerlinghausen et al.; Boyer/Feighner

Speziell relative Toxizität von SSRI: Isbister et al., Liggenstorfer; speziell Citalopram Kelly et al.; Nefazodon Isbister/Hacket

Neuere serotonerge Substanzen: Laux et al.; Benkert/Hippius

Interaktionen: Härtter

Pharmakologie, Toxikologie, Wirksamkeit, Indikationen, Kontraindikationen, Fertigarzneimittel, Anwendung von antidepressiv wirksamen Phytopharmaka (einschl. Nachweis von Originalliteratur): Schulz/Hänsel

Sexualhormone
und Releasing Hormone

I. Substanzen

■ **Gonadotropin**-Präparate enthalten:
Choriongonadotropin, HCG (HWZ ca. 30 h), z.B. Choragon®, Predalon®, Pregnesin®, Primogonyl®, vorwiegend LH-Aktivität.
Follitropin (Folliculotropin, FSH-alpha), z.B. Gonal®, Puregon®, Follistim® (FSH-beta).
Urogonadotropin bzw. **Menotropin** (HMG, humanes Menopause-Gonadotropin; Gemisch aus Follitropin und Lutropin), z.B. Humegon®, Menogon®, Pergonal®, Fertinorm® HP (Urofollitropin).

■ **Hypothalamus-Releasinghormone**:
Gonadoliberin, Gonadorelin, GnRH (HWZ ca. 19 h), LHRH Ferring®, Kryptocur®, Relefact® LH-RH; vorwiegend diagnostisch eingesetzt. Gonadoliberin-Agonisten s. Kap. Zytostatika.

Danazol (HWZ ca. 4–5 h), Winobamin®; Gonadotropin-Hemmer, Antiestrogen, s. Kap. Zytostatika.

■ **Männliche Geschlechtshormone (Androgene)**, z.B.:
Testolacton (HWZ 10–20 h), Fludestrin®.
Testosteron (HWZ 20 min, PB 99%) -propionat, -enantat, Testoviron®; Testosteron-Depot bzw. -undecanoat, Andriol®.
Mesterolon (PB > 97%), Proviron®, Vistimon®.

Nahe stehend viele **Anabolika** (teilweise auch missbräuchlich zum Doping verwendet, s. auch dort) wie z. B.:

Clobestrolacetat, Megagrisevit® mono.

Metenolon (HWZ 24 h) -acetat, Primobolan® S.

Nandrolondecanoat, Deca-Durabolin®, Turinabol®.

Prasteron, Dehydroepiandrosteron, als -enantat (HWZ ca. 5–13 d) neben Estradiolvalerat in Gynodian® Depot; vgl. auch DHEA (s. u.).

Ähnlich auch **Chlordehydromethyltestosteron**, Oral-Turinabol®, STS 646, **Methyltestosteron**, Testifortan®, **Drostanolon**, **Stanozolol**.

■ **Weibliche Geschlechtshormone (Estrogene)**, z. B.:

Fosfestrol, Honvan®; synthetisches Follikelhormon; wirksamer Metabolit Diethylstilbestrol.

Estradiol (HWZ ca. 24 h, -valerat), Estrifam®, Vagifem®, auch in TTS; als -valerat, Gynokadin®, Progynon®-Depot, Progynova®; als -benzoat Alpicort®, in Jephagynon®, in Syngynon®.

Estriol, Gynäsan®, OeKolp®, Ortho Gynest®, Ovestin®, Ovo-Vinces®, Synapause® E.

Estron, Conjugen® u. a.

Estrogene in konjugierter Form u. a. in Climarest®, Oestrofeminal®, Presomen®, Transannon®.

Ethinylestradiol, Progynon®, Turisteron® und Bestandteil vieler hormonaler Kontrazeptiva.

Mestranol (Prodrug von Ethinylestradiol), in Gestamestrol® N, Ortho-Novum®, Ovosiston®.

(Pro-)Gestagene, z. B.:

Chlormadinonacetat, Gestafortin®, in Neo Eunomin®, in Ovosiston®.

Dienogest, in Valette®.

Desogestrel, in Lovelle®, Marvelon®, Oviol®.

Drospirenon, Derivat des 17α-Spironolactons, synthetisches Gestagen mit antimineralokortikoider Wirksamkeit; in Kombination mit Ethinylestradiol in Petibelle®.

Etonogestrel, Implanon®; aktiver Metabolit des Desogestrel (s. o.); Langzeitkontrazeptivum als Gestagenimplantat mit konstanter Freisetzungsrate.

Ethynodiolacetat.

Gestoden, in Femovan®, Minulet®.

Gestoronon, Depostat®.

Hydroxyprogesteroncaproat, Progesteron-Depot Jenapharm®, Proluton® Depot, in Gravibinon®.

Levonorgestrel bzw. **Norgestrel** (HWZ ca. 2–8 h, PH 94 %), Microlut®, Mikro-30 Wyeth®, in Gravistat®, Microgynon®, Minisiston®, Neogynon®, Sequilar®, Stediril®.

Lynestrenol, Exlutona®, Orgametril®, in Anacyclin®, Lyndiol®, Ovoresta®, Pregnon® C, Yermonil®.

S

Medrogeston, Prothil®.

Medroxyprogesteron (HWZ 24 h, PB 90%) -acetat, Clinofem®, Clinovir®, Farlutal®, mpa Hexal®

Megestrolacetat, Megestat®.

Norethisteron (HWZ ca. 2–6 h, PB 80%) -acetat, -enantat, z.B. Conceplan®, Eve®, Gestakadin®, Micronovum®, Noristerat®, Primolut Nor®, Sovel®, in Etalotin®, Neorlest®, Non-Ovlon®, Orlest 21®, Sinovula® mikro.

Norgestimat (HWZ 44–57 h), in Cliest®, Pramino®.

Polyestradiolphosphat, Estradurin®.

Tibolon, Liviella®; synthetisches 19-Nortestosteron-Derivat, strukturell ähnlich Norethisteron; als „Mischhormon" insbesondere über aktive Metabolite estrogene, gestagene und androgenanabole Wirkung; bei menopausalen Beschwerden.

Raloxifen, Evista®; selektiver Estrogenrezeptor-Modulator (SERM), „Designer-Estrogen", nichtsteroidales Benzothiophen zur postmenopausalen Osteoporoseprophylaxe ohne Estrogenwirkung auf Mamma und Endometrium.

Weitere hormonale Kontrazeptiva (Ovulationshemmer, Antikonzeptionsmittel, Konzeptionsverhütungsmittel, sog. „Anti-Baby-Pillen") als Ein-, Zwei- oder Dreiphasenpräparate oder Minipille enthalten Estrogene und/oder Gestagene und sind bei einmaliger Aufnahme des Vielfachen einer üblichen Dosis (auch für Kinder) relativ harmlos (vgl. Abschnitte II/III).

„Abtreibungspille" RU 486, Mifespriston, (HWZ 12–24 h, PB 98%), Mifegyne®; Norethisteron-Derivat (s. o.), Progesteron-Antagonist; in Kombination mit Prostaglandinen als Abortivum; akut toxikologisch am ehesten Übelkeit, Bauchschmerz, Diarrhöe; bei der (schwangeren) Frau kardiovaskuläre Komplikationen (schwere menstruale Blutungen).

Dehydroepiandrosteron, DHEA, z.B. als Prasteron (s.o.); Vorstufe von Estrogenen und Androgenen mit schwacher hormoneller Wirkung; in sulfatierter Form in NNR gebildet, teilweise als „Wunderdroge gegen das Altern" konsumiert; akut toxikologisch weitgehend unbedenklich.

Pregnenolon, Zwischenprodukt der Steroid-Biosynthese, als DHEA-Precursor teilweise illegal gehandelt; therapeutisch ohne Bedeutung, toxikologisch wie DHEA.

Zu speziellen **Hormon-Antagonisten** (Antiestrogene, Antiandrogene, Aromatasehemmer bzw. synthetischen Releasinghormon-Analoga) s. Kapitel Zytostatika.

II. und III. Toxikokinetik, -dynamik und Symptomatik

Bioverfügbarkeit von Androgenen/Anabolika und Estrogenen nach peroraler Aufnahme meist gering (hoher First-Pass-Effekt), Plasmaproteinbindung oft >95% (Ausnahmen s. Abschnitt I). **Elimination** überwiegend nach Metabolisierung in der Leber, vorwiegend renal. Wirkdauer etwa zwischen 1–3 Tagen. Releasinghormone kinetisch ähnlich jedoch nur parenteral wirksam.

Akute Vergiftung durch einmalige Einnahme von Sexualhormonen (auch bei Kindern) nur in Extremfällen zu erwarten; am ehesten, z.T. nach Latenz von 12–24 h, Übelkeit, Erbrechen, Störungen der Leberfunktion (mit Anstieg von Transaminasen und Bilirubin), des Wasser- und Elektrolythaushaltes und ggf. der Gravidität; uterine Blutungsstörungen; Erhöhung der fibrinolytischen Aktivität bei Tibolon; Pseudomenstruation bei kleinen Mädchen möglich; evtl. allergische Manifestationen. Wirkung der Releasinghormone bei Überdosierung (infolge Stimulation der Zielgewebe) nach Latenz.

Hohe Dosen von Androgenen/Anabolika → akut u. U. cholestatischer Ikterus mit Wirkungsverstärkung von Cumarinen möglich (s. Kap. Antikoagulanzien).

IV. Therapie

Primäre Giftelimination nur bei **extremer** Überdosierung von hormonalen Kontrazeptiva bzw. Androgenen/Anabolika sinnvoll (s. Kap. 7.2). Bei besonderer Disposition (z. B. abgeleitet aus letztem Schwangerschaftsverlauf) und/oder ausgeprägter Beteiligung des Verdauungstraktes auch (Nach-)Beobachtung der Leberfunktionsparameter und des Elektrolytgleichgewichts empfehlenswert, sonst abwartende Haltung und ggf. symptomorientierte Behandlung.

Hinweise zum Inhalt von Literaturbeispielen

Therapeutische Anwendung, Haupt-, Neben- und Wechselwirkungen von Androgenen, Anabolika, Estrogenen, Gestagenen, hormonalen Kontrazeptiva: Ammon
Sexualhormone und Kontrazeptiva: Taubert et al.
Indikationen, Pharmakokinetik und Besonderheiten einzelner Sexualhormone: Schulze
Toxikologie und Therapie von Vergiftungen mit Sexualhormonen: Albrecht
Vergiftungen mit Kontrazeptiva, speziell im Kindesalter: v. Mühlendahl et al.

Silber

I. Substanzen

Metallisches Silber bzw. Silberoxid in Staub- oder Dampfform kann durch massive Inhalation bei der technischen Silber-Aufbereitung gefährlich werden. Technische und/oder medizinische Bedeutung haben neben metallischem Silber (in Actisorb®, Silver 220 Silber-Aktivkohle Auflage) **kolloidales Silber**, Argentum colloidale (in Gastrarctin®), Argentum proteinicum sowie **komplexe Silber-Verbindungen** (z. B. Silbereiweißacetyltannat, Rhinoguttae Argenti diacetyltannici proteini 3% SR, Rhinoguttae pro infantibus N Nasentropfen). Ionisches Silber (Silber-Kation) als Contreet® Verband nicht akut toxisch. Ähnlich harmlos auch Cumasina® (oligodynamisches Silber-Präparat, u. a. in Frischhaltemitteln – z. B. für Schnittblumen).

Silberaminoethylphosphat, Dermazellon®; Wundbehandlungsmittel.

Silberchlorid, verwendet in Fotografie, für Bezugselektroden, zur Erzeugung von Silberüberzügen.

Silberbromid, -iodid und -oxid dagegen nicht oder wenig wasserlöslich, p. o. ungiftig.

S

Silbernitrat, Argentum nitricum; je nach Konzentration verwendet als Schleim-hautdesinfiziens und -adstringens (z. B. Mova Nitrat Pipette®) bzw. als 0,01–1 %ige Lösung z. B. zur Credeschen Prophylaxe oder als Ätzmittel (ab 1 %ig, z. B. in Langenbeckscher Schwarzsalbe, als Höllensteinstift, Lapis infernalis), in Kosmetika zum Färben von Wimpern und Augenbrauen (max. Konz. 4 %) sowie in Blumenfrischhaltemitteln (in Zwetin® neben Alaun und Hydroxychinolin zu je 1–2 %); ähnlich das
Silberacetat, Argentum aceticum (ebenfalls wasserlöslich), auch als Zusatz zu lokalen Raucherentwöhnungsmitteln. **LD** s. Abschnitt III.
Ähnlich auch **Silberborat**.

II. Toxikokinetik und -dynamik

Silber-Verbindungen werden enteral nicht in nennenswerter Menge resorbiert und vorwiegend über den Darm wieder ausgeschieden. Lösliche Silbersalze bewirken auf Haut und Schleimhaut Verätzungen, die infolge Silberchlorid-Fällung (im Magen) bzw. Silberalbuminat-Bildung nicht tief reichen. Bei Staubinhalation oder intravasaler Injektion u. U. Gefahr von Kapillarschädigungen.

III. Symptomatik

Nach peroraler Aufnahme von Silbernitrat (oder -acetat) → Übelkeit, Erbrechen (evtl. Beimengung weißlicher Schleimhautfetzen, die unter Lichteinwirkung grauschwarz werden); erst nach Aufnahme größerer Mengen (etwa ab 2 g) bzw. bei Mangel an Magensalzsäure (besonders bei Säuglingen und Kleinkindern; vgl. auch Abschnitt II) auch heftige Leibschmerzen, Diarrhöe. In Extremfällen (etwa ab 10–30 g) Exitus unter Krämpfen bzw. Asphyxie möglich.

IV. Therapie

Nach peroraler Aufnahme von Silbernitrat oder -acetat physiologische Kochsalz-lösung trinken lassen; in schweren Fällen anschließend oder stattdessen Magen-spülung mit NaCl-Zusatz (s. dazu auch Kap. 7.2.1).
Chelatbildner als „Antidote" hier kaum wirksam. Thiosulfate wegen Bildung lös-licher Silberkomplexe mit Kapillargiftwirkung kontraindiziert. In lebensbedrohli-chen Extremfällen kann Sauerstoff(be)atmung erforderlich werden.

Hinweise zum Inhalt von Literaturbeispielen

Silbernitrat-Vergiftung und Therapie: Daunderer; Gloxhuber
Silber, Silber-Verbindungen, deren Eigenschaften und Verwendung: Römpp
Diagnostik, Symptomatik und Therapie: Seeger/Neumann

Silicium

I. Substanzen

A. Silicium und anorganische Silicium-Verbindungen

Silicium, nicht toxisch; Legierungsbestandteil.

Silicide, z. B. Ferrosilicium (Eisensilicide), Aluminiumsilicide (Silumin), Kupfersilicide (Siliciumbronze). Inhalation von Staub: s. entsprechendes Metall.

Siliciumdioxid, Anhydrid der **Kieselsäure**, Quarz, Sand, Bergkristall, Feuerstein, Achat, Opal, Jaspis u. a.; vielseitige technische Verwendung, z. B. zur Herstellung von Spezialgläsern, als Trockenmittel (Silicagel, z. B. in Verpackungsmaterialien in kleinen Beutel mit Aufschrift „Do not eat" oder „Desiccant"), akut nicht toxisch. Als Adsorbens in medizinischer Verwendung (Entero-Teknosal®).

(Kolloidale) Kieselsäure, Bestandteil zahlreicher adsorbierender Pulver, Puder und Pasten. Poröse Kieselsäure ist Bestandteil von

Kieselgur, Terra silicae (gereinigte Diatomeenerde), technisch wichtiges Adsorbens (z. B. für Nitroglycerol → Dynamit), auch in (Prä-)Analytik (z. B. Extrelut®).

Natriumsilicat und andere **Alkalisilicate** (**Wasserglas**-Lösung), vielseitig verwendet, z. B. zur Konservierung von Eiern, zum Imprägnieren von Holz und Geweben, als Bindemittel, technisches Flammenschutzmittel, Füllstoff für Seifen und Waschmittel, zur Herstellung mineralischer Kitte; reagieren stark alkalisch (s. daher unter Laugen).

Calciumsilicat, besonders in Gelform als Antazidum verwendet.

Magnesiumsilicate, ungiftig.

Aluminiumsilicate, ungiftig. Aluminium-Magnesium-Silicat-Verbindung, z. B. Smectit, Colina® Pulver, zur symptomatischen Behandlung von Durchfallerkrankungen.

Siliciumcarbid, unter der Bezeichnung Carborundum als Poliermittel sowie zur Herstellung von Schleifsteinen und Widerstandsöfen. Im Gegensatz zum Calciumcarbid akut nicht toxisch.

Kieselfluorwasserstoffsäure, **Hexafluorkieselsäure**, **Fluorkieselsäure** bzw. deren Salze; z. B. verwendet 1–2 %ig als Desinfiziens und gärungshemmendes Mittel im Brauereigewerbe; besonders das Na-Salz früher als Rattengift. Siliciumfluornatrium, Silicofluorid-Na, Na-hexafluorsilicat als Holzschutzmittel sowie zur Härtung und Dichtung kalkhaltiger Baustoffe im Bautenschutz (setzt in saurem Milieu Fluor frei).

Trichlorsilan, technisch bedeutsames Vorprodukt, mit Feuchtigkeit leicht zersetzlich unter intensiver HCl-Entwicklung (s. daher auch unter Säuren und Chlor).

Siliciumtetrachlorid (Tetrachlorsilan), erstickend riechende Flüssigkeit, spaltet an feuchter Luft Salzsäure ab; militärisch als Nebelmittel; wie alle **Siliciumhalogenide** starkes Ätzmittel (wie Säuren, s. dort).

S

B. Organische Silicium-Verbindungen, einschließlich Silicone

Technisch bedeutsame organische Silicium-Verbindungen leiten sich von Silanen ab:

Organosilane (insbesondere Organochlorsilane), Ausgangs- bzw. Zwischenprodukte der Synthese von Siliconen (s. unten) bzw. Siliconzusätzen für spezielle Verwendungszwecke ebenso wie

Organooxysilane (Kieselsäureester), als Schmierstoffe, Kälte- und Wärmeüberträger, Anstrich- und Elektroharze, Hydraulik- und Schneideöle, Stabilisatoren, Korrosionsinhibitoren u. v. m. verwendet.

In medizinischer Verwendung, z. B.: **Dimethicon**, [Poly(di)methylsiloxan] in Absorber HFV®, Aegrosan®, Busala®, Ceolat®, Espumisan®, Ilio-Funkton®, Meteosan®, Symadal® als Dermatikum, Karminativum bzw. als **Simethicon** (mit Siliciumdioxid aktiviertes Dimethicon) in Elugan®, Endo-Paractol®, Espumisan® Emulsion, Lefax®, sab simplex® Suspension als Deflatulens und wichtiger Entschäumer zur Bekämpfung der Schaumbildung bei Ingestion von Detergenzien. Polymere Organopolysiloxane, die so genannten **Silicone** (Zahl, Art und Anwendungsgebiet der Produkte wachsend), z. B. Siliconöle, kettenförmige Methylpolysiloxane, (Dielektrika, Schmiermittel, Entschäumer, Hydrophobierungsmittel, Hydrauliköle u. v. a.), Siliconfette (z. B. Schmiermittel), ferner Siliconharze, Silicongummi und -kautschuke, Siliconkitt („bouncing putty") u. a. Natriummethylsiliconat (zur Hydrophobierung im Bautenschutz). Silicone auch Bestandteil flüssiger oder Aerosol-Imprägniermittel für Textilien; neben Petroldestillaten, Detergenzien und Wachsen auch in Autopolituren, Klarsichtmittel für Glas/Spiegel, Möbelpflegemitteln sowie in geringsten Konzentrationen auch in Schuhcremes.

II. und III. Toxikokinetik, -dynamik und Symptomatik

A.

Silicium und die meisten **anorganischen Verbindungen** sind p. o. akut nicht toxisch; gefährdet sind betroffene Schleimhäute lediglich durch Alkalisilicate bzw. Wasserglas(-Lösung), vgl. Abschnitt I und Kap. Laugen, sowie Siliciumhalogenide (vgl. Abschnitt I und Kap. Säuren).

Nach intravasaler Injektion Gerinnungsstörungen, Leberschäden und Kreislaufreaktionen möglich. Anstieg der Serum-Transaminasen evtl. als Frühsymptom.

B.

Durch derzeit bekannte und untersuchte **organische Silicium-Verbindungen** lediglich Schleimhautreizung (z. B. Konjuktivalreaktion durch Tetraoxysilan ab 250 ppm; Organochlorsilane > Organooxysilane > Silicone harmlos). Spontanrückgang im Laufe eines Tages zu erwarten. Zentralnervöse Wirkungen (Krämpfe, Narkose), z. B. nach Tetraoxysilan und Hexamethyldisiloxan, höchstens in Extremfällen denkbar. Akzidentelle i. v., i. a. Injektion von Siliconen kann führen zur

Verschleppung von Silicon-Tröpfchen → Gefäßverschlüsse → Ausfallerscheinungen der versorgten Organe. Bei akzidenteller Verteilung in Gewebe (z. B. Defekt siliconhaltiger Implantate) → Fremdkörperreaktionen zu erwarten.

IV. Therapie

Bei Vergiftung mit alkalisch reagierenden oder säureabspaltenden Silicium-Verbindungen s. Seitenhinweise in den Abschnitten I–III A.
Nach peroraler Aufnahme anderer Silicium-Verbindungen Substanzentfernung allenfalls durch Auslösen von Erbrechen (s. Kap. 7.2.2) und/oder Gabe von Natrium sulfuricum (s. Kap. 7.2.3). Bei Organochlorsilanen sinngemäß wie in den Kapiteln Chlor u. Säuren. Weiter ggf. symptomatisch.

Hinweise zum Inhalt von Literaturbeispielen

Vorkommen, Verwendung, Toxizität von Silicium-Verbindungen: Löser et al.

Spasmolytika

Vergiftungen durch perorale Aufnahme von Spasmolytika sind eher selten und allgemein beherrschbar. Zur therapeutischen Anwendung bei gesteigertem Tonus der glatten Muskulatur kommen die im Folgenden beschriebenen Stoffe.

I. Substanzen

A. Muskulotrope Spasmolytika, wie z. B.:

Ethaverin, u. a. in Illioton® und Migräne-Kranit®N; Isochinolin-Derivat, Phosphodiesterase-Hemmer und ähnlich Papaverin.
Hymecromon-Natrium (HWZ 50 min, Metabolit 1 h), Cholspasmin®, Chol-Spasmoletten®, Logomed® Galle-Dragees; Coumarin-Derivat, Gallenwegsspasmolytikum; Vergiftungen nicht bekannt.
Moxaverin (HWZ 0,5–1,9 h), Certonal®, Kollateral®; Papaverin-Derivat, weniger toxisch, jedoch länger und stärker wirksam.

Toxikologisch ähnlich auch **Viquidil**, **Mequiverin** (HWZ 6 h), Desclidium®.

Papaverin (HWZ variabel bis 24 h, PB 90 %), Isochinolin-Alkaloid aus *Papaver somniferum*, als Nebenalkaloid zu ca. 1 % in Rohopium enthalten, als Spasmolytikum obsolet; **LD** ab etwa 100 mg/kg KG.
Tiropramid (HWZ ca. 3 h), früher Alfospas®; Phosphodiesterase-Hemmer.

S

Vorerst hier einzuordnen auch relativ selektive **Phosphodiesterase-Hemmer, PDE Typ 5** (Relaxation der glatten Muskulatur des Corpus cavernosum), therapeutisch bei erektiler Dysfunktion wie **Sildenafil**, (HWZ 3–5 h, PB 96%). Viagra®, Revatio®; wegen blauer Tablettenfarbe umgangssprachlich auch als „Blaues Wunder" oder „Potenzpille" bezeichnet. Nachfolgesubstanzen **Tadalafil** (HWZ 18 h), Cialis®; **Vardenafil** (HWZ 4–5 h), Levitra®; in toxischen Dosen Hypotonie, -oxämie (v. a. bei kardiovaskulärer Prädisposition), Farbsehstörungen (Hemmung der retinalen PDE Typ 6).

Chelidonin, Isochinolin-Alkaloid aus *Chelidonium majus*, dem Schöll-, Schell-, Gold-, Warzenkraut (ganze Pflanze giftig); u. a. stark lokal reizendes Alkaloid Chelerythrin (Wurzel), Coptisin (oberirdische Teile) u. a.; orangefarbener Milchsaft enthält Alkaloid Berberin, kaum Hautirritationen (cave Einwirkung am Auge). Chelidoninsulfat als muskulotropes Spasmolytikum in „galletreibenden" Spezialitäten (z. B. Aristochol®, Chelidophyt®, Panchelidon®), vgl. auch Kap. Gallentherapeutika.

B. Neurotrop-muskulotrope Spasmolytika, wie z. B.:

Butinolin, Dibutidin, Bestandteil von Jasicholin® N, Spasmo-Nervogastrol®, Spasmo-Solugastril®; antimuscarinerg wirksames Spasmolytikum.

Darifenacin (HWZ 3 h), Emselex®; selektiver M_3-Muscarinrezeptor-Antagonist, bei Dranginkontinenz.

Denaverin, Spasmalgan®.

Demelverin, in Kombination mit neurotropem Trihexyphenidyl (tertiäres Amin) in Spasman®.

Dicyclomin, Diclomin, Dicycloverin (HWZ ca. 1,8 h), Bentyl®; neben direkter Spasmolyse auch schwach antimuscarinerg.

Drofenin, z. B. in Spasmo-Cibalgin S®, Spasmo-Cibalgin compositum S®; akut mäßig toxisch, ähnlich Atropin.

Emepronium (HWZ 1 h), Uro-Ripirin®; quartäre Ammonium-Verbindung, Anticholinergikum.

Flavoxat (HWZ < 5 h, PB gering, hoch für Metabolit), Spasuret®; tertiäres Amin, „Urospasmolytikum" mit direkt spasmolytischer und gering antimuscarinerger Wirkung.

Mebeverin (HWZ 2 h, PB 76%), Duspatal®, Mebemerck®; direkt spasmolytisch (3–5fach stärker als Papaverin) und antimuscarinerg; toxisch ab ca. 40 mg/kg KG.

Oxybutynin (HWZ 1–2 h, in Retardform 12–16 h), Didrase®, Ditropan®, Spasyt®; tertiäres Amin mit direkt spasmolytischer und antimuscarinerger Wirkung.

Oxyphencyclimin, Daricon®; quartäres Amin, antimuscarinerg, gering lokalanästhetisch, therapeutisch z. B. bei Ulcus ventriculi.

Propiverin (HWZ ca. 20 h), Mictonorm®, Mictonetten®; anticholinerg wirksames Spasmolytikum.

Solifenacin (HWZ terminal 45–68 h), Vesikur®, selektiver M_3-Muscarinrezeptor-Antagonist, bei Dranginkontinenz mit höherer Bioverfügbarkeit und längerer Wirkdauer als Darifenacin (s. o.); häufig anticholinerge Symptome, in höheren Dosen auch Ödeme, Somnolenz, erschwerte Miktion bis Harnverhalt, Kolonobstruktion, Koprostase.

Tiemoniumiodid, in Coffalon®; anticholinerg wirksam.

Tolterodin (HWZ 2–3 h), Detrusitol®; ähnlich Oxybutynin, tertiäres Amin, teilweise aktive Metabolite.

Tropalpin, u. a. in Rowachol comp.®; anticholinerg wirksam.

Trospium (HWZ 5–15 h), Spasmex®, Spasmolyt®; Spasmo-Rhoival® TC, Spasmo-Urgenin® TC, Trospi®-forte; quartäres Amin, vgl. auch Kapitel Atropin.

Benzylmandelat, Bestandteil von Potsilo®, Föhnetten® N; Mandelsäureester, bei peroraler Aufnahme bis ca. 4 g kaum toxisch.

Pipoxolan, Rowapraxin®; Dioxolan-Derivat, auch anticholinerg.

Phenamazid, Aklonin®; spasmolytisch wirksamer Phenylaminoessigsäureester, relativ gering toxisch.

Bencyclan, Buflomedil, Cyclandelat vgl. Kapitel **Vasodilatanzien**.

Spasmolyse durch **Calcium-Antagonisten** siehe eigenes Kapitel.

Spasmolytisch wirkende **Methylxanthine** siehe eigenes Kapitel.

Stärker **atropinähnliche** Substanzen siehe auch Kapitel Parasympatholytika.

Spasmolytisch wirksame **ätherische Öle** siehe eigenes Kapitel.

II. Toxikokinetik und -dynamik

Resorption aus Gewebe und über Magen-Darm-Kanal relativ rasch und meist nahezu vollständig. Teilweise extensive (z. B. Dicyclomin) homogene Verteilung im Organismus. **Ausscheidung** nach ausgeprägter Verstoffwechselung (hoher First-Pass-Metabolismus bei Flavoxat, Darifenacin; rasche extrahepatische Spaltung bei Mebeverin) vorwiegend in der Leber, überwiegend in Form glukuronidierter, z. T. sulfatierter Produkte über die Nieren. Toxische **Wirkung** der Isochinolin-Derivate (vgl. Abschnitt I A) durch „Lähmung" glatter Muskulatur (besonders nach intravenöser Anwendung Herz-Kreislauf-System betreffend), in schweren Fällen auch durch Störung intrakardialer Erregungsleitung bzw. ganglionärer Transmission und schließlich zentralnervöser Funktionen (Vasomotorenzentrum).

Bei Substanzen des Abschnitts I B neben bereits beschriebenen toxischen Wirkungen (s. o.) teilweise, in Abhängigkeit von aufgenommener Dosis, auch zusätzlich anticholinerge (antimuscarinerge, atropinartige) bzw. spezifische Wirkungen dominierend.

Wirkungsverstärkung von Belladonna-Alkaloiden, Antihistaminika, trizyklischen Antidepressiva, Chinidin, Amantadin!

Vergiftungen mit Hymecromon, Tiropramid bisher nicht bekannt.

S

III. Symptomatik

A.

Nach **Resorption** oder i. v. Injektion toxischer Mengen der angegebenen **Isochinolin-Derivate** Blutdruckabfall (Kreislaufinsuffizienz besonders bei rascher intravenöser Injektion), Herzrhythmusstörungen, -insuffizienz, Dyspnoe, Schwindelgefühl, Müdigkeit, Brechreiz, Magen-Darm-Atonie; in schwersten Fällen Krämpfe, Lähmung, Koma und Exitus unter den Zeichen kardialer oder zentraler Kreislaufinsuffizienz möglich.

Bei Überdosierung von **Sildenafil**, **Tadalafil**, **Vardenafil** bzw. in Kombination mit NO-Donatoren (organische Nitrate, Molsidomin), Antihypertensiva; bei Risikopatienten (koronare und zerebrovaskuläre Gefäßerkrankung, Herzinsuffizienz, Hypotonie) sowie bei nicht bestimmungsgemäßem Gebrauch und (vorzeitiger, wiederholter Über-)Dosierung → schwere Hypotonie, Schwindel, Sehstörungen, Dauererektionen, Schlaganfall, Angina pectoris und Myokardinfarkt mit Todesfolge möglich. Cave: **Interaktionen** mit CYP-Inhibitoren (z. B. Erythromycin, Keto-, Itraconazol, Cimetidin, Grapefruitsaft) → HWZ, Plasmaspiegel, Wirkung erhöht.

B.

Bei **neurotop-muskulotropen Spasmolytika** neben prinzipiell ähnlicher Symptomatik (vor allem schwere Hypotonie und zentrale Erregung, später Depression) auch motorische und Koordinationsstörungen, Agitiertheit, Tremor, Muskelspasmen, Speichelfluss, Konvulsionen, z. T. psychotische Reaktionen, Halluzinationen (z. B. Diclomin, insbesondere bei Säuglingen, Kleinkindern), Dyskinesien (Dysarthrie, Ataxie), Sehstörungen wie verschwommenes Sehen, Diplopie, Zykloplegie, Hyperthermie bzw. Fieber (z. B. Oxybutynin, Oxyphencyclimin) und Harnretention infolge anticholinerger Wirkung zu erwarten.

Nach peroraler Aufnahme von **Schöllkraut** neben zunächst gastrointestinalen Reizerscheinungen (Magenschmerzen, evtl. blutige Brechdurchfälle) evtl. Anstieg von Serum-Transaminasen, Bilirubin bis hin zu toxischer Hepatitis. Sekundär Störungen des Elektrolythaushalts und Kollaps möglich. Bei epikutaner Einwirkung des Milchsaftes u. U. Blasenbildung.

IV. Therapie

Nur nach peroraler Aufnahme toxischer Mengen Magenspülung und/oder Gabe von Aktivkohle mit salinischem Laxans, vgl. Kap. 7.2.1–3. Wegen großer Heterogenität der Substanzen im speziellen Fall auch Konsultation einer Giftinformationszentrale.

Weiter Intensivüberwachung und **symptomatische** Therapie, ggf. Volumensubstitution, Katecholamine; s. Kap. 7.1.4). Bei bedrohlicher anticholinerger Symptomatik Anwendung von Physostigmin, Anticholium®, langsam i. v. möglich (s. auch Kap. 6.1.7). Bei Erregung, Krämpfen Gabe von Benzodiazepinen bzw. Thiopental (nach Intubation und Beatmung) möglich (s. auch Kap. 7.1.9). Evtl. Katheterisierung der Blase notwendig. Kardiales und Kreislaufmonitoring. Forcierte Diurese nicht sinnvoll. Effekt einer Hämodialyse unsicher und nur bei Zusatzindikation (s. Kap. 7.3.2).

Hinweise zum Inhalt von Literaturbeispielen

Anwendung, Pharmakokinetik, Haupt-, Neben- und Wechselwirkungen: Ammon; Oberdisse et al.
Toxikologie von Chelidonin(-haltigen Pflanzen): Frohne/Pfänder; Gessner/Orzechowski
Vorkommen, Inhaltsstoffe und Wirkung des Schöllkrauts: Frohne/Pfänder; Altmann; Nielsen; Liebenow/Liebenow

Stickstoff-Verbindungen, aliphatische

I. Substanzen

Nitromethan, stark riechende Flüssigkeit, Zusatz für Hochleistungskraftstoffe (Raketen, Rennwagen). Lösungsmittel für Nitrozellulose, Kunstharze; Ausgangsprodukt für Insektizide, Sprengstoffe und Fotochemikalien. Als Korrosionsinhibitor in Treibgasen (Aerosolpackungen) nur zu 0,3 %.

Nitroethan, Nitropropan und analoge **Nitroalkane** bzw. **Nitroparaffine** ähnlich verwendet wie Nitromethan.

Trinitromethan (Nitroform), Sprengstoffzwischenprodukt.

Tetranitromethan, Spreng- und Raketentreibstoff, (Diesel-)Kraftstoffzusatz, Laborreagens, als Verunreinigung von Trinitrotoluol (siehe dort).

Trichlornitromethan (**Chlorpikrin**, Nitrochloroform, Klop, auch „vomiting gas"), obsoleter Kampfstoff (mit Phosgen und Chlor vergleichbar, siehe entsprechende Kapitel) giftiger als Blausäure; nematizides Pestizid.

Nitrosoverbindungen, teilweise technisch wichtige Zwischenprodukte sowie Laborchemikalien, z.B. in Farbstoff- und Gummiindustrie, gelegentlich auch als Luftverunreinigungen (Nitrosamine; hepatotoxisch, karzinogen). Toxikologisch besonders bedeutsam ist das bei Zersetzung von Nitroso-methyl-urethan entstehende Diazomethan (hochreaktives, geruchloses Gas, Alkylierungsmittel) welches meist in Ethylether gelöst gehandhabt wird.

II. und III. Toxikokinetik, -dynamik und Symptomatik

Vorwiegend **Reizerscheinungen** an betroffenen Schleimhäuten (Nitromethan, Nitroethan < Tetranitromethan < Trichlornitromethan); falls trotz Warnwirkung massive Inhalation → Verlauf etwa wie bei Vergiftung mit nitrosen Gasen, jedoch ohne Latenz; Lungenödem, z.B. nach 20 ppm Trichlornitromethan über 1–2 min.

Zentralnervöse Begleiterscheinungen am ehesten durch Trinitromethan (typisch: Erbrechen! Geringe narkotische Wirkung und Komplikationsmöglichkeiten u.U. ähnlich wie bei Chloroform, siehe dort). Geringe Met-Hb-Bildung sowie Schädigung von Leber, Nieren und Gefäßen (durch chlorierte Nitroparaffine) bei akuten Vergiftungen im Allgemeinen von untergeordneter Bedeutung.

Nach Inhalation von Diazomethan: retrosternal Schmerzen, evtl. mehrere Tage anhaltender Hustenreiz, Konjunktivitis, Benommenheit, Dyspnoe, Zyanose; Pneumonie-Symptomatik.

S

IV. Therapie

Nach **Inhalation** Maßnahmen sinngemäß wie im Kap. Nitrose Gase; betroffenes Auge oder Haut sofort gründlich mit Wasser spülen.

Nach **peroraler** Aufnahme sofort reichlich trinken und wieder erbrechen lassen und/oder Magenspülung (s. Kap. 7.2.1 und 2) und/oder (Nach-)Gabe von Aktivkohle und isotonischer Natriumsulfat-Lösung (s. Kap. 7.2.3). Weiter symptomatisch.

In schwereren Fällen auch Nachbeobachtung der Funktion bedrohter Organe (s. Hinweise in den Abschnitten I–III).

Hinweise zum Inhalt von Literaturbeispielen

Substanzen, Symptomatik und Therapie: Daunderer; Gloxhuber
Chemie und Verwendung einzelner Verbindungen: Römpp

Stickstoffwasserstoffsäure, Stickstoffhalogenide

I. Substanzen

A.

Stickstoffwasserstoffsäure, farblose, leicht bewegliche Flüssigkeit mit knoblauchähnlichem, unangenehmem Geruch; Dämpfe explosibel. Salze sind die **Azide**; vor allem Blei- und Quecksilberazid bekannt als hochbrisante Sprengstoffe. **Natriumazid** (meist als 10%ige wässrige Lösung, pH = 9,1!) Laborreagens; teilweise auch als Desinfiziens missbraucht. Als Herbizid, Nematozid, Fungizid in der Landwirtschaft; zur Bestimmung des Schwefelgehaltes von Ölen in der Industrie; Initialzünder für Airbags. **LD** p. o. ab ca. 150 mg.

B.

Stickstofftrifluorid, aggressives Gas, für Spezialschneidbrenner zur Bearbeitung von Sonderstählen u. Ä.

Stickstofftrichlorid, Chlorstickstoff, „Agene", gelbes, stechend riechendes, flüchtiges Öl, hochexplosiv, früher zur Mehlbleiche.

Nitrosylchlorid, NOCl, Gas, Bestandteil des „Königswassers", durch Wasser in Salzsäure und salpetrige Säure zerlegt (früher zur Mehlbleiche), Verwendung in der Erdölindustrie, für Farbstoffsynthesen, als Katalysator u. Ä.

II. und III. Toxikokinetik, -dynamik und Symptomatik

A.

Nach Inhalation von **Stickstoffwasserstoffsäure** Reizerscheinungen an Schleimhäuten des Auges und des Respirationstraktes, Druckgefühl im Kopf, Schwindel, Tachykardie; in Extremfällen schwere zentralnervöse Erscheinungen und Kreislaufversagen möglich.

Nach **peroraler** Aufnahme von **Natriumazid** neben lokaler Reizwirkung sehr schnelle und vollständige Resorption, rasch einsetzende Atemnot, starke, schwer beherrschbare Blutdrucksenkung und Tachykardie; heftige Kopfschmerzen, Unruhe, Übelkeit, Erbrechen, Durchfälle; langsame Erholung mit vegetativer Labilität. Resorption auch über die **Haut** möglich.

B.

Nach Inhalation von **Stickstoffhalogeniden** starke Reizwirkung auf Schleimhäute des Respirationstraktes; Verlauf etwa wie bei Vergiftung mit nitrosen Gasen (vgl. dieses Kapitel); auf der Haut → tiefgreifende Nekrosen (ähnlich wie bei Flusssäure, s. Kap. Fluor).

IV. Therapie

Nach **Inhalation** sinngemäß wie im Kapitel Nitrose Gase. Nach **peroraler** Aufnahme von **Aziden** (Selbstschutz beachten, da Exhalation von Stickstoffwasserstoffsäure möglich!) reichlich trinken lassen und vorsichtige Magenspülung (wenn aufgenommene Lösung nicht stark alkalisch reagiert), sonst unter endoskopischer Sicht. Erforderlichenfalls symptomatische Maßnahmen (vgl. Abschnitte I–III). Kontrolle und Korrektur der Herz-Kreislauf-Funktion (!) sowie des Elektrolyt- und Wasserhaushaltes; ggf. auch alkalische Reaktion (siehe dann unter Laugen) oder Schwermetallionenwirkung berücksichtigen (siehe Hinweis Abschnitt I und Register), Infektionsschutz. Nachbeobachtung (Blutbildkontrolle).

Forcierte Diurese, Hämodialyse, -perfusion bzw. Austauschtransfusion nach Natriumazid-Intoxikation ineffektiv.

S

Hinweise zum Inhalt von Literaturbeispielen

Symptomatik und Therapie: Daunderer; Gloxhuber
Therapie der Natriumazid-Intoxikation: Albrecht
Toxikologie: Marquardt/Schäfer
Chemie und Verwendung einzelner Verbindungen: Römpp

Strontium

I. Substanzen

Strontium, Spurenelement mit bisher weitgehend unbekannter Funktion.
Radioaktives **Strontium**, ^{90}Sr, starker β-Strahler, eines der gefährlichsten Spalt-produkte der Atombombe; HWZ 28 Jahre; s. Kap. Radioaktive Stoffe.
Strontiumoxid bzw. **-hydroxid** im Gemisch mit **Strontiumcarbonat** (diese auch allein) mitunter noch in Zuckerfabriken verwendet sowie in Glasindustrie; in wässriger Lösung basisch, s. daher unter Laugen.
Strontiumchlorid, -bromid, -chlorat, -nitrat u. v. a. zur Herstellung „Bengalischer Feuer" in der Pyrotechnik verwendet (siehe jeweils unter dem Anion).
Strontiumranelat, Protelos®, Arzneimittel bei postmenopasualer Osteoporose.
Strontiumsulfid, in Leuchtmassen und Depilatorien; giftig, siehe unter Schwefelwasserstoff.
Strontiumsulfat, Malerfarbe (Hauptbestandteil von Strontiumweiß) und in Verbindung mit **Strontiumchromat** (Strontiumgelb).

II. und III. Toxikokinetik, -dynamik und Symptomatik

Perorale Aufnahme von Strontiumsalzen im Allgemeinen harmlos, da keine nennenswerte enterale Resorption. Allenfalls Wirkung des Anions wesentlich (s. Abschnitt I bzw. jeweils Register).
Parenteral zugeführtes Strontium wird rasch über die Nieren ausgeschieden, ein kleiner Teil im Knochen abgelagert („Knochensucher"; ähnlich Calcium; wichtig bei radioaktiver Substanz). In Extremfällen möglich: Beeinflussung der Herz-, Gefäß- und Bronchialmuskulatur (s. Kapitel Barium) sowie jeweils Anionenwirkung (s. oben).

IV. Therapie

Nach peroraler Aufnahme von **Strontiumsalzen** kaum Magenspülung nötig; Laxans kann sinnvoll sein (etwa isotone Natriumsulfat-Lösung, s. Kap. 7.2.3). Erforderlichenfalls symptomatische Behandlung unter Beachtung der Hinweise in den Abschnitten I–III. In Extremfällen Hämodialyse (evtl. in Kombination mit Natriumcalciumedetat) zu erwägen; vgl. Kap. 7.3.2. Zur Dekorporation von Radionukliden siehe eigenes Kapitel.
Bei Verätzungen (Auge, Schleimhäute) durch **Strontium(hydr)oxid** schnellstens Spülung mit reichlich (Zucker-)Wasser bzw. Maßnahmen wie bei Kalkverätzung. Nach peroraler Aufnahme wie im Kap. Laugen.

Hinweise zum Inhalt von Literaturbeispielen

Therapeutische Hinweise: Daunderer; Gloxhuber
Chemie, Toxizität und Verwendung: Römpp

Sulfonamide

I. Substanzen

Chemotherapeutisch wirksame, noch gebräuchliche Sulfonamide:
Mafenid, Bestandteil von Combiamid®, Ophthalmologikum; Metabolit mit Carboanhydrase-Hemmwirkung.
Sulfacetamid (HWZ ca. 7–14 h, PB ca. 80–83 %), in Kombination mit Mafenid (s. o.) in Combiamid®.
Sulfadiazin (HWZ ca. 13–24 h, PB ca. 40 %), in Kombination mit Nitrofurantoin und Phenazopyridin in Urospasmon®; zur lokalen Anwendung auch als Sulfadiazin-Silber-Verbindung wie Brandiazin®, Flammazine®; in Kombination mit **Tetroxoprim** in Sterinor®, in Kombination mit Trimethoprim in Triglobe®.
Sulfadoxin (HWZ ca. 150–200 h, PB 90–95 %), nur in Kombination mit Pyrimethamin als Fansidar®; Malariamittel.
Sulfaethidol (HWZ ca. 4–11 h, PB 96–99 %), Bestandteil von Harnosal®; Urologikum.
Sulfalen (HWZ ca. 60–80 h, PB 50–80 %), Longum®; Langzeitsulfonamid, auch Malariamittel.
Sulfamethizol (HWZ ca. 2 h, PB 85 %), Bestandteil von Harnosal®.
Sulfamerazin (HWZ ca. 16–24 h, PB ca. 20–43 %), neben **Trimethoprim** (Folsäurereduktase-Hemmer; teratotoxisch, im Extremfall hämatotoxisch und immunsuppressiv) Bestandteil von Berlocombin® (Breitband-Chemotherapeutikum).
Sulfamethoxazol (HWZ ca. 10 h, PB ca. 50–75 %), Bestandteil von **Cotrimoxazol**-Präparaten (Verhältnis von Trimethoprim zu Sulfamethoxazol = 1 : 5) wie Bactoreduct®, Bactrim®, Berlocid®, Cotrim®, Drylin®, Eusaprim®, Jenamoxazol®, Kepinol®, Linaris®, Microtrim®, Nymix-amid®, Sigaprim®, Sulfotrimin®, Supracombin®, TMS 480®.
Sulfapyridin (PB ca. 70 %), als Konjugat-Verbindung (mit Mesalazin, Salicylat)
Sulfasalazin, **Salazosulfapyridin**, Azulfidine®, Colo-Pleon®; vorwiegend lokal wirksam, max. zu 30 % resorbiert.
Sulfametrol (HWZ 5–10 h, PB 80 %), in Kombination mit Trimethoprim in Lidaprim®.

Kaum noch gebräuchlich: enteral schlecht resorbierbare und daher vorwiegend gegen Darminfektionen eingesetzte Sulfonamide wie Formylsulfisomidin, Phthalylsulfathiazol, Sulfaguanidin, Sulfaguanol bzw. ältere, enteral gut resorbierbare Vertreter wie z. B. Sulfacarbamid, Sulfa-

S

dimethoxin, Sulfafurazol, Sulfamethoxypyridin, Sulfamethoxydiazin, Sulfaperin, Sulfisomidin, Sulfisoxazol.

Mit den Sulfonamiden **chemisch und toxikologisch verwandt**: Sulfone, z. B. Diaphenylsulfon, Dapson (HWZ ca. 30 h, PB 70–90 %), Dapson-Fatol®, vorwiegend als Lepramittel gebräuchlich.
Antidiabetisch wirksame Sulfonamide s. Kap. Antidiabetika.
Diuretisch wirksame Sulfonamide s. Kap. Diuretika.

II. und III. Toxikokinetik und -dynamik und Symptomatik

Akute Toxizität sehr gering (**LD** bis zu 0,2–0,4 % des Gesamtkörpergewichts!). Enterale **Resorption** (Ausnahme Sulfapyridin) rasch und nahezu vollständig. Plasmahalbwertszeiten (siehe Abschnitt I) und Einteilung in Kurz-, Mittel-, und Langzeitsulfonamide in praxi, insbesondere für Beurteilung akuter Vergiftungen unsicher, u. U. irreführend. **Interaktionen** infolge Verdrängung aus Plasmaproteinbindung für zahlreiche Arzneimittel wichtig, z. B. orale Antidiabetika (besonders Glibenclamid, Tolbutamid), orale Antikoagulanzien, Herzglykoside, deren Toxizität damit gesteigert wird. Auch Toxizitätssteigerung von Methotrexat.

Ausscheidung teils unverändert, teils nach Metabolisierung (Acetylierung oder Ringoxidation mit nachfolgender Glukuronidierung) vorwiegend über Nieren (besonders bei Langzeitsulfonamiden tubuläre Rückresorption); bei in saurem Harn nur schlecht löslichen (Acetylierungs-)Produkten nur in Extremfällen → Verstopfung der harnführenden Kanäle möglich (evtl. neben allergisch-toxischer Nephrose) → Hämaturie, Kristallurie → Anurie.

Schwere Vergiftungen sind auch nach Ingestion großer Mengen der heute verwendeten Sulfonamide sehr selten. Nach sehr massiver Aufnahme Ataxie, Hyperexzitation oder Benommenheit, Fieber, auch neuritische Symptome möglich.

Anfärbung von Erythrozyten durch Abbauprodukte neben Met- und Sulf-Hb- sowie Innenkörperbildung und Hämolyse (praktisch nur bedeutsam bei Sulfonen, vgl. Abschnitt I) → **Zyanose** (gefährlich meist erst bei vorbestehendem Kreislauf- oder Lungenschaden), daneben evtl. Azidose, Übelkeit, Erbrechen, auch Diarrhöe, selten Leber- oder Nierenschäden sowie neurologische und psychiatrische Symptome (bei Disposition).

Durch sämtliche Sulfonamide, auch in kleineren Dosen, bei Überempfindlichkeit bzw. (durch evtl. jahrelang zurückliegende oder durch andere Arzneimittel der „Para-Gruppe" hervorgerufene) Sensibilisierung **allergische Manifestationen** auslösbar, evtl. erst zwischen dem 7. und 10. Tag auftretend: z. B. „Sulfonamid-Fieber" und/oder Exantheme, Ödeme, Urtikaria, Konjunktivitis, Asthmaanfälle, Gelenkschmerzen, Arteriitiden, hämolytische Anämie, Thrombo- und Leukopenie, Agranulozytose, Nephrose, Epidermolysis Lyell, Stevens-Johnson-Syndrom u. v. a.

Intoxikationsgefahr am ehesten bei schwerer Nieren-, Leber- oder Herzinsuffizienz, Glucose-6-phosphat-Dehydrogenasemangel, Neugeborenen, Zweitmedikation (s. o. unter Interaktionen). Durch Sonnen- oder UV-Licht Gefahr der Fotosensibilisierung.

Sulfone (z. B. Dapson®, vgl. Abschnitt I), in toxischen Konzentrationen klinisch relevante Methämoglobinämie, Hämolyse, ZNS-Stimulation, auch Koma, Hepatotoxizität und periphere Neuropathien (aliphatische Sulfone ähnlich wie Hypnotika), scheinen, ebenso wie Mafenid, besonders sensibilisierend zu wirken.

Trimethoprim/Tetroxoprim: Toxikologisch ähnliche Kinetik, Symptomatik und Interaktionen wie Sulfonamide, jedoch kaum lokale Unverträglichkeit oder Hautreaktionen, siehe Kapitel Antibiotika und Chemotherapeutika.

IV. Therapie

Bis zur Aufnahme einer 5fachen Tagesdosis im Allgemeinen nur Zufuhr von reichlich Flüssigkeit. In höheren Dosen **primäre Giftentfernung**, v. a. im Kindesalter, und Gabe von Aktivkohle (insbesondere nach Aufnahme von Sulfonen, vgl. hierzu Kap. 7.2.1–3 und unten!). Nach bereits abgeschlossener Resorption Urinalkalisierung und stationäre Überwachung der Nierenfunktion. Alkalidiurese nur in schwersten Fällen.

Keine Gabe von Glaubersalz (saure Reaktion im Magen verbessert Resorption von Sulfonamiden).

Bei Störung der Nierenfunktion und Hämolyse rechtzeitig Hämodialyse (s. Kap. 7.3.2). In Extremfällen von starker Met-Hb-Bildung (durch Sulfone) Maßnahmen wie in Kapiteln Nitroverbindungen und 6.1.4.

Bei Intoxikationen mit Trimethoprim-Kombinationspräparaten, vgl. auch Kapitel Antibiotika und Chemotherapeutika, Gabe von Folsäure erforderlich, z. B. Calciumfolinat (Leucoverin®).

Hinweise zum Inhalt von Literaturbeispielen

Anwendung, Pharmakokinetik, Haupt-, Neben- und Wechselwirkungen: Estler
Intoxikationen im Kindesalter: v. Mühlendahl et al.
Allergische Manifestationen: Schlicker/Göthertet al.
Pharmakologie und Anwendung von Dapson: Wozel

S

Tellur

I. Substanzen

Tellur (Spurenelement mit weitgehend unbekannter Funktion) und **seine Verbindungen**, hauptsächlich verwendet in Halbleiter-, Glas(färberei)-, Gummi- und Metall(legierungs)-Industrie sowie in Fotografie, kaum noch als Enthaarungs- oder Schweißhemmungsmittel. Toxikologisch am ehesten bedeutsam sind: **Tellurdioxid und -trioxid** (Anhydride der tellurigen Säure und der Tellursäure) sowie die entsprechenden Salze (die Tellurite und Tellurate).
Tellurwasserstoff, ähnlich wie Selenwasserstoff, geringer giftig (vgl. Kap. Selen).

II. Toxikokinetik und -dynamik

Parenterale **Resorption** von Tellur-Verbindungen bedeutender als enterale, da im Darm großenteils Reduktion zu metallischem Tellur; **Ausscheidung** mit Fäzes (blau oder grau verfärbt), teilweise auch mit Urin, Exspirationsluft und Schweiß in Form knoblauchartig riechender Metabolite, z. B. $Te(CH_3)_2$. HWZ ca. 50 Tage.
Wirkung offenbar ähnlich den analogen Selen-Verbindungen, Toxizität aber geringer (vgl. Kap. Selen).

III. Symptomatik

Nach peroraler oder parenteraler Aufnahme → Metallgeschmack und Trockenheit im Munde, evtl. monatelang anhaltender Knoblauchgeruch von Exspirationsluft, Schweiß und Urin; in Extremfällen gastrointestinale Beschwerden, Zyanose, Bewusstlosigkeit, Kreislaufkollaps ähnlich wie im Kap. Selen möglich; u. U. Gefahr der Leber- und Nieren(tubuli)schädigung. Bläulich schwarze Hautverfärbungen möglich.

IV. Therapie

Nach peroraler Aufnahme Gabe von Aktivkohle und Natrium sulfuricum (je 1 Essl. auf ¼ l Wasser), in Extremfällen vorher Erbrechen auslösen und/oder Magenspülung (vgl. Kap. 7.2.1–3), ansonsten symptomatisch bzw. sinngemäß wie im Kap. Selen.

Hinweise zum Inhalt von Literaturbeispielen

Substanzen, Toxikokinetik, Symptomatik und Therapie: Daunderer; Gloxhuber
Chemie, Toxizität, Nachweis und Verwendung: Römpp

Tetracycline

I. Substanzen

Als Breitspektrum-Antibiotika werden vorwiegend enteral angewandt:
Chlortetracyclin, nur noch zur lokalen Anwendung in Aureomycin®.
Doxycyclin (HWZ ca. 15 h, PB 96 %), Azudoxat® (Kombination mit Ambroxol),
Bactidox®, Clinofug®, Doxakne®, Doxyderma®, Doxyhexal®, Doxymono®,
Doxytem®, Duradoxal®, Mespafin®, Neodox®, Sigadox®, Supracyclin®, Vibra-
mycin®, Vibravenös®.
Meclocyclin, zur lokalen Anwendung in Meclosorb®.
Minocyclin (HWZ 15 h, PB 75 %), Aknereduct®, Aknin-Mino®, Aknosan®, Dur-
akne®, Jenacyclin®, Klinomycin®, Lederderm®, Minakne®, Minoclir®, Mino-
plus®, Skid®, Udima®.
Oxytetracyclin (HWZ 9 h), Bisolvomycin® (Kombination mit Bromhexin), Du-
ratetracyclin®, Oxytetracyclin®, Tetra-Tablinen®, zur lokalen Anwendung auch in
Terracortril®.

Ältere Substanzen wie **Demeclocyclin**, **Methacyclin**, **Rolitetracyclin** und **Tetracyclin** heute
kaum noch gebräuchlich bzw. weitgehend verlassen.

II. und III. Toxikokinetik, -dynamik und Symptomatik

Resorption der Tetracycline bzw. ihrer Salze erfolgt über den Gastrointestinaltrakt im Allgemeinen bis zu 90 % (Doxycyclin, Minocyclin); nur Chlortetracyclin
wird enteral relativ schlecht (ca. 30 %) resorbiert. Hemmung durch zwei- und
dreiwertige Kationen (z. B. Calcium, auch in Milch; Aluminium, Magnesium,
auch in Antazida; Eisen). Maximale Blutspiegel nach 2–4 h.
Verteilung im ganzen Organismus mit besonderer Affinität zu Geweben mit hoher Stoffwechsel- oder Wachstumsrate [Leber, Milz, Knochen(mark), Zähne];
Plazentapassage und Übergang in Muttermilch möglich.
Elimination teilweise durch Metabolisierung (relativ hoher Anteil bei Minocyclin) sowie durch Ausscheidung über Galle und Darm (z. T. enterohepatischer
Kreislauf) sowie Nieren (vorwiegend glomeruläre Filtration).
Wirkung: Teilweise schlechte Gewebsverträglichkeit (→ Schmerzen an Injektionsstelle, Venenreizungen, gastrointestinale Beschwerden). Hepatotoxische Wirkung mit entsprechender paraklinischer und klinischer Symptomatik nur zu erwarten im Extremfall einer akuten Vergiftung bzw. bei parenteraler Überdosierung, bei gleichzeitiger Einwirkung hepato- oder nephrotoxischer Arzneimittel
oder anderer Chemikalien sowie bei Vorschädigung der Eliminationsorgane.
Bei relativer Überdosierung bzw. zu schneller i. v. Injektion Kreislaufreaktionen
(Tachykardie, Blutdrucksenkung bis Kollaps) möglich. Gefahr von Atemdepression und Herzstillstand durch Mg-Gehalt injizierbarer Präparate (siehe auch unter

T

Magnesium) am größten bei Patienten mit kardialer Dekompensation, Digitalisierung, Myasthenie sowie bei gleichzeitiger Einwirkung von Pharmaka mit curareartiger (Neben-)Wirkung (vgl. auch Kap. Muskelrelaxanzien).
Selten fototoxische Reaktionen (etwa wie im Kap. Furocumarine) oder allergische Manifestationen (auch Kreuzallergie zwischen Tetracyclinen).
Ausnahmsweise vestibuläre Störungen (am ehesten bei Minocyclin); Leukopenien, Störungen der Blutgerinnung, Toxizitätssteigerung oraler Antidiabetika und Antikoagulanzien durch Tetracycline.

IV. Therapie

Nach **peroraler** Aufnahme reichlich Milch trinken lassen. Im Extremfall wiederholt mit Natriumsulfat-Lösung abführen (vgl. Kap. 7.2.3). Falls Symptomatik nicht ohnehin spontan abklingt, **symptomatische** Maßnahmen unter besonderer Berücksichtigung der Leber- und Nierenfunktion. Für ausreichende Diurese sorgen (Flüssigkeitsbilanz). Bei bedrohlicher Blutdrucksenkung Flachlagerung, Beine anheben, Volumensubstitution, evtl. vorsichtiger und kontrollierter Zusatz von Dopamin (vgl. Kap. 7.1.4) oder eines Calciumsalzes (vgl. Hinweis zur Resorption in den Abschnitten II/III).

Hinweise zum Inhalt von Literaturbeispielen

Therapeutische Anwendung, Pharmakokinetik, Haupt-, Neben- und Wechselwirkungen: Estler; Stille et al. Speziell Doxycyclin: Liebl

Thallium

I. Substanzen

Thallium, metallisches, technische Spezialverwendung, als Amalgam in Kältethermometern, auch für Legierungen.
Thalliumoxide, gelegentlich in Zündholzfabrikation (Buntfeuerhölzer), zur Herstellung von künstlichen Edelsteinen und Spezialgläsern.
Thallium(I)hydroxid, kristallin, in Wasser alkalisch (stärker als NaOH!, s. Laugen), Ozonreagens.
Thallium(I)halogenide, außer -fluorid alle schwer wasserlöslich; gut löslich dagegen Thallium(I)sulfat und -carbonat sowie -nitrat (für Leuchtstoffe und in Elektronik).
Thallium(I)sulfat, Thallisulfat, früher zur Ratten- und Mäusevertilgung, z.B. zu 2% in Zelio-Giftkörnern® und -paste® (2,5%), Tharattin® (3%), ferner als 0,02%ige Lösung zur Holz-, Leder- und Textil-Imprägnierung und (selten) zur Saatgutbeize.

Thallium(I)nitrat, in Feuerwerkskörpern, als Grünfeuer für Schiffssignale, Indikator, gelegentlich in Zündhölzern sowie für Spezialgläser (siehe auch unter Nitraten). **Thallium(I)acetat**, Enthaarungsmittel und Antihidrotikum (obsolet). **LD** s. Abschnitt II. **Thalliumdialkylhalogenverbindungen** sind wesentlich geringer toxisch.

II. Toxikokinetik und -dynamik

Resorption von löslichen Thalliumsalzen (vgl. Abschnitt I) enteral (innerhalb von 3–4 h) und parenteral (auch über intakte Haut) möglich → rasche Verteilung in nahezu alle Gewebe (Blutspiegelwerte nicht repräsentativ für Schwere der Vergiftung); lange Retention (Kumulationsgefahr).
Ausscheidung vorwiegend über Fäzes direkt in/über den Darm (enterohepatischer Kreislauf von untergeordneter Bedeutung) und Nieren (Thallium u. U. noch wochenlang im Harn nachweisbar; anhaltende fäkale Ausscheidung, selbst bei nahezu normalisierter Urinausscheidung möglich.
Wirkung: Lokale Gewebsunverträglichkeit und nach Resorption vorwiegend Schädigung der Haut und deren Anhangsgebilde (z. B. dunkle Pigmentablagerung in Haarwurzeln, ca. ab 4. Tag nachweisbar) sowie des Nervensystems (Markscheidenzerfall, Enzephalitis, evtl. Sympathikuserregung, Parasympathikuslähmung u. a.) und auch der Nieren; evtl. hämorrhagische Diathese. Toxikodynamik nicht umfassend geklärt, jedoch Interferenz des Thalliums mit Energiestoffwechsel an essenziellen Stufen von Glykolyse, Krebs-Zyklus, oxidativer Phosphorylierung. Daneben Hemmung der Natrium-Kalium-ATPase und Bindung an Sulfhydryl-Gruppen. Akut **letale Dosis** bei den meisten anorganischen Thalliumsalzen etwa ab 8–10 mg/kg.
Thallium kann teratogene Effekte auslösen!

III. Symptomatik

Nach peroraler Aufnahme zunächst gastrointestinale Beschwerden, meist mit Erbrechen (mindert Gefahr der Resorption) und Leibschmerzen → etwa 2–4-tägiges, symptomarmes **Intervall** möglich (allenfalls Parästhesien, Temperaturanstieg, aber Kältegefühl; therapeutisch schwer beeinflussbare Obstipation), dann → schleichende Entwicklung des **typischen Vergiftungsbildes** (Exitus im Laufe von 1–2 Wochen, sonst meist Höhepunkt nach 2–3 Wochen, evtl. monatelang Beschwerden): Durst, therapeutisch schwer beeinflussbare, aufsteigende sensorische Neuropathie, Schlaflosigkeit, Hyperästhesie der (Fußsohlen-)Haut, retrosternale und abdominale Schmerzen (meist eingezogenes Abdomen, im Allgemeinen nicht druckempfindlich), Sehstörungen (evtl. Erblindung) → büschelweise Haarausfall am ganzen Körper möglich, jedoch stärker am Kopfhaar (Beginn meist im lateralen Augenbrauen-Anteil; Trost für Patienten: Haare wachsen gewöhnlich

T

wieder nach!); Störungen der Schweißsekretion und des Nagelwachstums (→ „Mees-Bänder", „Lunula-Streifen"), Pyodermien. Möglich: allmählich zunehmende axonale Polyneuropathie, Blutdrucksteigerung und Tachykardie (bei langer Dauer ungünstige Prognose), Albuminurie, Muskellähmung (Augen, Extremitäten) und psychische Veränderungen (z. B. Euphorie, Verwirrtheit, hysteriforme Symptome), selten auch epileptiforme Krämpfe sowie Leberschäden.

IV. Therapie

Nach **peroraler** Aufnahme sofort reichlich trinken und wieder erbrechen lassen (falls nicht schon spontan erfolgt) und/oder Magenspülung mit Zusatz von Eisenhexacyanoferrat (Antidotum Thalli Heyl®, s. unten) oder 1%iger Natriumiodid- oder 3%iger Natriumthiosulfat- oder 1%iger Tannin-Lösung bzw. mit schwarzem Tee (je nach schnellstmöglicher Verfügbarkeit) und Gabe von Aktivkohle, auch wiederholt, und Natrium sulfuricum (s. Kap. 7.2.1–3). Weiter reichlich Flüssigkeitszufuhr unter Kontrolle des Wasser- und Elektrolythaushalts. Zur Diureseförderung s. Kap. 7.3 und unten.

Als **Antidot** frühzeitig kolloidales Ferrihexacyanoferrat(II) (= Berliner, Preußisch- oder Turnbulls Blau in Antidotum Thalii Heyl®): initial (wenn Thallium noch im Magen oder oberen Dünndarm vermutet werden kann) mindestens 6 Kapseln, dann 150–250 mg/kg/Tag als Gesamtdosis über den Tag in 2–4 Dosen verteilt, Anwendung (evtl. wochenlang) fortsetzen bis Tl-Ausscheidung im Urin < 200 µg/l und mit Einläufen sowie Laxans (z. B. Mannitol 15 %), in schwersten Fällen mit extrakorporalen Methoden (s. u.) kombinieren. Perorale Applikation des Antidots kann mit Thallium aus enterohepatischer Zirkulation nichtresorbierbaren Komplex bilden. Chelatbildner, die teilweise Toxizität steigern können, sind kontraindiziert. Natriumthiosulfat, Cystein bzw. Cysteinamin sind wenig hilfreich, allenfalls kann die Tl-Ausscheidung durch zusätzliche Kalium-Gabe unterstützt werden.

Im Frühstadium forcierte Diurese (nicht unter 500 ml/h), wenn Tl-Konzentration im Serum < 100 µg/l; evtl. in Kombination mit

Hämodialyse nach Aufnahme potenziell letaler Dosen, besser noch in Kombination mit Hämoperfusion über Aktivkohle (bei schweren Vergiftungen evtl. Langzeitdialysen über 70–100 h bzw. bis bei Mehrfachkontrollen kein Thallium im Dialysat mehr nachweisbar ist; ggf. Korrektur des Elektrolythaushalts (siehe auch Kap. Wasser und Kap. 7.2).

Symptomatische Maßnahmen: Bei hartnäckiger Obstipation neben Natriumsulfat-Lösung (s. oben) hohe Einläufe und zur Anregung der Darmperistaltik Pyridostigmin (s. Kap. Parasympathomimetika), bei Meteorismus Darmrohr fixieren; bei Darmkoliken Spasmolytika (s. eigenes Kapitel). Bei Schmerzen Vorsicht mit Opiaten. Bei starker Blutdrucksteigerung und Tachykardie Versuch sinnvoll mit β-Blockern (s. Kap. 7.1.12) oder Nifedipin. Regelmäßige Verabreichung von Vitamin-B-Komplex oder Hefe möglicherweise vorteilhaft. Ausreichende Nachbeobachtung (vgl. Abschnitt III; auch Kontrolle der Leber- und Nierenfunktion und des Blutgerinnungsstatus).

Hinweise zum Inhalt von Literaturbeispielen

Substanzen, Toxikokinetik, -dynamik, Symptomatik und Therapie: Daunderer; Gloxhuber; Seeger/Neumann; Seyffart; Hoffmann
Toxikologie: Schäfer et al.; Henschler
Chemie und Verwendung einzelner Thallium-Verbindungen: Römpp

Therapeutika, sonstige
Anderen Kapiteln toxikologisch nicht zuzuordnen

I. Substanzen

A. Enzympräparate, enzymwirksame Präparate. Transportproteine

Alglucerase, Ceredase®, und **Imiglucerase**, Cerezyme®, (Präparate gegen Mb. Gaucher), HWZ 7 min. Ähnlich **Miglustat** (HWZ 6–7 h), Zavesco®; Glucosylceramid-Synthetase-Hemmer.

Carglumensäure (HWZ 5–6 h), Carbaglu®; N-Acetylglutamat-Analogon bei Hyperammonämie infolge N-Acetylglutamatsynthase-Mangels; passagere Lebertoxizität.

Eflornithin, Vaniqua®; irreversibler Hemmstoff der Ornithindecarboxylase, verwendet lokal bei Hirsutismus, jedoch peroral wichtiges und selbst bei komatösen Patienten wirksames „recurrence"-Präparat bei Trypanosomiasis (Schlafkrankheit); bei Überdosierung Myelosuppression, Hörstörung bis -verlust, Alopezie.

Hyaluronidase (Resorptionsbeschleuniger, depolymerisiert Hyaluronsäure), Hyajekt®.

Laronidase (HWZ ca. 2–4 h), Aldurazyme®; Substitutionsmittel bei Mucopolysaccharidose Typ I.

Levocarnitin (Trägerprotein gegen Carnitin-Mangel), Biocarn®, L-Carn®, Nefrocarnit®.

Nitisinon (HWZ 52 h), Orfadin; Enzymhemmer im Tyrosinabbau; therap. bei Tyrosinämie Typ I.

Weitere Enzympräparate siehe jeweils unter Indikationsgruppe bzw. über Sachregister.

B. Gel- bzw. Filmbildner. Benetzungsmittel

Vorwiegend als Ophthalmika (zur Tränensubstitution und Resorptionsverzögerung) verwendet:

Hydoxyethylcellulose, in Lacrigel®.
Hypromellose, in Artelac®, Hymeccel®.
Polyacrylsäure, in Vidisic®.
Polyvinylalkohol, in Contafilm®, Lacrimal®.
Povidon, in Arufil®, Lacophtal®.

Filmtabletten sind Presslinge, deren Überzüge aus Acrylestern, Siliconharzen oder Zein (Prolamin aus Maiskleber) bestehen.

C. Gerbstoffe

Hauptwirkstoffe zahlreicher Heilpflanzen (z. B. Eichenrinde, Frauenmantelkraut, Tormentillwurzelstock, Ratanhiawurzel, Hamamelisblätter, Blaubeeren) und in synthetischer Form verwendet als Adstringenzien bzw. als Antiphlogistika, Antiseptika, Hämostyptika, Antidiarrhoika vorwiegend in Dermatologie, Stomatologie und Gastroenterologie:

Phenolsulfonsäure (Phenol-Harnstoff-Methanal-Kondensat), in Delagil®, Tannolact®, Tannosynt®.

Tanninalbuminat, in Tannalbin®; Acidum tannicum.

Ähnlich adstringierend auch Ruscogenin, Ruscirectal®.

D. Phytotherapeutika. Organpräparate und Homöopathika

Einzelstoffe und Kombinationen siehe ROTE LISTE® (jeweils in der Indikationsbzw. Hauptgruppe) und GRAUE LISTE®.

II. und III. Toxikokinetik, -dynamik und Symptomatik

A.

Hinweise zu Indikationen und HWZ von **Enzympräparaten** siehe Abschnitt I A. In Ermanglung akut toxikologischer Erkenntnisse können nur vermutet werden: Folgen von Gewebsreizung (an Injektionsstelle, Magen-Darm-Schleimhaut), im Einzelfall auch Kreislauf- bis Schocksymptomatik und allergische Reaktionen (besonders auf Stabilisatorzusatz → p-Gruppen-Allergie).

B.

Akute Vergiftungen mit **Filmbildnern** kaum zu erwarten; im Extremfall am ehesten lokale Reizwirkungen auf Schleimhäute und toxische Wirkung der präparatspezifischen Zusatzstoffe wie Benzalkonium, Kalium-, Magnesiumsalze und/ oder Chelatbildner (Na_2EDTA; z. B. neben Pirenoxin = Catalin auch in Clarvisor®); siehe jeweils dort.

C.

Gerbstoffe wirken vorwiegend lokal (→ in hoher Konzentration Folgen von Entzündungen → Ätzungen möglich), werden als solche von Haut und gesunden (!) Schleimhäuten nicht nennenswert resorbiert; im Extremfall können bestimmte Spalt- und Abbauprodukte (z. B. Gallussäure und ihre Metaboliten) systemisch effektiv werden (→ Störungen von Durchblutung, Leber- und Nierenfunktion); evtl. allergische Reaktion auf Stabilisator (der p-Gruppe).

D.

Phytotherapeutika, über die nicht an anderer Stelle des Buches informiert wird (z. B. Aconitin, Atropin, Colchicin, Digitalis, s. entsprechende Kapitel) sind im Allgemeinen nicht akut toxisch.
Homöopathika sind (zumindest ab D4–D5) harmlos, ggf. kann die Ethanol-Komponente ausschlaggebend sein.

IV. Therapie

Nach Ingestion der oben aufgeführten Therapeutika sind im Allgemeinen keine therapeutischen Maßnahmen erforderlich, allenfalls reichlich wässrige Flüssigkeit nachtrinken lassen, ggf. symptomatische Behandlung unter Beachtung der Hinweise in den vorangehenden Abschnitten sowie im Kapitel 6.

Hinweise zum Inhalt von Literaturbeispielen

Pharmakologie und Toxikologie von Enzymen: Ammon; Forth/Henschler et al.
Haupt- und Nebenwirkungen sowie zur Anwendung von Filmbildnern in der Ophthalmologie: Müller-Breitenkamp et al.
Vorkommen, Wirkung, Pharmakologie und Toxikologie pflanzlicher Inhaltsstoffe (Phytotherapeutika, Gerbstoffe usw.): Gessner/Orzechowski; Rimpler et al.
Anwendungsgebiete, Pharmakologie und Toxikologie pflanzlicher Gerbstoffdrogen des DAB, ÖAB, Ph.Helv. und des DAC: Scholz

Thiocyanate und Isothiocyanate
Rhodanide und Senföle

I. Substanzen

A.

Thiocyansäure, Rhodanwasserstoffsäure, weit weniger bedeutsam als deren Salze, die
Rhodanide (Thiocyanate, Sulfocyanate), insbesondere die Alkalirhodanide (Ammoniumrhodanid, Kalium- und Natriumrhodanid) verwendet für analytische Zwecke; in Fotografie und als Unkrautvernichtungsmittel; medizinisch als Desinfektionsmittel(zusatz) sowie als (obsolete) Antihypertonika (diesbezüglich nur noch interessant als vasoaktiver Metabolit des Natriumnitroprussid, s. Kap. Vasodilatantien und Antithyreodika; einige Schwermetallrhodanide als Textilbeizmittel sowie für Zündmittel und Feuerwerkskörper in Gebrauch (s. unter zugehörigem Kation). **LD** s. Abschnitt II.

B.

Isothiocyansäure, synthetische **Senföle** oder Hauptbestandteil natürlicher Senföle (in glykosidischer Bindung, z. B. in Kruziferen); besonders bekannt z. B. Allyl-Senföl – Oleum Sinapis – (im Sinigrin des schwarzen Senfsamens, Semen Sinapis sowie in entsprechenden Zubereitungen wie Senfspiritus, Senfpapier), Akrinylisothiocyanat (im Sinalbin des weißen Senfs), Butylcrotonyl-Senföl, Crotonyl-Senföl, Phenylethyl-Senföl, Senfölzubereitungen auch verwendet als Hyperämika.

Methylisothiocyanat, Methyl-Senföl, früher verwendet als Bodenentseuchungsmittel (Nematizid; z. B. Trapex®, in Di-Trapex® kombiniert mit Dichlorpropan und -propen).

Diphenylmethan-diisocyanat als Grundierungsmittel in Coetrans®-Beschichtung.

Speisesenf (Mostrich) ist Pulver aus Samen mehrerer Senfarten, neben Füll- und Geschmacksstoffen angerührt in Wein oder Essig. Ähnliche Inhaltsstoffe in Meerrettich, Rettich, Knoblauch und Zwiebel.

II. Toxikokinetik und -dynamik

A.

Aliphatische **Rhodanide** werden über den Magen-Darm-Trakt rasch resorbiert und über die Nieren (sowie mit Speichel) sehr langsam ausgeschieden (individuelle Eliminations-HWZ zwischen 2–20 Tagen; Kumulationsgefahr; gesteigerte Empfindlichkeit bei Nierenerkrankungen); ihre Toxizität ist großen Schwankungen unterworfen (**LD** 0,3–100 g), am ehesten zentralnervöse Wirkungen, ggf. Kationenbeteiligung. Die Toxizität der Alkylthiocyanate nimmt vom Methylthiocyanat mit steigender Kettenlänge ab.

B.

Senföle entfalten starke örtliche Reizwirkung. Nach Resorption über Haut oder Schleimhaut → vorwiegend Hyperämie der Beckenorgane und Nierenschäden möglich.

III. Symptomatik

A.

Nach Aufnahme von **Rhodaniden** allenfalls Übelkeit, Erbrechen, Magenschmerzen, pektanginöse Beschwerden; in schweren Fällen Parästhesien, sensorische Störungen, Ataxie, Unruhe, „Thiocyanat-Psychosen", Stupor, Krämpfe, Lähmungserscheinungen, Kollaps und Koma. Störungen der Leber-, Nieren- und Schilddrüsenfunktion nach akuter Vergiftung höchstens in Extremfällen und von untergeordneter Bedeutung.

B.

Im Bereich intensiver Einwirkung von **Senfölen** starke Hyperämie (Wärmegefühl, Schmerzen) → Blasenbildung und Nekrosen an Haut und Schleimhaut; nach peroraler Aufnahme Anzeichen heftiger Gastroenteritis(folgen), nach Inhalation schwere Bronchitis, auch Pneumonie und Lungenödem möglich. In der Folge muss mit Nierenfunktionsstörungen (zunächst Albuminurie, Hämaturie usw.) sowie mit Herz-Kreislauf-Reaktionen gerechnet werden (evtl. auch Kollapsgefahr).

IV. **Therapie**

A.

Nach peroraler Aufnahme von **Rhodaniden** Erbrechen auslösen und/oder Magenspülung und/oder Gabe von Aktivkohle und Natrium sulfuricum (s. Kap. 7.2.1–3). Weiter symptomatisch (vgl. Abschnitt III A). Bei ernsten zentralnervösen Symptomen oder Serumspiegeln ab (40–)100–150 mg/l [(0,7–)1,7–2,6 mmol/L] Hämodialyse zu erwägen (Dialysance ca. 200 ml/min); vgl. Kap. 7.3.2. Zumindest nach schwerer Intoxikation Blutbildkontrolle.

B.

Senföl aus Augen sofort gründlich unter fließendem Wasser, von Haut mit (mindestens 70 %igem) Alkohol entfernen. Keine Salbenanwendung, ggf. fachärztliche Nachbehandlung empfehlenswert. Nach peroraler Aufnahme Gabe von Aktivkohle und Lösung von Natriumsulfat (s. Kap. 7.3.2). Keine Milch, kein Rizinusöl. Im Einzelfall kann Magenspülung sinnvoll sein. Diätetische Nachbehandlung (fettfreie Gastroenteritis-Diät mit reichlich Flüssigkeit). Beobachtung bedrohter Organfunktionen (vgl. Abschnitt III) und entsprechende symptomatische Behandlung.

Hinweise zum Inhalt von Literaturbeispielen

Substanzen, Toxikokinetik, -dynamik, Symptomatik und Therapie: Daunderer; Löser
Anwendung, Pharmakologie und Toxikologie von Senf(-öl, -Pflanzen, -Zubereitungen): Gessner/Orzechowski
Chemie und Verwendung einzelner Verbindungen: Römpp

T

Thiurame und verwandte Verbindungen

I. Substanzen

Thiuram(um), Thiram (Tetramethylthiuramdisulfid), Tetrathion, TMTD (z. B. in Wolfen-Thiuram 85), Fungizid (z. B. in Aapirol Staub®, Aatiram®, Arcotal®, HaTe-Pellacol®, Oftanol T®, TMTD 98% Satec®, Tutan Flüssigbeize®), auch als Flotationsmittel, Vernetzungsmittel, in der Gummiindustrie, Stabilisator. **LD** vgl. Abschnitt II.

Disulfiram (Tetraethylthiuramdisulfid), TTD, TTS, TETD; technisch z. B. als Vernetzungsmittel in Gummiindustrie; am bekanntesten **Antabus**® als Mittel zur Alkoholentwöhnung; **LD** vgl. Abschnitt II. **Dithiocarb** (Diethyldithiocarbamat), möglicherweise aktiver Metabolit des Disulfiram; therapeutisch gegen Nickel-Vergiftung, vgl. Kap. Chelatbildner.

DPTD, Dipyrrolidylthiuramdisulfid, verwendet als Fungizid.

Chemisch bzw. toxikologisch ähnlich sind:

Dithiocarbamate (Amide der Dithiokohlensäure), insbesondere N-disubstitu-ierte Dithiocarbaminsäure-Derivate, ihre Amin- und Metallsalze sowie Ester; vorwiegend verwendet als Fungizide, Stabilisatoren und Vulkanisationsbeschleuniger, beispielsweise:

Ferbam (Eisen-dimethyldithiocarbamat), FDDC, früher z. B. in Bercema-Ferbam 50®, Kerbam®.

Mancozeb (Mangan-ethylen-bis-dithiocarbamat-Polymerkomplex mit Zinksalz), z. B. in Dithane®-Produkten, Ridomil® (mit Metalaxyl).

Maneb (Mangan-ethylen-bis-dithiocarbamat), z. B. in Manex®, Trimangol®, Vondac DG®.

Metam-Natrium (Natrium-N-methyl-dithiocarbamat) in Metam-Fluid® als Bodenentseuchungsmittel.

Metiram (Zink-ammoniat-ethylen-bis-dithiocarbamat-polyethylen-bis-thiuram-disulfid), Fungizid z. B. in Polyram WG®-Produkten.

Nabam (Dinatrium-ethylen-bis-dithiocarbamat), DSE, früher z. B. in Parzate®; hauptsächlicher Einsatz als Bodenfungizid.

Propineb (polymeres Zink-propylen-bis-dithiocarbamat), als Fungizid z. B: in Antracol WG®.

Zineb (Zink-ethylen-bis-dithiocarbamat), früher z. B. in Bercema-Zineb®, in Organol N®, Miltox® (neben 37% Kupfer, siehe dort).

Ziram (Zink-dimethyldithiocarbamat), früher z. B. in Carbazink®, neben 33% Kupfer (siehe dort) in Organokupfer Ciba®, Carbamat Ciba®, Carbazinc M®. **LD** vgl. Abschnitt II.

Chemisch nahe stehend, toxikologisch teilweise vergleichbar ist **Tolnaftat**, Antimykotikum (in Tinatox®, Tonoftal®; verursachen Überempfindlichkeit gegen Polyethylenglykol und Butylhydroxytoluol).
Toxikologisch (jedoch nicht chemisch) verwandt sind (insbesondere hinsichtlich Interaktion mit Alkohol → Antabus-Syndrom, Acetaldehyd-Syndrom): (verunreinigte) Tierkohle, Calcium(cyanamid), n-Butylaldoxim (Butanaloxim), Tintlinge, einige orale Antidiabetika sowie Chemotherapeutika wie Furazolidon (s. auch unter MAO-Hemmstoffen), Metronidazol, Tinidazol, Ornidazol, Nimorazol u. a. Alkylnitroimidazole sowie Schwefelkohlenstoff oder Cephalosporin-Antibiotika.

II. Toxikokinetik und -dynamik

Resorption der Substanzen und ihrer Metabolite über Digestionstrakt (langsam, aber nahezu vollständig) und Respirationstrakt, aber auch über die Haut möglich.
Elimination sehr langsam und individuell stark schwankend: Disulfiram wird metabolisiert zu Diethyldithiocarbamat (vgl. Abschnitt I) und Schwefelkohlenstoff (teilweise über Lunge abgeatmet). Ausscheidung mit Fäzes und Urin (nur in Spuren) von untergeordneter Bedeutung.
Wirkung (auf Nervensystem und Kreislauf) komplex, vorwiegend infolge Enzymhemmung (z. T. durch Metabolite → insbesondere Aldehyddehydrogenase, daher lang anhaltende Alkoholüberempfindlichkeit). Neben Entstehung noch unbekannter toxischer Reaktionsprodukte ist erhöhter Acetaldehyd-Spiegel offenbar wesentlich (Acetaldehyd-Syndrom).
Relativ geringe **Toxizität steigt bei gleichzeitiger Alkoholeinwirkung** extrem!
LD Thiuram und Disulfiram (für Erwachsene):
- ohne Alkohol etwa 30 g,
- bei Alkoholspiegel um 1‰ etwa 1 g.

Die angeführten Dithiocarbamate sind wesentlich weniger toxisch. Lösungsmittel, Hilfsstoffe können toxikologisch bedeutsam werden.
Erhöhte Gefährdung auch durch Herz- und Kreislauf- sowie Leber- und Nierenerkrankungen, Diabetes, Hyperthyreose, Asthma, Krampfdisposition, Zweitmedikation und etwa ab dem 50. Lebensjahr.

III. Symptomatik

Lokale Reizerscheinungen an Augen, Schleimhäuten und Haut; evtl. allergische Manifestationen (Kontaktdermatitiden); insbesondere auch Lokalreaktionen auf alkoholhaltige Externa.
Wenige Stunden nach Aufnahme **toxischer** Dosen (vgl. Abschnitt II) Gastroenteritis, Ataxie, Hypothermie, Hypotonie (aszendierende Paralyse und Atemlähmung möglich); teilweise noch über mehrere Tage anhaltende zentralnervöse Beschwerden und (auch schon nach Aufnahme subtoxischer Mengen!) individuell sehr unterschiedlich starke Überempfindlichkeit gegen Alkohol: Mitunter schon wenige Minuten nach Genuss (kleiner Mengen) von Alkohol (Antabus-Syndrom)

T

$\rightarrow$ Schwitzen, Rötung der Haut (Gesicht $\rightarrow$ Brust, Nacken), Schwindelgefühl, Blutdruckabfall (Kollapsgefahr!), Arrhythmien, Tachykardie, Palpitation, Dyspnoe, evtl. Hyperventilation (mit Krämpfen) und Bewusstlosigkeit. Rückbildung im Verlaufe weniger Stunden; mitunter dann noch gastrointestinale und neurologische Störungen. Exazerbation vorbestehender Erkrankungen möglich (vgl. Abschnitt II).

IV. Therapie

Betroffene Schleimhäute, **Augen** und Haut gründlich mit Wasser spülen.

Nach **peroraler** Aufnahme reichlich trinken und (solange keine Resorptivwirkung erkennbar ist) wieder erbrechen lassen und/oder Magenspülung (s. Kap. 7.2.1 und 2).

Anschließend (ggf. stattdessen) als Laxans und Adsorbens isotone Lösung von Natriumsulfat mit Zusatz von Aktivkohle (vgl. Kap. 7.2.3). Nicht Rizinusöl, Milch oder Magnesiumsulfat verwenden.

Strengstes **Verbot von Alkohol** (auch in Form von Medikamenten oder Kosmetika, einschließlich externer Anwendung) für ca. 10 Tage. Vgl. Kap. 7.2.3.

Im Übrigen **symptomatisch**: Bei Kreislaufbeteiligung sofort Horizontallagerung, erforderlichenfalls Tropfinfusion mit Zusatz eines Vasokonstringens (s. Kap. 7.1.4); bei Kollapsgefahr (durch zusätzliche Alkoholaufnahme) ist hier die intravenöse Injektion von Vitamin C (0,5–1,0 g) und anschließend von einem injizierbaren Eisen-Präparat (ca. 80 mg Fe) möglicherweise Erfolg versprechend; evtl. Sauerstoff(be)atmung. In schweren Fällen Kontrolle und Korrektur des Säuren-Basen-Haushaltes. Nachbeobachtung von gefährdeten Organfunktionen (vgl. Abschnitt II).

Hinweise zum Inhalt von Literaturbeispielen

Substanzen, Toxikokinetik, -dynamik, Symptomatik und Therapie: Daunderer; Löser
Toxikologie von Dithiocarbamaten: Sagunski et al.
Anwendung, Pharmakokinetik, Haupt-, Neben- und Wechselwirkungen sowie Toxikologie: Ammon; Henschler (1996)
Chemie und Verwendung einzelner Verbindungen: Römpp

Thyreostatika (Antithyreodika)

I. Substanzen

A.

Thioharnstoff, Sulfocarbamid, Sulfoharnstoff, medizinisch nicht verwendet, technisch als Reagenz, in Kunststoff- und Textilindustrie u. v. a.
Thioharnstoff-Derivate (Thionamide):

Carbimazol (HWZ ca. 1 h, PB hoch), Neo-Thyreostat®.
Propylthiouracil (HWZ ca. 1–2 h, PB ca. 75–80%), Propycil®, Thyreostat® II.
Thiamazol, **Methimazol** (HWZ 2–6 h, PB gering), Favistan®, Methimazol®, Methizol®, Thyrozol®; aktiver Metabolit des Carbimazol.

Methylthiouracil, MTU, nicht mehr verwendet.
Phenylthioharnstoff und α-**Naphthylthioharnstoff**, „ANTU" – **LD** p. o. 1–40 g – als Rattengift verwendet.
Proloniumiodid, Endojodin®: toxische Auswirkung auf Schilddrüsenfunktion evtl. ähnlich wie bei Thionamiden.
Rhodanide (Thiocyanate), relativ wenig gebräuchlich, weitgehend ungiftig (s. Kapitel Thiocyanate).

B.

Natrium- und (Kalium-)**Perchlorat**, Irenat®; Iodinationshemmer.

Thyreostatisch wirksame **Phytopharmaka** wie z. B. Extrakte aus Wolfstrappkraut (*Lycopus virginicus* bzw. *Lycopus europaeus*) als Cycoaktrin® N, Prothyrysat® Bürger Lösung, Thyreogutt®, Thyreo-Loges, in Mutellon®; akut toxikologisch – bis auf möglichen Ethanolgehalt – weitgehend unbedenklich.
Diiodtyrosin, Strumedica®, vgl. auch Kap. Iod.

II. und III. Toxikokinetik, -dynamik und Symptomatik

A.

Thioharnstoff und seine Derivate (vgl. Abschnitt I) werden enteral rasch und relativ vollständig **resorbiert** und zum Großteil durch Ausscheidung über die Nieren, vorwiegend als Metabolit (wenig über Galle) **eliminiert**. Carbimazol wird innerhalb von Minuten zum Thiamazol metabolisiert. Im Gegensatz zur chronischen Vergiftung spielt die akute Überdosierung praktisch keine Rolle und ist kaum lebensbedrohlich.
Durch Schleimhautreizung **lokal** Nausea, Erbrechen, epigastrischer Schmerz, Diarrhöe. Nur in Extremfällen oder bei Überempfindlichkeit bzw. **Allergie** (Thiouracile häufig als Antigene wirksam) → Reaktion an Haut (Pruritus, Urtikaria, Erytheme, Lupus-erythematodes-ähnliches Syndrom), Schleimhäuten (Stomatitis, Pharyngitis), Gelenken (Arthralgien), Gefäßen (Vaskulitis), Knochenmark (Leukopenie, Agranulozytose), Fieber, sehr selten auch Lungenödem und fulminante Hepatitis (Carbimazol) möglich. Nach ANTU auch Hypothermie und Hyperglykämie möglich.
Cave: Teratogenität der Thyreostatika.

B.

Perchlorate werden enteral rasch resorbiert und unverändert renal ausgeschieden; sind im Gegensatz zu Chloraten und Iodaten akut kaum toxisch (keine Methämoglobin-Bildner); bei massiver Intoxikation mit Kaliumperchlorat eher Kalium-Wirkung (s. Kap. Kalium).

IV. Therapie

Nach peroraler Aufnahme reichlich trinken lassen, ggf. anschließend Erbrechen auslösen; evtl. in Abhängigkeit von Dosis Gabe von Aktivkohle (s. Kap. 7.2.2 und 3).
Weiter symptomatisch. Später Blutbildkontrolle, besonders bei endokrinologischer Erkrankung Kontrolle der Schilddrüsenfunktion.

Hinweise zum Inhalt von Literaturbeispielen

Pharmakokinetik, Haupt-, Neben- und Wechselwirkungen von Thyreostatika: Ammon
Anwendung, Haupt- und Nebenwirkungen thyreostatisch wirksamer Phytopharmaka: Gessner/Orzechowski; Schulz/Hänsel
Wirkungen und Risiken von Thyreostatika in der Schwangerschaft: Spielmann et al.
Sachgerechte Anwendung, klinische Pharmakologie und Nebenwirkungen von Thyreostatika: Farwell/Braverman; Meng/Ziegler

Tinten

I. Substanzen

Farbstoffe, verdünnt mit Wasser, Alkohol, Öl oder (indifferenten) halbfesten und festen Streckmitteln.

Prinzipielle Zusammensetzung

Als **Farbstoffe** (in wässriger Lösung, pastöser Form, Tabletten- oder Stiftform) werden vielfach Triphenylmethan-Farbstoffe bzw. Anilinfarben verwendet. Derartige Farben auch in „Ostereierfarben", „Haushaltfarben" (z. B. Brauns Farben®, hier stark verdünnt mit dem laxierend wirkenden Glaubersalz) und manchen „Batikfarben" sowie als Mikroskopierfarben, in analytischen Reagenzien und teilweise als Desinfizienzien oder Anthelminthika. Vorwiegend in Gebrauch bzw. toxikologisch u. U. bedeutsam sind beispielsweise Anilinschwarz, Anilinblau, Gentianaviolett, Methylenblau, Methylviolett, Kristallviolett, Diamantfuchsin, Naphthalengrün, Tintenblau, Tintenschwarz, Nigrosin. Bei einigen Substanzen muss mit Verunreinigungen, evtl. auch Abspaltung von Anilin gerechnet werden! Siehe auch Kapitel Farbstoffe.

A.

Eisengallustinte, meist benutzte Schreibtinte, Lösungen von Eisen(II)sulfat (unter 1 %), Gerbstoffen (bis max. 10 %) und Salzsäure (5–10 %); geringe Zusätze von Glykolen, Gummi arabicum, Phenol und Farbstoffen (s. oben).

B.

Farbtinten: Farbstoffe (unter 1 % wässriger Lösung) wie Eosin (Tetrabromfluorescein) für rote Tinte oder Naphthalingrün (s. oben) für grüne Tinte. Zusätze von Gummi arabicum und Formalin (unter 1 %).

C.

Geheimtinten (sympathetische Tinten), meist Metallsalzlösungen (2–10 %), z. B. Bleiacetat, Eisen(II)sulfat oder Eisen(III)chlorid, Cobaltchlorid, Kupfersulfat; auch verwendet werden Oxidationsmittel, wie z. B. Kaliumnitrat, Kaliumchlorat (in ca. 10 %iger wässriger Lösung), sowie 10 %ige Lösungen von Schwefelsäure oder Laugen; leider auch als „Scherzartikel" im Handel. Toxikologisch ähnlich auch **Stahlätztinten** (Kombinationen von Salpetersäure, seleniger Säure und Kupfersulfat).

D.

Glastinten: Für Glasaufschriften meist pastöse bis halbflüssige Gemische aus 10–20 % Bariumsulfat, 70–80 % Wasserglas-Lösung sowie Holzkohle oder Mineralfarben. Für Glasätzung hochprozentige Lösungen von Ammoniumfluorid, Flusssäure, evtl. mit Bariumsulfat in pastöse Form gebracht.

E.

Hektographentinten: Etwa 10 %ige Lösungen von Farbstoffen (häufig Anilinfarben) mit je etwa 10 % Spiritus- und Glycerin-Zusatz. Hektographentinkturen enthalten Methanol, siehe daher dieses Kapitel!

F.

Kopiertinten, ähnlich zusammengesetzt wie Hektographentinten (s. oben), jedoch mit Zusätzen von Dextrin, Zucker sowie geringen Mengen von Essig-, Salicyl- oder Carbolsäure.

G.

Kopierstifte, **Tintenstifte**: Gemische aus Ton, Talk, Kalkstearat und Traganth mit hohem Anteil von Anilinfarben, z. B. Methyl- oder Gentianaviolett (Methylrosanilinchlorid); aber auch gewebsverträglichere Farbstoffe.

H.

Kugelschreiberfüllungen: Hochprozentige Lösung von Anilinfarben in Benzylalkohol, Polyglykol o. ä.

T

I.

Stempel(kissen)farben, analog Farbtinten (als max. 5 %iger Farbanteil vorwiegend Methylviolett, Methylenblau, Nigrosin u. Ä.), Zusatz von Ruß in (glycerin-) wässriger, alkoholischer oder öliger Lösung bzw. Suspension; selten nitrobenzolhaltig (s. Kap. Nitroverbindungen)

J.

Tintentabletten und **-pulver**: Konzentrate von Eisengallus- und Farbtinten (s. oben), die in Wasser gelöst gebrauchsfertige Tinten ergeben.

K.

Tintentod, **Tintenkiller**: Tinten(fleck)entferner aus Seife, Oxalsäure, Natriumdithionit, Formaldehyd und inerten Trägerstoffen.

L.

Wäsche(zeichen)tinten: Hochprozentige Lösungen von Anilinfarben (Gefahr am ehesten für Säuglinge und Kleinkinder durch verunreinigtes Anilinschwarz) das auch aus Wäsche, die nach dem Zeichnen nicht gewaschen wurde, über die Haut resorbiert werden kann); toxikologisch u. U. auch Zusätze von Lösungsmitteln, Kupfer- und Eisensalzen von Einfluss.

II. und III. Toxikokinetik, -dynamik und Symptomatik

Gewöhnliche Schreibtinten (s. Abschnitte I A und B) sind relativ harmlos, alle übrigen Tinten können zu schweren Vergiftungen führen:
Lokale Schädigung von Schleimhäuten und Geweben, z. B. durch hohen Methyl- oder Gentianaviolett-Anteil (Tintenstift oder -tabletten) → Gastroenteritiden, evtl. mit erheblichem Wasser- und Elektrolytverlust sowie Ulzeration der Magenschleimhaut; tief reichende Nekrose von Konjunktiva oder Kornea („Tintenstift-Nekrose"), u. U. lang anhaltende Tätowierung nach Hautverletzung mit Farbstift möglich. Schwere Schleimhautschädigungen auch durch Geheim-, Stahlätz- und Glastinten (s. Abschnitte I C und D bzw. Register). In Extremfällen nach **Resorption** toxischer Mengen Folgen von Methämoglobinbildung und Hypoxie (s. unter Anilin); weiter siehe Hinweise in Abschnitt I. Allergische Manifestationen möglich, z. B. nach Gentianaviolett.

IV. Therapie

A. und B.

Nach peroraler Aufnahme von **Schreibtinten** Mund ausspülen und reichlich trinken lassen, allenfalls Aktivkohle nachgeben. Nachbeobachtung.

C.

Nach peroraler Aufnahme von **Geheim-** oder **Stahlätztinten** unbekannter Zusammensetzung sofort Schleimhautinspektion und grobe Information über pH mit Indikatorpapier, siehe dann ggf. unter Säure- oder Laugenvergiftung (s. dieses Kapitel). Nach Aufnahme größerer Mengen Behandlung wie bei Ingestion korrosiver Substanzen. Kein Erbrechen auslösen. Evtl. Magenspülung und Absaugung des Inhalts unter endoskopischer Sicht. Giftinformationszentrum konsultieren!

D.

Nach Ingestion von **Glastinten** zunächst wie bei Geheimtinten (s. Abschnitt IV C), dann schnellstmöglich Ermittlung der Zusammensetzung und spezifische Behandlung aufgrund der Inhaltstoffe (s. Abschnitt I D).

E. bis L.

Nach peroraler Aufnahme von **Tintenstift, -tabletten, -pulver** oder von anderen hochprozentigen Farbstoffzubereitungen sofort Giftverdünnung und -entfernung wie unter Abschnitt IV C. Cave: Rizinusöl, Milch, Fette und Alkohol. Ggf. weiter symptomatisch; Diät (Hafer- oder Reisschleim), Nachbeobachtung (vgl. Abschnitte II/III).

Bei Einwirkung von Tintenstift auf Augen: Sofort bei gut geöffnetem Lidspalt unter fließendem Wasser und so bald als möglich mit 5%iger Vitamin-C-Lösung (aus Ascorell®- oder Synum®-Amp.) oder 2%iger Fluorescein-Lösung (wiederholt über 24 h) spülen. Überweisung zum Augenarzt.

Bei Hautverletzung mit Tintenstift: Wundexzision und -spülung. Bei kleinen, kosmetisch störenden Tätowierungen zunächst kontrollierten Spontanrückgang abwarten.

Hinweise zum Inhalt von Literaturbeispielen

Substanzen, Symptomatik und Therapie: Velvart
Verhalten bei Intoxikationen im Kindesalter: v. Mühlendahl et al.
Zusammensetzung und Arten von Tinten: Römpp; Vollmer et al. (1991)

Titan

I. Substanzen

A.

Titanmetall und **Titandioxid**, verwendet beispielsweise als Pudergrundlage, optische Aufheller, weißer Pigmentzusatz, in Lichtschutzpräparaten. Andere Titanoxide ohne praktische Bedeutung.

Titanhalogenide:

Titantetrafluorid sowie **Titantetrachlorid** und Titanoxichlorid in (militärischen) Nebelmitteln sowie zur Gewinnung des reinen Metalls; sehr feuchtigkeitsempfindlich (Hydrolyse! Intensive Säurewirkung!), stark ätzend!

Titantetraiodid sowie **Titantetrabromid** sind harmloser und nur von untergeordneter, spezieller Bedeutung.

Titansulfate, bedeutsam **Titanylsulfat**, Beiz- und Gerbmittel, wasserlösliches Zwischenprodukt für Farbstoffherstellung.

Titanate, z. B. Calcium-, Bismut-, Barium-, Bleititanat (Farbpigmente), sind relativ harmlos, allenfalls sind Beimengungen löslicher (Barium- oder Blei-)Salze bedeutsam (s. ggf. Sachregister).

B.

Organische Titan-Verbindungen:

Kaliumtitanyloxalat (kristallin, wasserlöslich, aber relativ stabil), Beizmittel für Woll- und Lederfärbung, mitunter auch als Bestandteil von Fleckenwasser.

Titansäureester bzw. Alkyltitanate und Titanchelate, vorwiegend flüssig, wachsende technische Bedeutung als (Kunstharz-)Lackzusätze sowie als Haftvermittler und für Klebefolien, ferner als Dispergierhilfsmittel und Imprägniermittel und Katalysatoren. Beispiele: Tyzor AA® (Titanacetylacetonat), Tyzor PB® (teilpolymerisiertes Butyltitanat), Tyzor TE® (Triethanolamintitanat), TPT (Tetraisopropyltitanat),

Titancarbonyle, Treibstoffzusätze.

II. und III. Toxikokinetik, -dynamik und Symptomatik

A.

Perorale Aufnahme oder Inhalation von **Titanhalogeniden** verursacht starke Säureverätzung (durch Hydrolyse Freisetzung von HCl, HF usw.; Verlauf daher etwa wie in Kapiteln Säure, ggf. Brom, Fluor, Iod). Die meisten der übrigen **anorganischen** Titan-Verbindungen (sowie **Titanmetall**) werden aufgrund ihrer schlechten Löslichkeit kaum resorbiert und sind daher im Allgemeinen peroral nicht akut toxisch.

B.

Nach Aufnahme **organischer** Titan-Verbindungen, über deren akute Toxizität nur wenig bekannt ist, muss neben lokalen Reizerscheinungen (z. B. gastrointestinale Beschwerden) aufgrund teilweise guter Lipidlöslichkeit (z. B. einiger Titanester) mit Resorptivwirkungen (z. B. auf das ZNS) gerechnet werden; abgespaltene Alkohole bzw. Chelatbildner können toxikologisch ausschlaggebend sein.

Nach Aufnahme (Inhalation, Hautresorption usw.) von Titancarbonylen Verlauf etwa wie bei Nickelcarbonyl (s. Kap. Nickel).

IV. Therapie

A.

Titanhalogenide von Haut mit Wattetupfer, Seiden- oder Löschpapier trocken abtupfen, dann unter fließendem Wasser gründlich spülen. Nach Einwirkung auf Augen oder nach (außergewöhnlicher) peroraler Aufnahme Maßnahmen sinngemäß wie bei Säure- bzw. Halogenwasserstoff-Vergiftung (vgl. Abschnitte II/III A), nach Inhalation wie im Kap. Chlor.

B.

Nach peroraler Aufnahme (lipoidlöslicher) **organischer Titan-Verbindungen** sofort isotone Natriumsulfat-Lösung, Aktivkohle und/oder Magenspülung wie Kap. 7.2.1 und 3. Weiter symptomatisch unter besonderer Beachtung des neurologischen Status, von Herz-Kreislauf- sowie Leber- und Nierenfunktion.
Nach Aufnahme von Titanicarbonylen Maßnahmen sinngemäß wie bei Nickelcarbonyl (s. Kap. Nickel).

Hinweise zum Inhalt von Literaturbeispielen

Substanzen, Symptomatik und Therapie: Daunderer
Chemie und Verwendung von Titan und Titan-Verbindungen: Römpp

Tranquillizer
und vergleichbare Psychopharmaka

Tranquillizer, Tranquillanzien, „minor tranquillizer", Psychosedativa, Anxiolytika, Ataraktika zur symptomatischen Behandlung von Unruhe, Angst- und Spannungszuständen; teilweise auch verwendet als (Kurz-)Hypnotika, Antikonvulsiva (Antiepileptika) und Muskelrelaxanzien (Myotonolytika), vereinzelt auch vorkommend in chinesischen Phytopharmaka.

I. Substanzen

T

■ **Benzodiazepine** (umfangreiche Gruppe), z. B.:
Alprazolam (HWZ 6–20 h, PB 70 %), Cassadan®, Esparon®, Tafil®, Xanax®.
Bromazepam (HWZ 8–22 h, PB 50 %), Bromazanil, bromazep, Bromazepam Atid 6, bromazepam-neuraxpharm®, durazanil, Gityl®, Lexostad®, Lexotanil®, neo OPT®, Normoc®.
Brotizolam (HWZ 4–10 h, PB 90 %), Lendormin®.
Chlordiazepoxid (HWZ 6–24 h, PB 96 %), Multum®, Radepur®.
Clobazam (HWZ 10–32 h, PB 90 %), Frisium®.
Clonazepam HWZ 20–60 h, PB 86 %), Antelepsin, Rivotril®.

Clotiazepam (HWZ 3–15 h, PB 99 %), Trecalmo®.

Diazepam (HWZ 24–48 h, PB 99 %), Faustan®, Lamra®, Stesolid®, Tranquase®, Valiquid®, Valium® u. v. a.

Dikaliumchlorazepat (HWZ 40–80 h, PB 98 %), Tranxilium®.

Flunitrazepam (HWZ 10–20 h, PB 78 %), Flunimerck®, Fluninoc®, Rohypnol®; teilweise als „Heroin-Ersatz" oder „K.-o.-Tropfen" zur Betäubung von Opfern krimineller Handlungen.

Flurazepam (HWZ 2,5 h, PB 97 %), Dalmadorm®, Staurodorm® Neu.

Halazepam (HWZ 30–36 h, PB 95 %).

Ketazolam (HWZ 1–3 h, PB 93 %).

Loprazolam (HWZ 8–9 h), Sonin®.

Lorazepam (HWZ 10–40 h, PB 91 %), durazolam, Laubeel®, Lorazepam-neuraxpharm®, Pro Dorm®, Punktyl®, Somagerol®, Tavor®, Tolid®.

Lormetazepam (HWZ 10–15 h, PB 90 %), Ergocalm®, Loretam®, Noctamid®.

Medazepam (HWZ 2–12 h, PB 99 %), Rudotel®.

Metaclazepam (HWZ 7–23 h), Talis®.

Midazolam (HWZ 1,5–3 h, PB 98 %), Dormicum®.

Nitrazepam (HWZ 20–30 h, PB 87 %), Dormalon®, Dormo-Puren®, Eatan®, imeson®, Novanox®, Radedorm®.

Nordazepam, Nordiazepam, Desmethyldiazepam (HWZ ca. 48 h, PB 96 %), Tranxilium®N.

Oxazepam (HWZ 6–20 h, PB 98 %), Adumbran®, Azutranquil®, durazepam®, Mirfudorm®, Noctazepam, Praxiten®, Sigacalm®, Uskan®.

Prazepam (HWZ 0,3 h), Demetrin®, Mono-Demetrin®.

Temazepam (HWZ 6–25 h, PB 98 %), Neodorm®, Norkotral®, Tema®, Planum®, Pronervon®, Remestan®.

Tetrazepam (HWZ 10–20 h, PB.30–70 %), Musaril®.

Triazolam (HWZ 2–5 h, PB 90 %), Halcion®.

■ **Carbaminsäure-Derivate**:

Carisoprodol (HWZ, PB s. Meprobamat), Sanoma®, SOMA®; mit kurzer HWZ zu Meprobamat metabolisiert; Todesfall schon nach 3,5 g (Kleinkind).

Meprobamat (HWZ 6–8 h, PB 0–30 %), Visano®, toxische Plasmakonzentration > 120 mg/l.

■ **Andersartige**:

Buspiron (HWZ 2–3 h, aktiver Metabolit ca. 6 h; PB > 95 %), Anxut®, Bespar®; Busp®; ungeklärter Wirkmechanismus auf mehrere Transmittersysteme, bei Überdosierung Toxizität begrenzt; sedativ evtl. extrapyramidal-motorisch störend.

Hydroxyzin (HWZ ca. 7–20 h), AH 3® N, Atarax®, Elroquil®; auch chinidin- und atropinartig und antiemetisch wirksam, da H_1-Antihistaminikum (vgl. spezielles Kapitel); in sehr hohen Dosen Erregungszustände, Hypotonie, Mundtrockenheit.

Xylazin (HWZ ca. 5 h), Rompun®, Proxylaz®; veterinärmedizinisch i. v. und i. m. häufig eingesetzter Tranquillizer und Sedativum mit analgetischer, muskelrelaxierender Wirkung und engem therapeutischen Index (bereits 2–3fache therapeutische Dosis vital bedrohlich; strukturell und pharmakologisch ähnlich Pheno-

thiazinen und Clonidin (zentrales α_2-Sympatholytikum, vgl. eigenes Kapitel); **KD** i. v./i. m. ca. bei 200 mg (Koma, Apnoe).
Zaleplon (HWZ ca. 1 h, PB 60 %), Sonata®; Pyrazolopyrimidin-Derivat als Kurzzeithypnotikum benzodiazepinähnlich.

In klinischer Entwicklung auch **Bretazenil**, Partialagonist am Benzodiazepinrezeptor; anxiolytisch, antikonvulsiv und relativ nebenwirkungsarm.
Neuroleptika (Ataraktika, „major tranquillizers"): Butyrophenone, Phenothiazine und toxikologisch verwandte Pharmaka s. spezielle Kapitel.
Reserpin s. Kap. Rauwolfia-Alkaloide.
Antidepressiva (Thymoleptika, Thymeretika): z. B. Monoaminoxidase-(MAO-)Hemmstoffe, Dibenzazepine u. a. Antidepressiva s. spezielle Kapitel.
Lithiumsalze s. Kap. Lithium.
Psychostimulanzien (Psychoanaleptika, Psychotonika): Anorexika, Nootropika s. Kap. Analeptika.
Chlormezanon s. Kap. Muskelrelaxanzien.
Psychodysleptika s. Kap. Halluzinogene.

II. Toxikokinetik und -dynamik

Resorption der Tranquillizer über Gastrointestinaltrakt gut und unterschiedlich, schnell (innerhalb 0,5–3 h) bei Alprazolam, Brotizolam, Clotiazepam, Diazepam, Flunitrazepam, Flurazepam, Halazepam, Medazepam, Midazolam, Nordazepam, Prazepam, Temazepam; langsamer (innerhalb 4–6 h) bei Clonazepam, Lorazepam, Nitrazepam, Oxazepam; nach rektaler Applikation nach ca. 4 h.
Elimination der Benzodiazepine durch Biotransformation (z. B. N-Demethylierung, Hydroxylierung) unterschiedlich, teilweise entstehen (weniger) wirksame Metabolite mit z. T. längerer Halbwertszeit als ursprüngliche Muttersubstanzen. Ausscheidung als freie oder glukuronidierte Produkte über die Nieren (meist geringerer Anteil), auch über die Galle und Darm. **Plasmahalbwertszeiten** der Tranquillizer s. Abschnitt I., jedoch ohne zwingend enge Beziehung zur Wirkungsdauer. Verzögerungen bei Insuffizienz der Eliminationsorgane evtl. bedeutsam. Relativ große Lipophilie, großes Verteilungsvolumen und starke Proteinbindung für sekundäre Eliminationsverfahren nachteilig (Ausnahme Meprobamat).
Wirkung im toxischen Bereich gekennzeichnet durch Verminderung der motorischen Spontanaktivität, Abschwächung polysynaptischer Reflexe (zentral muskelrelaxierende Wirkung), Blutdrucksenkung. Interaktionen mit **Steigerung der Toxizität** von Benzodiazepinen bedeutsam vor allem bei Kombinationsvergiftungen, z. B. mit Alkohol, Analgetika, Barbituraten (!), anderen Schlaf- und Beruhigungsmitteln, trizyklischen Antidepressiva, Phenothiazinen (!); gesteigerte Toxizität von Buspiron durch Interaktion mit Hemmern des Cytochroms CYP 3A4 (z. B. Erythromycin, Itraconazol → Kumulation, ca. 5–20facher Blutspiegel). Nach z. B. suizidal intendierter i. m. Selbstinjektion von Xylazin Einsetzen der Symptomatik in wenigen Minuten, ähnlich bei inhalativem Missbrauch der getrockneten, pulvrigen Injektionslösung.
Toxische Plasmaspiegel siehe Anhang.

T

III. Symptomatik

Akute reine Vergiftungen mit Tranquillizern (eher selten) im Allgemeinen relativ harmlos (kaum lebensbedrohlich unterhalb hundertfacher therapeutischer Dosis), anders jedoch bei Mischintoxikationen (Todesfälle möglich). Nach Aufnahme toxischer Dosen bei **leichteren** und **mittleren Vergiftungen** zu erwarten: verwaschene Sprache, Schläfrigkeit bis zur Somnolenz, Muskelerschlaffung, Hypotonie, Schwindel, teilweise auch Unruhe, Angstzustände, u. U. aggressives Verhalten, selten Halluzinationen.

Schwere und **schwerste Vergiftungen**: Benommenheit, Lethargie, Ataxie, Verwirrtheit, mäßige bis deutliche Atemdepression (am ehesten bei Flunitrazepam), Stupor bis Koma (selten, jedoch häufiger bei Mischintoxikationen). Muskelrelaxierende Wirkung fehlt bei 1,5-Benzodiazepinen (z. B. Clobazam) weitgehend und ist bei den als Myotonolytika verwendeten Präparaten (z. B. Tetrazepam) besonders ausgeprägt. Neurologisch-psychiatrische Symptomatik u. U. besonders ausgeprägt oder paradox bei prädisponierten Patienten (z. B. Kinder mit ZNS-Störungen, hohes Lebensalter). Allergische Reaktionen selten möglich. Xylazin-Intoxikation gekennzeichnet durch nur initalen Blutdruckanstieg, Miosis, trockenen Mund, (anticholinerge Wirkung), Bradykardie, Hypothermie, starke Sedierung bis Koma, anhaltende Hypotonie, respiratorische Depression bis Apnoe, Blutzuckeranstieg.

IV. Therapie

Beachte: Spontanverlauf im Allgemeinen gutartig, bei Gesunden ohne Mischintoxikation fast nie bedrohlich (Ausnahme Xylazin!).

Nach peroraler Aufnahme extremer Dosen von Tranquillizern Magenspülung unter Beachtung üblicher Kautelen, bei schnell resorbierbaren Substanzen (vgl. Abschnitt II) nur innerhalb von 2–3 h, bei langsamer resorbierten Substanzen auch noch nach Stunden sinnvoll (vgl. Kap. 7.2.1). Danach Gabe von Aktivkohle (Adsorption von Muttersubstanzen; Metabolite aus enterohepatischem Kreislauf) und isotonischer Natriumsulfat-Lösung (s. Kap. 7.2.3). Forcierte Diurese und **extrakorporale Detoxikationsverfahren** wie Hämodialyse und Hämoperfusion wenig hilfreich (Ausnahmen: Meprobamat, gute Wirkung durch Hämodialyse; Mischintoxikationen).

Symptomatisch: Bei Ateminsuffizienz Intubation und Beatmung. Kreislaufkontrolle, bei Hypotonie Flüssigkeitsersatz und Sympathomimetika (siehe z. B. Kap. 7.1.4).

Als **Antidot** und spezifischer Benzodiazepin-Antagonist Flumazenil, Anexate®, (Aufhebung aller zentralen Benzodiazepin-Wirkungen). Einsatz selten erforderlich, u. U. jedoch auch aus differenzialdiagnostischer Erwägung und zur Vermeidung aggressiver Verfahren bei Mischintoxikationen sinnvoll. Cave: relativ kurze Halbwertszeit von Anexate® (0,86 h), daher Gefahr der Wirkungsabschwächung und Reintoxikation nach ca. 1 h. Akut einsetzende Entzugssymptomatik bei Benzodiazepin-Abhängigkeit möglich!

An Möglichkeit von Mischintoxikationen denken!

Dosierung: initial 0,2 mg i. v., dann Dosis-Titration in Minutenabständen mit jeweils 0,1 mg bis zur Wirkung; max. bis 10 mg; sonst auch Dauerinfusion mit 0,1–0,3 mg/h möglich. Tolazolin (z. B. initial 10 mg Priscol® i. v.), sofern verfügbar als funktioneller Antagonist bei Nichtansprechen der Hypotension und Bradykardie auf Atropin, Orciprenalin bei Xylazin-Intoxikation möglich, da Naloxon unwirksam. Zum Nutzen wiederholter Vergleiche von Handschriftproben in klinischer Verlaufskontrolle und Nachbeobachtung siehe Allg. Teil, Kap. 6.2.14.

Hinweise zum Inhalt von Literaturbeispielen

Sachgerechte Anwendung, Pharmakokinetik und Nebenwirkungen: Klotz/Laux; Benkert/Hippius; Göthert et al.

Speziell Buspiron: Volz et al.; speziell Xylazin: Hoffmann/Meister/Golle et al.; Capraro/Wiley/Tucker; Hentschel

Therapie von Intoxikationen: Seyffart; Albrecht; Maurer et al.

Nachweismethoden: Schütz, H.; v. Meyer/Schütz

T

Ulkusmittel

I. Substanzen

A. Protonenpumpenhemmer (Blocker der H^+,K^+-ATPase)

Esomeprazol, Nexium®, S-Enantiomer des Omeprazol.

Lansoprazol, Agopton®, Lanzor®.

Omeprazol, Antra®, Gastracid, Gastroloc®, OME-PUREN®, OME-nerton®, OMEP®, Ome-TAD®, Ome-Q®, Ome-Lich®, Omebeta®, Omegamma®, Omelind®, Unor® u.a.

Pantoprazol, Pantozol®, Rifun®, in Kombination mit Amoxicillin, Clarithromycin in ZacPac®.

Rabeprazol, Pariet®, Pariet®Sieben.

B. Antazida

■ **Aluminium-Verbindungen**:
Almasilat, (organische Al-Mg-Verbindung), Megalac®-Almasilat, Simagel®.

■ **Aluminiumhydroxid**, als **Algedrat** (Suspension amorphen Aluminiumhydroxids), Aludrox®, in Liquirit®, Maaloxan®, almag von ct; Aluminiumoxid/Magnesiumoxid-Kombination, als anti-phosphat Gel bei Hyperphosphatämie; in Kombination mit Magnesiumhydroxid in Maalox®70mVal Suspension, Progastrit®, Gaviscon®, Tepilta®.

Aluminium-Magnesium-Carbonat, Colina® Spezial Pulver, Duoventrinetten® N Kautabletten; als **Aluminium-Magnesium-Silicopolyhydrat**, Ultilac®; als **Aluminium-Magnesium-Silicathydrat**, Gelusil Lac®, Gelusil® Liquid.

Aluminiumphosphat, Phosphalugel®.

Attapulgit (Al-Mg-Silicat), gastropulgit®.

Hydrotalcit (organische Al-Mg-Verbindung), ANCID®, Megalac®-Hydrotalcit, Talcid®, Talidat®.

Magaldrat (organische Al-Mg-Verbindung), in Gastrimagal®, Gastripan®, Gastrostad®, Glysan®, Hevert-Mag®, Magaldrat beta®, Magalphil®, Magasan®, Magastron®, Magmed®, Marax®, Riopan®, Simaphil®.

Silmaldrat (Al-Mg-trisilicat), Masigel®; ähnlich auch Gelusil® (s.o.).

Smectit (organische Al-Mg-Verbindung; Adsorbens), Colina®.

Sucralfat (mit basischem Al-Salz; Schleimhautprotektivum), Sucrabest® sowie Sucraphil® und Ulcogant® (auch Mg-haltig).

■ **Proglumid** (Gastrin-Cholecystokininrezeptor-Antagonist), in Milid® (Mg-haltiger Sekretionshemmer).

Weitere Antazida (z.B. **Natriumhydrogencarbonat**, „Bicarbonat", „Natron", nur noch in Selbstbehandlung gebräuchlich) und Ulkusmittel siehe in den Kapiteln H_2-Rezeptorenblocker, Parasympatholytika, Prostaglandine, Wismut.

Pflanzliche Ulkusmittel wie Zubereitungen von Kamillenblüten (z. B. in Gastrarctin®) oder Süßholzwurzel: s. Kap. Hustenmittel.

II. Toxikokinetik und -dynamik

A.

Orale Verfügbarkeit der **Protonenpumpenhemmer** beträgt 60–70 %, Metabolisierung der inaktiven Vorstufen (im sauren pH-Bereich) zu wirksamen Sulphenamid-Derivaten (durch Cytochrom P450), auch wegen starker Proteinbindung (> 95 %) sind Interaktionen möglich (z. B. mit Benzodiazepinen, Phenytoin, oralen Antidiabetika oder Antikoagulanzien). HWZ 0,7–1,3 bzw. 1,5 h. Ausscheidung der konjugierten Metaboliten vorwiegend renal.

B.

Unterschiedliche Neutralisationskapazität der **Antazida** akut toxikologisch wenig bedeutsam; gastrointestinale Resorption steigt von Al- (ca. 1 %) über Mg- (ca. 10 %) -Verbindungen bis zum „Bicarbonat" (100 %); renale Ausscheidung am wichtigsten für Mg-haltige Präparate (vgl. Abschnitt I B u. Kapitel Magnesium).

III. Symptomatik

A. Protonenpumpenhemmer

Auch im Hinblick auf bekannte Nebenwirkungen muss bei akuten Vergiftungen gerechnet werden mit gastrointestinalen, zentral- und/oder vegetativ-nervösen, hämatologischen und allergischen Symptomen unterschiedlichen Grades, allenfalls auch mit hepatologischen und sensorischen Komplikationen (im Extremfall z. B. Sehstörungen → Erblindung) sowie mit präparatspezifischen Interaktionen (s. o.).

B. Antazida

Im Gegensatz zur vielfältigen systemischen Toxizität bei langfristiger Überdosierung von Antazida (s. Literaturhinweis) sind bei der akuten Vergiftung nur relativ harmlose und rasch abklingende Beschwerden im Gastrointestinalbereich zu erwarten; in schweren Fällen kann ggf. die Magnesium-Wirkung (s. Kap. Magnesium) oder die Störung des Säuren-Basen-Haushalts (s. Kap. 7.1.17) die Symptomatologie bestimmen.

U

IV. Therapie

Nach Ingestion voraussichtlich toxischer Mengen reichlich trinken lassen; flüssigkeitsreiche Schleimkost; ggf. symptomatische Maßnahmen unter Beachtung der Hinweise in den vorangehenden Absätzen, evtl. auch der Kapitel 6 und 7 des Allgemeinen Teils.

Hinweise zum Inhalt von Literaturbeispielen

Pharmakotherapie, Eintritt und Verhütung toxischer Nebenwirkungen von Ulkusmitteln: Ruoff; Forth/ Henschler et al.; Fülgraff/Palm

Anwendung, Haupt- und Nebenwirkungen pflanzlicher Ulkusmittel: Schulz/Hänsel

Uran

I. Substanzen

Uran, Ausgangsstoff zur Herstellung wichtiger Isotope (siehe Kapitel Radioaktive Stoffe!). Praktisch bedeutsam sind:

Uranoxide wie Uranschwarz und Uranrot zur Farbtönung von Porzellan, Keramik und Gläsern; nicht wasserlöslich.

Uranhexafluorid, verwendet zur Gewinnung von „Kernbrennstoff", besonders gefährlich (siehe unter Fluoriden); wasserlöslich.

Natriumdiuranat, als Urangelb zur Herstellung von Urangläsern und keramischen Farben; wasserlöslich.

Uranylnitrat und **-acetat**, verwendet in analytischer Chemie, zur Eiweißfällung, Ausgangssubstanz für andere Uran-Verbindungen, ferner in Fotografie und Herstellung von Tonbändern und Lichtpausen; wasserlöslich.

II. Toxikokinetik und -dynamik

Enterale **Resorption** bei wasserlöslichen und unlöslichen Verbindungen, parenterale Resorption praktisch nur bei wasserlöslichen Uran-Verbindungen bedeutsam. Retention resorbierten Urans (z.B. in Knochen), sehr langsame **Ausscheidung** vorwiegend über Nieren (dabei auftretende Schädigung meist reversibel).

Wirkung von Uranoxiden u.a. unlöslichen Verbindungen im Wesentlichen auf die Lunge beschränkt, sonst aber nach enteraler und parenteraler Resorption toxischer Mengen vorwiegend Nierenschäden und ihre Folgen sowie Lähmung des Atemzentrums bedrohlich. (Über zusätzliche Strahlenschäden – z.B. während Retention in der Lunge – s. Kapitel Radioaktive Stoffe).

III. Symptomatik

Nach **Inhalation** Reizerscheinungen im Bereich betroffener Schleimhäute und Möglichkeit der Ausbildung eines schweren, toxischen Lungenödems (Verlauf und Komplikationen etwa wie im Kap. Chlor). Durch lösliche Verbindungen Resorptivwirkungen ähnlich wie nach peroraler Aufnahme (s. Abschnitt II und unten).

Nach **peroraler** Aufnahme gastrointestinale Reizerscheinungen und im Verlauf der folgenden Tage (Latenz meist 1–4 Tage) Entwicklung von Nierenfunktionsstörungen wie Polyurie, Albuminurie, Oligurie, Anstieg von harnpflichtigen Substanzen und Blutdruck; zudem Azidose, evtl. Ödeme und Aszites. Sofern nicht Exitus in Urämie, gewöhnlich vollständige Rückbildung der Funktionsstörungen von Nieren (Leber und Myokard). Bei massiver Vergiftung apoplektiformer Verlauf mit Exitus durch Atemlähmung möglich.

IV. Therapie

Nach **Inhalation** ggf. Maßnahmen sinngemäß wie Kap. 7.1.16; zusätzlich: s. unten.

Nach **peroraler** Aufnahme sofort wiederholt Milch trinken und wieder erbrechen lassen. Nachgabe von Natrium sulfuricum (s. Kap. 7.2.3). Natriumcalciumedetat (Kap. Blei) möglicherweise erfolgreich; weiter zur Förderung der Elimination (bzw. gegen Azidose) Zufuhr von Trometamol (THAM), Natriumhydrogencarbonat oder -laktat (vgl. Kap. 7.1.17 und 7.3.1; Harn alkalisch halten). Keine kaliumhaltigen Lösungen infundieren; cave: Opiate. Weiter symptomatisch (s. Abschnitt III). Bei Nierenversagen rechtzeitig Hämodialyse (s. Kap. 7.3.2).

Bei Vergiftungen mit Uranhexafluorid sinngemäß wie bei Fluorwasserstoff (s. Kap. Fluor).

Hinweise zum Inhalt von Literaturbeispielen

Symptomatik und Therapie der Uran-Vergiftung: Gloxhuber; Moeschlin
Toxikologie und klinische Chemie von Metallvergiftungen: Geldmacher-v. Mallinckrodt et al.
Chemie und Verwendungen von Uran und Uran-Verbindungen: Römpp

Vanadium

I. Substanzen

Vanadium, Vanadin, wichtiges Legierungsmetall; von seinen Verbindungen sind technisch und toxikologisch bedeutsam:
Vanadiumpentoxid, in Erdölasche (Inhalationsgefahr durch Erdölruß, z. B. beim Reinigen erdölbeheizter Boiler); ebenso wie
Vanadylsulfat verwendet für Katalysatoren, Herstellung von keramischen Farben, als Reduktionsmittel.
Vanadate (Salz der Orthovanadinsäure) früher als Roboranzien und Chemotherapeutika versucht.
Vanadiumhexacarbonyl, toxikologisch vergleichbar mit Nickeltetracarbonyl (s. Kap. Nickel).

II. Toxikokinetik und -dynamik

Resorption enteral und parenteral möglich; Ausscheidung über Stuhl und Urin. Wirkung vorwiegend lokal, nur in Extremfällen vasomotorische oder zentralnervöse Reaktion zu erwarten.

III. Symptomatik

Etwa binnen 2 h nach **Inhalation** von Vanadiumpentoxid → von starker Sekretion begleitete Reizerscheinungen im Bereiche der Augen und des Respirationstraktes, Kopfschmerzen, Nausea, evtl. Erbrechen, Atembeschwerden und Blutdrucksteigerung; u. U. Grünfärbung der Zunge durch Vanadium-Ablagerung. Spontanrückgang oder Übergang in (hämorrhagische) Pneumonie zu erwarten.
Nach Inhalation vanadiumhaltiger Stäube im akuten Extremfall Tracheobronchitis mit bronchospastischer Komponente und Temperaturanstieg möglich.
Nach **peroraler** Aufnahme von Vanadiumsalzen Übelkeit, Erbrechen, Diarrhöe, Dyspnoe, evtl. Epistaxis, Krämpfe.

IV. Therapie

Nach **Inhalation** Frischluft, evtl. Sauerstoffatmung; Pneumonieprophylaxe. Weiter symptomatisch. Zu Antidoten s. u.
Nach **peroraler** Aufnahme Erbrechen auslösen (Vorsicht bei starken Reizerscheinungen oder Krampfbereitschaft) und/oder Magenspülung (s. Kap. 7.2.1 und 2) und/oder Gabe von Aktivkohle und isotonischer Natriumsulfat-Lösung (s. Kap. 7.2.3).

In bedrohlichen Fällen sind möglicherweise erfolgreich: Deferoxamin (Desferal®), Natriumcalciumedetat, allenfalls auch Vitamin C (in hohen Dosen). Weiter symptomatisch. Nach Inhalationsvergiftung Nachbeobachtung der Lunge.

Hinweise zum Inhalt von Literaturbeispielen

Substanzen, Toxikokinetik, -dynamik, Symptomatik und Therapie (auch umfangreiche Quellennachweise): Daunderer; Gloxhuber; Seeger/Neumann
Bedeutung von Vanadium als Spurenelement und Gift: Forth/Henschler et al.; Geldmacher-v. Mallinckrodt et al.
Chemie und Verwendung: Römpp

Vasodilatanzien
Vasodilatatoren

Vorwiegend als Antihypertensiva und Nachlastsenker bei schwerer Linksherzinsuffizienz, teilweise noch zur Therapie peripherer arterieller Durchblutungsstörungen werden eingesetzt:

I. Substanzen

Bencyclan (HWZ 8–12 h), Fludilat®.
Buflomedil (HWZ 2–4 h), Bufedil®, Buflo, BufloHEXAL®, BUFLOPUREN®, Complamin®, Buflomedil, Defluina peri®; **LD** ab 3 g.
Cicletanin (HWZ 6–8 h), Justar®.
Cyclandelat, Natil®, Spasmocyclon® (Toxizität relativ gering).
Diazoxid (HWZ 28 h), Hypertonalum®, Proglicem®.
Dihydralazin (HWZ 2–3 h), Depressan®, Dihyzin®, Nepresol®.
Diisopropylamin (HWZ ca. 2 h), Disotat®, Oxypangam®.
Hydralazin (HWZ ca. 8–12 h), (in Kombination mit β-Rezeptorenblockern) u. a. in Docidrazin®, Impresso-Puren®, Pertenso®, Treloc®, Trepress®, Tri-Normin®.
Minoxidil (HWZ 3 h) Lonolox®, topisch als Regaine 5 % Lösung.
Nitroprussid-Natrium (HWZ ca. 5 min), nipruss®.
Trapidil (HWZ ca. 3–4 h), Rocornal®.

Akut toxikologisch ähnlich zu beurteilen sind im Extremfall z. B. auch:

Bosentan (HWZ 5–6 h), Tracleer®, oraler Endothelinrezeptor-Antagonist, bei pulmonaler Hypertonie; dosisabhängig lebertoxisch, Anämie.
Carbochromen, Intensain®, therapeutisch verlassen.
Dipyridamol (Koronartherapeutikum, Thrombozytenaggregationshemmer), Curantyl®, Persantin®, auch in Asasantin®.
Molsidomin, Corvaton®; Koronartherapeutikum.

Padma 28, Phytopharmakon, Arzneimittel der tibetanischen Medizin; Kräutermischung aus 22 Drogen, z. B. bei peripherer Verschlusskrankheit eingesetzt, toxikologisch bis auf mögliche allergische Reaktionen weitgehend harmlos.

An anderer Stelle erfasste **Vasodilatanzien** siehe z. B. in den Kapiteln ACE-Hemmer, Calcium-Antagonisten, Methylxanthine, Histamin, Nicotinsäure, Nitrite, Spasmolytika, Prostaglandine, Sympatholytika.

II. Toxikokinetik und -dynamik

Resorption der angeführten (großenteils auch zur intravenösen Applikation vorgesehenen) Präparate über Gastrointestinaltrakt in toxikologisch bedeutsamem Ausmaß möglich (Ausnahme: Nitroprussid-Na). Teilweise relativ hohe Plasmaproteinbindung (bei Diazoxid ca. 70–90 %, bei Dihydralazin ca. 89 %, Buflomedil 60–80 %).

Elimination großenteils durch Biotransformation in unterschiedlicher Weise (z. B. Dihydralazin hoher First-Pass-Effekt) sowie durch renale Exkretion (teilweise unverändert bzw. als Glukuronsäure-Konjugat; z. B. Minoxidil > 90 %).

Halbwertszeiten im Plasma (HWZ) entsprechen teilweise nicht der antihypertensiven Wirkungsdauer (WD), z. B. bei Minoxidil HWZ 3–4 h, WD 24–72 h; für Nitroprussid-Na HWZ nur wenige Minuten, toxikologische Reaktionen wesentlich länger; dagegen Diazoxid-HWZ 21–36 h, WD 4–10(–24) h. Eliminations-HWZ steigt mit fallender Kreatinin-Clearance.

Wirkung der hier vorzugsweise erfassten Präparate im Wesentlichen durch Verminderung des Tonus der glatten Gefäßmuskulatur (insbesondere der kleinen Arterien und Arteriolen) → Senkung des peripheren Widerstandes und damit des Blutdrucks, teilweise intensive Gegenregulationen. Zusätzliche Effekte sind arzneimittelspezifisch, z. B. bei Nitroprussid-Na Freisetzung von Cyanid-Ionen (limitierte endogene Detoxikation über enzymatische Bildung von Rhodanid, welches renal ausgeschieden wird); bei Diazoxid antidiuretische und hyperglykämische Wirkung (Hemmung des Insulin-Freisetzung); bei Hydralazin nephrotoxische (Spät-)Wirkung, in seltenen Fällen bei Dihydralazin toxische Hepatitis möglich.

III. Symptomatik

Bei akuter Überdosierung stehen **Blutdrucksenkung** → orthostatischer Kollaps im Vordergrund; damit verbunden am ehesten (Reflex-)Tachykardie, Flush, Kopfschmerzen, Benommenheit, im Extremfall auch Bewusstlosigkeit durch zentrale Hypoxie. Gegenregulationen möglich. Bei zu rascher Zufuhr bzw. zu hoher Dosierung von *Nitroprussid*-Natrium Symptomatologie wie unter Blausäure(abspaltenden Verbindungen), s. Kap. Cyanverbindungen. Bei Überdosierung von *Diazoxid* am ehesten bei Prädisposition (z. B. Diabetes, gleichzeitige Einwirkung von Saluretika) Hyperglykämie und/oder Diuresehemmung toxikologisch bedeutsam. Bei *Trapidil* u. U. auch Thrombozytenaggregationshemmung von Bedeutung.

Bei *Buflomedil* möglich insbesondere auch kardiale Symptomatik (neben Tachykardie auch Rhythmusstörungen, QRS- und QT-Zeit-Verlängerung, Kammerflimmern), Myoklonien, Krämpfe und Atemdepression, teilweise Lungenödem.

IV. Therapie

Nach peroraler Aufnahme toxischer Dosen Magenspülung (nach Stabilisierung des Kreislaufs!), mehrfache Aktivkohle-Gabe und nachfolgend Laxans (s. Kap. 7.2.1–3).

Symptomatisch: Volumensubstitution und bei massiver *Blutdrucksenkung* Noradrenalin-Infusion oder (insbesondere bei Diazoxid-Intoxikation) Dopamin (s. Kap. 7.1.4) unter Herz-Kreislauf- und EKG-Monitoring.

Bei akuter Überdosierung von Nitroprussid-Na evtl. zusätzliche Maßnahmen wie im Kap. Cyanverbindungen.

Therapie einer möglichen *Hyperglykämie*. Bei extremer Tachykardie evtl. auch kurzzeitig Esmolol. Gegenregulationen (z.B. bei Minoxidil-Vergiftungen) sprechen teilweise an auf Clonidin (z.B. Catapresan®, Haemiton®). In Extremfällen bei lang anhaltender Klinik Hämodialyse diskutabel.

Hinweise zum Inhalt von Literaturbeispielen

Anwendung, Pharmakokinetik, Haupt-, Neben- und Wechselwirkungen (mit Originalliteratur): Kurz; Aktories/Förstermann/Hofmann et al.

Behandlung von Vergiftungen mit Bencyclan, Buflomedil, Diazoxid, Nitroprussid-Natrium: bei Seyffart; Albrecht

Virustatika

I. Substanzen

■ Virustatika zur **systemischen**, z.T. auch lokalen Anwendung:

■ **Abacavir** (HWZ 1,5 h, intrazellulär 3,3 h), Ziagen®, in Kombination auch in Trizivir®; Nukleosid-Analogon, Hemmstoff der reversen Transkriptase, Prodrug.

Aciclovir (Nukleosid-Analogon, HWZ 2,5–3 h, PB 15–30%), z.B. Acic®, Aciclobeta, Aciclostad, Aci-Sanorania, Acivir, Herpetad®, Herpofug®, Herpotern®, Herpoviric®, Mapox®, Supraviran®, Virax®-Puren, Viruseen, Zovirax®; bei Infektionen mit VZV, HSV 1, HSV 2, (CMV).

Adefovirdipivoxil (HWZ ca. 7 h), Hepsera®, Prodrug, bei chronischer Hepatitis B; nephrotoxisch.

Amantadin (Adamantanamin, HWZ 15–20 h), z.B. Amixx®, Grippin Merz®, Infectogripp®, PK Merz®, Tregor®, Viregyt®; zur Chemoprophylaxe der Virusgrippe A, auch Parkinsonmittel; **TD** ab 2 g.

Amprenavir (HWZ 7–11 h), Agenerase®; zur antiviralen HIV-Kombinationsbehandlung, ähnlich Saquinavir.

Atanazavir, Reyataz®.

Azidothymidin, Zidovudin, AZT (Nukleosid-Analogon, HWZ 1–1,5 h, PB 20–40%), Retrovir®; zur Behandlung der HIV-Infektion.

Brivudin, BVDU (Nukleosid-Analogon, HWZ 12–15 h, PB 96–99%), Helpin®; wirksam gegen VZV und HSV 1.

Cidofovir (antiretroviraler Protease-Inhibitor mit sehr langer HWZ), Vistide®.

Delavirdin (nichtnukleosidischer Reverse-Transkriptase-Hemmer, HWZ ca. 7 (2–11) h, PB ca. 98%), Rescriptor®.

Didanosin, ddT, (Nukleosid-Analogon, HWZ 0,6–1,5 h, PB < 5%), Videx®; zur Kombinationsbehandlung bei HIV-Infektion.

Emcitrabin, Emtriva®.

Efavirenz (HWZ 40–50 h), Sustiva®; nichtnukleosidischer Hemmstoff der reversen Transkriptase, ähnlich Nevirapin.

Famciclovir (Prodrug von Penciclovir, HWZ 2 h, PB < 20%), Famvir®; wirksam gegen VZV, HSV 1, HSV 2, EBV, HBV.

Fosamprenavir, Telzir®; durch Veresterung von Amprenavir besser wasserlösliches Präparat mit höherer Bioverfügbarkeit (Prodrug).

Foscarnet (Pyrophosphat-Analogon, HWZ 3–8 h, PB 15%), Foscavir®; auch in Tiapten® Antiviralcreme, wirksam vor allem bei Zytomegalievirus-Infektionen, bzw. bei mukokutanen Infektionen mit aciclovirresistenten Herpes-Viren bei AIDS.

Ganciclovir (Nukleosid-Analogon, HWZ 2,5–3 h, PB 1–2%), Cymeven®; wirksam bei lebens- bzw. augenlichtbedrohenden CMV-Infektionen.

Indinavir (peptidomimetischer Protease-Inhibitor, HWZ 1,8 h, PB 40–60%), Crixivan®; in Kombination mit antiretroviralen Nukleosid-Analoga bei Infektion mit HIV-1.

Lamivudin, 3TC (Nukleosid-Analogon, HWZ ca. 3–7 h), Epivir®; in Kombination mit anderen antiretroviralen Substanzen bei HIV-Infektion.

Lopinavir (HWZ nach Boosterung mit Ritonavir, ca. 6 h), Kaletra®; HIV-Proteasehemmer.

Lovirid (nichtnukleosidischer Reverse-Transkriptase-Hemmer).

Nelfinavir (nichtpeptidischer, antiretroviral wirksamer Protease-Inhibitor, HWZ 1,8–3,4 h, PB > 98%), Viracept®.

Nevirapin (nichtnukleosidischer Reverse-Transkriptase-Hemmer), Viramune®.

Ribavirin [Nukleosid-Analogon, HWZ nach inhalativer Aufnahme ca. 9–10(–30) h], Virazole®; zur Behandlung schwerer Infektionen der unteren Atemwege mit Respiratory Syncytial Virus (RSV); in Kombination mit Interferon alpha-2b als Rebetol® zur Behandlung der chronischen Hepatitis C.

Rimantadin (Methyl-Derivat des Amantadins, HWZ 24–36 h), Flumadine®.

Ritonavir (peptidomimetischer Protease-Inhibitor, HWZ 3–3,5 h, PB 98–99%), Norvir®; in Kombination mit Nukleosid-Analoga zur Behandlung der HIV-Infektion, starker Hemmstoff des CYP 3A4.

Saquinavir (HWZ 7 h, PB 98%), Fortovase®, Invirase®; peptidomimetischer HIV-Protease-Inhibitor, in Kombination mit Nukleosid-Analoga zur Behandlung der HIV-Infektion.

Sorivudin, BV-araU (Nukleosid-Analogon, HWZ 5–7 h, PB 98%); wirksam gegen VZV, HSV 1, EBV.

Stavudin, d4T (Nukleosid-Analogon, HWZ 0,9–1,2 h, PB ca. 0%), Zerit®; zur Kombinationsbehandlung der HIV-Infektion.

Tipranavir, Aptivus®, nichtpeptidischer Proteasehemmer.

Valaciclovir (Prodrug von Aciclovir), Valtrex®; wirksam gegen VZV, HSV 1, HSV 2, (CMV).

Valganciclovir (als Ganciclovir HWZ 4 h), Valcyte®, orales Prodrug von Ganciclovir (s. o.) zur Therapie der Zytomegalievirus-Infektion bei AIDS-Patienten.

Zalcitabin, ddC (Nukleosid-Analogon, HWZ 1–3 h, PB < 4%), Hivid®; zur Kombinationsbehandlung der HIV-Infektion.

Zanamivir (HWZ ca. 3–3,5 h), Relenza®, Neuraminidase-Hemmstoff zur Prophylaxe und Therapie der Influenza A/B.

Virustatisch wirksam auch **Enfuvitid** (HWZ 3,8 h), Fuzeon®, synthetisches Peptid, Fusionshemmer, verhindert Eindringen von HIV in Wirtszelle; häufig Diarrhöe, Lymphadenopathie, Pneumonie.

■ Zur ausschließlich **lokalen Anwendung** bei Infektionen mit Herpesviren, teilweise auch Varicella-Zoster-Viren (VZV) der Haut und Schleimhaut:

Edoxuridin (Nukleosid-Analogon), Aedurid®.

Idoxuridin (Nukleosid-Analogon), Iducutit®, Virungent®, Zostrum®.

Penciclovir (Nukleosid-Analogon), Vectavir®.

Podophyllotoxin (Mitosehemmstoff), Condylox®, Wartec®.

Trifluridin (Nukleosid-Analogon), TFT Thilo®.

Tromantadin (Cycloalkylamin), Viru-Merz®-Creme.

Vidarabin (Arabinosid-Analogon), Vidarabin Thilo®.

Virustatisch wirksame **Phytopharmaka** zur frühen Lokalbehandlung bei Herpes-Infektionen:
Melissenblätter-Trockenextrakt, Lomaherpan® (toxikologisch unbedenklich).
Salbeiblätter-Spezialextrakt, Viru-Salvysat® (enthält 40 Vol% Ethanol, toxikologisch u. U. bedeutsam).
Pelargonium-Extrakt Umckaloabo®, Therapeutikum bei z. B. Rhino-, Adeno-, Influenza-Viren toxikologisch unauffällig.

Zu virustatisch wirksamen **Interferonen** siehe Kapitel Zytostatika und Immunmodulatoren.

II. Toxikodynamik und -kinetik

Toxizität der unter Abschnitt I aufgeführten Substanzen bereits in therapeutischen Dosen z. T. gravierend (z. B. Ganciclovir), vgl. auch Hinweise in Abschnitt I. Für die virustatische Wirkung, teilweise auch für allgemeintoxische Wirkungen und spezielle Organ(system-)Toxizität, sind die intrazellulären Halbwertszeiten der Substanzen (meist erheblich länger) von größerer Bedeutung als entsprechende Serumhalbwertszeiten. Besondere Disposition für Toxizität (z. B. Komplexität des Krankheitsbildes AIDS) beachten. Toxizität der Reverse-Transkriptase-Hemmer größer als die der Protease-Hemmer. Gastrointestinale **Resorption** der meisten peroral anwendbaren Virustatika innerhalb 1–3 h. Hepatische **Metabolisierung** unterschiedlich (extensiv bei Rimantadin, umfangreicher bei Didanosin, Zidovudin, Protease-Hemmern und Reverse-Transkriptase-Hemmern, gering bis fehlend bei übrigen Nukleosid-Analoga). **Elimination** der Substanzen bzw. Metabolite überwiegend renal (Ausnahmen: Nelfinavir→ biliär, Ribavirin→ komplex). Mehrzahl der Substanzen in hohen Dosen teratogen bzw. embryotoxisch. Interaktionen bei längerer Anwendung teilweise bedeutsam (z. B. starke Enzymhemmung von P 450 durch Ritonavir > Indinavir; auch Beeinflussung des Metabolismus von Virustatika durch andere Enzyminduktoren bzw. -hemmer).

III. Symptomatik

Allgemein: Neben möglicher Übelkeit, evtl. Erbrechen bzw. auch Anorexie, Verstärkung der gastrointestinalen Nebenwirkungen wie z. B. Diarrhöe und abdominale Schmerzen. Bei hohen Dosen je nach Substanz mit unterschiedlicher Dominanz Organ(system)-Toxizität,

speziell z. B.:
- Aciclovir: dosisabhängig Leukopenie, Anämie, Knochenmarksdepression (z. B. nach 20 g); reversible Nephrotoxizität bis Nierenversagen; Neurotoxizität ab etwa 2 g [Bewusstseinsstörungen, Verwirrtheit, Desorientierung, Unruhe, Schwindel, Ataxie, muskuläre Schwäche, verwaschene Sprache; in sehr hohen Dosen auch Krämpfe (z. B. > 20 g)].
- Amantadin: bei hohen Dosen schwere neurotoxische Reaktionen (Exzitation, Tremor, verwaschene Sprache, Sehstörungen, Lethargie, Krämpfe), Halluzinationen, Delirium, Koma. Anticholinerge Symptome bis zentrales anticholinerges Syndrom. Ventrikuläre Arrhythmien (auch Torsade des Pointes), Fibrillationen.
- Cidofovir: irreversible Nierenschäden.
- Didanosin: Hepatitis, Pankreatitis, Retinaschäden (Kinder), evtl. Kardiomyopathie, reversible, vorwiegend sensorische Neuropathie.
- Foscarnet: Nephrotoxizität (tubuläre Atrophie), Hypokalziämie (durch Pentamidin verstärkt) und Hyperphosphatämie mit resultierenden Komplikationen wie Arrhythmie, Tetanie, Krämpfe u. a. ZNS- Symptome. Hämoglobinabfall.
- Ganciclovir: Myelosuppression (Neutropenie!), Neurotoxizität (Konvulsionen, Krämpfe).
- Indinavir: Hyperbilirubinämie.
- Lamivudin: Neutropenie, Krämpfe, Pankreatitis (Kinder), Anstieg von Amylase, Purpura, auch Rhabdomyolyse.
- Nelfinavir: Konzentrationsstörungen, Schläfrigkeit.

■ Penciclovir: Somnolenz, Verwirrtheit, Verlangsamung.

■ Ribavirin: bei systemischer Gabe Anämie (extravasale Hämolyse), Knochenmarksdepression, reversible Anstiege von Bilirubin, Eisen, Harnsäure im Serum; Rigor.

■ Saquinavir: Anstieg von Leberenzymen.

■ Stavudin: > 2 mg/d evtl. schweres Leberversagen, periphere Neuropathie.

■ Vidarabin: Neurotoxizität (mentale Veränderungen, Tremor, Koma, Krämpfe), muskuläre Schwäche, Hypokaliämie, Transaminasen-Anstieg, Anämie, Leuko-/Thrombopenie, ADH-Mangel-Syndrom.

■ Zalcitabin: Pankreatitis, ulzerative Stomatitis, evtl. schwere Leberschäden bzw. Herzversagen, auch Neuropathie.

■ Zidovudin (AZT): Myelotoxizität (verstärkt z. B. durch Fluconazol), Anämie; neurotoxische Symptome wie schwere Somnolenz (z. B. auch bei Kombination mit Aciclovir).

IV. Therapie

Bei Überdosierung bzw. Intoxikation mit oral applizierbaren Präparaten Emesis auslösen und/oder Magenspülung und nachfolgend Gabe von Aktivkohle (vgl. Kap. 7.2.1–3). Infusion von kristalloider Infusionslösung. Evtl. bei Neutropenie Gabe von Wachstumsfaktoren z. B. Filgastrim, Neupogen®, oder Lenogastrim, Granocyte®. Bei schwerer Anämie Einsatz von Epoetin, z. B. Erypo®, Reconorm®. Bei anticholinerger Symptomatik (Amantadin) Physostigmin, initial 1–2 mg i. v. Vgl. auch „Antidote", Allgemeiner Teil.

Konventionelle symptomatische Therapie von Arrhythmien (siehe auch Hinweise Kap. 7.1.12), Krämpfen (Diazepam bzw. Phenytoin, vgl. Kap. 7.1.9).

Sekundäre Eliminationsmaßnahmen wie Hämodialyse bei Aciclovir und Ganciclovir effektiv, denkbar auch bei anderen Virustatika mit geringer Proteinbindung, vgl. Abschnitt I. Forcierte Diurese und Harn-Ansäuerung bei Amantadin (vgl. Kap. 7.3.1 und 2).

Hinweise zum Inhalt von Literaturbeispielen

Wirkungen und Nebenwirkungen von Virustatika: Hayden; Stille et al.; Wechselwirkungen: Estler
Pharmakokinetik: Barriere et al.

Vitamine

I. Substanzen

A-Vitamine, **Retinoide** (fettlöslich, biologische Aktivität von all-trans-Retinol bzw. all-trans-Retinal) wie

Retinol, Axerophthol, Xerophthol als -pamitat, bzw. -acetat, A-Mulsin®, A-Vicotrat®, Vitadral®, Retinol, auch in Kombination mit Vitamin E, A-E-Mulsin®, A+E Thilo®, Rocigon®G, Vitace-Pascoe® u. a.; Epithelschutz-Vitamin; Vitamin-A-Gehalt des Lebertrans bzw. von Oleum Jecoris (aselli) toxikologisch unbedeutend; höchster Gehalt in Lebern von Eisbären (1 kg entspricht etwa 16 Mio. IE), Heilbutt, Robben, Wal- und Haifischen. Ähnlich auch

Acitretin (HWZ ca. 50 h, PB > 99%), Neotigason®, auch aktiver Metabolit von Etretinat (HWZ ca. 120 Tage!), Tigason®; teratogen, embryotoxisch.

Alitretinoin, 9-cis-Retinsäure, Panretin® Gel; bei Kaposi-Sarkom.

Bexaroten (HWZ terminal 7–9 h), Targretin®; synthetisches Retinoid, bei kutanem T-Zell-Lymphom; Ligand an Retinoid-X-Rezeptoren mit metabolischen und endokrinologischen Nebenwirkungen (z. B. Hypertriglyzeridämie, Schilddrüsenunterfunktion, Neutropenie).

Isotretinoin, 13-cis-Retinoesäure (HWZ 10–20 h, Metabolit ca. 30 h, PB > 99%), Vitamin-A-Säure-Derivat, z. B. zur lokalen Anwendung ISOTREX®, zur peroralen Anwendung als Roaccutan®; zur peroralen Behandlung schwerer, therapieresistenter Akneformen; teratogen.

Tretinoin, all-E-Retinsäure, Vitamin-A-Säure-Derivat, Cordes VAS®, Epi-Aberel®, Eudyna®, Vesanoid®; lokal stark irritativ, größtes teratogenes Potenzial aller Retinoide.

Provitamin A, β-Carotin, BellaCarotin mono®, Carotaben®; bei peroraler Aufnahme auch in hohen Dosen untoxisch.

B-Vitamine (wasserlöslich), z. B.

B$_1$, Thiamin, Aneurin, Aneurin-AS®, Benfogamma® (**Benfotiamin**), Betabion®, Lophakomp®-B$_1$; peroral toxikologisch harmlos, evtl. als Antigen bedeutsam.

B$_2$, Riboflavin, **B$_3$**, **Niacin**, z. B. Nicobion®, Nicotinsäureamid; untoxisch.

B$_5$, Pantothensäure, Panthenol, bzw. Dexpanthenol, Alkohol der Pantothensäure, Bepanthen®; untoxisch.

B$_6$, Pyridoxin, Bonasanit®, Hexobion®; therapeutisch zur Substitution bei Mangel und als Antiemetikum; bei längerer Einnahme von Dosen > 50 mg/Tag Entwicklung einer sensorischen Polyneuropathie.

B$_9$, Folsäure, Folinsäure, z. B. Calciumfolinat, Folarell®, Folsäure-biosyn®, Folsäure-Hevert®, FOLI-cell®, Folsan®, Leucovorin®, Rescuvolin®, Ribofolin®; Antianämika (s. spezielles Kapitel), Antidot bei zytostatischer Therapie mit Folsäure-Antagonisten, vgl. dort.

B$_{12}$, Cyanocobalamin, Ambe 12, Aquo-Cytobion®, Neurotrat B12®, Novidroxin®, Vicapan®N u. a.

Als Vitaminoid, teilweise mit B$_{15}$ gleichgesetzt, Pangamsäure, OYO®.

Vitamin C (wasserlöslich), Ascorbinsäure, Acidum ascorbicum, z. B. Ascorell®, Ascorvit®, Cebion®, Cetebe®, Hermes Cevitt®; in Kombination mit Eisen auch als Ferro-C-Calcium; untoxisch; jedoch Verdacht der Induktion von Diarrhöe und Begünstigung des Auftretens von Harnsteinen.

D-Vitamine, Calciferole (fettlöslich), wie
Alfacalcidol, α-Calcidon, 1α-Hydroxyvitamin-D$_3$ (HWZ 50–60 h, PB 99,9 %), Bondiol®, Doss®, EinsAlpha®; verwendet zur Therapie der Osteoporose.
Cholecalciferol, Colecalciferol, Vitamin D$_3$ (HWZ 4–5 Tage), z. B. D$_3$-Vicotrat®, D-Mulsin®, D-Tracetten®, Ospur®D$_3$, Vigantol®, Vigantoletten®, Vigorsan®; in Kombination mit Fluor als Zymafluor D®; natürliches Vitamin D; Gehalt des Lebertrans, z. B. Lebertrankapseln Pohl®, akut toxikologisch unbedeutend; auch als Rodentizid (z. B. „Mäuse-Köder-Dose") verwendet; längerfristige Überdosierungen führen zu gesteigerter Osteoklasten-Aktivierung und Knochenentkalkung mit erhöhten Calciumspiegel und Risiko von Nephrokalzinose, Nierensteinen.
Calcifediol, 25-Hydroxycholecalciferol, Dedrogyl®; zirkulierende Form des Vitamin D, renal metabolisiert zu Calcitriol, aktive Wirkform.
Calcipotriol, Daivonex®, Psorcutan®; Vitamin-D$_3$-Analogon zur lokalen antipsoriatischen Behandlung.
Calcitriol, 1α–25-Dihydroxycholecalciferol (HWZ ca. 1,5 Tage, terminal bis 145 h), Rocaltrol®; zur Behandlung renaler Osteopathien.
Dihydrotachysterol (HWZ 19–25 h), Tachystin®, A. T. 10®; chemisch ähnlich Calcitriol.
Ergocalciferol (HWZ 19–25 h), Vitamin D$_2$, antirachitisches Vitamin, Dekristol® zur Prophylaxe und Behandlung von Rachitis und Osteomalazie; hepatisch zur aktiven Form Calcitriol metabolisiert.
Paricalcitol (HWZ ca. 15 h), Zemplar®; synth. Vitamin D-Analogon.
Tacalcitol, 1α–24-Dihydroxycholecalciferol (HWZ 20–25 h, PB ca. 100 %), Curaderm®; Vitamin-D$_3$-Analogon zur lokalen Anwendung bei Psoriasis.
Transcalcifediol (HWZ ca. 145 h), Delakmin®; Vitamin-D-Derivat, ähnlich Calcitriol, Osteopathiemittel.

Vitamin E, **α-Tocopherol**, Biopto®-E, Detulin®, Ecoro®, Embial®, E-Mulsin®, Ephynal®, Equiday®E, Eusovit®, Evion®, Evit®, Malton®E, Optovit®, Pexan®E, Sanavitan S, Spondyvit®, Tocovenös®, Tocovital®, Togasan®, Vitagutt®E u. a.; teilweise auch in Kombination mit Magnesium und Kalium bzw. neben Geleé Royal und Ginsengwurzelextrakt (z. B. in Alsiroyal®); Antioxidans, Radikalfänger; häufig missbräuchlich verwendetes Vitamin („Verjüngung", allgemeine Leistungssteigerung, Libidosteigerung); bis 3 g nur geringe Nebenwirkungen.

K-Vitamine, Phyllochinone (fettlöslich), z. B. **Vitamin K$_1$**, Phytomenadion (HWZ 1,5–3 h), Kanavit®, Konakion®, wie Menachion (**Vitamin K$_2$**) natürlich vorkommend; Menadion (**Vitamin K$_3$**) synthetisches Produkt.

Teilweise den Vitaminen zugerechnet, bzw. vitaminähnlich z. B.
Adapalen, Differin®; retinoidähnlich und antientzündliches Naphthoesäure-Derivat, offenbar lokal besser verträglich als Retinoide, bei lokaler Anwendung kaum resorbiert.
Biotin, „Vitamin H", BIO-H-TIN®, Deacura, Gabunat®, medobiotin, Priorin Biotin, Rombellin®.

α-**Liponsäure**, Liponsäure, Thioctsäure (HWZ ca. 30–40 min), z. B. Alpha-Vibolex, Azulipont®, Berlithion®, biomo-Lipon, espa-lipon®, Fenint®, Neuricum®, Thioctacid®, Thiogamma®, Tromlipon®, Verla-Lipon® u. a.; körpereigener Kofaktor für oxidative Decarboxylierung, teilweise den B-Vitaminen zugerechnet; nach i. v. Gabe in Einzelfällen Krämpfe, Hypoglykämie;

bei massiver peroraler Aufnahme auch zusätzlich Schock und vital bedrohliche Laktatazidose; **TD** ab ca. 50–100 mg/kg KG; in schweren Fällen Hämodialyse/Hämoperfusion sinnvoll.
Orotsäure, z. B. in Vigodana®N (Kombination mit Vitamin E); Geriatrikum.
Pyritinol (HWZ 2–8 h, PB 20–40 %), Pyridoxin-Derivat, z. B. Encephabol®; Nootropikum, zentral stimulierend, verstärkt Nebenwirkungen von antirheumatisch wirksamen Gold-Präparaten und Penicillamin.
Ubichinon, Koenzym Q_{10}, z. T. als Herzmittel vermarktet, akut toxikologisch relativ harmlos.

II. und III. Toxikokinetik, -dynamik und Symptomatik

Vitamin A und Derivate: Enteral resorbiert, Speicherung zu 90 % in Leber, Ausscheidung als Glukuronid über Galle und Niere. **Toxische Dosis** (Erwachsener) **akut** 1–2 Mio IE, (Kinder) >75 000 IE; kann auch bei einmaliger Aufnahme toxisch wirken. Symptomatik bei hohen Dosen innerhalb eines Tages Müdigkeit, Nausea, Erbrechen, Kopfschmerz, evtl. Fieber, Schwindel, Appetitlosigkeit, Reizbarkeit, Papillenödem, Hirndruckzeichen. Vitamin-A-Derivate (Acitretin, Isotretinin) nach lokaler Anwendung wenig resorbiert, hepatisch metabolisiert, über Galle und Niere ausgeschieden; vor allem lokal schlecht verträglich (z. B. Juckreiz, Erytheme, Hautabschälung, erhöhte Lichtempfindlichkeit, cave: „Sonnenbrand aus der Tube") bei Isotretinoin; Erhöhung von Transaminasen, evtl. toxische Hepatitis bei Acitretin bedeutsam. **Wirkungsverstärkung** bei gleichzeitiger Anwendung anderer Retinoide, bzw. bei Komedikation mit Tetracyclinen (Erhöhung Schädelinnendruck). Isotretinoin erhöht Bioverfügbarkeit und Serumspiegel von Carbamazepin.
Vitamine B_1, B_6, B_{12}, Folsäure: Praktisch ungiftig, lediglich in extremen Einzelfällen durch rasche intravenöse Injektion oder nach Resorption massiver Dosen möglicherweise Herzrhythmusstörungen (Tachykardien) u. a. Kreislaufreaktionen, evtl. Atemnot, Schockzustände sowie Krämpfe. Nach längerer Einnahme von B_6 > 200 mg/Tag auch Neuropathien mit Gang- und Bewegungsstörungen, Sensibilitätsstörungen, hypochrome Anämie. Pyridoxin verstärkt Decarboxylierung von Levodopa. Cyanocobalamin, nur bei sehr hohen Dosen per diffusionem resorbiert (1–3 %), sonst nur über Intrinsic Faktor in Ileum, vorwiegend in Leber gespeichert; bei parenteraler Anwendung in Einzelfällen Akne, Ekzem, Urtikaria und anaphylaktische Reaktionen möglich. Durch Folsäure neben gastrointestinalen Beschwerden im Ausnahmefall Verschlechterung funikulärer Spinalerkrankungen und Nierenfunktionseinschränkung möglich. Extreme Überdosierung von Niacin (Vitamin B_3) führt zu schwerer, anhaltender, katecholaminpflichtiger Hypotonie.
Vitamin C: Nur in Extremfällen (z. B. perorale Aufnahme von 10 g und mehr → vorwiegend osmotischer Effekt) Gastroenteritis, evtl. mit Diarrhöe(folgen); durch intravenöse Injektion ausnahmsweise anaphylaktische bzw. zentralnervöse Reaktionen möglich. Bei Glukose-6-phosphat-Dehydrogenasemangel Hämolyse möglich.
Vitamin D und Derivate: Kann infolge Speicherung im Fettgewebe bei Intoxikationen noch nach Wochen in das Blut rückverteilt werden. Bei Überdosierung

bzw. einmaliger Aufnahme einer akut toxischen Dosis, vgl. Abschnitt I, sowie unter ungünstigen Voraussetzungen (z. B. Kumulation infolge vorangehender Medikation, Herz-Kreislauf- und Nierenerkrankungen) neben Anstieg von Phosphor in Serum/Harn Entwicklung eines **Hyperkalziämie-Syndroms** mit Appetitlosigkeit, Nausea, evtl. Erbrechen, Muskelschwäche, Schwindel, Kopfschmerz, neurologischen Störungen, Hyperhidrosis, Blässe, Durst, Polydipsie, Nykturie, Obstipation (evtl. nach vorangehender Diarrhöe), mitunter Funktionsstörungen vonseiten des Herz-Gefäß-Systems, der Leber und Nieren (z. B. Albuminurie, Polyurie, in schwersten Fällen Exsikkose, Anurie, Anstieg harnpflichtiger Substanzen und des Blutdrucks), z. T. in Verbindung mit Calciummobilisation aus Knochen. Bei einmaligem Zwischenfall Spontanrückgang zu erwarten.

Vitamin E: In hohen Dosen Übelkeit, Erbrechen, Wirkungsverstärkung von oralen Antikoagulanzien.

Vitamin K$_1$: Unter intravenöser Injektion (insbesondere bei Überdosierung bzw. bei zu rascher Injektion, evtl. durch Emulgator bedingt) Schockzustände, sehr selten Hyperthrombinämie mit thrombotischen Komplikationen möglich.

IV. Therapie

Mit Ausnahme von Vitamin A und D (und deren Derivaten) im Allgemeinen keine Behandlung erforderlich. Spontanrückgang, evtl. Symptomatik abwarten. Nur nach peroraler Aufnahme toxischer Dosen Erbrechen auslösen, in schweren Fällen Magenspülung, Gabe von Aktivkohle, Laxans (s. auch Kap. 7.2.1–3).

Weiter **symptomatisch** (vgl. Abschnitte II/III); zusätzlich bei

Vitamin-A-Vergiftung: Evtl. Vitamin C in hoher Dosierung vorteilhaft; bei Blutungen Vitamin K$_1$; Druckentlastung bei Hirndruck und fortlaufende Kontrolle von Herz-, Leber- und Nierenfunktion, Blutbild und Augenhintergrund.

Vitamin-D-Vergiftung: Kontrolle und Korrektur des Wasser- und Elektrolyt-Haushaltes (besonders Calcium, Kalium), calciumarme Diät. Bei ausreichender Nierenfunktion wirksam: Infusionen mit Natriumchlorid (ca. 3–6 l in 24 h) mit Zusatz von Furosemid, u. U. auch 15 mg/kg KG × h Natriumedetat unter fortlaufender Calcium- und EKG-Kontrolle recht zuverlässig calciumsenkend. Bei Oligo-Anurie Hämodialyse indiziert (s. Kap. 7.3.1). Evtl. Versuch mit Glukokortikoiden (z. B. Prednisolon 2 mg/kg KG, max. 60 mg/Tag) oder Calcitonin.

Cave: Digitalis-Glykoside, direkte UV- bzw. Sonnenbestrahlung.

Hinweise zum Inhalt von Literaturbeispielen

Physiologie, Pathophysiologie und sachgerechte Anwendung von Vitaminen: Bayer/Schmidt; Biesalski et al.
Vorkommen, Pharmakokinetik, Sicherheit von Vitaminen: Bässler et al.; Friedrich
Pharmakologie der Retinoide: Nau/Blaner
Vitamin A und Risiken in der Schwangerschaft: Spielmann et al.
Speziell zu Intoxikationen im Kindesalter: v. Mühlendahl et al.
Gesundheitlicher Nutzen und mögliche Risiken von Vitaminen: Domke/Großklaus/Niemann et al.

Wachse

I. Substanzen

Wachse im engeren Sinne: Ester höhermolekularer Fettsäuren mit höhermolekularen (wasserunlöslichen) Fettalkoholen; im weiteren Sinne alle natürlichen (pflanzl., tier., mineral.) und synthetischen Substanzen, deren Konsistenz bzw. deren physikalische Eigenschaften „wachsartig" sind. In Verwendung sind vorwiegend:

Für medizinische Zwecke (besonders als Salbengrundlagen):
Cerata, **Cerate** sind Zubereitungen aus Wachs, Fett, Öl, Ceresin oder ähnlichem, vorwiegend in Kosmetik (z. B. für Lippenstifte) und auch in der Technik, medizinisch nur noch ausnahmsweise verwendet.
Cetiolan, Cetiol (Cera liquida), ein synthetischer, flüssiger Wachsester.
Gelbes Wachs (Cera flava) aus entleerten Bienenwaben.
Lanette(wachs), ein Gemisch aus Cetyl- und Octadecylalkohol, Lanette AH = Alcoholes emulsificantes.
Walrat (Cetaceum), aus Knochenhöhlen der Pottwale, besteht vorwiegend aus Cetin, dem Palmitinsäurecetylester.
Weißes Wachs (Cera alba), gebleichtes Wachs.
Wollfett (Adeps Lanae anhydricus), enthält vorwiegend Cholesterolester.

Für technische Zwecke:
Wachse werden verwendet, beispielsweise für Isolationszwecke, Bautenschutz, als Fußbodenpflegemittel (Bohnerwachs s. unter Bohnermassen im Kapitel Fußbodenpflegemittel), Fassauskleidungen, Rostschutzmittel, Möbelpolituren, Verpackungsmaterialien, Büroartikel, Kerzen.
Naturwachse wie Bienenwachs (s. auch oben bei Wachsen für medizinische Zwecke), Carnaubawachs, Montanwachs (Bitumen der Braunkohle), Japanwachs.
Synthetische Wachse sind beispielsweise Polythen®- und Lupolen®-Typen.
Skiwachs ist ein Gemisch aus Harzen, Wachsen, Fetten und Ölen mit Zusatz von Talk, evtl. auch Holzteer, Paraffin, Graphit, hochdispersen Metallpulvern, insbesondere Aluminium.

II. und III. Toxikokinetik, -dynamik und Symptomatik

Nach peroraler Aufnahme von Wachsen sind kaum Vergiftungserscheinungen zu erwarten. In Extremfällen sind vorübergehende Störungen der Darmfunktion sowie Komplikationen durch Verunreinigungen denkbar. Bei flüssigen Industriepräparaten kann die Lösungsmittelkomponente toxikologisch ausschlaggebend werden (vgl. dann Kap. Lösungsmittel).

IV. Therapie

Nur nach Aufnahme (technischer) flüssiger Präparate ggf. wie im Kap. Lösungsmittel), sonst keine Magenspülung, keine medikamentösen Maßnahmen; allenfalls heißen Tee trinken lassen. Nur in Extremfällen Erbrechen auslösen (s. Kap. 7.2.2) und Nachbeobachtung bzw. symptomatische Behandlung.

Hinweise zum Inhalt von Literaturbeispielen

Substanzen und Therapie: Velvart
Eigenschaften, Einteilung und Verwendung: Römpp

Wasser

I. Substanzen

Trinkwasser sowie für technische oder medizinische (Aqua purificata, Aqua ad injectabilia u. a.) Zwecke besonders aufbereitetes **Leitungswasser** können unter extremen Bedingungen (vgl. Abschnitt II) zur „Wasservergiftung" führen.

Abwässer sind im Allgemeinen mit biologischem Material und/oder Chemikalien verunreinigt (beispielsweise Schwefelwasserstoff, Phenol, siehe auch Dickwasser im Kap. Phenole) und daher beim Ein- bzw. Untertauchen (besonders für Kinder) gefährlich (vgl. dann je nach Situation, Geruch usw. auch in den Kapiteln Phenole und Schwefel).

Badegewässer (besonders Boddengewässer) enthalten vorwiegend im Spätsommer rote, blaue und grüne „Wasserblüte" (teilweise mit hepatotoxischen Peptid- und neurotoxischen Alkaloidtoxinen); p. o. am ehesten für Kinder gefährlich.

Brunnenwasser, **Trinkwasser** enthalten mitunter (am ehesten für Säuglinge) toxikologisch bedeutsame Mengen von Nitraten und Nitriten (siehe dort), allenfalls auch Pestizide (s. Kap. Pflanzenschutzmittel) u. a. Verunreinigungen.

Kühlwasser kann z. B. Ethylenglykol oder Magnesiumsalze enthalten (s. jeweils dort).

Weitere „Wässer" wie Bittermandelwasser, Kölnisch Wasser, Lötwasser usw. s. Sachregister.
Schweres Wasser, Deuteriumoxid (bis zu 99,5 Atom%D) auch angewandt in der biologischen und medizinischen Forschung, z. B. zur Bestimmung des Körperwassers.

II. Toxikokinetik und -dynamik

Intravasale Injektion von reinem Wasser führt zur Hämolyse und ihren Folgen. Anlass zur akuten exogenen Störung des Wasser- und Elektrolytgleichgewichtes von Blut und Geweben geben beispielsweise:

Perorale Aufnahme extremer Wassermengen (besonders nach starkem Elektro-lytverlust durch Schwitzen, Erbrechen, Diarrhöe); „beer-drinker"-Hypoosmolali-tät. Chronische übermäßige Zufuhr osmotisch inaktiven Wassers im Säuglingsal-ter kann zu Hyponatriämie, symptomatischem Hirnödem und schwer beherrsch-baren zentralen, afebrilen Krampfanfällen führen.

Rektale Zufuhr (z. B. zu ausgiebige Einläufe bei chronischer Obstipation, bei Kindern mit Megakolon, aber u. U. auch bei Kontrastmitteleinlauf mit Bariumsul-fat).

Infusionen, besonders postoperativ bzw. bei Niereninsuffizienz (z. B. auch bei Zufuhr exzessiver Mengen 5 %iger Dextrose-Lösungen u. a.).

Ultraschallvernebler (in Pädiatrie), Spülungen mit elektrolytfreien Lösungen, z. B. bei transurethraler Prostatektomie → „TUR-Syndrom", Intoxikation durch HHL-Präparate (s. Kap. Hypophysenhormone).

Schweres Wasser (vgl. Abschnitt I) peroral nicht akut toxisch, da biologisch wirksame Grenz-konzentration (etwa ab 1 Atom%D) im Blut wegen raschen Austausches nicht überschritten wird. Akut toxische Wirkung – vorwiegend auf intrakardiale Erregungsleitung – nur durch mas-sive parenterale Zufuhr möglich.

III. Symptomatik

Im Vordergrund stehen im Allgemeinen Nausea, evtl. Erbrechen, Apathie, Schwächegefühl, Kopfschmerzen, Erregung, Tremor, Ataxie, Muskelzuckungen, Krämpfe, Verwirrtheitszustände (zur Früherkennung und Verlaufsbeobachtung siehe Kap. 6.2.14); Tachy- bzw. Dyspnoe; Herzrhythmusstörungen, pektanginöse Beschwerden, Blutdruckanstieg, möglicherweise Lungenödem, Kollaps und Koma (→ Exitus); Oligurie, Polyurie, Hämaturie.

Hämatokritwert vermindert. Im Serum gestörte Osmolalität, Mangel an Elektro-lyten nachweisbar. **Normal sind:**

- Osmolalität ca. 290 mosmol/kg (<285 mosmol/kg bedeutet Hypoosmolarität bzw. Überschuss an freiem Wasser.)
- Natrium* 137–147 mmol/l (Cave: nicht jede Hyponatriämie = Hypoosmo-lalität bzw. Wasservergiftung.)
- Kalium 3,8–4,7 mmol/l (toxische Grenze etwa bei 7 mmol/l)
- Chloride* 5,7–6,2 g/l = 97–108 mmol/l (als NaCl)
(Standardhydrogencarbonat 22–26 mmol/l)

* Akute Kochsalzintoxikation (höchstens ausnahmsweise, am ehesten bei unsachgemäßer An-wendung, erheblicher Überdosierung oder bei Instillation einer Lösung zur primären Giftentfer-nung und ausbleibendem Erbrechen im Kleinkindesalter – deshalb kontraindiziert!) gekenn-zeichnet durch Durst, Polyurie → Oligurie-Anurie; Temperaturanstieg, Unruhe, Hyperreflexie, Delirium, hyperosmolares Koma; Hypoventilation mit respiratorischer Azidose und Hypotonie.

IV. Therapie

Sofortige Drosselung jeglicher Zufuhr von freiem Wasser bzw. Korrektur des Therapieplanes; Diureseförderung (s. Kap. 7.3.1). In begründeten Fällen vorsichtige Zufuhr hypertoner Kochsalzlösung (z. B. 3–5 % NaCl) in Mengen, die ausreichen, um Osmolalität bzw. Serumnatrium initial anzuheben: wenn Serumosmolalität ≤ 220–230 mosmol/kg, Serumnatrium ≤ 105–110 mmol/l oder zentralnervöse Symptome bei Hypoosmolalität. Bei Kontraindikation bzw. in Extremfällen Hämodialyse zu erwägen. Kontrolle der Laborparameter (vgl. Abschnitte II/III und Literaturhinweis).

Bei Kochsalzintoxikation(sverdacht) und laufend ansteigendem Natriumspiegel forcierte Diurese mit Furosemid und isotoner Elektrolyt-/Kohlenhydrat-Lösung. Ausgeschiedene Flüssigkeitsmenge unter Kontrolle des Elektrolythaushalts ersetzen.

Hinweise zum Inhalt von Literaturbeispielen

Therapie von Störungen des Wasser- und Elektrolythaushaltes: Estler; Hartig; Turnheim; Seeling/Ahnefeld
Symptomatik und Therapie der Natriumchlorid-Vergiftung: Albrecht; Gloxhuber
Besonderheiten im Kindesalter: v. Mühlendahl et al.; speziell Wasser-Intoxikation im Säuglingsalter: Böttner/Müller/Willgerodt et al.
Natriumchlorid-, Natriumsulfat- und Wasservergiftung: Seeger/Neumann

# Wismut
Bismut(um)

I. Substanzen

Basisches Bismutnitrat, Bismutum subnitricum (in Angass S®; **LD** Erw. 8 g, Kinder 3–4 g; siehe unter Nitraten!).
Basisches Bismutcarbonat, Bismutum subcarbonicum; **basisches Bismutgallat**, Bismutum subgallicum (z. B. in Combustin®, Eulatin®, Mastu®); **basisches Bismuttannat**, Bismutum subtannicum; **basisches Bismutsalicylat**, Bismutum subsalicylicum; **Bismutsubcitrat**, Bismutum subcitricum; **basisches Bismuttetrabrombrenzcatechin**; **Bismutaluminat** (in Angass® Tabletten) und andere Salze, häufig als Pulver oder (ölige) Suspension, vorwiegend verwendet als Adstringenzien in Hämorrhoiden- und Magen-Darm-Mitteln sowie in Ophthalmika, Dermatika und Kosmetika. Ähnlich auch Bibrocathol (in Noviform®, Posiformin®).
In Kombinationspräparaten sind häufig Begleitstoffe toxikologisch wichtiger. Giftigere Wismut-Verbindungen (u. U. mit Bleitetraethyl vergleichbar) sind ungebräuchlich.

II. und III.   Toxikokinetik, -dynamik und Symptomatik

Resorption wasserunlöslicher bzw. in Öl suspendierter Wismut-Verbindungen erfolgt enteral und parenteral (auch über große Wundflächen) nur langsam, bei wasserlöslichen Präparaten dagegen rasch.

Ausscheidung vorwiegend über die Nieren (Schädigung möglich) und den Darm (Stuhl durch Sulfidbildung schwarz). Wismut ist röntgenologisch sichtbar.

Akut toxische **Wirkung** und **Symptome** (am ehesten bei Kindern) oder suizidal intendierte extreme Überdosierung (z. B. 5,4 g Wismutsubcitrat) kann zu akuter Niereninsuffizienz und zu Ulzerationen des Gastrointestinaltraktes führen, sonst auch ähnlich wie bei (leichter) Quecksilber- oder Arsenik-Vergiftung (s. dort); ggf. Anionenwirkung ausschlaggebend (z. B. basisches Bismutnitrat, Kap. Nitrate).

IV. Therapie

Nach peroraler Aufnahme reichlich Flüssigkeit trinken lassen, evtl. zusätzlich Gabe von Aktivkohle und Natriumsulfat-Lösung (vgl. Kap. 7.2.3); induziertes Erbrechen bzw. Magenspülung höchstens bei Aufnahme großer Mengen sinnvoll (vgl. Kap. 7.2.1 und 2). In bedrohlichen Ausnahmefällen möglichst frühzeitig DMPS (z. B. Dimaval®), bei Niereninsuffizienz/Anurie auch in Kombination mit Hämodialyse oder D-Penicillamin (Metalcaptase®); vgl. Kap. Kupfer und Quecksilber. Im Einzelfall auch forcierte Diurese bis zur klinischen Besserung (s. Kap. 7.3.1). Weiter symptomatisch.

Hinweise zum Inhalt von Literaturbeispielen

Substanzen, Kinetik, Wirkung, Symptomatik und Therapie: Albrecht; Gloxhuber; Moeschlin; Seeger/Neumann; Seyffart; zusätzlich mit Hinweisen zum Nachweis: Daunderer
Toxizität und allergische Reaktion von Wismut-Verbindungen in Kosmetika: Blaue Liste®
Chemie und Verwendung einzelner Wismut-Verbindungen: Römpp

Wolfram

I.   Substanzen

Wolfram (und **Wolframcarbid**) Legierungsbestandteil sowie zur Herstellung von Elektroden, Elektronen- und Röntgenröhren, Glühlampenfäden und Thermoelementen verwendet. Kolloidale Lösung von Wolfram als Röntgenkontrastmittel verlassen.

Bleiwolframat (siehe Kapitel Blei).

Natriumwolframat, wichtigstes im Handel befindliches Wolframat, vorwiegend als Eiweißfällungsmittel.

Wolframhexafluorid, farbloses Gas; technisch relativ wenig bedeutsam, toxikologisch bedenklich (siehe Kapitel Fluor).

Wolframcarbonyle, ähnlich toxisch wie Nickeltetracarbonyl (s. Kap. Nickel).

II. und III. Toxikokinetik, -dynamik und Symptomatik

Wolfram und seine meist schwer löslichen Salze sind wenig toxisch, da sie praktisch nicht resorbiert werden. Nach peroraler Aufnahme allenfalls gastrointestinale Beschwerden zu erwarten. Ausnahmen s. jeweils Abschnitt I.

IV. Therapie

Nach peroraler Aufnahme harmloser Wolframate allenfalls reichlich Tee trinken lassen, bei toxischen Wolfram-Verbindungen (s. Abschnitt I) primäre Giftentfernung wie in Kap. 7.2 und Gabe von Aktivkohle; Gastroenteritis-Diät; ansonsten symptomatisch.

Hinweise zum Inhalt von Literaturbeispielen

Vergiftungen mit Wolframhexafluorid: Daunderer
Chemie und Verwendung von Wolfram und -Verbindungen, teilweise mit Hinweisen zu Toxizität und Nachweis: Römpp

Zahnpasten und andere Zahnpflegemittel

I. Substanzen
(Prinzipielle Zusammensetzung)

■ **Zahnpasten, -cremes** und **-pulver**

Vorwiegend **Putzkörper** bzw. Binde-, Polier- und Schleifmittel wie Carbonate (gleichzeitig als Neutralisationsmittel), Sulfate, (Pyro-)Phosphate und Silicate des Na, K, Ca, Mg oder Al (etwa bis zu 80 % bei Zahnpulvern, sonst bis zu 50 % bei Cremes und Pasten); akut toxikologisch unbedenklich.

Feuchthaltemittel, leicht flüchtige sowie mehrwertige Alkohole (mit benachbarten Hydroxylgruppen, z. B. Glycerin), Sorbit oder Xylit; akut toxikologisch unbedenklich.

Verdickungs- und Stabilisierungsmittel wie Gummene, Tylose, Alignate, Dextran, Agar-Agar, Stärke oder Ultraquellzellulose.

Konsistenzmittel (für Pasten und Cremes) wie Wasser, Glycerin(austauschstoffe) bis 15 %, Alkohole (bis ca. 15 %), besonders Ethanol, n-Propanol, Isopropanol, Polyalkohole, Sorbitol.

Oberflächenaktive bzw. **Schaumstoffe** wie Fettalkoholsulfonate, evtl. auch 1–2 % medizinisch Kaliseife, Kakaobutterseife.

Gleitmittel wie Paraffinöl (bis zu 2 %); Rizinusöl.

Desinfektions- und Konservierungsmittel wie z. B. Natriumbenzoat, Benzoesäureester, Nipagin® (unter 0,5 %), Formaldehyd und/oder kariesprophylaktische Wirkstoffe, vor allem Natriumfluorid und andere Fluoride (Konzentration kaum über 0,15 %; evtl. zusammen mit Kräuterzusatz, z. B. Dentagard®); leider aber ausnahmsweise in Importpräparaten auch Kaliumchlorat (bis zu 5 %) oder Halogenkohlenwasserstoffe wie Chloroform.

Geschmackskorrigenzien wie ätherische Öle (bis zu 5 %) und Saccharin (nicht akut toxisch).

Besondere Zusätze wie Farbstoffe (in nicht toxischer Konzentration); Iod bzw. Kaliumiodid bis zu 3 %; angeblich Zahnstein lösende Mittel (z. B. Türkischrotöl, Emser und Karlsbader Salz, Aluminiumacetat, Magnesiumsalze; sämtlich in Konzentrationen zwischen 5 und 10 %); Mittel gegen „Raucherbelag" (z. B. Benzylalkohol), Bleichmittel (z. B. Natriumperborat); Hyperämika, z. B. Salze und Ester der Nicotinsäure (bis max. 0,5 %). Azulene, Adstringenzien (z. B. Myrrhe), Vitamine, Hormone und zahlreiche andere, meist modebedingte Mittel in kaum akut toxischer Menge.

■ **Zahnseifen**

Analoge Zusammensetzung wie Zahnpasten mit entsprechend hohem Seifenanteil bzw. Zusatz oberflächenaktiver Substanzen.

■ **Zahnprothesenreinigungsmittel**

(z. B. Corega® Raucher Tabs®) enthalten vorwiegend Natrium(hydrogen)carbonat, Natriumperborat, Peroxide bzw. Fettalkoholsulfonate und Calciumphosphat mit Zusätzen von milden Antiseptika.

Mundwässer: s. eigenes Kapitel.

II. und III. Toxikokinetik, -dynamik und Symptomatik

Nach peroraler Aufnahme größerer Mengen gastrointestinale Reizerscheinungen wie Übelkeit, Erbrechen, Diarrhöe zu erwarten. Resorptivwirkung nur in Extremfällen, am ehesten möglich durch Kaliumchlorat (Methämoglobinbildner; in 100 g Zahnpasta für Kinder u. U. letale Menge enthalten), Halogenkohlenwasserstoff oder hohen Magnesiumsalz-Anteil. Nur ausnahmsweise weitere Symptome denkbar (z. B. zentralnervöse und renale), s. dann Seitenhinweise in Abschnitt I. Allenfalls auch allergische Reaktionen.
Bei Einnahme von Zahnprothesenreinigungsmitteln Verlauf am ehesten wie nach Seife oder Laugen bzw. Soda (siehe dort) zu erwarten.

IV. Therapie

Im Allgemeinen keine Behandlung nötig. Nach peroraler Aufnahme größerer Mengen (z. B. Inhalt 1 Tube) trinken, evtl. auch erbrechen lassen (dabei, ebenso wie allenfalls bei Magenspülung, Schaumaspiration verhüten, vgl. Kap. 7.2.1 und 2). Erforderlichenfalls bis zur Klärung der Zusammensetzung des Präparates symptomatische Maßnahmen unter Beachtung der Hinweise in den Abschnitten I–III; (Nach-)Beobachtung von Herz-Kreislauf, Diurese, Darmfunktion.

Hinweise zum Inhalt von Literaturbeispielen

Substanzen, Symptomatik und Therapie: Daunderer; Gloxhuber; Velvart
Besonderheiten im Kindesalter: v. Mühlendahl et al.
Zusammensetzung und Verwendung: Römpp; Vollmer/Franz (1991a)
Konservierungs-, Farb-, sonstige Zusatzstoffe und deren unerwünschte Wirkungen: Blaue Liste®

Zeichenmaterialien

I. Substanzen
(Prinzipielle Zusammensetzung)

Farb- und Fettstifte bestehen vorwiegend aus indifferenten Bindemitteln mit Pigmentfarbstoff-Zusätzen in toxikologisch meist unbedenklicher Menge; Anilinfarben (evtl. noch in einigen Pastellfarbstiften) hier weitgehend verlassen. Fettstifte für kosmetische Zwecke: s. unter Lippenstifte.

Z

Kreiden: *Fettfreie* Kreiden (Schultafelkreide) bestehen aus Calciumcarbonat (allenfalls in Mischung mit Kaolin und Ton oder Gips) mit geringem, toxikologisch unbedenklichem Zusatz anorganischer oder organischer Pigmentfarben. *Fetthaltige* Kreiden (Aquarellstifte, Signierstifte) enthalten Wachse, indifferente Bindemittel und kleine Zusätze an Emulgatoren (und Benzin).

Tuschen sind Ruß- oder Farbstoffsuspensionen (max. 3 %), gelegentlich auch ungiftige Wasserfarben, denen Schutzkolloide (z. B. Leim oder Gummi arabicum), Konservierungsmittel (max. 1 %) und evtl. Schellack zugesetzt sind (evtl. Lösungsmittel wesentlich). Mitunter auch als Wäschetinten verwendet. Tuschen in Tuschkästen (Malkästen) für Kinder sind durch indifferente Bindemittel verfestigte Tuschen, die nur toxikologisch unbedenkliche Pigmentfarbstoffe enthalten (sollen).

Tinten s. eigenes Kapitel.

II. bis IV. Toxikokinetik, -dynamik, Symptomatik und Therapie

Akute Vergiftung durch perorale Aufnahme ist nicht zu erwarten, daher keine überflüssigen Maßnahmen (wie z. B. Magenspülung) einleiten; allenfalls wässrige Aufschwemmung von Aktivkohle trinken lassen.

Verfärbung von Haut, Schleimhäuten, Stuhl und Harn kaum bedenklich. In seltenen Extremfällen siehe allenfalls Hinweise im Kap. Tinten.

Hinweise zum Inhalt von Literaturbeispielen

Toxizität, Symptomatik und Therapie von Vergiftungen mit Tinten, Tuschen, Farbstiften u. a. Büroartikeln: Velvart
Besonderheiten im Kindesalter: v. Mühlendahl et al.
Zusammensetzung und Verwendung: Römpp; Vollmer/Franz (1991)

Zink

I. Substanzen

Zink, relativ gleichmäßig im Körper verteiltes Spurenelement.

Metallisches Zink, gefährlich allenfalls durch Inhalation von Zink(oxid)-Dampf oder -Staub bei (Heiß-)Bearbeitung des Metalls und seiner Legierungen oder in Form verzinkter Lebensmittelgefäße (Salzbildung durch saure Speisen). Neben Kupfer und Zinn auch in Bronze (z. B. zum „Vergolden") und Messing zu unterschiedlichster technischer Verwendung.

Zinkoxid, Zinkweiß (Mineralfarbe), Zincum oxydatum; toxisch etwa ab 10 g. Medizinisch als Adstringens in Form von Zink(oxid)salbe (Ungt. Zinci; 10%),

Zinkpaste (Pasta Zinci; 25%), Zinkleim (Gelatina Zinci; 10%), Zinkemulsionen. Neben Levomenol in Mirfulan®-Spray.

Zinkchlorid, Zincum chloratum; **LD** p.o. ab 3–5 g. Verwendung in Pergamentpapier- und Vulkanfiber-Herstellung; in HCl gelöst im Lötwasser (z.B. 10–35%, vgl. auch Kap. Säuren, anorganische!). Bestandteil bzw. Reaktionsprodukt der Berger-Mischung (Nebelpulver, -kerzen oder -töpfe, militärische „Rauchbomben"), ausnahmsweise z.B. in Vaginalia oder Antimykotika (z.B. in Gehwohl®-Nagelpilz Tinktur).

Zinksulfat, Zinkvitriol, Zincum sulfuricum; **LD** p.o. ca. 5 g. 0,02–1%ige Lösung als Adstringens (besonders in Ophthalmologie, z.B. als Oculosan®), als Emetikum obsolet; peroral bei vererbten oder erworbenen Zinkmangelzuständen u.a. Erkrankungen (z.B. in Vitazink®, Zinkit®).

Zinksulfid, Schwefelzink, Leucht- und weiße Anstrichfarbe (zusammen mit Bariumsulfat in Lithopone®).

Zinkphosphid, z.B. in Rodentiziden (z.B. in Abi-Giftweizen®, Arrex-Köder®, Cito-Wühlmaustod®, Zifertin-Phosphorgetreide®), bildet Phosphorwasserstoff (!) (s. Kap. Phosphor).

Zinkacetat, Zincum aceticum; verwendet als Adstringens ähnlich wie Zinksulfat (s. oben); gesättigte alkoholische Lösung als Schlesingers Reagenz.

Zinkstearat, Zincum stearinicum verwendet statt Talkpuder in Haushalt, Gummifabriken und Kosmetik; medizinisch in Form von Salben oder (Säuglings-)Pudern. Inhalation gefährlich.

Zinkundecylat, früher als Antimykotikum verwendet.

Weitere organische Zinkverbindungen wie Zinkaspartat (Unizink®, Zinkotase), Zinkgluconat (Zink-D-Logoral®), Zinkorotat (Zinkorot®) verwendet zur Behandlung von Zinkmangelzuständen; p.o. relativ harmlos.
Zinkhexafluorsilikat, Vogel-Fluat®; Holzschutz- und Konservierungsmittel; enthält ca., 55% Zinkhexafluorsilikat; peroral schon ab 1–2 g tödlich (Kammerflimmern), toxikologisch ähnlich Natriumfluorid (s. Kap. Fluor).

II. Toxikokinetik und -dynamik

Nur geringe enterale **Resorption**; **Ausscheidung** vorwiegend über den Darm, wenig auch über die Nieren.
Wesentlich ist adstringierende bzw. ätzende **Wirkung** auf betroffene Schleimhäute (am stärksten bei Zinkchlorid). Zentralnervöse Wirkung höchstens in Extremfällen zu erwarten (z.B. nach Injektion oder Hämodialyse mit zinkhaltiger Flüssigkeit). Durch Inhalation von Zink(oxid)-Staub Bildung komplexer Zink-Eiweiß-Verbindungen mit pyrogener Wirkung.
Wesentlich gefährlicher ist Zinkchlorid-Inhalation (vgl. Abschnitt III). Nieren-, Herz- und Gefäßschädigungen möglich.
Gegebenenfalls auch Verunreinigungen toxikologisch bedeutsam (z.B. durch Arsen oder Blei, s. dort).

Z

III. Symptomatik

Nach Inhalation von **Zink(oxid)**-Staub oder -Dampf leichte Reizerscheinungen im Bereich der Atemwege; erst einige Stunden später periodisch auftretende, durch Schüttelfrost eingeleitete Fieberanfälle („Zink- oder Gießfieber", früher auch „Messing-Malaria" genannt), mitunter begleitet von Muskel- und Gelenkschmerzen, Kreislaufsensationen, Nausea und Erbrechen und Krankheitsgefühl. Meist Rückgang binnen 12–24(–48) h ohne Dauerschäden. Ähnliche Erscheinungen evtl. nach massiver Inhalation von Zinkundecylat- oder -stearat-Puder, (bei Säuglingen) aber auch Gefahr von Bronchopneumonie.

Inhalation von Dämpfen erhitzter **Zinkchlorid**-Lösung (oder Lötwasserdämpfe) bzw. von „Zinknebel" (vgl. Abschnitt I) oder von Bronzestaub führt am ehesten bei Einwirkung in geschlossenen Räumen zu nekrotisierender Bronchitis, Lungenödem → Lungeninduration(sfolgen); anfangs ähnlicher Verlauf wie bei Chlor, (s. dieses Kapitel).

Nach peroraler Aufnahme von Zinkchlorid oder -sulfat → Metallgeschmack und Schmerzen im Munde, Übelkeit, (blutige) Emesis und Diarrhöe, heftige Leibschmerzen; Blutdrucksenkung, Tachykardie; sofern nicht Exitus an Kreislaufkollaps → Störungen der Nieren- und Pankreasfunktion, des Wasser- und Elektrolythaushaltes, später Strikturen (Pylorus) möglich.

IV. Therapie

Nach Inhalation von **Zink(oxid)**-Dampf oder -Staub Frischluft, ggf. kurzfristig Sauerstoffatmung. Symptomatische Therapie mit inhalativen Glukokortikoiden, Analgetika/Antipyretika. Nur in schweren Fällen je nach schnellstmöglicher Verfügbarkeit frühzeitige Chelattherapie mit Penicillamin (z. B. Metalcaptase®) oder Dimercaptopropansulfonat (DMPS, Dimaval®) bzw. Calciumtrinatriumpentetat (DTPA, Ditripentat-Heyl®) oder Tiopronin (Captimer®). Nachbeobachtung hinsichtlich Entwicklung eines toxischen Lungenödems oder Pneumonie (vgl. Abschnitt III und Kap. 7.1.16).

Nach Inhalation von **Zinkchlorid**-Dämpfen bzw. „Zinknebel" Sauerstoffatmung, Glukokortikoide (per injectionem et inhalationem, etwa wie in Kap. 7.1.5 und 16); Chelatbildner (s. oben) und symptomatische Maßnahmen.

Nach peroraler Aufnahme **löslicher Zinksalze** Schleimhautinspektion sowie Prüfung mit Indikatorpapier. Bei Lokalbefund und saurem pH-Wert Erstmaßnahmen sinngemäß wie bei Säure-Ingestion, einschließlich Gastroskopie. Erforderlichenfalls Schockbehandlung, bei Oligo- bzw. Anurie Hämodialyse (s. Kap. 7.3.2).

Hinweise zum Inhalt von Literaturbeispielen

Substanzen, Toxikokinetik, -dynamik, Vergiftungssymptomatik und Therapie: Daunderer; Gloxhuber; Seeger/Neumann

Anwendung von Zinkverbindungen in Dermatologie und Ophthalmologie sowie zu Haupt- und Nebenwirkungen: Ammon

Akute Toxizität von Spurenelementen: Dörner; Wolffram

Biochemie, Physiologie, Pathophysiologie und Klinik des Zinkstoffwechsels: Holtmeier et al. (1991)
Chemie und Verwendung von Zink und -verbindungen, teilweise mit Hinweisen zu Physiologie, Toxizität
und Nachweis: Römpp

Zinn

I. Substanzen

A. Zinn und anorganische Verbindungen

Zinn, wesentlicher Bestandteil vieler Legierungen, toxikologisch allenfalls in Dampf- oder Staubform bei Inhalation bedeutsam; früher Bestandteil einiger Bandwurmmittel. Zinngehalt in Kondensmilch kann infolge Überlagerung auf 160 ppm ansteigen und damit Säuglingen gefährlich werden.

Zinndioxid, Glasurzusatz in Emailfabrikation.

Zinn-II-chlorid (Zinnchlorür, Stannochlorid), wichtigstes Zinnsalz des Handels, starkes Reduktionsmittel.

Zinn-IV-chlorid, Zinntetrachlorid, durch hydrolytische Salzsäureabspaltung ätzend.

Natriumstannat („Präpariersalz") sowie **hexachlorzinnsaures Ammonium** („Pinksalz") als Beizmittel in Färberei verwendet.

Zinn-IV-sulfid, Hauptbestandteil des „Musivgolds", enthält außerdem Quecksilbersulfid; obsolete Anstreichfarbe. Vgl. auch Kap. Schwefel!

B. Organische (Organozinn-)Verbindungen (sehr toxisch)

Alkyl- und **Aryl-Zinnverbindungen**, verwendet als Fungizide (z.B. Fentinhydroxid, Triphenylzinkhydroxid, in Du-Ter Extra®), Akarizide (z.B. Azocyclotin in Peropal®), Fenbutatinoxid (in Shell Torque®), Bakterizide, Licht- und Hitzestabilisatoren (z.B. in Kunststoffindustrie) sowie als spezielle Polymerisationskatalysatoren. Toxizität nimmt im Allgemeinen in folgender Reihenfolge ab: Trialkyl- > Dialkyl- und Tetraalkyl- > Monoalkyl-Verbindungen (Trimethyl- und Triethylzinn-Derivate nahezu so giftig wie HCN! Tributyl- und Triphenylzinn wesentlich geringer toxisch; Monoalkyl-Verbindungen ähnlich harmlos wie anorganische Zinnverbindungen).

Toxikologisch ähnlich: anorganische und organische Germanium-Verbindungen, aber weniger toxisch.

Z

II. und III. Toxikokinetik, -dynamik und Symptomatik

A.

Durch massive Inhalation von **Zinn(oxid)**-Staub Reizerscheinungen im Bereiche des Respirationstraktes, evtl. möglich auch Metalldampffieber (wie im Kap. Zink). Perorale Aufnahme von Zinn und seinen anorganischen Salzen infolge relativ geringer Resorption im Allgemeinen harmlos (Ausnahmen siehe Abschnitt I und in Extremfällen durch Bildung toxischer Metabolite; vgl. Abschnitt B). Allenfalls gastrointestinale Reizerscheinungen.

B.

Nach Resorption von **Zinnalkyl- und -aryl-Verbindungen** (vgl. Abschnitt I B) sind zentralnervöse Störungen möglich (Hirn- und Rückenmarksödem, Gefährdung des Atemzentrums usw.); (besonders alle flüchtigen zinnorganischen Verbindungen verursachen rasch) → hartnäckige Kopfschmerzen, epileptiforme Krämpfe, Narkose, Atemlähmung. Dibutylzinndichlorid, Tributylzinnchlorid und analoge Alkylzinnhalogenide führen nach Latenz zu Reizerscheinungen und Verbrennungssymptomen auf Haut und Schleimhaut; intensive Nies- und Tränenreizwirkung (z. B. bei Triethylzinncyanid).

Elimination durch Biotransformation (Methylierung, Demethylierung → teilweise sehr toxische Metabolite) sowie Exkretion über Urin > Fäzes (z. T. über Galle).

IV. Therapie

Nach **Inhalation** Frischluftzufuhr und Lungenfunktion nachbeobachten, ggf. Glukokortikoide (s. Kap. 7.1.16); weiter symptomatische Behandlung. Selbstschutz beachten!

Nach **peroraler** Aufnahme trinken und wieder erbrechen lassen (cave: z. T. ätzende Wirkung einiger Verbindungen) und/oder Magenspülung, allenfalls Aktivkohle und isotone Natriumsulfat-Lösung nachgeben; vgl. auch Kap. 7.2.1–3.

Als **Antidot** gegen Organozinn-Verbindungen am ehesten Chelatbildner wirksam wie D-Penicillamin (Metalcaptase®, Trisorcin®, Trolovol®).

Weiter **symptomatisch** (vgl. Abschnitte I–III): Von Alkylzinnhalogeniden betroffene Haut sofort sehr gründlich unter fließendem Wasser spülen, anschließend mit Seife, evtl. mit Polyethylenglykol 400 (Macrogol®400) waschen, dann Weiterbehandlung wie im Kap. Säuren.

Auch bei Einwirkung auf Augen Sofortmaßnahmen und Weiterbehandlung wie im Kap. Säuren.

Bei Vergiftungen mit organischen Zinnverbindungen (vgl. Abschnitt I B) ist Nachbeobachtung des ZNS und evtl. auch der Leberfunktionen empfehlenswert.

Hinweise zum Inhalt von Literaturbeispielen

Substanzen, Toxikokinetik, -dynamik, Vergiftungssymptomatik und Therapie: Daunderer; Gloxhuber
Toxikologie: Schäfer et al.
Toxizität von Germanium-Verbindungen: Gerber
Chemie und Verwendung von Zinn und einzelnen Verbindungen, teilweise mit Hinweisen zu Toxizität und
  Nachweis: Römpp

Zucker

I. Substanzen

Akut toxikologisch am ehesten bedeutsam können werden:

■ Monosaccharide

Fruktose, Lävulose, Fruchtzucker, als Trägerstoff in phytotherapeutischen oder vitaminhaltigen Kombinationspräparaten (in Gallexier®, Salus®); als Infusionszusatz kein Vorzug gegenüber Glukose und bei hereditärer Fruktose-Intoleranz u.U. lebensgefährlich.

Galaktose, in Echovist®, Levovist® für Ultraschall- bzw. Dopplersonographie-Diagnostik.

Glukose, Dextrose, Traubenzucker; medizinisch wichtig als Blutzucker; therapeutisch vorwiegend in Infusionslösungen zur parenteralen Energiezufuhr (in Glucosteril®), zur Behandlung oder Prophylaxe der Dehydratation und des hypoglykämischen Schocks.

Zucker sind wesentliche Bestandteile von **Honig**: Glukose, Fruktose neben anderen Zuckern, Wasser und Beistoffe wie Enzyme, Inhibine, Vitamine, Mineralstoffe, Spurenelemente, Aminosäuren, Proteine, Aromastoffe u.a..

Pontischer (pontinischer) Honig („mad honey") von Rhododendron der pontinischen Art (z.B. Mittelmeerraum) aber auch anderen Arten, können durch **Grayanotoxine** zu etwa 24 h anhaltenden Vergiftungen führen mit Symptomen des Magen-Darm-Traktes (Salivation, Übelkeit, Erbrechen, Diarrhöe, Kolik), des ZNS (Agitiertheit, Sehstörungen, Parästhesien, Krämpfe, Koma) und mit kardialen Symptomen (Sinusbradykardie, Schwindel, Synkope, AV-Blockierung, ventrikuläre Tachykardie).

Zuckeralkohole: Mannit(ol) vorwiegend als Osmotherapeutikum (in Osmofundin®, Osmosteril®, Thomaemannit®); Sorbit(ol) als pharmazeutischer Hilfsstoff, Geschmackskorrigens, Osmotikum, Süßstoff für Diabetiker, Laxans und ebenso wie Xylit(ol) zur parenteralen Ernährung.

■ Disaccharide

Laktose (Milchzucker), **Laktulose**, **Laktitol**; einzeln oder kombiniert in Leber- und Magen-Darm-Therapeutika (besonders Laxanzien), z.T. auch zur Ammoniak-Entgiftung (in Importal®, Duoventrin®, Eugalan®, Hylak®, Markalakt®, Bifinorma®, Bifiteral®, Laktocur®, Laktuverlan®, Laevilac®, Tulotract®).

Z

Saccharose, Rohrzucker, Kochzucker, Rübenzucker (Spaltprodukt: Invertzucker), auch in Elektrolytlösungen; mindestens zu 50–65 % in medizinischem Sirup (z. B. Sirupus simplex oder mit Zusätzen ätherischer Öle) bzw. in einigen „Hustensäften". Chemisch nahe stehend: Isomalt (geschätzt wegen relativ geringem Kariesrisiko).

Mit der Süßkraft von Saccharose (= 1) verglichen werden Süßstoffe, z. B. **Cyclamat** (20–50) und Saccharin (200–700); verwendet als harmlose Zusätze zu Lebensmitteln, Arzneimitteln, Kosmetika und Futtermitteln.

II. Toxikokinetik und -dynamik

Enterale **Resorption** aktiv und am schnellsten bei Monosacchariden und Saccharose, nur relativ wenig und langsamer bei den übrigen Zuckern und bei Zuckeralkoholen (→ Blutzucker).

Enzymatische **Metabolisierung** der Monosaccharide vorwiegend in Leber und Körperzellen, nach enteraler Aufnahme auch im Darm; dort auch enzymatischer Laktoseabbau zu Galaktose und Glukose (nicht bei Laktose-Intoleranz!) sowie bakterielle Spaltung unter Gas- und Säurebildung. **Ausscheidung** der Zucker oder ihrer Metabolite über die Nieren (messbare Konzentration im Harn). Cyclamate werden von der Darmflora zu Cyclohexylamin umgewandelt, das sich auch als Hydrolyseprodukt im sauren Milieu bilden kann (Cola-Getränke, Zitruslimonade u. Ä.).

III. Symptomatik

Akute Intoxikation am ehesten bei vorbestehenden Stoffwechselerkrankungen, hereditärer Intoleranz, Überdosierung bzw. bei Nichtbeachtung der speziellen Kontraindikationen (s. u.): nach **peroraler** (teilweise auch nach **parenteraler**) Aufnahme Übelkeit, Erbrechen, Oberbauchschmerzen, (osmotische) Diarrhöe, Meteorismus; Hyper- oder (gegenregulatorische) Hypoglykämie (Blutzuckerkonzentration u. U. rasch wechselnd); Störungen möglich im Wasser-, Elektrolyt- und Säuren-Basen-Haushalt, im Extremfall auch in der Leber- und Nierenfunktion. Nach Ingestion ungewöhnlicher Mengen von Süßstoffen (s. Abschnitt I) Übelkeit und Erbrechen, kaum Resorptivwirkung (wie bei Aminen; s. dort) zu erwarten.

IV. Therapie

Im Allgemeinen Spontanrückgang zu erwarten, reichlich trinken lassen; in schweren Fällen antidiabetische Behandlung (s. auch Kapitel Antidiabetika) und weitere symptomatische Maßnahmen unter engmaschiger Kontrolle der entsprechenden Laborwerte (vgl. Abschnitt III).

Hinweise zum Inhalt von Literaturbeispielen

Physiologie, Pathologie und klinische Anwendung von Zuckern (insbesondere Infusionstherapie): Hartig
Kontraindikationen und Anwendungsbeschränkungen zuckerhaltiger Infusionslösungen: ROTE LISTE®
Haupt-, Neben- und Wechselwirkungen: Ammon
Chemie, Toxikologie und Nachweis von Süßstoffen: Römpp

Zytostatika

Mit kurativer bzw. palliativer Zielstellung bei Tumoren werden vorwiegend systemisch, teilweise lokal, eingesetzt:

- **Alkylanzien** (Stickstoff-Lost-Derivate, Nitrosoharnstoff-Derivate, Schwerme-
tallkomplex-Verbindungen, Methylhydrazine, Triazene, Ethylendiamin-Deri-
vate),
- zytostatisch wirksame **Antibiotika** (Anthrazykline u. a.),
- **Antimetabolite** (Folsäure-Antagonisten, Purin-Analoga, Pyrimidin-Analoga
u. a.),
- **Alkaloide** (Vinca-Alkaloide, Podophyllotoxine), **Taxoide**, **Camptothecine**,
- **Antikörper, Zytokine, Proteasom-Inhibitoren, Tyrosinkinase-Inhibitoren**
und andere (siehe Abschnitt F).

I. Substanzen
(mit stoffspezifischen Hinweisen)

A. Alkylanzien

Bendamustin (HWZ 32–36 min.), Ribomustin®; myelotoxisch, Erbrechen, kolikartige Schmerzen, Haut-, Schleimhautentzündung, Kreislaufstörungen, Alopezie,
Thrombophlebitis.

Busulfan (HWZ ca. 2,5 h), Myleran®; bifunktionelles Alkylans, stark myelotoxisch bis irreversible Markaplasie, geringere pulmonale Toxizität (Lungenfibrose) und Addison-ähnliche Symptomatik ohne Nebenniereninsuffizienz.

Carboplatin (HWZ Platin ca. 5 Tage, PB 20 – > 90%), Carboplat®, Ribocarbo®,
Neocarbo®; ähnlich Cisplatin, (nichtkumulative) Myelotoxizität stärker und protrahierter, nichthämatologische Toxizität, insbesondere Nephro- und Ototoxizität
geringer als bei Cisplatin.

Carmustin, BCNU, (HWZ 20–70 min), Carmubris®; bifunktionell wirksames
Alkylans, verzögerte bzw. potenzielle kumulative Myelotoxizität, Nephrotoxizität
bei Dosen > 1,5 g/m², Lungentoxizität bei Dosen > 1 g/m².

Chlorambucil (HWZ ca. 1,5 h, PB 99%), Leukeran®; myelotoxisch, Mukositis,
in hohen Dosen ZNS-toxisch (Erregungszustände, Ataxien, Krämpfe); nicht dialysierbar.

Z

Cisplatin (HWZ ca. 5 Tage, 0,5–1,3 h für filtrierbares Platin; PB > 90 %), Cis-GRY®, Platinex®; auch topisch eingesetzt (z. B. intraperitoneal bzw. intraarteriell als Strahlensensitizer); neben Myelotoxizität und (kumulativer) Oto- und Nephrotoxizität akut vor allem stark emetogen, auch Neuropathien sowie supraventrikuläre Tachyarrhythmie (schnelles Vorhofflimmern) möglich.

Cyclophosphamid (HWZ ca. 7,5 h für alkylierende Aktivität, PB ca. 13 %), Cyclostin®, Endoxan®; metabolisch aktiviert, myelotoxisch, hämorrhagische Zystitis durch Nebenmetabolit Acrolein, Alopezie; paravasal keine Reaktionen; dialysierbar; vergleichbar auch **Glufosfamid**.

Dacarbazin (HWZ ca. 5 h, PB 5 %), Detimedac®; myelotoxisch; Übelkeit, Erbrechen und beträchtliche Diarrhöe, „flu-like"-Syndrom innerhalb 1 Woche, Alopezie.

Estramustin (HWZ Estromustin ca. 13 h), Cellmustin®, Estracyt®, Multosin®, Prostamustin®; nicht hämatotoxisch, akut Übelkeit, Diarrhöe, typische Estrogeneffekte durch Metabolite (dephosphoryliertes Estradiol, Estron-Metabolite) wie Ödeme, Beinkrämpfe, Thrombophlebitis.

Ifosfamid (HWZ 5–7 h), IFO-cell®, Holoxan®; Myelotoxizität geringer als bei Cyclophosphamid, Erbrechen, Alopezie, in hohen Dosen Sedierung, Somnolenz, zerebellare Dysfunktion; paravasal keine bleibenden Schäden.

Lomustin, CCNU, (HWZ Metaboliten 27–72 h), Cecenu®; myelotoxisch, Emesis, Alopezie, selten neurologische Störungen, in hohen Dosen nephrotoxisch; ähnlich auch Methyl-CCNU, **Semustin**.

Melphalan (HWZ i. v. 1–2 h, PB ca. 55 %), Alkeran®; myelotoxisch.

Nimustin, ACNU®, (HWZ 0,5 h); myelotoxisch, ähnlich CCNU.

Oxaliplatin (HWZ bis 70 h, PB 85–88 %, Erys 37 %), Eloxatin®; Diaminocyclohexan-Platinderivat, neurotoxisch, kaum nephrotoxisch.

Procarbazin (HWZ ca. 15 min), Natulan®; myelotoxisch, ZNS-toxisch (Schläfrigkeit, Ataxie, Halluzinationen, Depressionen), „flu-like"-Syndrom, allergische Dermatosen, periphere Neuropathie, orthostasische Hypotension; evtl. Leberfunktionsstörungen, auch MAO-Hemmer (cave: Sympathomimetika); Antabusähnliche Reaktion auf Alkohol, s. Kap. Thiurame.

Temozolomid (HWZ 1,8 h, PB 10–20 %), Temodal®; wie Dacarbazin über Diazonium-Ion wirksam; Übelkeit, Erbrechen, Hämodepression; nach kumulativ 10 g innerhalb von 5 Tagen Exitus letalis infolge Panzytopenie, Fieber, Multiorganversagen.

Thiotepa (HWZ ca. 4 h); vorzugsweise zur Lokaltherapie oberflächlicher Tumoren der Harnblase bzw. bei malignen Exsudaten; myelotoxisch, in hohen Dosen neuro-, nephrotoxisch, Ösophagitis, Enteritis, hämorrhagische Zystitis.

Treosulfan (HWZ ca. 1–2 h), Ovastat®; Dihydroxy-Derivat des Busulfan, Prodrug, myelotoxisch, jedoch im Gegensatz zu Busulfan kaum pulmonale Toxizität.

Trofosfamid (HWZ ca. 3 h, PB unbekannt), in Leber/Niere höchste Konzentration), Ixoten®.

B. Antibiotika

Actinomycin D, Dactinomycin (HWZ ca. 36 h), Lyovac-Cosmegen®; myelotoxisch; Stomatitis, Alopezie, Fieber, Myalgie, reversible Nieren- bzw. Leberfunktionsstörungen; paravasal schwere Ulzerationen.

Bleomycin (HWZ ca. 2–5 h), BLEO-cell®, Bleomedac®; gering myelotoxisch und immunsuppressiv, mukokutane, z. T. sklerodermieähnliche Reaktionen (Latenz 2–4 Wochen), Fieber; gefürchtet eher Lungentoxizität (Lungenfibrose, Pneumonitis) bei kumulativer Dosis > 400 mg.

Daunorubicin, Daunomycin (HWZ 18–24 h), Daunoblastin®, Daunoxome®; myelo- und kardiotoxisch, Alopezie, Nierenschäden, Stomatitis, akut Übelkeit, Erbrechen, Exantheme.

Doxorubicin, Adriamycin (HWZ 25–28 h), Adriblastin®, Adrimedac®, mikrosomal verkapselt als Caelyx®, Doxo-cell®, Myoket®, Onkodox®; Ribodoxo®; myelotoxisch; Stomatitis, Alopezie, akute und kumulative Kardiotoxizität (offenbar gering bei Caelyx®); paravasal Gewebsnekrosen.

Epirubicin, 4-Epi-Doxorubicin (HWZ 30–40 h), EPI-cell®, Famorubicin®; myelo- und kardiotoxisch; Alopezie, Mukositis.

Idarubicin (HWZ ca. 17 h, Metabolit 57 h, PB > 90 %), Zavedos®; myelotoxisch, Erbrechen, Diarrhöe, Anstieg von Leberenzymen, Alopezie, Mukositis, auch kardiotoxische Effekte; paravasal Nekrosen.

Mitomycin C (HWZ ca. 45 min), Ametycine®, Mitomycin®, Mito-medac®; myelotoxisch, nephrotoxisch (> 50 mg/m^2 kumulativ); Erbrechen, Diarrhöe, Alopezie, evtl. Pneumonitis; teratogen; paravasal Nekrosen.

Mitoxantron (HWZ i. v. 25–300 h, PB > 95 %), Novantron®, Onkotrone®; Anthrachinon-Derivat, reversibel hämatotoxisch, selten, eher kumulativ Kardiomyopathie; Erbrechen, Stomatitis; nicht dialysierbar.

C. Antimetabolite

Azathioprin, Colinsan®, Imurek®, Zytrim® u. a., vgl. Kapitel Immuntherapeutika.

Capecitabin (HWZ 0,6–0,9 h, Metabolit ca. 3,2 h, PB 54 %), Xeloda®; orales tumoraktiviertes Fluoropyrimidin, Wirkform 5-FU.

Cladribin (HWZ ca. 6–19 h), Leustatin®, Purin-Analogon, myelotoxisch, Übelkeit, Fieber, Hautreaktionen.

Cytarabin, Cytosinarabinosid (HWZ ca. 0,5–2,5 h, PB 13 %), Alexan®, ARA-cell®, Udicil®; intrazellulär aktiviert; myelotoxisch, okulotoxisch (Keratitis), akut Übelkeit, Erbrechen, Diarrhöe, seltener „flu-like"-Syndrom (Cytarabin-Syndrom), Exantheme, Erytheme, bei Dosen > 3 g/m^2 (kumulativ > 30 g/m^2) irreversible zerebellare Effekte (Ataxie, Dysarthrie, Dysdiadochokinese) möglich; in Kombination mit Amsacrin (s. u.) auch nichtkardiales Lungenödem möglich; bei intrathekaler Überdosierung Erbrechen, Krämpfe.

Fludarabin, 2-Fluoro-ara-AMP (HWZ Metabolit ca. 7–33 h), Fludara®; myelotoxisch, selten nichthämatologische toxische Wirkungen (Fieber, Schüttelfrost,

Z

Exantheme, Myalgien, Erbrechen, Diarrhöe); in sehr hohen Dosen schwere neurotoxische Störungen mit Gefahr von Erblindung, Koma.

5-Fluorouracil, 5-FU (HWZ ca. 15 min, PB 8–12 %), Efudix®-Salbe, Fluoroblastin®, Neofluor®, Onkofluor®, Ribofluor®; akut psychotische Reaktionen, Somnolenz möglich, Mukositis, Stomatitis, Diarrhöe, in hohen Dosen zerebellare Toxizität (Ataxie, Schwindel, verwaschene Sprache).

Gemcitabin (HWZ 0,5–6 h, Metabolit 1–12 h), Gemzar®; strukturell ähnlich Cytarabin (s.o.), myelotoxisch, „flu-like"-Syndrom, Fieber, periphere Ödeme, Proteinurie, Hautreaktionen.

Hydroxycarbamid, Hydroxyharnstoff (HWZ ca. 2–4 h), Litalir®, Syrea®; myelotoxisch, neurotoxisch, Erbrechen, Diarrhöe, Fieber, allergische Reaktionen, Hauttoxizität, Mukositis.

6-Mercaptopurin (HWZ ca. 40–90 min, PB 20–30 %), Puri-Nethol®; myelotoxisch, in Dosen > 2,5 mg/kg häufiger Lebernekrosen, Cholestase; Toxizitätssteigerung in Kombination mit Allopurinol.

Methotrexat, MTX, Amethopterin (HWZ 7–8 h, PB 50–85 %), Lantarel®, Metex®; myelotoxisch, in höheren Dosen Niereninsuffizienz, seltener Leberschäden, ZNS-Symptome; Mukositis bis schwere Mundulzerationen, Diarrhöe; toxizitätssteigernd andere Hemmstoffe der Dihydrofolat-Reduktase wie z.B. Trimethoprim, renale Ausscheidungshemmung durch organische Säuren (Analgetika, Antirheumatika, Probenecid, Sulfonamide).

Pentostatin (HWZ ca. 5–15 h), Nipent®; Purin-Analogon, limitierend Neutropenie (Myelosuppression bereits in Indikation Haarzellleukämie), Erbrechen, Hautreaktionen, in hohen Dosen Lethargie, Koma, nephrotoxisch.

Pemetrexed (HWZ 3,5 h), Alimta®; Folsäure-Antagonist und Substrat der Folylpolyglutamatsynthetase; Polyglutamat-Formen führen zu Hemmung mehrerer folatabhängiger Enzyme (Thymidilatsynthetase, Glycinamidribonukleotidformyltransferase, Dihydrofolatreduktase); neben hämatologischen, gastrointestinalen Nebenwirkungen gelegentlich supraventrikuläre Arrhythmien, schwerwiegende kardiovaskuläre und zerebrovaskuläre Ereignisse.

Tegafur (HWZ 1,8 h; Metabolit ca. 6–18 h), in Kombination mit Uracil in UFT Hartkapseln; orales Prodrug des 5-Fluorouracil; neurotoxisch, Stomatitis, Diarrhöe, Erbrechen, Hautreaktionen, keine bedeutsame Myelotoxizität.

Tioguanin, 6-Thioguanin (HWZ ca. 1,5 h, PB 20–30 %), Thioguanin-Wellcome®; myelotoxisch, Stomatitis, intestinale Nekrosen, Leberfunktionsstörungen.

Raltitrexed, Tomudex®; Thymidilatsynthetase-Hemmer; Knochenmarkstoxizität limitierend, in Deutschland und USA nicht zugelassen.

D. Alkaloide, Taxoide und Camptothecine

Docetaxel (HWZ 10–18 h, PB ca. 90–97 %), Taxotere®; ähnlich Paclitaxel, jedoch stärker myelotoxisch, Flüssigkeitsretention, keine Arrhythmien.

Etoposid, VP-16 (HWZ 8–12 h, PB 75–95 %), Eto-GRY®, Etomedac®, Etopophos®, Exitop®, Onkoposid®, Riboposid®, Vepesid®; myelotoxisch, akut Erbrechen, Diarrhöe; bei rascher i. v. Gabe evtl. Hypotonie, Herzrhythmusstörungen, anaphylaktische Reaktionen, selten reversible toxische Leberschäden.

Paclitaxel (HWZ ca. 6–13 h, PB > 98 %), Paxene®, Taxol®; Alkaloid aus Rinde, Holz, Nadel der pazifischen Eibe (*Taxus brevifolia*), stark myelotoxisch, Überempfindlichkeitsreaktionen durch Lösungsvermittler Cremophor® bis Anaphylaxie, Mukositis, Arthralgien, Myalgien, Arrhythmien, Alopezie. Taxine A, B, C und Taxophyllin Inhaltsstoffe der heimischen Eibe (*Taxus baccata*), vor allem in Nadeln; peroral akut toxisch mit Gefahr von tonisch-klonischen Krämpfen, Bewusstlosigkeit und Atem- und Kreislaufstillstand.

Podophyllotoxin, Condylox® Lösung, Wartec® Creme; auch in Warzentinkturen anderer Provenienz; aus „Pod", Harz aus Wurzel und Rhizomen verschiedener Berberitzen-Gewächse (z. B. *Podophyllum peltatum L.*, *Podophyllum hexandrum Royle*, *Podophyllum emodi Wall.*, *Sinophyllum emodi* u. a.); zytotoxisches Alkaloid und natürliche Vorläufersubstanz für Etoposid, Teniposid (vgl. hier), Mitosehemmstoff, ähnlich Colcichin und Vinca-Alkaloiden (s. u.).

Teniposid, VM-26 (HWZ 7–15 h, PB > 90 %), VM 26-Bristol®; myelotoxisch, selten anaphylaktischer Schock, Leberfunktionsstörungen, intestinale Nekrosen möglich, Stomatitis, periphere Neuropathien, bei rascher i. v. Gabe Hypotension.

Topotecan (HWZ 1–3 h, PB 20–35 %), Hycamtin®; Topoisomerase-Hemmer, myelotoxisch, Neutropenie verstärkt bei simultaner Gabe von Filgastrim, Mukositis, Erbrechen u. Ä.

Irinotecan (HWZ 6–12 h Metabolit, PB 30–68 %, Metabolit 95 %), Campto®; limitierend Neutropenie; Diarrhöe, abdominelle Krämpfe, Lakrimation, Salivation u. a.

Vinblastin (HWZ 24 h), Vinblastin 10 HEXAL®, Vinblastinsulfat GRY®; Alkaloid aus Immergrün (*Vinca rosea*); myelotoxisch, Obstipation, Ileus, Neuropathien, arterielle Hypotonie, Bronchospasmus.

Vincristin, Oncovin (HWZ ca. 3,5 Tage), cellcristin®, Farmistin® CS, Onkocristin®, Vincristinsulfat GRY®; stark neurotoxisch (Parästhesien, motorische Ausfälle, Polyneuropathie), Obstipation, Ileus, Blasenatonie, Bronchospasmus, geringer myelotoxisch, Alopezie; cave: intrathekale Fehlapplikation, meist letal.

Vindesin (HWZ ca. 24 h), Eldisine®, myelotoxisch, neurotoxisch; paravasal Nekrosen.

Vinorelbin (HWZ > 40 h, PB ca. 13 %, zu 78 % an Thrombozyten), Navelbine®; halbsynthetisches Vinca-Alkaloid, myelotoxisch, geringer neurotoxisch als übrige Vinca-Alkaloide.

E. Antikörper, Zytokine, Proteasom-Inhibitoren, Tyrosinkinase-Inhibitoren

Aldesleukin (Human-Interleukin 2), Proleukin®; grippeähnliche Symptomatik, nephro- und myelotoxisch, im höheren Dosisbereich auch kardiotoxisch und Ödembildung (vgl. auch Kap. Immuntherapeutika, S. 392).

Alemtuzumab (HWZ 8 h, bei wiederholter Gabe bis 6 Tage), MabCampath®; chimärer monoklonaler Anti-CD52-Antikörper, häufig Antikörper-Unverträglichkeiten (Zytokin-Freisetzungssyndrom mit Fieber, Rigor, gastrointestinalen

Z

Störungen, Hauterscheinungen, Hypotonie, Kopfschmerz etc.), zu Therapiebeginn panzytopenische Reaktion, Lymphopenien mit Infektionsgefahr.

Bevacizumab, Avastin®; monoklonaler Antikörper an Rezeptoren des vaskulär endothelialen Wachstumsfaktors (VEGF).

Ähnlich auch **Pegaptanib**, Macugen®; synthetisches Aptamer an VEGF zur Glaskörperinjektion bei altersabhängiger Makuladegeneration.

Bortezomib (HWZ 5,5 h, bei wiederholter Gabe bis 20 h), Velcade®; Proteasom-Inhibitor, gastrointestinale Symptome (Erbrechen, Diarrhöe, Obstipation), periphere Neuropathie, Thrombozyto-/Neutropenie, Anämie, Hypotension, Schwindel.

Cetuximab (HWZ i. v. 70–100 h), Erbitux®; chimärer, monoklonaler Antikörper an Liganden (erbB1) des epithelialen Wachstumsfaktor-Rezeptors (EGFR); akneartige Hauterscheinungen, auch Übelkeit, Fieber, Transaminasen-Anstiege.

Erlotinib (HWZ ca. 36 h; PB 95 %), Tarceva®; Tyrosinkinase-Inhibitor des epidermalen Wachstumsfaktor-Rezeptors (EGFR, HER-1) im Einsatz bei fortgeschrittenem, nichtkleinzelligem Lungenkarzinom; Diarrhöe, Hautekzeme, Transmaninasen-Anstiege u. a.

Imatinib (HWZ 18 h), Glivec®; Tyrosinkinase-Inhibitor mit Einsatz bei Philadelphia-Chromosom (bcr/abl) positiver chronischer myeloischer Leukämie; hepato- und kardiotoxisch, Myelosuppression, bei Überdosierung auch schwere Flüssigkeitsretention.

Ähnlich auch **Gefitinib**, **Lapatinib** (dualer Tyrosinkinase-Inhibitor; erbB1, erbB2), **Sorafenib**, **Sutinib** (Sutent®); vor Zulassung bzw. in klinischer Entwicklung.

Interferon alfa 2a, Roferon A®, **Interferon alfa 2b**, Intron A®, **Interferon beta**, Fiblaferon®; grippeähnliche Symptome mit Fieber, gastrointestinalen Reaktionen, ZNS-Symptomatik mit Schwindel, Somnolenz, Verwirrtheit etc., panzytopenische Reaktionen, Nieren-, Leberfunktionsstörungen (vgl. Kap. Interferone).

Rituximab (HWZ i. v. ca. 60 h, wiederholte Gabe 174 h), MabThera®; chimärer monoklonaler Anti-CD20-Antikörper; grippeähnliche Symptomatik, Blutdruckabfall, durch Tumorlyse bei massivem Tumorbefall → Zytokin-Freisetzungssyndrom (Bronchospasmus, Angioödem, Hyperurikämie, Hyperkaliämie, Gefahr von Nierenversagen).

Trastuzumab (HWZ ca. 6 Tage), Herceptin®; monoklonaler Antikörper gegen humanen epidermalen Wachstumsfaktor 2 (HER-2), zur Immuntherapie bei metastasiertem Mammakarzinom mit Überexpression; vielfältige infusionsassoziierte unerwünschte Wirkungen, bisweilen schwere kardiale Dysfunktion, Vorsicht bei gleichzeitiger Gabe von Anthrazyklin-Derivaten und Paclitaxel.

F. Sonstige

Amsacrin, mAMSA (HWZ ca. 5 h, PB 96–98 %), Amsidyl®; Aminoacridin-Derivat; myelotoxisch, Erbrechen, Stomatitis, Phlebitis, Hämorrhagien, Grand-Mal-Krämpfe, Herzrhythmusstörungen; geringer kardiotoxisch als Anthrazykline, hepatotoxisch.

Asparaginase, L-Asparaginase (HWZ ca. 1,5–2 Tage), Oncaspar® (Pegaspargase); Fieber, allergische Reaktionen bis anaphylaktischer Schock, Störung der Synthesefunktion der Leber (Blutungsgefahr), Verminderung der Glukosetoleranz, Hyperglykämie, milde bis hämorrhagische Pankreatitis, zentralnervöse Erscheinungen.

Bexaroten (HWZ 1–3 h, PB > 99 %), Targretin®, synthetisches Retinoid; Hypertriglyzeridämie, Cholesterinämie, Leukopenie, Hypothyreose, Pruritus, Kopfschmerz, Linsentrübung.

Methyl-5amino-4-oxopentanoat, Metvix®-Creme; **Porfimer-Natrium** (HWZ 515 h, PB 90 %), Fotofrin®; **Temoporfin** (HWZ 65–90 h, PB > 85 %), Foscan®; Vorstufen bzw. Derivate von Porphyrin mit Einsatz zur fotodynamischen Therapie; Fotosensibilisierung, allergische Reaktionen, Dysphagie, Schmerzen, Blutung, Ulzeration, Verbrennung Hautnekrose u. a.

Miltefosin, Miltex®, Alkylphosphocholin, nur zur topischen Anwendung, dort keine relevanten Plasmaspiegel zu erwarten; auch immunmodulierend, antivirale und Antiprotozoen-Wirksamkeit; Leishmaniasis-Mittel mit relativ häufiger gastrointestinaler Unverträglichkeit.

Tretionin (HWZ 0,7 h) all-trans-Retinsäure, Vesanoid®; Retinoic-Acid-Syndrom (RAS) mit Fieber, Dyspnoe, Lungeninfiltration, Pleuraerguss bis Multiorganversagen; Kopfschmerz, intrakranielle Drucksteigerung, Seh-, Hörstörungen, Muskel-, Knochenschmerzen, Arrhythmien; hoch teratogen!

Zur antihormonellen Tumortherapie verwendete Substanzgruppen sind:
Androgene: Testosteronpropionat, bzw. -enantat, Testoviron®, Drostanolonpropionat. Ähnlich auch **Danazol** (HWZ 5 h), Isoxazol-Derivat von Ethinyltestosteron, synthetisches Steroid-Analogon mit androgener und antiestrogener Wirkung; vorwiegend bei Endometriose, teilweise bei fortgeschrittenem Mammakarzinom in Erprobung; auch Hämatologikum; in toxischen Dosen vorwiegend Verstärkung der Nebenwirkungen (z. B. Blutzuckerabfall, zentralnervöse Störungen).

Antiandrogene: Bicalutamid, Casodex®; Cyproteronacetat (HWZ 30–40 h), Androcur®, Virilit®; Finasterid (HWZ 6–8 h, PB ca. 98 %), Proscar®, Propecia®, 5α-Reduktasehemmer Typ II; Dutasterid (HWZ 3–5 Tage), Avodart®, 5α-Reduktasehemmer Typ I/II, bei benigner Prostatahyperplasie; Flutamid (HWZ 5–6 h), Apimid®, Flumid®, Fluta-cell®, Fluta-GRY®, Flutexin®, Fugerel®, Prostica®, Testotard®.

Antiestrogene: Clomifen, Clomifen-ratiopharm®; Tamoxifen, Jenoxifen®, Kessar®, Mandafen®, Novaldex®, Nourytam®, Tamox®; Toremifen, Fareston®; Fulvestrant, Fasodex®.

Aromatase-Hemmstoffe: Aminoglutethimid, Orimeten®; Anastrozol, Arimidex®; Exmestan, Aromasin®; Letrozol, Femara®; besonders bei Aminoglutethimid in schweren Fällen Sedierung, Koma, Hypotonie, in leichten Fällen Somnolenz, Schwindel, Adynamie, evtl. auch Erbrechen, Diarrhöe; dialysierbar.

Gestagene: Medroxyprogesteronacetat, MPA, Clinofem®, Clinovir®, Farlutal®; Megestrollactat, Megestat®.

LH-RH-Analoga: Buserelin, Profact®, Suprecur®; Goserelin, Zoladex®; Leuprorelin, Enantone®, Trenantone®; Nafarelin, Synarela®; Triptorelin, Decapeptyl®; akut kurzfristige Testosteronspiegel-Erhöhung, evtl. Knochenschmerzen.

Estrogene: Polyestradiolphosphat, Estradurin®.

Somatostatin-Analoga: Octreotid, Sandostatin®; z. B. bei endokrin aktiven Tumoren des Gastrointestinaltraktes, vorwiegend gastrointestinale und Blutzuckerregulationsstörungen.

Z

Anderen Substanzgruppen zugehörig, als Zytostatika verwendet:
Amilomer, Spherex DSM®; verätherte Stärke, Hilfsstoff zur Mikroembolisierung von Tumoren. Yttrium-90-markiertes **Ibritumonab-Tiuxetan** (HWZ 28 h, physikalische HWZ Yttrium 90: 64 h), Zevalin®; kombinierter Effekt von CD20-Antikörper und Betastrahler mit Einsatz bei Rituximab -rezidivierendem oder -refraktärem CD20-positivem follikulären Non-Hodgkin-Lymphom vom B-Zell-Typ.

Als alternative, vermeintlich zytostatisch wirksame „Wundermittel" in Laienpresse und Internet beworben werden z. B:
„**Galavit**" als immunmodulierendes und entzündungshemmendes Mittel, enthält angeblich 5-/ o.2-Amino-1,2,3,4-Tetrahydrophthalazin-1–4-dion-Natriumsalz) ohne Beleg für Wirksamkeit bei fehlender toxikologischer Information.
„**UKRAIN**" (halbsynthetisches Mischpräparat aus Alkaloiden des Schöllkrautes und dem Zytostatikum Thiotepa, s. o.) ohne Wirksamkeitsnachweis mit bislang bekannten Nebenwirkungen wie Übelkeit, Erbrechen Schwitzen, Depressionen, Schlafstörungen, lokale Sensationen in Tumorgebieten.

II. und III. Toxikokinetik, -dynamik und Symptomatik

Intoxikationen sind überwiegend durch relative bzw. absolute Überdosierung i. v. verabreichter Zytostatika (z. B. infolge Fehldosierung, zu schneller Infusion) bzw. bei Nichtbeachtung von Kontraindikationen oder durch versehentliche perorale Aufnahme zu erwarten.

Enterale **Resorption** nur bei einigen Substanzen von Bedeutung und therapeutisch genutzt wie z. B. Busulfan, Chlorambucil, Cyclophosphamid, Erlotinib, Estramustin, Etoposid, Ftorafur, Hydroxycarbamid, Lomustin, Melphalan, Methotrexat, Procarbazin, Tamoxifen, Treosulfan.

Verteilung sehr unterschiedlich, meist jedoch rasch, mit großen Verteilungsräumen bzw. teilweise starker Gewebsbindung. **Elimination** überwiegend durch Metabolisierung, dabei auch teilweise Aktivierung in der Leber (z. B. Cyclophosphamid, Dacarbazin, Idarubicin, Ifosfamid) bzw. intrazellulär (z. B. Cytarabin, Cyclophosphamid) und überwiegend renale Ausscheidung (auch teilweise unverändert wie z. B. Bleomycin, Cisplatin, Dacarbazin, Etoposid, Lomustin, Methotrexat, Pemetrexed), teilweise auch biliär (z. B. Actinomycin D, Amsacrin, Daunorubicin, Doxorubicin, Epirubicin, Idarubicin, Mitoxantron, Paclitaxel, Vinca-Alkaloide) oder mit den Fäzes (z. B. Erlotinib, Tamoxifen, Teniposid). Enterohepatischer Kreislauf teilweise bedeutsam, z. B. bei Carmustin, Irinotecan.

Zytotoxische Wirkung infolge noch ungenügender Spezifität bei allen rasch proliferierenden Zellen, meist infolge Störung von DNS-Synthese oder Bildung mitotischer Spindel; bei Antimetaboliten vorwiegend in S-Phase (DNS-Synthese), bei Pflanzenalkaloiden, Taxoiden in G-Phase (Spindelaufbau), bei anderen Zytostatika wie Alkylanzien und zytotoxischen Antibiotika durch Vernetzung bzw. Interkalation der DNS weitgehend phasenunspezifisch.

Im Vordergrund der teilweise auch akut toxikologisch bedeutsamen (Neben)Wirkungen Schädigung von Knochenmark, lymphatischem System, Darmepithel, Haarfollikeln, Keimzellen; spezifische Organschäden.

Akute Toxizität der meisten Zytostatika vorwiegend gekennzeichnet durch beherrschbare, innerhalb von Stunden einsetzende, primär substanzspezifische oder sekundär ausgelöste Unverträglichkeitsreaktionen wie z. B. Übelkeit, z. T. lang anhaltendes Erbrechen [vorwiegend durch direkte Stimulation gastrointestinaler Serotonin-(5-HT$_3$-)Rezeptoren afferenter Nervenfasern]; Schüttelfrost, Fieber, grippeähnliches „flu-like"-Syndrom, neurotoxische, teilweise kardio-, oto-, nephrotoxische Effekte, Hautreaktionen, Diarrhöe. *Protrahiert*, mit Latenz von (7)– 10–14 Tagen auftretende, dosisabhängige zytotoxische (limitierend meist myelotoxische) Hauptwirkung unterschiedlichen Schweregrades und Schwerpunkt hinsichtlich Neutropenie, Granulozytopenie, Thrombopenie, Anämie, auch bei einmaliger Überdosierung, zu erwarten. Daneben in Abhängigkeit von Substanz und Kombinationstherapie besondere (z. T. kumulative) **Organtoxizitäten** durch: Oxazaphosphorine (z. B. Cyclophosphamid, Ifosfamid: hämorrhagische Zystitis, Enzephalopathie); Methotrexat: Leber-, Nierenschäden; Platin-Derivate, Vincristin: Neuropathien; Anthrazykline (z. B. Dauno-, Doxo-, Epirubicin): Kardiomyopathien; Bleomycin: Lungenfibrose.

Lokale Gewebsschäden bei versehentlicher paravasaler Applikation bedeutsam, vgl. jeweils Hinweise in Abschnitt I.

Allen Zytostatika gemeinsam → grundsätzliche Gefahr der Infertilität (Risiko männlich > weiblich), Teratogenität (Kontraindikationen Schwangerschaft, Stillzeit) und als **Spätfolge** Mutagenität (Risiko maligner Zweiterkrankung nach 1–10 Jahren, Inzidenz ca. 1 %).

IV. Therapie

Nach peroraler Aufnahme von Überdosen möglichst innerhalb von 30 min **primäre Giftentfernung** (falls nicht Zytostatika-induziert erfolgt, Erbrechen auslösen bzw. Magenspülung, ggf. unter Intubationsschutz) und Gabe von Aktivkohle (siehe hierzu auch Kap. 7.2), weiter wie auch bei Überdosierung durch Infusion, **symptomorientierte Behandlung**, auch unter Beachtung der Komedikation.

Speziell zu berücksichtigen bei Intoxikationen mit:

■ Anthrazyklinen: Gabe von G-CSF, z. B. Filgrastim, Neupogen®, oder Lenograstim, Granocyte®, etwa ab 2. Tag; Darmdekontamination mit z. B. Paromomycin, Humatin®; prophylaktisch Chemotherapeutika, z. B. Cotrimoxazol, Eusaprim®; Thrombozytensubstitution, bei schwerer Mukositis oder enteralen Nekrosen parenterale Ernährung, Herz-Kreislauf-Monitoring; forcierte Diurese; evtl. auch Versuch mit Hämoperfusion über Aktivkohle; Betreuung in spezieller hämatologisch-onkologischer Einrichtung.

■ Chlorambucil: Primäre Giftentfernung ab Dosen > 6,5 mg/kg KG (Gefahr irreversibler Knochenmarksschäden).

■ Cisplatin: Gabe von GM-CSF, positive Fallberichte für Plasmaaustausch.

■ Dacarbazin: Nadir der Leuko-, Thrombopenie evtl. erst nach 4 Wochen, engmaschige hämatologische Kontrollen.

Z

■ Estramustin: Kontrolle von Blutbild und Leberfunktion über 6 Wochen.

■ 5-FU: Evtl. Gabe von Allopurinol als Xanthinoxidase-Hemmer.

■ Methotrexat: Gabe von Caliciumfolinat, Leucoverin®, (z. B. 1 g/m² alle 6 h) als **Antidot**; evtl. in sehr schweren Fällen auch Hämoperfusion über Aktivkohle sinnvoll.

■ Mitoxantron: Gefahr der Knochenmarksaplasie, Infektionsprophylaxe mit Antibiotika, Antimykotika, Frischbluttransfusionen, Leukozyten-, Thrombozyten-konzentrate, Überwachung von Flüssigkeits- und Elektrolythaushalt, Herz-Kreis-lauf, Leber- und Nierenfunktion.

■ Tretinin: 10 mg Dexamethason alle 12 h über 3 Tage bei Retinoic-Acid-Syn-drom (RAS).

Paravasation

Allgemeine **Sofortmaßnahmen** zielen auf *Aspiration des Paravasates*; anschlie-ßend unterschiedliche, **spezifische Maßnahmen** wie trockene Kühlung oder Wärme, Gabe von Antidota. **Hohes Risiko** für Nekrosen, Ulzerationen und Dau-erschäden (Dys-/Atrophien, Narbenbildungen, Schädigung von Nerven, Mus-keln, Sehnen, Gelenken sowie Funktionsverlust von Extremitäten) vor allem bei **nekrotisierendem Schädigungstyp** (nekrotisierendes Agens = Vesicans). Dazu zählen: Amsacrin, Cisplatin, Dactinomycin, Daunorubicin, Doxorubicin, Epiru-bicin, Idarubicin, Mechlorethamin, Mitomycin C, Mitoxanthron, Mustargen, Pa-clitaxel, Vinblastin, Vincristin, Vindesin, Vinorelbin. **Behandlung** (Therapie überwiegend empirisch belegt; keine anerkannte Stan-dardbehandlung!): **Trockene Kühlung** initial für ca. 1 h, anschließend mehrmals täglich über 15 Minuten, z. B. mit Cold-Hot-Packs **mit** Dimethylsulfoxid (DMSO) bei Amsacrin, Cisplatin, Dactinomycin, Daunorubicin, Doxorubicin, Epirubicin, Idarubicin, Mitomycin C und Mitoxantron; **ohne** DMSO bei liposo-malem Daunorubicin, Doxorubicin. **Trockene Wärme** nur für Paravasation von Vinca-Alkaloiden, z. B. mit Cold-Hot-Pack 6-stündlich für 20 Minuten. **DMSO** (99%ige Lösung) alle 8 h für 8 Tage lokal steril auftragen und lufttrocknen (be-achte zeitliches Intervall zur Kälteanwendung). **Hyaluronidase** (Hylase® „Des-sau") zur periläsionalen Umspritzung (1500 U auf 10 ml Aqua ad inject.) in Kom-bination mit lokaler Analgesie (z. B. Lidocain 1%) und **ohne** trockene Wärme bei Paclitaxel; **mit** trockener Wärme bei Vinblastin, Vincristin, Vindesin, Vinorelbin. Alternativ i. v. Hyaluronidase-Gabe (1–6 ml, 150 U/ml) über noch liegenden i. v. Zugang möglich. Positive Fallberichte für Einsatz von **Dexrazoxane** bei Anthra-zyklin-Paravasaten mit fast vollständiger Verhinderung von Nekrosen (z. B. 1000 mg/m² innerhalb der ersten 5 h, weiter 1000 mg/m² nach 24 h, 36 h). Peroral **Dexamethason** bei Oxaliplatin-Paravasaten in Einzelfällen erfolgreich, sonst keine Empfehlung für Steroide, eher Kontraindikation bei Paravasation von Vinca-Alkaloiden und Etoposid.

Zur Minderung bzw. Prophylaxe von Organtoxizität werden eingesetzt:

Protektiva, **Antidote** wie z. B. **Amifostin**, Ethyol®, Neutralisation von Sauerstoffradikalen, z. B. bei Cisplatin-Therapie, evtl. Hypokalzämie; allergische, hyperergische und anaphylaktische Reaktionen bedeutsam, auch Radioprotektor;

Folsäure-Derivate, Calciumfolinat, DeGALIN®, FOLI-cell®, Leucovorin®, Oncofolic®, Rescuvolin®, Vorina®, Prävention von Intoxikationserscheinungen bei (mittel-)hochdosierter Methotrexat-Therapie und

Mesna, Mercaptoethansulfonsäure, Uromitexan®, Mistabronco®, Prophylaxe der Urotoxizität von Oxazaphosphorinen; bei Überdosierung Erbrechen, Hypotonie.

Zur Therapie der Ifosfamid-Enzephalopathie nach Überdosis hinreichende Evidenz für Anwendung von **Methylenblau** als Antidot, Mechanismus und Dosierung unklar, vgl. „Antidote" im Allgemeinen Buchteil!

Carboxypeptidase G2, Voraxaze®, rekombinantes Enzym zur Behandlung von Patienten mit verzögerter MTX-Ausscheidung/Niereninsuffizienz nach Hochdosistherapie oder intrathekaler MTX-Überdosierung, z. B. 50 IE/kg KG; kann als Orphan Drug bedrohlich erhöhte MTX-Spiegel sehr schnell senken, jedoch offenbar großer Wirkverlust bei spätem Einsatz (> 48 h). **Dexrazoxane**, Cardioxane®, Zinecard®, Prodrug, Eisen chelatierend; bei Anthrazyklin-induzierter Kardiomyopathie (z. B. im Verhältnis 1:1 zu Doxorubicin) und Extravasation, in Deutschland noch nicht zugelassen. Gleiches gilt für **Palifermin** (HWZ ca. 3,5–6 h), Kepivance®, rekombinanter humaner Keratinozyten-Wachstumsfaktor (KGF) zur Minderung der Schwere und Dauer der oralen Mukositis durch Zytostatika.

Therapie des Chemotherapie-induzierten **Erbrechens** in der Frühphase durch Antiemetika, bevorzugt eingesetzt z. B. Ondansetron, Zofran®, Metoclopramid, Cerucal®, Paspertin®, und Dexamethason, Fortecortin®.

Hinweise zum Inhalt von Literaturbeispielen

Anwendung, Kinetik, Haupt-, Neben- und Wechselwirkungen, Toxizität (mit Übersichten und Originalarbeiten): Noack; vgl. auch ROTE LISTE®

Klinische Pharmakologie, Indikationen, Kontraindikationen und Nebenwirkungen: Zurborn

Pharmakotherapie, Zytostatikaprofile, Dosierungen: Berger et al.; Schmoll/Höffken/Possinger

Klinische Toxikologie, Interaktionen, Behandlung chemotherapiebedingten Erbrechens, Antidote: Ellenhorn, Kim

Speziell zu Taxol: Bartsch; speziell zu Podophyllotoxin: Leitner/Hofbauer/Ackerl

Paravasation von Zytostatika, einschließlich Prävention und Therapie: Mader et al.; Jordan/Grothe/Schmoll

Pharmakokinetik von Methylenblau als Antidot: Peter/Hongwan/Küpfer et al.

Z

Anhang

Übersicht zu therapeutisch und klinisch-toxikologisch relevanten humanen Plasmaspiegelkonzentrationen von Arzneimitteln, Suchtstoffen und ausgewählten anderen chemischen Substanzen

Die Erfordernisse der Intensiv- und Notfallmedizin und des therapeutischen Drug Monitoring berücksichtigend und in Kenntnis der Tatsache, dass für die diagnostische Bewertung klinisch toxikologischer Notfälle Konzentrationsmessungen oft wertvoller sind als (fremd)anamnestische Angaben, gibt nachfolgende tabellarische Übersicht **orientierende** therapeutische und/oder toxische (letale) Plasmaspiegelkonzentrationen beim Menschen wieder. Dargestellt werden jeweils therapeutisch relevante Bereiche bzw. bei neueren Wirkstoffen jene Werte, welche bislang unter therapeutischer Dosierung (überwiegend in Steady State) gemessen wurden sowie toxische/letale Plasmaspiegel, die sich bewusst an unteren Werten orientieren, selbst wenn bei Vergiftungen deutlich höhere Spiegel überlebt wurden.

Die Substanzauswahl folgte diesem Prinzip sowie eigenen Erfahrungen und schließt in der Darstellung teilweise auch Daten früherer Publikationen ein (s. Quellenangaben). Die Angaben zu komatös-letalen Plasmaspiegeln basieren z. T. auf Einzelfallberichten (*) und es werden, teilweise ohne explizite Kennzeichnung, auch postmortal bestimmte Blutkonzentrationen angegeben. Auf therapeutisch bzw. toxikologisch wichtige aktive Metabolite (meist Hauptmetabolite) wird bei entsprechenden Substanzen mittels Rautenzeichen (#) verwiesen.

Bei der Interpretation therapeutischer/toxischer Plasmaspiegel ist im konkreten Fall stets die entsprechende Gesamtkonstellation beim Patienten zu berücksichtigen (z. B. ein- oder mehrmalige Einnahme; Zeitraum zwischen Einnahme und Materialabnahme, Komedikation, -ingestion; beachtliche interindividuelle Variation, möglicher genetisch bedingter Polymorphismus, Wirkung aktiver Metabolite usw.). Zu den Halbwertszeiten siehe ggf. jeweils entsprechendes Kapitel bzw. über Sachregister.

Substanz	Plasmakonzentration (µg/ml)		
	therapeutisch	toxisch (ab)	komatös-letal (ab)
Acamprosat	0,03–0,1		
Acebutolol	0,2–1,5		15–20
# Diacetolol	0,65–4,5		90–150
# N-Acetylacebutolol	1–2,5		100
Acecainid	s. (N-Acetyl-)Procain-amid		
Acecarbromal	10–20 (Summe)	25–30	

Substanz	Plasmakonzentration (µg/ml)		
	therapeutisch	toxisch (ab)	komatös-letal (ab)
Acemetacin	s. Indometacin		
Acenocoumarol	0,03–0,1	0,1	
Acetaminophen	s. Paracetamol		
Acetazolamid	10–20	25	
Acetohexamid	20–70	500	
Acetyldigoxin	0,0005–0,002	0,0025–0,003	0,005
Acetylmethadol	ca. 0,02–0,06		
Acetylsalicylsäure	20–200	300–350	(400–) 500
Acitretin	ca. 0,01–0,05		
Aciclovir	0,5–5 (–15)	40	
Adipiodon-Meglumin	850–1 200		
Ajmalin	0,01–1		5,5
Äthanol	s. Ethanol		
Albendazol(sulfoxid)	0,5–1,5		
Albuterol	s. Salbutamol		
Alcuronium	0,3–3		
Alfentanil[1]	0,03–0,6$^{t\_s0}$	0,1	
Alfuzosin	0,003–0,06		
Alimemazin	0,05–0,4	0,5	
Alizaprid	0,1–2		
Almotriptan	ca. 0,008–0,1		
Allobarbital	2–5 (–20)	10	20
Allopurinol # Oxipurinol	2–20 3–20		
Alprazolam	0,005–0,02 (–0,08)	0,1–0,4	0,1
Alprenolol # 4-Hydroxyalprenolol	0,025–0,14 0,04–0,06	0,1	40
Amantadin	0,2–0,6 (–1)	1; 2,4*	20
Amikacin	10–25	30	
Aminoglutethimid	7,5–1,5		
Aminophenazon	10–20		
5-Aminosalicylsäure (5-AS, 5-ASA)	s. Mesalazin		
Amiodaron # Desethylamiodaron	(0,5–) 1–2 (–2,5) 1–5	2,5–3 5	
Amisulprid	0,05–0,5		9,3; 41,7*
Amitriptylin plus # Nortriptylin	0,05–0,2 0,06–0,3	0,5 0,5	1,5

1 unter kontrollierter Beatmung

Substanz	Plasmakonzentration (µg/ml)		
	therapeutisch	toxisch (ab)	komatös-letal (ab)
Amitryptilinoxid	0,2–0,9		
# Amitriptylin	s. dort		
Amlodipin	0,005–0,015		
Amobarbital	1–5	5	10
Amoxapin	0,2–0,5	5	
Amoxicillin	0,5–15		
Amphetamin	0,02–0,15	0,2	0,5
Amphotericin B	0,2–3	(3–) 5–10	
Ampicillin	2–20		
Amprenavir	ca. 0,3–10		
Amrinon	1–2 (–4)		
Amsacrin	0,1–1 (–5,5)		
Antipyrin	s. Phenazon		
Aprepitant	ca. 0,5–3		
Aprindin	0,75–2,5	2–3	
Aprobarbital	4–20 (–40)	30–40	50
Aripiprazol	0,025–0,45		
Ascorbinsäure	10–34		
Astemizol plus # Desmethylastemizol	0,002–0,05		
Atazanavir	ca. 0,09–6		
Atenolol	0,1–1 (–2)^2	2	27*
Atomoxetin	ca. 0,03–0,16		
Atosiban	ca. 0,3–0,5		
Atovaquone	1–8,5 (–22)		
Atracurium(besilat)	0,1–5		
Atropin	0,003–0,025		
Azapropazon	40–80		
Azathioprin # Mercaptopurin	0,05–2 0,04–0,3	1–2	
Azelastin	0,002–0,003 (–0,01)		
Azidothymidin	s. Zidovudin		
Azithromycin	ca. 0,04–1		
Aztreonam	1–50 (–250)		
Baclofen	0,08–0,6	1	
Bambuterol	2–20	20–50	50
Barbital	2–20 (–40)	20–50 (–100)	50

2 indikationsabhängig

Substanz	Plasmakonzentration (µg/ml)		
	therapeutisch	toxisch (ab)	komatös-letal (ab)
Bendrofluazid	0,05–0,1		
Benzbromaron	2–10		
Benzoylecgonin	0–0,1	1	
Benzphetamin		14*	
Benztropin	0,01–0,18	0,2–0,7	
Benzylpenicillin	1,2–12		
Bepridil	0,6–2,5		
Betaxolol	0,005–0,05 (–0,1)		
Bevantolol	0,2–2		
Biperiden	0,05–0,1		
Bismut	s. Wismut		
Bisoprolol	0,01–0,1		
Bopindolol	0,001–0,015		
Brallobarbital	4–8	8–10	15
Brivudin	0,06–1,7		
Bromazepam	0,08–0,2	0,3–0,4	(1–) 2
Bromid	10–100	(200–) 500	2 000
Bromisoval	10–20	30–40	
Bromperidol	0,001–0,02		
Brompheniramin	0,005–0,015		
Brotizolam	0,001–0,02		
Buflomedil	ca. 0,2–0,5 (–1,0)	25	55
Budipin	0,1–0,3		
Bunitrolol	0,001–0,015		
Bupivacain	(0,25–) 0,5–1,5 (–2)	2–4	
Buprenorphin	0,001–0,005 (–0,01)		
Bupropion	0,01–0,1		4–13
Buspiron	0,001–0,004		
Butabarbital	s. Secbutabarbital		
Butalbital	1–5	10	25
Butaperazin	–0,5		
Butorphanol	0,0006–0,002		
Butriptylin plus # Norbutriptylin	0,07–0,15 0,2	0,4–0,5 1	
Camazepam	0,1–0,6	2	
Campher		0,3–0,4	1,7*
Candesartan	0,08–0,18		
Canrenon	0,05–0,25		

Substanz	Plasmakonzentration (µg/ml)		
	therapeutisch	toxisch (ab)	komatös-letal (ab)
Captopril	0,05–0,5	6	60
Carazolol	–0,015		
Carbamazepin plus # 10, 11-epoxid	2–10	10 12–15	20
Carbenoxolon	ca. 5–30		
Carbimazol	0,5–3,4		
Carbochromen	0,8–3		
Carboplatin # Platin	max. 10–25 (0,5–) 5–10 (–30)	0,2 10–30	
Carbromal	2–10	15	40
Carisoprodol	10–30	40	50
Carteolol	0,01–0,1		
Carvedilol[3]	0,02–0,16		
Caspofungin	ca. 1–11		
Cefalexin	–65		
Cefaloridin	20–80		
Cefamandol	–150		
Cefazolin	–150		
Cefoperazon	–250		
Cefotaxim	–110		
Cefotetan	65–90		
Cefotiam	–150		
Cefoxitin	–150		
Cefsulodin	20–100		
Ceftazidim	20–40 (–200)		
Ceftibuten	ca. 3–20		
Ceftizoxim	40–160		
Ceftriaxon	ca. 10		
Cefuroxim	0,5–60 (–180)		
Celiprolol	0,05–0,5–1		
Cephalotin	–30		
Cephalosporin	(0,5–) 10 (–200)		
Cerivastatin	0,002–0,04		
Cetirizin	ca. 0,02–0,3	2–5	
Chinidin	1–5	5	10
Chinin	1–10	10	

3 bei Indikation Hypertonie

Substanz	Plasmakonzentration (µg/ml)		
	therapeutisch	toxisch (ab)	komatös-letal (ab)
Chloralhydrat als # Trichlorethanol	1,5–15	30–100	100
Chlorambucil	0,15–0,3		
Chloramphenicol[4]	5–10 (–15)	25	
Chlordiazepoxid # Demoxepam	0,4–2	3 0,3–2,8	
Chlormethiazol	s. Clomethiazol		
Chlormezanon	5–10	ca. 20	53*
Chlorochin	0,02–0,5	0,5	3
Chlorphenamin	0,003–0,017	20–30	
Chlorpheniramin			0,5*; 1,1*
Chlorpromazin	0,03–0,15 (–0,5)	0,5	4
Chlorpropamid	30–150		700
Chlorprothixen	0,02–0,3	0,4	0,8
Chlortalidon	0,15–1,4		
Chlortetracyclin	1–5	30	
Ciclosporin A	0,1–0,4 (–0,8)	0,4	
Cidofovir	ca. 7–43		
Cilazapril(at)	0,003–0,09		
Cimetidin	0,25–3 (0,75–4)	30–50	110*
Cinoxacin	ca. 15		
Ciprofloxacin	2,5–4	11,5*	
Citalopram	ca. 0,01–0,2		5–6
Cisplatin # Platinum	1–5 (0,5–) 5–10 (–30)	0,1 10–30	
Clarithromycin	ca. 0,2–2		
Clenbuterol	0,0003–0,0006		
Clindamycin	ca. 0,5		
Clobazam # Norclobazam	0,1–0,6 2–4		
Clobutinol	ca. 0,05–0,2		
Clofibrat	50–250		
Clomethiazol	0,1–5	4–15	50
Clomipramin # N-Desmethylclomipramin	0,02–0,25 0,15–0,3	0,4 0,4–0,5	1
Clonazepam	0,01–0,08	0,1	
Clonidin	0,001–0,002 (–0,004)	0,01	

4 indikationsabhängig, u. U. bis 25 µg/ml

Substanz	Plasmakonzentration (µg/ml)		
	therapeutisch	toxisch (ab)	komatös-letal (ab)
Clorazepam	s. Nordazepam		
Clotiazepam	0,1–0,7		
Cloxacillin	5–15		
Clozapin	(0,1–) 0,3–0,8	> 0,8	2*
# Norclozapin	0,1–0,3		
Cocain	0,1–0,3	0,5	1–4
Codein	0,025–0,25	0,5	1,8
Coffein	2–15	15	80
Colchicin	0,0003–0,0025 (–0,004)	0,005	
Colistin	1–5		
Cyclizin	0,1–0,25		
# Norcyclizin	0,005–0,025		
Cyclobarbital	2–6 (–10)	10	20
Cyclophosphamid	10–25		
Cyclosporin	s. Ciclosporin		
Cytarabin	0,05–0,5		
Dantrolen	0,1–0,6 (–1,5)		
Dapson	0,5–2	10	
Darbepoetin	ca. 0,001–0,01		
Darifenacin	0,001–0,08		
Deferoxamin	3–15		
Demoxepam	0,5–0,74	1	
Desipramin	0,01–0,5 (> 0,12)	1	3
Desloratadin	ca. –0,004		
Desmethyldiazepam	s. Nordazepam		
Dextromethorphan	0,01–0,04	0,1	3
Dextromoramid			0,1–1,5
Dextropropoxyphen	0,05–0,3 (–0,5)	0,6	1
Diacetolol	0,65–4,5		
Diacetylmorphin		0,2–2	
Diazepam	0,2–2 (–2,5)	1,5	
anxiolytisch	0,125–0,25		
antikonvulsiv	0,2–0,5		
Diazoxid	10–20 (–50)	50	
Dibekacin	< 2–106		
Dibenzepin	0,1–0,3	3	18
Diciclomin			0,22–0,5
Diclofenac	0,5–3	60*	
Dicumarol	8–30	40–50	

Substanz	Plasmakonzentration (µg/ml)		
	therapeutisch	toxisch (ab)	komatös-letal (ab)
Diflunisal	50–100	500	
Diethylcarbamazin	> 0,8–1,0		
Diethylpropion	0,003–0,007		5,4*
Diethylpentenamid	2–10	20	45
Digitoxin	0,01–0,025	0,03	0,04
Digoxin	0,0005–0,002	0,0025–0,003	0,005
Dihydralazin	s. Hydralazin		
Dihydrocodein	0,05–0,3	1	2
Diltiazem	0,1–0,25	0,8	1,3
Dimenhydrinat	s. Diphenhydramin		
Dimethadion	500–1 000	1 000	
Diphenhydramin	0,03–0,1 (–1)	0,6	5–8
Diphenoxylat	ca. 0,01		
Dipyridamol	0,1–2	4	
Disopyramid	2–8	8	
Disulfiram	0,05–0,4	0,4–5	8
Domperidon	0,015–0,025 (–0,04)		
Donepezil	ca. 0,005–0,032 (–0,075)		
Dosulepin	0,02–0,3	0,8	1
Dothiepin	s. Dosulepin		
Doxacurium	0,01–0,3		
Doxapram	(1,5–) 2–5	9	
Doxazosin	0,01–0,15		
Doxepin plus # Desmethyldoxepin	0,03–0,4	1	2
Doxorubicin	0,006–0,09		
Doxycyclin	1–5 (–10)	30	
Doxylamin	0,05–0,2		
Dronabinol	0,005–0,01 (–0,05)		
Duloxetin	0,003–0,04		
Ebastin # Carebastin	0,035–0,08		
Edrophonium	–0,15	0,15	1
Eisen	0,5–2	6	17
Emetin	0,005–0,075	0,5	2,4*
Emtricitabin	ca. 0,1–7		
Enalapril als Desethylenalapril	0,01–0,05 (–0,1)		8–11

Substanz	Plasmakonzentration (µg/ml)		
	therapeutisch	toxisch (ab)	komatös-letal (ab)
Encainid	0,1–0,4		2–12
Enoxacin	1–4		
Enprofyllin	1–5	10	
Ephedrin	0,035–0,1	1	5
Epirubicin	0,01–0,05		
Eplerenon	ca. 0,001–2,5		
Eprosartan	0,4–1,0 (–1,85)		
Erythromycin	0,5–3 (7)		
Ertapenem	ca. 10–150		
Escitalopram	ca. 0,01–0,04		
Esmolol	0,15–2		
Etacrynsäure	0,05–0,1		
Etamsylat	15–20		
Ethadion	500–1 000	1 000	
Ethambutol	2–8	10	
Ethanol		1 000–2 000	3 500–4 000
Ethinamat	1,5–10	100	200*
Ethosuximid	30–100	100	250
Etidocain	1–1,5	1,6–2	
Etodolac	10–20		
Etomidat	0,1–0,5 (–1)		
Etoposid	1–6		
Etoricoxib	ca. 0,2–1,6		
Everolimus	0,004–0,002		
Ezetimib	> 0,015		
Famotidin	0,02–0,2		
Felbamat	ca. 50–110		
Felodipin	0,001–0,012	0,01	
Fendilin	0,02–0,15		
Fenfluramin	0,04–0,3	0,5–0,7	6
Fenoprofen	25–60		710*
Fenoterol	(0,001–) 0,01–0,04		
Fentanyl[5]	0,005–0,3[5]		0,003–0,02
Fexofenadin	ca. 0,1–0,3		
Finasterid	0,008–0,01		
Flecainid	0,2–1	2–3	2,6*;13*
Flucloxacillin	3–30		

5 unter kontrollierter Bedingung

Substanz	Plasmakonzentration (µg/ml)		
	therapeutisch	toxisch (ab)	komatös-letal (ab)
Flucytosin	25–70	100	
Flumazenil	(0,01–) 0,02–0,1	0,5	
Flunarizin	0,025–0,2	0,3	
Flunitrazepam	0,005–0,015	0,05	0,2
Fluorouracil	0,05–0,08	0,4–0,6	
Fluoxetin # Norfluoxetin	ca. 0,1–0,5 0,15–0,5		6* 5
Flupentixol	0,001–0,015		
Fluphenazin	0,001–0,004	0,1	
Flupirtin	0,5–1,5	ca. 3–4	
Flurazepam # Desalkylflurazepam	0,005–0,01 (–0,1) 0,01–0,15	0,2 0,2	0,8; 24*
Flurbiprofen	5–15		
Flutamid als 2-Hydroxyflutamid	0,4–1,5		
Fluvoxamin	0,05–0,15 (–0,25)	0,65	2,8*
Formoterol	< 0,0001		
Frovatriptan	ca. –0,007		
Furosemid	1–6	25	
Fusidinsäure	30–200		
Gabapentin	5,9–21	85	
Galanthamin	ca. 0,03–0,14		
Gallopamil	0,02–0,1		8*
Gamma-Hydroxybuttersäure s. 4-Hydroxybutyrat (GHB)			
Ganciclovir	(0,3–) 0,5–5	3–5	
Gemcitabin	ca. 5–22		
Gentamicin	(2–) 4–10	12	
Glibenclamid	0,05–0,2	0,6	
Glipizid	0,1–1,0 (–1,5)		
Glutethimid	0,2–5	10–30	20–50
Granisetron	0,009–0,017		
Griseofulvin	0,3–2,5		
Guaifenesin	ca. 0,3–1,4		
Halazepam	s. Nordazepam = akt. Metabolit		
Haloperidol	0,005–0,02	0,05	0,18*
Heptabarbital	0,5–5	8	20
Heptaminol	ca. 0,2–1 (–1,5)		

Substanz	Plasmakonzentration (µg/ml)		
	therapeutisch	toxisch (ab)	komatös-letal (ab)
Heroin	s. Diacetylmorphin		
Hexapropymat	2–5	10–20	
Hexobarbital	1–5	10–20	50
Hydralazin	0,05–0,5 (–1,5)		
Hydrochlorothiazid	0,01–0,04		
Hydrocodon	0,01–0,1	0,1	0,2
Hydromorphon	0,001–0,03	0,1	
4-Hydroxybutyrat (GHB)	ca. 50–120	80 (Abusus)	250–280 (Abusus)
Hydroxychlorochin	0,1–0,5	0,5–0,8	4
Hydroxyzin	0,05–0,1	0,1	39*
Ibuprofen	10–30 (–50)	100	
Idebenon	0,05–0,2		
Imatinib	0,7–2,3		
Imipenem	0,5–20 (–75)		
Imipramin	0,05–0,15	1	1,5–2
plus # Desipramin	0,2–0,3	0,5	
Indinavir	ca. –0,015	0,5	
Indometacin	0,3–3	5	100
INH	s. Isoniazid		
ISMN	s. Isosorbid-5-mononitrat		
Isoniazid	1–10	20	30
Isosorbid-5-mononitrat	0,1–1		
Isoxicam	5–15		
Isradipin	0,0005–0,009	> 0,01	0,26*
Itraconazol	ca. 0,4–2		
Ivermectin	ca. 0,05		
Ketamin	0,1–1 (–6)	7	
Ketanserin	0,05–0,5		
Ketazolam	0,001–0,02		
Ketoconazol	0,5–6 (–10)		
Ketoprofen	1–5 (–14)		
Ketorolac	1–3	> 5	
Ketotifen	0,001–0,004	0,02	1,2
Labetalol	0,08–0,65	1	
Lacidipin	0,003–0,006		
Lamivudin	ca. 0,8–3,8		

Substanz	Plasmakonzentration (µg/ml)		
	therapeutisch	toxisch (ab)	komatös-letal (ab)
Lamotrigin	3–14	15–30	50
Leflunomid (akt. Metabolit)	ca. 46–123		
Levetiracetam	10–43	400	
Levocabastin	< 0,001–0,01		
Levodopa	0,2–4		
Levocetirizin	ca. –0,3		
Levofloxacin	2–12		
Levomepromazin	0,005–0,025	0,4	0,9
Levomethadon	0,04–0,3	1	0,2
Levorphanol	0,007–0,02	0,1	2,7
Lidocain	1–6	6	10
Linezolid	ca. 3–18		
Lithium	0,5–1,3 mmol/L	1,5–2 mmol/L	
Lofepramin # Desipramin	0,003–0,01 0,1–0,25	0,5–1	4
Loperamid	ca.0,0008–0,001		
Lopinavir komb. mit 100 mg Ritonavir	ca. 5–10		
Loprazolam	0,005–0,01		
Loratadin	0,001–0,02		
Lorazepam	0,02–0,25	0,3–0,5	
Lorcainid # Norlorcainid	0,1–0,4 (–0,9) 0,1–1,5		
Lormetazepam	0,005–0,025		
Losartan	< 0,2		
Loxapin	0,01–0,03 (–0,1)	1	7,7
LSD	0,001	0,002	0,005
Loxapin plus # 8-Hydroxyloxapin	0,03–0,1		
Manidipin	ca. 0,006–0,012		
Maprotilin plus # Desmethylmaprotilin	0,1–0,25 0,1–0,4 (–0,6)	0,5–1 0,75–1	1
Mazapertin	ca. 0,04–0,2		
MDA	s. Methylendioxyam- phetamin		
MDMA	s. Methylendioxyme- tamphetamin		
Mebendazol	> 0,1	ca.0,6	
Medazepam	0,1–0,5 (–1)	0,6	

Substanz	Plasmakonzentration (µg/ml)		
	therapeutisch	toxisch (ab)	komatös-letal (ab)
Mefloquin	0,4–1	1,5–2*	
Melatonin	0,002–0,006		
Melitracen	0,01–0,1		
Meloxicam	ca. 0,5–2		
Melperon	< 0,2		17,1
Melphalan	–1,5		
Memantin	0,007–0,16		
Mephenesin	3–10		
Mephenytoin plus # 5-ethyl-5-phenyl-hydramin	8–15 25–40	20 50	
Mephobarbital plus # Phenobarbital	(0,2–2) 10–25 (–50)	30–50 (–100)	60–100
Meperidin	s. Pethidin		
Mepindolol	0,01–0,1		
Mepivacain	0,4–4	5	50
Meprobamat	5–10	10	30
Meptazinol	0,025–0,25		
Mercaptopurin	0,03–0,08	1–2	
Mesalazin	ca. 1		
Mesoridazin	0,1–1		3; 4; 16*
Mesuximid plus # N-desmethylsuximid	2,5–7,5 10–30	10 40	25
Metaclazepam	0,05–0,2		
Metamizol (Dipyron)	10	20	
Metformin	0,1–1 (0,6–1,3)		85*
Methadon	0,05–0,5 (–1)	1	ca. 2
Methanol			200–6 300
Methamphetamin	0,01–0,05	0,2–1	40
Methaqualon	1–3 (–7)	3	5–10
Methimazol	0,5–2,5		
Methohexital	1–6 (–11)	2–20	
Methotrexat[6] Niedrigdosis Hochdosis 24 h p.a. 48 h p.a. 72 h p.a.	0,04–? 0,005 2,27 0,23 0,02	0,4 4,54 0,45 0,04	

6 abhängig vom Therapieregime

Substanz	Plasmakonzentration (µg/ml)		
	therapeutisch	toxisch (ab)	komatös-letal (ab)
p-Methoxyamphetamin			0,3–1,9
Methyldopa	1–5	7	9*
Methylendioxyamphetamin	0–0,4	1,5	4
Methylendioxymetamphetamin	0–0,35	0,5	1,26
Methylphenidat	0,004–0,06	0,5	2,3
4-Methylthioamphetamin			2; 4,2; 7,4
Methyprylon	1–20	12	50
Metildigoxin als Digoxin	0,0005–0,002	0,0025	0,005
Metipranolol als Desethylmetipranolol	0,02–0,08		
Metoclopramid	0,05–0,15	0,2	4,4*
Metoprolol	0,02–0,5	1	12
Metrifonat # Dimethyldichlorvinylphosphat	ca. 1,4–3,6 0,11–0,14		
Metronidazol	3–10 (–30)	200*	
Mexiletin	(0,5–) 0,7–2	1,5	35*
Mianserin	0,01–0,15	0,5–5	
Mibefradil	ca. 0,2–0,3		
Miconazol	ca. 1		
Midazolam	0,04–0,1 (–0,25)	1–1,5	
Milrinon	0,15–0,25	0,3	
Mirtazapin	0,01–0,3	1–2	
Mizolastin	ca. 0,05–4		
Moclobemid	ca. 0,5–1,5	11; 25–60*	
Modafinil	ca. 2–14		
Molsidomin	0,002–0,01		
Mometason	< 0,0005		
Montelukast	ca. 0,05–0,3		
Moricicin	0,12–1,27		
Morphin	0,01–0,15	0,1	0,1–4
Moxifloxacin	ca. –3		
Mycophenolsäure	ca. 1,5–5 (–26)		
Nadolol	0,01–0,25		
Naftidrofuryl	< 0,5		
Nalbuphin	0,02–0,2		
Nalidixinsäure	10–30	40–50	

Substanz	Plasmakonzentration (µg/ml)		
	therapeutisch	toxisch (ab)	komatös-letal (ab)
Naloxon	0,01–0,03		
Naltrexon	0,005–0,05		
Naproxen	20–75 (–100)	400	
Nateglinid	ca. 1–5		
Naratriptan	ca. 0,01–0,05		
Nebivolol	< 0,02 (–0,2)	0,48	
Nefazodon	ca. 0,01–0,3	5,5	
Nefopam	0,01–0,1	4*	12*
Neostigmin	ca. 0,001–0,01		
Netilmicin	1–12		
Nicardipin	0,07–0,1		
Nicotin	0,001–0,035	0,4	13,6*
# Cotinin	0,01–0,035	1	
Nicotinsäure	4–18		
Nifedipin	0,025–0,1	0,1	
Nifluminsäure	2–35		
Nilvadipin	< 0,01		
Nimodipin	0,01–0,05		
Nisoldipin	0,0003–0,001		
Nitrazepam	0,03–0,1	0,2	5
hypnotisch	0,03–0,09 (–0,2)		
anxiolytisch	0,03–0,05		
antiepileptisch	0,05–0,18		
Nitrendipin	0,01–0,05		
Nitrofurantoin	0,5–5	3–4	
Nitroglycerin	–0,013		
Nitroprussid-Natrium	s. Thiocyanat		
Nizatidin	0,05–0,5 (–1,0)		
Nomifensin	0,1–2 (–6)	8	
Nordazepam	s. Nordiazepam		
Nordiazepam	0,02–0,8	1,5	
Norfenefrin	–0,4		
Nortriptylin	0,02–0,2 (0,05–0,15)	0,5	1
Ofloxacin	ca. 2,5–5,5	(30–) 40*	
Olanzapin	0,005–0,1	0,2	1
Olmesartan	0,015–2,1		
Omeprazol	0,05–4		
Ondansetron	0,03–0,3		
Opipramol	0,1–0,5	1–3	7–10

Substanz	Plasmakonzentration (µg/ml)		
	therapeutisch	toxisch (ab)	komatös-letal (ab)
Orphenadrin	0,1–0,3 (–0,6)		3,6*
Oxazepam	0,2–1,5	2	3–5
Oxcarbazepin # Monohydroxyderivat	0,4–2 5–30		
Oxipurinol	s. Allopurinol		
Oxprenolol	0,05–0,3 (–1,0)	2–9,5	10
Oxycodon	(0,005–) 0,02–0,05	0,2	5*
Ox(y)pentifyllin(e)	s. Pentoxifyllin		
Oxyphenbutazon	25–100	200	
Paclitaxel	ca. 0,085–1		
Palonosetron	ca. –0,003		
Pancuronium	0,025–0,1 (–0,6)	0,4	
Pantoprazol	ca. –4,6		
Papaverin	0,6–1 (–2)		
Paracetamol	2,5–25	70	150
Paraldehyd	10–100	200	400–500
Parecoxib s. Valdecoxib			
Paroxetin	0,03–0,1	0,35–0,4	
Pefloxacin	1–10	25	
Pemolin	1–7		
Penbutolol	0,01–0,3 (–1,0)		
(D-)Penicillamin	1,7–5,6 (–11)		
Pentamidin	0,3–0,5		
Pentazocin	0,01–0,2	1–2	3
Pentobarbital	1–5 (–10)	10	15
Pentoxifyllin	ca. 0,5–2		
Perazin	0,03–0,4	0,5	
Periciazin	0,005–0,03	0,1	
Perindopril	0,08–0,15		
Perphenazin	0,001–0,02	0,05–1	
Pethidin # Norpethidin	0,1–0,8	1–2 0,5	2 (–3)
Phenacetin	1–20	50	
Phenazon	1–25	50	
Phencyclidin	0,01–0,2	0,1–0,8	0,5
Phendimetrazin	0,02–0,24 (–0,3)		0,3–0,7
Phenelzin	ca. 0,04	0,5	1,5
Phenformin	0,03–0,1	0,6	3

Substanz	Plasmakonzentration (µg/ml)		
	therapeutisch	toxisch (ab)	komatös-letal (ab)
Pheniramin	0,01–0,27		1,9–30
Phenmetrazin	0,02–0,25	0,5	4
Phenobarbital	10–25 (50)	30	50
Phenprocoumon	0,15–3,5	5	
Phensuximid	4–10 (–20)	80	
Phentermin	0,03–0,1	0,9	1
Phenylbutazon	50–100	120	400
Phenylephrin	0,03–0,35		
Phenylpropanolamin	0,1–0,5	2	48
Phenytoin	5–15 (10–20)	20	50
Physostigmin	< 0,001–0,005		
Pimecrolimus (topisch)	< 0,002		
Pimozid	ca. 0,004–0,01 (–0,02)		
Pindolol	0,02–0,15	0,7	
Pipamperon	0,1–0,4	0,5–0,6	
Piperazin	0,02–0,1	0,5	
Piperacillin	(1–) 5–20 (–70)		
Pipotiazin	0,01–0,06	0,1	
Piracetam	ca. 20–50		
Pirenzepin	0,03–0,45		
Piritramid	0,0035–0,014		
Pirmenol	1–4		
Piroxicam	2–6	14*	
Platin	(0,5–) 5–10 (–30)	10–30	
PMA	s. p-Methoxy-amphetamin		
Practolol	1,5–5		
Prajmalin	0,06–0,44		
Pramipexol	ca. 0,0002–0,007		
Prazepam	0,2–0,7	1	
Praziquantel	ca. 0,2		
Prazosin	0,001–0,03	0,9	
Prednisolon	0,5–0,8		
Pregabalin	ca. 0,2–10		
Prilocain	0,5–1,5 (–2)	5–6	ca. 20
Primaquin	0,1–0,2		
Primidon	4–12	15	65
Probenecid	100–200 (20–150)		

Substanz	Plasmakonzentration (µg/ml)		
	therapeutisch	toxisch (ab)	komatös-letal (ab)
Procain	0,2–2,5 (–15)	20	20
Procainamid # N-Acetylprocainamid	2,5–10 5–30	8 20	20
Prochlorperazin	0,01–0,04	0,2–0,3	5
Procyclidin	–1	2	7,8
Proguanil	ca. 0,04–0,15		
Promazin	0,01–0,05	1	5
Promethazin	0,05–0,4	1	2
Propafenon # Norpropafenon	0,4–3 0,07–0,7		
Propallylonal	0,3–10	> 10	
Propofol	1–10 (–40)		
Propoxyphen # Norpropoxyphen	s. Dextropropoxyphen 0,2–1,4	2	3
Propranolol	0,02–0,3	(0,5–)1	4–10
Propylenglycol	0,05–0,5	1 000–2 000	
Propyphenazon	3–12	6	
Prothipendyl	ca. 0,05–0,2	ca. 0,5 (–1)	
Protriptylin	0,05–0,3	0,5	1
Pseudoephedrin	0,05–0,7		20
Pyrazinamid	30–75		
Pyridostigmin	< 0,05–0,15		
Pyrithyldion	1–10		
Quazepam	0,01–0,15		
Quetiapin	0,04–0,4	1,8	12,7
Rabeprazol	ca. –0,6		
Ramipril	ca. 0,001–0,01		
Ranitidin	0,05–1		
Reboxetin	0,03–0,1 (–0,3)		
Remacemid	ca. 0,1–1		
Remifentanyl	ca. –0,02		
Retigabin	ca. 0,15–0,8		
Ricin		0,0005	
Rifabutin	0,05–0,15		
Rifampicin	0,1–10	1	
Riluzol	0,05–0,5 (–1,5)		
Risperidon plus # 9-Hydroxy-Risperidon	ca. 0,003–0,02 ca. 0,005–0,1		1,8
Ritonavir	ca. 5–11 (–20)		

Substanz	Plasmakonzentration (µg/ml)		
	therapeutisch	toxisch (ab)	komatös-letal (ab)
Rizatriptan	ca. –0,1		
Ropinirol	ca. 0,001–0,005		
Ropivacain	–2,2	(2) 3–5	
Rosiglitazon	ca. 0,25–0,4		
Roxatidin	0,1–0,8		
Salbutamol	< 0,01–0,02	0,1–0,15	
Salicylamid	5–40		
Salicylsäure	20–250	300	400
Salmeterol	ca. –0,002		
Scopolamin	0,0001–0,001		
Secbutabarbital	5–10 (–15)	20	30
Secobarbital	1,5–5	7–10	10–15
Selenium	0,05–0,15		
Seratrodast	ca. 3–25		
Sertindol	ca. 0,001–0,004		
Sertralin	0,005–0,15	0,29	1,6; 3
Sildenafil	ca. 0,05–0,6		
Sirolimus (Vollblut)	0,005–0,02	0,015 (–0,06)	
Sisomicin	0,5–10		
Solifenacin	ca. 0,01–0,12		
Sotalol	0,5–3 (–4)	7,5–16*	40*
Spartein	0,5–1		
Spironolacton	0,05–0,5		
Stiripentol	ca. 1–15	22	
Streptomycin	5–20	40	
Strychnin		0,075–0,1	ca. 0,5
Sufentanil[7]	0,0005–0,01$^{t\_s0}$		
Sulbactam	–80		
Sulfamethoxazol[8]	30–60; (100–200)$^{t\_s0}$	400	
Sulfasalazin	5–30 (–70)	50	
Sulfinpyrazon	6–17		
Sulfonamide	35–75	200–400	
Sulindac	1–6		
Sulpirid	0,05–0,6		3,8; 38*
Sultiam	0,5–12,5	12–15	20–25
Sumatriptan	0,018–0,06		

7 unter kontrollierter Beatmung
8 indikationsabhängig: bei Pneumocystis-carinii-Pneumonie

Substanz	Plasmakonzentration (µg/ml)		
	therapeutisch	toxisch (ab)	komatös-letal (ab)
Suramin	> 100	300	
Tacrin	ca. 0,007–0,03		
Tacrolimus	(0,005–) 0,007–0,02	(0,015–) 0,02–0,025	
Tadalafil	ca. –0,4		
Talinolol	0,04–0,15		5; 20*
Talipexol	ca. 0,0001–0,001		
Taxol	s. Paclitaxel		
Teicoplanin	5–40	200	
Telithromycin	ca. 1,8–2,3		
Telmisartan	ca. 0,01–0,4		
Temazepam	0,02–1	1	8
Temozolomid	ca. 0,1–60		
Tenoxicam	ca. 2–10		
Terbutalin	0,005–0,03		
Terfenadin	< 0,01	0,06	0,4
Tetracyclin	4–8 (–10)	30	
Tetrahydrocannabinol (Haschischraucher) (passiver Raucher)	0,04–0,2 0,001–0,007		
Tetrazepam	0,05–0,6		
Thalidomid	0,5–4 (–8)		
TCH	s. Tetrahydrocannabinol		
Theobromin	10–15	20	
Theophyllin bei Kindern	8–20 5–10	> 20 15	50
Thiamphenicol	3–10 (–15)	20	
Thiazinamium	0,05–0,15	0,3	
Thiocyanat nach Nitroprussid	1–12 5–30	35–50 50–100	
Thiopental # Pentobarbital	1–5 (–35[9]) 1–5 (–10)	10 10	10–15 15–25
Thioridazin # Thioridazin-2-sulfoxid # Thioridazin-2-sulfon	0,1–2 (0,2–0,8) 0,2–1,6 –0,6	2,5–10	10–13
Tiagabin	ca. 0,02–0,1 (–0,2)	0,5–0,6	
Tianeptin	ca. –0,1–0,3		
Tiaprid	max. 1–2		

9 bei kontinuierlicher bzw. wiederholter Gabe

Substanz	Plasmakonzentration (µg/ml)		
	therapeutisch	toxisch (ab)	komatös-letal (ab)
Ticlopidin	< 1–2 (?)		
Tilidin # Nortilidin	0,05–0,15		2; 4; 38* 3; 4; 19*
Timolol	0,005–0,05 (–0,1)		
Tiotixen	0,001–0,025	0,1	
Tiotropiumbromid	< 0,001		
Tobramycin	5–10	12	
Tocainid	4–12 (6–10)	10	140*
Tolbutamid	50–100	120	640*
Tolcapon	ca. 2–13		
Tolmetin	10–80		
Topiramat	ca. 1–10 (–25)		
Tramadol	0,1–1	1	2*
Tranexamsäure	10–50		
Tranylcypromin	–0,2 (?)		5*
Trapidil	6–10		
Trazodon	0,8–1,6	4	15*
Tiamteren	0,01–0,1 (–0,2)		
Triazolam	0,002–0,02	0,04	
Trifluoperazin	0,001–0,01	0,1–0,2	
Triflupromazin	0,03–0,1	0,3–0,5	
Trihexyphenidyl	0,05–0,2	0,5	
Trimeprazin	0,05–0,4	0,5	
Trimethadion # Dimethadion	20–40 500–1 500	1 000	
Trimethoprim	1,5–2,5; (5–10)[10]	20	
Trimipramin	0,01–0,25	0,5	4,2; 8,5*
Tripelenamin	0,02–0,06		
Tropisetron	ca. 0,02–0,05		
Tubocurarin	(0,6–) 1–3		
Valdecoxib	ca. 0,03– 0,45		
Valproinsäure	40–100	120	
Vancomycin	5–12	10–40	
Vardenafil	0,007–0,13		
Vecuronium	0,2–0,37		
Venlafaxin plus O-desmethylvenlafaxin	0,03–0,18 0,07–0,5	1 ; 2,3; 6,2	6,6 ; 89*

10 indikationsabhängig: bei Pneumocystis-carinii-Pneumonie

Substanz	Plasmakonzentration (µg/ml)		
	therapeutisch	toxisch (ab)	komatös-letal (ab)
Verapamil	0,05–0,25 (–0,5)	1	2,5
# Norverapamil	0,05–0,4	1	
Vigabatrin	ca. 2–8 (–15)		
Vincamin	< 0,25 (?)		
Vinylbital	1–3	5	8
Voriconazol	ca. 1–6		
Warfarin	1–7	10	100
Wismut(-salze)	< 0,05–0,1	0,05–0,1	
Yohimbin	ca. 0,05–0,3		
Zafirlukast	0,005–0,03		
Zalcitabin	ca. 0,1 (0,5 µmol/L)		
Zidovudin	0,1–1 (–1,5)	2–3	
Ziprasidon	0,02–0,12		
Zolpidem	0,08–0,33	0,5	2–4
Zolmitriptan	ca. 0,007–0,01		
Zomepirac	0,1–4		153
Zonisamid	ca. 20–40	40–70	100
Zopiclon	0,01–0,075	0,15	0,6–1,8
Zotepin	ca. 0,012–0,12	0,15–0,2	
Zuclopenthixol	0,005–0,1	0,15–0,3	

Literatur

Baselt RC, Cravey RH: (2004) Disposition of toxic drugs and chemicals in man, Seventh Edition. Chemical Toxicology Institute, Foster City, CA: Biomedical Publications.

Baumann P, Hiemke C, Ulrich S et al.: (2004) The AGNP-TDM Expert Group Consensus Guidelines: Therapeutic Drug Monitoring. Pharmacopsychiatry 37: 243–265.

Meyer FP: (1994) Indicative therapeutic and toxic drug concentrations in plasma: a tabulation. Int J Clin Pharmacol Ther 32:71–81.

Regenthal R, Krueger M, Koeppel C et al.: (1999) Drug levels: therapeutic and toxic serum/plasma concentrations of common drugs. J Clin Monit Comput 15:529–544.

Repetto MR, Repetto M: (1997) Habitual, Toxic and Lethal Concentrations of 103 Drugs of Abuse in Humans. J Toxicol Clin Toxicol 35: 1–9.

Repetto M, Repetto M: (1997) Therapeutic, Toxic, and Lethal Concentrations in Human Fluids of 90 Drugs Affecting the Cardiovascular and Hematopoietic Systems. J Toxicol Clin Toxicol 35:345–351.

Repetto MR, Repetto M (1998) Therapeutic, toxic and lethal concentrations of 73 drugs affecting respiratory system in human fluids. J Toxicol Clin Toxicol 36:287–293.

Repetto MR, Repetto M (1999) Concentrations in human fluids: 101 drugs affecting the digestive system and metabolism. J Toxicol Clin Toxicol 37:1–9.

Schulz M, Schmoldt A: (2003) Therapeutic and toxic blood concentrations of more than 800 drugs and other xenobiotics.. Pharmazie 58:447–474.

Uges D R A: (1990) Orientierende Angaben zu therapeutischen und toxischen Konzentrationen von Arzneimitteln und Giften in Blut, Serum oder Urin. VCH, Weinheim.

Walther H, Meyer FP: (1990) Klinische Pharmakologie. Verlag Gesundheit GmbH, Berlin.

Tabelle zur schnellen Erkennung und Einschätzung von Früchten und Samen

Zweck: Erfahrungsgemäß können Früchte, die – vorwiegend Kinder – wegen ihrer Farbe zum „Genuß" verführt haben und dann eine Vergiftung befürchten lassen, nicht schnell genug identifiziert werden. Zumindest bis zur (oft zeitraubenden) Klärung der Botanik und aller Umstände ist eine grobe Zuordnung (Baum, Strauch, Pflanze? → Standort, Fruchtreife-Monat? → Farbe → Größe → Form und sonstige Merkmale?) meist schon ausreichend, um über erforderliche oder überflüssige Sofortmaßnahmen zu entscheiden und gezielte Anfragen bei einem toxikologischen Informationszentrum zu erleichtern.

Ergänzungen enthalten die Tabellen teilweise durch Abbildungen ausgewählter Pflanzen(teile).

Auswahlprinzip: In die Tabellen aufgenommen wurden solche Pflanzenteile, deren Provenienz am häufigsten gefragt wird, unabhängig von ihrer Toxizität.

Beachte: Aufregung und therapeutischer Übereifer (z. B. Auslösen von Erbrechen, Magenspülung oder Suche nach einem „Antidot") können weit mehr schaden als nützen, zumal ernsthafte Vergiftungen durch Pflanzenteile in qualitativer und quantitativer Hinsicht weitaus seltener sind als allgemein befürchtet wird.

Die **Toxizität** der Früchte ist von vielen Faktoren abhängig, z. B. von Standort bzw. Bodenverhältnissen, Witterung, Sonnenintensität und Fruchtreife (Giftgehalt unreifer Früchte oftmals höher als der von reifen); jeweils spezifische Hinweise in der letzten Kolumne reichen im allgemeinen (zur Beruhigung) aus oder verweisen auf Einzelheiten durch Seitenangabe.

Bedrohlich oder irreführend können allergische Reaktionen oder Verunreinigungen durch Reste von Pflanzenschutzmitteln (vgl. dieses Kapitel) werden.

Behandlungsmaßnahmen: Allgemeines im Kapitel 6. Spezielles in den jeweils angegebenen Kapiteln; bei Symptomatik ohne Identifikation siehe unter Leitsymptomen im Kapitel 5.

Hinweise zum Inhalt von Literaturbeispielen

Erläuterung botanischer Begriffe (wie z. B. Blatt-, Fruchtformen und -anordnung von Beeren, Kapseln usw.) einschließlich Zeichnungen: Frohne/Pfänder; Liebenow et al.

Pflanzensystematik nach Inhaltsstoffen: Hegenauer

Giftpflanzen, Informationsmöglichkeiten zur Giftigkeit, zur Identifizierung (mit Quellenverzeichnis) usw.: Habermehl; Gessner/Orzechowski; Roth/Daunderer et al.; Liebenow et al.; Frohne/Pfänder; Roth/Frank et al.

Drogenanalyse (Farbatlas): Pfänder

Maßnahmen bei Ingestionen und Intoxikationen: Moeschlin; Wirth/Gloxhuber; v.Mühlendahl et al.; Seeger; Roth/Daunderer et al.

Allergiepflanzen und Pflanzenallergene: Hausen

Größe	Früchte				Besondere Pflanzen-
	Farbe	Form	Reife ab	sonstige Merkmale	Blätter

● **Pflanzen mit beerenartigen Früchten**

A. Von Bäumen und Sträuchern:

Größe	Farbe	Form	Reife ab	sonstige Merkmale	Blätter
etwa kirschsgroß	**scharlachrot**	eiförmig	9.	1–3 Steinkerne; „Mehlfäßchen"	gelappt oder ungeteilt, Pflanze dornig
	orange bis scharlachrot	kugelig oder länglich	8.	innen viele Kerne und Haare; „Hagebutten" = Fruct. Cynosbati	gefiedert; Pflanze mit Stacheln
	rot (auch weiß oder schwarz)	länglich	8.	brombeerähnlich; „Maulbeeren"	ungeteilt oder gelappt
	scharlachrot		8.	Steinkern länglich	eiförmig-elliptisch
	rot (oder gelb)	kugelig	7.	Steinkern	eiförmig länglich, zuweilen rötlich
	rot (oder gelb)		9.	apfelartig	eiförmig oder elliptisch
	orange bis scharlachrot		9.	doldiger Fruchtstand	rundlich-eiförmig, unterseits weißfilzig
	orange bis scharlachrot		9.	doldiger Fruchtstand	länglich-eiförmig, gelappt, unterseits graufilzig

B. Von krautigen Pflanzen:

Größe	Farbe	Form	Reife ab	sonstige Merkmale	Blätter
	orange-rot	kugelig	9.	in rotem, lampionartig aufgeblasenen Kelch eingeschlossen, vielsamig	eiförmig, spitz

merkmale bevorzugter Standort	Name	Toxikologie	Nr.
Gebüsche, Hecken, Parkanlagen	Crataegus-Arten, z. B. Weiß -oder Rotdorn s. Abb. 14	relativ harmlos; entsprechende Präparate wie Crataegutt®, Crataegysat®, Cratecor® nicht akut toxisch	1
Gebüsche, Hecken; Zierpflanze	Rosen-Arten, z. B. Hunds-Rose, Hecken-Rose u. a.	gerbstoffhaltig; harmlos; in Extremfällen s. Kap. Ätherische Öle	2
angepflanzt; Zierbaum	Morus alba, Weißer Maulbeerbaum s. Abb. 15	harmlos	3
Gebüsche, Felshänge; Zierstrauch	Cornus mas, Kornel-kirsche s. Abb. 16	harmlos	4
Zierbaum, auch verwildert	Prunus cerasifera, Kirschpflaume	harmlos, höchstens in Extrem-fällen s. Kap. Ätherische Öle	5
Zierbäume	Malus-Arten, Zieräpfel	harmlos	6
Wälder, Gebüsche, besonders auf Kalk-boden	Sorbus aria, Echte Mehlbeere	harmlos; in Extremfällen s. Kap. Ätherische Öle	7
Wälder, Straßen-ränder; Zierbaum	Sorbus intermedia, Schwedische Mehlbeere	harmlos; in Extremfällen s. Kap. Ätherische Öle	8
Schutt, trockene Hügel, Weinberge, Zierpflanze in Gärten, Trockensträuße	Physalis alkekengi, Blasenkirsche, Lampion-pflanze, Judenkirsche, Schlutte s. Abb. 17	relativ harmlos; in Extremfällen jedoch Nachbeobachtung emp-fehlenswert	9

Größe	Früchte				Besondere Pflanzen-
	Farbe	Form	Reife ab	sonstige Merkmale	Blätter

● **Pflanzen mit beerenartigen Früchten**

A. Von Bäumen und Sträuchern:

Größe	Farbe	Form	Reife ab	sonstige Merkmale	Blätter
etwa erbsengroß	**orange bis scharlachrot**	kugelig	8.	doldiger Fruchtstand	gefiedert
	rot		8.	Steinkern flach, rot; doldiger Fruchtstand	gelappt
	rot (später schwarz)		8.	Steinkern; doldiger Fruchtstand	eiförmig, unterseits graufilzig
	feuerrot		8.	5 Steinkerne; doldiger Fruchtstand	länglich-eiförmig; Pflanze dornig
	scharlachrot		8.	traubiger Fruchtstand	gefiedert
	glänzend rot, glasartig		8.	meist zu zweien an gemeinsamem Stiel	elliptisch, gegenständig
	scharlachrot oder gelb-orange		8.	meist zu zweien an gemeinsamem Stiel	herz-eiförmig
	dunkelrot		9.	kopfiger Fruchtstand	eiförmig-elliptisch
	korallenrot		9.	quirliger Fruchtstand	oval bis rund, vom Stengel durchwachsen

merkmale bevorzugter Standort	Name	Toxikologie	Nr.
Wälder, Gebüsche	Sorbus aucuparia, Vogelbeere, Eberesche s. Abb. 18	relativ harmlos; in Extremfällen s. Kap. Ätherische Öle	10
feuchte Wälder, Gebüsche	Viburnum opulus, Gemeiner Schneeball s. Abb. 19	zunächst Gastroenteritis zu erwarten; s. Kap. Ätherische Öle	11
Bergwälder, Hügel, besonders auf Kalk- boden	Viburnum lantana, Wolliger Schneeball	zunächst Gastroenteritis zu erwarten; s. Kap. Ätherische Öle	12
Zierstrauch	Pyracantha coccinea, Feuerdorn s. Abb. 20	harmlos; in Extremfällen allenfalls s. Kap. Ätherische Öle	13
Wälder, Gebüsche	Sambucus racemosa, Trauben-, Berg-, Hirsch- Holunder, Katelbeere s. Abb. 21	in Extremfällen s. Kap. Ätheri- sche Öle	14
Gebüsche, Laub- wälder	Lonicera xylosteum, Gemeine Heckenkirsche, Rote Heckenkirsche, Hundskirsche	vorwiegend Gastroenteritis, zentralnervöse und kardiale Begleiterscheinungen möglich (Extremfall!) s. Kap. Herzglykoside	15
Zierstrauch	Lonicera tatarica, Tatari- sche Heckenkirsche s. Abb. 22	wahrscheinlich ähnlich wie bei Gemeiner Heckenirsche; s. oben Nr. 15	16
Waldränder, Gebüsche, Schling- pflanze	Lonicera periclymenum, Wildes Geißblatt, Wald- Geißblatt, Deutsches Geiß- blatt	wahrscheinlich ähnlich wie bei Gemeiner Heckenkirsche; s. oben Nr. 15	17
Auenwälder, Gebüsche, Hecken; Schlingpflanze	Lonicera caprifolium, Echtes Geißblatt, Garten-Geißblatt, Jelängerjelieber	wahrscheinlich ähnlich wie bei Gemeiner Heckenkirsche; s. oben Nr. 15	18

Größe	Früchte				Besondere Pflanzen
	Farbe	Form	Reife ab	sonstige Merkmale	Blätter

● **Pflanzen mit beerenartigen Früchten**

Größe	Farbe	Form	Reife ab	sonstige Merkmale	Blätter
etwa erbsengroß	scharlachrot	kugelig	7.	am Zweig sitzend; Steinkern; brennend scharfer Geschmack	eiförmig bis lanzettlich
	korallenrot		9.	am Zweig sitzend; mehrere Steinkerne überwinternd	eiförmig, ledrig, stachelig gezähnt; immergrün
	scharlachrot		8.	mehrere Steinkerne	rundlich-eiförmig
	scharlachrot	länglich	8.	hängend; traubiger Fruchtstand	verkehrt-eiförmig; Pflanze dornig
	scharlachrot		9.	meist zu zweien, vielsamig	lanzettlich; Pflanze dornig
	gelbrot, schwach braun punktiert	eiförmig	9.	am Zweig sitzend; Steinkern überwinternd	lanzettlich; Pflanze dornig
	korallenrot		8.	schleimiger Samenmantel um einen braunen Samen	nadelförmig; immergrün

B. Von niedrigen Halbsträuchern:

Größe	Farbe	Form	Reife ab	sonstige Merkmale	Blätter
	rot	eiförmig	7.	Samen weiß, nierenförmig	länglich-eiförmig

merkmale bevorzugter Standort	Name	Toxikologie	Nr.
Laubwälder, Gebüsche, Zierstrauch	Daphne mezereum, Seidelbast, Kellerhals, Beißbeere, Zeiland (Berg- pfeffer, Pfefferstrauch) s. Abb. 23	nach wenigen Beeren schwere entzündliche Reizerscheinungen im Bereich des Magen-Darm- und Harntraktes; zentral-nervöse und kardiovaskuläre Komplika- tionen möglich; allergische Symptome relativ häufig. Potentiell letal 5–10 Beeren (Kind)	19
Wälder; Zierstrauch	Ilex aquifolium, Stech- palme s. Abb. 24	zunächst Gastroenteritis zu er- warten, 20–30 Beeren evtl. letal	20
Hügel, Felsen, Gebüsche; Zier- sträucher	Cotoneaster-Arten, Berg-, Zwergmispel, Steinmispel s. Abb. 25	in Extremfällen gastro-intestinale Beschwerden	21
Hügel, Gebüsche; Zierstrauch	Berberis vulgaris, Berberitze, Sauerdorn s. Abb. 26	harmlos	22
Wege, Zäune; oft angepflanzt	Lycium-Arten, Bocks- dorn, Teufelszwirn s. Abb. 27	toxikologisch gewisse Beziehun- gen zu Tollkirsche; aber bis zu 10 Beeren für Erwachsene nicht toxisch	23
Dünen, besonders an der Küste	Hippophaë rhamnoides, Sanddorn s. Abb. 28	harmlos	24
Gebirgswälder; Zierstrauch	Taxus baccata, Eibe s. Abb. 29	Vorwiegend Zweigspitzen und Samen toxisch (am ehesten für Herz-Kreislauf), Fruchtfleisch dagegen harmlos	25
Gebüsche, Hecken, Auenwälder; oft kletternd	Solanum dulcamara, Bit- tersüßer Nachtschatten, Bittersüß s. Abb. 30	zunächst Gastroenteritis: Beteili- gung des zentralen und vegetati- ven Nervensystems möglich; vorübergehendes Rotsehen an- geblich charakteristisch; ca. 10–40 unreife Beeren für Kinder letal	26

Größe	Früchte				Besondere Pflanzen-
	Farbe	Form	Reife ab	sonstige Merkmale	Blätter

● **Pflanzen mit beerenartigen Früchten**

Größe	Farbe	Form	Reife ab	sonstige Merkmale	Blätter
etwa erbsengroß	**rot**	kugelig	8.	preiselbeerähnlich, überwinternd	eiförmig-spitz, am Rande umgerollt, unterseits weiß-filzig
	rot		7.	preiselbeerähnlich mit mehreren Steinkernen	verkehrt-eiförmig; immergrün

C. Von krautigen Pflanzen:

	kirschrot	kugelig	8.	wenigsamig; Samen eiförmig, zusammen-gedrückt	tief-herzförmig, gelappt, Pflanze mit Ranken
	rot		9.	dreifächerig, Samen weißlich; traubiger aufrechter Fruchtstand	elliptisch-lanzett-lich, spitz, zu zweien
	rot		7.	einsamig	tief-herzförmig, spitz, zu zweien
	rot		9	dreifächrig	sehr klein, schuppenartig oder nadelförmig
	korallenrot		7.	kolbenartiger Fruchtstand	spieß- bis pfeilförmig
	korallenrot		8.	kolbenartiger Fruchtstand	herzförmig
	scharlachrot		7.	wenigsamig, dreifächerig	herzförmig bis pfeilförmig, mit runden Lappen; Stengel windend

merkmale bevorzugter Standort	Name	Toxikologie	Nr.
Torfmoore	Oxycoccus palustris Moosbeere s. Abb. 31	relativ harmlos; nach Aufnahme großer Mengen bei Empfindlichen allenfalls in Kap. Ätherische Öle	27
trockene Nadelwälder, Heiden	Arctostaphylos uva-ursi, Bärentraube	am ehesten Gastroenteritis zu erwarten	28
Auenwälder, Zäune, Hecken	Bryonia dioica, Rote Zaunrübe s. Abb. 32	zunächst überwiegend Reizerscheinungen im Bereich des Magen-Darm- und des Harntraktes; LD: ca. 15 Beeren (Kind), ca. 40 Beeren (Erwachsener)	29
Laubwälder, Gebüsche; Zierpflanze	Convallaria majalis, Maiglöckchen, Maiblume, Zauke s. Abb. 33	zunächst Gastroenteritis; (Saponine), im Extremfall auch Komplikationen von Seiten des Herz-Kreislauf-Systems möglich. Vgl. Kap. Herzglykoside	30
Wälder, Gebüsche	Maianthemum bifolium, Schattenblume	toxikologisch allenfalls ähnlich wie Maiglöckchen; s. oben Nr. 30	31
Grasplätze, Dünen; oft angepflanzt	Asparagus officinalis, Spargel s. Abb. 34	am ehesten Gastroenteritis zu erwarten; Spargel-Dermatitis, „Spargelkrätze"; Kontrolle der Herzfunktion empfehlenswert	32
feuchte Laubwälder	Arum maculatum, Aronstab s. Abb. 35	zunächst (schwere) Gastroenteritis; bedrohliche Beteiligung des Nervensystems (ähnlich wie bei Coniin; haut- und schleimhautreizend	33
Waldsümpfe, Erlenbrüche	Calla palustris, Schlangenwurz s. Abb. 36	toxikologisch ähnlich Aronstab; s. oben Nr. 33; ab 3–5 Beeren toxisch	34
Wälder, Hecken; selten	Tamus communis, Schmerwurz	toxikologisch ähnlich Aronstab; s. oben Nr. 33; ab 3–5 Beeren toxisch	35

Größe	Früchte				Besondere Pflanzen-
	Farbe	Form	Reife ab	sonstige Merkmale	Blätter

● Pflanzen mit beerenartigen Früchten

A. Von Bäumen und Sträuchern:

	Farbe	Form	Reife ab	sonstige Merkmale	Blätter
	braun	walnußgroß, becherförmig, oben flach mit Kelchkrone	10.	reif musartig; mit mehreren Steinkernen	länglich-lanzettlich
	bräunlich	kirschgroß, ellipsoid	9.	doldiger Fruchtstand	spitz gelappt

B. Von krautigen Pflanzen:

| | **braun** | erbsgroß | 9. | im Kelch eingeschlossen, saftlos | länglich, buchtig, gezähnt |

A. Von Bäumen oder Sträuchern:

	weiß	erbs- bis kirschgroß, kugelig	8.	saftig, auch im Winter am Strauch, ein- bis zweisamig	rundlich
	weiß- oder hellbläulich	erbsgroß, kugelig	9.	Steinkern; doldiger Fruchtstand	eiförmig-lanzettlich
	weiß (rot oder schwarz)	kirschgroß länglich	8.	brombeerähnlich; „Maulbeeren"	ungeteilt oder gelappt

B. Von Schmarotzern auf Bäumen:

| | **weiß bis gelblich** | erbsgroß, kugelig | 10. | klebrig, ein- bis zweisamig | ledrig, immergrün |

etwa kirschgroß

A. Von Bäumen oder Sträuchern:

	gelb- und rotbackig	birnenförmig	9.	doldiger Fruchtstand	gefiedert
	hellgelb	länglich	9.	Steinkern länglich	länglich-lanzettlich, silberweiß; Pflanze meist dornig
	gelb (oder rot)	kugelig	9.	apfelartig	meist eiförmig

merkmale bevorzugter Standort	Name	Toxikologie	Nr.
Wälder, Gebüsche; auch angepflanzt	Mespilus germanica, Mispel	harmlos; in Extremfällen allenfalls wie in Kap. Ätherische Öle	36
Bergwälder, Gebü- sche, besonders auf Kalkboden	Sorbus torminalis, Elsbeere	harmlos; vgl. Nr. 7	37
Schutt, Gärten; selten	Nicandra physaloides, Giftbeere	toxikologisch möglicherweise ähnlich wie Tollkirsche (cave: auch Wurzeln!)	38
Gebüsche; Zierstrauch	Symphoricarpus albus Schneebeere, „Knallerbse" s. Abb. 37	zunächst Gastroenteritis zu er- warten; im Extremfall ZNS-Be- teiligung	39
Zierstrauch	Cornus alba, Weißer Hartriegel	am ehesten Gastroenteritis zu erwarten	40
angepflanzt; Zierbaum	Morus alba, Weißer Maulbeerbaum s. Abb. 15	harmlos; vgl. auch Nr. 3	41
auf Laub- oder Nadel- bäumen, z. T. Advents- und Weih- nachtsschmuck	Viscum album oder V. laxum, Laub- oder Nadel- holz-Mistel s. Abb. 38	allenfalls leichte Gastroenteritis; in Extremfällen Komplikationen möglich (Kreislaufkontrolle!)	42
Wälder, besonders auf Kalkboden	Sorbus domestica, Speier- ling, Sperberbaum, Schmerbirne	harmlos	43
Zierstrauch	Elaeagnus angustifolia, Ölweide	harmlos	44
Zierbäume	Malus-Arten, Zieräpfel	harmlos	45

Größe	Früchte				Besondere Pflanzen-
	Farbe	Form	Reife ab	sonstige Merkmale	Blätter

● **Pflanzen mit beerenartigen Früchten**

Größe	Farbe	Form	Reife ab	sonstige Merkmale	Blätter
erbsengroß	**gelb-orange (oder scharlachrot)**	kugelig	8.	meist zu zweien an gemeinsamem Stiel	herz-eiförmig
	gelb- oder gelblich-weiß		8.	10furchig, harzig; Steinkern	3zählig, lang-gestielt

A. Von Bäumen und Sträuchern:

	Farbe	Form	Reife ab	sonstige Merkmale	Blätter
	grün (oder gelb-lich grün)	pflaumen-groß	10.	quittenartig	eiförmig, zuge-spitzt, ledrig

B. Von krautigen Pflanzen:

	Farbe	Form	Reife ab	sonstige Merkmale	Blätter
	grün	kirschgroß, kugelig	9.	Samen nieren-förmig, platt	gefiedert

A. Von Bäumen oder Sträuchern:

Größe	Farbe	Form	Reife ab	sonstige Merkmale	Blätter
etwa kirschgroß	**bläulich bereift**	kugelig	9.	apfelartig, viel-samig	eiförmig-elliptisch
	bläulich bereift		9.	Steinkern; Frucht-geschmack herb, zusammenziehend	elliptisch; Pflanze dornig
	schwarz (weiß oder rot)	länglich	8.	brombeerähnlich; „Maulbeeren"	ungeteilt oder gelappt
	glänzend schwarz		8.	brombeerähnlich; „Maulbeeren"	tief-herzförmig, oberseits rauh

B. Von krautigen Pflanzen

	Farbe	Form	Reife ab	sonstige Merkmale	Blätter
	glänzend schwarz	kugelig	7.	kein Steinkern, sondern vielsamig, mit Kelch; violetter Saft	eiförmig, spitz
	schwarz		8.	stets einzeln, endständig, mehrsamig	elliptisch bis ver-kehrt-eiförmig, meist zu vieren

merkmale bevorzugter Standort	Name	Toxikologie	Nr.
Zierstrauch	Lonicera tatarica, Tatarische Heckenkirsche s. Abb. 22	wahrscheinlich ähnlich wie bei Gemeiner Heckenkirsche; vgl. Nr. 15	46
Zierstrauch	Rhus toxicodendron, Gift-Sumach, Gift-Efeu	zunächst Gastroenteritis; vorwie- gend neurologische Komplika- tionen möglich; haut- und schleimhautreizend	47
Zierstrauch	Chaenomeles lagenaria, Japanische Scheinquitte	relativ harmlos	48
angebaut	Solanum tuberosum, Kartoffel, s. Abb. 39	toxikologisch ähnlich Solanum dulcamara (vgl. Nr. 26) Toxizität: Beeren > Triebe > Schale)	49
buschige Abhänge, Felshänge	Amelanchier ovalis, Gemeine Felsenbirne	harmlos	50
Hecken, Hügel, Waldränder	Prunus spinosa, Schlehe, Schlehdorn, Schwarzdorn s. Abb. 40	harmlos, adstringierend; in Extremfällen s. allenfalls Kap. Ätherische Öle	51
angepflanzt; Zierbaum	Morus alba, Weißer Maulbeerbaum s. Abb. 15	harmlos; vgl. auch Nr. 3	52
Zierbaum	Morus nigra, Schwarzer Maulbeerbaum	harmlos; vgl. auch Nr. 3	53
Wälder, besonders auf Kalkboden	Atropa bella-donna, Tollkirsche s. Abb. 41	3–5 Tollkirschen für Kinder, 15–20 für Erwachsene evtl. be- reits letal; s. Kap. Parasympatho- lytika!	54
Laubwälder, Gebüsche	Paris quadrifolia, Einbeere, Vierblättrige Wolfsbeere s. Abb. 42	Gastroenteritis, vgl. Kap. Ätherische Öle	55

Größe	Früchte				Besondere Pflanzen-
	Farbe	Form	Reife ab	sonstige Merkmale	Blätter

● **Pflanzen mit beerenartigen Früchten**

A. Von Bäumen und Sträuchern

Größe	Farbe	Form	Reife ab	sonstige Merkmale	Blätter
etwa erbsengroß	**schwarz**	eiförmig	8.	Steinkern	eiförmig-elliptisch
	schwarz	kugelig	9.	fast glatter Steinkern; traubiger Fruchtstand	länglich, ledrig, glänzend
	schwarz		8.	grubig, gefurchter Steinkern; traubiger Fruchtstand	eiförmig-elliptisch, weich
	blauschwarz		8.	mehrere Steinkerne	rundlich bis elliptisch, gegenständig; Pflanze dornig
	schwarz (anfangs grün → rot)		8.	mehrere flache Steinkerne; grüne, rote und schwarze Früchte am gleichen Zweig	elliptisch, wechselständig
	schwarz (anfangs grün → rot)		8.	gelber Steinkern	ledrig, glänzend, immergrün
	schwarz (anfangs rot)		8.	Steinkern; doldiger Fruchtstand	eiförmig, unterseits graufilzig
	schwarz		8.	doldiger Fruchtstand	gefiedert
	schwarz, weiß punktiert		9.	Steinkern; doldiger Fruchtstand, Zweige rötlich	eiförmig-elliptisch
	blauschwarz		9.	meist zweifächerig, mit 1–2 violettbraunen Samen; traubiger Fruchtstand	länglich-lanzettlich, gegenständig

merkmale bevorzugter Standort	Name	Toxikologie	Nr.
trockene Hänge, Gebüsche; Zierstrauch	Cerasus mahaleb, Felsen- kirsche, Weichselkirsche, Steinweichsel	harmlos; in Extremfällen s. allenfalls Kap. Ätherische Öle	56
Wälder, Forstbaum	Padus serotina, Späte Traubenkirsche s. Abb. 43	harmlos; in Extremfällen s. allenfalls Kap. Ätherische Öle	57
feuchte Wälder, Gebüsche, Ufer	Padus avium, Gewöhn- liche Traubenkirsche	harmlos; in Extremfällen s. allenfalls Kap. Ätherische Öle	58
Bergwälder, Gebüsche, Auen- wälder	Rhamnus cathartica, Kreuzdorn s. Abb. 44	zunächst Gastroenteritis zu er- warten; im Extremfall wie Kap. Ätherische Öle	59
Gebüsche, Wälder	Frangula alnus, Rhamnus frangula, Faulbaum s. Abb. 45	zunächst Gastroenteritis zu erwarten s. Kap. Laxantien	60
Zierstrauch	Prunus laurocerasus, Lorbeer-Kirsche, Kirsch- lorbeer	Gastroenteritis; bei schwerer Symptomatik s. Kap. Cyan- verbindungen	61
Bergwälder, Hügel, besonders auf Kalk- boden	Viburnum lantana, Wolliger Schneeball	zunächst Gastroenteritis zu erwarten; vgl. Kap. Ätherische Öle	62
Wälder, Gebüsche, Hecken	Sambucus nigra, Schwarzer Holunder s. Abb. 46	Gastroenteritis möglich (bei un- reifen Früchten in Extremfällen s. Kap. Cyanverbindungen)	63
Wälder, Gebüsche, Hecken	Cornus sanguinea, Roter Hartriegel s. Abb. 47	am ehesten Gastroenteritis zu erwarten	64
Gehölze, Hecken, Anlagen	Ligustrum vulgare, Liguster, Rainweide s. Abb. 48	zunächst schwere Gastroenteritis zu erwarten; s. Kap. Äth. Öle (dort beschriebene Komplikati- onsmöglichkeiten und Herz- Kreislauf beachten!)	65

Größe	Früchte				Besondere Pflanzen-
	Farbe	Form	Reife ab	sonstige Merkmale	Blätter

● **Pflanzen mit beerenartigen Früchten**

Größe	Farbe	Form	Reife ab	sonstige Merkmale	Blätter
etwa erbsengroß	**bläulich bereift**	kugelig	7.	mehrsamig; mit purpurnem Saft	ledrig, stachelig gezähnt, immergrün
	dunkelblau bis schwarz		9.	mehrsamig; traubiger Fruchtstand	gelappt oder gefingert; Pflanze mit Haftranken
	blau-schwarz		10.	Reifezeit Oktober bis März; mehrsamig; Samen nierenförmig, dreikantig	glänzend, ledrig, immergrün
	bläulich bereift		9.	„Beerenzapfen" aufrecht	nadelförmig, immergrün
	bläulich bereift		9.	„Beerenzapfen" hängend	meist schuppenförmig, z. T. nadelförmig, immergrün

B. Von niedrigen Halbsträuchern:

	Farbe	Form	Reife ab	sonstige Merkmale	Blätter
	blau-schwarz	kugelig	8.	heidelbeerähnlich, aber etwas größer	verkehrt-eiförmig, blaugrün
	schwarz-purpur		7.	heidelbeerähnlich; mehrere Steinkerne	nadelartig, am Rande umgerollt
	blauschwarz		9.	großer Steinkern	eiförmig zugespitzt, gesägter Blattrand, runzelige Oberfläche

C. Von krautigen Pflanzen:

	Farbe	Form	Reife ab	sonstige Merkmale	Blätter
	glänzend schwarz	eiförmig	8.	mehrsamig; traubiger Fruchtstand	doppelt 3zählig gefiedert
	glänzend schwarz	kugelig	8.	brombeerähnlich, dichter traubiger, aufrechter Fruchtstand	eiförmig-lanzettlich

merkmale bevorzugter Standort	Name	Toxikologie	Nr.
Zierstrauch	Mahonia aquifolium, Mahonie s. Abb. 49	ähnlich harmlos wie Berberitze, vgl. Nr. 22	66
Zierpflanze	Parthenocissus-Arten, Wilder Wein, Zaunrebe s. Abb. 50	am ehesten Gastroenteritis zu erwarten	67
Wälder, Felsen, Schluchten	Hedera helix, Efeu s. Abb. 51	zunächst Gastroenteritis; urologische Komplikationen möglich; (Veilchengeruch des Harns)	68
trockene Nadelwälder, Heiden; Ziergehölze	Juniperus communis, Wacholder	zunächst Gastroenteritis, urologische Komplikationen möglich; (Veilchengeruch des Harns)	69
angepflanzt	Juniperus sabina, Sadebaum s. Abb. 52	toxischer als Wacholder, s. oben haut- und schleimhautreizend	70
meist auf Mooren	Vaccinium uliginosum, Rauschbeere, Trunkelbeere, Sumpfheidelbeere s. Abb. 53	im allgemeinen harmlos; in Extremfällen Gastroenteritis, Benommenheit (ZNS-, Herz-Kreislauf-Funktion kontrollieren)	71
Torfmoore, Bergwälder, Heiden, Dünen	Empetrum nigrum, Krähenbeere	relativ harmlos; in Extremfällen vgl. Nr. 71	72
Zierpflanze	Lantana camara, Wandelröschen s. Abb. 54	meist Gastroenteritis; Leberschäden (Ikterus) möglich	73
schattige Laubwälder, Gebüsche	Actaea spicata, Christophskraut	zunächst Gastroenteritis; kardiale u. a. Komplikationen möglich; haut- und schleimhautreizend	74
angebaut und verwildert	Phytolacca-Arten, Kermesbeere s. Abb. 55	zunächst Gastroenteritis; neurologische u. a. Komplikationen möglich	75

Größe	Früchte				Besondere Pflanzen-
	Farbe	Form	Reife ab	sonstige Merkmale	Blätter
● Pflanzen mit beerenartigen Früchten					
etwa erbsengroß	schwarz	kugelig	8.	doldiger Fruchtstand	gefiedert
	schwarz		8.	Samen nierenförmig, zusammengedrückt	dreieckig bis eiförmig, buchtig gezähnt
	schwarz		8.	wenigsamig, Samen eiförmig, zusammengedrückt	tief-herzförmig, gelappt, Stengel kletternd
	schwarz		8.	Samen zahlreich, reif glänzend schwarz	eiförmig oder länglich, spitz; Stengel kletternd
	blau-schwarz		8.	hängend; Fruchtstand mit 1–2 Früchten	eiförmig-länglich bis elliptisch
	blau-schwarz		8.	hängend; Fruchtstand mit 3–5 Früchten	eiförmig-länglich bis elliptisch
● Pflanzen mit kapsel- oder nußartigen Früchten					
Kapseln	*A. Von Bäumen und Sträuchern:*				
	Kapseln rosenrot	kirschgroß, stumpfvierkantig, gefächert	9.	Samen weißlich, von orangerotem Samenmantel umgeben	lanzettlich bis elliptisch
	Kapseln grün	kugelig, meist stachelig	9.	Samen braun glänzend, mit hellbraunem Nabelfleck	5- oder 7zählig gefingert
Nußfrüchte	**Nußfrüchte grün bis braun**	Fruchtbecher flach, mit einer länglichen Nußfrucht, „Eicheln"	9.	einsamig	gelappt

merkmale bevorzugter Standort	Name	Toxikologie	Nr.
Gebüsche, Wald- ränder	Sambucus ebulus, Zwerg-Holunder, Attich	zunächst Gastroenteritis; in Ex- tremfällen (besonders bei Kin- dern) vgl. Schwarzer Holunder Nr. 63	76
Schuttplätze, Äcker, Gärten	Solanum nigrum, Schwarzer Nachtschatten s. Abb. 56	toxikologisch ähnlich wie Solanum dulcamara, vgl. Nr. 26 Unreife grüne Beeren wirksamer als reife schwarze	77
Zäune, Hecken	Bryonia alba, Weiße Zaunrübe	ähnlich wie Rote Zaunrübe; s. Nr. 29	78
Ufergebüsche, feuchte Waldstellen	Cucubalus baccifer, Taubenkropf, Hühnerbiss	Gastroenteritis möglich; allen- falls s. Kap. Ätherische Öle	79
trockene Wälder, Hügel, Gebüsche	Polygonatum odoratum, Wenigblütige Weißwurz, Salomonssiegel	Schwache Maiglöckchenwir- kung zu erwarten; s. Nr. 30	80
Laubwälder, Gebüsche	Polygonatum multiflorum, Vielblütige Weißwurz s. Abb. 57	ähnlich wie Salomonssiegel; s. oben Nr. 80	81
Hecken, Gebüsche, Waldränder	Euonymus europaeus, Pfaffenhütchen, Spindel- baum s. Abb. 58	etwa 5 Samen bereits toxisch; neben Gastroenteritis vorwie- gend digitalisähnliche Wirkung; evtl. Komplikationen	82
Zierbaum	Aesculus-Arten, Ross- kastanie	selten Ingestionen; zunächst Gastroenteritis (Komplikations- möglichkeiten beachten)	83
Waldbäume	Quercus-Arten, Eiche	adstringierend; allenfalls Gastroenteritis; Eicheln beson- ders tanninhaltig, im Extremfall nephrotoxisch	84

Größe	Früchte				Besondere Pflanzen-
	Farbe	Form	Reife ab	sonstige Merkmale	Blätter

● **Pflanzen mit kapsel- oder nußartigen Früchten**

Größe	Farbe	Form	Reife ab	sonstige Merkmale	Blätter
Nußfrüchte	**Fruchtbecher gelbbraun, Nußfrüchte rotbraun**	Fruchtbecher länglich, stachelig, vierspaltig mit 2 dreikantigen Nußfrüchten; „Bucheckern", „Bucheln"	9.	meist einsamig	eiförmig-elliptisch
Kapseln	*B. Von krautigen Pflanzen:*				
	Kapsel grün, später braun	walnußgroß, dreifächerig, aufgeblasen	5.	Samen schwarz; Fruchtreife Mai–Juni, Blüte September	breit-lanzettlich
	Kapseln grün, später gelbbraun	walnußgroß, kugelig oder eiförmig	8.	Samen weißbläulich oder schwarz	blaugrün, mit Milchsaft
	Kapseln braun	walnußgroß, mit weichen Stacheln	8.	Samen nierenförmig, dunkelbraun bis schwarz	eiförmig, buchtig gezähnt
	Kapseln braun	kirschgroß mit Deckel	8.	Samen nierenförmig, graubraun, grubig vertieft, Pflanze drüsig behaart	länglich-eiförmig, grob buchtig gezähnt
	braun	zweifächrige Kapsel	7.	zahlreiche kleine, braune Samen; zweijährige Pflanze	eiförmig-lanzettlich; mit gekerbtem Rand
	braun	dreiteilige Balgfrucht	8.	glänzend schwarze, dreikantige Samen	handförmig geteilt
	braun	ca. fünfteilige Balgfrucht	2.	Winterblüher	grundständig, fußförmig geteilt, ledrig
	braun	stachelige, dreifächrige Kapsel	9.	Samen marmoriert, oval, platt	handförmig geteilt

merkmale bevorzugter Standort	Name	Toxikologie	Nr.
Waldbaum	Fagus sylvatica, Rotbuche	zunächst Gastroenteritis; in Extremfällen neurologische Komplikationen, Idiosynkrasie möglich	85
feuchte Wiesen	Colchicum autumnale, Herbstzeitlose s. Abb. 59	neuro- u. muskulotoxisch! s. eigenes Kapitel LD: Erwachsene 2–5 g Samen, Kinder 1–1,5 g Samen	86
angebaut oder verwildert	Papaver somniferum, Schlafmohn	im allgemeinen relativ harmlos; s. aber Kap. Opioide	87
Schutt, Gartenland	Datura stramonium, Stechapfel s. Abb. 60	ähnlich wie Tollkirsche; ca. 15 Samen letal (Kind); s. Kap. Parasympatholytika	88
Wegränder, Schutt, wüste Stellen	Hyoscyamus niger, Schwarzes Bilsenkraut s. Abb. 61	ähnlich wie Tollkirsche (etwas stärker narkotisch); vgl. Nr. 54	89
lichte Wälder, Zierpflanze in Gärten, kalkmeidend	Digitalis purpurea, Roter Fingerhut s. Abb. 62	Gastroenteritis, kardiale Symptome; s. Kap. Herzglykoside	90
feuchte Wiesen im Gebirge, Zierpflanze	Aconitum napellus, Blauer Eisenhut s. Abb. 63	hoch-giftiges Alkaloid! s. eigenes Kapitel	91
Gebirgswälder, Zierpflanze in Gärten	Helleborus niger, Christrose, schwarze Nieswurz	vorwiegend Gastroenteritis; kardiale Wirkung möglich; s. Kap. Herzglykoside	92
Zierpflanze	Ricinus-Arten s. Abb. 64	hohe Toxizität ungeschälter Samen! S. Kap. Laxantien	93

Größe	Früchte				Besondere Pflanzen-
	Farbe	Form	Reife ab	sonstige Merkmale	Blätter

● **Pflanzen mit Hülsenfrüchten**

Hülsenfrüchte

A. Von Bäumen oder Sträuchern:

	Farbe	Form	Reife ab	sonstige Merkmale	Blätter
	rötlich-braun	hängend, flach	8.	Samen schwarz-braun, nieren-förmig, zu 6–8	gefiedert; Pflanze dornig
	grün	perlschnur-artig	10.	Samen mit Schleimhülle	gefiedert, Blättchen stachelspitzig
	braunrot	platt, band-förmig, bis 40 cm lang	9.	Samen linsen-förmig	8– bis 14zählig, gefiedert, Pflanze dornig
	braun	seidenhaa-rig, seitlich zusammen-gedrückt, in langen Trau-ben	7.	Samen schwarz-braun, flach	3zählig
	braunschwarz	an den Näh-ten behaart, seitlich zu-sammenge-drückt	7.	Samen braun	3zählig; Rutenstrauch
	hellbraun	aufgeblasen	8.	Samen schwärz-lich, nierenförmig	meist 11zählig, gefiedert
	braun	schmal, zu 1–3 in den Blattachseln	8.	Samen gelb-bräunlich, zu 10–12	4–6paarig, gefiedert
	braun	mit ge-krümmter Spitze		Samen eiförmig, leuchtend rot, mit schwarzem Nabel	7–9paarig, gefiedert

merkmale bevorzugter Standort	Name	Toxikologie	Nr.
Zier- und Forstbaum	Robinia pseudoacacia, Robinie, Scheinakazie s. Abb. 65	zunächst Gastroenteritis (Komplikationsmöglichkeiten beachten), s. Kap. Laxantien	94
Zierbaum in Parks	Sophora japonica, Schnurbaum	ähnlich wie Robinie (vgl. o. Nr. 94); allenfalls auch nicotin-artige Wirkung (vgl. dann Kap. Nicotin)	95
Zierbaum in Parks	Gleditsia triacanthos, Gleditschie, Christusdorn, Schotenbaum	Gastroenteritis sowie zentral-nervöse und kardiale Komplika-tionen möglich	96
Laubwälder, Zierstrauch	Laburnum anagyroides, Goldregen s. Abb. 66	zunächst Gastroenteritis (-folgen); wenn kein Erbrechen, ist nicotinähnliche Wirkung zu befürchten (s. Kap. Nicotin!)	97
trockene Wälder, Heiden	Sarothamnus scoparius, Besenstrauch, Besen-ginster	geringere Wirkung als Goldregen (s. oben), Herz- und Kreislauf-funktion gefährdet	98
Zierstrauch	Colutea arborescens, Blasenstrauch	zunächst Gastroenteritis mit stärkerem Brechreiz; im Extrem-fall s. Kap. Nicotin, Cytisin	99
Zierstrauch	Caragana arborescens, Erbsenstrauch	Gastroenteritis, Cytisinwirkung fraglich, s. Kap. Nicotin	100
holzige Schling-pflanze (tropische Schmuckpflanze)	Abrus precatorius, Paternostererbse	ähnlich Ricinus (s. o., Nr. 93), aber bedeutend toxischer	101

Größe	Früchte				Besondere Pflanzen-
	Farbe	Form	Reife ab	sonstige Merkmale	Blätter

● **Pflanzen mit Hülsenfrüchten**

Hülsenfrüchte

B. Von krautigen Pflanzen:

Größe	Farbe	Form	Reife ab	sonstige Merkmale	Blätter
	grünlich bis gelblichweiß	glatt	7.	2–8 weiße Samen	3zählig
	bräunlich	rauh	8.	3–5 schwarzbraun gefleckte Samen	3zählig
	dunkelbraun	lederartig, samtartig behaart	8.	2–5 längliche, zusammengedrückte Samen, graugrün	1–3paarig, gefiedert, stachelspitzig
	braun-schwarz	aufrecht, samtartig behaart	7.	4–12 rundliche, stark zusammengedrückte Samen	3–7paarig, gefiedert mit Ranke
	gelb bis gelbbraun, schwarzbraun oder violett	rauh behaart	8.	1–4 bohnenartige Samen	3zählig
	gelb bis gelbbraun	dick, schwammig, behaart, mit Querwänden	7.	Samen rundlich, etwas abgeflacht	5–9zählig gefingert
	braun	dick, schwammig, behaart, mit Querwänden	7.	Samen rundlich, etwas abgeflacht	10–15zählig, gefingert
	braun	zusammengedrückt, rauhhaarig	7.	Kletterpflanze, Samen braun	einpaarig gefiedert, mit Ranke

merkmale bevorzugter Standort	Name	Toxikologie	Nr.
angebaut	Phaseolus vulgaris, Garten-Bohne	viele rohe Bohnen verursachen (blutige) Gastroenteritis; weniger toxisch als Feuer-Bohnen (s. u., Nr. 103)	102
angebaut	Phaseolus coccineus, Feuer-Bohne s. Abb. 67	3–10 rohe oder getrocknete Samen schon toxisch; s. Kap. Laxantien	103
angebaut	Vicia faba, Pferdebohne, Saubohne	zunächst wie rohe Garten-Bohne (s. oben, Nr. 102), in schweren Fällen zusätzlich Hämolyse- folgen möglich! Komplikationen evtl. durch Pilzbefall	104
angebaut, verwildert	Vicia sativa, Saat- oder Futterwicke	toxikologisch ähnlich wie Pferde-Bohne (vgl. auch Nr. 104)	105
selten angebaut	Glycine max, Soja-Bohne	allenfalls Gastroenteritis; s. auch Kap. Laxantien	106
angebaut	Lupinus luteus, L. albus, L. angustifolius, Gelbe, Weiße, Blaue Lupine	neben Gastroenteritis allenfalls neurologische Symptome (s. Kap. Coniin!) und Herz- rhythmusstörungen möglich	107
Wälder, Böschungen, Zierpflanze	Lupinus polyphyllus, Vielblättrige Lupine	gelten für harmloser als gelbe Lupinen; s. oben Nr. 107; allen- falls s. Kap. Coniin	108
Zierpflanze	Lathyrus odoratus, Wohlriechende Platterbse, Gartenwicke	harmlos; nach großen Mengen Gastroenteritis; („Osteolathyris- mus" oder „Neurolathyrismus" bei Verwendung als Nahrungs- mittel)	109

| Größe | Früchte | | | | | Besondere Pflanzen- |
	Farbe	Form	Reife ab	sonstige Merkmale		Blätter

● **Krautige Pflanzen mit Spaltfrüchten**

Spaltfrucht	braun	Spaltfrucht mit borstig behaarten Randflügeln	8.	Pflanze mit Doldenblüten, bis 3 m hoch	gefiedert, mit spitz auslaufenden Abschnitten
	braun	Spaltfrucht mit glatten, breiten Randflügeln	8.	Pflanze mit Doldenblüten	gefiedert, rauhhaarig

merkmale	Name	Toxikologie	Nr.
bevorzugter Standort			
Zierpflanze, z. T. verwildert	Heracleum mantegazzianum, Herkuleskraut, Riesenbärenklau s. Abb. 68	am ehesten fototoxisch, s. Kap. Furocumarine	110
Wiesen, Wegränder	Heracleum sphondylium, Wiesen-Bärenklau	Wirkung schwächer als Nr. 110	111

Bildanhang

Auswahl toxikologisch wichtiger Pilze, Früchte und Tiere

Abb. 1–8   Pilze, deren Giftwirkung auf Magen-Darm-Trakt, (vegetatives) Nervensystem und Kreislauf rasch einsetzt

Muscarinartige Wirkung (Abb. 1, 2, 5, 8)
Atropinartige Wirkung (Abb. 3, 4, 6, 7)

Abb. 9–13   Pilze, die nach längerer Latenz lebensgefährliche Organschäden auslösen können

Beachte: Lamellenfarbe bei Champignons rosa bis schokoladenbraun, bei Knollenblätterpilzen weiß (bis grünlichgelb)!

Abb. 14–68   Früchte bzw. Pflanzen

Abb. 69–70   Tiere

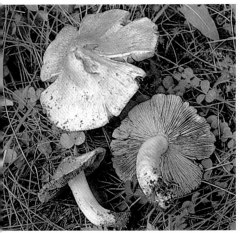

Abb. 1: Mai-Rißpilz Inocybe patouillardi

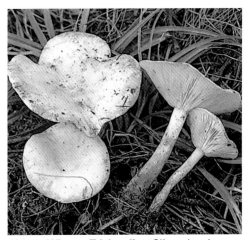

Abb. 2: Wiesen-Trichterling Clitocybe rivulosa

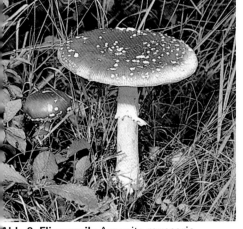

Abb. 3: Fliegenpilz Amanita muscaria

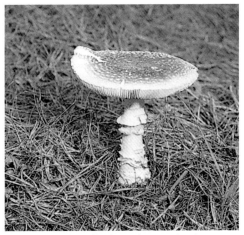

Abb. 4: Pantherpilz Amanita pantherina

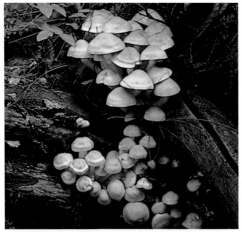

Abb. 5: Grünblättriger Schwefelkopf Hypholoma fasciculare

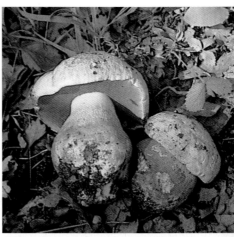

Abb. 6: Satanspilz Boletus satanas

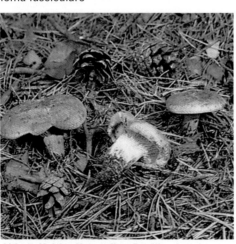

Abb. 7: Kahler Krempling Paxillus involutus

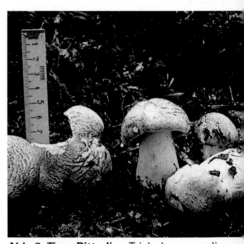

Abb. 8: Tiger-Ritterling Tricholoma pardinum

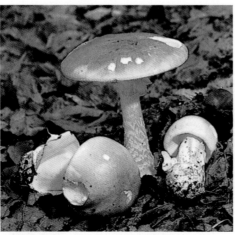

Abb. 9: Grüner Knollenblätterpilz Amanita phalloides

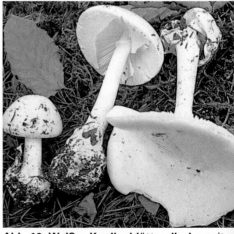

Abb. 10: Weißer Knollenblätterpilz Amanita verna

782

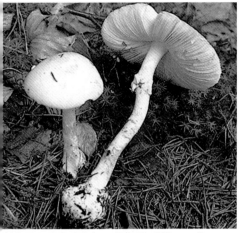

Abb. 11: Spitzhütiger Knollenblätterpilz
Amanita virosa

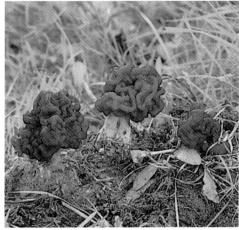

Abb. 12: Frühjahrs-Lorchel Gyromitra esculenta

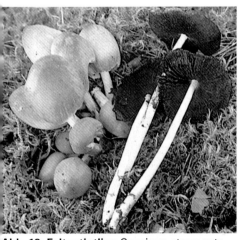

Abb. 13: Faltentintling Coprinus atramentarius Fr.

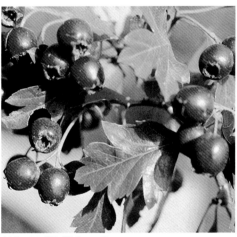

Abb. 14: Weißdorn Crataegus monogyna Jacq.

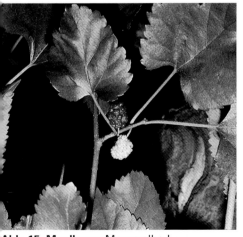

Abb. 15: Maulbeere Morus alba L.

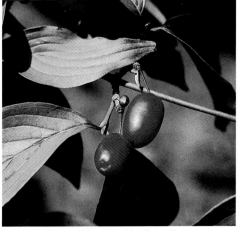

Abb. 16: Kornelkirsche, Herlitze Cornus mas L.

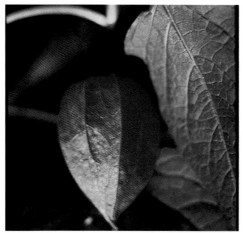

Abb. 17: Lampionpflanze, Blasenkirsche Physalis alkekengi L.

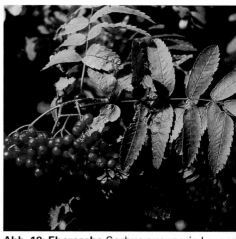

Abb. 18: Eberesche Sorbus aucuparia L.

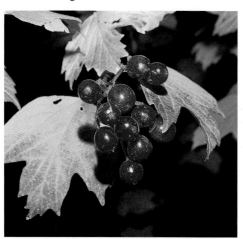

Abb. 19: Gemeiner Schneeball Viburnum opulus L.

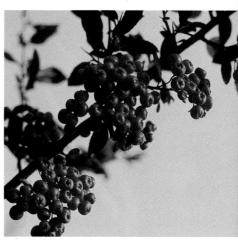

Abb. 20: Feuerdorn Pyracantha coccinea M. J. Roemer

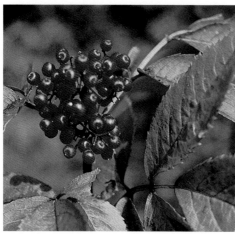

Abb. 21: Hirsch-Holunder Sambucus racemosa L.

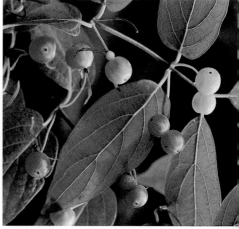

Abb. 22: Tataren-Heckenkirsche Lonicera tatarica L.

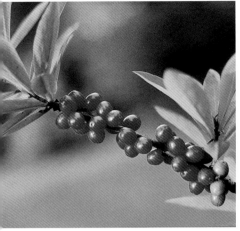

Abb. 23: Gemeiner Seidelbast Daphne mezereum L.

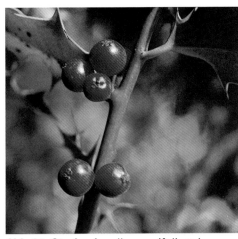

Abb. 24: Stechpalme Ilex aquifolium L.

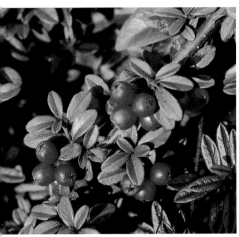

Abb. 25: Zwergmispel-Arten Cotoneaster spec.

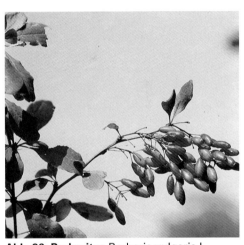

Abb. 26: Berberitze Berberis vulgaris L.

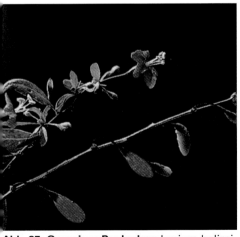

Abb. 27: Gemeiner Bocksdorn Lycium halimifolium Mill.

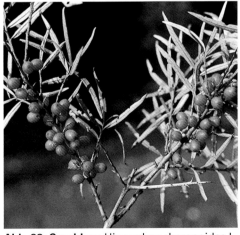

Abb. 28: Sanddorn Hippophae rhamnoides L.

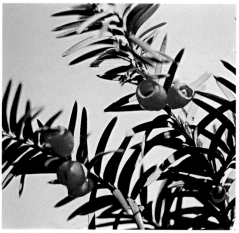

Abb. 29: Beeren-Eibe Taxus baccata L.

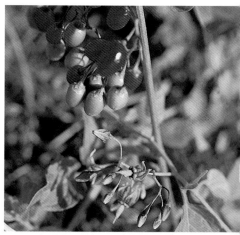

Abb. 30: Bittersüßer Nachtschatten Solanum dulcamara L.

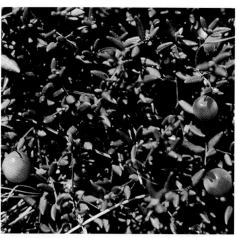

Abb. 31: Moosbeere Oxycoccus palustris Pers.

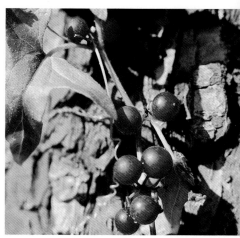

Abb. 32: Rotbeerige Zaunrübe Bryonia dioica Jacq.

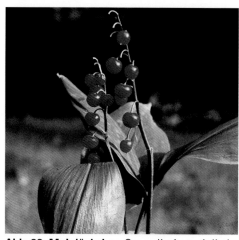

Abb. 33: Maiglöckchen Convallaria majalis L.

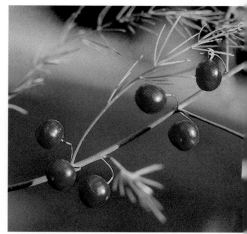

Abb. 34: Spargel Asparagus officinale L.

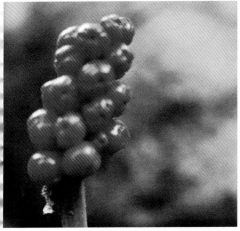

Abb. 35: Gefleckter Aronstab Arum maculatum L.

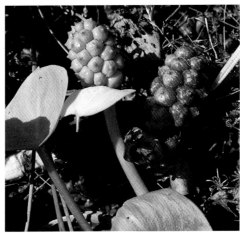

Abb. 36: Sumpf-Kalla Calla palustris L.

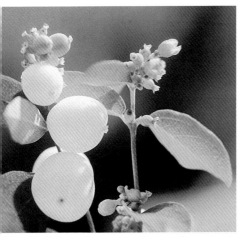

Abb. 37: Schneebeere, Knallerbse Symphoricarpus albus (L.) Blake

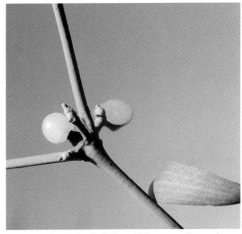

Abb. 38: Laubholz-Mistel Viscum album L.

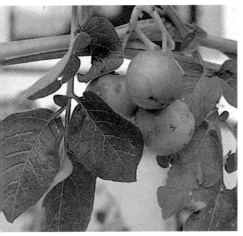

Abb. 39: Kartoffel Solanum tuberosum L.

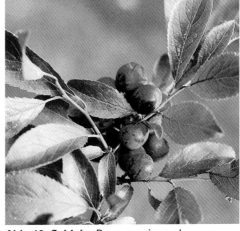

Abb. 40: Schlehe Prunus spinosa L.

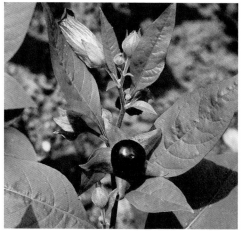

Abb. 41: Schwarze Tollkirsche Atropa belladonna L.

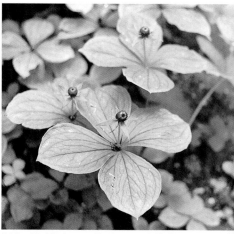

Abb. 42: Einbeere Paris quadrifolia L.

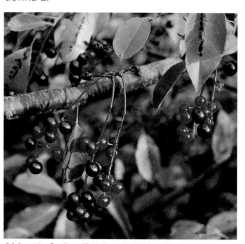

Abb. 43: Späte Traubenkirsche Padus serotina (Ehrh.) Borkh

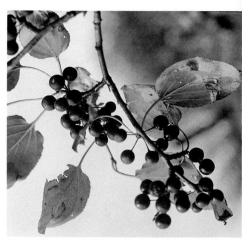

Abb. 44: Echter Kreuzdorn Rhamnus cathartica L.

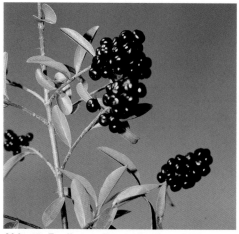

Abb. 45: Faulbaum Frangula alnus Mill.

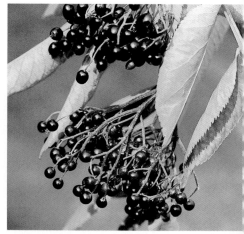

Abb. 46: Schwarzer Holunder Sambucus nigra L.

788

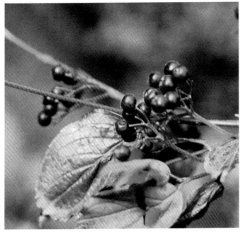

Abb. 47: Blutroter Hartriegel Cornus sanguinea L.

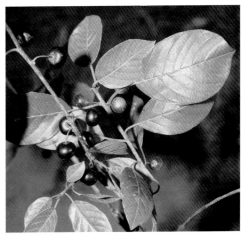

Abb. 48: Gemeiner Liguster Ligustrum vulgare L.

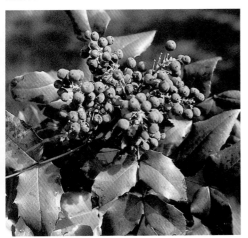

Abb. 49: Mahonie Mahonia aquifolium (Pursh) Nutt.

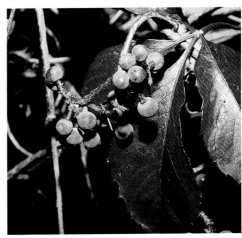

Abb. 50: Wilder Wein Parthenocissus inserta (Kerner) Fritsch

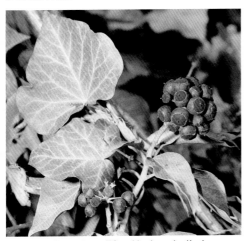

Abb. 51: Gemeiner Efeu Hedera helix L.

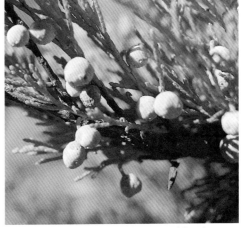

Abb. 52: Sadebaum Juniperus sabina L.

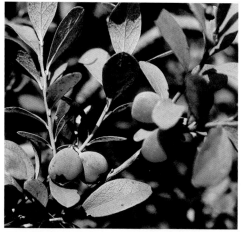

Abb. 53: Rauschbeere, Trunkelbeere Vaccinium uliginosum L.

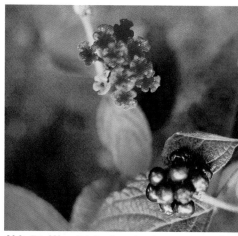

Abb. 54: Wandelröschen Lantana camara L.

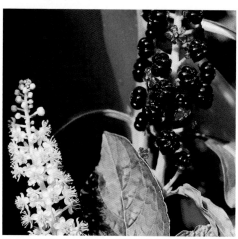

Abb. 55: Kermesbeere Phytolacca esculenta Van Houtte

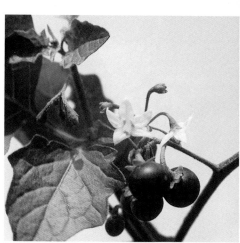

Abb. 56: Schwarzer Nachtschatten Solanum nigrum L.

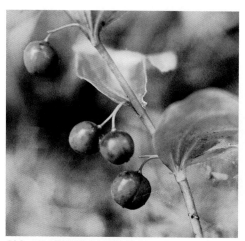

Abb. 57: Vielblütige Weißwurz Polygonatum multiflorum (L.) All.

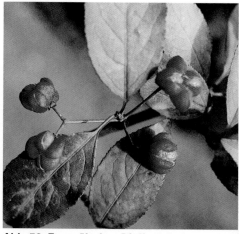

Abb. 58: Europäisches Pfaffenhütchen Euonymus europaeus L.

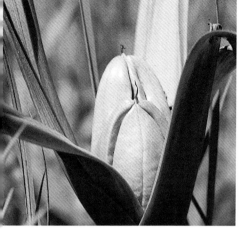

Abb. 59: Herbst-Zeitlose Colchicum autumnale L.

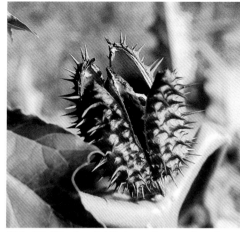

Abb. 60: Stechapfel Datura stramonium L.

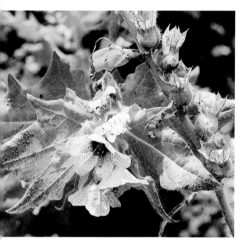

Abb. 61: Schwarzes Bilsenkraut Hycoscyanus niger L.

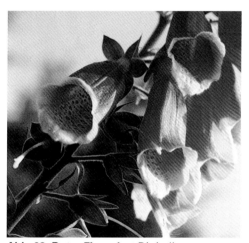

Abb. 62: Roter Fingerhut Digitalis purpurea

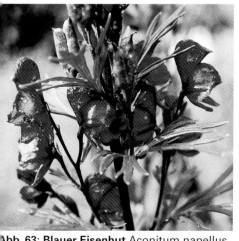

Abb. 63: Blauer Eisenhut Aconitum napellus

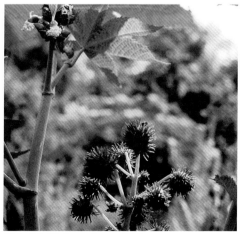

Abb. 64: Rizinus-Arten Ricinus spec.

791

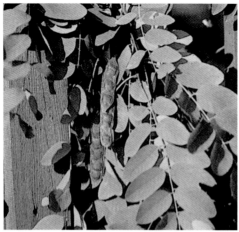

Abb. 65: Robinie Robinia pseudoacacia L.

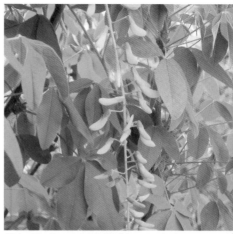

Abb. 66: Gemeiner Goldregen Laburnum anagyroides Med.

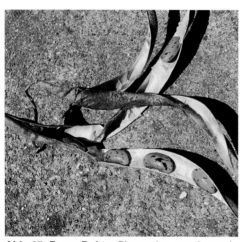

Abb. 67: Feuer-Bohne Phaseolus coccineus L.

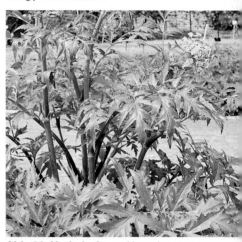

Abb. 68: Herkuleskraut Heracleum mantegazzianum Somm. et Lev.

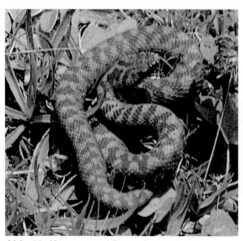

Abb. 69: Kreuzotter Vipera berus berus

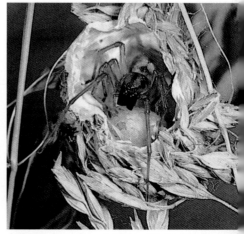

Abb. 70: Dornfingerspinne Cheiracanthium punctorium

Gefahrstoffsymbole und -bezeichnungen nach GefStoffV

E

Glycerintrinitrat
Mannithexanitrat
Nitroglykol
Nitroguanidin,
  angefeuchtet
Pentaerythrit-
  tetranitrat
Trinitrobenzol

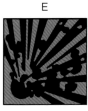

Explosionsgefährlich

O

Ammoniumnitrat
Kaliumpermanganat
Kupferchlorat
Lithiumnitrat
Luft (flüssige)
Magnesiumperoxid
Natriumchlorat
Natriumnitrat
Nickel-II-nitrat

Brandfördernd

F+

Blausäure
Chlor(m)ethan
Di(m)ethylether
Dimethylamin
Ethan
Kohlenmonoxid
Methan
Methylamin
n-Butan

Hochentzündlich

F

Benzol
Cacium
Cyclohexan
Ethanol
Hexan
Lithium
Magnesium
Methanol
Natrium

Leichtentzündlich

T+

Aconitin
Arsenik
Atropin
Beryllium
Bispyridinium-
  Verbindungen
Colchicin
Cyanide
DNOC

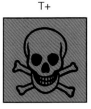

Sehr giftig

T

Anilin
Arsen
Blei
Cadmium
Curare
Digoxin
Diquat
Ergotamin
Formaldehyd
Haloperidol

Giftig

C

Ameisensäure
Brenztraubensäure
Buttersäure
Calcium(hydr)oxid
Cholin
Chromschwefelsäure
Essigsäure
Fluor(wasserstoff)
Kaliumhyroxid
Lithium

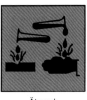

Ätzend

Xi

Calciumchlorid
Capsaicin
Chloramin
Glyoxal
Kolophonium
Menthol
Mesitylen
Nicotinsäure-
  ben-zylester

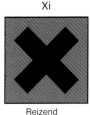

Reizend

Xn

2,4 D
2,4,5 T
Ammoniumchlorid
Chinin
Cobalt
Coffein
Cumarin
Cypermethrin
D-Penicillamin
Dapson

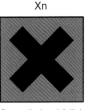

Gesundheitsschädlich

N

Demeton
Dinitrobenzol
Dinoseb
Endosulfan
Glutaraldehyd
HCH
Lindan
Parathion
Pentachlorphenol

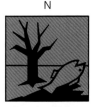

Umweltgefährlich

Gefahrstoffsymbole und -bezeichnungen nach GefStoffV – Anhang II und Beispiele aus
Roth/Daunderer – Giftliste
Weiterführende Einzelheiten zu den Beispielen siehe entsprechende Kapitel im speziellen
Teil bzw. Sachregister

Ecstasy/XTC

Bei den Abbildungen handelt es sich um eine nicht abschließende Auswahl besonders häufiger oder auffälliger Erscheinungsformen sogenannter Ecstasy-Tabletten (Stand 06/95).

Die Tablettenmotive lassen keinen sicheren Rückschluß auf die enthaltenen Wirk- und Inhaltsstoffe (Amphetamin, Amphetaminderivate oder auch toxische Stoffe) zu.

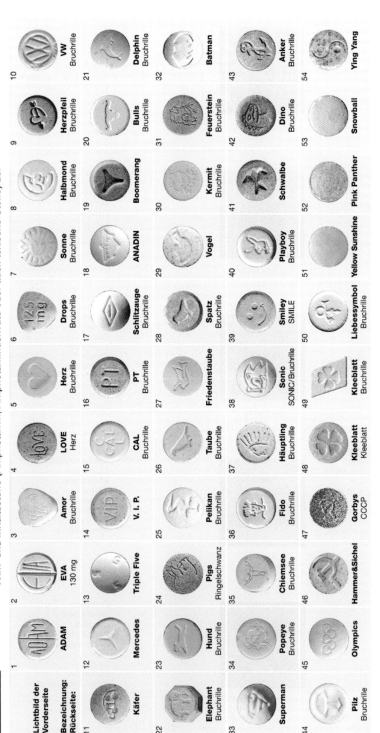

Warnung: Ecstasy ist eine harte Droge, keine Partydroge !

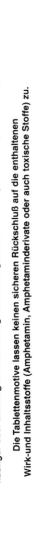

Ecstasy/XTC

BKA

Bei den Abbildungen handelt es sich um eine nicht abschließende Auswahl besonders häufiger oder auffälliger Erscheinungsformen sogenannter Ecstasy-Tabletten (Stand 02.96)

Die Tablettenmotive lassen keinen sicheren Rückschluß auf die enthaltenen Wirk-und Inhaltsstoffe (Amphetamin, Amphetaminderivate oder auch toxische Stoffe) zu.

Lichtbild der Vorderseite
Bezeichnung:
Rückseite:

Nr.	Bezeichnung
55	Pferd · Bruchrille
56	Punker · Bruchrille
57	Barney · Bruchrille
58	Tulpe
59	Ninja Turtle · Bruchrille
60	Zwerg 1 · Bruchrille
61	Zwerg 2 · Bruchrille
62	Zwerg 3 · Bruchrille
63	Apple
64	Venusspiegel
65	Camel · Bruchrille
66	Löwenkopf · Bruchrille
67	Dollar
68	Blitz · Bruchrille
69	Stern
73	Dreieck 1
74	TC
75	Beil · Bruchrille
76	Rolling Stones
77	H · Bruchrille
78	Bulldogge · Bruchrille
79	
80	Fisch
81	Holzschuh
82	Snoopy · Bruchrille
83	Unity · UNITY/Bruchrille
85	Rolex · Bruchrille
86	Katze · Bruchrille
87	OXBOW · Bruchrille
88	Totenkopf · KILLERS
93	Känguruh · Bruchrille
94	Radkappe · Bruchrille
95	Playboy 2 · Bruchrille
96	Peacock
97	X
98	PAX · Bruchrille
99	Plus · Bruchrille
100	Doppelsalamander · Bruchrille
101	Pitbull
102	Gespenst 1
103	Gespenst 2 · Bruchrille
104	Indianer
105	Smiley 2
106	Palme · Bruchrille
107	Boxhandschuhe · Bruchrille
108	LOVE 2
109	Krone
110	Propeller
111	Woodpecker · Bruchrille
112	Roadrunner · Bruchrille
113	Pinocchio · Bruchrille
114	Dino 2 · DINO
115	Coco Chanel · Bruchrille
116	Dreieck 2 · Bruchrille
—	Herz 2 · Bruchrille

Warnung: Ecstasy ist eine harte Droge, keine Partydroge!

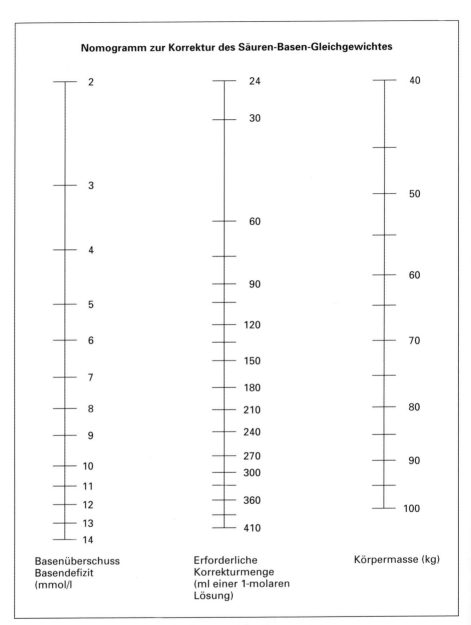

Nomogramm zur Korrektur des Säuren-Basen-Gleichgewichtes

| Basenüberschuss Basendefizit (mmol/l | Erforderliche Korrekturmenge (ml einer 1-molaren Lösung) | Körpermasse (kg) |

Ermittlung der Korrekturmenge einer molaren Lösung beim Vorliegen einer metabolischen Alkalose

Bei Verwendung einer 0,3-molaren Lösung (Natriumhydrogencarbonatinfusionslösung 300; ungepuffertes 0,3-molares THAM) abgelesenes Ergebnis × 3; bei Verwendung 0,6-molarer Lösungen (Natriumhydrogencarbonatinfusionslösung 600) abgelesenes Ergebnis × 1,5; bei Verwendung 0,1-normaler Salzsäure abgelesenes Ergebnis × 10; beachte Maximaldosierungen. (aus: Hartig, W., 1993).

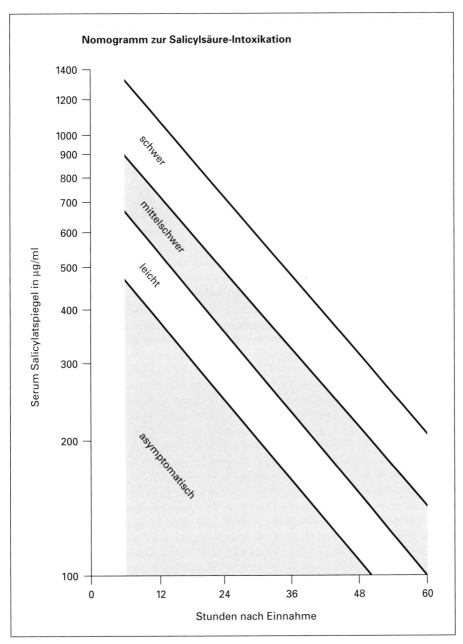

Nomogramm zur Salicylsäure-Intoxikation

Serum Salicylatspiegel in µg/ml

schwer

mittelschwer

leicht

asymptomatisch

Stunden nach Einnahme

Done-Nomogramm zur Beurteilung des Schweregrades einer akuten Intoxikation durch einmalige Aufnahme von Salicylsäure(-Salzen) ohne Niereninsuffizienz (modifiziert nach Späth, G., 1982).

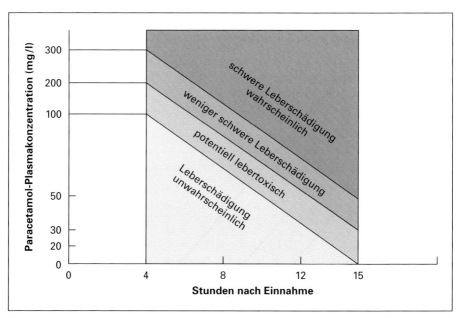

Nomogramm zur Korrelation von Paracetamol-Plasmakonzentration und Schweregrad der Vergiftung (modifiziert nach Rumack, B.H. und Matthew, H., 1975).

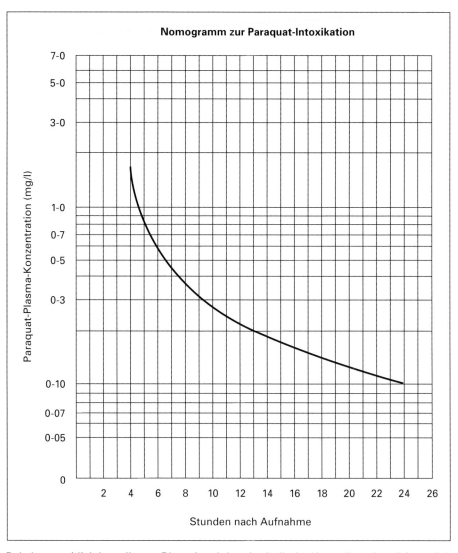

Bei einem zeitlich korrelierten Blutspiegel der oberhalb der Kurve liegt, handelt es sich um eine lebensgefährliche Paraquat-Intoxikation. Innerhalb der ersten 4 Stunden nach Aufnahme ist keine eindeutige Beurteilung der Vergiftung anhand des Blutspiegels möglich (modifiziert nach Ellenhorn, M. J., Barceloux, D. G., 1988).

Einsender (Stempelabdruck/Aufkleber)	Tel.-Nr. des Einsendenden:	Datum:
Untersuchende Stelle	Eingang: Bearb.-Nr.:	
Patient Name: Vorname: Geb.-Dat.:	Größe: Gewicht: Besonderheiten:	

Asservate

	Entnahme der Asservate
	Datum **Uhrzeit**
1 ☐ Urin	1
2 ☐ Venenblut	2
3 ☐ Magenspülflüssigkeit	3
4 ☐ Erbrochenes	4
5 ☐ Sonstiges	5

Vermutlicher **Zeitpunkt** der Intoxikation: _____
Vermutliche **Gifte**: _____
Aufnahmeweg: _____
Therapie vor Asservierung
primäre Giftentfernung (wann, wie): _____
Medikamente: _____
_____

Diagnose, Verdacht oder Fragestellung: _____
_____

Untersuchung	Resultate:
☐ **Screening** auf Arzneimittel: ☐ **Drogenscreening** 　▫ Opiate 　▫ Cocain 　▫ Cannabinoide 　▫ Amphetamine 　▫ LSD 　▫ Barbiturate 　▫ Benzodiazepine ☐ **sonstige Stoffe** ☐ **gezielte Untersuchung auf**:	
	Unterschrift:

Muster eines Untersuchungsauftrags für Asservate bei akuten Intoxikationen.

BfR - Bundesinstitut für Risikobewertung
Zentrale Erfassungsstelle für Vergiftungen, gefährliche Stoffe und Zubereitungen, Umweltmedizin
Telefon: 01888 412-3460   Fax: 01888 412 3929   e-mail: giftdok@bfr.bund.de

Bundesinstitut für Risikobewertung

Zentrale Erfassungsstelle für Vergiftungen,
gefährliche Stoffe und Zubereitungen, Umweltmedizin
Postfach 330013

14191 Berlin

Stempel, Telefon-Nummer und Unterschrift des Arztes

Mitteilung bei Vergiftungen
(nach § 16e Abs. 2 des Chemikaliengesetzes)

4. Symptome, Verlauf *(stichwortartig)*
(ggf. anonymisierte Befunde, Epikrise beilegen)

1. Angaben zur/zum Patientin/en:

Alter: .... Jahre, ... Monate (bei Kindern unter 3 Jahren)

Geschlecht: ☐ männlich   ☐ weiblich   **Schwangerschaft** ☐ Ja ☐ Nein
                                                      (Freiwillig auszufüllen)

2. ☐ **Vergiftung**   ☐ **Verdacht**

Name des Produktes oder des Stoffes, aufgenommene Menge, Hersteller; ggf. vermutete Ursache
1.
2.
3.

3. Exposition ☐ akut   ☐ chronisch
                   ☐ oral   ☐ inhalativ   ☐ Haut   ☐ Auge   ☐ Sonstiges, welche?

Art der Vergiftung: ☐ Unfall   ☐ gewerblich   ☐ Umwelt   ☐ Verwechslung
                        ☐ suizidale Handlung   ☐ Abusus   ☐ sonstiges

Ort: ☐ Haus   ☐ Arbeitsplatz   ☐ Schule   ☐ Kindergarten   ☐ im Freien   ☐ sonstiges

Labor-Nachweis: ☐ Ja   ☐ Nein

Behandlung: ☐ keine   ☐ ambulant   ☐ stationär

Verlauf: ☐ vollständige Heilung   ☐ nicht bekannt
             ☐ Defektheilung   ☐ Spätschäden nicht auszuschließen   ☐ Tod

Freiwillig auszufüllen
Bitte wenden!

Meldeformular des BfR für die Meldung von Vergiftungen durch den behandelnden Arzt nach § 16e Chemikaliengesetz (aus: Ärztliche Mitteilungen bei Vergiftungen, BfR-Pressestelle (Hrsg.); zu beziehen über im Formular genannte Adresse).

Quellenverzeichnis

Aufgeführt sind klinisch-toxikologische und -pharmakologische Standardwerke, Monographien und einzelne Übersichtsarbeiten bzw. Fallberichte (soweit ihr Inhalt relativ langfristig gültig bleibt oder in die genannten Bücher noch keinen Eingang gefunden hat). Für den vorgesehenen Verwendungszweck diente dabei folgendes **Auswahlprinzip**:

■ Praxisorientierte (Hintergrund-)Informationen zur Erkennung, Einschätzung, Behandlung und Verhütung akuter Vergiftungen und Überdosierungen. Wenn zu einem Thema mehrere Werke vorliegen, wurden **Beispiele** (ohne Wertungsanspruch) aufgenommen.

■ Ältere Publikationen wurden dann berücksichtigt, wenn sie wichtige Informationen vermitteln, die noch immer aktuell und in der „modernen" Literatur nicht mehr zu finden sind.

■ Werke sind an vielen Arbeitsplätzen großenteils vorhanden (mitunter mehrere Themen bzw. Autoren in einem Standardwerk) und/oder im deutschsprachigen Raum weitgehend bekannt und schnell verfügbar.

■ Nachweis von Literatur, die das Auffinden der Originalarbeiten erleichtert (siehe hierzu auch die auf S. 80 genannten Fachzeitschriften).

A.V.I. Arzneimittel-VerlagsGmbH (Hrsg.): (2004) Arzneimittelkursbuch, 14. Aufl., A.V.I. Arzneimittel-VerlagsGmbH, Berlin.

Aaron, C.K.: Lysergic acid diethylamide and other psychedelics; in Goldfrank et al.

Adam, O., Forth, W.: (2001) Coffein. Dtsch Ärzteblatt 43: A2816–2818.

Adams H.-A., Vogt P.M., Dresel H., Lange, C.: (2004) Versorgung nach Einsatz von ABC-Kampfmitteln. Dtsch Ärzteblatt 101: A838–843.

Aeby, A., Johansson, A.B., De Schuiteneer, B., Blum, D.: (2003) Methylergometrine Poisoning in Children: Review of 34 Cases. J Toxicol Clin Toxicol 41: 249–253.

Aktories, K., Förstermann, U., Hofmann F., Starke, K.: (2005) Allgemeine und spezielle Pharmakologie und Toxikologie. 9. Aufl., Urban & Fischer, München, Jena.

Aktoris, K.: Bakterielle Toxine; in Aktories/Förstermann/Hofmann et al.

Albrecht, K.: (1997) Intensivtherapie akuter Vergiftungen. Ullstein Mosby, Berlin, Wiesbaden.

Alexander, M., Estler, C.-J., Legler, F.: (1995) Antibiotika und Chemotherapeutika. 2. Aufl., Wissenschaftliche Verlagsgesellschaft, Stuttgart.

Altmann, H.: (2002) Giftpflanzen, Gifttiere. 4. Aufl., BLV-Verlagsgesellschaft, München.

Amberger-Lahrmann, M., Schmähl, D.: (1988) Gifte. Geschichte der Toxikologie. Springer, Berlin.

American Academy of Clinical Toxicology; European Association of Poison Centres and Clinical Toxicologists (2004b) Position paper: Ipecac syrup. J Toxicol Clin Toxicol 42(2): 133–143.

American Academy of Clinical Toxicology; European Association of Poison Centres and Clinical Toxicologists (2004c) Position paper: Cathartics. J Toxicol Clin Toxicol 42(3): 243–253.

American Academy of Clinical Toxicology; European Association of Poison Centres and Clinical Toxicologists (2004d) Position paper: Whole bowel irrigation. J Toxicol Clin Toxicol 42(6): 843–854.

American Academy of Clinical Toxicology; European Association of Poison Centres and Clinical Toxicologists (2004e) Position Paper: Gastric lavage. J Toxicol Clin Toxicol 42(7): 933–943.

American Academy of Clinical Toxicology; European Association of Poison Centres and Clinical Toxicologists (1999) Position statement and practice guidelines on the use of multi-dose activated charcoal in the treatment of acute poisonings. J Toxicol Clin Toxicol 37(6): 731–751.

Ammon, H.P.T.: (2001) Arzneimittelneben- und -wechselwirkungen. 4. Aufl., Wissenschaftliche Verlagsgesellschaft, Stuttgart.

Angenot, P.G., Tits, M., Frederich, M.: (2004) About toxicity of some Strychnos species and their alkaloides. Toxicon 15: 405–416.

Anhang

Arends, J.: (2005) Volkstümliche Namen der Drogen, Heilkräuter, Arzneimittel und Chemikalien. 18. Aufl., Springer, Berlin.

Arzneimittelkommission der deutschen Ärzteschaft (Hrsg.): (2004) Evidenzbasierte Therapieleitlinien. 2. Aufl., Deutscher Ärzteverlag, Köln.

Arzneimittelkommission der deutschen Ärzteschaft (Hrsg.): (2005) Arzneiverordnungen. 21. Aufl., Deutscher Ärzteverlag, Köln.

Assion, H. J., Volz H. P.: (2004) Malignes neuroleptisches Syndrom. Thieme, Stuttgart.

Aul, C., Schneider, W.: (1997) Klinische Toxizität von Interferonen. Münch Med Wochenschr 139: 62–66.

Bach, O., Fauler, J.: (2004) Drogenkonsum – eine zur Sucht führende psychische Verhaltensstörung. Ärzteblatt Sachsen 15: 423–428.

Bachmann, F. (Hrsg.): (2001) Fibrinolytics and antifibrinolytics. Springer, Berlin.

Baldessarini, R. J., Fleischhacker, W. W., Sperk, G.: (1991) Pharmakotherapie in der Psychiatrie. Thieme, Stuttgart.

Balit, C. R., Lynch, C. N., Isbister, G. K.: (2003) Bupropion Poissoning: a case series. MJA 178: 61–63.

Barceloux, D., McGuigan, M., Hartigan-Go, K.: (1997c) Position statement: Cathartics. American Academy of Clinical Toxicology; European Association of Poison Centres and Clinical Toxicologists. J Toxicol Clin Toxicol 35(7): 743–752.

Barceloux, D. G.: (1999) Nickel. J Toxicol Clin Toxicol 37: 239–258.

Barceloux, D. G.: (1999) Selenium. J Toxicol Clin Toxicol 37: 145–172.

Barceloux, D. G., Bond, G. R., Krenzelok, E. P., Cooper, H. Vale, J. A.: (2002) American Academy of Clinical Toxicology Practice Guidelines on the Treatment of Methanol Poisoning. J Toxicol Clin Toxicol 40: 415–446.

Barocka, A. (Hrsg.): (1998) Psychopharmakotherapie in Klinik und Praxis. Schattauer, Stuttgart.

Barriere, S. L., Dudley, M. N.: Antivirals; in Knoben/Anderson.

Bartholomé, E. et. al. (Hrsg.): (1975) Ullmanns Enzyklopädie der technischen Chemie. 4. Aufl., Bd. 9, Verlag Chemie, Weinheim, New York: 118 ff.

Bartsch, V.: (2004) Das Taxol-Buch. 2. Aufl., Thieme, Stuttgart.

Baselt, R. C.; Cravey, R. H.: (2004) Disposition of toxic drugs and chemicals in man, seventh Edition. Chemical Toxicology Institute, Foster City, CA: Biomedical Publications.

Bäßler, K. H., Golly, I., Loew, D., Pietrzik, K.: (2002) Vitamin Lexikon. 3. Aufl., Urban & Fischer bei Elsevier.

Bastian, T., Bonhoeffer, K. (Hrsg): (1991) Thema: Radioaktivität. Wissenschaftliche Verlagsgesellschaft, Stuttgart.

Bastigkeit, M.: (2003) Rauschgifte. Govi-Verlag, Eschborn.

Bastigkeit, M.: (2003) Medikamente in der Notfallmedizin. 6. Aufl., Verlagsgesellschaft Stumpf & Kossendey, Edewecht.

Bateman, N.: (2004) Digoxin-Specific Antibody Fragments. Toxicol Rev 23: 135–143.

Baumann, P.; Hiemke, C.; Ulrich, S. et al.: (2004) The AGNP-TDM Expert Group Consensus Guidelines: Therapeutic Drug Monitoring. Pharmacopsychiatry 37: 243–265.

Bayer, W., Schmidt, K. (Hrsg): (1991) Vitamine in Prävention und Therapie. Hippokrates, Stuttgart.

Bebarta, V. S., Heard, K., Nadelson, C.: (2004) Lack of Toxic Effects Following Acute Overdose of Cellcept (Mycophenolate Mofetil). J Toxicol Clin Toxicol 42: 917–919.

Benkert, O., Hippius, H. (Hrsg.): (2003) Kompendium der Psychiatrischen Pharmakotherapie. 3. Aufl., Springer, Berlin.

Berchthold, W. G.: (1998) Akute Vergiftungen durch Dimetinden, Promethazin und Cyclizin: Eine retrospektive Fallanalyse aus dem Schweizerischen Toxikologischen Informationszentrum. Inaug. Diss., Zürich.

Berger, D. P., Engelhardt, R., Mertelsmann, R.: (2005) Das Rote Buch. Hämatologie und Internistische Onkologie. 3. Aufl., Ecomed, Landsberg/Lech.

Berger, M., Richter, B., Mühlhauser, J.: (1997) Evidence-based-medicine. Internist 38: 344–351.

Berthold, H. (Hrsg.): (2003) Klinikleitfaden Arzneimitteltherapie. 2. Aufl., Urban & Fischer, München, Jena.

Bertram, B.: (1989) Farbstoffe in Lebensmitteln und Arzneimitteln. Wissenschaftliche Verlagsgesellschaft, Stuttgart.

Betina, V.: (1989) Mycotoxins, chemical, biological and environmental aspects. Elsevier, Amsterdam.

Biesalski, H. K., Schrezenmeir, J., Weber, P. (Hrsg.): (1997) Vitamine. Thieme, Stuttgart.

Blackwell, W. H.: (1990) Poisonous and medicinal plants. Englewood Cliffs, New York.

Blain, P. G.: (2003) Tear Gases and Irritant Incapacitants. Toxicol Rev 22: 103–110.

Blaschek, W., Ebel, S., Hackenthal, E. et al. (Hrsg.): (2003) Hager, H.: HagerROM 2003, Hagers Handbuch der Drogen und Arzneistoffe. Springer, Berlin.

Block, F., Kosinski, C. M.: (2001) Glutamatantagonisten in der Neurologie. Der Nervenarzt 72: 393–405.

Blue List. Cosmetic Ingredients. Kemper, F. H., Luepke, N. N., Umbach, W.(Hrsg.): (2000) Editio Cantor, Aulendorf.

Bödecker, W., Dümmler, U. (Hrsg.): (1993) Pestizide und Gesundheit. 2. Aufl., Müller, Karlsruhe.

Bodenschatz, W.: (2005) Handbuch für den Schädlingsbekämpfer in Ausbildung und Praxis. Behr, Hamburg.

Böhme, H.-R., Ludewig, R.: (1981) Arzneimittel und Laboratoriumsdiagnostik. Volk und Gesundheit, Berlin.

Bolt, H. M., Thier, R.: (2004) Halogenierte Kohlenwasserstoffe; in Marquardt/Schäfer.

Bongartz, T., Müller-Ladner, U.: (2002) Monoklonale Antikörper in der Therapie rheumatischer Erkrankungen. Arzneimitteltherapie 20: 324–338.

Bönner, G., Fritschka, E. (Hrsg.): (1991) Kalziumantagonisten in Klinik und Praxis. Springer, Berlin.

Bönner, G., Rahn, K. H. (Hrsg.): (1994) ACE-Hemmer, 2. Aufl., Schattauer, Stuttgart.

Borchard, U.: (1988) Klinische Pharmakologie der Betarezeptorenblocker. Aesopus, Basel.

Borsutzky, M., Passie, T., Paetzold, W. Emrich, H. M., Schneider, U.: (2002) Hawaiianische Holzrose: (Psycho-)pharmakologische Wirkungen der Samen der Argyreia nervosa. Der Nervenarzt 73: 892–896.

Böse-O'Reilly, S., Kammerer, S.: (2001) Leitfaden Umweltmedizin. 2. Aufl., Urban & Fischer, München, Jena.

Bosse, G. M., Mayunas, N. J.: (1999) Delayed Toxidromes. J Emerg Med 17(4):.679–690.

Bradberry, S. M.: (1999) Therapeutic Review: Do diethyldithiocarbamate and disulfiram have a role in acute nickel carbonyl poisoning? J Toxicol Clin Toxicol 37: 259–264.

Bradberry, S., Dickers, K. J., Rice, P. Griffiths, G. D., Vale, A.: (2003) Ricin Poisoning. Toxicol Rev 22: 65–70.

Bradberry, S. M., Proudfoot, A. T., Vale J. A.: (2004) Glyphosate Poisoning. Toxicol Rev 23: 159–167.

Bradberry, S. M., Proudfoot, A. T., Vale J. A.: (2004) Poisoning due to chlorophenoxy herbicides. Toxicol Rev 23: 65–73.

Brandenberger, H., Maes, R. A. A.: (1997) Analytical toxicology for clinical, forensic and pharmaceutical chemists. W. de Gruyter, Berlin.

Braun, H., Frohne, D.: (1994) Heilpflanzen-Lexikon. G. Fischer, Stuttgart.

Braun, W., Dönhardt, A.: (1970) Vergiftungsregister. Thieme, Stuttgart.

Bresinsky, A., Besl, H.: (1985) Giftpilze. Wissenschaftliche Verlagsgesellschaft, Stuttgart.

Breyer-Pfaff, U., Gaertner, H. J., Baumann, P.: (2005) Antidepressiva. 2. Aufl., Wissenschaftliche Verlagsgesellschaft, Stuttgart.

Brüschke, G.: (1964) Der Eisenstoffwechsel: Probleme der Physiologie und Pathologie; die Therapie mit Eisen und Kobalt. Steinkopff, Dresden.

Bryson, H. M., Fulton, B., Benfield, P.: (1996) Riluzole. A review of its pharmacodynamic and pharmacokinetic properties and therapeutic potential in amyotrophic lateral sclerosis. Drugs 52: 549–563.

Bucaretchi, F., Dragosavac, S., Vieira, R. J.: (2003) Acute exposure to imidazoline derivatives in children. J Pediatr (Rio J) 79: 519–524.

Buchardi, H.: Kontinuierliche Nierenersatzverfahren; in Wanner/Riegel.

Bücheler, R., Gleiter, C. H., Schwoerer, P., Gaertner, I.: (2005) Use of Nonprohibited Halluzinogenic Plants: Increasing Relevance for Public health? Pharmacopsychiatry 38: 1–5.

Bundesministerium des Innern (Hrsg.): (2003) Katastrophenmedizin, Leitfaden für die ärztliche Versorgung im Katastrophenfall, 3. Aufl., Berlin.

Bunjes, R.: (2004) Pflanzenvergiftungen im Kindesalter. Monatsschrift Kinderheilkd 152: 1055–1061.

Carle, R.: (1993) Ätherische Öle, Anspruch und Wirklichkeit. Wissenschaftliche Verlagsgesellschaft, Stuttgart.

Came, P. E., Carter, W. A. (Hrsg): (1984) Interferons and their applications. Springer, Berlin.

Cetto, B.: (1989) Der große Pilzführer. 5. Aufl., BLV-Verlagsgesellschaft, München.

Chivian, E., McCally, M., Hu, H., Haines, A. (Hrsg.): (1996) Krank durch Umwelt. Verlag C. H. Beck, München.

Chyka, P. A., Seeger, D.: (1997b) Position statement: Single-dose activated charcoal. American Academy of Clinical Toxicology; European Association of Poison Centres and Clinical Toxicologists. J Toxicol Clin Toxicol 35: 721–741.

Clarkson, T. W.: Inorganic and organometal pesticides; in Hayes/Laws.

Clasing, D. (Hrsg.): (2004) Doping und seine Wirkstoffe. Verbotene Arzneimittel im Sport. Spitta Verlag, Balingen.

Clasing, D., Müller R. K.: (2005) Dopingkontrolle. 3. Aufl., Bundesinstitut für Sportwissenschaft, Bonn.

Classen, H.-G., Hapke, H.-J.: (1997) Fremdstoffe in Lebensmitteln. Hirzel, Stuttgart.

Classen, H.-G.: Lebensmitteltoxikologie; in Marquardt/Schäfer.

Cobb, D. B., Abbott, C. L., Watson, W. A., Fernandez, M. C.: (2002) High-Dose Montelukast Exposures in a 3-Year-Old and 5-Year-Old Child. Vet Hum Toxicol 44: 91–92.

Coenen, W. (Hrsg.): (1997) Arbeitsmedizin und Arbeitsschutz aktuell. Loseblattwerk für die Praxis. G. Fischer, Stuttgart.

Csernansky, J. G. (Hrsg.): (1996) Antipsychotics. Springer, Berlin.

Cyran, W., Rotta, C.: (ab 1997) Apothekenbetriebsordnung. 4. Aufl., Deutscher Apotheker Verlag, Stuttgart.

Czygan, F.-C.: (1984) Biogene Arzneistoffe, Viehweg & Sohn, Braunschweig.

Dahmen, K. G.: Lokalanästhetika; in Frölich/Kirch.

Dähncke, R. M.: (1994) 1200 Pilze in Farbfotos, AT Verlag, Aarau, Stuttgart.

Daunderer, M.: Klinische Toxikologie. Loseblatt-Ausgabe, 2. Aufl., Ecomed Verlagsgesellschaft, Landsberg/Lech.
  In Einzelbänden erschienen:
  – Ätzmittelvergiftungen und Reizmittelvergiftungen
  – Atlas der Giftherde

- Autoimmungifte, Psychogifte, Giftherde
- Chronische Intoxikationen
- Farbatlas der Klinischen Toxikologie
- Handbuch der Amalgam-Vergiftung
- Haushaltsmittelvergiftungen
- Kampfstoffvergiftungen
- Klinische Toxikologie der Gegengifte
- Lösungsmittelvergiftungen
- Metallvergiftungen
- Notfalltoxikologie
- Pestizidvergiftungen
- Umweltgifte

Dawson, A., Whyte, I. M.: (2002) Evidence in Clinical Toxicology: The Role of Therapeutic Drug Monitoring. Ther Drug Monit 24: 159–162.

Dechant, K. L., Plosker, G. L.: (1997) Ropinirole. CNS Drugs 8: 335–341.

Degel, F., Geldmacher von Mallinckrodt, M., Weidemann, G. (Hrsg.): (1995) Klinisch-toxikologische Laboratoriumsdiagnostik. VCH, Weinheim.

Degel, F., Gibitz, J.: Lösungsmittel und Schnüffelstoffe; in Külpmann.

Degel, F., Hannak, D.: Antidepressiva und Neuroleptika; in Külpmann.

Dekant W., Vamvakas S.: (2005) Toxikologie. 2. Aufl., Spektrum Akademischer Verlag, Heidelberg.

Dekant, W., Vamvakas, S.: Wichtige Gifte und Vergiftungen; in Aktories/Förstermann/Hofmann et al.

Delle Karth, G., Heinz, G.: (2004) Levosimendan in Kardiologie und Intensivmedizin. Wien Klin Wochenschr 116: 6–14.

Demling, J.: Doxepin – ein trizyklisches Antidepressivum mit breitem Indikationsbereich; in Barocka.

Desel, H., Neurath, H., Behrens, A.: (2004) Toxikologische Labordiagnostik und Bedside-Tests bei Vergiftungen. Monatsschr Kinderheilkd 152: 1062–1068.

Dettli, L.: (1996) Pharmakokinetische Daten für die Dosisanpassung bei Niereninsuffizienz. In: Schweizerische Gesellschaft für Pharmakologie und Toxikologie, Sektion Klinische Pharmakologie (Hrsg.): Grundlagen der Arzneimitteltherapie, 14. Aufl.

Diasio, R. B., LoBuglio, A. F.: Immunomodulators: Immunosuppressive agents and immunostimulants; in Goodman Gilman.

Diebschlag, W.: (1996) Berufs- und Nahrungsmittelallergien. Ullstein Medical, Wiesbaden.

Diener, H. C., Brune, K., Gerber, W.-D., Göbel, H., Pfaffenrath, V.: Behandlung der Migräneattacke und Migräneprophylaxe. Arzneimitteltherapie 15: 387–394.

Dieterich, H. A., Eichler, H.-G., Kurz, A. (Hrsg.): (1998) Antiinfektiva. Wissenschaftliche Verlagsgesellschaft, Stuttgart.

Dirks, B.: (1995) Pharmaka in der Intensiv- und Notfallmedizin. Springer, Berlin.

Dittmer, A., Schulte-Wissermann, H. (Hrsg.): (1994) Arzneiverordnung für das Kindesalter. G. Fischer, Jena.

Doan, L. G.: (2004) Ricin: Mechanism of Toxicity, Clinical Manifestations, and Vaccine Development. A Review. J Toxicol Clin Toxicol 42: 201–208.

Dobler, G.: (1997) Krankheiten durch Zecken. Medpharm, Stuttgart.

Doenicke, A., Kettler, D., List, W. F., Radke, J., Tarnow, J. (Hrsg.): (1995) Anästhesiologie. 7. Aufl., Springer, Berlin.

Dollery, C., Boobis, A., Rawlins, M., Thomas, S. (eds.): (1999) Therapeutic Drugs. 2nd ed., Churchill Livingstone, Edinburgh.

Dominiak, P., Bönner, G. (Hrsg.): (1996) ACE-Hemmer in Klinik und Praxis. Springer, Berlin.

Domke, A., Großklaus, R., Niemann, B., Przyrembel, H., Richter, K., Schmidt, E., Weißenborn, A., Wörner, B., Ziegenhagen, R. (Hrsg.): (2004) Verwendung von Vitaminen in Lebensmitteln. Toxikologische und ernährungsphysiologische Aspekte. Bundesinstitut für Risikobewertung, Berlin.

Donike, M., Rauth, S.: (1996) Dopingkontrollen. 2. Aufl., Sport und Buch, Strauß, Köln.

Dörner, K. (Hrsg.): (1993) Akute und chronische Toxizität von Spurenelementen. Wissenschaftliche Verlagsgesellschaft, Stuttgart.

Dunk, K. von der: (1983) Gifttiere in aller Welt. Augsburger Druck- und Verlagshaus, Augsburg.

Durlach, J.: (1992) Magnesium in der klinischen Praxis. G. Fischer, Stuttgart.

Düsing, R.: (1986) Diuretika. Wissenschaftliche Verlagsgesellschaft, Stuttgart.

Eadie, M. J., Vajda, E.: (1999) Antiepileptic Drugs II. Springer, Berlin.

Ebert, D.: Quetiapin – ein neues atypisches Neuroleptikum; in Barocka.

Eckert, K.-G., Exer, P., Zilker, T.: (1999) Aktivkohle – Sofortmaßnahme bei oralen Vergiftungen. Dtsch Ärztebl 96: A2826–2830.

Eichenberger, U.: (1997) Akute Kohlenmonoxidintoxikationen. Diss. med. Fakultät, Zürich.

Eisen, J. S., Koren, G., Juurlink, D. N., Ng, V. L.: (2004) N-Acetylcysteine for the Treatment of Clove Oil-Induced Fulminant Hepatic Failure. J Toxicol Clin Toxicol 42: 89–92.

Ekmekcioglu, C., Marktl, W.: (2005) Essentielle Spurenelemente. Springer, Wien.

Ellenhorn, M. J., Barceloux, D. G.: (1988) Medical toxicology. Elsevier, New York.

Ellenhorn, M. J.: (1997) Ellenhorns Medical Toxicology. 2. Aufl., Williams & Wilkins, Baltimore.

Ensinger, H.: Inhalationsanästhetika und Injektionsanästhetika; in Aktories/Förstermann/Hofmann et al.

Erdmann, E. (Hrsg.): (2005) Herzinsuffizienz. 4. Aufl., Wissenschaftliche Verlagsgesellschaft, Stuttgart.

Estler, C.-J.: (2005) Pharmakologie und Toxikologie. Schattauer, Stuttgart, New York.

Estler, C.-J.: (1997) Arzneimittel im Alter. 2. Aufl., Wissenschaftliche Verlagsgesellschaft, Stuttgart.

Estler, C.-J.: Stoffe zur Behandlung von Infektionskrankheiten (Virustatika, Antimykotika, Anthelminthika, Desinfizientien usw.); in Ammon.

Evans, F. J. (ed.): (1986) Naturally occuring phorbol esters. CRC Press, Boca Raton.

Evans, G. J., Feuerlein, W., Glatt, M. M., Kanowski, S., Scott, D. B.: (1986) Clomethiazol. Verlag für angewandte Wissenschaften, München.

Eyer, F., Meischner, V., Kiderlen, D., Thiermann, H., Worek, F., Haberkorn, M., Felgenhauer, N., Zilker, T., Eyer, P.: (2003) Human Parathion Poisoning. Toxicol Rev 22: 143–163.

Eyer, P.: (2003) The Role of Oximes in the Management of Organophosphorous Pesticide Poisoning. Toxicol Rev 22: 165–190.

Eyer, P., Klimmek, R.: Blut und blutbildende Organe; Gasförmige Verbindungen; Kohlenmonoxid; Kohlendioxid; in Marquardt/Schäfer.

Fabbri, A., Marchesini, G., Morselli-Labate, A. M., Ruggeri, S., Fallani, M., Melandri, R., Bua, V., Pasquale, A., Randelli, A.: (2003) Comprehensive drug screening in decision making of patients attending the emergency department for suspected drug overdose. J Emerg Med 20: 25–28.

Fahron, G., Köppel, C.: (1995) Trends in Diagnostik und Therapie akuter Vergiftungen. Intensivmed 32: 86–98.

Farmer, J. A., Torre-Amione, G.: (2000) Comparative Tolerability of the HMG-CoA Reductase Inhibitors. Drug Safety 23: 197–213.

Farwell, A. P., Bravermann, L. E.: (1996) Thyroid and antithyroid Drugs; in Goodmann/Gilman.

Fauler, J., Mai, U.: Antibiotika; in Frölich/Kirch.

Fent, K.: (2003) Ökotoxikologie. 2. Aufl., Thieme, Stuttgart.

Feuerstein, T. J., Jurna, I.: (2004) Antiepileptika, Antikonvulsiva, Konvulsiva; Zentrale Muskelrelaxantien, Antiparkinsonmittel; in Aktories/Förstermann/Hofmann et al.

Fiedler, H. P.: (2002) Lexikon der Hilfsstoffe für Pharmazie, Kosmetik und angrenzende Gebiete. 5. Aufl., Editio Cantor, Aulendorf.

Fischer-Brandies, E.: (1994) Notfälle in der Zahnarztpraxis. Urban & Schwarzenberg, München.

Fisher, A. A. (ed.): (1986) Contact Dermatitis. Lea & Febiger, Philadelphia.

Flake, F., Lutomsky, B.: (2003) Medikamente in der Notfall- und Intensivmedizin. Urban & Fischer, München, Jena.

Flammer, R.; Horak, E.: (2003) Giftpilze – Pilzgifte. Schwabe, Basel.

Flanagan, R. J., Jones, A. L.: (2002) Antidotes. Taylor & Francis, London.

Flood, R. G.: (1999) Strychnine Poisoning. Pediatr Emerg Care 15: 286–287.

Flora, S. J. S., Romano, J. A., Baskin, S. I., Sekhar, K. (eds.): (2004) Pharmacological Perspectives of Toxic Chemicals and Their Antidotes. Springer, Heidelberg.

Fock, R.: Großschadenslagen durch biologische Agenzien; in Bundesministerium des Innern (Hrsg.).

Forth, W., Henschler, D., Rummel, W., Starke, K. (Hrsg.): (1996) Allgemeine und spezielle Pharmakologie und Toxikologie. 7. Aufl., Spektrum, Heidelberg.

Foth, H.: Umwelttoxikologie; in Marquardt/Schäfer.

Fox, J. M.: Psychostimulantien; in Kuemmerle.

Hörl, W. H. (Hrsg.): (2004) Dialyseverfahren in Klinik und Praxis. Thieme, Stuttgart.

Fraser, A. D.: (2002) Clinical Toxicologic Implications of Ethylene Glycol and Glycolic Acid Poisoning. Ther Drug Monit 24: 232–238.

Fey, H.: (2004) Wörterbuch der Kosmetik. 5. Aufl., Wissenschaftliche Verlagsgesellschaft, Stuttgart.

Frey, H.-H., Löscher, W. (Hrsg.): (2002) Lehrbuch der Pharmakologie und Toxikologie für die Veterinärmedizin. Thieme, Stuttgart.

Freye, E.: (1995) Opioide in der Medizin. 3. Aufl., Springer, Berlin.

Freye, E.: (1997) Kokain, Ecstasy und verwandte Designerdrogen: Wirkungsweise, Überdosierung, therapeutische Notfallmaßnahmen. Barth Verlag, Heidelberg, Leipzig.

Fridberg, L, Nordberg, G. F., Vouk, V. B.: (1986) Handbook on the toxicology of metals. 2. Aufl., Elsevier, Amsterdam.

Friedmann, G. (Hrsg.): (1997) Gastrointestinal pharmacology and therapeutics. Lippincott Raven Press, New York.

Friedrich, W.: (1987) Handbuch der Vitamine. Urban & Schwarzenberg, München.

Fritsche, P.: Anaphylaktischer Schock; in Loch/Knuth.

Anhang

Frohne, D., Pfänder, H.J.: (2004) Giftpflanzen. 5. Aufl., Wissenschaftliche Verlagsgesellschaft, Stuttgart.

Frölich, J.C., Kirch, W. (Hrsg.): (2003) Praktische Arzneitherapie. 3. Aufl., Springer, Berlin.

Fuhr, U.: Allergisch bedingte Erkrankungen; in Rietbrock/Staib/Loew.

Fulton, B., Benfield, P.: (1996) Moclobemide. Drugs 52: 450–474.

Gebler, H.: (2005) Synonymverzeichnis. 6. Aufl., Deutscher Apotheker Verlag, Stuttgart.

Gelbe Liste® Pharmindex. IMP Kommunikation, Medizinische Medien InformationsGmbH, Neu Isenburg.

Geldmacher-von Mallinckrodt, M., Machbert, G.: Pesticides; in Brandenberger/Maes.

Geldmacher-von Mallinckrodt, M., Meissner, D.: (1994) General aspects of the role of metals in clinical chemistry. In: Seiler, H.G., Sigel, A., Sigel, H. (Hrsg.): Handbook on metals in clinical and analytical chemistry. Dekker, New York.

Geldmacher-von Mallinckrodt, M., von Meyer, L.: Pestizide; Giftige Pflanzen; in Külpmann.

Geldmacher-von Mallinckrodt, M.: Anticoagulants; in Brandenberger/Maes.

Gerber, G.B.: (1988) Germanium; in Seiler/Sigel.

Gerlach, K.-A.: (1988) Untersuchungen an Giftpflanzen – Cyanidbestimmung und Ermittlung der membranschädigenden Wirkungen bei einigen Wild- und Zierpflanzen. Inaug. Diss., Kiel.

Geschwinde, T.: (2003) Rauschdrogen. Marktformen und Wirkungsweisen. 5. Aufl., Springer, Berlin.

Gessner, O., Orzechowski, G.: (1974) Giftpflanzen und Arzneipflanzen von Mitteleuropa. 3. Aufl., Universitätsverlag Winter, Hamburg.

Gibitz, H.J., Schütz, H.: (1995) Einfache toxikologische Laboratoriumsuntersuchungen bei akuten Vergiftungen. VCH, Weinheim.

Gleiche, G.: (1996) Arbeitssicherheit und Gesundheitsschutz in der Apotheke. Deutscher Apotheker Verlag, Stuttgart.

Gloxhuber, C.: Anorganische Verbindungen; in Wirth/Gloxhuber.

Glusa, E., Pindur, G.: Pharmakologie der Hämostase; in Aktories/Förstermann/Hofmann et al.

Goldfrank, L.R., Flomenbaum, N.E., Lewin, N.A., Howland, M.A., Hoffman, R.S., Nelson, L.S. (eds.): (2002) Goldfrank's Toxicologic Emergencies. 7th ed., McGraw-Hill, New York.

Goldfrank, L.R., Kirstein: R.H.: Amphetamines; in Goldfrank et al.

Goldfrank, L.R., Melinek, M.: Marijuana; in Goldfrank et al.

Gorrod, W., Wahren, J. (Hrsg.): (1993) Nicotine and related alkaloids. Chapman & Hall, London.

Gosselin, R.E., Smith, R.P., Hodge, H.C.: (1984) Clinical Toxicity of Commercial Products.5th ed., Williams & Wilkins, Baltimore.

Gossweiler-Brunner, B.: (1992) Vergiftungen beim Kleinkind. 2. Aufl., G. Fischer, Stuttgart.

Göthert, M.; Bönisch, H., Schlicker, E., Maier, W.: Psychopharmaka; in Aktories/Förstermann/Hofmann et al.

Göttinger Liste 1996; Sonnenschutzmittel: lichtfilterhaltige Hautpflegepräparate in Deutschland (Hrsg.: Schauder, S.). Deutscher Apotheker Verlag, Stuttgart.

Gramatté, T., Hinrichsen, H.: Therapie gastrointestinaler Erkrankungen; in Frölich/Kirch.

Grandt, D., Friebel, H., Müller-Oerlinghausen, B.: (2005) Arzneitherapie(un)sicherheit. Dtsch Ärztebl 102: A509–515.

Graue Liste®. Homöopathische Liste (2001). 5. Aufl., Deutscher Apotheker Verlag, Stuttgart.

Greenhalgh, T.: (2003) Einführung in die Evidence-based Medicine. Verlag Hans Huber, Bern.

Greger, R.F., Knauf, H., Mutschler, E. (Hrsg.): (1995) Diuretics. Springer, Berlin.

Greger, R.: Loop diuretics; in Greger/Knauf/Mutschler.

Gregrory, A., Ettinger, D.S.: (1998) 5-HT$_3$ Receptor antagonists for the prevention of chemotherapy-induced nausea and vomiting. Drugs 55: 173–189.

Griefahn, B.: (1996) Arbeitsmedizin. 3. Aufl., Enke, Stuttgart.

Grobecker, H.E., Krämer, B.K.: (1996) Betarezeptoren-Antagonisten. Wissenschaftliche Verlagsgesellschaft, Stuttgart.

Gröbner, W., Walter-Sack, I.: (1993) Gichttherapeutika. Wissenschaftliche Verlagsgesellschaft, Stuttgart.

Gröchening, E.: (1997) Iloprost. Klinische Anwendung von Prostazyklin. Blackwell Wissenschafts-Verlag, Berlin.

Gruber, U.: (1989) Die Schlangen Europas und rund ums Mittelmeer. Franckh, Stuttgart.

Grüne Liste: (1992) Verzeichnis diätetischer und diätgeeigneter Lebensmittel. Editio Cantor, Aulendorf.

Gulba, D.C.: (1996) Biochemische, pharmakologische und klinische Eigenschaften neuer Thrombolytika. Internist 37: 552–566.

Gumprecht, D., Haehnel, S.: (1996) Der Strahlenunfall. G. Fischer, Stuttgart.

Günzel, P.: Diagnostika; in Hess.

Guy, G.W., White, B.A., Robson, P.J.: (2004) The Medicinal Uses of Cannabis and Cannabinoids. Pharmaceutical Press, London.

Gysling, E., Lasek, R., Rummel, W.: (1995) Arzneimittelinteraktionen. Deutscher Ärzte-Verlag, Köln.

Haas, S., Haas, P.: (1996) Niedermolekulare Heparine. Zett-Verlag, Steinen.

Habermann, E.: Tierische Gifte; in Aktories/Förstermann/Hofmann et al.

Habermehl, G.: (1999) Mitteleuropäische Giftpflanzen und ihre Wirkstoffe. Springer, Berlin.

Habermehl, G.: (1994) Gift-Tiere und ihre Waffen. 5. Aufl., Springer, Berlin.

Haddad, L. M., Shannon, M. W., Winchester, J. F. (Hrsg.): (1998) Clinical management of poisoning and drug over-dose. 3. Aufl., Saunders, Philadelphia.

Haen, E., Forth, W. (Hrsg.): (1998) Wirkstoffprofile für die Arzneimitteltherapie. Ecomed, Landsberg/Lech..

Haen, E., Forth, W.: Melatonin; in Haen/Forth.

Haen, E.: Ciprofloxacin; Diabetes mellitus; in Haen/Forth.

Braun, R. (Hrsg.): (2005) Normdosen gebräuchlicher Arzneimittel und Drogen. 10. Aufl., Wissenschaftliche Verlagsgesellschaft, Stuttgart.

Hagemann, P., Reimann, I. W.: (1991) Arzneimittel und Laborwerte. Wissenschaftliche Verlagsgesellschaft, Stuttgart.

Hagen, U. F. W., Dörr, W., Eckardt-Schupp, F.: Strahlungen; in Marquardt/Schäfer.

Hahn, A., Michalak, H., Liebenow, H.: (2005) Risiko Pflanze – Einschätzung und Hinweise. Bundesinstitut für Risikobewertung. 3. Aufl., Berlin.

Hahne, N., Weinmann, W., Nebel, B. W.: (2004) Intoxikation mit γ-Hydroxybutyrat. Anaesthesist 53: 950–954.

Hallbach, J.: Calciumantagonisten; in Külpmann.

Hallmann, F.: (2000) Toxicity of commonly used laxatives. Med Sci Monit 6: 618–628.

Halsen, G.: (2004) Gefahrstoffe in der Arztpraxis. Dtsch Ärztebl 101: A3164–3168.

Hanefeld, W., Fischer, S: Therapie des Diabetes mellitus; in Frölich/Kirch.

Hannak, D., Käferstein, H., v. Meyer, L.: Opioide; in Külpmann.

Hannak, D., Külmann, W. R.: Barbiturate; in Külpmann.

Hannak, D.: Broncholytika; in Külpmann.

Hänsel, R., Hölzl, J.: (1995) Lehrbuch der pharmazeutischen Biologie. Springer, Berlin.

Hänsel, R., Keller, K., Rimpler, H., Schneider, G.: (1992) Hagers Handbuch der pharmazeutischen Praxis, Bd. 4, Springer, Berlin.

Hänsel, R., Sticher, O.: (2004) Pharmakognosie, Phytotherapie. 7. Aufl., Springer, Berlin.

Hardin, J. W., Arena, J. M.: (1974) Human poisoning from native and cultivated plants. Duke University Press, Durham, North Carolina.

Hardman, J. G., Limbird, L. E.: (2005) Goodmann and Gilman's The pharmacological basis of therapeutics. 11th ed., McGraw Hill, New York.

Häring, R., Zilch, H. (Hrsg.): (1995) Diagnose und Differentialdiagnose in der Chirurgie und benachbarten Fachgebieten. 2. Aufl., Thieme, Stuttgart.

Harnack, G. A., Janssen, F.: (2003) Pädiatrische Dosistabellen. 13. Aufl., Wissenschaftliche Verlagsgesellschaft, Stuttgart.

Hartig, W., Biesalski, H. K., Druml, W. et al. (Hrsg.): (2004) Künstliche Ernährung und Infusionstherapie. 8. Aufl., Thieme, Stuttgart.

Härtter, S.: (2004) Moderne Antidepressiva: Pharmakokinetik, Interaktionspotential und TDM. Pharm. Unserer Zeit 33: 296–303.

Hatz, H. J.: (2005) Glucocorticoide. 2. Aufl., Wissenschaftliche Verlagsgesellschaft, Stuttgart.

Hausen, B. M., Vieluf, I. K.: (1998) Allergiepflanzen – Pflanzenallergene. 2. Aufl., Ecomed Verlagsgesellschaft, Landsberg/Lech.

Haustein, K. O., Hüller, G.: (1994) Pharmacokinetics of phenprocoumon. Int J Clin Pharmacol Ther 32: 192–197.

Haustein, K. O.: (1999) Mittel zur Behandlung von Blutbildungsstörungen, zum Blutersatz, Zur Thromboseprophylaxe, zur Behandlung von Hämostase- und Fibrinolysestörungen und zur Verbesserung der Fließeigenschaften des Blutes. In: Estler, C. J.: Pharmakologie und Toxikologie, 4. Aufl., Schattauer, Stuttgart, New York.

Haustein, K. O.: (2003) Bupropion: pharmacologic and clinical profile in smoking cessation. Int J Clin Pharmacol Ther 41: 56–66.

Haustein, K. O.: (2003) What can we do in secondary prevention of cigarette smoking? J Cardiovasc Risk 10: 476–485.

Haustein, K. O., Voigt, M., Haustein H., Meiden, C.: (2004) Die Behandlung der Tabakabhängigkeit mit Nikotin – Erfahrungen aus dem Raucherberatungszentrum Erfurt. Z Allg Med 80: 108–112.

Hayden, F. G.: Antimicrobial Agents: Antiviral Agens; in Hardman/Limbird.

Hayes, W. J., Laws, E. R.: (1991) Handbook of Pesticide Toxicology. Vol. 3 – Academic Press, San Diego.

Heeg, P., Rehn, D., Bayer, U.: Alkohole; in Weuffen/Berencsi et al.

Hegnauer, R.: (1962–2001) Chemotaxonomie der Pflanzen. Birkhäuser, Stuttgart.

Hein, J., Lobbedey, L., Neumärker, K. J.: (2001) Absinth – Neue Mode, alte Probleme. Dtsch Ärzteblatt 98: A2716–2724.

Heinemeyer, G., Fabian, U. (Hrsg.): (1997) Der Vergiftungs- und Drogennotfall. Ullstein Mosby, Berlin, Wiesbaden.

Heizmann, W. R., Trautmann, M., Marre, R. (Hrsg.): (1995) Antiinfektiöse Chemotherapie. Wissenschaftliche Verlagsgesellschaft, Stuttgart.

Helwig, H., Otto, H.-H.: (2005) Arzneimittel. Ein Handbuch für Ärzte und Apotheker. 10. Aufl., Wissenschaftliche Verlagsgesellschaft, Stuttgart.

Henschler, D.: (1994) Toxikologie chlororganischer Verbindungen. VCH, Weinheim.

Henschler, D.: (1996) Wichtige Gifte und Vergiftungen; in Forth, W., Henschler, D., Rummel, W., Starke, K. (Hrsg.) Allgemeine und Spezielle Pharmakologie und Toxikologie. 7. Aufl. Spektrum Akademischer Verlag, Heidelberg.

Hentschel, H., Bergmann, I., Lampe, J., Radarn, M., Münscher-Paulig, F., Axthelm E. H.: (2004) Two cases of ingestion of hawaiian baby wood rose (Argyreia nervosa). Giftnotruf, Erfurt.

Hermanns-Clausen, M.: (2004) Medikamentenvergiftungen im Kindes- und Jugendalter. Monatsschrift Kinderheilkd 152: 1046–1054.

Hess, R. (Hrsg.): (1991) Arzneimitteltoxikologie. Thieme, Stuttgart.

Hess, R., Bartels, M. J., Pottenger, L. H.: (2004) Ethylene glycol: an estimate of tolerable levels of exposure based on a review of animal an human data. Arch Toxicol 78: 671–680.

Heymann, E.: (2003) Haut, Haar und Kosmetik. 2. Aufl., Huber, Bern.

Heywood, V. H. (ed.): (1971) The biology and chemistry of the Umbelliferae. Academic Press, London.

Hiller, K., Bickerich, G.: (1990) Giftpflanzen. Urania-Verlag, Leipzig, Jena.

Hockamp, B.: (1989) Tiervergiftungen durch Pflanzen Mitteleuropas. Eine Literaturübersicht. Vet. Med. Inaug. Diss., Hannover.

Hoffmann, R. S.: (2003) Thallium Toxicity and the Role of Prussian Blue in Therapy. Toxicol Rev 22: 29–40.

Hoffmann, U.: (2002) Anabolic steroids – a problem in popular sports. T + K 69: 136–142.

Hoffmann, U.: (2003) Anabole Steroide – ein wachsendes Problem im Breitensport. Arzneimitteltherapie 21: 200–204.

Hoffmann, U., Meister, C. M., Golle, K., Zschiesche, M.: (2001) Severe Intoxication with the Veterinary Tranquilizer Xylazine in Humans. J Anal Toxicol 25: 245–249.

Hold, K. M., Sirisoma, N. S., Ikeda, T., Narahashi T., Casida, J. E.: (2000) Alpha-thujone (the active component of absinthe): gamma-aminobutyric acid typ A receptor modulation and metabolic detoxification. Proc Nat Acad Sci 97: 3826–3831.

Holtmeier, H.-J. (Hrsg.): (1995) Magnesium und Calcium. Wissenschaftliche Verlagsgesellschaft, Stuttgart.

Holtmeier, H.-J., Kruse-Jarres, J. (Hrsg.): (1991) Zink. Wissenschaftliche Verlagsgesellschaft, Stuttgart.

Holtmeier, H.-J: (1992) Kalium. Wissenschaftliche Verlagsgesellschaft, Stuttgart.

Homann, C. S., Brogan, G. X.: Lead Toxicity; in Vicellio.

Homann, H. H., Rothstein, D., Langer, S., Zenz, M., Steinau, H. U.: (2002) Akzidentelle Infusion eines Antiseptikums (Lavasept®) bei einem Schwerbrandverletzten. Anästhesiologie & Intensivmedizin 43: 347–349.

Hommel, G. (Hrsg.): (2004) Hommel interaktiv. Handbuch der gefährlichen Güter. CD-ROM. Version 3.0. Springer, Berlin, Heidelberg.

Hörath, H.: (2005) Gefahrstoff-Verzeichnis. 6. Aufl., Wissenschaftliche Verlagsgesellschaft, Stuttgart.

Hörl, W. H., Wanner, C. (Hrsg.): (2004) Dialyseverfahren in Klinik und Praxis. 6. Aufl., Thieme, Stuttgart.

Horn, J., Mühlberg, W., Platt, D.: (2002) Akute Arsentrioxid-Intoxikation – blander Verlauf nach hochdosierter Chelat-Therapie. Intensivmedizin und Notfallmedizin 39: 246–253.

Hornbostel, H., Kaufmann, W., Siegenthaler, W. (Hrsg.): (1992) Innere Medizin in Praxis und Klinik. Bd. 4, 4. Aufl., Thieme, Stuttgart.

Hostettmann, K., Marston, A.: (1995) Chemistry and pharmacology of natural products; Saponins. Cambridge University Press, Cambridge.

Hupperich, K., Bauer, J.: (2003) Intoxikationen durch Antiepileptika der neuen Generation. Z Epileptol 17: 1–21.

Hwang, C. F., Foot, C. L., Grant, E., Johnson, L., Reith, D. M.: (2003) The utility of history and clinical signs of poisoning in childhood: a prospective study. Ther Drug Monit 25(5): 728–734.

Illes, P., Allgaier, C.: Analgetika; in Aktories/Förstermann/Hofmann et al.

Isbister, G. K., Balit, C. R., Whyte, I. M., Dawson, A. D.: (2003) Valproate overdose: a comparative cohort study of self poisoning. Br J Clin Pharmacol 55: 398–404.

Isbister, G. K., Bowe, S. J., Dawson, A., Whyte, I. M.: (2004) Relative Toxicity of Selective Serotonin Reuptake Inhibitors (SSRIs) in Overdose. J Toxicol Clin Toxicol 42: 277–285.

Isbister, G. K., Hackett, L.: (2003) Nefazodone Poisoning: Toxicokinetics and Toxicodynamics Using Continuous Data Collection. J Toxicol Clin Toxicol 41: 167–173.

Isbister, G. K., Hackett, L. P., Dawson, A. H., Whyte, I. M., Smith, A. J.: (2003) Moclobemide poisoning: toxicokinetics and occurrence of serotonin toxicity. Br J Clin Pharmacol 56: 441–450.

Jaenecke, J.: (1995) Antikoagulanzien- und Fibrinolysetherapie. 5. Aufl., Thieme, Stuttgart.

Jäger, L., Koegel, C.: (1998) Leukotrien-Antagonisten und Asthma bronchiale. Arzneimittelforschung 48: 205–211.

Jäger, L., Mertens, H. F.: (1996) Arzneimittel-Allergie, G. Fischer, Jena.

Jäger, L., Wüthrich, B.: (2002) Nahrungsmittelallergien und -intoleranzen. 2. Aufl., Urban & Fischer, München, Jena.

Jähnchen, E.: (1996) Organische Nitrate; in Roskamm, H., Neumann, H., Kalusche, D. et al.

Jänicke, C., Grünwald, J., Brendler, T.: (2003) Handbuch Phytotherapie. Wissenschaftliche Verlagsgesellschaft, Stuttgart.

Jaspersen-Schib, R., Theus, L, Guirguis-Oeschger, M., Gossweiler, B., Meier-Abt, P.J.: (1996) Wichtige Pflanzenvergiftungen in der Schweiz 1966–1994. Schweiz Med Wochenschr 126: 1085–1098.

Jen, J.F., Ezzet, F., Chung, C., Gupta, S.K., Jacobs, S., Hajian, G.: (2001) Population pharmacokinetic analysis of pegylated interferon alpha-2a and alpha-2b in patients with chronic hepatitis C. Clin Pharmacol Ther 69: 407–421.

Jordan, K., Grothe, W., Schmoll, H.J.: (2005) Paravasation von Zytostatika: Prävention und Therapie. Dtsch Med Wochenschr 130: 33–37.

Jorde, W. (Hrsg.): (1997) Allergologie für die Praxis 5: Grundlagen – Diagnostik – Therapie. Dustri-Verlag, München.

Jorde, W. (Hrsg.): (1998) Allergologie für die Praxis 6: Histamin – Entzündungsreaktionen – Zytokine – orale Antigene – Epidemiologie – Klinik – Allergenextrakte. Dustri-Verlag, München.

Jorgensen, C., Apparailly, F., Sany, J.: (1999) Immunological evaluation of cytokine and anti-cytokine immunotherapy in vivo: what have we learnt? Ann Rheum Dis 58: 136–141.

Julien, R.M.: (1996) Drogen und Psychopharmaka. Spektrum, Heidelberg.

Junge, W.K.: Verordnung von Betäubungsmitteln; in Rote Liste®.

Junghans, T., Bodio, M.: (1996) Notfall-Handbuch Gifttiere. Thieme, Stuttgart.

Kaever, V., Resch, K.: Antiphlogistika und Immuntherapeutika; in Aktories/Förstermann/Hofmann et al.

Käferstein, H., Sticht, G.: (1993) Opiatnachweis im Harn. VCH, Weinheim.

Käferstein, H.: Weckamine; Cocain; Phencyclidin; in Külpmann.

Kallenberger, E.: Diagnostika; Stoffe zur äußeren Anwendung auf der Haut; Vitamine; in Ammon.

Kaufmann, D.: (2001) Gefahrstoffrecht in der Apothekenpraxis. 2. Aufl., Deutscher Apotheker Verlag, Stuttgart.

Kaul, R.: (1998) Der Weissdorn. Botanik, Inhaltsstoffe, Qualitätskontrolle, Pharmakologie, Toxikologie und Klinik. Wissenschaftliche Verlagsgesellschaft, Stuttgart.

Kearney, T.E.: BAL (Dimercaprol); Deferoxamine; in Olson, K.R.

Keck, E.: (1996) Calcitonin und Calcitonintherapie. 3. Aufl., Wissenschaftliche Verlagsgesellschaft, Stuttgart.

Keeler, R.F., van Kampen, K.R., James, L.F. (eds.): (1978) Effects of poisonous plants on livestock. Academic Press, New York.

Keller, C.: Fettstoffwechsel, Lipidsenker; in Aktories/Förstermann/Hofmann et al.

Keller, C.: (1993) Lipidsenker. Wissenschaftliche Verlagsgesellschaft, Stuttgart.

Kelly, C.A., Dhaun, N., Laing, W.J., Strachan, F.E., Goand, A.M., Bateman, D.N.: (2004) Comparative Toxicity of Citalopram and the Newer Antidepressants After Overdose. J Toxicol Clin Toxicol 42: 67–71.

Kern, E.: (1995) Akute Intoxikationen mit Levomepromazin. Inaug. Diss., Zürich.

Ketelhut, R.G.: (2004) Körperliche Aktivität zur Behandlung des arteriellen Hochdrucks. Dtsch Ärzteblatt 101: A3426–3432.

Kilbinger, H.: Gastroenterologische Krankheiten; in Scholz/Schwabe.

Kim, S.: Antineoplastic Agents, in: Olson, K.R.

Kinghorn, A.D. (ed.): (1979) Toxic plants. Columbia University Press, New York.

Kirch, W.: Therapie kardiovaskulärer Erkrankungen; in Frölich/Kirch.

Kirchinger, W.: Ärztliche Maßnahmen bei Strahlenunfällen und Strahlenkatastrophen, in: Bundesministerium des Innern (Hrsg.)

Kleinebrecht, J., Fränz, J., Windorfer, A.: (1999) Arzneimittel in der Schwangerschaft und Stillzeit. 5. Aufl., Wissenschaftliche Verlagsgesellschaft, Stuttgart.

Klinger, W.: (1989) Unerwünschte Arzneimittelwirkungen. 5. Aufl., G. Fischer, Jena.

Klotz, U., Laux, G.: (1996) Tranquillantien. 2. Aufl., Wissenschaftliche Verlagsgesellschaft, Stuttgart.

Knauf, H., Mutschler, E.: (1992) Diuretika. Urban & Schwarzenberg, München.

Knepel, W.: Hypothalamische und hypophysäre Hormone, Nebennierenrindenhormone; Schilddrüsentherapeutika; in Aktories/Förstermann/Hofmann et al.

Knick, B., Knick, J.: (1997) Diabetologie. Kohlhammer, Stuttgart.

Knoben, J.E., Troutman, W.G., Anderson, P.O. (Hrsg.): (2001) Handbook of clinical drug data. 10. Aufl., McGraw-Hill, New York.

Knobloch, J. (Hrsg.): (2002) Tropen- und Reisemedizin. Urban & Fischer bei Elsevier, München.

König, H., Hallbach, J.: Analgetika; in Külpmann.

König, H.: Hypnotika; in Külpmann.

Köppel, C., Tenczer, J., Ibe, K.: (1985) Möglichkeiten und Grenzen eines computergestützten chemisch-toxikologischen Screenings mit Hilfe der Gaschromatographie/Massenspektrometrie bei akuten Vergiftungen. Intensivmed 22: 394.

Koscielny, J., Jung, F., Kiesewetter, H., Haaß, A. (Hrsg.): (1991) Hämodilution, neue Aspekte in der Behandlung von Durchblutungsstörungen, Verbesserung in der Makro- und Mikrozirkulation. Springer, Berlin.

Kosnett, M.J.: EDTA; DMSA; in Olson, K.R.

Koss, G.: Kohlenwasserstoffe; Alkohole; in Marquardt/Schäfer.

Koul, O., Wahab, S.: (2004) Neem: Today and in the New Millenium. Kluwer Academic Publishers, Dordrecht.

Kramer, A. (Hrsg.): (1993) Klinische Antiseptik. Springer, Berlin.

Krämer, G., Laub, M. (Hrsg.): (1992) Valproinsäure. Springer, Berlin.

Krenzelok, E. P., McGuigan, M., Lheur, P.: (1997a) Position statement: ipecac syrup. American Academy of Clinical Toxicology; European Association of Poison Centres and Clinical Toxicologists. J Toxicol Clin Toxicol 35: 699–709.

Kretschmer, R.: (2005) Notfallmedikamente von A–Z. 5. Aufl., Wissenschaftliche Verlagsgesellschaft, Stuttgart.

Kroegel, C.: (2005) Allergen, Allergien, Antiallergika 1: Asthmatherapie. 2. Aufl., Zett-Verlag, Steinen.

Krüger, M., Regenthal, R., Böhm R., Lindner, D., Trauer, H., Caffier, P.: (2002) Letale Diethylenglykol-Intoxikation nach missbräuchlicher Anwendung von Goldgeist® forte. Anästhesiologie & Intensivmedizin 43: 21–26.

Kübler, W., Tritthart, H. A. (Hrsg.): (1996) Calciumantagonisten. Steinkopff, Darmstadt.

Kuckelkorn, R., Schrage, N., Redbrake, C.: (2000) Erste-Hilfe-Maßnahmen bei Verätzungen und Verbrennungen der Augen. Dtsch Ärzteblatt 97: A104–109.

Kuemmerle, H.-P., Hitzenberger, G., Lehmann, K. H. (Hrsg.): (1984–1998) Klinische Pharmakologie. 4. Aufl., Ecomed, Landsberg/Lech.

Kuhlmann, J., Dalhoff, A., Zeiler, H.-J. (Hrsg.): (1998) Quinolone Antibacterials. Springer, Berlin.

Kuhlmann, J., Puls, W. (Hrsg.): (1996) Oral antidiabetics. Springer, Berlin, Heidelberg.

Kühnert, M. (1991) Veterinärmedizinische Toxikologie. Fischer, Jena.

Külpmann, W. R. (Hrsg.): (2002) Klinisch-toxikologische Analytik.. Wiley-VCH, Weinheim.

Kunnamo, I. (Hrsg.): (2005) Evidence-Based Medicines Guidelines. Wiley & Sons, Chichester.

Kupferschmidt, H.: (2002) Erstversorgung bei Vergiftungen: Vergiftungsbedingtes Koma. Praxis: 91: 1443–1444. Verlag Hans Huber, Bern.

Kupper, J., Waidyasekera, D., Schonenberger, W. et al.: (2004) CliniTox: The computer-based information system for poisoning in farm animals. Dtsch Tierärztl Wochenschr 111: 433–438.

Kurz, H.: (1989) Antitussiva und Expektoranzien. Wissenschaftliche Verlagsgesellschaft, Stuttgart.

Kurz, H.: Anämien; Antitussiva; Blutgerinnungsstörungen; Bronchospasmolytika; Diuretika; Expektorantien; Elektrolyte und Infusionslösungen; Gicht, Hyperlipidämien; Parasympathomimetika und -lytika; Plasmaersatzmittel; Stoffe zur Behandlung koronarer Herzerkrankungen; Sympathomimetika und -lytika; in Ammon.

Landau, K., Pressel, G. (Hrsg.): (2004) Medizinisches Lexikon der beruflichen Belastungen und Gefährdungen. Gentner, Stuttgart.

Landauer, B.: Medikamente in der Anästhesie; in Kuemmerle.

Larsen, R.: (2002) Anästhesie. 7. Aufl., Urban & Fischer bei Elsevier, München.

Laux, G., Dietmaier, O., König, W.: (2005) Psychopharmakotherapie. 5. Aufl., Urban & Fischer bei Elsevier, München.

Laux, G., Riederer, P. (Hrsg.): (1992) Plasmaspiegelbestimmung von Psychopharmaka: Therapeutisches Drug Monitoring. Wissenschaftliche Verlagsgesellschaft, Stuttgart.

Laws, E.R.jr.: Diagnosis and treatment of poisoning; in Hayes/Laws.

Lehmann, K. B., Flury, F.: (1938) Toxikologie und Hygiene der technischen Lösungsmittel. Springer, Berlin.

Leitner, J., Hofbauer, F., Ackerl, M.: (2002) Vergiftung mit Podophyllin-haltiger Warzentinktur. Dtsch Med Wochenschr 127: 1516–1520.

Lemmer, B., Brune, K. (Hrsg.): (2004) Pharmakotherapie. 12. Aufl., Springer, Berlin.

Leopold, D. (Hrsg.): (1998) Der unbekannte Tote. Schmidt-Römhild, Lübeck.

Lewin, L.: (1992) Gifte und Vergiftungen. Lehrbuch der Toxikologie. 6. Aufl., Haug, Stuttgart.

Liebenow, H., Hahn, A., Michalak, H.: (2005) Risiko Pilze – Einschätzung und Hinweise. Bundesinstitut für Risikobewertung. 2. Aufl., Berlin.

Liebenow, H., Hahn, A.: (2001) Pilzvergiftungen, eine Informationsschrift. Bundesinstitut gesundheitlicher Verbraucherschutz, Berlin.

Liebenow, H., Liebenow, K.: (1993) Giftpflanzen. 4. Aufl., G. Fischer, Jena.

Liebl, B.: Doxycyclin; in Haen/Forth.

Liechti, M. E., Kupferschmidt, H.: (2004) γ-hydroxybutyrate (GHB) and γ-butyrolactone (GBL): analysis of overdose cases reported to the Swiss Toxicological Information Centre. Swiss Med Wkly 134: 534–537.

Liechti, M. E., Mathys, J.: (2003) Komatöses Zustandsbild bei 21-jährigem Partygänger. Internist 44: 215–218.

Lila Liste®: (2005/2006) Das fachliche Verzeichnis der deutschen Tierarzneimittel. 20. Aufl., Delta Verlag, Berlin.

Lin, T. J., Deng, J. F., Tsai, M. S.: (2002) Chinese traditional medicine poisonings in Taiwan. Int J Intensive Care, Autum 118–127.

Linden, C. H., Muse, D. A.: Opioids; in Vicellio.

Lindner, E.: (1990) Toxikologie der Nahrungsmittel. 4. Aufl., G. Thieme, Stuttgart.

Lip, G., Ferner, R. E.: (1995) Poisoning with antihypertensive drugs: angiotensin converting enzyme inhibitors. Human Hypertension 9: 711–715.

Loch, F.C., Knuth, P. (Hrsg.): (2005) Leitfaden Notfallmedizin nach Leitsymptomen. 5. Aufl., Deutscher Ärzte-Verlag, Köln.

Lohs, K., Elstner, P., Stephan, U: (1999) Fachlexikon ABC Toxikologie. 2. Aufl., Ecomed Verlag, Landsberg/Lech.

Lohs, K., Martinetz, D.: (1996) Entgiftung. G. Fischer, Stuttgart.

Lohs, K.: (1974) Synthetische Gifte. Militärverlag der DDR, Berlin.

Lora-Tamayo, C., Tena, T., Rodriguez, A., Rancho, J.R., Molina, E.: (2003) Intoxication due to 1,4-butanediol. Forensic Sci Int 133: 256–259.

Lord, M.J., Jolliffe, N.A., Marsden, C.J., Pateman, C.S.C., Smith, D.C., Spooner, R.A., Watson, P.D., Roberts, L.M.: (2003) Ricin. Mechanisms of Cytotoxicity. Toxicol Rev 22: 53–64.

Löser, E.: Kunststoffe; in Marquardt/Schäfer.

Löser, E.: Organische Verbindungen; in Wirth/Gloxhuber.

Lück, E: (1995) Lebensmittelzusatzstoffe. DAZ 135: 2495–2498.

Ludewig, R., Dettweiler, C., Stein Lewinson, T.: (1992/3) Möglichkeiten und Grenzen der Medizinischen Graphologie. Innere Medizin 47: 549–557; 48: 52–59.

Ludewig, R., Preiss, R., Regenthal, R., Illes, P., Kleemann, W.J., Krüger, N., Schreinicke, G.: (2002) Aktuelles zu Arzneimitteln und Giften. Ärzteblatt Sachsen 13: 530–535.

Ludewig, R.: (1984) Principles of generation and application of toxicological data; in Maes.

Ludewig, R.: (1987) Anwendung, Pharmakologie und Toxikologie hochprozentiger Peroxid-Zubereitungen; in Weuffen/Berensci et al.

Ludewig, R.: (1995) Schwarzer und grüner Tee als Genuß- und Heilmittel. Deutsche Apotheker Zeitung 135: 2203–2215.

Ludewig, R.: (1999) Graphomotorische Reaktionen auf Krankheiten, Arzneimittel, Drogen, Gifte und Alkohol. ZfM (Wien) 1/99.

Lüllmann, H., Mohr, K., Wehling, M.: (2003) Pharmakologie und Toxikologie. Thieme, Stuttgart.

Lüss, H., Werner, D.: Perindopril; in Haen/Forth.

Lüss, H.: Captopril; Enalapril; Lisinopril; in Haen/Forth.

Machholz, R., Lewerenz, H.-J.: (1989) Lebensmitteltoxikologie. Akademie-Verlag, Berlin.

Madea, B., Mußhoff, F.: (2004) Haaranalytik. Deutscher Ärzte-Verlag, Köln.

Madea, B., Brinkmann, B. (Hrsg.): (2003) Handbuch Gerichtliche Medizin. Band 2. Springer, Berlin, Heidelberg, New York.

Mader, I., Fürst-Weger, P., Mader, R. et al.: (2006) Paravasation von Zytostatika. 2. Aufl., Springer, Wien.

Madler, C., Jauch, K.W., Werdan, K. et al.: (2005) Akutmedizin. 3. Aufl., Urban & Fischer bei Elsevier, München, Jena.

Maes, R.A.A.: (1994) Topics in forensic and analytical toxicology. Elsevier, Amsterdam.

Mahmood, I.: (1997) Clinical pharmacokinetics and pharmacodynamics of selegiline. Clin Pharmacokinet 33: 91–102.

Mallach, H.J., Hartmann, H.-P., Schmidt, V.: (1987) Alkoholwirkung beim Menschen. Thieme, Stuttgart.

Mann, J.: (1996) Angiotensin-Rezeptor-Antagonisten. DMW 121: 568–571.

Markwardt, F.: Antikoagulantien; in Markwardt, F., Matthies, H., Oelssner, W. (Hrsg.): (1985) Medizinische Pharmakologie. Georg Thieme, Leipzig.

Marquardt, H., Schäfer, S.G. (Hrsg.): (2004) Lehrbuch der Toxikologie. 2. Aufl., Wissenschaftliche Verlagsgesellschaft, Stuttgart.

Marrs, T.C.: (2003) Diazepam in the Treatment of Organophosporous EsterPesticide Poisoning. Toxicol Rev 22: 75–81.

Marrs, T.C.: (2004) The Role of Diazepam in the Treatment of Nerve Agent Poisoning in a Civilian Population. Toxicol Rev 23: 145–157.

Martens, F.: (2000) Lightfaden Vergiftungen. Urban & Fischer, München, Jena.

Maschmeyer, G., Glasmacher, A.: (2002) Caspofungin – ein neues Antimykotikum zur Behandlung invasiver Mykosen. Arzneimitteltherapie 20: 202–288.

Maurer, H.H., Stelzer, K.: Barbituratvergiftung; in Loch/Knuth.

Maurer, H.H.: (1996) On the metabolism and the toxicological anaylsis of methylenedioxyphenylalkylamine designer drugs by gas chromatography – mass spectrometry. Ther Drug Monit 18: 465–470.

Maurer, H.H., Heinz, G.: Benzodiazepinvergiftung; Cannabisvergiftung; Halluzinogenvergiftung; in Loch/Knuth.

McGuigan, M.A. and Members of the Guideline Consensus Panel: (2003) Guideline for the out-of-hospital management of human exposure to minimally toxic substances. J Toxicol Clin Toxicol 41(7): 907–917.

Mebs, D.: (1989) Gifte im Riff. Wissenschaftliche Verlagsgesellschaft, Stuttgart.

Mebs, D.: (2000) Gifttiere. 2. Aufl., Wissenschaftliche Verlagsgesellschaft, Stuttgart.

Mehnert, H., Standl, E., Usadel, K.-H. (Hrsg.): (2003) Diabetologie in Klinik und Praxis. 5. Aufl., Thieme, Stuttgart.

Meier-Abt, P.J.: (2003) Methotrexate Toxicity: Mechanism(s), Symptoms and Treatment. J Toxicol Clin Toxicol 41: 433–434.

Meng, W., Ziegler, R.: (1997) Endokrinologie. G. Fischer, Stuttgart.

Merk, H. F., Schmutzler, W.: (2003) Antiallergika und antiallergische Therapie. Wissenschaftliche Verlagsgesellschaft, Stuttgart.

Meyer, A. H.: (1998) Lebensmittelrecht. Wissenschaftliche Verlagsgesellschaft, Stuttgart.

Meyer, F. P.: (1994) Indicative therapeutic and toxic drug concentrations in plasma: a tabulation. Int J Clin Pharmacol Ther 32: 71–81

Meyer, L. von, Schütz, H.: (1998) Benzodiazepine; in Külpmann.

Michael, E., Henning, B.: (1983–1988) Handbuch für Pilzfreunde. G. Fischer, Jena.

Micromedex, Inc.: (1974–2005) Medizinisches Informations-System. Arzneimittel-Information, Toxikologie und Notfallmedizin. Wissenschaftliche Verlagsgesellschaft, Stuttgart.

Moeschlin, S.: (1986) Klinik und Therapie von Vergiftungen. 7. Aufl., Thieme, Stuttgart.

Moffat, A. C., Osselton, M. D., Widdop, B. (eds.): (2004) Clarkes Analysis of Drugs and Poisons. 3rd ed., Deutscher Apotheker Verlag, Stuttgart.

Möhler, H.: Hypnotika; in Aktories/Förstermann/Hofmann et al.

Möhrke, W., Ulrich, F.: Metabolism of diuretics; in Greger/Knauf/Mutschler.

Möller, H.-J., Schmauß, M.: (1996) Arzneimitteltherapie in der Psychiatrie. Wissenschaftliche Verlagsgesellschaft, Stuttgart.

Mueller, B.: (1975) Gerichtliche Medizin, Springer, Berlin, Heidelberg, New York.

Mühlendahl, K. E. von, Oberdisse, U., Bunjes, R., Brockstedt, M.: (2003) Vergiftungen im Kindesalter. 4. Aufl., Thieme, Stuttgart.

Müller R. K. (Hrsg.): (2003) Forensische Toxikologie, Kap. 1. In: Madea, B., Brinkmann, B. (Hrsg.): Handbuch der gerichtlichen Medizin, Bd. 2, Springer, Berlin, Heidelberg, New, York.

Muller, N. F., Dessing, R. P. (eds.): (1997) European Drug Index. 4. Aufl., Deutscher Apotheker Verlag, Stuttgart.

Müller, R. K.: (1995) Toxicological analysis. Molinapress, Leipzig.

Müller, R.: (1948) Vergleich tödlicher Dosen bei Tier und Mensch. Inaug. Diss., Frankfurt/M.

Müller, R. K.: (2004) Doping. Methoden, Wirkungen, Kontrolle. Verlag C. H. Beck, München.

Müller, U. R.: Antiallergische Therapie; in Kuemmerle.

Müller, W. E.: (2004) St. John's Worth and ist Active Principles in Depression and Anxiety. Birkhäuser, Basel.

Müller-Breitenkamp, U., Hockwin, O.: Ophthalmika; in Ammon.

Müller-Oerlinghausen, B., Lasek, R., Düppenbecker, H., Munter, K. H. (Hrsg.): (1999) Handbuch der unerwünschten Arzneimittelwirkungen. Urban & Fischer, München, Jena.

Müller-Oerlinghausen, B., Laux, G.: Psychopharmaka; in Kuemmerle.

Musshoff, F., Gerschlauer, A., Madea, B.: (2003) Naphazoline intoxication in a child – a clinical and forensic toxicological case. Forensic Sci Int 134: 234–237.

Mutschler, E.: (2001) Arzneimittelwirkungen. 8. Aufl., Wissenschaftliche Verlagsgesellschaft, Stuttgart.

Nachträge (weitere Hinweise, einschließlich Bezugsmöglichkeiten, s. Anhang „Anschriften"):
N.1 Lebensmittel- und Bedarfsgegenständegesetz (LMBG).
N.2 Rückstandshöchstmengenverordnung (RHmV) vom 21.10.1999, Stand 01.09.2005.
N.3 Schadstoffhöchstmengenverordnung (SHmV) vom 03.03.1997, Fassung vom 19.Dez. 2003.
N.4 Lösungsmittelhöchstmengenverordnung (LHmV) vom 01.01.1990.
N.5 MAK- und BAT-Werte-Liste: (2004) Deutsche Forschungsgemeinschaft. Wiley-VCH, Weinheim.
N.6 Merkblätter der Berufsgenossenschaft der Chemischen Industrie. Verlag Chemie Weinheim/Bergstraße.
N.7 Toxikologische Bewertungen aus dem Programm zur Verhütung von Gesundheitsschädigungen durch Arbeitsstoffe der Berufsgenossenschaft der Chemischen Industrie.
N.8 VDI-Richtlinie 2310 [Max. Immissionswerte].
N.9 Ärztliche Mitteilungen bei Vergiftungen 2003. Bundesinstitut für Risikobewertung (Hrsg.).
N.10 Richtlinie 94/36/EG, ABl. EG. L 237/13 v. 10.09.1994.
N.11 Verordnung zur Neuordnung Lebensmittelrechtlicher Vorschriften über Zusatzstoffe. BGBl. I Nr. 8 v. 05.02.1998, 230–309.
N.12 Vom Umgang mit Holzschutzmitteln. Eine Informationsschrift des BfR.
N.13 Jeweils aktuelle Protokolle der Internationalen Dioxin-Symposien bzw. beim Umweltbundesamt, Berlin.
N.14 Politik gegen Drogen. Presse- und Informationsamt der Bundesregierung (Hrsg.).
N.15 IVA-Leitlinie: (2001) Sichere Lagerung von Pflanzenschutz- und Schädlingsbekämpfungsmitteln. 2. Aufl., Industrieverband Agrar, München.
N.16 IVA, Industrieverband Agrar e. V. (Hrsg.): (2000) Wirkstoffe in Pflanzenschutz- und Schädlingsbekämpfungsmitteln: physikalisch-chemische und toxikologische Daten. 3. Aufl., BLV-Verlagsgesellschaft, München.
N.17 Wissenschaftlicher Arbeitskreis Tabakentwöhnung (Hrsg.): (1992) Gesundheitsberatung zur Tabakentwöhnung. G. Fischer, Stuttgart.
N.18 Verordnung über den Schutz vor Schäden durch Röntgenstrahlen RöV 5 keV–3 MV v. 08.01.1987, Stand Juni 2002.

N.19 Strahlenschutzverordnung v. 20.Juli 2001.

N.20 Strahlenschutz in der Medizin – Richtlinie nach der Strahlenschutzverordnung vom 24.Juni 2002.

N.21 Standardrezepturen für den Arzt und den Apotheker: (1994) 17. Aufl., Ullstein Mosby, Berlin.

N.22 Der Strahlenunfall – Ein Leitfaden für Erstmaßnahmen: (1996) Bundesministerium für Umwelt, Naturschutz und Reaktorsicherheit (Hrsg.): Veröffentlichungen der Strahlenschutzkommission, Bd. 32.

N.23 Radiologische Grundlagen für Entscheidungen über Maßnahmen zum Schutz der Bevölkerung bei unfallbedingten Freisetzungen von Radionukliden, Berichte der Strahlenschutzkommission, Heft 24, 2000.

Nasterlack, M.: (1998) MCS, CFS, FMS, SBS and other „modern" illnesses. Versicherungsmedizin 50(3): 99–103.

Nasterlack, M., Steffens, W.: (1997) Multiple Chemical Sensitivity (MCS)/Idiopathic environmental intolerances (IEI). Eine Übersicht. Arbeitskreis Arbeitsmedizin, Verband der chemischen Industrie e.V., Frankfurt.

Nau, H., Steinberg, P., Kietzmann, M.: (2003) Lebensmitteltoxikologie. Thieme, Stuttgart.

Nau, H., Blaner, W. S. (Hrsg.): (1999) Retinoids. Springer, Berlin.

Nemerow, C. B.: (2003) Overview of the Safety of Citalopram. Psychopharmacol Bull 37: 96–121.

Neubert, H.-D.: Möglichkeiten und Methoden der quantitativen Risikoabschätzung; in Marquardt/Schäfer.

Neuhaus, G. A.: Kohlenmonoxidintoxikation; in Hornbostel/Kaufmann et al.

Neuwinger, H.: (1998) Afrikanische Arzneipflanzen und Jagdgifte. 2. Aufl., Wissenschaftliche Verlagsgesellschaft, Stuttgart.

Nicolai, T.: (2004) Pädiatrische Notfall- und Intensivmedizin. 2. Aufl., Springer, Berlin.

Niederle, N., Bergmann, L., Ganser, A.: (1996) Zytokine. G. Fischer, Stuttgart.

Nielsen, H.: (1979) Giftpflanzen. 148 europäische Arten: Bestimmung – Wirkung – Geschichte. Kosmos Frankh'sche Verlagshandlung Stuttgart.

Niemer, M., Nemes, C., Lundsgaard-Hansen, P., Blauhut, B.: (1992) Datenbuch Intensivmedizin. 3. Aufl., G. Fischer, Stuttgart.

Noack, E.: Gewebshormone und Antagonisten; immunologisch und zytostatisch wirksame Stoffe; in Ammon.

Nowack, R.: (1998) Notfallhandbuch Giftpflanzen. Springer, Berlin, Heidelberg.

Nuhn, P.: (1997) Naturstoffchemie. 3. Aufl., Hirzel Verlag, Stuttgart, Leipzig.

Oberdisse, E., Hackenthal, E., Kuschinsky, K. (Hrsg.): (2002) Pharmakologie und Toxikologie. 3. Aufl., Springer, Berlin.

Oberdisse, E.: Pharmaka mit Wirkung auf das vegetative Nervensystem; in Oberdisse et al.

Oehlmann, J., Markert, B.: (1997) Humantoxikologie. Wissenschaftliche Verlagsgesellschaft, Stuttgart.

Ollroge, I.: Grenzwerte, Richtwerte, Empfehlungen; in Marquardt/Schäfer.

Olson, K. R. (ed.): (2004) Poisoning & Drug Overdose. 4th ed., McGraw-Hill, New York.

Olthoff, D. (Hrsg.): (2002) Arzneimittelanwendungen in der Anästhesie. Wissenschaftliche Verlagsgesellschaft, Stuttgart.

Oßwald, H., Vallon, G., Luippold, G., Gleiter, C. H.: (2004) Diuretika. Wissenschaftliche Verlagsgesellschaft, Stuttgart.

Oster, O., Prellwitz, W.: Metall- und Metalloid-Intoxikation; in Hornbostel/Kaufmann et al.

Oster, O.: (1992) Zum Selenstatus in der Bundesrepublik Deutschland. Universitätsverlag Jena, Jena.

Ott, A.: (1991) Haut und Pflanzen, Allergien, phototoxische Reaktionen und andere Schadwirkungen. G. Fischer, Stuttgart.

Palenzona, S., Meier, P.J., Kupferschmidt, H., Rauber-Luethy, C.: (2004) The Clinical Picture of Olanzapine Poisoning with Special Reference to Fluctuating Mental Status. J Toxicol Clin Toxicol 42: 27–32.

Pankow, D.: (1981) Toxikologie des Kohlenmonoxids. Volk und Wissen, Berlin.

Parrot, A. C.: (2004) Is ecstasy MDMA? A review of the proportion of ecstasy tablets containing MDMA, their dose levels, and changing perceptions of purity. Psychopharmacology 173: 234–241.

Paulus, W. E., Lauritzen, C.: (2004) Medikamente und Schadstoffe in Schwangerschaft und Stillzeit. Spitta Verlag, Balingen.

Penney, D. G.: (1996) Carbon monoxide. CRC Press, Boca Raton.

Pertwee, R. G. (ed.): (2005) Cannabinoids. Springer, Berlin, Heidelberg, New York.

Pfänder, H.-J.: (2002) Farbatlas der Drogenanalyse unter Verwendung des Stereomikroskops. Deutscher Apotheker Verlag, Stuttgart.

Pfleger, K., Maurer, H., Weber A.: (2000) Mass Spectral and GC Data of Drugs, Poisons, Pesticides, Pollutants and their metabolites. 4 Vol.. Wiley-VCH, Weinheim.

Plosker, G. L., Benfield, P.: (1997) Talipexole. CNS Drugs 7: 410–416.

Plumlee, K.: (2004) Clinical Veterinary Toxicology. Mosby, Baltimore.

Poelchen, W., Scheibler, P., Schramek, J.: (1995) Vergiftung mit Petroleumdestillaten. Pharmazeutische Zeitung 140: 485–488.

Poelchen, W., Wirkner, K.: (2003) Ricin – Ein potenzieller biologischer Kampfstoff. Pharmazeutische Zeitung 147: 22–24.

Post, J. B., Frishman, W. H.: (1998) Fenoldopam: A new dopamine agonist for the treatment of hypertensive urgencies and emergencies. J Clin Pharmacol 38: 2–13.

Prescott, L. F.: (1996) Paracetamol (acetaminophen): A critical bibliographic review. Taylor & Francis, London.

Preskorn, S. H., Stanga, C., Feighner, J. P., Ross, R. (Hrsg.): (2003) Antidepressants. Past, Present and Future. Springer, Berlin.

Pronczuk de Garbino, J., Haines, J. A., Jacobsen, D., Meredith, T.: (1997) Evaluation of Antidotes: Activities of the International Programme on Chemical Safety. J Toxicol Clin Toxicol 35: 333–343.

Proudfoot, A. T., Krenzelok, E. P., Brent, J., Vale, J. A.: (2003) Does urine alkalinization increase salicylate elimination? If so, why? Toxicol Rev 22: 129–136.

Proudfoot, A. T., Krenzelok, E. P., Vale, J. A.: (2004a) Position Paper on urine alkalinization. American Academy of Clinical Toxicology; European Association of Poison Centres and Clinical Toxicologists. J Toxicol Clin Toxicol 42: 1–26.

Proudfoot, A. T.: (2003) Pentachlorphenol Poisoning. Toxicol Rev 22: 3–11.

Purcz, T., Reuter, W.: Fettstoffwechsel und lipidsenkende Pharmaka; in Kuemmerle.

Rabending, G., Runge, U.: (1997) Behandlungsprotokolle bei Epilepsien. G. Fischer, Stuttgart.

Raichlmayr-Lais, A. M., Windisch, W.: (2001) Spurenelemente. Wissenschaftliche Verlagsgesellschaft, Stuttgart.

Rätsch, C.: (1998) Enzyklopädie der psychoaktiven Pflanzen. Wissenschaftliche Verlagsgesellschaft, Stuttgart.

Raue, F., Grauer, A.: (1997) Biphosphonate bei Knochenstoffwechselerkrankungen. Arzneimitteltherapie 15: 180–187.

Regenthal, R., Krüger, M., Köppel, C., Preiß, R.: (1999) Zu Möglichkeiten und Grenzen von therapeutischen und klinisch-toxikologischen Referenzwerten für Plasma-/Serum-/Vollblutkonzentrationen von Arzneimitteln bei akuten Vergiftungen. Anästhesiologie. & Intensivmedizin., 40: 1–16.

Regenthal, R., Krueger, M., Koeppel, C., et al.: (1999) Drug levels: therapeutic and toxic serum/plasma concentrations of common drugs. J Clin Monit Comput 15: 529–544.

Regenthal, R., Kruger, M., Richter, M., Preiss, R.: (1998) Poisoning with tilidine and naloxone: toxicokinetic and clinical observations. Hum Exp Toxicol 17: 593–597.

Regenthal, R., Stefanovic, D., Albert, T., Trauer, H., Wolf, T.: (2002) The pharmacologic stability of a 35-year old theophylline. Hum Exp Toxicol 21: 343–346.

Reichl, F.-X., Schwenk, M.: (2004) Regulatorische Toxikologie. Springer, Berlin.

Reinhard, E.: (2001) Pharmazeutische Biologie. 6. Aufl., Wissenschaftliche Verlagsgesellschaft, Stuttgart.

Reiß, J.: (1997) Schimmelpilze. 2. Aufl., Springer, Berlin.

Repetto MR, Repetto M: (1997) Habitual, Toxic and Lethal Concentrations of 103 Drugs of Abuse in Humans. J Toxicol 35: 1–9.

Repetto M, Repetto M: (1997) Therapeutic, Toxic, and Lethal Concentrations in Human Fluids of 90 Drugs Affecting the Cardiovascular and Hematopoietic Systems. J Toxicol Clin Toxicol 35: 345–351.

Repetto MR, Repetto M: (1998) Therapeutic, toxic and lethal concentrations of 73 drugs affecting respiratory system in human fluids. J Toxicol Clin Toxicol 36: 287–293

Repetto MR, Repetto M: (1999) Concentrations in human fluids: 101 drugs affecting the digestive system and metabolism. J Toxicol Clin Toxicol 37: 1–9

Richter, E., Pfau, W: Aromatische Amine; in Marquardt/Schäfer.

Richter, E., Scherer, G.: Aktives und passives Rauchen; in Marquardt/Schäfer.

Rietbrock, N., Staib, A. H., Loew, D. (Hrsg.): (2001) Klinische Pharmakologie, Arzneitherapie. 4. Aufl., Steinkopff, Darmstadt.

Rimpler, H., Wagner, H.: (1990) Biogene Arzneistoffe. Thieme, Stuttgart.

Risk, A. F. M. (ed.): (1991) Poisoning plant contamination of edible plants. CRC Press, Boca Raton.

Römpp, H. (Hrsg.): (1999) Chemie Lexikon.10. Aufl., Thieme, Stuttgart.

Roskamm, H., Neumann, F. J., Kalusche, D.: (2004) Herzkrankheiten. 5. Aufl., Springer, Berlin.

Rostock, K. J.: (1993) Herzrhythmusstörungen in Theorie und Praxis. 2. Aufl., Akademie Verlag, Berlin.

Roszinsky-Köcher, G., König, W.: Amitriptylinoxid – eine antidepressive Substanz mit kinetischen Besonderheiten; in Barocka.

Rote Liste® 2005. Arzneimittelverzeichnis für Deutschland (Hrsg.: Rote Liste® Service GmbH), Verlag Editio Cantor, Aulendorf.

Roth, L., Daunderer, M., Kormann, K.: (1994) Giftpflanzen – Pflanzengifte. 4. Aufl., Ecomed Verlagsgesellschaft, Landsberg/Lech.

Roth, L., Daunderer, M.: (2001) Giftliste. CD-ROM-Version. Ecomed Verlagsgesellschaft, Landsberg/Lech.

Roth, L., Frank, H., Kormann, K.: (1990) Giftpilze – Pilzgifte. Ecomed Verlagsgesellschaft, Landsberg/Lech.

Roth, L., Kormann, K.: (2000) Ölpflanzen, Pflanzenöle. Ecomed, Landsberg/Lech.

Rumack, B. H., Matthew, H.: (1975) Acetaminophen poisoning and toxicity. Pediatrics 55: 871–876.

Rump, A. F. E.: (1999) Giftunfälle, Chemieunfälle und Brandunfälle. Schattauer, Stuttgart.

Ruoff, H. J.: Stoffe zur Behandlung von Magen-, Darm-, Leber-, Gallenwegs- und Pankreaserkrankungen; in Ammon.

Russmann, H.: (2003) Toxine. Bundesgesundheitsbl.-Gesundheitsforsch.-Gesundheitsschutz 46: 989–996.

Sackett, D. L., Straus, S. E., Richardson, W. et al.: (2000) Evidence-Based Medicine. Churchill Livingstone, Edinburgh.

Schachta, M., Jorde, W.: (1989) Allergische Erkrankungen durch Schimmelpilze. Dustri-Verlag, München.

Schäfer, A. T.: (2003) Lexikon biologischer und chemischer Kampfstoffe und Erreger von Tier- und Pflanzenkrankheiten, die als Kampfstoff nutzbar sind. Verlag Dr. Köster, Berlin.

Schäfer, S. G., Elsenhans, B., Forth, W., Schümann, K.: Metalle; in Marquardt/Schäfer.

Schäfer, S. G., Maurer, H. H.: (1993) Erkennen und Behandeln von Vergiftungen. BI Wissenschaftsverlag, Mannheim.

Schaper, A., de Haro, L., Ebbecke, M., Desel, H., Langer, C.: (2004) Klapperschlangenbisse. Dtsch Ärzteblatt 51/52: A3503–3505.

Schecter, A., Gasiewicz, T. A. (eds.): (2002) Dioxins and health. 2nd ed., Wiley, Hoboken.

Scheffold, N., Heinz, B., Albrecht, H., Pickert, A., Cyran, J.: (2004) Strychnine Poisoning. Dtsch Med Wochenschr 129: 2236–2238.

Scheibler, P., Poelchen, W., Schramek, J.: (1995) Analytischer Vergleich „Paraffin"-deklarierter hochtoxischer Lampenöle mit dem Paraffinum perliquidum (DAB 10) Pharmazie 50: 496–497.

Schilcher, H., Vahlensieck, W.: (2001) Phytotherapie in der Urologie. 2. Aufl., Hippokrates, Stuttgart.

Schilcher, H.: (1999) Phytotherapie in der Kinderheilkunde. 3. Aufl., Wissenschaftliche Verlagsgesellschaft, Stuttgart.

Schmoll, H. J., Höffken, K., Possinger, K.: (2005) Kompendium Internistische Onkologie. Springer, Berlin.

Schneider, T., Wolcke, B., Böhmer, R.: (2004) Taschenatlas Notfall & Rettungsmedizin. 2. Aufl., Springer, Berlin.

Schneider, W.: Herzrhythmusstörungen; in Rietbrock/Staib/Loew.

Scholz, E.: (1994) Pflanzliche Gerbstoffe. Deutsche Apotheker Zeitung 134: 3167–3180.

Scholz, H., Schwabe, U. (Hrsg.): (2005) Taschenbuch der Arzneibehandlung. 13. Aufl., Springer, Berlin.

Schrader, K.: (1989) Grundlagen und Rezepturen der Kosmetika. 2. Aufl., Govi, Frankfurt/M.

Schrauzer, G. N.: (1997) Selen. Barth, Heidelberg.

Schrör, K.: (1988) Lexikon der Prostaglandine. Medikon Verlag, München.

Schrör, K.: (1992) Acetylsalicylsäure. Thieme, Stuttgart.

Schulz, M., Schmoldt, A.: (2003) Therapeutic and toxic blood Concentrations of mor than 800 drugs and other Xenobiotics. Pharmazie 58: 447–474.

Schulz, V., Hänsel, R.: (2003) Rationale Phytotherapie. 5. Aufl., Springer, Berlin.

Schulze, J.: (2004) Sulfonylharnstoffe. UNI-MED, Bremen.

Schulze, J.: Sexualhormone; in Haen/Forth.

Schumacher, G. E. (Hrsg.): (1995) Therapeutic Drug Monitoring. Appleton & Lange, Norwalk.

Schütz, H.: Benzodiazepine; in Brandenberger/Maes.

Schütz, W., Eschenhagen, T.: Pharmakologie des cardiovaskulären Systems; in Aktories/Förstermann/Hofmann.

Schwandt, P., Richter, W. O.: (1998) Fettstoffwechselstörungen. 2. Aufl., Wissenschaftliche Verlagsgesellschaft, Stuttgart.

Schweizerische Gesellschaft für Pharmakologie und Toxikologie, Sektion Klinische Pharmakologie (Hrsg.): (1996) Grundlagen der Arzneimitteltherapie. 14. Aufl., Documed, Basel.

Schweizerische Gesellschaft für Pharmakologie und Toxikologie, Sektion Klinische Pharmakologie (Hrsg.): (2005) Grundlagen der Arzneimitteltherapie. 16. Aufl., Documed, Basel.

Schweizerischer Apothekerverein (Hrsg.): (2004) Index Nominum, International Drug Directory. Medpharm Scientific Publishers, Stuttgart.

Schwendinger, M.: (1998) Vergleichende Toxizität alter und neuer H$_1$-Antihistaminika: Eine retrospektive Fallanalyse aus dem Schweizerischen Toxikologischen Informationszentrum. Inaug. Diss., Zürich.

Seaman, F., Bohlmann, F., Zdero, C., Mabry, T. J.: (1990) Diterpenes of flowering plants – Compositae (Asteraceae). Springer, New York.

Seeger, R., Neumann, H. G.: (Hrsg.): (1994–2005) Giftlexikon. Loseblatt-Sammlung. 1. Aufl., 4. Ergänzungslieferung. Deutscher Apotheker Verlag, Stuttgart.

Seeger, R.: Giftpflanzen und Pflanzengifte; in Wirth/Gloxhuber.

Seeling, W.-D., Ahnefeld, F. W.: (1988) Störungen des Wasser-, Elektrolyt- und Säuren-Basen-Status. Wissenschaftliche Verlagsgesellschaft, Stuttgart.

Sefrin, P., Schua, R. (Hrsg.): (2004) Hexal Notfall Manual. 5. Aufl., Urban & Fischer; München, Jena.

Seif, F. J.: (1991) Erkrankungen und Funktionsstörungen der Schilddrüse; in Kuemmerle.

Seifen, E.: (1996) Plasmaersatzmittel; in Forth/Henschler et al.

Seiler, H. G.; Sigel, A. (Hrsg.): (1988) Handbook on toxicity of inorganic compounds. Dekker, New York.

Seyffart, G.: (1996) Giftindex: Die Therapie der akuten Intoxikationen. Pabst, Lengerich.

Siemes, H.: (1997) Die neuen Antiepileptika. Anwendung bei Erwachsenen und Kindern. 2. Aufl., Blackwell Wissenschafts-Verlag, Berlin.

Siepmann, M.: Antimykotika; in Frölich/Kirch.

Silvermann, R.: Tricyclic and newer antidepressants; in Vicellio.

Stille, W., Brodt, H. R., Groll, A. et al.: (2005) Antibiotika-Therapie. 11. Aufl., Schattauer, Stuttgart.

Slapke, J., Hummel, S.: (1988) Analgetika-Intoleranz. G. Fischer, Jena.

Solecki, R., Pfeil, R.: Biozide und Pflanzenschutzmittel; in Marquardt/Schäfer.

Sommer, W.: (1984) Untersuchungen an Giftpflanzen. Identifizierung farbiger Früchte und Cyanidbestimmung bei Rosaceen-Früchten. Inaug. Diss., Kiel.

Somogyi, A., Appel, E., Gundert-Remy, U: Regulatorische Toxikologie; in Marquardt/Schäfer.

Soyka, M.: (1995) Acamprosat in der Rückfallprophylaxe der Alkoholabhängigkeit. Nervenheilkunde 14: 83–86.

Spät, G.: (1997) Herzinsuffizienz. Beltz Verlag, Weinheim.

Späth, G.: (1982) Vergiftungen und akute Arzneimittelüberdosierungen. 2. Aufl., de Gruyter, Berlin.

Speck, U.: Kontrastmittel und Radiopharmaka.; in Aktories/Förstermann/Hofmann et al.

Sperling, W., Demling, J.: Therapie mit Trimipramin; in Barocka.

Spielberger, R., Stiff, P., Bensinger, W. et al.: (2004) Palifermin for Oral Mucositis after Intensive Therapy for Hematologic Cancers. N Engl J Med 351: 2590–2598.

Schaefer, C., Spielmann, H.: (2001) Arzneiverordnung in Schwangerschaft und Stillzeit. 6. Aufl., Urban & . Fischer, München, Jena.

Spiller, H. A., Weber, J. A., Winter, M. L., Klein-Schwartz, W., Hofman, M., Gorman, S. E., Stork, C., Krenzelok, E. P.: (2000) Multicenter Case Series of Pediatric Metformin Ingestion. Ann Pharmacother 34: 1385–1388.

Stäheli, N. A.: (2001) Akute Chloralhydrat-Monointoxikationen. Diss. Med. Fakultät, Universität Zürich.

Stahlmann, R., Lode, H.: Virustatika; in Aktories/Förstermann/Hofmann et al.

Staikowsky, F., Theil, F., Mercadier, P., Candella, S., Benais, J. P.: (2004) Change in profile of acute self drug-poisoning over a 10-year period. Hum Exp Toxicol 23(11): 507–511.

Stalnikowicz, R., Amitai, Y., Bentur, Y.: (2004) Aphrodisiac Drug-Induced Hemolysis. J Toxicol Clin Toxicol 42: 313–316.

Starke, K.: Pharmakologie cholinerger, noradrenerger und adrenerger Systeme; in Aktories/Förstermann/Hofmann et al.

Stein, S., Schmoldt, A., Schulz, M.: (2000) Fatal intoxication with melperone. Forensic Sci Int 113: 409–413.

Stein, U., Greyer, H., Hentschel, H.: (2001) Nutmeg (myristicin) poisoning – report on a fatal case and a series of cases recorded by a poison information centre. Forensic Sci Int 118: 87–90.

Stern, N., Kupferschmidt, H., Meier-Abt, P. J.: (1997) Verlauf und Therapie der akuten Colchicinintoxikation. Praxis 86: 952–956.

Stierle, U.: (1997) Herzrhythmusstörungen. G. Fischer, Stuttgart.

Stockley, I. C. H.: (2003) Stockley's Drug Interactions 2003. Pharmaceutical Press, London.

Stockley, I. H.: (2002) Drug interactions.6. Aufl., Deutscher Apotheker-Verlag, Stuttgart.

Stoeckel, H., Lauven, P. (Hrsg.): (1985) Das zentral-anticholinergische Syndrom: Physostigmin in der Intensivmedizin, Anästhesiologie, Psychiatrie. Thieme, Stuttgart.

Stopfkuchen, H.: (2005) Notfälle im Kindesalter. 4. Aufl., Wissenschaftliche Verlagsgesellschaft, Stuttgart.

Stötzer, H. Stötzer, H.: (1998) Erkrankungen durch Arzneimittel. Urban & Fischer bei Elsevier, München, Jena.

Stötzer, H.: (1995) Toxische Arzneimittelwirkungen. 2. Aufl., G. Fischer, Stuttgart.

Stumpf, H., Spiess, E., Habs, M.: (1992) Pflanzliche Arzneimittel: Restmengen an Lösungsmitteln. Deutsche Apotheker Zeitung 132: 508–513.

Szinicz, L., Baskin, I.: Chemische und biologische Kampfstoffe; in Marquardt/Schäfer.

Sztajnkrycer, M. D.: (2002) Valproic acid toxicity: overview and management. J Toxicol Clin Toxicol 40: 789–801.

Täschner, K.-L., Richtberg, W.: (1988) Koka und Kokain. Deutscher Ärzte-Verlag, Köln.

Täschner, K.-L.: (2005) Cannabis. Deutscher Ärzte-Verlag, Köln.

Taubert, H. D., Kuhl, H.: Sexualhormone und Kontrazeptiva; in Rietbrock/Staib/Loew.

Tausk, M., Thijssen, J. H. H., Wimersma Greidanus van, T. B.: (1986) Pharmakologie der Hormone. Thieme, Stuttgart.

Tenenbein, M.: (1997d) Position statement: Whole bowel irrigation. American Academy of Clinical Toxicology; European Association of Poison Centres and Clinical Toxicologists. J Toxicol Clin Toxicol 35(7): 753–762.

Teschke, R.: (2001) Toxische Lebererkrankungen. Thieme, Stuttgart.

Tetzlaff, K., Bettinghausen, E., Urbach, W.: (1995) Akute Kohlenmonoxid-Vergiftung. Indikation für hyperbaren Sauerstoff. Anästhesiologie & Intensivmedizin 36: 336–342.

Teuscher, E.: (2003) Gewürzdrogen. Wissenschaftliche Verlagsgesellschaft, Stuttgart.

Teuscher, E., Lindequist, U.: (1994) Biogene Gifte. 2. Aufl., Wissenschaftliche Verlagsgesellschaft, Stuttgart.

Teuscher, E., Melzig, M. F., Lindequist, U: (2004) Biogene Arzneimittel. 6. Aufl., Wissenschaftliche Verlagsgesellschaft, Stuttgart.

Theus, L.: (1994) Schwere und tödliche Pflanzenvergiftungsfälle der Schweizer Bevölkerung von 1966–1992. Inaug. Diss, Basel.

Thiel, H., Roewer, N.: (2004) Anästhesiologische Pharmakotherapie. Thieme, Stuttgart.

Thomas, L.: (2005) Labor und Diagnose. 6. Aufl., TH-Books, Frankfurt/M.

Tiefenbacher, E.-M.: Ofloxacin; in Haen/Forth.

Tietz, H. J., Sterry, W.: (2004) Antimykotika von A–Z. Thieme, Stuttgart.

Tracy, W. J., Webster, L. T.: Drugs used in the chemotherapy of helminthiasis; in Hardman/Limbird.

Tu, A. T.: (1983–1991) Handbook of natural toxins. Dekker, New York.

Turnheim, K.: Wasser und Elektrolyte; in Aktories/Förstermann/Hofmann et al.

Uges, D. R. A.: (1990) Orientierende Angabe zu therapeutischen und toxischen Konzentrationen von Arzneimitteln und Giften in Blut, Serum oder Urin. VCH Weinheim.

Uprichard, A. C. G., Gallagher, K. P. (Hrsg.): (1999) Antithrombotics. Springer, Berlin.

Valentini, H., Hentschel, H.: (1997) ACE-Hemmer. Deutsche Apotheker Zeitung 137: 53–59.

Vantroyen, B., Heilier, J. F., Meulemans, A., Michels, A., Buchet, J. P., Vanderschueren, S, Haufroid, V., Sabbe, M.: (2004) Survival After a Lethal Dose of Arsenic Trioxide. J Toxicol Clin Toxicol 42: 889–895.

Velàquez, H., Knauf, H., Mutschler, E.: Thiazide diuretics; in Greger/Knauf/Mutschler.

Velvart, J.: (1993) Toxikologie der Haushaltsprodukte. 3. Aufl., Huber, Bern.

Verspohl, E. J.: Analeptika, Analgetika; Antidepressiva; Antiemetika; Antiepileptika; Antiparkinsonmittel; Antirheumatika, Appetitzügler, Emetika, Ethanol, Hypnotika; Narkotika; Neuroleptika; Psychostimulantien; Sedativa; Tranquillantien; in Ammon.

Vicellio, P. (Hrsg.): (1998) Emergency Toxicology. 2nd ed. Lippincott-Raven, Philadelphia, New York.

Vollmer, G., Franz, M.: (1991) Chemie in Hobby und Beruf. Thieme, Stuttgart.

Vollmer, G., Franz, M.: (1991a) Chemie in Bad und Küche. Thieme, Stuttgart.

Vollmer, G., Franz, M.: (1994) Chemie in Haus und Garten. Wiley-VCH, Weinheim.

Volz, H.-P., Höse, A.: Buspiron – Profil einer neuartigen anxiolytischen Substanz; in Barocka.

Wagner, H., Wiesenauer, M.: (2003) Phytotherapie. 2. Aufl., Wissenschaftliche Verlagsgesellschaft, Stuttgart.

Wagner, H.: (1985) Pharmazeutische Biologie. G. Fischer, Stuttgart.

Waldhäusl, W.: Endokrines Pankreas. Diabetes mellitus; in Kuemmerle.

Waldvogel, H. H.: (2001) Analgetika, Antinozizeptiva, Adjuvanzien. 2. Aufl., Springer, Berlin.

Walther, H.; Meyer, F. P.: (1990) Klinische Pharmakologie. Verlag Gesundheit GmbH, Berlin.

Wanner, C., Riegel, W. (Hrsg.): (1997) Kontinuierliche Eliminationsverfahren in der Intensivmedizin und Nephrologie. Pabst Science Publisher, Lengerich.

Watt, B. E., Proudfoot, A. T., Vale, A.: (2004) Hydrogen Peroxide Poisoning. Toxicol Rev 23: 51–57.

Watts, R. A.: (2000) Musculoskeletal and systemic reactions to biological therapeutic agents. Curr Opinion Rheumatol 12: 49–52.

Weber, R. W.: (2004) Adverse reactions to biological modifiers. Curr Opinion Allergy Clin Immunol 4: 277–283.

Weetmann, P. A., Grossmann, A. (Hrsg.): (1997) Pharmacotherapeutics of the thyroid glands. Springer, Berlin.

Wegner, R.: (2002) Vergiftungen durch Schwermetalle und Arsen. Internist 43: 818–827.

Wehling, M.: (2005) Klinische Pharmakologie. Thieme, Stuttgart.

Weilemann, L. S. (Hrsg.): (1992a) Giftberatung: Pflanzen. G. Fischer, Stuttgart 1992.

Weilemann, L. S.: (1992b) Intoxikationen mit Insektiziden und Herbiziden; in Hornbostel/Kaufmann et al.

Weilemann, L. S.: Behandlung von Vergiftungen mit Blutreinigungsverfahren; in Hörl.

Weilemann, L. S.; Reinecke, H. J.: (1996) Notfallmanual Vergiftungen. Thieme, Stuttgart.

Wellhöner, H. H.: Klinische Toxikologie akuter Vergiftungen. In: Marquardt, H., Schäfer, S.(Hrsg.): (1994) Lehrbuch der Toxikologie. BI-Wissenschaftsverlag, Mannheim.

Welzbacher, U.: (1996) Das neue Chemikalienrecht. Loseblatt-Ausgabe, WEKA-Fachverlag, Kissing.

Wenzel, E., Hellstern, P.: Rationelle hämostaseologische Diagnostik; in Häring/Zilch.

Westendorf, J.: Naturstoffe; in Marquardt/Schäfer.

Wetzel, H., Benkert, O.: Moclobemid – ein reversibler Inhibitor der Monoaminoxidase A (RIMA); in Barocka.

Weuffen, W., Berencsi, G., Gröschel, D., Kemter, B., Kramer, A., Krasilnikow, A. P.: (1987) Antibakterielle, antifungielle und antivirale Antiseptik – ausgewählte Wirkstoffe. In: Kramer, A., Kramer M. (Hrsg.): Antiseptika Bd. II/ 3. Volk und Wissen, Berlin.

Wichtl, M.: (2002) Teedrogen und Phytopharmaka. 4. Aufl., Wissenschaftliche Verlagsgesellschaft, Stuttgart.

Wiezorek, C.: (1996) Schadstoffe im Alltag. Thieme, Stuttgart.

Wilbur, K., Makowsky, M.: (2004) Colchicine Myotoxicity: Case Reports and Literature Review. Pharmacotherapy 24: 1784–1792.

Wildt, M.: (1990) Pathologische Veränderungen der Handschrift. Inaug. Diss., Mannheim.

Winchester, J. F.: (1990) Methanol, Isopropyl alcohol, Higher alcohols, Ethylene glycol, Cellosolves, Acetone, and

Oxalat. In. Haddad, L.M.: Winchester, J.F. (Hrsg.): Clinical management of poisoning and drug overdose. 2. Aufl., Saunders, Philadelphia.

Windorfer, A., Jurkat, C.: (1991) Arzneimittel im Straßenverkehr. Wissenschaftliche Verlagsgesellschaft, Stuttgart.

Wirth, K.E., Wirth, W., Oberdisse, U., Hahn, A., Weilemann, L.S.: Therapie der Vergiftungen; in Wirth/Gloxhuber.

Wirth, W., Gloxhuber, C. (Hrsg.): (1994) Toxikologie. 5. Aufl., Thieme, Stuttgart.

Witschi, M.: (1979) Klinik der Vergiftungen mit d-Norpseudoephedrin-haltigen Appetitzüglern und Stimulantien. Inaug. Diss., Zürich.

Wittstock, U.: (1996) Pharmakologisch-toxikologische Untersuchungen von Polyinen aus dem Giftigen Wasserschierling, Cicuta virosa L. Inaug. Diss., Greifswald.

Wolffram, S.: Spurenelemente; in Aktories/Förstermann/Hofmann et al.

Wollenberg, P.: Eisen; in Aktories/Förstermann/Hofmann et al.

Wong, C.G.T., Chan, K.F.Y., Gibson, K.M., Carter Snead, O.: (2004) Hydroxybutyric Acid: Neurobiology and Toxicology of a Recreational Drug. Toxicol Rev 23: 3–20.

Wood, D., Webster, E., Martinez, D., Dargan, P., Jones, A.: (2002) Case report: Survival after deliberate strychnine self-poisoning, with toxikokinetic data. Crit Care 6: 456–459.

Woodcock, B.G., Weilemann, L.S.: Vergiftungen; in Rietbrock/Staib/Loew.

World Anti-Doping Agency: The World Anti-Doping Code. The 2006 Prohibited List. International Standard. Montreal, 19. September 2005.

Wozel, G.: (1996) Dapson. Thieme, Stuttgart.

Wright, E.C., Lasher Sisson, T., Ichhpurani, A.K., Peters, G.R.: (1997) Steady-state pharmacokinetic properties of pramipexole in healthy volunteers. J Clin Pharmacol 37: 520–525.

Wu, A.H.B., McKay, C., Broussard, L.A., Hoffman, R.S., Kwong, T.C., Moyer, T.P., Otten, E.M., Welch, S.L., Wax, P.: (2003) National Academy of Clinical Biochemistry Laboratory Medicine Practice Guidelines: Recommendations for the Use of Laboratory Tests to Support Poisoned Patients Who Present to the Emergency Department. Clinical Chemistry 49(3): 357–379.

Wurm, G.: (1996) Kleine Giftkunde. 5. Aufl., Govi, Frankfurt/M.

Wyss, P.A., Gossweiler, B., Scholer, A., Rentsch, K., Meier-Abt, P.J.: (2005) Intoxikationen mit Medikamenten. In: Schweizerische Gesellschaft für Pharmakologie, Sektion Klinische Pharmakologie (Hrsg.): Grundlagen der Arzneimitteltherapie.

Wyss, P.A.: (2005) Medizinische Probleme beim Konsum illegaler Drogen. In: Schweizerische Gesellschaft für Pharmakologie und Toxikologie, Sektion Klinische Pharmakologie (Hrsg.): Grundlagen der Arzneimitteltherapie.

Zaun, H.: Insektenstich; in Loch/Knuth.

Zenz, M., Jurna, I.: (2001) Lehrbuch der Schmerztherapie. 2. Aufl., Wissenschaftliche Verlagsgesellschaft, Stuttgart.

Zenz, M., Strumpf, M., Willweber-Strumpf, A.: (2004) Taschenbuch der Schmerztherapie. 2. Aufl., Wissenschaftliche Verlagsgesellschaft, Stuttgart.

Zeuzem, S.: (2003) Pegyliertes Interferon alpha-2a zur Therapie der chronischen Hepatitis C. Arzneimitteltherapie 21: 2–5.

Zilker, T., Felgenhauer, N., Spörri, R.: Management von Gefahrgutunfällen und Massenvergiftungen; in Bundesministerium des Innern (Hrsg.).

Zilker, T. (Hrsg.): (2006) Klinische Toxikologie und Antidot-Therapie in der Notfall- und Intensivmedizin. UNI-MED, Bremen.

Zink, W., Graf, B.M.: (2003) Toxikologie der Lokalanästhetika. Anaesthesist 52: 1102–1123.

Ziolkowsky, B. (Hrsg.): (2004) Kosmetikjahrbuch 2004. Verlag für Chemische Industrie, Augsburg.

Zurborn, K.-H.: Antineoplastische Therapie; in Frölich/Kirch.

Anschriften von

Informationszentren für Vergiftungsfälle (in Deutschland, Schweiz und Österreich)

Berlin
Charite – Universitätsmedizin Berlin
Campus Virchow Klinikum
Klinik für Nephrologie und internistische Intensivmedizin, Giftinformation
Augustenburger Platz 1
13353 Berlin
Tel.: (030) 450–653555
Fax (030) 450–553915
www.charite.de/rv/nephro/

BBGes – Giftnotruf Berlin
Institut für Toxikologie
Klinische Toxikologie und Giftnotruf
Berlin
Oranienburger Str. 285
13437 Berlin
Tel.: (030) 19240
Fax: (030) 3068 6721
www.giftnotruf.de/

Bonn
Informationszentrale gegen
Vergiftungen
Zentrum für Kinderheilkunde
Universitätsklinikum Bonn
Adenauerallee 119
53113 Bonn
Tel.: (0228) 19240
Fax: (0228) 2873314
www.meb.uni-bonn.de/giftzentrale

Erfurt
Gemeinsames Giftinformationszentrum der Länder Mecklenburg-Vorpommern, Sachsen, Sachsen-Anhalt
und Thüringen
Nordhäuser Str. 74
99089 Erfurt

Tel.: (0361) 730 730
Fax: (0361) 7307317
www.ggiz-erfurt.de

Freiburg
Zentrum für Kinderheilkunde und
Jugendmedizin
Vergiftungs-Informations-Zentrale
Mathildenstr. 1
79106 Freiburg
Tel.: (0761) 19240
Fax: (0761) 2704457
www.giftberatung.de/

Göttingen
Giftinformationszentrum-Nord der
Länder Bremen, Hamburg,
Niedersachsen und Schleswig-
Holstein (GIZ-Nord)
Universität Göttingen
Bereich Humanmedizin
Robert-Koch-Str. 40
37075 Göttingen
Tel.: (0551) 19240/383180
Fax: (0551) 3831881
www.giz-nord.de/

Greifswald
Institut für Pharmakologie
Ernst-Moritz-Arndt-Universität
Friedrich-Loeffler-Str. 23 d
17487 Greifswald
Tel.: (03834) 865628
(07:00–15:30 Uhr)
(03834) 867270
(nach 15:30 Uhr)
Fax: (03834) 865631

Homburg/Saar
Informations- und Beratungszentrum
für Vergiftungsfälle
Klinik für Kinder- und Jugendmedizin
66421 Homburg/Saar
Tel.: (06841) 19240
Fax: (06841) 1628438
http://www.uniklinikum-saarland.de/
de/einrichtungen/andere/giftzentrale

Kassel
Untersuchungs- und Beratungsstelle
für Vergiftungen
Labor Dr. med. M. Hess und Kollegen
Karthäuserstr. 3
34117 Kassel
Tel.: (0561) 9188–320
Fax: (0561) 9188–199

Leipzig
Toxikologischer Auskunftsdienst
Universität Leipzig –
Medizinische Fakultät
Institut für Klinische Pharmakologie
Härtelstr. 16–18
04107 Leipzig
Tel.: (0341) 9724666
Fax: (0341) 9724657

Mainz
Klinische Toxikologie und Beratungs-
stelle bei Vergiftungen der Länder
Rheinland-Pfalz und Hessen Universi-
tätsklinikum
Langenbeckstr. 1
55131 Mainz
Tel.: (06131) 19240/232466
Fax: (06131) 232469 oder
      –/176605
www.giftinfo.uni-mainz.de/

München
Giftnotruf München
Toxikologische Abteilung der
II. Med. Klinik und Poliklinik, rechts
der Isar der Technischen
Universität München
Ismaninger Str. 22
81675 München
Tel.: (089) 19240
Fax: (089) 41402467
www.toxinfo.org/

Nürnberg
Giftinformationszentrale Nürnberg
Medizinische Klinik II,
Klinikum Nürnberg
Lehrstuhl Innere Medizin-Geronto-
logie, Universität Erlangen-Nürnberg
Prof.-Ernst-Nathan-Str. 1
90419 Nürnberg
Tel.: (0911) 3982665
Fax: (0911) 3982192
www.giftinformation.de
Giftnotruf: (0911) 3982451/2665

Rostock
Landeszentrum für Diagnostik und
Therapie von Vergiftungen,
Universität Rostock, Medizinische
Fakultät, Kinder und Jugendklinik
Rembrandtstr. 16/17
18055 Rostock
Tel.: (0381) 494–7122
Fax: (0381) 494–7152

Österreich/Wien
Vergiftungsinformationszentrale
Allgemeines Krankenhaus
Währinger Gürtel 18–20
A–1090 Wien
Tel.: (0043) (1) 4064343
Fax: (0043) (1) 4044225
www.akh-wien.ac.at/viz/

Schweiz/Zürich
Schweizerisches Toxikologisches
Informationszentrum
Freiestr. 16
CH–8032 Zürich
Tel.: (0044) 251 51 51 (Notfälle)
   (0044) 251 66 66 (nicht dring-
   liche Anfragen)
Fax: (0044) 2 52 88 33
www.toxi.ch

Weitere europäische Informations- und
Behandlungszentren für Vergiftungen
s. ROTE LISTE®.

Auskunftsfähige Stellen zu Dopingmitteln

BONN
NADA – Nationale Anti Doping
Agentur Deutschland
Heussallee 38
53113 Bonn
Tel.: (0228) 8 12 92–0
Fax: (0228) 8 12 92–29
www.nada-bonn.de

Köln
Institut für Biochemie der
Deutschen Sportschule Köln
50933 Köln

Tel.: (0221) 4 97 13 13
Fax: (0221) 4 97 32 36
www.dopinginfo.de

Kreischa b. Dresden
IDAS – Institut für Dopinganalytik
und Sportbiochemie
Dresdner Str. 12
01731 Kreischa
Tel.: (03 52 06) 2 06 0
Fax: (03 52 06) 2 06 20
www.idas-kreischa.de

Teratologische Beratungsstellen in Deutschland, Österreich und Schweiz

Berlin
Pharmakovigilanz und Beratungs-
zentrum für Embryonaltoxikologie
(ITOX) im BBGes
Spandauer Damm 130
01450 Berlin
Tel.: (030) 30 30 81 11
Fax: (030) 30 30 81 22
www.embryotox.de

Jena
Klinik für Frauenheilkunde und
Geburtshilfe, Abt. Geburtshilfe
Beratungsstelle für Medikamente in
der Schwangerschaft
Friedrich-Schiller-Universität
Bachstr. 18
07754 Jena
Tel.: (0 36 41) 93 32 30, 93 31 90
Fax: (0 36 41) 93 39 86
www.uni-jena.de/ufk/

Ravensburg
Institut für Reproduktionstoxikologie
Krankenhaus St. Elisabeth/
Oberschwaben-Klinik gGmbH
Elisabethenstr. 17
88212 Ravensburg
Tel.: (07 51) 87 27 99
Fax: (07 51) 87 27 98
www.reprotox.de

Österreich/Linz
Teratologische Beratungsambulanz der
Landesfrauenklinik Linz

Lederergasse 47
A–4020 Linz
Tel.: (00 43) 7 32 27 01 85

Schweiz/Lausanne
Swiss National Teratogen Information
Service
Division de Pharmacologie clinique
Hôpital Beaumont, niveau 6
CH–1011 Lausanne
Tel.: (00 41) 2 13 14 4260
Fax: (00 41) 2 13 14 4266
www.chuv.ch/pcl/

Informationen und Hilfeleistungen bei nuklearen Zwischenfällen: Kliniken, die über Ganzkörperzähler verfügen bzw. behördlich bestimmte Inkorporationsmessstellen

Aachen
RWTH Aachen
Abteilung Strahlenschutz
52056 Aachen
Tel.: (02 41) 80 94255

Berlin
Charité Universitätsmedizin Berlin
Campus Benjamin Franklin
Hindenburgdamm 30
12200 Berlin
Tel.: (030) 8445 3091

Bundesamt für Strahlenschutz
Fachbereich Strahlenschutz und Gesundheit
Köpenicker Allee 120–130
10318 Berlin
Tel.: 0 18 88 333 4533

Brokdorf
E.ON Kernkraftwerk GmbH
Kernkraftwerk Brokdorf
Osterende
25576 Brokdorf
Tel.: (0 42 89) 75 2460

Düsseldorf
Landesanstalt für Arbeitsschutz
Inkorporationsmessstelle
Ulenbergstr. 127–131
40225 Düsseldorf
Tel.: (02 21) 31 01 2240

Dresden/Leipzig
Verein für Kernverfahrenstechnik und
Analytik
(VKTA) Rossendorf e.V.,
Inkorporationsmessstelle
Postfach 51 01 19
01314 Dresden
Tel.: (03 51) 260 3426
Außenstelle:
Klinik und Poliklinik für Nuklearmedizin, Universitätsklinikum Leipzig
AÖR
Stephanstr. 9A
04103 Leipzig
Tel.: (03 41) 97 18070

Erlangen
Framatome ANP GmbH
Abteilung TGR
Postfach 32 20
91050 Erlangen
Tel.: (0 91 31) 18 97 000/94 060

Essen
Universität Essen
Klinik und Poliklinik für Nuklear-
medizin
Hufelandstr. 55
45122 Essen
Tel.: (02 01) 723 3283

Geesthacht
Kernkraftwerk Krümmel GmbH
Messstelle Inkorporationsüber-
wachung
Elbufer 82
21496 Geesthacht
Tel.: (0 41 52) 15 2572

Gießen
Justus-Liebig-Universität Gießen
Zentrale Biotechnische Betriebseinheit
Leihgesterner Weg 217
35392 Gießen
Tel.: (04 61) 99 15304

Hanau
Siemens AG
Brennelementewerk
Postfach 11 00 60
63434 Hanau
Tel.: (0 61 31) 58 3769

Hannover
Medizinische Hochschule Hannover
(MHH), Abt. Nuklearmedizin
Carl-Neuberg-Str. 1
30625 Hannover
Tel.: (05 11) 532 3087

Hamburg
Allgemeines Krankenhaus St. Georg
Abteilung für Nuklearmedizin Loh-
mühlenstr. 5
20099 Hamburg
Tel.: (040) 42890 3676

Universität Hamburg
Universitätskrankenhaus Eppendorf
(UKE)
Martinistr. 52
20246 Hamburg
Tel.: (040) 42803 6765

Jülich
Forschungszentrum Jülich
Abteilung Sicherheit und Strahlen-
schutz
Postfach 19 13
52425 Jülich
Tel.: (0 24 61) 61 5081

Karlsruhe
Forschungszentrum Karlsruhe
Hauptabteilung Sicherheit
Postfach 36 40
76021 Karlsruhe
Tel.: (0 72 47) 82 2083
Medizinische Abteilung/Toxikologi-
sches Labor
Adresse s. o.
Tel.: (0 72 47) 82 2077

Köln
Universität zu Köln
Klinik und Poliklinik für Nuklear-
medizin
Joseph-Stelzmann-Str. 9
50924 Köln
Tel.: (02 21) 478 6482

Kulmbach
Bayerisches Landesamt für Umwelt-
schutz
Außenstelle Nordbayern
Schloss Steinenhausen
95326 Kulmbach
Tel.: (09221) 604 5860

Mainz
Johannes-Gutenberg-Universität
Mainz
Institut für Kernchemie
Fritz-Straßmann-Weg 2
55128 Mainz
Tel.: (06131) 39 25892
Klinik und Poliklinik für Nuklear-
medizin
Langenbeckstr. 1
55101 Mainz
Tel.: (06131) 17 2646

Landesamt für Umwelt, Wasser-
wirtschaft und Gewerbeaufsicht
Kaiser-Friedrich-Str. 7
55116 Mainz
Tel.: (06131) 6033 1237

Münster
Universität Münster
Klinik und Poliklinik für Nuklear-
medizin
Albert-Schweitzer-Str. 33
48149 Münster
Tel.: (0251) 83 47376

Oberschleißheim
Bundesamt für Strahlenschutz
Fachbereich Strahlenschutz und
Gesundheit
Ingolstädter Landstr. 1
85764 Oberschleißheim
Tel.: 0 1888 333 2430

Regensburg
Universität Regensburg
Zentrales Radionuklid-Labor/URA
Universitätsstr. 31
93053 Regensburg
Tel.: (0941) 943 4556

Tübingen
Universität Tübingen
Universitätsklinikum
Otfried-Müller-Str. 47
72076 Tübingen
Tel.: (07071) 29 82167

Wuppertal
Bayer Healthcare AG
Metabolismus und Isotopenchemie
Aprather Weg 18a
42096 Wuppertal
Tel.: (0202) 36 8960

Würzburg
Universität Würzburg
Klinik und Poliklinik für Nuklear-
medizin
Joseph-Schneider-Str. 2
97080 Würzburg
Tel.: (0931) 201 35878

Transport radioaktiver Stoffe, Entsorgung, Messdienstleistung durch

AEA Technology QSA GmbH
Gieselweg 1
38110 Braunschweig
Tel.: (0 53 07) 93 2 0
Fax: (0 53 07) 93 2 293

Gamma-Service Recycling GmbH
Bautzner Str. 67
04347 Leipzig
Tel.: (03 41) 2 42 1215
Fax: (03 41) 2 42 1687

Drogenberatungsstellen und Suchtkliniken s. Freye

Notfalldepots für Sera und Plasma-Derivate s. ROTE LISTE®

Arzneimittelhersteller s. ROTE LISTE®

Toxikologische Laborzentren s. ROTE LISTE®

Mobile Gegengift-Depots s. ROTE LISTE®

Umweltmedizinische Beratungsstellen und Ambulanzen
s. Quellenverzeichnis N.9

Ansprechpartner für die Entsorgung von gefährlichen Stoffen sind z. B.:

- regionale Umweltmobile,
- zuständige Stadtreinigungsämter,
- regionale Ämter für Umweltschutz,
- private Abfallbeseitigungsbetriebe (Genehmigungen erteilen zuständige Regierungspräsidien; Adressen bei Umweltschutzämtern zu erfragen),
- zuständige Länderbehörden für Abfall (Liste bei Hörath 2005),
- Bundesministerium für Umwelt, Naturschutz und Reaktorsicherheit (Dienstsitz Berlin: Alexanderplatz 6, 10178 Berlin, Tel.: 0 18 88 305 0, Fax: 0 18 88 305 4375; Dienstsitz Bonn: Robert-Schumann-Platz 3, 53175 Bonn, Tel.: 0 18 88 305 0, Fax: 0 18 88 305 3225),
- Umweltbundesamt (Postfach 14 06, 06813 Dessau, Tel.: 03 40–2103 0, Fax: 03 40–2103 2285).

Bezugsmöglichkeiten

Originaltexte gesetzl. Vorschriften, Gesetzes- und Verordungsblätter, Vorschriften zum Gefahrguttransport, EG-Amtsblätter: Bundesanzeiger Verlagsgesellschaft mbH, Amsterdamer Str. 192, 50735 Köln, Tel.: (02 21) 9 76 68–0, www.bundesanzeiger.de

TRGS werden im Bundesarbeitsblatt veröffentlicht, erhältlich bei: Verlag W. Kohlhammer GmbH, Hessbrühlstr. 69, 70549 Stuttgart, Tel.: (07 11) 78 63 72 99

Gesetze, Verordnungen, Unfallverhütungsvorschriften und Technische Regeln, Berufsgenossenschaftliche Richtlinien, Sicherheitsregeln, Grundsätze, Merkblätter und sonstige Schriften: Carl Heymanns Verlag KG, Luxemburger Str. 449, 50939 Köln, Tel.: (02 21) 9 43 73–0, Fax: (02 21) 9 43 73–901, www.heymanns.com

VDI-Richtlinien, DIN-Normen erhältlich bei: Beuth Verlag, Burggrafenstr. 6, 10787 Berlin, Tel.: (030) 26 01–0, Fax: (030) 26 01–12 60, www.beuth.de

Berufsgenossenschaftliche Grundsätze für arbeitsmedizinische Vorsorgeuntersuchungen: A. W. Gentner Verlag GmbH & Co. KG, Postfach 10 17 42, 70015 Stuttgart bzw. Forststr. 131, 70193 Stuttgart, Tel.: (07 11) 6 36 72–0, Fax: (07 11) 6 36 72–742, www.gentnerverlag.de

Merkblätter der Berufsgenossenschaft der Chemischen Industrie: Jedermann-Verlag, Mittelgewannweg 15, 69123 Heidelberg, Tel.: (0 62 21) 14 51–0, Fax: (0 62 21) 2 78 70, www.jedermann.de

Toxikologische Bewertungen der Berufsgenossenschaft der Chemischen Industrie: Berufsgenossenschaft der Chemischen Industrie, KÖR, Kurfürsten-analge 62, 69115 Heidelberg, Tel.: (0 62 21) 5 23–0, Fax: (06221) 5 23–227, www.bgchemie.de

Meldebogen über Mitteilungen bei Vergiftungen nach § 16e Abschnitt 2 des Chemikaliengesetzes und weitere Mitteilungen des BfR: Bundesinstitut für Risikobewertung (BfR), Thielallee 82–99, Postfach 33 00 13, 14191 Berlin, Tel.: (030) 84 12–0, Fax: (030) 84 12–4741, www.bfr.bund.de

Fachzeitschriften, Unterrichts- und Lehrmittel über Schriften des Umweltbundesamtes, allgemeine Literatur zum Arbeitsschutz, BIA-Handbuch, BIA-Arbeitsmappe „Messung von Gefahrstoffen": Erich Schmidt Verlag GmbH & Co., Genthiner Str. 30G, 10785 Berlin, Tel.: (030) 25 00 85–0, Fax: (030) 25 00 85–305, www.esv.info/katalog.html

Schriften der Bundesanstalt für Arbeitsschutz (BAuA): Wirtschaftsverlag NW, Verlag für neue Wirtschaft GmbH, Bürgermeister-Smidt-Str. 74–76, 27568 Bremerhaven, Tel.: (04 71) 9 45 44–0, Fax: (04 71) 9 45 44–77, www.nw-verlag.de

Schriften der Bundesregierung: Presse- und Informationsamt der Bundesregierung (Bundespresseamt), Dorotheenstr. 84, 10117 Berlin, Briefanschrift: 11044 Berlin, www.bundespresseamt.de

Loseblatt-Sammlungen zum gesamten Bereich des Arbeits- und Umweltschutzes: ecomed Verlagsgesellschaft mbH, Justus-von-Liebig-Str. 1, 86899 Landsberg/ Lech, Tel.: (08191) 125–193, Fax: (08191) 125–526, www.ecomed-sicherheit.de

Der Verband der chemischen Industrie (VCI) hat ein Unfallinformationsund Hilfeleistungs-System, abgekürzt TUIS, ins Leben gerufen, um bei Transportunfällen mit gefährlichen chemischen Stoffen Hilfe leisten zu können. Wenn der Absender oder Empfänger der verunglückten Sendung nicht erreicht werden können und das nächste dem TUIS-System angeschlossene Unternehmen nicht bekannt ist, kann die für den Notfalleinsatz verantwortliche Stelle unter den im Folgenden genannten Telefonnummern der Leitstellen dieser TUIS-Mitgliedsunternehmen fachkompetente Hilfestellung erlangen

BASF Aktiengesellschaft, Ludwigshafen	Tel.: (0621) 6043333
BASF Schwarzheide GmbH, Schwarzheide	Tel.: (035752) 62112
Bayer Industry Services GmbH & Co. OHG, Leverkusen	Tel.: (0214) 3099300
Dow Deutschland GmbH & Co. OHG, Stade	Tel.: (04146) 912333
Henkel KGaA, Düsseldorf	Tel.: (0211) 7973350
Infracor GmbH, Chemiepark Marl	Tel.: (02365) 49222
Infra Leuna Infrastruktur und Service GmbH, Leuna	Tel.: (03461) 434333
InfraServ GmbH & Co. Gendirf KG, Gendorf	Tel.: (08679) 72222
Infraserv GmbH & Co. Höchst KG, Frankfurt am Main	Tel.: (069) 3056418
Merck KGaA, Darmstadt	Tel.: (06151) 722440
Schering AG, Berlin	Tel.: (030) 4681 4208
Wacker-Chemie GmbH, Burghausen	Tel.: (08677) 832222

Sachregister

Beachte:
Auf den im folgenden angegebenen Seiten sind hauptsächliche Angaben „Zur Substanz" (Abs. 1) zu finden; über zugehörige Toxikologie siehe ggf. die jeweils folgenden Abschnitte II–IV. Beim Vermissen von Stichwörtern an Möglichkeit anderer Schreibweise (z. B. c statt k oder z, e statt ä) denken oder nachschlagen unter:
- **Chemischem bzw. pharmakologischem Oberbegriff** (z. B. Dibenzazepinderivate, Herzglykoside, Gyrasehemmer)
- **Verwendungszweck** (insbesondere bei Haushaltschemikalien, die nur selten namentlich angeführt werden konnten, ebenso bei Pflanzenschutzmitteln/Schädlingsbekämpfungsmitteln – diese auch unter Substanzklassen oder Wirkstoffnamen, also z. B. Fensterputzmittel, Fungizide, Dithiocarbamate).

Obwohl weitestgehend die geltenden IUPAC-Regeln zur Schreibweise chemischer Bezeichnungen berücksichtigt werden, sind Substanzen teilweise zusätzlich in der weithin noch geläufigen Nomenklatur zu finden (z. B. Benzol statt Benzen, Oxy- statt Hydroxy-).
Die Umlaute ä, ö, ü sind wie ae, oe und ue behandelt und daher wie diese in entsprechender Buchstabenfolge in das Alphabet eingeordnet.
Zu Warenzeichen ® siehe S. 77.
Fette Begriffe und Seitenverweise bezeichnen die Hauptfundstellen.

– subnitricum 500, 705
– subsalicylicum 705
– subtannicum 705
Bisolvomycin 663
Bisolvon 372
Bisolvonat Mono 451
Bisoprolol 191, 734
Bisphenole 540
Bisphenolpropan 540
Bisphosphonate **197 f.**
Bisulfit-Lauge 625
Bitertanol 534
Bitterer Beifuß 94
Bittermandeln 482
Bittermandelgeruch 253 f.,
  256, 505 f.
Bittermandelöl 99, 505
Bittermandelwasser 253
Bittermittel 228
Bittersalz 428, 449
Bittersüß 759
Bittersüßer Nachtschatten
  521
Bitumen-Lacke 422
Bitumina 404
Bivacyn 573
Bivalirudin 161
black beauties 123
black cyanid 253
Bladafum II 553
Bladex SC 534
Bläuungsmittel 634
Blanc fixe 187
Blasenkirsche 755, 784
Blasenstrauch 494, 775
Blasrohre 248
Blattanex 221
Blaualgen 317
Blaubeeren 668
Blaue Liste 78
Blauer Eisenhut 87
Blaues Wunder 652
Blaukreuz-Gifte 176
Blaukreuz-Kampfstoffe 396,
  399
Blauöl 114
Blaupause 280
Blaupigment 187, 453
Blausäure 253 f.
Blaustein 419
Blei 201
–, Literaturbeispiele 203
–, metallisches 201
–, Substanzen 201

–, Symptomatik 202
–, Therapie 203
–, Toxikokinetik und
  -dynamik 202
Bleiacetat 201
Bleiarsenat 175, 201
Bleiazid 656
Bleicarbonat 201
Bleichbäder 240
Bleicherde 111
Bleichlorid 201
Bleichmittel 205, 232 f.,
  240, 251, 301, 599, 603,
  611, 632
Bleichromate 201, 240
Bleiessig 201
Bleifarben 201
Bleiglätte 201
Bleiiodid 201
Bleimennigeölkitt 403
Bleinaphthenate 201
Bleinitrat 201
Bleioleate 201
Bleioxide 201
Bleiresinate 201
Bleisilicochromat 201, 240
Bleisilikate 201
Bleistearate 201
Bleistift 201
Bleitetraethyl 201
Bleitetramethyl 201
Bleititanat 680
Bleiverbindungen, anorgani-
  sche 202
Bleiweiß 201, 293
Bleizucker 201
BLEO-cell 719
Bleomedac 719
Bleomycin 719
Blitz 795
Blitzlicht 235
Blondiercreme 332
Blopress 85
blowing 244
blue acid 343
Blue Mystic 123
– Nitro 627
– Nitro Vitality 627
Blues 511
Blütenöle 528
Blumen-Frischhaltemittel
  500, 648
Blumenvasen-Wasser 362
Blut 16

Blutalkoholkonzentration
  17, 286
Blutaustauschtransfusion 40
Blutbestrahlung 587
Blut-Doping 272
Blutegelextrakt 161
Blutersatz 303
Blutgerinnungsfaktoren 341
Blutkampfstoffe 399
Blutkomponenten 341
Blutkonzentrationen 731
Blutlaugenaalz, rotes 254,
  280
–, gelbes 254, 280
Blutreagens 115
Blutspiegel 79
Blutzucker 715
BMH 525
BNP 20 261
Bocksdorn 521, 759
–, gemeiner 785
Boddengewässer 703
Bodendesinfektionsmittel
  623
Bodenentseuchungsmittel
  533, 603, 670, 672
body packing 510
Bodybuilder 627
Bohnen 429, 777
–, grüne 467
Bohnenkaffee 461
Bohnenkrankheit 429
Bohnermassen 311, 358
Boldenonundecylenat 272
Boletus satanas 782
Boletus-Arten 564
Bolivanisches Blatt 243
Bolus alba 111
Bombus hortorum 315
Bomix 539
bon 343
Bonamine 156
Bonasanit 698
Bondiol 699
Bondronat 197
Bonefos 197
Bonoq 327
Bonviva 197
Boomerang 794
Bopindolol 191, 734
Bor 204
–, elementares 204
–, Literaturbeispiele 206
–, Substanzen 204

C

Colifoam 487
Colimune 157
Colina 649, 686
Colinsan 719
Coliquifilm 429
Colistin 573, 737
Colo Pleon 607, 659
Colophonium 357 f.
Coloquinten 429
Colutea arborescens 494,
775
Combantrin 134
Combiamid 659
Combizym 313
Combo Zierpflanzenspray
552
Combustin 705
Commiphora abyssinica 357
Compete 534
Complamin 691
– spezial 497
Compo Rasenunkraut-frei
237 f.
– Unkrautvernichter 534
– Zierpflanzen Spray 553
Comtess 269
COMThemmer 269
Conceplan 646
Concerta 126
Concor 191
Conducton 191
Condylox 695, 721
Confidor WG 70 534
Confortid 130
Coniin/Spartein/Pelletierin
248
–, Literaturbeispiele 249
–, Substanzen 248
–, Symptomatik 249
–, Therapie 249
–, Toxikokinetik und
-dynamik 248
Conium maculatum 248
Conjugen 645
Conjuncain EDO 443
Conjunctisan-Augentropfen
361
Conocybe 344
Conpin 501
Contac 126, 156, 371, 700
– Erkältungstrunk 107, 517
– H 156
Contafilm 667
Contergan 558, 626

Contimit 195
Contiphyllin 462
Contractubex 160
Contramutan 385
Contraneural 130, 517
Contraspasmin 194
Contrax 534
Contreet Verband 647
Controller bei Asthma 462
Convacard 361
Convallamarin 361
Convallamarosid 362
Convallaria majalis 362,
761, 786
Convallaria-Glykoside 361
Convallatoxin 361 f.
Convallatoxol 361
Convallocor Herztropfen
361
Convallosid 361 f.
Convulex 167
Convulsofin 167
Coomasseinblau 295
Copaivabalsam 357
Copaxone 385
COPD 462
co-pilots 123
Copolymer 1 385
Coprin 563
Coprinus atramentarius 783
Coprinus-Arten 563
Coptisin 652
Copyrkal 517
Corangin 501
Corase 299
Coraunol-Röwo 361
Corazet 217
Cordanum 191
Cordarex 138, 310
Cordes Beta 487
– BPO 611
– VAS 698
Cordicant 217
Cordichin 139, 217
Corega 709
– Tabs 425
Coric 85
Corifeo 217
Corindolan 191
Corinfar 217
Corlopam 268
Cornus alba 763
– mas 755, 783
– sanguinea 767, 789

Coronen 413
Coronilla varia 362
Coronorm 85
Corontin 217
Corotrend 217
Corotrop 462
Coroverlan 461
Corrinoide 242
Corsodyl 150
CorSotalol 139
Cortex Chinae 228
– Copalchi 151
– Granati 248
– Quillajae 373
– Rhamni frangulae 429
– Salicis 607
Corticobis 486
Corticoliberin 486
Corticorelin 486
Corticotrop(h)in 486
Cortidexason 487
Cortinarien 565
Cortinarius orellanus 565
CortiRel 486
Cortisol 487
Cortison 487
Cortisumman 487
Corvaton 691
Corvo 85
Corydalin 343
Corydalis cava 343
Cosaldon 461
CO-Selbstretter 405
Cotinin 745
Cotoneaster 785
Cotoneaster-Arten 759
Cotrim 659
Cotrimoxazol 659
Coumadin 161
Coumatetralyl 534
Coversum 85
COX-2-Hemmer 129
COX-Hemmer 575
Coxibe 129
CR 397
Crack 244
Crank 123
Cranoc 436
Crataegus 363
Crataegus monogyna 783
Crataegus-Arten 755
Crataegutt 363, 755
Crataegysat 363, 755
Crataelanat forte 361

Moclobemid 466
Modafinil 126, 744
Modedrogen 122 f.
Modegetränk 94
Modellsubstanzen 123
Modenol 593
Modip 217
Modivid 223
Moduretik 265
Möbelpflegemittel 650
Möbelpolituren 358, **464,** 702
–, Literaturbeispiele 465
–, Substanzen 464
–, Therapie 465
–, Toxikokinetik, -dynamik und Symptomatik 465
Mörtel 214
Möweneier 481
Moexipril 85
Mofebutazon 129
Mofesal 129
Mohn 520
Mohnarten 509
Mohnkuchen 509
Mohnöl 509
Mohrrüben Fenchel 248
Mohrsches Salz 279
Molevac 134
Molgramostim 385
mollis splash 123
Molluskizide 534
Molotow-Cocktail 579
Molsidomin 691, 744
Moltilium 270
Moltopren 251
Molybdän 465
–, Literaturbeispiele 466
–, Substanzen 465
–, Therapie 466
–, Toxikokinetik, -dynamik und Symptomatik 466
Molybdäncarbonyle 465
Molybdändisulfid 465
Molybdänoxid 465
Mometason 488, 744
Monceren 534
Mondamin 68
Mondbohne
–, indische 482
Mondur 251
Monitoring 41
Mono Codein 371
Mono Praecimed 517

Monoalkanolamine 113
Monoaminoxidase-(MAO-)Hemmstoffe 466
–, Literaturbeispiele 469
–, Substanzen 466
–, Symptomatik 468
–, Therapie 469
–, Toxikokinetik und -dynamik 467
Monobactame 142
Monobrillantöl 631
Monobromessigsäure 602
Monobromethan 348
Monobrommethan 459
Monocarbonsäuren, aliphatische 602
Monochloramin 233
Monochlorbenzol 354
Monochloressigsäure 346, 602
Monochlorethan 348
Monochlorethylen 348
Monochlormethan 459
Monochlornaphthalin 355
Monoclate-P 341
Mono-Demetrin 682
Mono-Embolex 160
Monoethanolamin 113
Monoflam 130
Monofluorcarbonsäure-Derivate 303
Monohydroxyderivat 746
Monoiodmethan 459
Monokaliumarsenat 176
Monomethylhydrazin 377
Monomethylsulfat 260
Monomine 341
Monomycin 451
Mononitrobenzol 505
Monophosphin 548
Monosacharide 715
Monospezies-Insuline 149
Monothioethylenglykol 455
Monotrean 156
Montanwachs 702
Montelukast 157 f., 744
Montmorillonit 111
Monuril 142
Moosbeere 761, 786
MOP 309
Mopp-Öle 311
Moradorm 156
D-Moramid 510
Morchel, falsche 565

Morchella esculenta 565
Morfamquat 198
Moricicin 744
Moroctocog alfa 341
Moronal 173
Morphamquat 198
Morphin 509, 744
Morphinum hydrochloricum 509
Morphium 509
Morpholin 113, 511
Morpholin-Verbindungen 534
Morus alba 763, 765, 783
– nigra 765
Mosegor 639
Mostrich 670
Motens 217
Mottenkraut 94
Mottenkugeln 413
Mottenmittel 354, 560
Mottenpulver 413
Mova Nitrat Pipette 648
Movergan 466
Movicol 428
Moxalactam 223
Moxaverin 651
Moxifloxacin 327, 744
Moxocard 105
Moxonidin 105
MPA 723
mpa Hexal 646
MPPP 510 f.
MPS 160
MPTP 510 f.
MRT 415
MRT-Diagnostikum 453
MSI 509
MSR 509
MST 509
MTU 675
MTX 720
– -Überdosierung 727
Mucilaginosum 604
Mucinol 313, 372
Mucofalk 430
Muco-Panoral 222
Mucopront 373
Mucosolvan 372
Muco-Tablinen 372
Mückenschutz-Cremes 360
Mückol 534
Müllverbrennung 263
Münzreiniger 456, 595

O

Peteha 498
Petermännchen 316
Petersilie 93, 266, 482
Petersiliencampher 93
Petersilienschierling 93
Pethidin 511, 746
Petibelle 645
Petinutin 167
Petit-Mal-Status 169
Petnidan 166
Petrohol 101
Petrol 410
Petrolether 410
Petroleum 410
Petroleumbenzin 410
Petroselinum 266
– crispum 93
– sativum 93
Petylyl 146
Pexan E 699
Pexid 217
Pfaffenhütchen 362, 771
–, europäisches 790
Pfeffer 483, 497
Pfefferminzcampher 90
Pfefferminzöl 90
Pfefferstrauch 94, 759
Pfeifentabak 494
Pfeilfroschgift 396
Pfeilgift 470
Pfeil-Zahnschmerz-Tab-
letten 130
Pferd 795
Pferdebohne 777
PFIB 398
Pfingstrose 93
Pflanzen mit beerenartigen
Früchten 754 ff.
– mit Hülsenfrüchten 774 ff.
– mit kapsel- oder nuss-
artigen Früchten 772 f.
– mit Spaltfrüchten 778
– Paral Kombi-Stick 220
Pflanzenallergene 753
Pflanzenfarbstoffe 540
**Pflanzenschutz- und
Schädlingsbekämpfungs-
mittel (Pestizide) 532**
–, Literaturbeispiele 538
–, Substanzen 532
–, Symptomatik 536
–, Therapie 537
–, Toxikokinetik und
-dynamik 534

Pflanzenschutzmittel 220,
552
Pflanzenwuchsstoffe 237
Pflasterkäfer 316
PG 574
PGD_2 574
PGE 574 f.
$PGF_2\alpha$ 574
PGI_2 574
Phalloidin 565
Phalloin 565
Pharaoschlangen 505, 581 f.
Phardol mono Gel 606
Phaseolus coccineus 777,
792
– lunatus 482
– occineus 429
– vulgaris 429, 777
Phasin 429
Phenacetin 517, 746
Phenaemal 167, 184
Phenaemaletten 167, 184
Phenamazid 653
Phenanyhtren 413
Phenarsazinchlorid 176, 396
Phenazon 129, 746
Phenazopyridin 577
Phencyclidin 344, 746
Phendimetrazin 127, 746
Phenelzin 467, 746
Phenetidin 517
Phenetol 540
Phenformin 150, 746
Phenhydan 167
Phenindion 161
Pheniramin 157, 747
Phenmedipham 534
Phenmetrazin 127, 747
Phenobarbital 167, 184,
743, 747
Phenolcampher 538
Phenole 538
–, chlorierte 539
–, Literaturbeispiele 543
–, Substanzen 538
–, Symptomatik 541
–, Therapie 542
–, Toxikokinetik und
-dynamik 540
Phenolether 540
Phenol-Gangrän 542
Phenolgeruch 541
Phenolphthalein 429, 540
Phenolrot 295

Phenolsulfonsäure 668
Phenolum cristallisatum 538
– liquefactum 538
Phenolwässer 538
**Phenothiazine und Thio-
xanthene 543**
–, Literaturbeispiele 546
–, Substanzen 543
–, Symptomatik 545
–, Therapie 545
–, Toxikokinetik und
-dynamik 544
Phenothrin 533
Phenoxybenzamin 104
Phenoxycarbonsäure 534
Phenoxyessigsäure-Präpa-
rate 533
Phenoxymethylpenicillin
529
Phenprocoumon 161, 747
Phenpropionat 272
Phensuximid 167, 747
Phentermin 747
Phentolamin 104
Phenylaceton 401
Phenylacetonitril 255
Phenylalanin 604
Phenylamin 114
Phenylaminoessigsäureester
653
Phenylbenzophenoncarbon-
säureester 360
Phenylbutazon 129, 747
Phenylcyanid 255
Phenylcyclohexylpiperidin
344
Phenylendiamin 115
Phenylephrin 108, 747
Phenylepoxyethan 291
Phenylethylamine 342
Phenylethylenoxid 291
Phenylethyl-Senföl 670
Phenylglykolsäure 603
Phenylhydrazin 377
Phenylhydroxylamin 378
Phenylindandion 161
Phenylphenole 540
Phenylpropanolamin 107,
126, 747
Phenylpyrrol-Derivate 534
Phenylquecksilbersalze 582
Phenylsalicylat 607
Phenylthioharnstoff 675
Phenytoin 167, 747

Quecksilbersulfid 581
Quecksilberthiocyanat 582
Quecksilber-Verbindungen,
  organische 582
Quellada H-Shampoo 337
Quellschweißmittel 434
Quensyl 229
Quercus-Arten 771
Querto 191
Quetiapin 490, 748
Quietschbeeren 94
Quilonum 439
Quimbo Sirup 372
Quinacrin 134, 229
Quinagolid 269
Quinapril 85
Quinin 228
Quinisocain 445
Quinmerac 534
Quinodis 328
Quinopristin 142
Quinoxyfen 534
Quitten 603
quittenartig 764

R

Rabeprazol 686, 748
Rachentherapeutika 443
Racumin 161, 534
Racumin Plus 534
Radecol 497
Radedorm 682
Radenarcon 627
Radepur 681
Radikalabbeizer 83
Radikalfänger 699
radioaktive Feststoffe 588
– Flüssigkeiten 588
– Gase und Dämpfe 588
radioaktive Stoffe und ioni-
  sierende Strahlung 586
–, Literaturbeispiele 593
–, Substanzen 586
–, Therapie 591
–, Toxikokinetik und
  -dynamik 589 f.
radioaktiver Abfall 593
Radiogardase 226
Radiogardase-Cs 52
Radionuklide 586
Radiotoxizität 588

Radium 588
Radium-223 588
Radium-226 588
Radium-224 588
Radium-228 588
Radix Ipecacuanhae 373
– Primulae 373
– Saponariae 373
– Sarsaparillae 373
– Senegae 373
Radkappe 795
Radon 588
Radox-Ameisenfresslack
  170
Räucherfisch 481
Räucherpatronen 624
Räucherwerk 357
Rainfarn 93
Rainweide 93, 767
Raketen 655
Raketentreibstoff 205, 302,
  377, 611, 655
Ralofekt 461
Raloxifen 646
Raltitrexed 720
Ramend 430
Ramicard 85
Ramipril 85, 748
Ramosetron 640
Ramp 322
Ran Lich 330
Rani-Basf 330
Raniberl 330
Ranibeta 330
Ranibloc 330
Ranicux 330
Ranidura 330
Ranimerck 330
Rani-nerton 330
Raniprotect 330
Rani-Puren 330
Rani-Sanorania 330
Ranitic 330
Ranitidin 330, 748
Rantudil 129
Ranunculaceae 92
Ranunculol 92
Rapamune 384
Rapamycin 384
Raphiden 92
Rapiditätsregler 307
Rapifen 509
Rapilysin 299
Rapir Neu 534

Raptiva 384
RAS 723
Rasagilin 467
Rasen-Duplosan 237 f.
Rasen-RA-6 237 f.
Rasen-Unkrautvernichter
  237
Rasiercremes 360
Rasierseifen 631
Rasierstift 110
Rasling 564
Rastinon 150
Ratak 534
Ratanhiawurzel 668
ratioGrippal 517
ratiopyrin 517
Raton-Feldmausköder 534
Ratten- und Mäusebekämp-
  fungsmittel 534, 543
Rattengift 675
Raubasin 593
Raubin 593
Rauchbomben 711
Raucher Tabs 709
Raucherbelag, Mittel gegen
  708
Raucherentwöhnungsmittel
  494, 648
Raufuncton 593
Raumentwesung 254
Rausch 286
Rauschbeere 769, 790
Rauschdrogen 372
Rauschgift 126
Rausch-Haartinktur 335
Rauschmittel 342 f.
Rauschnarkotikum 348
Rauschrot 176
Rautengewächse 309
Rauwolfia serpentina 105,
  138, 593
Rauwolfia Viscomp D2 593
Rauwolfia-Alkaloide 593
–, Literaturbeispiele 594
–, Substanzen 593
–, Symptomatik 594
–, Therapie 594
–, Toxikokinetik und
  -dynamik 594
Rauwolsan H 593
Rauwoplant 593
Ravescene 627
Raxar 328
Raxil S 534

Tamox 723
Tamoxifen 723
Tamsulosin 104
Tamus communis 761
Tanacetum vulgare 93
Tanatril 85
Tankkugeln 307
Tannalbin 668
Tannendünger 277
Tannin 430
Tanninalbuminat 668
Tannolact 668
Tannosynt 668
Tapetenkleisterzusatz 429
Taraxacum officinale 93
Tarceva 722
Tardigal 361
Tardocillin 529
Target 130
Targocid 142
Targretin 698, 723
Tarivid 327
Tarka 85
Tartarus boraxatus 205
– depuratus 393, 604
– natronatus 393, 604
– stibiatus 170
Tartrate 604
Tasnon 134
Tasosartan 85
Tataren-Heckenkirsche 784
Tatrazin 294
Tatulin 482
Taube 794
Taubeneier 481
Taubenkropf 771
Tauredon 326
Taurolidin 143
Taurolin 143
Tavanic 327
Tavegil 156
Tavor 682
Taxilan 544
Taxin B 92
Taxine 721
Taxoide 720
Taxol 721, 750
Taxophyllin 721
Taxotere 720
Taxus 92
– baccata 92, 721, 759, 786
– brevifolia 721
Tazobac 530
Tazobactam 530

TC 521, 795
Tc-99 m 587
TCA 145, 602
TCC 630
TCDD 263
TCH 750
TCPA 558
TDI 251
tea 343
tear gas pen 180
Tebesium 497
Technetium-99 m 588
Technoszene 627
Tee, echter 461
Teebaumöl 90
Teerentfernungsmittel 418,
  596
Teerfarbstoffe 295
Teeröle 369
Teerpräparate 540
Teesorten 483
Teflon 303
Tegafur 720
Tego 103 121
Tegra 436
Tegretal 166
Teicoplanin 142, 144, 750
Teldor 534
Telebrix 390
Tele-Stulln 228
Telfast 156
Telithromycin 451, 750
Tellur 662
–, Literaturbeispiele 662
–, Substanzen 662
–, Symptomatik 662
–, Therapie 662
–, Toxikokinetik und
  -dynamik 662
Tellurate 662
Tellurdiethyl 275
Tellurdioxid 662
tellurige Säure 662
Tellurite 662
Tellur-Lost 447
Tellursäure 662
Tellurtrioxid 662
Tellurwasserstoff 662
Tellur-61 471
Telmisartan 85, 750
Telocinobufagin 362
Telos 128
Telzir 694
Tema 682

Temazepam 682, 750
Temgesic 509
Temik 5 G 220
Temocillin 530
Temodal 718
Temopen 530
Temoporfin 723
Temozolomid 718, 750
Tempil N 156
Tempo Lax 428
Tempo-Abbeizer 83
Temulin 482
Tenecteplase 299
Teniposid 721
Tenopa 534
Tenormin 191
Tenoxicam 129, 750
Tenside 631
Tenside, nichtionogene 632
Tensilon 521, 525
Tensiomin 85
Tensobon 85
Tensoflux 264
Tenuate 126
Teonanacatl 344
Tepilta 444, 686
Teppich-Rein 596
Teppichreiniger 596
Teppichschampoo 596
TeranarInit 104
teratologische Beratungs-
  stellen 823 f.
Terazosin 104
Terbinafin 173
Terbul 195
Terbutalin 195, 750
Terbutryn 534
Terbuturmant 195
Terephthalonitril 255
Terephthalsäure 558
Terfenadin 157, 750
Teriparatid 614
Terlipressin 380
Terpal 525
Terpal C 552
Terpene 91, 95
Terpenoide 564
Terpentinbalsame 357
Terpentine 357
Terpentinöl 90, 441
Terpentinölersatz 91, 410,
  413, 423, 441
Terpinol 94
Terra silicae 649

Thiamphenicol 750
Thiazid-Analoga 264
Thiazide 264
Thiazinamium 750
Thiazin-Farbstoffe 295
Thiazol-Derivat 626
Thiazolidindione 151
Thibenzole 134
Thienobenzodiazepin 489
Thilo Augentropfen 157
Thilocanfol 141 f.
Thilodigon 104
Thilorbin 443
Thioalkohole 454
Thiobitum 120
Thiocarbamat 173
Thioctacid 699
Thioctsäure 699
Thiocyanat 750
**Thiocyanate und Isothio-
cyanate 669**
–, Literaturbeispiele 671
–, Substanzen 669
–, Symptomatik 670
–, Therapie 671
–, Toxikokinetik und
-dynamik 670
Thiocyanat-Psychosen 670
Thiocyansäure 669
Thio-Demeton 553
Thiodicarb 534
Thiofanox 221
Thiogamma 699
Thioguanin 720
Thioharnstoff 674
Thioharnstoff-Derivate 674
Thiole, aromatische 455
Thiomersal 582
Thionamide 674
Thionaphthol 455
Thionylbromid 620
Thionylchlorid 620
Thiopental 627, 750
Thiophanat 534
Thiophenole 455
Thioridazin 490, 544, 750
Thiosulfate 620
Thiotepa 718
Thioxanthene 543
Thiram 534, 672
**Thiurame und verwandte
Verbindungen 672**
–, Literaturbeispiele 674
–, Substanzen 672

–, Symptomatik 673
–, Therapie 674
–, Toxikokinetik und
-dynamik 673
Thomaemain 604
Thomaemannit 715
Thomapyrin 517
Thomasin 107
Thomasphosphat 276
Thomas-Schlacke 215
Thombran 146
Thorium 588
Threonin 604
Thrombareduct 160
Thrombin 341
Thrombinhemmer 161
Thrombocoll 341
thromboembolische Kompli-
kationen 28
Thrombolytika **298 f.**
Thrombophob 160
Thrombopoetin 385
Thrombozytenaggregations-
hemmer 606, 691
Thrombozytenfunktions-
hemmer 162 f.
Thuja 385
– occidentalis 93
Thujon 93 f.
Thunder Nectar 627
Thuricide 533
Thybon 614
Thymian 372
– Curarina 372
Thymianöl 90, 538
Thymian-Sirup 372
Thymidilatsynthetase-
Hemmer 720
Thymoglobulin 383
Thymol 90, 538
Thyprotect 56, 390
Thyreocomb 614
Thyreogutt 675
Thyreo-Loges 675
Thyreostat 675
**Thyreostatika (Antithyreo-
dika) 235, 674**
–, Literaturbeispiele 676
–, Substanzen 674
–, Therapie 676
–, Toxikokinetik, -dynamik
und Symptomatik 675
Thyreostimuline Endo 614
Thyreotom 614

Thyreotropes Hormon 614
Thyrogen 614
Thyroliberin 614
– TRH 614
Thyronajod 614
Thyrotardin inject 614
Thyrotrophin 614
L-Thyrox 614
Thyroxin 614
Thyrozol 675
Tiabex 167
Tiagabin 167, 750
Tial 511
Tiamon 372, 510
Tiamteren 751
Tianeptin 750
Tiapamil 217
Tiaprid 490, 750
– neuraxpharm 490
Tiapridex 490
Tiaprofensäure 130
Tiapten 694
tibetanische Arzneimittel
692
Tibolon 646
Ticarcillin 530
Ticlopidin 162, 751
Tiemoniumiodid 522, 652
Tiergifte 315 ff.
Tierkohle 673
Tigason 698
Tigecyclin 142
Tiger-Ritterling 564, 782
Tilade 157
Tilcotil 129
Tilidalor 511
Tilidin 511, 751
Tiligetic 511
Tilimerck 511
Tilmicosin 451
Tiludronsäure 197
Timentin 530
TimoEDO 191
Timohexal 191
Timolol 191, 751
Timolol ratiopharm 191
Timolol-POS 191
Timomann 191
Timonil 166
Tim-Ophthal 191
Timosine 191
Timox 167
Tinatox 173, 673
Tinctura 509